AF231052

DU SANG

ET DE SES

ALTÉRATIONS ANATOMIQUES

9992-87. — Corbeil. Imprimerie Crété.

DU SANG

ET DE SES

ALTÉRATIONS ANATOMIQUES

PAR

GEORGES HAYEM

PROFESSEUR A LA FACULTÉ DE MÉDECINE DE PARIS

MEMBRE DE L'ACADÉMIE DE MÉDECINE

MÉDECIN DE L'HÔPITAL SAINT-ANTOINE

Avec 126 figures dans le texte, noires et en couleur.

PARIS

G. MASSON, ÉDITEUR

LIBRAIRE DE L'ACADÉMIE DE MÉDECINE

120, Boulevard Saint-Germain, en face de l'École de Médecine

1889

PRÉFACE

L'avenir appartient à l'hématologie. C'est elle qui nous apportera la solution des grands problèmes nosologiques.

La pathologie cellulaire de Virchow a placé dans l'élément anatomique l'origine des processus morbides. Mais cette vaste conception anatomo-pathologique ne nous a presque rien enseigné touchant les causes des perturbations de la vie des cellules.

Il restait à compléter la doctrine par des recherches de pathogénie ; il fallait découvrir les divers moyens qui provoquent l'irritation cellulaire et les procédés à l'aide desquels les processus locaux retentissent sur l'ensemble de l'organisme. C'est à résoudre ces difficiles problèmes que tendent les remarquables efforts des générations contemporaines. Notre époque s'est surtout signalée par l'entraînement des esprits vers deux grands courants scientifiques.

D'un côté, la pathologie du système nerveux, restée à peine ébauchée, a subi tout à coup, sous l'influence des beaux travaux de Duchenne (de Boulogne) et de l'école de la Salpêtrière, une impulsion considérable qui l'a élevée à un haut degré de perfection.

D'un autre côté, les recherches mémorables de Pasteur ont donné naissance à une science nouvelle, la bactériologie, dont les applications à la médecine ont suscité la réforme complète de nos connaissances sur les causes des maladies dites spécifiques.

Quel résultat ces deux ordres de recherches nous ont-ils fait acquérir au point de vue nosologique?

Le corps humain, malgré sa grande complexité, est bien, comme le conçoivent aujourd'hui tous les physiologistes et les médecins, un amas d'organites ayant une vie propre, et il est indispensable de considérer le protoplasma vivant dans ses propriétés spécifiques et nutritives pour acquérir d'une part la notion de fonction, de l'autre celle de processus pathologique.

Mais les éléments premiers, constitutifs d'un organisme, dès que celui-ci n'est plus unicellulaire, sont reliés entre eux pour former le tout vivant, le moi physiologique, de telle sorte que la condition même de la vie de chaque cellule réside précisément dans la préexistence de rapports constants entre cet élément et tous les autres.

Deux grands systèmes sont chargés d'établir cette communion de toutes les vies individuelles pour assurer la vie de l'ensemble : le système nerveux et le vaste système d'irrigation des sucs nutritifs.

L'importance des relations nerveuses n'est plus à démontrer. Elle éclate non seulement dans le jeu des fonctions de la vie extérieure, dites de relation, mais aussi dans l'accomplissement de tous les actes de nutrition : régulation de la circulation générale et des circulations locales, régulation de la thermogenèse, influence dite trophique sur la nutrition des éléments anatomiques et peut-être, mais plus indirectement, sur les oxydations intra-organiques, excitation des sécrétions, etc.

On peut dire cependant que la connaissance de ces faits importants en physiologie n'a qu'une portée restreinte en pathologie générale et que les perturbations nerveuses ne tiennent sous leur dépendance qu'un nombre limité de processus.

La pathologie du système nerveux est essentiellement descriptive. C'est un travail de fine analyse qui a été poussé avec un grand art jusque dans ses moindres détails.

Il n'en ressort pas d'aperçus d'ensemble, de vues synthéti-
ques, capables de jeter une certaine lumière sur la nature des
maladies.

Les affections du système nerveux, si intéressantes par la
richesse et en quelque sorte par le caractère élevé de leurs
expressions symptomatiques, n'ont guère plus d'importance
pour la nosologie que celles de tout autre système organique.

Cela tient à ce qu'elles sont tout aussi dépendantes que ces
dernières des causes générales et primordiales des maladies
proprement dites.

Les relations établies par l'irrigation sanguine entre les diverses parties de l'organisme et la circulation du suc nourricier ont, au contraire, des conséquences de premier ordre
au point de vue de la pathogénie.

L'apport incessant d'un sang d'une certaine composition
est la condition essentielle de la vie des cellules. Un membre
privé d'influx nerveux, par suite de la section de ses nerfs,
n'en continue pas moins à vivre, bien qu'il soit privé de motilité et de sensibilité ; il meurt en un temps très court dès qu'on
le prive de sang.

Il n'est même pas besoin, pour tuer les éléments anatomiques, de suspendre le courant sanguin ; il suffit que le sang
circulant dans les parties vivantes ne renferme plus d'oxygène
pour que la vie cellulaire s'éteigne rapidement.

Le sang apporte donc avec lui la vie ou plutôt les éléments
indispensables au maintien et à l'exercice des phénomènes vi-
taux ayant leur siège dans les éléments anatomiques. Son incessante intervention est la plus impérieuse des conditions
d'existence de ces éléments.

Ce n'est pas seulement parce que le sang charrie avec lui
l'oxygène et les matériaux de renouvellement du protoplasma
cellulaire, c'est aussi parce qu'il débarrasse la cellule vivante
des principes qu'elle fabrique et qu'elle doit repousser pour
continuer à vivre. Le rôle du sang circulant est donc double,

et non moins important comme agent d'épuration continue que comme excitant et nourricier.

Dans cette mutation incessante de la matière vivante qui s'accomplit dans le protoplasma cellulaire, le sang est l'intermédiaire entre la cellule et le monde extérieur. Tout ce qui pénètre dans l'organisme pour aller se mettre en contact avec la cellule, tout ce qui en sort pour être rendu au monde extérieur à l'état de matière usée et nuisible, tout passe par le sang.

On trouve donc à la fois dans ce liquide complexe tous les principes de vie et tous les principes de mort.

Pendant le jeu régulier de l'organisme il emprunte les premiers à l'extérieur, et c'est à l'extérieur aussi qu'il rejette les seconds. Ces relations ne se font pas d'une manière directe avec le milieu qui nous entoure; elles nécessitent le secours d'appareils variés dont l'intégrité devient par l'intermédiaire du sang une des conditions de la vie cellulaire normale.

De là le retentissement et la généralisation de tous les désordres locaux exerçant une influence quelconque sur la constitution du sang, soit en modifiant ses éléments de formation, soit en gênant plus ou moins son épuration.

De là aussi la possibilité du transport dans l'organisme d'agents nuisibles puisés à l'extérieur et parvenant jusque dans le sang par les diverses voies d'absorption. La bactériologie, qui captive en ce moment un si grand nombre de travailleurs, nous a montré que, parmi ces agents nuisibles, qui peuvent ainsi s'introduire dans l'économie, les microbes doivent être mis au premier rang des causes morbides. Envisagée au point de vue médical, cette science si jeune encore et déjà si féconde représente une partie importante, la plus importante sans doute, de l'étiologie des modifications du sang. Nous lui devons les progrès les plus remarquables qui aient été accomplis depuis les premiers temps de la médecine jusqu'à nous dans l'histoire des causes des maladies spécifiques, et par suite les plus brillantes conquêtes de l'hygiène et de la prophylaxie des maladies infectieuses.

Tout d'abord on a cru que les microbes pathogènes pouvaient par eux-mêmes expliquer les symptômes de ces maladies. On les a représentés comme des envahisseurs, s'établissant dans des pays conquis et entrant en lutte avec les premiers occupants, c'est-à-dire avec les cellules de l'organisme. Cette ingénieuse comparaison donne une idée fort imparfaite de leur rôle pathogénique.

Par eux-mêmes ils ne peuvent guère provoquer que des gênes mécaniques et des processus limités ; ils ne paraissent pas non plus pouvoir être fort nuisibles, quoi qu'on en ait dit, par l'assouvissement de leurs grands besoins nutritifs et par leur rapide multiplication.

Aussi tend-on actuellement à revenir aux idées plus humorales, émises dès le début par divers médecins, et à faire jouer un grand rôle aux substances solubles excrétées par les organismes inférieurs.

En isolant ces matières provenant de la vie de ces microbes et en les faisant pénétrer dans l'économie, on peut, en effet, reproduire un grand nombre de phénomènes morbides.

Mais, pour bien apprécier les résultats de ces recherches chimiques, il faut se garder de confondre la notion d'espèce morbide avec celle d'élément.

L'espèce est devenue un être vivant ; elle répond au terme d'espèce tel qu'il est compris en histoire naturelle, elle est représentée par le microbe pathogène. L'élément morbide commun ou proprement dit, constitutif de l'évolution morbide, paraît être le plus souvent l'effet produit sur les diverses parties de l'organisme par les agents chimiques, solubles, créés par la cause morbide. C'est la conséquence de l'intoxication chimique du sang.

La fièvre, l'adynamie, l'algidité, le délire, la parésie, les contractures, le tétanos, peut-être aussi l'inflammation, etc., semblent devoir être rapportés aux effets des poisons chimiques d'origine infectieuse, et le temps est proche où l'on pourra reproduire à volonté ces phénomènes morbides à l'aide de substances chimiques bien définies, parfaitement pures (1).

Le domaine de la chimie tend donc à s'élargir d'une manière considérable ; mais la chimie n'expliquera qu'une partie de la séméiologie morbide ; elle ne peut prétendre à transformer les maladies infectieuses en de simples empoisonnements. Elle n'a rien à voir avec la cause morbide elle-même qui a été élevée au rang d'individu, car il s'agit d'une espèce vivante et non d'une espèce chimique.

Ces causes pathogènes vivantes ne représentent qu'une partie des causes morbides capables de produire une intoxication du sang.

Nous avons dit que les cellules de l'organisme produisent elles-mêmes comme les microbes, comme tous les éléments vivants, des matières nuisibles.

Toutes ces matières, déversées dans le sang, soit directement, soit par l'intermédiaire de la lymphe, sont distribuées dans tout l'organisme.

Lorsqu'elles ne sont pas rejetées au dehors, au fur et à mesure de leur production, elles s'accumulent dans le sang au point de provoquer des phénomènes morbides, tels que ceux qui résultent, par exemple, d'un mauvais fonctionnement des reins. Mais il peut se faire aussi que sous des influences morbides diverses, encore mal déterminées, les cellules de l'organisme fabriquent en excès des produits de déchet ou même des produits anormaux. De là encore la possibilité d'intoxications, même en l'absence de toute modification dans les actes d'excrétion. Le diabète sucré nous offre un exemple d'accumulation d'un produit normal, par excès de production ou par diminution de l'activité réductrice des éléments des tissus.

Nul doute que des produits plus toxiques que le sucre

(1) Tout récemment M. Roussy, mon chef de laboratoire, est parvenu à extraire de la levure en état d'autophagie une diastase à laquelle il donne le nom de *pyrétogénine*, en raison de sa remarquable propriété de produire un violent accès de fièvre lorsqu'on la fait pénétrer à petite dose dans l'organisme des animaux (Acad. de médecine, 12 février et *Bull. méd.*, 13 mars 1889).

ne puissent aussi provoquer de graves altérations du sang.

Ces intoxications de cause intra-organique relèvent le plus souvent des maladies dites de la nutrition.

Malgré les remarquables recherches dont elles ont été récemment l'objet, et en particulier celles de notre collègue M. Bouchard, ces maladies sont encore d'une origine obscure.

En les rattachant à une manière d'être anormale, innée ou acquise, de la cellule vivante, on exprime une idée très générale, sans rien spécifier relativement aux causes qui peuvent être le point de départ de cette perversion nutritive. Très évidemment les modifications dans les qualités du protoplasma cellulaire, alors même qu'elles sont de nature à être transmises par voie d'hérédité, et par suite à devenir sensibles sans l'intervention chez l'individu de causes apparentes, ne peuvent pas avoir d'autre source originelle qu'une altération du milieu nutritif. Ce sont les transgressions des lois de l'hygiène, les écarts de régime, les excès de tout genre, le défaut d'exercice, le sédentarisme, parfois certaines maladies agissant dès l'enfance et laissant derrière elles une modification des cellules de l'organisme, qui créent chez l'individu la maladie dite de la nutrition qui, plus tard, se transmet aux descendants.

Une fois réalisée, cette maladie a pour résultat constant une altération du sang (uricémie, diabète, etc.) qui généralise les effets de la déviation nutritive quand bien même son point de départ est primitivement localisé à un groupe d'éléments anatomiques.

De quelque côté que nous portions nos investigations sur les divers types nosologiques, nous rencontrons des altérations du sang, tantôt comme causes premières des processus morbides, tantôt et plus souvent comme intermédiaires obligés entre les causes des maladies et les déterminations qui les caractérisent; tantôt encore, conséquences des processus primitifs, ces altérations deviennent le principal moyen de généralisation des effets de ces processus sur l'économie tout entière.

L'hématologie est donc bien une des bases fondamentales de la pathologie générale. Mais il faut comprendre sous ce nom l'étude complète du sang aux points de vue multiples et complexes de l'anatomie et de la physiologie normales et pathologiques. Elle doit nous apparaître comme une vaste science puisant ses matériaux dans toutes les branches des connaissances biologiques et recueillant les diverses notions de l'humorisme ancien pour les rajeunir et les compléter à la lumière des découvertes modernes en anatomie, en physiologie, en chimie biologique et en pathologie.

Ainsi comprise, l'hématologie, quoique reliée par une chaîne presque ininterrompue à des doctrines aussi vieilles que la médecine elle-même, est encore à peine ébauchée.

A l'édifice nouveau que lui élèvera la science moderne, la chimie apportera une bonne part de matériaux.

Mais le sang est loin d'être simplement un liquide de composition chimique complexe. C'est avant tout une sorte de tissu ayant une certaine constitution anatomique et des fonctions physiologiques de la plus haute importance.

Ce tissu liquide organisé est en voie de mutation continue, non pas seulement à cause du renouvellement de ses principes chimiques, mais parce que ses éléments anatomiques, incessamment détruits, sont incessamment aussi remplacés par de nouveaux. Cette destruction d'une part, cette rénovation de l'autre, sont les conséquences du grand rôle physiologique que joue le sang dans les mutations intra-organiques.

La partie anatomique et physiologique de cette évolution du sang domine, au point de vue médical, les questions de chimie pure. En tout cas, elle est la seule dont l'étude puisse être abordée par les médecins. Elle représente le terrain de mes recherches personnelles.

L'ouvrage que je présente aujourd'hui au public est, en effet, un essai d'hématologie clinique fondé sur l'histoire anatomique du sang, non pas seulement sur l'anatomie descriptive, mais aussi et particulièrement sur cette anatomie vivante qui tient compte des phénomènes d'évolution. C'est le fruit de près de quatorze années d'études entreprises à la fois à l'hôpital et au laboratoire et poursuivies presque sans interruption.

Je n'ignore pas que, malgré ce long labeur, je suis encore loin d'avoir atteint mon but, et j'ai longtemps hésité avant de donner la publicité du livre à un travail aussi imparfait. Diverses considérations m'ont conduit à adopter ce périlleux parti. Mes travaux d'hématologie sont disséminés à des intervalles très variables dans les recueils les plus divers; leur nombre est aujourd'hui très respectable. Il m'a semblé qu'il était utile de les réunir, de les coordonner, pour qu'on pût mieux se rendre compte de leur portée et apercevoir les lacunes à combler en relevant les faits dores et déjà acquis. D'autre part, il existe à notre époque une sorte de concurrence scientifique internationale, remarquablement favorable au développement rapide d'une science vaste et compliquée comme la médecine, mais donnant naissance sur tous les sujets à un débordement de publications qui menace de submerger les travaux sommaires et isolés d'un auteur. De là la nécessité pour ce dernier de chercher à opposer une barrière aux revendications mal fondées, par une mise plus en lumière de recherches que quelques prétendus novateurs paraissent ignorer.

Dans ces dernières années, on a repris à l'étranger plusieurs de mes études sur le sang, soit pour les contrôler, soit pour les compléter, en oubliant trop souvent de les citer. On a même tenté de s'approprier la découverte de faits importants qui m'appartiennent incontestablement.

Nul n'a montré à cet égard moins de souci des convenances scientifiques que M. Bizzozero, histologiste italien, qui n'aurait rien perdu de son réel mérite en se montrant plus respectueux du labeur d'autrui.

Il a annoncé, quatre ans au moins après la publication de mes premiers travaux, la découverte d'un troisième corpuscule du sang, qui n'était autre que l'élément auquel j'avais donné le nom d'hématoblaste.

Je n'ai pas d'ailleurs la prétention d'avoir vu le premier les hématoblastes.

Ce que je revendique, c'est d'avoir montré que ces petits corpuscules, aperçus par divers observateurs dans le sang des animaux supérieurs et considérés par eux comme de simples particules protoplasmiques ou fibrineuses, représentent un véritable élément anatomique, faisant partie de la constitution normale du sang ; que cet élément existe dans toute la série des vertébrés, et que les corpuscules petits, et sans noyau visible du sang des animaux supérieurs, correspondent, dans celui des ovipares à hématies nucléées, à un élément relativement volumineux et pourvu d'un noyau, c'est-à-dire à une cellule indubitable.

Cette vue générale, déduite de l'anatomie comparée du sang, me paraît représenter le résultat essentiel de mes recherches. Elle a échappé à l'auteur italien qui, en prétendant faire table rase de mes observations, s'est borné à étudier les hématoblastes du sang des vivipares et à leur infliger le nom de *plaquettes*, pour bien montrer qu'il n'en fait pas de véritables éléments.

Au lieu de faire progresser cette partie de l'histoire du sang, cet histologiste est tout simplement revenu aux errements antérieurs.

Ma démonstration de l'identité des hématoblastes dans les deux espèces de sang des vertébrés repose à la fois sur des faits anatomiques et sur des considérations physiologiques. Que les hématoblastes soient corpusculaires ou nucléés, ils jouent le même rôle dans la coagulation du sang complet. J'ai fait voir, entre autres faits, que le centre des rosaces du sang pur de grenouille, étalé en lame mince, n'est pas formé par des globules blancs, mais bien par des hématoblastes, et que, chez tous les vertébrés, la part attribuée par Schmidt aux globules blancs, dans la formation du caillot, revient à ces corpuscules.

Mes premières expériences sur cette intéressante question ont mis en évidence la vulnérabilité extrême des hématoblastes, la propriété qu'ont ces éléments de devenir
visqueux et adhérents au contact des corps étrangers et
des baguettes de défibrination du sang, de se réunir entre eux
pour former des amas dans le sang issu des vaisseaux, de
subir de profondes modifications physico-chimiques pendant
le cours de la coagulation pour se transformer finalement en
une substance faisant corps avec le réticulum fibrineux. Elles
ont été exécutées et publiées plusieurs années avant les premières communications de M. Bizzozero.

Plus tard, lorsque, poursuivant ces études, je fis connaître
les caillots hématoblastiques formés sur le vivant et le rôle que
prennent ces concrétions dans le mécanisme de l'hémostase,
mes observations sur ce point furent consignées dans les Bulletins de l'Académie des sciences plusieurs mois avant les
faits analogues dont l'auteur italien donna la relation en novembre 1882 dans les *Archives* de Virchow. Pour couper
court à ces questions de priorité, je publie en tête de ce
volume la liste chronologique de mes nombreuses communications sur l'anatomie normale et pathologique du sang.

On verra qu'une bonne partie de ces travaux se rapporte
précisément à l'histoire des hématoblastes.

Mon attention s'est trouvée captivée par l'étude de ces nouveaux éléments parce que, indépendamment du rôle intéressant
qu'ils jouent dans la coagulation du sang et dans la formation des diverses espèces de concrétions sanguines, ils représentent des globules rouges rudimentaires.

Sur ce dernier point fort important, l'opinion que j'ai cherché à faire prévaloir n'a encore été acceptée que par un petit
nombre d'histologistes. L'ouvrage actuel contribuera, je l'espère, à convaincre nombre d'indécis en leur fournissant, sous
une forme concrète, une longue série de preuves empruntées
à l'expérimentation et à la clinique.

Au moment où, il y a quatre ans déjà, je pris la plume pour

**

en commencer la rédaction, j'eus un instant l'idée de tracer un résumé de nos connaissances actuelles sur l'anatomie normale et pathologique du sang, en tenant compte des travaux parus dans ces dernières années. Je ne tardai pas à abandonner ce projet d'œuvre synthétique.

En présence des nombreux matériaux que j'avais accumulés, je dus me contenter de faire connaître uniquement mes propres recherches.

Le livre que je soumets aujourd'hui au public médical est donc, malgré son étendue, une sorte de long mémoire original. J'ai même dû négliger tout historique, toute discussion d'opinions. Je ne suis sorti de cette réserve que dans certains chapitres où mes travaux ont pu venir prendre place dans un cadre en quelque sorte plus didactique, soit dans ceux qui sont consacrés à la coagulation du sang, à la chlorose et à l'anémie pernicieuse progressive.

Que le lecteur ne confonde donc pas ce volume avec un traité d'hématologie. Il y trouverait un bon nombre de lacunes que je suis le premier à déplorer ; qu'il veuille bien prendre uniquement en considération les questions qui y sont abordées. Elles sont rangées dans un ordre méthodique et gravitent presque toutes autour d'une question essentielle qui m'a paru dominer l'histoire des altérations anatomiques du sang, celle de l'évolution des éléments et particulièrement des globules rouges.

Après avoir consacré plusieurs chapitres à la technique de l'examen du sang et à l'étude de divers points de l'anatomie et de la physiologie de ce liquide, j'ai réservé une place considérable à la partie médicale proprement dite : l'anatomie pathologique et la pathologie.

Ce sont ces dernières parties qui me paraissent être les plus riches en documents nouveaux, les précédentes reproduisant surtout des travaux antérieurement publiés.

La pathologie comprend les maladies du système hématopoiétique et les troubles de l'hématopoièse dans les maladies.

Elle se relie ainsi directement aux parties précédentes, relatives à l'évolution normale et pathologique des éléments du sang. Les altérations du sang d'ordre chimique ne sont qu'indiquées et, bien qu'il y ait un chapitre sur les toxémies, les intoxications du sang ne sont pas entièrement traitées, ce chapitre ne contenant guère que mes recherches sur les substances toxiques, productrices de méthémoglobine.

Parmi les maladies du système hématopoiétique, la seule qui soit réellement commune et en quelque sorte d'observation vulgaire est la chlorose.

Aussi ai-je pu tenter d'en reprendre l'histoire à l'aide de nombreuses observations personnelles.

Je ne sais si j'ai réussi à donner une idée exacte de cette maladie et à tracer les règles de son traitement.

On trouvera, sans doute, qu'en préconisant le fer, je n'ai fait que me conformer à une vieille tradition. Cependant je vois chaque jour, tant à l'hôpital qu'en ville, des chlorotiques ayant résisté au traitement ferrugineux tel qu'il est habituellement prescrit, guérir rapidement par les procédés que l'expérience clinique m'a fait connaître.

Les succès que j'ai obtenus sont tellement nombreux et constants que je crois pouvoir considérer mon mode de traitement comme réalisant le traitement spécifique de la chlorose.

J'espère donc qu'en suivant les préceptes que j'ai formulés, le nombre des prétendus cas rebelles à la médication ferrugineuse sera considérablement réduit.

Qu'il me soit permis de ne pas insister davantage sur les questions qui sont traitées dans cet ouvrage.

J'aurais voulu pouvoir en présenter l'ensemble sous une forme plus condensée ; j'ai été entraîné, pour être clair, à entrer dans des détails suffisants. D'ailleurs je me suis trouvé en face d'une accumulation considérable de matériaux de divers ordres : recherches histologiques et expériences de laboratoire ; analyses chimiques ; observations cliniques et anatomo-pathologiques; nombreux examens de sang faits dans les circonstances les plus variées.

Pour donner une idée convenable de cette vaste enquête hématologique, il m'aurait été difficile d'être plus concis, et je suis persuadé que certains chapitres, résumant de patientes observations, paraîtront un peu écourtés.

Un certain nombre de questions soulevées dans cet ouvrage sont loin d'être résolues. J'ai dû, pour le moment, me contenter de les énoncer et d'en marquer la place, avec l'espoir de voir mes travaux inachevés servir de point de départ à des recherches ultérieures.

Si quelques travailleurs, s'inspirant de ce livre d'étude plutôt que de lecture, prenaient goût aux recherches d'hématologie clinique, je me féliciterais d'avoir pu les guider dans une voie que je crois devoir être féconde.

Ma tâche a été singulièrement facilitée par le concours dévoué de quelques collaborateurs.

J'ai trouvé de la part de mes élèves, à l'hôpital, et de mes aides, au laboratoire de la Faculté, un empressement à me seconder auquel je tiens à rendre un public hommage.

Je dois remercier tout particulièrement mon ami, M. Barrier, professeur d'anatomie à l'École d'Alfort, qui n'a ménagé ni son temps ni sa peine dans le cours des expériences que nous avons exécutées ensemble sur la coagulation du sang.

Un de mes jeunes élèves et amis, M. G. Lion, interne distingué des hôpitaux, a pratiqué pour moi de nombreux examens de sang et a bien voulu m'aider à colliger et à rédiger mes observations cliniques. Qu'il veuille bien recevoir ici l'expression de ma reconnaissance pour son affectueux dévouement.

Toute ma gratitude encore pour mes autres aides : MM. Dupérié et Cadet, mes collaborateurs de la première heure : M. Roussy, mon chef de laboratoire, avec lequel j'ai fait maintes recherches expérimentales; M. Féry, mon ancien préparateur, et M. Winter, mon préparateur actuel, qui a entrepris pour moi de nombreuses recherches chimiques ; mes internes, MM. Gautier, Galliard, Giraudeau, Gilbert, Duflocq, Lesage, Parmentier, Tissier, Luzet, et mes externes MM. Reyne, Alexandre, Devis, Michaux, auxquels je dois un grand nombre d'observations cliniques avec examens du sang des malades.

En terminant cette préface, je tiens à exprimer tous mes remercîments à mon éditeur et ami, M. G. Masson, pour le soin éclairé avec lequel il a fait composer et exécuter ce volume, et mes félicitations à M. Crété, qui a su vaincre les difficultés du tirage des figures coloriées.

C'est à l'habileté de M. Michelet que je dois d'avoir pu faire intercaler dans le texte mes dessins histologiques reproduits en chromotypographie.

PUBLICATIONS DE L'AUTEUR

SUR LE SANG ET SES ALTÉRATIONS

I. Ramollissement cérébral dû à de nombreuses embolies dont le point de départ était une concrétion polypiforme très volumineuse implantée sur une ulcération athéromateuse du tronc brachio-céphalique (*Bulletin de la Soc. anat.*, p. 506). 1864.

II. Sur les mouvements dits amiboïdes observés particulièrement dans le sang, en commun avec M. Hénocque (*Arch. gén. de méd.*, juin et juillet). 1866.

III. Endocardite végétante, embolies spléniques et cérébrales, infarctus viscéraux multiples, ramollissement cérébral (*Bull. Soc. anat.*, p. 408). 1868.

IV. Varices enflammées des membres inférieurs, embolies pulmonaires, mort subite (*Ibid.*, p. 126).

V. Note sur la suppuration étudiée sur le mésentère, la langue et le poumon de la grenouille (*Comptes rendus de la Soc. de biologie*, mém., p. 35). 1869.

VI. Note sur les phénomènes consécutifs à la stase veineuse, observés sur la membrane natatoire de la grenouille et la possibilité de l'hémorrhagie par diapédèse (*Ibid.*, p. 53).

VII. Note sur l'état de l'épithélium des vaisseaux du mésentère irrité (*Ibid. Comptes rendus des séances*, p. 343).

VIII. Lésions intestinales de la dyssenterie chronique, tumeur énorme du foie, infarctus de cet organe (*Bull. de la Société anat.*, p. 237).

IX. Lésions des artères dans deux cas de purpura hemorrhagica (*Comptes rendus des séances de la Soc. de biologie*, p. 24). 1870.

X. Au moment de la convalescence d'une pneumonie franche, mort subite due à des embolies pulmonaires qui avaient pour point de départ des veines variqueuses non enflammées des membres inférieurs (*Ibid.*, p. 161)

XI. Descriptions des premières phases des abcès métastatiques du foie (*Ibid.*, p. 84).

XII. Expériences sur la production de l'infection purulente chez le chien (*Ibid.*, p. 115).

XIII. Sur l'anatomie et la physiologie pathologiques de l'œdème du membre inférieur après la ligature de la veine cave et la section du nerf sciatique (*Ibid.*, p. 7).

XIV. L'examen de la sérosité des vésicatoires paraît démontrer que le sang ne renferme pas d'excès d'acide urique dans quelques maladies aiguës ou chroniques (*Ibid.*, p. 10).

XV. Note sur le mécanisme de la suppuration, communiquée à l'Académie de médecine, janvier. Réunion des notes V, VI, VII et XV broch., Paris.

1871. XVI. Phlébite suppurée des sinus crâniens à la suite d'un érysipèle de la face (*Bull. de la Soc. anat.*, p. 11).

XVII. Note sur l'anatomie pathologique du scorbut (*Mém. de la Soc. de biologie*, p. 3).

XVIII. Relation clinique de l'épidémie de scorbut observée à la Charité pendant les mois de janvier, février et mars (*Gaz. hebdomadaire de méd. et de chir. et broch.*).

XIX. Les embolies capillaires dans la pyohémie (*Gaz. hebd. de méd. et de chir.*, p. 291).

XX. Examen microscopique du foie dans un cas d'infection purulente (*Bull. de la Soc. anat.*, p. 95).

1872. XXI. Expériences sur la septicémie (*Comptes rendus des séances de la Soc. de biol.*, p. 163).

XXII. Septicémie produite par l'injection d'un liquide putride sans odeur, chez le lapin (*Ibid.*, p. 55).

1873. XXIII. Recherches histologiques sur l'infection purulente (*Comptes rendus de la Soc. de biol.*, p. 1).

XXIV. Recherches anatomiques sur le choléra (*Bull. de la Soc. méd. des hôpitaux* p. 264 et *Union méd.*). De la pathogénie des symptômes du choléra (*Ibid.*, p. 394).

1874. XXV. Épithélioma à cellules cylindriques du corps de l'utérus, thromboses et phlébolithes, dans les plexus ovariens, embolies pulmonaires, mort subite. En commun avec M. Graux (*Bull. Soc. anat.*, p. 477).

1875. XXVI. De la méningite comme complication de l'érysipèle de la face (*France médicale et broch.*).

XXVII. Sur un nouveau procédé pour compter les globules du sang, en commun avec M. A. Nachet (*Comptes rendus de l'Acad. des sc.*, avril). Sur la numération des globules du sang, leçon recueillie par M. Dupérié (*Gaz. hebd. de méd. et de chir.*, p. 291).

1876. XXVIII. Observation de purpura hemorrhagica (*Comptes rendus de séances de la Soc. de biol.*, p. 232).

XXIX. Recherches sur la coloration du sang (*Ibid.*, p. 316).

XXX. Des caractères anatomiques du sang dans les anémies. Trois notes (*Comptes rendus de l'Acad. des sciences*, juillet).

XXXI. Note sur l'action du fer dans l'anémie (*Ibid.*, nov.).

XXXII. Des degrés d'anémie (*Bull. et mém. de la Soc. méd. des hôpi-* 1877. *taux*, p. 155 et *Union médicale*, 23 et 30 avril).

XXXIII. Sur la nature et la signification des petits globules rouges du sang (*Comptes rendus de l'Acad. des sc.*, 28 mai).

XXXIV. Des caractères anatomiques du sang chez le nouveau-né pendant les premiers jours de la vie (*Ibid.*, 21 mai).

XXXV. Sur l'évolution des globules rouges du sang des vertébrés ovipares (*Ibid.*, 12 novembre).

XXXVI. Sur l'évolution des globules rouges dans le sang des animaux supérieurs; vertébrés vivipares (*Ibid.*, 31 décembre).

XXXVII. Des altérations anatomiques du sang dans l'anémie (*Congrès international des sc. médicales*, 5e session, Genève).

XXXVIII. Note sur les caractères et l'évolution des hématoblastes chez les ovipares (*Comptes rendus des séances de la Soc. de biologie*, 24 novembre et 1er décembre. *Gaz. méd.*, nos 2 et 4, 1878).

XXXIX. Du dosage de l'hémoglobine par le procédé des teintes coloriées (*Ibid.*, juin et *Arch. de phys. normale et path.*, n° 6).

XL. Sur la formation de la fibrine du sang étudiée au microscope 1878. (*Comptes rendus de l'Acad. des sc.*, 7 janvier).

XLI. Des hématoblastes et de la coagulation du sang (*Revue internationale des sciences*, mars).

XLII. Note sur le sang du chat nouveau-né (*Comptes rendus des séances de la Soc. de biol.*, 13 avril et *Gaz. méd.*, n° 21, p. 237).

XLIII. Sur la formation des globules rouges dans les cellules vasoformatives (*Ibid.*, 8 juin).

XLIV. Recherches sur l'évolution des hématies dans le sang de l'homme et des vertébrés (*Arch. de phys. normale et path.*, 1re partie avec 2 planches, 1878 ; 2e et 3e parties, avec 5 planches, 1879).

XLV. Étude clinique sur le ferrocyanure de potassium, en commun avec M. le professeur Regnauld (*Bull. gén. de thérapeutique*, mars, avec 2 planches).

XLVI. Recherches sur l'anatomie normale et pathologique du sang. Brochure réunissant les travaux compris sous les nos XXVII, XXXIX, XXX, XXXII, XXXI, XXXIV, XXXIII, XXXV, XXXVIII, XL, XLII.

XLVII. Sur le stroma des globules rouges (*Comptes rendus des séances* 1879. *de la Soc. de biol.*, p. 287).

XLVIII. De la réparation du sang dans l'anémie (*Action de l'oxygène, Ibid.*, p. 177).

XLIX. Sur l'origine des hématoblastes (*Soc. de biologie, C. R.* 84).

L. Des altérations qualitatives de l'hémoglobine dans l'anémie 1880. (*Comptes rendus des séances de la Soc. de biol.*, p. 23).

LI. Sur les caractères anatomiques du sang particuliers aux anémies intenses et extrêmes (*Comptes rendus de l'Acad. des sciences*, 2 février).

LII. Sur les caractères anatomiques du sang dans les phlegmasies. Deux notes (*Ibid.*, 15 et 22 mars).

LIII. Note sur la réparation du sang à la suite des maladies aiguës. Lue à l'Académie de médecine le 2 décembre 1879 (*France méd.*, n° 5, 1880).

1881. LIV. Leçons sur les modifications du sang sous l'influence des agents médicamenteux et des pratiques thérapeutiques. Émissions sanguines. Transfusion du sang. Fer. Ces leçons faites en 1881 ont été recueillies et rédigées par L. Dreyfus-Brisac (in-8° de 540 p. Paris, Masson, 1882).

LV. Des succédanés du fer (*Comptes rendus des séances de la Soc. de biol.*, année 1880, p. 141).

LVI. Sur les effets physiologiques et pharmacothérapiques des inhalations d'oxygène (*Comptes rendus de l'Acad. des sc.*, 2 mai).

LVII. Contribution à l'étude de la structure des hématoblastes (*Gaz. méd.*, p. 479).

LVIII. De l'examen du sang au point de vue anthropologique (*Bull. de la Soc. d'anthropologie*, 3 février).

LIX. Du processus de coagulation du sang et de ses modifications dans les maladies. Note lue à la Société médicale des hôpitaux le 11 février (*Bull. de la Soc. des hôpitaux et Union méd.*, n°s 80, 82 et 84).

LX. Sur l'application de l'examen anatomique du sang au diagnostic des maladies (*Comptes rendus de l'Acad. des sc.*, 10 janvier).

1882. LXI. De la valeur des injections sous-cutanées d'éther en cas de mort imminente par hémorrhagie. Note lue à l'Académie de médecine (*Bull. de thérap.*, 30 décembre).

LXII. Nouvelles recherches sur la coagulation du sang. Du rôle des éléments figurés dans la coagulation (*Union médicale*, n°s 115, 118, 121, 125, 127 et 132).

LXIII. De la crise hématique dans les maladies aiguës à défervescence brusque (*Comptes rendus de l'Acad. des sc.*, 30 janvier).

LXIV. Sur le mécanisme de l'arrêt des hémorrhagies (*Ibid.*, 3 juillet. *Union médicale*, n° 96. *Revue scientifique*, n° 2, 8 septembre).

1883. LXV. Expériences démontrant que les concrétions sanguines, formées au niveau d'un point lésé des vaisseaux, débutent par un dépôt d'hématoblastes (*Comptes rendus de l'Acad. des sc.*, 5 mars).

LXVI. Contribution à l'étude des altérations morphologiques des globules rouges (*Arch. de phys. normale et path.*, 3e série t. I, p. 214).

LXVII. Des globules rouges à noyau dans le sang de l'adulte (*Ibid.*, p. 363).

LXVIII. De la crise hématique dans la fièvre intermittente (*Ibid.*, t. II, p. 247).

LXIX. Nouvelle contribution à l'étude des concrétions sanguines intra-vasculaires (*Comptes rendus de l'Acad. des sc.*, 16 juillet).

LXX. La formation des concrétions sanguines intra-vasculaires (*Revue scientifique*, 21 juillet, n° 3).

LXXI. Sur les plaquettes du sang de M. Bizzozero, et sur le troisième corpuscule du sang de M. Norris (*Comptes rendus de l'Acad. des sc.*, t. XCVII, p. 438).

LXXII. Du rôle des hématoblastes dans la coagulation du sang (*Archivio med. Italiano*, novembre et *Gaz. hebd. de méd. et de chirur.*).

LXXIII. Sur l'histogenèse de la fibrine (*Gazzetta medica Italiana* 1884. *Lombardia*, 27 décembre).

LXXIV. Valeur hémostatique de la transfusion (*Bull. de la Soc. méd. des hôpitaux* et *Gaz. hebd.*).

LXXV. Expériences sur les substances toxiques ou médicamenteuses qui altèrent l'hémoglobine, et particulièrement sur celles qui la transforment en méthémoglobine (*Comptes rendus de l'Acad. des sc.*, 3 mars).

LXXVI. De la transfusion péritonéale (*Ibid.*, 24 mars. *Revue scientifique*, 29 mars, n° 13).

LXXVII. Notesur l'action des solutions de chlorure de sodium additionnées de violet de méthyle sur les éléments du sang (*Gaz. hebd. de méd. et de chirur.*, 1er août).

LXXVIII. Diagnostic des maladies par l'examen du sang (*Assoc. française, Congrès de Blois*).

LXXIX. Le traitement du choléra; leçon faite à la Faculté de médecine et recueillie par M. Duflocq, interne des hôpitaux (*Revue scient.*, 19 juillet, n° 3 et note rectificative, 10 août et *Bull. de thérapeutique*, 30 novembre). — Traitement du choléra (in-12, pp. 168. Paris, Masson, 1885).

LXXX. Recherches sur l'état du sang et de la bile dans le choléra, 1885. en collaboration pour la partie chimique avec M. Winter (*Gaz. hebd. de méd. et de chir.*; p. 118 et 138).

LXXXI. Examen du sérum du sang (*Associat. française, Congrès de Grenoble*).

LXXXII. Sur les diverses espèces de concrétions sanguines (*Soc.* 1886. *des hôpitaux, Gaz. hebd. de méd. et de chir.*, p. 8).

LXXXIII. Diagnostic du rhumatisme par l'examen du sang (*Soc. des hôpitaux, Gaz. hebd.*, p. 80).

LXXXIV. Nouvelles recherches sur les substances toxiques ou médicamenteuses qui transforment l'hémoglobine en méthémoglobine (*Comptes rendus de l'Acad. des sciences*, 22 mars).

LXXXV. La méthémoglobine (*Revue scient.*, 5 juin, n° 23).

LXXXVI. De la leucocytose accompagnant le développement des 1887. néoplasmes (*Comptes rendus de la Soc. de biologie*, 30 avril).

LXXXVII. Recherches cliniques de l'urobilinurie (*Bull. de la Soc. méd. des hôpitaux*, 22 juillet, et *Gaz. hebd. de méd. et de chir.*, n°ˢ 32 et 33).

1888. LXXXVIII. De l'hémoglobinurie ; diverses communications (*Bull. Soc. méd.*, p. 73-83-300, 1888 et p. 129, 1889).

LXXXIX. Leucocytose considérable dans un cas de cancer du corps thyroïde (*Ibid.*, observation n° 14, 8 août).

XC. Pathogénie des albuminuries dyscrasiques (*Ibid.*, p. 118).

XCI. Nouvelle contribution à l'étude des concrétions sanguines par précipitation (*Comptes rendus de l'Acad. des sciences*, 15 octobre).

1889. XCII. Du mécanisme de la mort des lapins transfusés avec le sang de chien (*Ibid.*, 25 février).

Les indications bibliographiques en chiffres romains, du corps de l'ouvrage, correspondent à cette liste de publications.

ERRATUM

DES RENSEIGNEMENTS BIBLIOGRAPHIQUES

—

Page 17, *au lieu de :* LIII ; *lire :* XLIII.
Page 127, *au lieu de :* LI, LIV ; *lire :* XLI, XLIV.
Page 133, *au lieu de :* ILIV ; *lire :* XLIV.
Page 152, *au lieu de :* ILIV ; *lire :* XLIV.

DU SANG

ET DE SES

ALTÉRATIONS ANATOMIQUES

PREMIÈRE PARTIE

TECHNIQUE

CHAPITRE PREMIER

EXAMEN HISTOLOGIQUE DU SANG.

§ 1. — EXAMEN DU SANG PUR.

'La classique méthode qui consiste simplement à déposer une gouttelette de sang sur une lame de verre, puis à la recouvrir immédiatement d'une lamelle, a été la cause de bien des erreurs. Certes, l'examen microscopique du sang est chose facile et simple, il exige cependant quelques précautions sans lesquelles il est impossible d'obtenir des résultats rigoureux. Les éléments du sang sont, en effet, d'une grande délicatesse et d'une vulnérabilité en quelque sorte proportionnelle à leur remarquable vitalité.

Les hématoblastes qui, dès leur issue des vaisseaux, deviennent pour ainsi dire agonisants et qui, en continuant à s'altérer, vont faire partie, au bout de quelques moments, du réticulum fibrineux, ne sont pas les seuls éléments sensibles aux agents extérieurs. Les globules rouges — nous en aurons souvent des preuves — sont également des éléments très altérables, dont l'examen doit être fait, autant que possible, à l'abri des atteintes des agents physiques et chimiques.

De tous les éléments figurés du sang, les globules blancs, contrairement aux vues théoriques émises par plusieurs observateurs, sont ceux qui se détruisent le moins facilement et qui conservent le mieux, pendant un temps relativement considérable, leurs propriétés physiologiques.

Ces trois espèces d'éléments figurés peuvent être étudiées dans le sang pur, à l'état humide; à l'état sec; dans les vaisseaux.

A. Sang humide. — Un bon procédé d'examen du sang pur doit remplir les conditions suivantes : permettre à la gouttelette de sang de s'étaler en couche mince et uniforme sans rencontrer d'humidité ni de corps étrangers ; protéger les éléments contre tout traumatisme ; mettre le sang à l'abri de l'évaporation.

Toutes ces conditions sont réalisées par l'emploi d'une petite cellule spéciale que je désigne sous le nom de *cellule à rigole*.

Cette cellule consiste simplement en une lame de verre un peu plus épaisse que les lames ordinaires, à surface plane, au milieu

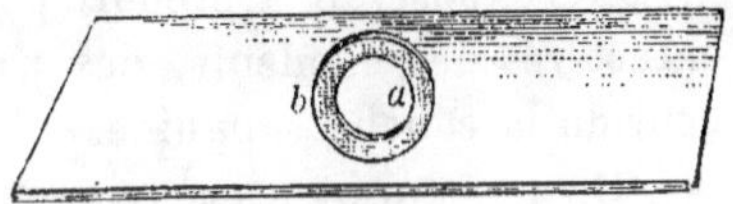

Fig. 1. — Cellule à rigole.

a. disque central; *b*, rigole.

de laquelle on a isolé un petit disque de 4 millimètres de diamètre en creusant une rigole circulaire de 2 à 2,5 millimètres de large (fig. 1) (1).

Comme couvre-objet il est indispensable de se servir de lamelles travaillées, bien planes et non de lamelles ordinaires fabriquées par le procédé de l'étendage. L'épaisseur de ces lamelles doit varier suivant le grossissement dont on veut se servir. M. Nachet en fabrique d'assez minces pour qu'on puisse utiliser les objectifs à immersion.

Après avoir nettoyé la lame et la lamelle avec beaucoup de soin à l'aide d'un linge fin imbibé d'éther, on dépose sur la lame, le

____

(1) Cette cellule dite à rigole est une simple modification de la chambre humide ordinaire.

long du bord externe de la rigole, une petite couche de vaseline. On prend ensuite, avec un agitateur de verre d'un très petit diamètre, une gouttelette du sang à examiner et on la dépose sur le disque qu'on recouvre immédiatement à l'aide de la lamelle. Il suffit ensuite de presser doucement sur les quatre coins de cette lamelle pour obtenir une couche de sang mince et uniforme.

Pour bien réussir, il importe de déposer très peu de sang sur le disque, sans quoi la couche de sang reste trop épaisse. Les commençants pécheront plutôt par excès que par défaut. Au contraire, ce qui est rare, lorsque la quantité de sang déposé sur le disque est trop infime, on risque, en pressant sur les bords de la lamelle, d'écraser les éléments du sang. Avec un peu d'habitude, on réussit aisément.

La préparation est convenable lorsque les globules rouges se sont mis de champ et se trouvent empilés sur une seule couche; c'est-à-dire lorsque la lame de sang a précisément dans toute son étendue l'épaisseur du diamètre moyen des globules rouges. Quand les hématies sont toutes à plat, séparées les unes des autres ou partiellement imbriquées, la préparation doit être refaite, autrement on s'exposerait à prendre pour des modifications dans les caractères des éléments, des particularités dues à l'extrême minceur de la couche sanguine.

B. Sang sec. — On ne saurait trop recommander les préparations de sang desséché. En isolant les uns des autres les éléments du sang, et en les fixant d'une manière définitive, la dessiccation permet de faire des collections de préparations qu'on peut ensuite examiner à loisir et comparer entre elles. D'ailleurs, ainsi que nous le verrons plus loin, ce procédé n'exclut pas l'intervention de certains réactifs propres à mettre en évidence des détails qui échappent à l'examen du sang humide.

Il faut, ici encore, procéder avec méthode si l'on veut tirer tout le parti possible de la dessiccation. Les lames sur lesquelles le sang sera déposé doivent être nettoyées à l'aide de l'acide sulfurique étendu, puis d'eau ordinaire. Après les avoir essuyées, on les fait sécher au-dessus de la flamme d'une lampe à alcool; mais, avant de s'en servir, il faut attendre qu'elles soient complètement refroidies.

Lorsqu'elles sont encore chaudes au moment où l'on étale le

sang, celui-ci se dessèche plus rapidement; mais les éléments sont altérés par l'élévation de la température.

Un certain nombre de lamelles, ainsi qu'un ou plusieurs agitateurs de verre étant préparés, on pique le doigt du malade au niveau de la pulpe à l'aide de la pointe d'une lancette, et on saisit immédiatement une lame de la main gauche entre le pouce et l'index tandis que de la main droite on tient l'agitateur. Pendant qu'un aide, ou bien la personne même dont on examine le sang, presse doucement sur l'extrémité du doigt piqué de manière à faire sourdre une goutte de sang, on approche la lame de verre de l'extrémité du doigt, et ces deux temps de l'opération doivent être exécutés de telle sorte que la goutte de sang vienne, à la sortie même de la piqûre, mouiller la lame de verre. On cueille ainsi rapidement une goutte de sang qui doit être immédiatement étalée en couche mince. Il suffit pour cela de faire glisser à plat l'agitateur sur la goutte par un mouvement dirigé de dedans en dehors, c'est-à-dire des doigts de la main gauche vers l'extrémité de la lame.

L'agitateur ne doit passer qu'une fois sur le sang. On fouette alors fortement l'air avec la lame couverte de sa petite couche de sang et en quelques secondes la dessiccation est obtenue.

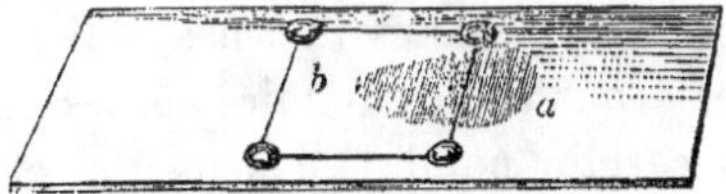

Fig. 2. — Préparation de sang desséché.

a, couche de sang sec; *b*, lamelle fixée aux quatre coins par de la paraffine.

Le succès dépend de la rapidité de la manœuvre, surtout lorsqu'il s'agit d'obtenir les hématoblastes. Avec un peu d'habitude, on mettra moins de trois à quatre secondes pour faire dessécher le sang, depuis le moment où la goutte apparaît à l'air jusqu'à celui où le sang prend l'aspect terne indiquant la dessiccation.

Ce procédé est un des moyens que j'ai le plus employés dans mes études sur les hématoblastes. Comme ces éléments sont très visqueux, ils adhèrent à la lame de verre dans l'endroit même où la goutte a subi avec elle son premier contact. C'est donc à ce niveau que l'on placera la lamelle (fig. 2). Elle devra être fixée aux quatre coins avec de la paraffine. Ainsi faite, la préparation de

sang desséché se conserve indéfiniment, surtout si on a le soin de
la mettre à l'abri de l'humidité. Lorsqu'elle est réussie, les globules rouges et les hématoblastes sont fixés dans leur forme normale ; mais les globules blancs sont aplatis, lamelliformes et sont
en général plus larges qu'à l'état humide. Nous verrons plus tard
que, chez les animaux dont le sang se coagule très rapidement, les
hématoblastes sont si prompts à s'altérer qu'il est difficile de les
fixer convenablement par la dessiccation. Avec le sang de l'homme
il est en général facile d'obtenir de très bonnes préparations.

C. Examen du sang sur le vivant. — Quand on regarde au microscope les membranes transparentes et vasculaires des animaux
à sang froid ou à sang chaud, on voit le sang parcourir les vaisseaux avec une telle rapidité qu'il est impossible de distinguer les
éléments du sang. Mais bientôt, dans la plupart des cas, les tiraillements, puis l'irritation subis par les parties soumises à l'étude,
amènent un ralentissement du cours du sang ou même des stases
partielles. Il devient alors facile d'observer les éléments du sang à
l'intérieur des vaisseaux eux-mêmes. Nous décrirons plus tard les
phénomènes produits par la stase et l'inflammation. Pour le moment, nous n'avons à nous occuper que des procédés d'étude.
Cependant, nous devons dire dès à présent que dans les opérations faites sur les membranes internes, telles que l'épiploon et
le mésentère, les troubles circulatoires et les stases déterminent
l'altération d'un certain nombre d'éléments, et particulièrement
celle des hématoblastes. On peut éviter cette cause d'erreur en
employant le procédé mis en usage par Cohnheim dans ses études
sur la stase (1). C'est celui qui m'a permis d'observer dans le sang
circulant les hématoblastes de la grenouille.

Malheureusement ce procédé n'est applicable qu'à l'examen
du sang dans la membrane natatoire de la grenouille, de sorte
qu'en se servant des animaux à sang chaud, chez lesquels le
mésentère et l'épiploon sont les seules parties qui se prêtent à ce
genre de recherches, il est impossible d'éviter les altérations
produites par l'inflammation.

Chez la grenouille, on peut se servir de la membrane natatoire, du mésentère, du poumon, de la langue et de la vessie.

Après avoir curarisé l'animal, on le place sur une planchette

____

(1) Cohnheim, Ueber venöse Stauung (*Virchow's Archiv*, XLI, pp. 220-238).

de liège un peu épaisse à laquelle on a donné au préalable une
forme spéciale (fig. 3). Une des parties de la planchette, en général la partie gauche, s'adapte sur la platine du microscope où elle
est solidement fixée à l'aide des valets. Au niveau du diaphragme
elle est percée d'une fenêtre ou d'un trou en rapport avec la partie qui doit être examinée. S'il s'agit du mésentère, on ménage
un trou de 6 à 7 millimètres de diamètre dans lequel on enchâsse
un petit disque de verre ou simplement un petit anneau de laiton
dépassant le liège de 1 ou 2 millimètres. La deuxième portion de

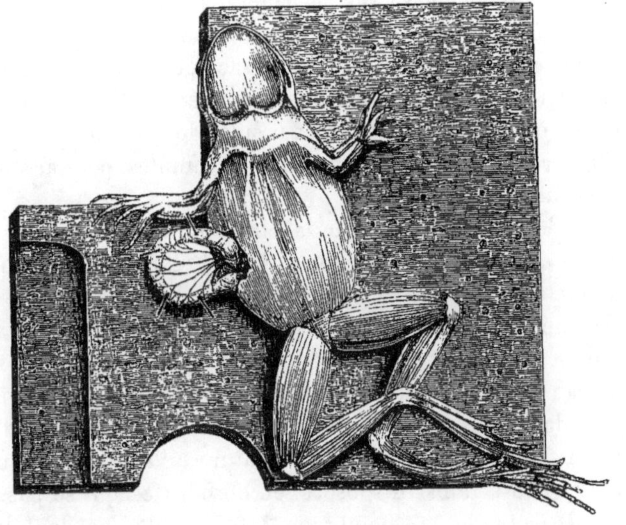

Fig. 3. — Préparation du mésentère de la grenouille.

la planchette qui déborde la platine s'élargit de manière à pouvoir
supporter l'animal (fig. 3).

On fait alors la préparation en étalant convenablement au-dessus de la fenêtre la partie membraneuse à étudier et en la fixant
à l'aide d'épingles à insectes, de manière à ce qu'elle forme une
lame aussi horizontale que possible et modérément tendue. L'étalement de la langue, celui de la membrane interdigitale n'offrent
aucune difficulté.

Lorsqu'on veut observer le mésentère, on fait sortir l'intestin
par une petite plaie latérale faite à la paroi abdominale et on fixe
une anse intestinale autour de la fenêtre circulaire en enfonçant

les épingles à travers l'intestin ; on prend soin de ne pas tirailler le mésentère et de ne blesser aucun vaisseau important. On essuie le sang avec un pinceau et on humecte de temps en temps la membrane avec de l'eau fraîche.

Pour l'étude de la circulation du poumon, on fait une incision à quelques millimètres en dehors du sternum et de préférence à gauche, et l'on attire à l'extérieur tout le poumon de l'animal, de façon à lui faire recouvrir la fenêtre ménagée dans la planchette. On en fixe la pointe de l'autre côté de cette fenêtre à l'aide d'une épingle, et l'on incise le sac pulmonaire avec des ciseaux jusqu'au voisinage de sa racine. On rabat ensuite de chaque côté de la fenêtre les bords de l'incision et on les épingle de manière à étaler ainsi la face interne du sac membraneux. Cette petite opération faite avec rapidité s'accompagne d'une hémorrhagie plus ou moins abondante ; mais il suffit de l'action d'un filet d'eau froide, prolongée pendant une ou deux minutes, pour arrêter complètement la perte de sang.

Dans le cas où l'on étudie la circulation, après production de la stase veineuse, d'après le procédé de Cohnheim, on opère de la manière suivante :

Sur une grenouille curarisée, on met à découvert, au niveau de la cuisse, la veine crurale. On passe ensuite au-dessous de ce vaisseau un fil à ligature, en ayant soin d'embrasser en même temps dans l'anse du fil un fragment assez volumineux d'un des muscles voisins, et l'on serre la ligature à l'aide d'un nœud simple. Les choses ainsi disposées, on observe ce qui se passe dans les vaisseaux de la membrane interdigitale, pendant la stase déterminée par la ligature veineuse. Au bout de vingt à vingt-quatre heures, on détache le fil qui a été posé sur la veine et les fibres musculaires voisines, de façon à laisser la circulation se rétablir, et on reprend dans ces nouvelles conditions l'étude des phénomènes intéressants qui se produisent du côté des capillaires.

Dans tous les cas, lorsqu'on conserve les animaux en observation pendant plusieurs heures ou même plusieurs jours, on a soin de les recouvrir de quelques doubles de papier Joseph imbibé d'eau.

Pour faire les mêmes observations chez les animaux à sang chaud, on se sert des petits mammifères : cobayes, jeunes lapins, chats nouveau-nés.

On en obtient facilement l'immobilisation à l'aide d'une injec-

tion sous-cutanée de 10 à 15 centigrammes d'hydrate de chloral,
ou bien de 1 à 2 centigrammes de chlorhydrate de morphine. La
dose de ces hypnotiques sera naturellement proportionnée au poids
de l'animal.

Le dispositif instrumental est le même que pour l'examen du
mésentère de la grenouille ; mais il doit être mis nécessairement
en rapport avec la taille des petits mammifères. La plaque de
liège est remplacée par une planchette de bois mince, taillée de
telle sorte que d'un côté elle peut supporter l'animal et de l'autre
s'adapter à la platine du microscope où elle est retenue par un
ou deux valets (fig. 4).

Cette planchette est percée à l'endroit qui correspond au dia-

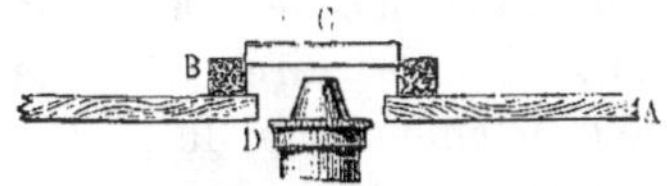

Fig. 4. — Dispositif pour l'examen de la circulation chez les mammifères.

A, coupe de la planchette de bois ; B, coupe de l'anneau de liège ; C, disque de verre ; D, diaphragme spécial.

phragme du microscope d'un trou d'un centimètre à un centimètre
et demi. Sur la surface supérieure de la planchette est fixé un
anneau de liège portant un disque de verre faisant une saillie de
3 à 4 millimètres.

C'est sur le disque qu'on étale l'épiploon ou le mésentère, et
dans ce dernier cas l'intestin vient s'appliquer sur l'anneau de
liège, où il peut être fixé à l'aide d'épingles à insectes.

Comme il est nécessaire d'employer d'assez forts grossissements,
on remplace le diaphragme ordinaire par un diaphragme conique
(fig. 4, D), dont l'extrémité arrive presque au contact du disque
de verre.

L'opération sera faite avec soin et les membranes péritonéales
seront protégées contre la dessiccation et le refroidissement à
l'aide d'eau tiède légèrement salée à 0,50 ou 0,60 p. 100. Sur la
plaie abdominale, à travers laquelle font saillie des anses intestinales, on appliquera plusieurs doubles de papier Joseph trempé
dans la même eau (température d'environ 38°). Bizzozero s'est
servi d'un dispositif analogue (1).

(1) Bizzozero, Sur un nouvel élément morphologique du sang, etc. (*Arch. ital. de
biologie*, 1882).

§ 2. — EMPLOI DES RÉACTIFS SUR LE SANG.

Pour étudier la constitution anatomique des éléments du sang et mettre en évidence leurs propriétés physiologiques, on met en usage un certain nombre de moyens. Ils doivent être distingués en agents physiques et en agents chimiques.

A. Agents physiques. — Parmi ceux-ci nous rangerons la température, les chocs ou pressions mécaniques, l'électricité.

1° *Température.* — Pour étudier l'influence d'une température plus élevée que la température ambiante, on se sert habituellement de l'appareil imaginé par Max Schultze (1). A l'occasion des études que nous avons faites, mon ami Hénocque et moi, sur les mouvements amœboïdes, nous avons fait construire par M. Nachet un appareil qui reproduit presque exactement celui du professeur de Bonn (2).

La pièce principale est une plaque de laiton de plus de 1 millimètre d'épaisseur en forme de fer à cheval.

Le corps même de la plaque a les dimensions de la platine du microscope; les deux branches du fer à cheval dépassent en avant et de chaque côté la platine; l'échancrure qui les sépare permet d'éclairer le microscope (fig. 5).

Cette plaque s'adapte solidement à la platine du microscope à l'aide de vis, et en est séparée par deux petites tablettes d'ivoire servant de corps isolants.

Un orifice de 3 millimètres de diamètre situé au centre de la plaque répond à l'ouverture de la platine et reçoit un diaphragme approprié, analogue à celui qui est représenté figure 4.

Tout l'appareil est chauffé à l'aide de deux petites lampes à alcool ayant exactement le même volume, et que l'on place sous les deux branches du fer à cheval; en les rapprochant plus ou moins, la température de l'instrument s'élève ou s'abaisse.

La température du centre de la plaque est indiquée par un thermomètre disposé d'une façon toute spéciale.

Ce thermomètre a son réservoir formé par un tube spiral plusieurs fois enroulé et laissant à son centre une ouverture qui répond à celles de la plaque et de la platine. Le réservoir est fixé

---

(1) MAX SCHULTZE, Ein heizbarer Objettisch u. seine Verwendung bei Untersuchungen des Blutes (*Arch. f. microsc. Anat.*, t. I, Bonn, 1865).
(2) II.

à la face inférieure de la plaque de laiton; il se termine par un tube soudé à angle obtus et s'élève en avant entre les deux branches du fer à cheval, de sorte que l'observateur peut à chaque moment lire la température.

Ce thermomètre doit n'être en rapport qu'avec la plaque chauffée; on peut le séparer de la platine du microscope par une fine plaque d'ivoire percée en son centre ou simplement par plusieurs doubles de papier.

Lorsqu'il est bien construit, et que l'appareil est bien centré,

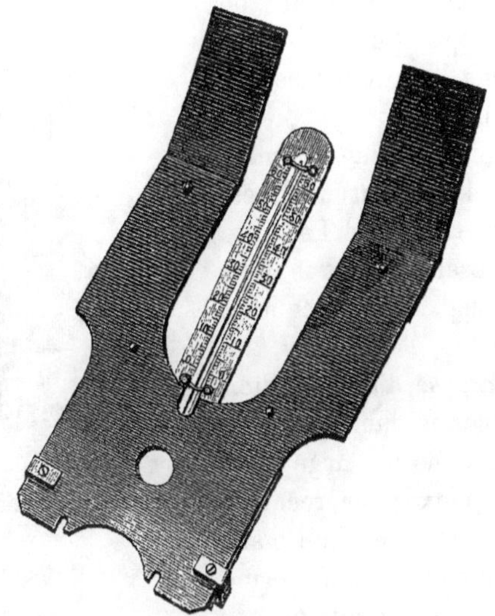

Fig. 5. — Platine chauffante.

il doit donner la température du point même où est placé l'objet à examiner. Pour vérifier si ce résultat est obtenu, on peut employer la paraffine, qui a une température de fusion constante entre 51 et 52° centigrades. On en dépose un petit morceau sur une plaque de verre, comme si on voulait l'examiner, on chauffe, et le thermomètre monte; il doit marquer 51 à 52° lorsque la paraffine fond. Dans le cas contraire, il faudrait faire des corrections.

D'ailleurs, quand on examine le sang humain, il n'y a pas d'inconvénient à obtenir quelques oscillations lentes entre 38 et 42° centigrades.

On emploie en Allemagne d'autres appareils dans lesquels la température est donnée par un courant d'eau chaude ou d'eau froide, suivant les résultats que l'on veut obtenir.

M. Polaillon (1) a, de son côté, donné la description d'un appareil fondé sur le même principe.

Mais ces instruments ne peuvent fournir des résultats nets et permettre un examen prolongé que si l'on a soin de mettre la préparation à l'abri de la dessiccation.

Pour atteindre ce but, on emploie la chambre humide de von Recklinghausen, ou bien on ajoute à la préparation un liquide n'altérant pas les propriétés des objets à examiner.

La chambre humide inventée par von Recklinghausen (2) est d'une construction facile. La figure ci-jointe représente celle que nous avons employée, M. Hénocque et moi (fig. 6).

Elle se compose d'un manchon de verre (c) coupé dans un verre de lampe ou dans un large tube assez volumineux pour recevoir le tube du microscope; d'un manchon de caoutchouc (d) en forme de cône tronqué, engainant par en haut le cylindre dans lequel glisse le tube du microscope, et

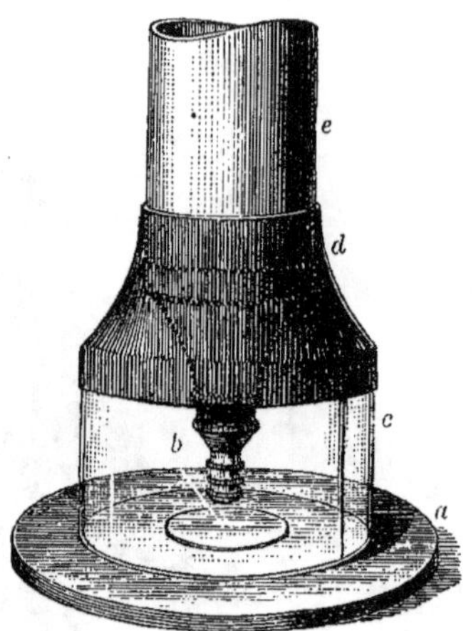

Fig. 6.

a, lame de verre; b, lamelle; c, manchon de verre; d, manchon de caoutchouc; e, tube du microscope.

s'appliquant par en bas, sur la circonférence du tube de verre. Le caoutchouc permet par sa souplesse de lever ou de baisser la chambre; on pourrait le remplacer par de la baudruche. La section inférieure du tube de verre est érodée et repose sur une lame de verre (a) qui doit également être dépolie, excepté dans son centre, où l'on place l'objet à examiner recouvert ou non d'une petite plaque (b); (e) représente le microscope glissant dans la chambre.

Pour maintenir l'humidité dans l'appareil, on garnit intérieu-

(1) Polaillon, Étude sur les ganglions nerveux périphériques, p. 58; Paris, 1865.
(2) Von Recklinghausen, Virchow's Archiv, etc., t. XXVIII, p. 163; 1863.

rement le tube de papier non collé, que l'on mouille légèrement.

L'emploi de cette chambre est indispensable toutes les fois qu'on veut examiner longtemps une préparation faite à l'aide du procédé ordinaire. Elle devient inutile lorsqu'on emploie la cellule à rigole décrite précédemment (§ 1, A).

L'examen du sang à une basse température peut s'effectuer à l'aide des appareils dans lesquels on fait circuler un courant d'eau froide. On peut également utiliser la platine de M. Schultze. Il suffit pour cela de recourber par en bas les extrémités de la plaque en fer à cheval et de les faire plonger dans des mélanges réfrigérants. Dans mes études sur les hématoblastes, j'ai simplifié ce manuel en pratiquant mes examens de sang en hiver, par une température basse, dans une chambre non chauffée ou dont les fenêtres étaient ouvertes. C'est précisément pour éviter ce procédé peu hygiénique et permettre de faire les observations en tout temps que les appareils à réfrigération sont utiles.

2° *Agents mécaniques.* — Quand on a obtenu une bonne préparation de sang pur dans la cellule à rigole, il est très facile de se rendre compte des effets produits par le traumatisme.

Il suffit d'exercer, à l'aide d'une pointe mousse, une compression sur la lamelle au niveau de la rigole pour rompre les piles, éparpiller les globules rouges et, si on le veut, les aplatir entre les deux lames de verre. En agissant de même au niveau du disque, c'est-à-dire directement sur la couche de sang, on altérera les globules rouges dans un point limité de la préparation, ce qui permettra de comparer les globules altérés aux éléments voisins restés intacts.

3° *Électricité.* — Les petits fils ou lames métalliques nécessaires pour conduire l'électricité jusqu'au contact d'une gouttelette de sang peuvent être adaptés à la chambre humide à rigole. On ménage à cet effet dans la lame de petites rainures, de manière à éviter le soulèvement de la lamelle. La seule difficulté est d'amener exactement l'extrémité des petites pièces métalliques jusqu'au bord de la gouttelette de sang.

On peut d'ailleurs étudier l'action des courants de pile ou des décharges statiques et faradiques sur le sang contenu à l'intérieur des vaisseaux. On opère sur des veines fraîchement détachées du corps d'un animal après avoir eu soin d'y placer des ligatures de manière à ce qu'elles restent pleines de sang.

B. Agents chimiques. — L'intervention des agents chimiques, parmi lesquels il faut compter les matières colorantes, joue un très grand rôle dans l'étude histologique du sang. Elle remplit, en effet, divers buts : dilution du sang et par suite écartement, isolement des éléments ; détermination de la structure et des qualités histo-chimiques des éléments et de leurs diverses parties ; mise en évidence de certains caractères pathologiques.

1° *Dilution du sang.* — Les éléments du sang sont tellement nombreux que, pour les observer isolément les uns des autres, on a imaginé des liquides diluants. Les premiers observateurs se sont servis de sérosités naturelles, se rapprochant plus ou moins exactement par leur composition du plasma sanguin, dans l'espoir de n'apporter ainsi aucune modification histologique aux éléments. Ces sérosités ou liquides indifférents conservent, en effet, d'une manière convenable, les hématies et les globules blancs ; ils facilitent particulièrement l'étude des mouvements amœboïdes.

Mais ce qu'on ne savait pas avant mes recherches, c'est que, précisément à cause de leur similitude avec le plasma, ils n'empêchent pas les hématoblastes de s'altérer. On ne se doutait pas d'ailleurs de l'existence dans le sang d'un élément vulnérable au point de se modifier immédiatement hors des vaisseaux dans le sang pur, lorsque von Recklinghausen imagina un prétendu procédé de culture du sang *in vitro*, sur lequel on s'est appuyé pendant des années pour admettre la transformation des globules blancs en globules rouges.

Nous pouvons dire dès maintenant que c'est précisément dans le sang pur, maintenu à la température du corps, que les hématoblastes subissent le plus rapidement et le plus complètement leurs transformations et que, par suite, les liquides de dilution simple (indifférents) retardent ou même parfois empêchent ces modifications, lorsqu'ils sont ajoutés au sang en très fortes proportions. Nous verrons, en effet, plus tard qu'un des meilleurs parmi ces liquides (le sérum iodé) fixe, du moins pour un certain temps, tous les éléments du sang, y compris les hématoblastes, lorsqu'on n'ajoute qu'une partie de sang pour 200 ou 250 parties de sérum.

La dilution simple, se proposant uniquement l'écartement, la séparation des éléments du sang, devra être effectuée à l'aide de l'addition, à une partie de sang, de une à 4 ou 5 parties au plus de liquide indifférent.

On peut employer le sérum du sang, mais à la condition expresse de l'emprunter à un animal de la même espèce, les liquides des cavités séreuses, tels que l'humeur aqueuse, la sérosité du péricarde, le liquide de l'ascite, celui de l'hydrocèle. Mais ces sérosités ont l'inconvénient de se putréfier rapidement. Aussi, pour obtenir un liquide de laboratoire que l'on puisse avoir constamment à sa disposition, Max Shultze a-t-il eu l'idée de conserver, à l'aide de l'iode, le liquide amniotique de la vache (1).

Pour une once de ce liquide on ajoute environ six gouttes de teinture d'iode concentrée ; il se produit un léger trouble, une coloration ambrée, puis le mélange devient clair ; au bout d'environ vingt-quatre heures, on ajoute encore quelques gouttes de la solution iodée, et plus tard, si le liquide se décolore complètement, quelques gouttes encore, jusqu'à ce que le sérum reste jaune clair. C'est le sérum iodé.

La solution de sulfate de soude à 5 p. 100, celle de chlorure de sodium à un taux variant de 0,50 à 0,75 p. 100, n'altèrent pas, à faible dose, les globules blancs et peuvent également servir à diluer le sang pour faire l'étude des mouvements amœboïdes.

2° *Application directe des réactifs sur le sang.* — Lorsqu'on veut étudier la manière dont se comportent les différents éléments du sang au contact des réactifs chimiques, on mélange directement le sang avec ces substances.

Ce mélange peut s'obtenir de diverses manières.

Si l'on se propose de faire agir la substance chimique sur tous les éléments à la fois, on fait le mélange en proportions définies ou non du sang et de la substance d'essai dans un verre de montre ou dans une petite éprouvette, et on effectue avec une goutte de ce mélange une préparation ordinaire qu'on borde avec de l'huile.

C'est ainsi qu'on peut étudier les effets de l'eau, des solutions neutres, acides, alcalines et les réactifs qui fixent en les coagulant plus ou moins complètement les éléments du sang, l'acide osmique par exemple. On opère de même, lorsqu'il s'agit d'étudier une matière solide, mais soluble dans le sang, telle que le sucre.

Lorsqu'à l'aide de ce procédé on cherche à se rendre compte des effets produits par une solution très étendue et par suite renfer-

---

(1) Max Schultze, Die Anwendung mit Iod., etc. (*De l'emploi des sérosités animales iodées dans les recherches histologiques,* etc.) (*Arch. für path. Anat. et Phys.*, t. XXI, p. 263, 1864).

mant un très petit nombre d'éléments, il faut avoir soin, après avoir déposé la goutte du mélange sur la lame de verre, d'attendre une ou deux minutes avant de placer doucement la lamelle. Les éléments déposés sur la lame restent alors accumulés au centre de la préparation, ce qui en facilite l'étude.

Au contraire, lorsqu'on ajoute au sang des parties infinitésimales de substance étrangère, il convient d'employer de préférence la cellule à rigole décrite à propos de l'examen du sang pur.

Il est parfois intéressant de suivre sous le microscope l'action progressive du réactif. A cet effet, après avoir fait une préparation de sang ordinaire, on en dépose une goutte sur un des bords de la lamelle.

En pénétrant par capillarité, le réactif refoule le sang à l'extrémité opposée de la préparation, de sorte que l'on peut parcourir successivement les zones dans lesquelles le sang se trouve mélangé avec une quantité variable de substance active.

On évitera le soulèvement de la lamelle par une trop grande quantité de véhicule en en fixant préalablement les quatre coins à l'aide de paraffine. Ce procédé est particulièrement applicable à l'étude des effets de l'eau et de l'acide acétique.

3° *Application des réactifs colorants après fixation préalable des éléments du sang.* — La plupart des solutions colorantes employées en histologie sont faites à l'aide de liquides (eau, alcool, etc.), qui altèrent plus ou moins profondément les éléments histologiques. Aussi ne sont-elles utilisées que sur des objets préalablement fixés par d'autres réactifs. Il faut donc procéder pour le sang comme pour l'étude des tissus, c'est-à-dire rendre les éléments insolubles ou inaltérables avant de faire agir les réactifs colorants.

Cependant certains mélanges s'opposant à la dissolution des éléments sont également capables de dissoudre diverses matières colorantes, et l'on peut ainsi obtenir des liquides remplissant un double but. Le liquide que j'emploie pour la numération des éléments du sang, et dont je donne plus bas la formule (liq. A), peut servir de véhicule à diverses matières colorantes, et particulièrement à une certaine proportion d'éosine soluble dans l'eau. Après avoir ajouté une petite quantité de cette substance dans le liquide, on filtre et on obtient ainsi un réactif colorant se portant surtout sur les globules rouges et quelques-unes des granulations des globules blancs.

Bizzozero a fait connaître récemment un liquide qui aurait également la propriété de fixer les éléments du sang et d'en colorer certaines parties. C'est un mélange de solution de chlorure de sodium à 0,75 p. 100 avec une solution aqueuse concentrée de violet de méthyle. On conserve séparément les deux solutions et on fait le mélange au moment de s'en servir (1). Ce liquide altère sensiblement les hématies et les hématoblastes, qui y disparaissent au bout de quelques heures, tandis que le violet colore légèrement en bleu le noyau des globules blancs. Nous aurons l'occasion de revenir sur ces effets.

La fixation préalable des éléments du sang peut s'effectuer par voie humide ou par voie sèche.

Je ne connais que deux liquides qui soient capables de fixer d'une manière définitive les éléments du sang. Tous deux produisent le durcissement, par coagulation, des matières albuminoïdes qui entrent dans leur constitution. Le premier, bien connu en histologie pour ses propriétés fixatrices, est une solution d'acide osmique plus ou moins concentrée.

La solution à 1 p. 100 est celle qui convient le mieux pour le sang des mammifères.

Le second liquide est celui qui contient, comme agent coagulant, du bichlorure de mercure, substance dont les propriétés nous ont été révélées par les formules de Pacini.

Celui que j'emploie sous le nom de *liquide A* a la composition suivante :

Eau distillée........................ 200 grammes.
Chlorure de sodium pur............... 1   —
Sulfate de soude pur................. 5   —
Bichlorure de mercure................ 0ᵍʳ,50

Lorsque le sang est mélangé avec ce liquide dans la proportion de 1 p. 100 au plus, tous les éléments y deviennent indestructibles par suite d'une sorte de coagulation. Il se produit là une action chimique ayant une certaine analogie avec celle du tannage.

Abandonné au repos, le mélange laisse déposer les éléments durcis et l'on peut alors décanter le liquide, laver les éléments et les soumettre à l'action des matières colorantes, telles que l'éosine et l'hématoxyline. Comme l'indissolubilité de tous les élé-

(1) Bizzozero, *loc. cit.*

ments du sang exige un séjour prolongé de ces éléments dans le réactif, en opérant la décantation à des époques variant de deux à vingt-quatre heures, on obtient des réactions diverses qui facilitent l'étude de la structure des hématies.

Le même liquide peut servir à la fixation des éléments anatomiques contenus dans les membranes vasculaires. C'est grâce à lui qu'on peut reconnaître la présence des hématoblastes dans les cellules vaso-formatives des jeunes mammifères (1).

On obtient de très belles préparations en procédant de la manière suivante :

On détache chez un jeune animal vivant (lapin, chat, cochon d'Inde) le grand épiploon en le sectionnant à sa base avec des ciseaux, et on le fait tomber immédiatement dans le liquide A. Au bout de vingt à trente minutes, on le lave avec de l'eau distillée et on peut déjà, en l'étalant à l'aide d'un pinceau sur une lame de verre, l'examiner au microscope. Mais il est préférable de colorer au préalable les éléments.

La membrane flottant dans l'eau distillée est balayée en tous sens sur ses deux faces à l'aide d'un petit pinceau de blaireau. On entraine ainsi les éléments épithéliaux. On l'étale alors avec soin. sur une lame de verre, en évitant les plis, et on y fait tomber quelques gouttes de solution neutre d'auréosine. C'est le liquide colorant qui rétracte le moins les éléments ; il peut être remplacé soit par une solution d'éosine soluble dans l'eau, soit par une solution de pyrosine.

Lorsque la membrane a pris une coloration suffisante, ce qui a lieu au bout de trois à quatre minutes, on la lave de nouveau avec de l'eau distillée et on la colore avec une solution d'hématoxyline dans l'eau alunée. Au bout de quelques minutes, on lave de nouveau avec de l'eau distillée et on termine ensuite la préparation avec de la glycérine (2).

On peut préparer de la même manière la queue du têtard quand on se propose d'étudier dans cet organe le développement des vaisseaux.

D'ailleurs le liquide A peut rendre, d'une manière générale, de

____

(1) LIII.

(2) C'est à Wissozky (de Kasan) que l'on doit la méthode de double coloration par l'hématoxyline et l'éosine : Ueber das Eosin als Reagens auf Hämoglobin.. (*Arch. f. mikros. Anat.*, t. XIII, p. 479, 1876).

G. HAYEM. — *Du Sang.*   2

grands services en histologie toutes les fois qu'il s'agit d'étudier à l'état frais des éléments cellulaires délicats.

La formule de ce liquide peut être modifiée lorsqu'on veut obtenir une fixation moins complète des hématies, et par suite se débarrasser ultérieurement, après décantation à l'aide des réactifs dissolvants, d'une partie ou de la totalité de l'hémoglobine.

J'indiquerai bientôt, à propos du dénombrement des éléments du sang, quelques-unes de ces modifications. J'ajouterai ici, pour être complet, que l'urine diabétique dont je me sers pour cette dernière opération peut être utilisée également pour l'étude histologique des hématies et des hématoblastes, bien qu'elle ne fixe pas d'une manière définitive comme le fait le liquide A les éléments du sang.

Examinons maintenant les procédés de coloration qui peuvent être appliqués aux préparations faites par dessiccation.

Lorsque les globules rouges sont dispersés sur une lame de verre et desséchés par le procédé décrit précédemment (§ 1, B), il suffit de souffler sur la lame pour que l'humidité de l'air expiré entraîne la dissolution de l'hémoglobine. Cette substance est donc restée extrêmement soluble. Mais alors même qu'au lieu d'air humide on emploie de l'eau, il est facile de reconnaître que le lavage rapide de la préparation entraîne uniquement l'hémoglobine. Les stromas et une mince pellicule insoluble persistent et restent adhérents à la lame de verre. On peut donc se débarrasser à volonté de l'hémoglobine et étudier ensuite l'action de diverses matières colorantes sur le stroma.

Voilà déjà un procédé d'étude.

Mais si l'on veut conserver les éléments intacts tout en les colorant, il faut, ou bien verser sur le sang sec une matière colorante ne dissolvant pas l'hémoglobine, ou bien rendre préalablement l'hémoglobine insoluble.

Le premier résultat est atteint par l'usage de l'eau iodo-iodurée, le second par l'action des vapeurs d'acide osmique.

La solution iodo-iodurée doit avoir une coloration brune assez intense. Après en avoir déposé à l'aide d'un agitateur une bonne goutte sur le sang sec, on laisse tomber doucement sur cette goutte une lamelle. Toutes les parties qui renferment de l'hémoglobine prennent immédiatement une coloration acajou foncé, qui a une tendance à tirer sur le violet quand la solution iodée est trop concentrée. C'est le moyen le plus simple et le plus sûr qu'on puisse employer quand on recherche s'il existe des globules rouges à noyau dans le sang des mammifères. En se servant d'une solution de gomme épaisse et fortement iodo-iodurée, on peut conserver les préparations sans craindre l'évaporation de l'iode.

Rien de plus facile que de mettre à profit les propriétés fixatrices des vapeurs d'acide osmique.

On place la préparation de sang desséché sur le goulot d'un flacon débouché contenant une solution saturée de cette matière, de manière à ce que la couche de sang soit tournée vers l'intérieur du flacon. Au bout de quelques minutes l'hémoglobine est rendue insoluble, et l'on peut traiter les éléments par une matière colorante : éosine, hématoxyline, picro-carminate d'ammoniaque.

Il importe toutefois de savoir que les éléments desséchés, fixés par les vapeurs d'acide osmique, ne se laissent plus colorer par certaines substances, entre autres par le violet de méthyle. J'ai fait à cet égard une remarque intéressante qui m'a permis d'utiliser toutes les matières colorantes sans redouter la dissolution de l'hémoglobine.

Cette remarque porte sur la manière différente dont se comportent les éléments fraîchement desséchés et ceux qui le sont depuis quelque temps déjà. Quand on conserve une préparation de sang desséché, non recouverte par une lamelle, pendant un temps suffisant, soit au moins pendant un mois, on voit que les globules et les hématoblastes ne se laissent plus attaquer par une solution aqueuse de violet de méthyle. Le réactif les colore alors d'une manière plus ou moins intense, il se fixe notamment sur l'hémoglobine des hématies devenues insolubles. Les globules blancs eux-mêmes se sont modifiés ; le réactif qui, dans les préparations fraîches, dissout une partie du protoplasma et se porte avec avidité sur les noyaux, les pénètre à peine sans les dissoudre et ne colore plus les noyaux que d'une manière fort imparfaite. Il est probable que les éléments desséchés ont subi au contact de l'air une sorte d'oxydation qui les empêche d'être attaqués par l'eau. L'albumine du plasma est devenue elle-même plus résistante et ne fixe plus de matière colorante.

La chaleur possède également des propriétés fixatrices qui permettent d'utiliser immédiatement les préparations desséchées. Dès que le sang est fixé sur la lame de verre par dessiccation (§ 1, **B**), on chauffe cette lame en la plaçant au-dessus de la flamme d'une lampe à alcool. On la porte ainsi pendant quelques instants à une température voisine de 100°. Les éléments préalablement bien fixés par la dessiccation rapide ne s'altèrent pas ; mais ils subissent, sous l'influence de la chaleur, une modification analogue à celle dont ils sont le siège quand ils ont été abandonnés un temps assez long à l'état sec.

Les solutions aqueuses ou alcooliques des matières colorantes peuvent alors être employées sans que l'hémoglobine se dissolve.

Je signalerai en terminant le procédé de double coloration qui a été proposé par C. Cole pour la préparation des éléments du sang des animaux à globules rouges nucléés (1).

J'ai pu l'appliquer au sang des animaux à globules non nucléés, en prenant soin de me servir de préparations anciennes ou de chauffer les lames de sang desséché avant de verser les réactifs sur le sang.

Les solutions de Cole sont les suivantes :

SOLUTION A.

Éosine . . . . $0^{gr},325$
Eau distillée. . . . . $6^{gr},80$
Alcool. . . . . $6^{gr},80$
Dissolvez l'éosine dans l'eau, puis ajoutez l'alcool.

SOLUTION B.

Vert de méthyle (aniline méthyl. verte). . . . . $0^{gr},130$
Eau distillée. . . . . 30 grammes.

On commence par déposer sur le sang quelques gouttes de la solution A. Au bout de cinq à six minutes on lave, on laisse sécher, puis on se sert de la même manière de la solution B.

C'est avec le sang des animaux à sang froid qu'on obtient les meilleurs résultats.

Ces moyens d'étude dans lesquels on fait agir les réactifs colorants sur des éléments préalablement desséchés peuvent être également appliqués à l'étude des éléments de la moelle des os et de la rate.

(1) C. Cole, vol. II, 1884.

§ 3. — Préparation du réticulum fibrineux par lavage
. et coloration.

Dans le sang normal étalé en couche mince, le réticulum fibrineux est très incomplètement visible et dans le sang phlegmasique, alors que ce réticulum est très épaissi, on ne peut encore l'apercevoir qu'au niveau des espaces plasmatiques. De là la nécessité pour étudier le réseau de fibrine de faire une préparation spéciale.

Après avoir déposé une goutte de sang au centre d'une lame et l'avoir recouverte d'une lamelle couvre-objet, on laisse la préparation dans une chambre humide pendant plusieurs heures jusqu'à ce que la coagulation soit bien effectuée. On sait que pour obtenir une chambre humide convenable il suffit de placer le long des parois d'un cristallisoir à bord dépoli plusieurs doubles de papier joseph imbibé d'eau et de placer le cristallisoir retourné en manière de cloche sur un plateau de verre dépoli. Lorsque le sang est bien coagulé, on dépose sur un des bords de la lamelle une goutte d'eau, puis on laisse pendant quelques minutes encore la préparation dans la chambre humide. On peut alors, en se servant de papier à filtrer, placé sur le bord de la lamelle opposé à celui où l'on dépose l'eau, faire passer à travers le caillot un courant d'eau qui entraîne les globules rouges et la presque totalité des leucocytes et isole ainsi le réticulum fibrineux.

Lorsqu'on juge que le lavage est bien complet, on substitue à l'eau pure soit de l'eau iodo-iodurée, soit une solution alcoolique au tiers de sulfate ou de chlorhydrate de rosaniline, et l'on obtient de la sorte la coloration des fibrilles et des amas d'hématoblastes altérés, situés au niveau des principaux carrefours du réseau.

Pour rendre cette préparation plus facile et plus régulière, on peut se servir d'une lame sur laquelle on a creusé deux rigoles parallèles, rectilignes, disposées dans le sens de la longueur et laissant entre elles une sorte de travée.

Entre les rigoles et le bord externe de la lame, on a ménagé un dépôt d'argent, de sorte qu'en se servant d'une lamelle travaillée, bien plane, il est facile d'avoir une couche de sang régulière et d'une épaisseur uniforme.

De plus, la lame et la lamelle ne pouvant arriver au contact en aucun point, le lavage du caillot est rendu plus facile. C'est le procédé qui m'a servi dans mes études sur les altérations du processus de coagulation dans les maladies, et qui m'a permis, en me fournissant des préparations comparables entre elles, de faire une sorte de dosage microscopique de la fibrine.

Dans le sang normal de l'homme et d'un grand nombre d'animaux supérieurs, le réticulum est le plus souvent si délicat qu'il se détruit en grande partie pendant l'opération du lavage. La lame à rigole est alors indispensable. On peut, au contraire, s'en passer toutes les fois que le réticulum est épaissi par le fait d'un état pathologique.

§ 4. — Recherche des corps étrangers dans le sang et en particulier des microbes.

Les remarquables travaux accomplis dans ces dernières années sur les germes animés considérés comme causes de maladies et particulièrement les recherches de M. Pasteur et de ses élèves doivent nous faire attacher une grande importance à tous les procédés capables de mettre en évidence ces petits organismes microscopiques dans le sang ou dans les humeurs.

On doit se préoccuper avant tout d'opérer de manière à ne pas introduire dans les préparations de corps étrangers venant du dehors. Mais comme un certain nombre de microbes sont très petits et peu réfringents, il faut également recourir à des moyens particuliers d'éclairage et de coloration.

Le sang pur sera examiné dans la cellule à rigole; mais on emploiera pour le recueillir les précautions indiquées par M. Pasteur.

Tous les instruments dont on aura besoin seront soumis à un flambage préalable; le doigt du malade sera nettoyé à l'aide d'alcool et séché avec un morceau de linge flambé qui restera appliqué sur la peau jusqu'au moment de recueillir le sang.

L'atmosphère des hôpitaux étant remarquablement impure, pour transporter les instruments flambés jusqu'au lit du malade, j'ai fait construire un petit appareil disposé de la manière suivante.

Sur un plateau de verre dépoli se trouvent fixés de petits supports métalliques sur lesquels on peut mettre la lame et la lamelle; au-dessous de la lame on peut glisser une petite pince, une lancette et un agitateur de verre. Le tout est recouvert d'une cloche ou cristallisoir à bord dépoli. Tous les instruments, le plateau de verre, le cristallisoir sont flambés avec soin dans le laboratoire et

le tout, formant un espace bien clos, est transporté auprès du malade. On soulève alors doucement la cloche pour prendre les instruments dont on a besoin, on dépose la gouttelette de sang sur le
disque de la cellule et on la recouvre immédiatement de la lamelle.
En général, on écarte ainsi toute cause d'erreur.

Cependant il est clair qu'un tel procédé, dans lequel il est impossible d'éviter complètement le contact de l'air, ne peut être
d'une rigueur absolue.

On peut néanmoins se servir de préparations faites avec beaucoup de soin dans la cellule à rigole pour cultiver du sang. A cet
effet, dès que la préparation est terminée, on fait passer par capillarité entre la lame et la lamelle une goutte d'huile préalablement
portée à 150°, et après avoir enlevé l'excès d'huile on borde avec
de la paraffine.

La préparation est alors déposée à plat dans une étuve maintenue à une température voisine de 40° et on l'examine à loisir au
microscope. On réussit très bien à conserver ainsi du sang humain
pendant plusieurs jours et même pendant des semaines sans qu'il
s'y développe d'organismes inférieurs.

Lorsqu'il est nécessaire de faire intervenir des matières colorantes pour mettre les microbes en évidence, on donnera la préférence aux préparations de sang desséché. Ces préparations
seront soumises aux manipulations indiquées dans le § 2.

J'ai obtenu ainsi, particulièrement avec l'eau iodo-iodurée, de
bonnes préparations des bactéridies charbonneuses. Mais il est
utile de faire observer que pendant l'agitation de la lame de sang
à l'air un bon nombre de particules qui flottent dans l'atmosphère
peuvent rester fixées au milieu des éléments du sang.

Il est donc bien certain, comme l'a fait remarquer souvent
M. Pasteur, que les divers procédés d'examen du sang sont très
inférieurs aux moyens de culture qu'il a fait connaître. On ne doit
cependant pas les dédaigner complètement et il est clair qu'ils
peuvent rendre service lorsqu'on recherche la présence dans le
sang d'un malade d'une espèce bien connue et bien définie, telle
par exemple que la bactéridie charbonneuse. Mais lorsque l'examen
du sang donne des résultats négatifs, on n'est pas en droit d'en
conclure que le malade n'est pas atteint d'une maladie engendrée
par un germe organisé. Outre que le microbe ou sa semence peut
échapper à l'examen microscopique, il faut se rappeler que bon

nombre des germes capables d'infecter l'organisme ne pénètrent dans le sang que pour être déposés dans certains tissus.

Lorsqu'on n'a pas à se préoccuper, dans la recherche des microbes, de la conservation des éléments du sang, on peut employer tous les procédés applicables aux autres liquides organiques, notamment ceux qu'Ehrlich conseille pour la recherche du microbe de la tuberculose. On opère, en pareil cas, sur une couche de sang un peu épaisse qu'on laisse sécher sous la cloche précédemment décrite, à l'abri des impuretés de l'air.

.Nous savons maintenant que suivant la manière dont on procédera on pourra conserver l'hémoglobine *in situ* ou au contraire s'en débarrasser. En général, pour éviter la précipitation des matières colorantes en présence de l'hémoglobine en partie dissoute dans le réactif, on fera bien de fixer préalablement les globules rouges. A cet égard le chauffage des lames sera généralement préférable aux vapeurs d'acide osmique, puisque celles-ci entravent l'action de la plupart des matières colorantes.

Les solutions devront varier suivant l'espèce de microbes dont on fait la recherche. Les plus employées sont la solution iodo-iodurée suffisamment concentrée (charbon); les solutions à divers titres de violet de Paris (impaludisme); les solutions de fuchsine (tuberculose); les solutions de violet de Paris (septicémie).

CHAPITRE II

DÉNOMBREMENT DES ÉLÉMENTS DU SANG.

Le sang est d'une telle richesse en éléments anatomiques que, pour parvenir à dénombrer ceux-ci, il est indispensable de le diluer. Le liquide étranger qu'on y ajoute doit posséder deux qualités principales : conserver les éléments sans en faire disparaître un seul, et permettre de les disperser d'une manière uniforme dans tous les points du mélange. Comme ce mélange fournit une masse de liquide assez considérable, il serait impossible de compter les éléments qu'il contient. Il faut en circonscrire d'une manière précise un très petit volume se prêtant à l'examen microscopique. C'est dans ce petit volume qu'on compte les éléments et, par un calcul de proportion, on rapporte le chiffre trouvé à une unité de volume de sang pur, soit à 1 millimètre cube.

Tous les physiologistes qui se sont occupés de cet intéressant problème ont opéré d'après ces données générales.

C'est à Vierordt (1) que revient l'honneur d'avoir imaginé la première méthode de numération. Mais, malgré les perfectionnements qu'y a introduits son élève Welcker (2), cette méthode est restée pénible et défectueuse.

Cramer (3) fit faire à la question un pas important en pratiquant pour la première fois la numération dans un volume déterminé de la dilution préalablement introduite dans un espace capillaire.

L'appareil de ce physiologiste hollandais se composait d'une lame porte-objet sur les bords de laquelle étaient collées deux bandes de verre très minces et partout d'égale épaisseur.

Sur ces deux lamelles était placée une autre lame semblable à la première. On obtenait ainsi une sorte de tube capillaire à section rectangulaire, ayant pour hauteur l'épaisseur des lamelles. Après avoir déterminé, à l'aide d'une mensuration faite au microscope, le volume de cet espace capillaire, Cramer diluait le sang avec de l'eau salée à 1/200 (0,50 0/0) en se servant de tubes bien calibrés. Il faisait ensuite pénétrer par aspiration une partie du mélange dans le capillaire et, en s'aidant d'un oculaire renfermant une glace quadrillée, il comptait les globules dans un espace d'une étendue déterminée. Il arrivait ainsi, à l'aide d'une formule calculée d'avance, à connaître le chiffre des globules contenus dans 1 millimètre cube de sang.

Cramer étant mort avant d'avoir pu vulgariser son procédé et l'étudier suffisamment pour y apporter les modifications qu'il réclamait, la question du dénombrement des éléments du sang ne s'était guère répandue, lorsqu'elle fut reprise en France par M. Potain en 1867, et bientôt après par son interne, M. Malassez (4).

M. Potain imagina un tube spécial très ingénieux pour faire la dilution sanguine. Ce petit appareil, connu sous le nom de *mé-*

---

(1) VIERORDT, *Arch. für physiol. Heilkunde* (Bd XI, 1852 et Bd XIII, 1854).

(2) WELCKER, *Ueber Blutkörperchenzählung* (*Arch. des Vereins f. gemein. Arbeiten zu Göttingen*, Bd I, pp. 161 et 195. 1854).

(3) CRAMER, *Nederl. Lancet.*, 1855.

(4) MALASSEZ, *Comptes rendus de l'Académie des sciences*, déc. 1872 et *thèse de Paris*, 1873.

langeur, est simplement un tube capillaire de verre présentant sur son trajet, au voisinage de l'une de ses extrémités, une dilatation ampullaire renfermant une petite boule de verre. Ce tube est gradué de manière à permettre de prendre une quantité déterminée de sang. Lorsqu'on aspire ensuite du sérum, le sang est refoulé dans la cavité ampullaire qui se remplit de liquide jusqu'à un trait d'affleurement voisin de l'ampoule où la mobilité de la boule de verre permet de produire un mélange intime entre le sang et le sérum.

La capacité du petit réservoir de verre et le volume de la partie capillaire du tube sont calculés de telle sorte qu'on obtient ainsi, à volonté, une dilution au 100° ou au 200°.

M. Potain se servait de son mélangeur pour faire la numération à l'aide d'un procédé assez délicat que M. Malassez nous a fait connaître.

Pour perfectionner cette méthode, ce dernier eut l'idée de limiter l'usage du mélangeur à la fabrication de la dilution sanguine et de compter les éléments renfermés dans un certain volume de cette dilution en se servant de la méthode de Cramer. Mais au capillaire rectangulaire de cet observateur, il substitua un tube à section elliptique.

Le capillaire de M. Malassez et le mélangeur de M. Potain commençaient à se répandre dans la pratique lorsque je repris, en 1875, l'étude de cette question.

Le mélangeur de M. Potain avait surtout pour but de faire la dilution sanguine à l'abri de l'évaporation. Il m'a paru plus simple de faire cette dilution directement dans une petite éprouvette, cette opération ne demandant que quelques secondes pendant lesquelles le mélange n'a pas le temps de s'épaissir d'une manière notable.

D'autre part, les espaces capillaires imaginés par Cramer et M. Malassez m'ont paru d'un jaugeage difficile et, à l'aide d'expériences préalables, je me suis assuré que tout appareil se remplissant par capillarité conduit à des résultats erronés.

Le mélange sanguin est un liquide tenant en suspension des corps solides : placé à l'extrémité d'un espace capillaire, il y pénètre inégalement, la partie liquide s'introduisant dans l'espace capillaire plus facilement que les parties solides. Celles-ci sont d'ailleurs inégalement repoussées par la paroi du tube et la répartition s'en fait d'une manière inégale dans les divers segments du capillaire (1).

J'ai donc cru devoir repousser l'emploi des tubes jaugés. Nous avons alors imaginé, **M.** Nachet et moi, un procédé nouveau d'une extrême simplicité et en même temps d'une grande précision (2).

§ 1. — DESCRIPTION DES INSTRUMENTS.

Le mélange du sang avec un liquide additionnel étant fait d'une manière aussi homogène que possible, il fallait en circonscrire un volume mathématiquement déterminé sans modifier, par les manœuvres de la préparation, la répartition des éléments anatomiques.

L'originalité de notre méthode consiste à employer une cellule ouverte facile à manipuler et à nettoyer.

Cette cellule permet d'obtenir une lame de liquide à surfaces parallèles, dont la hauteur est connue, de sorte qu'il suffit de compter, à l'aide d'un oculaire quadrillé, les éléments contenus dans un cube ou dans un parallélipipède de volume déterminé.

Passons successivement en revue tous les instruments qui sont employés pour pratiquer la dilution du sang, ceux qui servent à la numération, avant de décrire la manière d'opérer.

Pour faire le mélange, on emploie deux pipettes graduées, une petite pour le sang, une plus volumineuse pour le sérum (fig. 8).

La première (B) planie d'un côté, pour que les lectures soient faciles et à l'abri des er-

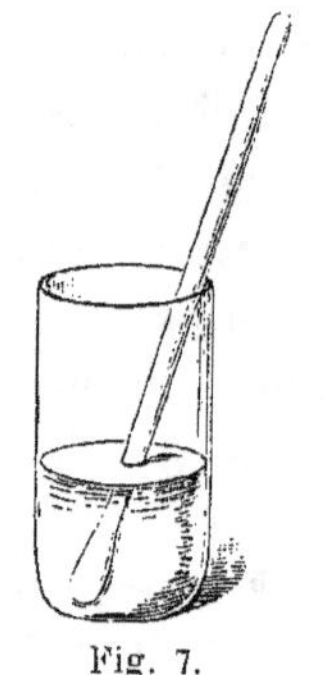

Fig. 7.

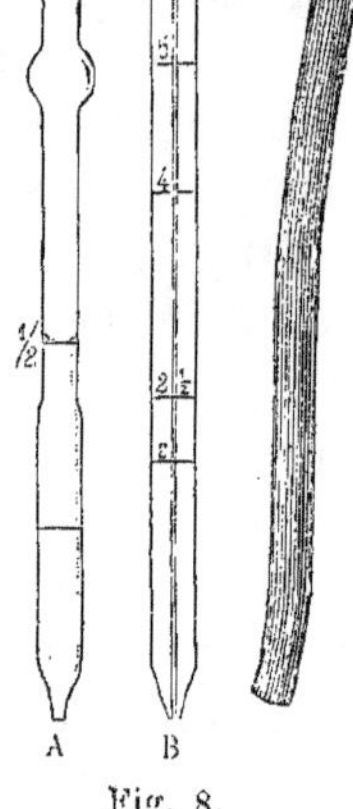

Fig. 8.

A, pipette pour le sérum
B, pipette pour le sang.

(1) Mes principales expériences sur la répartition des éléments dans les tubes capillaires ont été rapportées par M. Dupérié, *Globules du sang. Variations phys. dans l'état anatomique des globules du sang* (thèse de Paris, 1878).
(2) XXVII.

reurs causées par l'aberration de sphéricité, porte des divisions qui permettent de recueillir à volonté 2 ; 2,5 ; 3 ; 4 ; 5 millimètres cubes de sang.

L'extrémité par laquelle on aspire le sang est taillée en pointe, l'autre extrémité au niveau de laquelle le tube capillaire doit présenter une petite chambre à air est cylindrique et s'adapte à un tube de caoutchouc. La seconde pipette (A) qu'il est inutile de décrire est calibrée de manière à permettre de prendre 500 milli-mètres cubes de sérum. Les deux liquides, sérum et sang, sont déposés dans une petite éprouvette et mélangés intimement à l'aide d'un petit agitateur à palette (fig. 7).

Mais quel liquide employer pour diluer le sang ? C'est là une question extrêmement importante à laquelle on ne saurait accor-der une trop grande attention. Il n'existe, en effet, qu'un très petit nombre de sérums artificiels, conservant, sans en détruire aucun, les éléments du sang et, malgré mes avertissements réitérés, la plupart des médecins et des physiologistes qui ont fait dans ces dernières années des travaux sur le dénombrement des éléments du sang se sont servis de liquides qui en font disparaître une certaine proportion.

Pendant quelque temps, j'ai utilisé le sérum iodé de Max Schultze (p. 14) ; mais comme ce liquide est assez difficile à pré-parer et qu'il exerce souvent sur les hématies du sang des ani-maux une action destructive notable, j'ai dû imaginer d'autres véhicules.

Après bien des essais, je me suis arrêté à l'usage du liquide A, dont j'ai donné plus haut la formule (p. 16). Ce liquide s'applique parfaitement à la numération des globules rouges et des globules blancs chez l'homme et chez les animaux, car il n'en détruit jamais un seul, même dans les cas d'anémie extrême. Mais il déter-mine la rétraction des éléments, surtout des hématoblastes et produit la précipitation partielle, sous forme de fines granula-tions, d'un des principes albuminoïdes du sang.

Cet effet a même pour conséquence, toutes les fois qu'il existe chez un individu malade une lésion inflammatoire avec augmen-tation de la fibrine, d'entraîner la formation dans le mélange san-guin d'amas qui seront décrits plus tard sous le nom de plaques phlegmasiques. Le liquide A ne peut donc être utilisé ni pour la numération des hématoblastes, ni pour celle des autres éléments du sang, lorsqu'il existe une augmentation de la fibrine.

Le sérum iodé de Max Schultze, quand il est bien réussi, n'a pas ces inconvénients ; c'est lui qui m'a servi dans mes études sur le sang de l'homme à l'état pathologique, soit pour faire le dénombrement des éléments dans le sang phlegmasique, soit pour étudier les variations numériques des hématoblastes. Mais pour poursuivre mes recherches sur les animaux et en particulier sur le chien, j'ai dû recourir à un autre liquide.

Je l'ai trouvé dans l'urine diabétique. Celle-ci est surtout favorable lorsque les malades sont atteints à la fois de glycosurie et d'azoturie, que leur urine marque plus de 1,039 au densimètre et contient au moins 40 grammes de sucre par litre.

Pour conserver cette urine sucrée, on met à profit les propriétés antifermentescibles de l'eau oxygénée signalées par P. Bert et M. Regnard (1). La proportion de 5 à 6 p. 100 d'eau oxygénée à 12° est celle qui convient le mieux. Cette urine diabétique et oxygénée que je désignerai, pour la commodité de la rédaction, sous le nom de *liquide B*, doit être conservée dans des flacons bien bouchés et placés dans un endroit frais ; on en prendra au fur et à mesure des besoins quelques grammes seulement dans une petite bouteille.

Pour éviter les moisissures qui peuvent se former pendant l'été à la surface du liquide et sur le bouchon, on mettra un petit morceau de camphre dans chaque flacon.

Le seul inconvénient que présente ce liquide consiste dans le dégagement de fines bulles d'oxygène qui se forment au moment où l'on fait le mélange avec le sang et qui peuvent gêner la numération des éléments.

Lorsqu'on s'en tient au dénombrement des hématies et des globules blancs, on fait usage du liquide A. On lui a reproché de produire des amas de globules et de ne pas se prêter à une égale répartition des éléments. Cependant, dans le sang non phlegmasique, je n'ai jamais observé d'amas globulaires ; j'attribue les mauvais résultats obtenus par d'autres observateurs à l'emploi d'un liquide probablement mal préparé ou mal conservé. Toutefois, je crois devoir indiquer ici le liquide préconisé récemment par M. Bouillard, parce qu'il donne également de bons résul-

<hr>

(1) P. Bert et Regnard, Action de l'eau oxygénée sur les matières organiques et les fermentations (*Comptes rendus de l'Acad. des sciences*, 22 mai 1882).

tats (1). On l'obtient en mélangeant deux tiers de sérum artificiel de M. Malassez avec un tiers de liquide A.

Le sérum de M. Malassez est préparé de la manière suivante :

Gomme très blanche............	8 grammes.
Eau distillée................	100 centimètres cubes.

Dissolvez.

Chlorure de sodium...........	3 grammes.
Eau distillée................	100 centimètres cubes.

Dissolvez.

Sulfate de soude..............	5 grammes.
Eau distillée................	100 centimètres cubes.

Dissolvez.

Ces trois solutions doivent avoir une densité de 1,022 ou marquer 3° Baumé.

Mêlez les deux dernières solutions et ajoutez à 265 centimètres cubes du mélange 65 centimètres cubes de la solution de gomme.

D'après M. Bouillard ce sérum artificiel doit être filtré et abandonné longtemps au repos, avant d'être employé ; on doit également avoir le soin de laisser surnager à sa surface un morceau de camphre qui préviendra la fermentation.

Cette solution, qui a été utilisée pendant plusieurs années par M. Malassez, déforme les hématies de l'homme et exerce une action destructive très notable sur celles des animaux (lapin, chien). Elle ne doit jamais être employée seule ; mais lorsqu'on la mélange avec un tiers de liquide A, comme le propose M. Bouillard, on obtient effectivement un nouveau liquide que j'appellerai liquide C, à l'aide duquel on peut parfaitement effectuer la numération des globules rouges et blancs. Il fixe moins complètement l'hémoglobine que le liquide A et rétracte moins les éléments du sang ; il ne se prête cependant pas à la numération des hématoblastes pour laquelle il faudra recourir soit au sérum iodé, soit au liquide B.

Ces deux derniers liquides n'ayant pas une composition invariable sont assez souvent défectueux. J'ai donc tenté, dans ces dernières années, de substituer au liquide iodé de Max Schultze du liquide amniotique conservé à l'aide d'eau oxygénée. Le liquide amniotique du mouton, additionné de 6 p. 100 d'eau oxygénée à 12°, donne de bons résultats. J'ai également recueilli dans des ballons Pasteur des liquides amniotiques de la vache et du

(1) Bouillard, Étude pratique sur la numération des globules du sang (*Recueil des mémoires de médecine, de chirurgie et de pharmacie milit.*, juillet-août 1882).

mouton pour les conserver purs et les utiliser au fur et à mesure des besoins. On devra toujours avoir à sa disposition, pour les études hématologiques, un certain nombre de ces ballons préparés avec beaucoup de soin pendant les mois les plus froids de l'hiver.

Les liquides amniotiques, oxygénés ou non, peuvent être additionnés, au moment ou l'on s'en sert, d'une petite quantité de solution très concentrée de violet de méthyle 5 B. Cette matière colorante facilite le dénombrement des hématoblastes et des globules blancs.

La cellule destinée à recevoir la petite portion du mélange qui

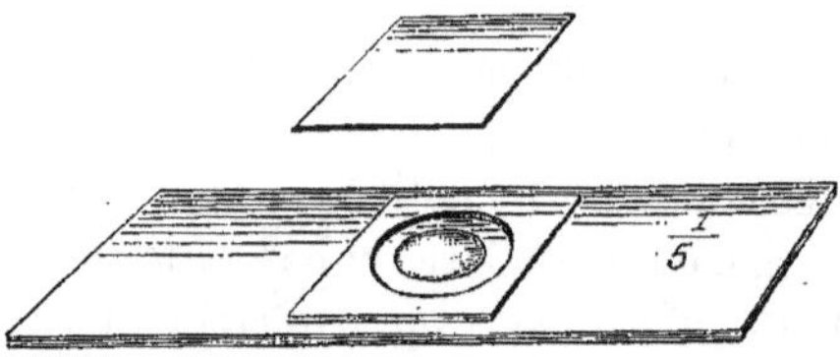

Fig. 9. — Cellule de l'hématimètre.

sera soumise à l'examen microscopique est formée simplement par une lamelle de verre mince, perforée à son centre (de manière à présenter un trou d'environ 1 centimètre de diamètre) et collée sur une lame de verre porte-objet parfaitement plane.

Cette lamelle est usée à l'émeri d'une manière bien égale partout jusqu'à ce qu'elle atteigne une épaisseur déterminée avec précision à l'aide du sphéromètre.

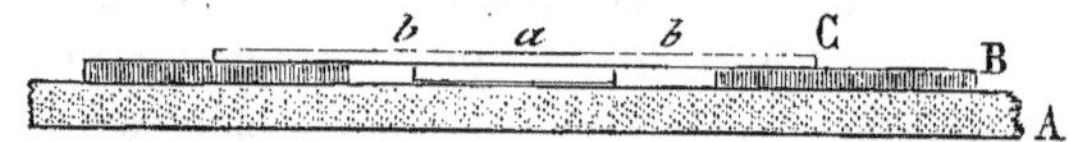

Fig. 10. — Coupe schématique de la cellule de l'hématimètre.

A, lame plane; B, lame perforée à surface dépolie; C, lamelle plane; a, couche du sang dilué; b, anneau d'air régnant autour du mélange sanguin.

Lorsqu'on dépose dans une cellule de ce genre une goutte de liquide et qu'on la recouvre ensuite d'une lamelle de verre bien plane qui vient reposer sur les bords de la cavité, on transforme la goutte en une lame de liquide à surfaces parallèles d'une épaisseur uniforme et connue, en même temps qu'on ferme la cavité cellulaire (fig. 9 et 10).

Mais il importe de remarquer que la goutte de liquide à examiner, placée au milieu de la cellule, ne doit pas être assez vo-

lumineuse pour la remplir totalement. Après son aplatissement en
lame, elle doit être entourée d'un anneau d'air complet, afin que
la lamelle ne soit pas soulevée par une quantité surabondante de
liquide. On se souviendra donc toujours que la cellule doit
donner une épaisseur connue du mélange sanguin et non un
certain volume (fig. 10). En outre, on aura grand soin de ne
jamais remplacer la lamelle plane C par une lamelle ordinaire.

Le volume qu'on cherche à circonscrire est complété par la
glace quadrillée placée dans l'oculaire. Sur cette glace qui doit
être fixée solidement entre le verre de champ et le verre de l'œil
est gravé un grand carré divisé en seize parties égales; de plus,

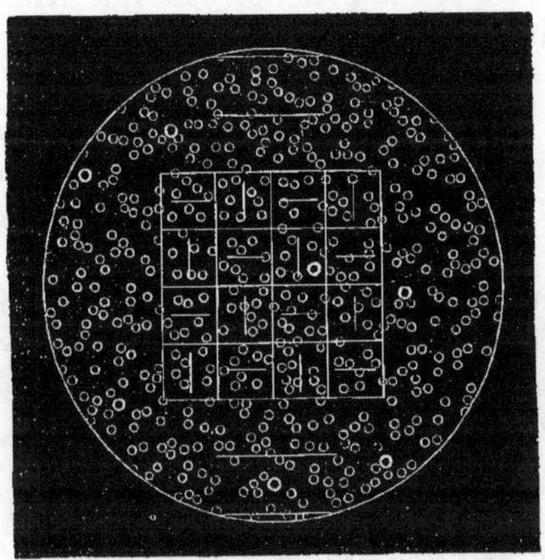

Fig. 11.

pour faciliter la numération on a tracé, dans les seize petits carrés,
des lignes réciproquement perpendiculaires qui n'en atteignent
pas les bords (fig. 11).

On sait qu'à l'aide d'un micromètre objectif il est facile de
calculer, pour un grossissement donné, la valeur du carré ainsi
disposé. Sur le tube rentrant du microscope, on marque un trait
d'affleurement lorsqu'avec l'objectif dont on se sert habituellement
(n° 5, Nachet, ancien 2), le côté du carré représente un cinquième
de millimètre.

Lorsqu'on emploie, comme on le fait d'ordinaire, une cellule
dont la hauteur est également d'un cinquième de millimètre, le
dispositif décrit met sous les yeux de l'observateur la projection

d'un cube d'un cinquième de millimètre de côté. Il suffit alors de compter les éléments compris dans l'intérieur du grand carré, c'est-à-dire des seize petits, pour connaître le nombre d'éléments contenus dans ce volume de mélange sanguin.

A l'aide de ces données, il devient très facile de déterminer le nombre des globules compris dans un millimètre cube de sang pur.

Habituellement, pour faire le mélange on prend 500 millimètres cubes de sérum et 2 millimètres cubes de sang. Mais comme le mouillage de la pipette à sérum est de 6 millimètres cubes, on n'a en réalité déposé dans l'éprouvette que 494 millimètres cubes de sérum, ce qui, avec les 2 millimètres cubes de sang, fait au total 496 millimètres cubes de liquide. La proportion du sang dans le mélange est donc de 2/496 ou 1/248. Il faudra donc multiplier le chiffre des éléments trouvés dans le grand carré par 248, titre du mélange. On aura ainsi le nombre des éléments renfermés dans un cube d'un cinquième de millimètre de côté. Comme 1 millimètre cube contient 125 cubes d'un cinquième de millimètre, le produit précédemment trouvé devra être multiplié encore par 125. On voit donc que, pour obtenir le chiffre des éléments contenus dans un millimètre cube de sang pur, le nombre fourni par la numération dans le grand carré doit être multiplié successivement par 248, puis 125, c'est-à-dire par le multiplicateur constant $31\,000 = 248 \times 125$.

Ce procédé simple et expéditif a donné lieu à quelques critiques; mais il est à remarquer que tous les expérimentateurs qui l'ont trouvé fautif sont partis de vues exclusivement théoriques pour en dénier l'exactitude. Tous ceux, au contraire, qui s'en sont servis en employant des instruments soigneusement faits et un sérum irréprochable ont eu à s'en louer et ont obtenu dans leurs diverses expériences des chiffres concordants. Aujourd'hui je me crois en mesure d'affirmer qu'il donne de bons résultats et que les seules erreurs auxquelles il expose sont toutes personnelles et tiennent à quelque imperfection dans le procédé opératoire.

Le meilleur témoignage que l'on puisse invoquer en sa faveur c'est que, de divers côtés, on a cherché à l'imiter. Comme ces soi-disant perfectionnements ne constituent à vrai dire que des complications sans utilité pratique, il serait oiseux de s'en occuper ici.

Je ferai cependant exception pour la modification imaginée

par un auteur anglais, Gowers (1). Les microscopes anglais se prêtent moins bien que les nôtres à l'emploi du dispositif que demande notre procédé, surtout en ce qui concerne l'emploi de l'oculaire quadrillé. Afin de supprimer le trait d'affleurement et l'oculaire quadrillé, Gowers a eu l'idée de graver au fond de la cellule

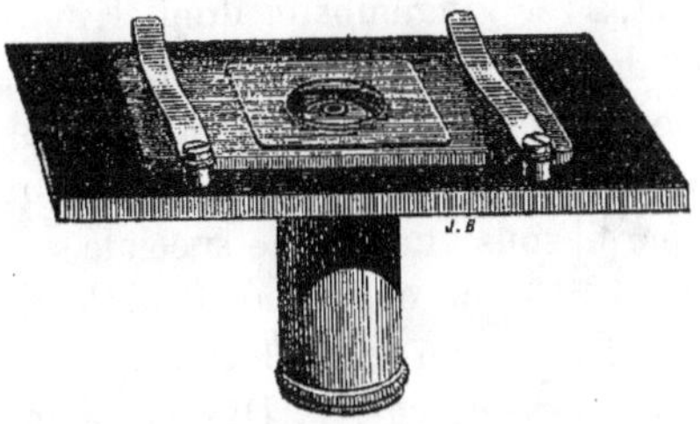

Fig. 12. — Platine spéciale pour la numération avec l'objectif quadrillé et la cellule de l'hématimètre.

les divisions qui doivent servir à faire la numération. Malheureusement cette innovation est, en fait, d'une réalisation fort difficile. En premier lieu, l'opération qui a pour but de planir le fond de la cellule rend le verre extrêmement fragile, et quand on y applique la machine à diviser pour dessiner les carrés, il se produit des

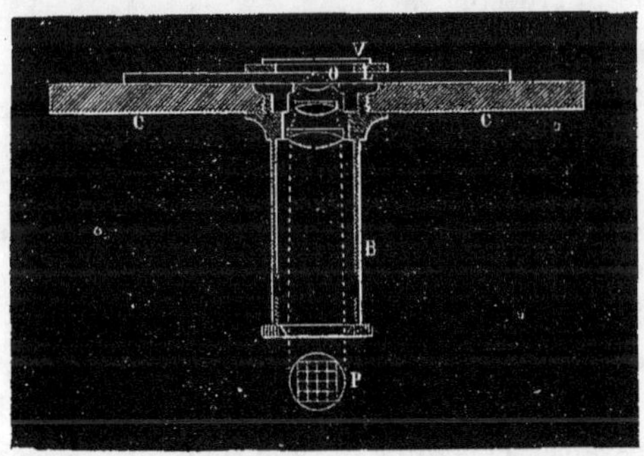

Fig. 13. — Coupe de l'appareil précédent.

C, platine du microscope; B, objectif quadrillé portant une plaque P dont les divisions vont se projeter sur le fond de la cellule O; L, lame de la cellule; V, lamelle de la cellule.

éclats nombreux, si bien que les raies ne sont pas nettes. De plus, la réfringence du verre égalant à peu près celle du liquide qu'on place dans la cellule, les divisions sont à peine visibles au moment

(1) Gowers, On the numeration of blood corpuscles (*Lancet*, II, p. 797, 1877).

de la numération. Enfin, toute erreur résultant de l'imperfection de la machine à diviser, et celle-ci n'est jamais parfaite, est multipliée par le grossissement, c'est-à-dire par 150 ou 300 fois, ce qui enlève aux résultats l'exactitude désirable.

Cependant il y avait dans l'innovation de Gowers une idée dont M. Nachet, avec l'ingéniosité dont il nous a donné tant de preuves, vient de tirer un excellent parti. Par un jeu de lentilles spécial, une sorte d'objectif, il arrive à transporter sur le fond de la cellule l'image d'un quadrillé photographié sur verre (fig. 13). En vissant cet appareil sous une platine spéciale superposée à celle du microscope (fig. 12-13), on obtient au fond de la cellule une image fixe du carré, de sorte qu'en déplaçant la cellule on fait passer sous les yeux une série de carrés. Dès lors l'oculaire quadrillé et le trait d'affleurement sur le microscope deviennent inutiles, et on peut employer un grossissement quelconque sans changer la valeur de la surface dans l'étendue de laquelle on compte les éléments.

Évidemment, ce nouveau dispositif ne modifie le principe du procédé en aucune façon ; c'est une simplification qui peut avoir son utilité. Elle permet d'employer l'hématimètre avec tous les modèles de microscopes.

§ 2. — MANIÈRE D'OPÉRER ; PRÉCAUTIONS A PRENDRE.

A. Numération des globules rouges. — La numération des éléments du sang n'exige pas un long apprentissage. Mais pour obtenir de bons résultats il faut prendre un certain nombre de précautions que nous allons préciser en formulant la manière de conduire l'opération.

Après avoir disposé sur une table bien horizontale les instruments nécessaires et avoir rentré le tube du microscope jusqu'au trait d'affleurement, on prend à l'aide de la grosse pipette (fig. 8, A) 500 millimètres cubes de sérum artificiel que l'on dépose dans l'éprouvette de façon à vider la pipette le plus complètement possible.

Le doigt choisi pour la prise de sang, ayant été préalablement bien nettoyé et séché, on en pique la pulpe à l'aide d'une lancette ; on presse doucement en arrière de la piqûre, et au fur et à mesure que le sang sort on l'aspire avec la petite pipette munie de son tube de caoutchouc (fig. 8, B), jusqu'à ce que la colonne de sang dépasse le trait marqué 2 ; on essuie rapidement, avec une peau de chamois bien souple, l'extrémité de la pipette et on souffle très doucement dans le tube de caoutchouc jusqu'à ce que la colonne sanguine arrive exactement au trait d'affleurement. Le sang en excès qui sort à l'extrémité de la pipette est enlevé au fur et à mesure par la peau de chamois, ou à son défaut par la pulpe bien sèche d'un des doigts de la main gauche.

Cette partie de l'opération, aspiration du sang et affleurement, doit être faite avec beaucoup de précision et aussi rapidement que possible ; elle ne doit pas demander une minute. On plonge alors l'extrémité de la pipette dans le sérum déposé dans l'éprouvette et, en soufflant doucement, on chasse toute la colonne sanguine. Pour bien vider la pipette on aspire deux ou trois fois de suite un peu de sérum qu'on repousse aussitôt dans l'éprouvette sans retirer la pipette du sein du liquide. Pendant tout ce temps, c'est-à-dire depuis le moment où l'on aspire le sang jusqu'à ce que la pipette soit bien libérée, on conserve entre les lèvres l'extrémité libre du tube de caoutchouc, de manière à pouvoir constamment, sans perdre de temps, aspirer ou souffler. On abandonne alors la pipette et on plonge la palette dans le mélange. En faisant rouler le manche de cet agitateur entre les doigts, on lui imprime un rapide mouvement de va-et-vient qui assure en quelques secondes une bonne répartition des éléments.

La cellule et la lamelle préparées à l'avance sont alors nettoyées une dernière fois avec un pinceau fin bien dégraissé, afin qu'entre les lames de verre qui vont être mises en contact, il ne reste aucune trace de poussière.

Sans perdre de temps et tout en continuant à agiter la palette, on dépose une goutte du mélange au milieu de la cellule. Avec un peu d'habitude on parvient facilement à donner à cette goutte un volume convenable et à la rendre libre de toute bulle d'air.

Dès que la goutte est déposée dans la cellule, on prend entre le pouce et l'index de la main droite la lamelle préalablement bien nettoyée et mise à la portée de la main et on la laisse tomber doucement et d'aplomb sur la goutte. Il ne reste plus qu'à réunir la lamelle couvre-objet et la cellule avec un peu de salive.

Ce liquide, déposé en très petite quantité sur les deux bords opposés de la lamelle, s'infiltrant par capillarité entre les deux plaques de verre, s'opposera au glissement de la lamelle et à l'évaporation de la goutte. Celle-ci doit se trouver isolée au centre de la cellule et entourée d'un anneau d'air complet. Pour faciliter la pénétration de la salive, on appuie perpendiculairement sur les quatre coins de la lamelle sans la faire glisser et on enlève l'excès de salive qui soulèverait la plaquette et rendrait la préparation défectueuse.

Au bout de quelques instants, les globules, grâce à leur densité, tombent au fond de la cellule et y restent adhérents. Il faut pendant ce temps que la cellule séjourne sur un plan bien horizontal. Il ne reste plus qu'à compter les globules compris dans le grand carré de l'oculaire. Pour éviter toute erreur, on devra s'habituer à suivre toujours le même ordre, en dénombrant d'abord ceux qui sont contenus dans l'intérieur du carré, puis ceux qui sont à cheval sur les bords. On ne tiendra compte que de la moitié de ces derniers. Supposons que les premiers soient au nombre de 150 et les seconds de 10, on aura pour chiffre total 155.

Il est nécessaire de faire plusieurs numérations successives. en ayant soin de choisir les régions de la préparation qui paraissent les plus différentes les unes des autres. Ces différences ne sont jamais considérables; quand il y a un écart très accusé entre deux des chiffres obtenus, cela tient à ce que le mélange n'est pas homogène et que la préparation a été mal faite, et dans ce cas on ne doit pas hésiter à recommencer l'opération.

On se contente habituellement pour la numération des globules rouges de compter les éléments compris dans 5 ou 6 carrés; on additionne les chiffres trouvés, on en prend la moyenne et le nombre obtenu est multiplié par 31 000.

Lorsqu'on emploie, au lieu de l'oculaire quadrillé, la platine spéciale, imaginée par M. Nachet, l'opération est sensiblement la même. Après avoir placé convenablement cette platine, on choisit une combinaison d'objectif et d'oculaire qui permette d'apercevoir nettement l'image suffisamment grandie du carré projeté au fond de la cellule. On s'assure que le foyer de la lentille dont on se sert permet facilement le glissement sur la platine de la cellule recouverte de sa plaquette, et on met le microscope au point avant de faire la préparation.

S'il s'agit d'une cellule ayant un cinquième de millimètre de haut, les calculs sont les mêmes.

B. **Numération des globules blancs.** — Pour faire la numération des *globules blancs*, on emploie le même dispositif ; seulement, comme ces éléments sont beaucoup moins nombreux et, de plus, répartis d'une façon irrégulière dans la préparation, il faut les compter dans un plus grand nombre de champs.

Voici comment je conseille d'opérer :

On conduit avec la main la petite préparation, jusqu'à ce qu'un des bords de la goutte soit sous-tendu par le grand carré, par le bord gauche, par exemple ; puis, après avoir noté l'absence ou la présence de globules blancs, on déplace la préparation de façon à ce que les globules rouges à cheval sur le bord droit du grand carré soient vus à cheval sur le bord opposé, le bord gauche. On a ainsi fait parcourir à la préparation l'espace d'un carré. On examine de la sorte tous les carrés successifs contenus dans une bande transversale ; puis on répète la même manœuvre pour une bande perpendiculaire à la première. On additionne les chiffres trouvés, on en prend la moyenne qu'on multiplie par 31 000.

C. Numération des hématoblastes. — Enfin, la numération des *hématoblastes* demande un dispositif spécial. Il faut employer un grossissement plus fort, se servir d'un objectif 6 Nachet (ancien 3) au lieu de l'objectif 5, et d'un plus grand quadrillé. La cellule doit avoir un dixième de millimètre de hauteur, et être recouverte par une lamelle plane suffisamment mince ; dès lors on ne compte plus les éléments dans un cube ayant 1 cinquième de millimètre de côté, mais dans un parallélipipède ayant une base de 1 cinquième de millimètre et une hauteur de 1 dixième de millimètre.

Afin de simplifier les calculs, et de pouvoir employer le même numérateur que pour les globules rouges, 31 000, il convient de prendre une quantité double de sang, c'est-à-dire 4 millimètres cubes. La numération des hématoblastes sera faite dans une quarantaine au moins de carrés, en même temps que celle des globules blancs.

On peut donc arriver rapidement à compter les divers éléments figurés contenus dans un millimètre cube de sang. Étant données les moyennes ainsi recueillies pour les globules rouges, les globules blancs et les hématoblastes, cette évaluation se fait par un calcul fort simple. Prenons un exemple :

1° *Globules rouges.* — Moyenne des éléments renfermés dans 5 à

6 grands carrés, 165. En multipliant 165 par 31 000, on a 5 115 000 :

2° *Globules blancs.* — Dans 58 grands carrés compris dans les deux zones réciproquement perpendiculaires on a trouvé 9 globules blancs : la moyenne est 9/38, qui, multiplié par 31 000, donne 4 805.

3° *Hématoblastes.* — Moyenne 11. En multipliant par 31 000, on a 341 000.

Le millimètre cube de ce sang renferme 5 115 000 globules rouges, 4805 globules blancs, 341 000 hématoblastes.

Il ne reste plus qu'à indiquer les précautions à prendre pour maintenir en bon état les petits instruments précédemment décrits.

La cellule, la plaquette destinée à la recouvrir et la pipette à sérum doivent être nettoyées simplement avec de l'eau distillée et essuyées avec un linge fin, non pelucheux. La pipette destinée à prendre le sang sera nettoyée successivement avec une solution de soude ou de potasse, de l'eau distillée, puis de l'alcool absolu ou de l'éther. On aspirera donc successivement ces divers liquides jusqu'au-dessus de la chambre à air pour les chasser bientôt après. Lorsqu'on viendra de repousser la petite colonne d'alcool, on aspirera alors par le tube de caoutchouc l'air extérieur jusqu'à ce que le tube capillaire soit complètement sec.

Il arrive assez fréquemment, surtout lorsqu'on n'a pas l'habitude de l'opération, de laisser cette pipette se boucher par suite de la coagulation du sang qu'elle contient. Il suffit pour la déboucher de la laisser tremper pendant quelque temps dans un tube à essai rempli de solution de potasse, puis d'y passer un fil de platine.

Pour faciliter les calculs, on peut se servir des tableaux suivants :

Tableau pour le calcul des globules rouges.

GLOBULES CONTENUS dans le carré.	NOMBRE DES GLOBULES par MILLIMÈTRE CUBE.	GLOBULES CONTENUS dans le carré.	NOMBRE DES GLOBULES par MILLIMÈTRE CUBE.
40	1 240 000	96	2 976 000
41	1 271 000	97	3 007 000
42	1 302 000	98	3 038 000
43	1 333 000	99	3 069 000
44	1 364 000	100	3 100 000
45	1 395 000	101	3 131 000
46	1 426 000	102	3 162 000
47	1 457 000	103	3 193 000
48	1 488 000	104	3 224 000
49	1 519 000	105	3 255 000
50	1 550 000	106	3 286 000
51	1 581 000	107	3 317 000
52	1 612 000	108	3 348 000
53	1 643 000	109	3 379 000
54	1 674 000	110	3 410 000
55	1 705 000	111	3 441 000
56	1 736 000	112	3 472 000
57	1 767 000	113	3 503 000
58	1 798 000	114	3 534 000
59	1 829 000	115	3 565 000
60	1 860 000	116	3 596 000
61	1 891 000	117	3 627 000
62	1 922 000	118	3 658 000
63	1 953 000	119	3 689 000
64	1 984 000	120	3 720 000
65	2 015 000	121	3 751 000
66	2 046 000	122	3 782 000
67	2 077 000	123	3 813 000
68	2 108 000	124	3 844 000
69	2 139 000	125	3 875 000
70	2 170 000	126	3 906 000
71	2 201 000	127	3 937 000
72	2 232 000	128	3 968 000
73	2 263 000	129	3 999 000
74	2 294 000	130	4 030 000
75	2 325 000	131	4 061 000
76	2 356 000	132	4 092 000
77	2 387 000	133	4 123 000
78	2 418 000	134	4 154 000
79	2 449 000	135	4 185 000
80	2 480 000	136	4 216 000
81	2 511 000	137	4 247 000
82	2 542 000	138	4 278 000
83	2 573 000	139	4 309 000
84	2 604 000	140	4 340 000
85	2 635 000	141	4 371 000
86	2 666 000	142	4 402 000
87	2 697 000	143	4 433 000
88	2 728 000	144	4 464 000
89	2 759 000	145	4 495 000
90	2 790 000	146	4 526 000
91	2 821 000	147	4 557 000
92	2 852 000	148	4 588 000
93	2 883 000	149	4 619 000
94	2 914 000	150	4 650 000
95	2 945 000	151	4 681 000

GLOBULES CONTENUS dans le carré.	NOMBRE DES GLOBULES par MILLIMÈTRE CUBE.	GLOBULES CONTENUS dans le carré.	NOMBRE DES GLOBULES par MILLIMÈTRE CUBE.
152	4 712 000	212	6 572 000
153	4 743 000	213	6 603 000
154	4 774 000	214	6 634 000
155	4 805 000	215	6 665 000
156	4 836 000	216	6 695 000
157	4 867 000	217	6 727 000
158	4 898 000	218	6 758 000
159	4 929 000	219	6 789 000
160	4 960 000	220	6 840 000
161	4 991 000	221	6 851 900
162	5 022 000	222	6 882 000
163	5 053 000	223	6 913 000
164	5 084 000	224	6 944 000
165	5 115 000	225	6 975 000
166	5 146 000	226	7 006 000
167	5 177 000	227	7 037 000
168	5 208 000	228	7 068 000
169	5 239 000	229	7 099 000
170	5 270 000	230	7 140 000
171	5 301 000	231	7 161 000
172	5 332 000	232	7 192 000
173	5 363 000	233	7 223 000
174	5 394 000	234	7 254 000
175	5 425 000	235	7 285 000
176	5 456 000	236	7 316 000
177	5 487 000	237	7 347 000
178	5 518 000	238	7 378 000
179	3 549 000	239	7 409 000
180	5 580 000	240	7 440 000
181	5 611 000	241	7 471 000
182	5 642 000	242	7 502 000
183	5 673 000	243	7 533 000
184	5 704 000	244	7 564 000
185	5 735 000	245	7 595 000
186	5 766 000	246	7 626 000
187	5 797 000	247	7 657 000
188	5 828 000	248	7 688 000
189	5 859 000	249	7 719 000
190	5 890 000	250	7 750 000
191	5 921 000	251	7 781 000
192	5 952 000	252	7 812 000
193	5 983 000	253	7 843 000
194	6 014 000	254	7 874 000
195	6 045 000	255	7 905 000
196	6 076 000	256	7 936 000
197	6 107 000	257	7 967 000
198	6 138 000	258	7 998 000
199	6 169 000	259	8 029 000
200	6 200 000	260	8 060 000
201	6 231 000	261	8 091 000
202	6 262 000	262	8 122 000
203	6 293 000	263	8 153 000
204	6 324 000	264	8 184 000
205	6 355 000	265	8 215 000
206	6 386 000	266	8 246 000
207	6 417 000	267	8 277 000
208	6 448 000	268	8 308 000
209	6 479 000	269	8 339 000
210	6 510 000	270	8 370 000
211	6 541 000		

TABLEAU

Pour le calcul des globules blancs.

(Dilution à 2 millimètres cubes de sang sur 494 de sérum.)

	40	41	42	4	44	45	46	47	48	49	50	51	52	53	54	55	56	57	58	59	60
1	775	753	737	719	703	688	672	657	644	632	620	607	595	582	573	561	551	542	533	523	514
2	1550	1506	1474	1438	1406	1376	1344	1314	1288	1264	1240	1214	1190	1164	1146	1122	1102	1084	1066	1046	1028
3	2325	2259	2211	2157	2109	2064	2016	1971	1932	1896	1860	1821	1785	1746	1719	1683	1653	1626	1599	1569	1542
4	3100	3012	2948	2876	2812	2752	2688	2628	2576	2528	2480	2428	2380	2328	2292	2244	2204	2168	2132	2092	2056
5	3875	3765	3685	3595	3515	3440	3360	3285	3220	3160	3100	3035	2975	2910	2865	2805	2755	2710	2665	2615	2570
6	4650	4518	4422	4314	4218	4128	4032	3942	3864	3792	3720	3642	3570	3492	3438	3366	3306	3252	3198	3138	3084
7	5425	5271	5159	5033	4921	4816	4704	4599	4508	4421	4340	4249	4165	4074	4011	3927	3857	3794	3731	3661	3598
8	6200	6024	5896	5752	5624	5504	5376	5256	5152	5056	4960	4856	4760	4656	4584	4488	4408	4336	4264	4184	4112
9	6975	6777	6633	6471	6327	6192	6048	5913	5790	5688	5580	5463	5355	5238	5157	5049	4959	4878	4797	4707	4626
10	7750	7530	7370	7190	7030	6880	6720	6570	6440	6320	6200	6070	5950	5820	5730	5610	5510	5420	5330	5230	5140

CHAPITRE III

DOSAGE DE L'HÉMOGLOBINE.

L'activité physiologique de l'hémoglobine est trop connue, pour qu'il soit utile de montrer tout l'intérêt qui se rattache au dosage de cette substance dans un volume déterminé de sang.

A l'état normal, chez l'homme ainsi que chez les animaux, la quantité d'hémoglobine est sensiblement proportionnelle au nombre des globules rouges, c'est-à-dire que, chez les individus d'une même espèce, les globules rouges contiennent, en moyenne et à peu près, la même proportion de matière colorante. Aussi a-t-on pensé que le dénombrement des hématies pourrait fournir une notion suffisamment exacte de la proportion d'hémoglobine, et inversement, Welcker, Mantegazza et d'autres auteurs ont-ils cherché à déduire du dosage de l'hémoglobine le nombre des globules rouges renfermés dans une unité de volume de sang.

Ce qui est vrai à l'état physiologique cesse de l'être dans un grand nombre de cas morbides, en particulier dans l'anémie.

Le dosage de l'hémoglobine est donc un des points les plus importants de l'examen du sang : je le considère comme le complément indispensable de la numération des globules et de la détermination des altérations morphologiques de ces éléments.

Pour exécuter ce dosage d'une manière pratique, je me sers d'un petit appareil chromométrique qui consiste simplement en une double cellule de verre et en une échelle de teintes coloriées.

La double cellule est formée par deux anneaux de verre de même diamètre, à surface extérieure dépolie, collés côte à côte sur une lame de verre. Ils ont été usés au niveau des points tangents, de façon à former deux petits réservoirs parfaitement semblables, séparés l'un de l'autre par une mince cloison. Chacun de ces petits réservoirs peut contenir un peu plus de 500 millimètres cubes d'eau (fig. 14).

Supposons que, après avoir placé la lame de verre portant ces deux cellules sur une feuille de papier blanc, on mette dans chaque cellule 500 millimètres cubes d'eau distillée, et qu'on ajoute, dans une seule des deux, 4 ou 5 millimètres cubes de sang, on obtiendra ainsi une solution dont la couleur, vue par lumière réfléchie, tranchera nettement sur l'état incolore de la couche liquide contiguë. L'intensité de la coloration de la solution sanguine variera, évidemment, à la fois suivant la proportion de sang utilisé et suivant la richesse de ce sang en matière colorante.

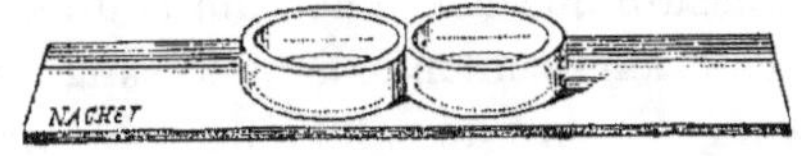

Fig. 14.

On a donc ainsi une coloration dont il faut mesurer les diverses fluctuations. Si, après avoir fait la dilution du sang soumis à l'étude, on pouvait ajouter peu à peu, dans le second réservoir d'eau, du sang dont on aurait calculé d'avance le contenu en hémoglobine, il arriverait un moment où le sang étalon serait mélangé avec l'eau en quantité suffisante pour que la seconde solution ait exactement la même teinte que la première. On en conclurait que les deux quantités de sang employées respectivement renferment la même quantité de matière colorante.

Mais cette manière d'opérer n'est pas pratique; elle n'est guère propre qu'à montrer le principe sur lequel repose ce procédé chromométrique.

Ce principe consiste à apprécier la coloration d'une solution sanguine, en la plaçant de façon à ce qu'elle soit éclairée par lumière réfléchie.

La solution de sang étalon est remplacée dans la pratique par une série de teintes coloriées.

Les deux petits réservoirs étant remplis, l'un par une solution, à titre connu, du sang à essayer, l'autre d'eau pure, si au-dessous de ce dernier on fait passer successivement des rondelles de papier convenablement coloriées et de plus en plus foncées, il arrivera un moment où, vue à travers la couche de liquide, une de ces rondelles produira une coloration analogue et équivalente à celle de la solution sanguine. Ces rondelles coloriées, bien exécutées, produisent un véritable *trompe-l'œil;* on croirait avoir côte à côte deux solutions colorées et les personnes qui examinent, pour la première fois, l'effet produit par cette double cellule, sont étonnées de ne pas pouvoir reconnaître le côté où se trouve le sang.

Chacune des teintes coloriées utilisées représentant une solution de sang titrée, dès qu'on a trouvé la rondelle qui correspond le mieux au mélange sanguin, le dosage de l'hémoglobine est opéré.

Comme il est difficile de se procurer de l'hémoglobine pure, les rondelles coloriées de l'échelle des teintes ne correspondent pas à des solutions titrées d'hémoglobine.

Après m'être assuré que chez l'homme adulte et sain la quantité de matière colorante contenue dans le sang est sensiblement proportionnelle au nombre des globules, j'ai pris comme étalon le globule rouge du sang humain.

Chaque rondelle placée au-dessous de la couche d'eau pure fait prendre à cette couche liquide une teinte égale à celle que donnerait à l'eau un nombre déterminé de globules.

Pour exécuter l'échelle de ces teintes coloriées, j'ai fait des solutions, en proportions variables, d'un sang dont je connaissais aussi exactement que possible le contenu en globules, et j'ai fait choix des teintes représentant d'une manière précise chacune de ces dilutions (1).

Dans l'échelle, dressée pour l'emploi de la cuvette double, les teintes ont les valeurs suivantes :

Teinte n° 1....................	8 866 000	globules sains.
— n° 2....................	9 973 000	—
— n° 3....................	11 081 000	—
— n° 4....................	12 189 000	—
— n° 5....................	13 297 000	—

Ces chiffres signifient que toute solution sanguine, correspondant à la teinte n° 1, contient une quantité d'hémoglobine égale à celle qui est fournie par 8 866 000 globules sains, et ainsi de suite pour chaque teinte.

La manière d'employer cet appareil chromométrique est fort simple.

Le choix d'un éclairage convenable est, pour ainsi dire, l'unique condition à remplir.

Il faut se placer de préférence dans une chambre éclairée par une seule fenêtre, tournée vers le nord ou vers l'est. L'exposition

____

(1) Ces teintes sont faites à l'aquarelle. Bien qu'elles soient d'une exécution facile, j'ai essayé de les faire fabriquer par un autre procédé plus sûr et plus commode, au point de vue d'une production en grand. Elles peuvent être obtenues à l'aide de la chromotypographie.

au nord est préférable en ce qu'elle permet de travailler dès le matin. On se met directement en face de la fenêtre, et à quelques mètres de distance, de façon à ce que la lumière tombe obliquement d'en haut sur les deux cellules de verre, l'une d'elles ne devant pas produire d'ombre portée sur la voisine.

La lumière la plus favorable, pour ce genre de recherches, est celle que donne un ciel couvert de nuages blancs ou légèrement gris ; la plus fâcheuse est celle qui émane d'un ciel bleu et sans nuages.

Après avoir, à l'aide de la grosse pipette, déposé dans chaque cellule 500 millimètres cubes d'eau distillée et aérée, ou même d'eau filtrée ordinaire, on ajoute, dans l'une des deux, quelques millimètres cubes du sang à examiner et on remue immédiatement et très doucement le mélange, en se servant d'une petite baguette de verre et en prenant soin de ne pas projeter de liquide en dehors du petit réservoir.

Quand on fait le dosage d'un sang sain, on peut prendre de 2 à 3 millimètres cubes de sang.

Dans les cas pathologiques, il faut nécessairement employer d'autant plus de sang que l'anémie est plus intense, soit dans l'anémie légère, 4 millimètres cubes ; dans l'anémie de moyenne intensité, de 4 à 6 ; dans l'anémie intense (3ᵉ degré), de 6 à 10 ; dans l'anémie extrème (4ᵉ degré), de 10 à 15.

Comme souvent il est difficile de savoir d'avance dans quelle proportion doit être fait le mélange sanguin, puisque précisément il s'agit de déterminer le degré d'anémie, on prend tout d'abord une quantité insuffisante de sang, et après avoir rapidement séché la pipette, on en prend de nouveau un certain nombre de millimètres cubes. D'ailleurs, dans l'anémie un peu intense on est toujours obligé de faire plusieurs prises de sang, la pipette ne contenant que 5 millimètres cubes. Mais il faut avoir soin de faire ces prises successives, sans laisser d'intervalle sensible entre elles, la dilution sanguine s'évaporant peu à peu au contact de l'air, surtout par un temps sec et chaud.

Il est important, ainsi que nous l'avons déjà fait remarquer ailleurs, à propos de la numération des globules, de se procurer le sang à l'aide d'une piqûre de lancette. J'ai toujours choisi chez l'homme la pulpe des doigts, et toutes les fois qu'il était nécessaire de reprendre du sang à la même personne, à des intervalles suffisants pour permettre au sang de se coaguler dans la petite plaie, j'ai pris la précaution de faire une piqûre fraîche au lieu de comprimer la première avec force pour la faire saigner de nouveau.

Faite convenablement, cette petite piqûre de lancette n'est nullement douloureuse ; il m'est arrivé de la pratiquer chez un enfant endormi sans le réveiller.

Dès que le mélange sanguin est effectué, on place la cellule contenant l'eau pure au-dessus de l'une des teintes de l'échelle, de manière à ce que la cellule contenant le sang se trouve à gauche, et on se préserve des rayons horizontaux en formant avec la main une sorte d'écran entre la fenêtre et la cellule.

La teinte des mélanges sanguins étant influencée par la nature et la couleur de la surface réfléchissante, il faut interposer entre la cellule et les teintes un morceau de papier Whatman moyennement fort et d'un beau blanc, facile à remplacer dès qu'il est taché.

Cet écran est percé d'un trou qui a le même diamètre que les rondelles et qui doit leur correspondre exactement.

On cherche alors la teinte concordante et, quand on croit l'avoir trouvée, pour s'assurer qu'il n'y a pas d'erreur, on examine avec soin si la teinte qui précède et si celle qui suit donnent un aussi bon résultat. Si l'une est trop faible et l'autre trop forte, celle qu'on a choisie est la plus juste.

Quand la teinte de l'échelle n'est pas absolument concordante, on apprécie facilement, avec un peu d'habitude, la valeur d'une demi-teinte.

L'opération est alors terminée. Elle indique, exprimée en globules sains, la richesse globulaire du sang examiné. Prenons un exemple. Supposons qu'on ait pris 6 millimètres cubes de sang et qu'on ait obtenu la teinte n° 4. Cette dernière représentant une dilution faite avec 12 189 000 globules sains (V. le tableau, p. 45), la richesse globulaire sera, par millimètre cube, de

$$\frac{12\,189\,000}{6} = 2\,031\,333.$$

Mais là ne se borne pas l'examen du sang et la numération des globules vient compléter ordinairement le dosage de l'hémoglobine.

Dans l'exemple précédent, admettons que cette numération ait fourni le chiffre de 3 774 000 globules. Le pouvoir colorant exprimé en globules sains étant de 2 031 333, la valeur d'un globule du sang examiné sera donc représentée en moyenne par

$$\frac{2\ 031\ 333}{3\ 774\ 000} = 0,538.$$

Dans le cas choisi on aura :

Nombre des globules rouges par millimètre cube.. $N = 3\ 774\ 000$
Richesse globulaire, exprimée en globules sains..... $R = 2\ 031\ 333$
Valeur individuelle, moyenne d'un globule......... $G = 0,538$

On peut simplifier ces chiffres en ne conservant que deux décimales à celui qui représente la valeur de G, et en remplaçant les 3 derniers chiffres de la valeur R par des zéros. A l'aide de ces données on peut dresser chaque observation sous la forme d'un graphique comprenant trois courbes N — R — G, auxquelles on en ajoute, suivant les cas, deux autres, la courbe B, exprimant les variations des globules blancs et la courbe H, celles des hématoblastes (1).

Le procédé des teintes coloriées est suffisamment exact et sensible pour répondre aux besoins de la clinique et même aux exigences plus grandes de certaines recherches physiologiques.

(1) Dans ces dernières années un certain nombre d'expérimentateurs ont calculé, à l'aide de méthodes plus ou moins exactes, la quantité d'hémoglobine contenue dans un millimètre cube de sang ou même dans un globule rouge considéré individuellement. Il ne faudrait pas croire qu'il y eût là des données différentes de celles que nous exprimons par R et G. Si on avait pu obtenir de l'oxyhémoglobine humaine pure et calculer le poids de cette matière correspondant à un certain nombre de globules sains, rien ne serait plus facile que de transformer en poids les valeurs que nous exprimons par R (richesse globulaire) et G (valeur individuelle d'un globule). En l'absence de cette notion, nous préférons nous servir comme étalon du sang humain normal, dont un grand nombre d'examens nous ont fait connaître très exactement le pouvoir colorant. Nous trouvons qu'en exprimant la richesse globulaire (dose d'hémoglobine) en nombre de globules sains au lieu de la représenter en poids, on fournit une donnée plus simple, plus expressive et peut-être plus exacte. Il serait facile, dans les observations cliniques, de compléter la signification de cette valeur en plaçant à côté d'elle le rapport de cette richesse à la richesse normale moyenne. Ainsi, quand dans un cas d'anémie la richesse globulaire R est tombée à un million, elle est réduite à 1/5e de la normale.

De même, en rapportant la valeur individuelle des globules au globule humain sain, on donne immédiatement du contenu de l'élément en hémoglobine une idée plus précise et plus saisissable que si l'on traduisait la même valeur en poids.

Il doit sa grande sensibilité à deux particularités : en premier lieu à l'emploi de la lumière réfléchie et, en second lieu, à la contiguïté des objets colorés que l'on compare.

Mais à côté de ces avantages il présente l'inconvénient, commun à toutes les méthodes chromométriques, d'exiger pour être exact un éclairage toujours identique. La coloration des solutions sanguines varie notablement suivant que la lumière du ciel est bleue ou blanche, intense ou faible, tandis que, dans les mêmes circonstances, celle des rondelles coloriées est peu modifiée. Il en résulte que le dosage par comparaison ne peut s'effectuer d'une manière rigoureuse que lorsque l'état du ciel le permet.

La valeur des teintes a été déterminée par un ciel couvert et par un éclairage doux d'intensité moyenne ; l'échelle est donc exacte dans les conditions le plus souvent réalisées à Paris (1). On peut alors évaluer la proportion d'hémoglobine à 3 p. 100 près de la quantité à doser (2).

En se servant toujours des mêmes instruments, en opérant les examens successifs, relatifs à un même cas, dans des conditions aussi analogues que possible, les résultats qu'on obtient sont très précis et parfaitement comparables entre eux.

Ajoutons qu'au point de vue clinique le dosage de l'hémoglobine est plus précieux à lui seul que la numération des globules et que les renseignements qu'il fournit sur la richesse globulaire vraie sont souvent d'une connaissance plus importante dans l'anémie que celle du nombre des hématies.

CHAPITRE IV

EXAMEN SPECTROSCOPIQUE DU SANG.

L'examen du sang au spectroscope fournit, dans nombre de cas, des résultats intéressants. Comme il est facile de le prati-

---

(1) Pour éviter complètement ce défaut des procédés chromométriques, il faudrait se servir de lumière artificielle. Je n'ai pas voulu faire cette modification qui, en compliquant l'outillage, aurait fait perdre au procédé son caractère de grande simplicité.

(2) Voir, pour les détails, XXXIX.

quer à l'aide de quelques gouttes de sang, il ne devrait pas être négligé par les médecins. Il existe d'ailleurs dans le commerce des spectroscopes à vision directe, simples et peu coûteux, qui sont de véritables instruments cliniques. Je m'en sers constamment pour l'étude du sérum et de l'urine, où l'on a plus souvent l'occasion de trouver des matières colorantes anomales que dans le sang. Mais depuis qu'on emploie un grand nombre de médicaments capables d'altérer le sang, il est indispensable de l'avoir sous la main pour l'examen du sang lui-même (1).

Cet examen se fait habituellement à l'aide d'une dilution sanguine introduite dans une petite cuve prismatique, ce qui permet de faire varier l'épaisseur du mélange traversé par la source lumineuse. Cette cuve nécessite un support spécial placé à une certaine distance de la fente du spectroscope; elle ne peut guère être employée que dans les laboratoires. A l'hôpital ou dans le cours d'expériences réclamant des examens multiples, on peut simplement mettre le mélange sanguin dans un tube à essai.

On examinera d'abord une solution très colorée, car certaines transformations incomplètes de l'hémoglobine ne sont appréciables que dans les dilutions relativement foncées. C'est ce qui a lieu notamment au début de la formation de la méthémoglobine dans le sang : les dilutions étendues ne donnent aucune réaction spectrale; il faut que le mélange sanguin soit très coloré pour que de faibles traces de méthémoglobine deviennent sensibles.

Dans certains cas, avant de conclure, on devra conserver pendant plusieurs heures dans un endroit frais la dilution sanguine, certaines modifications de l'hémoglobine ne devenant appréciables qu'au bout d'un certain temps de contact avec le corps capable de transformer cette substance. Lorsque, par exemple, on examine le sang d'un malade ayant pris un médicament capable de produire de la méthémoglobine, il arrive souvent que l'examen du sang dissous ne donne aucune réaction spectrale, tandis que le lendemain on constate, dans la solution sanguine conservée, la présence d'une quantité fort appréciable de méthémoglobine.

On en conclura qu'il existait dans le plasma sanguin un corps pouvant produire de la méthémoglobine; mais que cette matière n'avait pas encore attaqué le globule rouge et n'avait eu d'action

____

(1) Voir plus loin le chapitre des Altérations qualitatives de l'hémoglobine.

qu'après un contact prolongé avec l'hémoglobine dissoute et diluée. Cette constatation est importante dans l'étude des médicaments producteurs de méthémoglobine.

Lorsqu'on conservera un mélange de sang et d'eau, on aura soin de ne pas attendre un commencement de putréfaction, car au début de la putréfaction il se forme de la méthémoglobine et le sang normal donne, dans ces conditions, une réaction spectrale qui pourrait être imputée à une autre cause.

Nous verrons plus tard que certains agents toxiques n'agissent pas sur les globules rouges de la même manière que sur l'hémoglobine dissoute, il importe donc de pratiquer à la fois l'examen spectroscopique du sang pur et du sang dilué.

Pour examiner le sang pur, on prend deux tubes à essai pouvant rentrer l'un dans l'autre en ne laissant entre leurs parois qu'un faible espace capillaire.

Le tube intérieur doit être un peu plus long que l'extérieur de manière à ce qu'on puisse saisir facilement l'un et l'autre. En mettant quelques gouttes de sang au fond du premier tube, l'introduction du second procure une couche de sang assez mince et étendue pour être soumise à l'examen; les tubes n'étant jamais parfaitement calibrés, cette couche est loin d'être uniforme, et l'on peut examiner ainsi le sang sous des épaisseurs variables. Mon ami, M. Hénocque, a imaginé un petit instrument qui permet d'agir d'une manière plus régulière. En superposant deux lames de verre séparées à une seule de leurs extrémités par une bande de verre mince ayant une épaisseur de 30μ, il obtient un espace prismatique qui permet d'observer une couche de sang sous des épaisseurs variables et progressives depuis 0 jusqu'à 30 millièmes de millimètre (1).

Le spectroscope peut encore servir à faire le dosage de l'hémoglobine. Je ne ferai que signaler cet usage, n'ayant pas fait de recherches spéciales sur ce sujet. Les procédés de Preyer, de Vierordt, d'Hüfner, etc., exigent, soit une trop grande quantité de sang, soit des instruments coûteux et trop compliqués pour des médecins. Le plus récent, celui de M. Hénocque, est au contraire d'une grande simplicité, mais je ne saurais dire jusqu'à quel point il est

___

(1) A. Hénocque, Hématoscope pour l'examen spectroscopique du sang non dilué (*Comptes rendus de la Société de biologie*, 8ᵉ série, t. II, p. 12, nº 1, 11 janvier 1885) — Notice sur l'hématoscope d'Hénocque (Paris, Masson, 1886).

rigoureux. Pour les reherches de laboratoire on donnera la préférence au spectro-photomètre d'Hüfner.

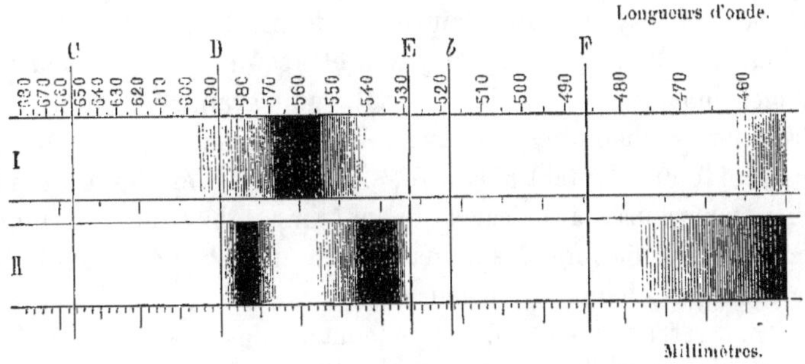

Fig. 15.

I. Spectre de l'hémoglobine réduite. — II. Spectre de l'oxyhémoglobine.

Je reproduis ici (fig. 15) les spectres bien connus de l'oxyhémoglobine et de l'hémoglobine réduite. Ils nous serviront plus
tard de termes de comparaison.

CHAPITRE V

DÉTERMINATION DU DIAMÈTRE DES ÉLÉMENTS DU SANG.

La mensuration des éléments du sang n'offre pas plus de difficulté que celle des autres éléments histologiques.

Cependant il suffit de jeter un coup d'œil sur les chiffres qu'ont
donnés les différents auteurs relativement au diamètre des hématies chez l'homme pour se convaincre qu'il est difficile d'être fixé
sur ce point.

Sans tenir compte des erreurs qui ont pu résulter de l'emploi d'instruments défectueux ou de préparations mal faites,
dans lesquelles les éléments étaient altérés, les écarts relativement considérables entre les chiffres fournis par les divers observateurs me paraissent s'expliquer surtout par le procédé vicieux
qui a servi à la détermination de la moyenne (1).

La plupart d'entre eux ont, en effet, cru pouvoir choisir au
hasard les globules qu'ils mesuraient. C'était méconnaître un fait

____

(1) LVII.

capital, à savoir que le sang, considéré à l'état physiologique, contient des éléments en voie d'évolution. Tandis que certains éléments disparaissent, d'autres se forment; petits de taille au début, ces derniers se développent et acquièrent peu à peu leurs dimensions définitives. Il en résulte une grande variabilité dans la taille des hématies du sang le plus normal. De sorte que, en passant d'un élément à l'autre, on peut trouver des différences bien supérieures aux écarts qui sont imputables aux instruments ou aux déformations des hématies. En un mot, il faut savoir faire le choix des éléments à mesurer.

Nous verrons bientôt qu'on rencontre dans le sang, d'une façon constante, au moins trois variétés d'hématies : des grandes, des moyennes et des petites. Ces globules ne sont pas mélangés au hasard, le mélange, réglé par l'évolution physiologique du sang lui-même, est fait en proportions définies. Il est vrai que les rapports proportionnels entre les différentes variétés d'hématies sont sujets à des oscillations plus ou moins étendues et qu'ils peuvent varier sous l'influence de certains facteurs ; mais ces fluctuations elles-mêmes présentent une sorte de moyenne qu'on doit considérer comme l'expression de l'état normal. C'est cette moyenne qu'il s'agit de dégager. On y parvient en se servant du dénombrement des éléments. En employant comme liquide additionnel le liquide A, les hématies restent fixées dans leur forme et tout en se rétractant légèrement elles conservent leurs dimensions respectives.

Il est alors facile de compter séparément les grands et les petits éléments, et, en déduisant le chiffre de ces derniers du chiffre total, d'obtenir le nombre des moyens. J'ai constaté ainsi qu'il y a dans le sang normal 75 globules moyens, contre 12,5 grands et 12,5 petits.

Or, si l'on prend la moyenne des dimensions de ces 75 globules moyens, il se trouve qu'elle est précisément la même que la moyenne des 100 globules.

On peut donc poser en principe que la *moyenne des dimensions des hématies, dans le sang normal, est celle des éléments de dimensions moyennes.*

La règle consiste, en définitive, à négliger dans les calculs les globules de dimensions extrêmes, grands et petits, pour ne tenir compte que des éléments moyens. Cette proposition, qui écarte la principale cause d'erreur et simplifie considérablement l'opération, est vraie non seulement pour le sang de l'homme, mais aussi pour celui des animaux bien portants. Mais il va sans dire qu'il ne faut faire porter la mensuration que sur les globules présentant la forme régulièrement arrondie, caractéristique de l'état normal.

En prenant cette base d'opération, on ne trouve pas toujours, chez l'homme sain, un chiffre constant. Mais les différences que l'on observe, et dont nous nous occuperons à propos des variations individuelles dans l'état du sang, sont en général peu considérables et sensiblement inférieures aux divergences que nous avons signalées entre les chiffres obtenus par les auteurs qui se sont occupés de cette question.

Le principe que nous venons de formuler n'est applicable qu'au sang normal. Lorsque les éléments sont altérés et de dimensions très variables, il devient beaucoup plus difficile de calculer la moyenne des dimensions globulaires. Le plus souvent on sera obligé de mesurer la moyenne des grands éléments, celle des petits, et de tenir compte en faisant la numération des globules rouges de la proportion de ces divers types d'éléments.

Examinons maintenant la technique de l'opération.

Le plus important est d'avoir une bonne préparation, ne contenant pas de globules artificiellement altérés. On peut se servir de sang pur, humide ou de sang desséché.

La préparation de sang pur sera faite dans la cellule à rigole. Dans une préparation de ce genre bien réussie, les globules isolés sont extrêmement rares et peuvent se compter. Si l'on se bornait à les mesurer, on s'exposerait à prendre des globules trop grands ou des globules trop petits. Pour multiplier les éléments à mesurer, il faut déterminer la rupture des piles sans altérer les éléments. Il suffit, pour atteindre le but, d'attendre que la coagulation soit bien effectuée et d'appuyer alors légèrement avec une pointe mousse sur la lamelle au niveau de la rigole. Un grand nombre de globules se séparent et viennent nager à plat dans le sérum. On choisira ceux qui ont une forme discoïde parfaite et une taille moyenne.

En employant du sang desséché, on aura l'avantage d'avoir immédiatement des éléments bien isolés les uns des autres. Mais il y avait lieu de se demander si la dessiccation ne modifie pas le diamètre des éléments.

Il résulte de mes observations que les différences entre les résultats fournis par l'emploi d'un même sang humide et sec ne sont pas plus grandes que les écarts obtenus en faisant deux fois de suite l'examen du même sang exclusivement par l'une ou l'autre des deux méthodes. On peut donc dire qu'il est indifférent d'opérer sur du sang humide ou sur du sang sec.

Mais si les préparations faites par dessiccation sont plus commodes, elles exposent par contre à plus d'erreurs, en raison de l'épaisseur de la frange de diffraction qui entoure les globules et qui laisse une certaine incertitude sur la délimitation exacte du bord de l'élément. On donnera donc la préférence, toutes les fois que cela sera possible, à la préparation humide.

Il ne reste plus maintenant qu'à faire les mensurations.

La méthode ordinairement usitée, et à laquelle on doit s'en tenir, est connue sous le nom de *méthode par application*. Elle n'exige qu'un oculaire micrométrique dont la valeur des divisions a été, au préalable, déterminée avec soin. On sait que cette valeur est calculée à l'aide d'un micromètre objectif.

Je me suis préoccupé de savoir jusqu'à quel point on doit compter sur l'exactitude des instruments que nous livre le commerce. Govi, dont la compétence est si grande en pareille matière, a bien voulu vérifier la valeur des divisions du micromètre objectif dont je me sers et qui sort de chez notre premier fabricant. Il lui a découvert des imperfections assez sensibles, mais qui ne se traduisent cependant dans les calculs que par des millionièmes de millimètre. Nous pouvons donc dire que les instruments fournis par la machine à diviser sont d'une exactitude suffisante. Les causes d'erreur qui pourraient leur être attribuées sont de beaucoup les moins importantes (1).

---

(1) Vérification du micromètre $\frac{m.m.}{100}$ par Govi (nov. 1876).

« En supposant que le micromètre soit placé sur la platine du microscope, de façon à ce que l'inscription gravée se présente droite à l'observateur, si l'on commence à compter depuis le premier trait à droite (qui apparaît le premier à gauche dans le microscope) et si l'on regarde comme exactement égale à 1 millimètre la longueur totale des divisions, on trouve que les dixièmes successifs ont les étendues suivantes :

	En mm.			En mm.
1er	0,0992		6e	0,0996
2e	0,1017		7e	0,1014
3e	0,0995		8e	0,0994
4e	0,0990		9e	0,0993
5e	0,1007		10e	0,1002

« Le premier dixième à droite (celui qui apparaît à gauche dans le microscope)

La véritable difficulté, la cause d'erreur la plus notable après celle qui concerne le choix des éléments à mesurer, consiste dans la manière dont on détermine le nombre des divisions du micromètre occupées par les hématies. Quand on a fait affleurer avec soin un globule à l'une des divisions, il est rare que le point diamétralement opposé du bord de l'élément corresponde exactement à un autre trait de la gravure. Comment évaluer d'une manière précise la quantité dont le globule dépasse le trait qui coupe un fragment de son bord?

Généralement on se contente d'une appréciation approximative. Un globule occupe, par exemple, deux divisions entières de l'oculaire micrométrique, plus une fraction de la division suivante. On estime à l'œil que cette fraction représente la moitié, le tiers, le quart ou le cinquième de la division et on s'en tient à cette détermination. Mais on peut apporter plus de rigueur à l'opération en employant le procédé du fil d'araignée. Il consiste, on le sait, dans l'emploi d'un oculaire micrométrique à vis, muni d'un vernier. En tournant la vis, on fait circuler au-dessus des divisions du micromètre un fil d'araignée jusqu'à ce qu'il devienne tangent au bord du globule à mesurer. Il ne reste plus alors qu'à lire sur le

étant regardé comme égal à 0mm,0992, les dix centièmes dont il se compose à droite ont les valeurs suivantes :

	En mm.	En μ.
1er	0,0102	+ 0,2
2e	0,0097	— 0,3
3e	0,0100	0,0
4e	0,0100	0,0
5e	0,0101	+ 0,1
6e	0,0099	— 0,1
7e	0,0098	— 0,2
8e	0,0098	— 0,2
9e	0,0098	— 0,2
10e	0,0099	— 0,1
	0,0992	— 0,8

« Quant à la longueur du millimètre, elle est ce que le constructeur l'a faite, sans qu'on puisse dire quel est son degré d'approximation. »

L'oculaire micrométrique que j'utilise est construit de telle sorte, qu'en employant l'objectif n° 7 Nachet (ancien 5), les 7 premières divisions du micromètre objectif correspondent à 59div.,5 du micromètre oculaire. Le calcul de la valeur d'une division de ce micromètre, en tenant compte des corrections de Govi, montre que chacune d'elles représente 1μ,17. Mais en négligeant ces corrections, on obtient les mêmes chiffres. Les imperfections du micromètre objectif ne deviennent sensibles que lorsqu'on atteint le chiffre suivant, c'est-à-dire le millionième de millimètre. On ne saurait avoir la prétention d'arriver à une aussi grande exactitude.

vernier la valeur exacte de la fraction de division recouverte par le globule.

Une telle précision n'est pas nécessaire dans la mesure des éléments du sang, les différences de diamètre entre les divers éléments mesurés étant très supérieures aux petites erreurs que l'on peut commettre dans la mensuration de chacun d'eux.

Cependant, pour les rendre aussi faibles que possible, on peut employer un oculaire micrométrique plus finement divisé que l'oculaire ordinaire.

Ce dernier porte, en général, une lame de verre sur laquelle on a divisé une longueur de 5 millimètres en 50 parties, on peut faire diviser la même longueur en 100 parties. En combinant, comme je le fais, l'oculaire 3, avec l'objectif 7 Nachet (ancien 5), on obtient un grossissement d'environ 690 diamètres, et chaque division de l'oculaire vaut $1\mu,17$. Avec un peu d'attention, on apprécie assez exactement le quart de cette valeur, soit $0\mu,29$. Je ne crois pas qu'on puisse faire mieux.

Il est clair que pour arriver à ce résultat il importe de voir avec netteté les divisions gravées dans l'oculaire. Aussi a-t-on donné le conseil de choisir un oculaire dans lequel on puisse faire varier la distance du verre de l'œil au verre gravé, afin que chaque observateur puisse régler cette distance selon sa vue. Mais il importe d'être prévenu que la distance entre l'objectif et la lame gravée doit rester invariable, si l'on veut que les divisions micrométriques conservent la même valeur. On se mettra donc en garde contre les erreurs énormes qu'on peut commettre en employant un oculaire que l'on trouve dans le commerce et qui est dû à Hartnack.

Cet oculaire, préconisé par M. Malassez, permet d'éloigner ou de rapprocher le verre de l'œil de la glace micrométrique, à l'aide d'un collier mobile. Toutes les fois qu'on déplace ce dernier, la position de l'oculaire dans le tube du microscope se trouve modifiée et, par suite, la distance entre l'objectif et la lame gravée est raccourcie ou allongée. Pour se servir de cet oculaire, qui est livré en France avec les microscopes d'Hartnack, de Verick et de Prasmowsky, on est donc obligé de déterminer de nouveau la valeur des divisions micrométriques, chaque fois qu'on touche au collier de manière à changer la situation du verre de l'œil. Cette obligation se trouve supprimée par la disposition connue depuis Amici consistant à mettre le verre de l'œil dans un petit cylindre qui s'enfonce à frottement dans le corps d'un oculaire maintenu par un collier fixe.

La même méthode de mensuration est applicable aux globules rouges et aux globules blancs ; mais pour mesurer ces derniers on ne peut se servir que du sang pur, car les globules blancs en se desséchant s'aplatissent et deviennent presque tous sensiblement plus larges. La préparation sera maintenue à une basse température, afin que les mouvements amœboïdes ne se produisent pas ; enfin, on aura soin d'éviter la rupture des piles et l'écrasement des éléments.

L'extrême rapidité avec laquelle se déforment et se modifient les hématoblastes rend les mensurations micrométriques difficilement applicables à ces petits éléments. On peut cependant mesurer les hématoblastes dans le sang pur, maintenu hors du corps à une température de 0° ; mais il vaut mieux opérer sur des éléments desséchés. Dans une préparation bien faite par la dessiccation, les hématoblastes de l'homme conservent, en effet, comme les hématies, leur forme et leurs dimensions, et en choisissant les éléments les moins déformés on ne commet pas d'erreur sensible. Chez les animaux dont le sang se coagule très rapidement, la mensuration des hématoblastes est réellement très difficile. Cependant, avec un peu d'habileté, on obtiendra encore par la dessiccation des éléments assez bien conservés pour être soumis aux mesures micrométriques.

CHAPITRE VI

EXAMEN DU SÉRUM DU SANG.

Il serait certainement très intéressant de pouvoir, dans nombre de cas, faire l'analyse chimique du sérum sanguin. Nous sommes obligés d'y renoncer dans la pratique, l'occasion d'ouvrir une veine dans un but thérapeutique étant actuellement très rare. On peut cependant, sans tirer beaucoup de sang et à l'aide d'une simple piqûre de lancette, obtenir une petite quantité de sérum et faire sur ce liquide et particulièrement sur ses caractères physiques des observations intéressantes. Il existe en d'autres termes un procédé clinique, permettant de recueillir quelques renseignements sur le sérum.

Voici comment il convient de pratiquer cet examen.

On prend une petite éprouvette d'une contenance d'environ 3 centimètres cubes, pouvant être fermée à l'aide d'un bouchon de liège ou de caoutchouc ou plus simplement d'un disque de verre dépoli. Cette éprouvette bien nettoyée est séchée, puis flambée à la flamme d'une lampe à alcool. Elle est destinée à recevoir le sang qui s'écoule d'une petite plaie faite avec une lancette au niveau de la pulpe d'un doigt, le médius ou l'annulaire. Il importe de nettoyer, avec le plus grand soin, la peau de ce doigt à l'endroit choisi pour la piqûre et de laisser pendre la main pendant quelques minutes avant de faire la prise de sang, de manière à obtenir facilement l'écoulement de ce liquide. On en hâte d'ailleurs l'issue par une sorte de massage pratiqué de la racine du doigt au voisinage de la piqûre.

Le sang s'écoule goutte à goutte par la petite plaie et tombe dans l'éprouvette qu'on place de façon à ce que la paroi reste aussi propre que possible. En général il est facile d'obtenir 2 centimètres à 2 centimètres et demi de sang avant que ce liquide ait eu le temps de se coaguler. Bientôt la coagulation se fait en masse ; on bouche alors l'éprouvette et on la place dans un endroit frais. En hiver on se contentera de la maintenir au repos dans une pièce peu chauffée ; mais en été il sera indispensable de la mettre dans une glacière.

Celle dont je me sers est une simple petite caisse en bois sans couvercle, divisée en trois compartiments à l'aide de deux petites planchettes. Dans le compartiment du milieu on place une petite boîte de fer-blanc destinée à renfermer les éprouvettes de sang, et autour de la boîte quelques morceaux de glace. Les deux autres compartiments sont remplis de son ou de sciure de bois. Enfin, le tout est enveloppé dans un morceau de couverture de laine et placé dans un endroit frais.

Au bout de vingt-quatre à quarante-huit heures, le caillot est rétracté, et le sérum bien séparé peut être recueilli. Il est, en général, parfaitement conservé ; il l'est toujours en hiver ; mais en été, alors même que l'éprouvette a été mise immédiatement après la coagulation du sang, dans la petite glacière, il est parfois devenu louche par suite du développement de quelques proto-organismes. Dans certains cas, le maintien de l'éprouvette dans la glacière empêche ou diminue la rétraction du caillot et la séparation du sérum est entravée. Pour ces diverses raisons, l'étude du sérum du sang devra être faite de préférence en hiver.

Elle ne donne des renseignements que sur la réaction du sérum et sur sa coloration.

La réaction est presque toujours franchement alcaline; mais il est très probable que le degré d'alcalinité est variable et il serait intéressant de connaître un moyen chimique permettant de mesurer exactement cette alcalinité à l'aide de la petite quantité de liquide ainsi recueilli.

Pour apprécier la coloration du sérum on le décante avec soin à l'aide d'une petite pipette effilée à la lampe et on le transvase dans un tube à essai pour être soumis à l'examen spectroscopique.

Quand le transvasement s'est opéré convenablement, le sérum ne contient en suspension que de rares globules rouges et l'on peut se rendre compte immédiatement de sa coloration propre. Lorsqu'au contraire la pipette entraîne des globules rouges, en même temps que le sérum, il faut attendre que ces éléments tombent au fond de la petite éprouvette, avant de songer à apprécier nettement les qualités du sérum. C'est l'affaire d'environ une heure.

Nous verrons plus tard que ce procédé permet facilement de reconnaître dans le sérum, à l'aide du spectroscope, la présence de certaines matières colorantes, telles que l'hémoglobine, l'urobiline et les pigments biliaires.

DEUXIÈME PARTIE

ANATOMIE DU SANG

Dans un liquide de composition très complexe, le plasma, nagent de nombreux petits corps colorés, les globules rouges,qui donnent au sang sa belle couleur caractéristique et son opacité.

A côté de ces éléments principaux qui vont porter l'oxygène aux tissus, il en existe constamment deux autres : les globules blancs ou leucocytes, les hématoblastes.

Cette constitution est la même chez tous les vertébrés. Mais, tandis que chez les mammifères les globules rouges sont relativement petits et en apparence homogènes, chez tous les autres vertébrés les mêmes éléments, relativement gros et de forme elliptique, laissent apercevoir facilement à leur centre un noyau nettement défini. Il existe donc, même en ne tenant pas compte des autres classes animales, deux variétés de sang qui se différencient principalement l'une de l'autre par les caractères anatomiques des hématies.

Nous étudierons tout d'abord la première variété, c'est-à-dire le sang des mammifères, en prenant pour type de notre description le sang humain.

CHAPITRE PREMIER

ÉLÉMENTS DU SANG HUMAIN.

§ 1. — HÉMATIES.

A. Description générale. — Les hématies sont de petits corpuscules arrondis, plats, épais sur le bord, excavés au centre de manière à ressembler de face à une petite assiette, de champ à un biscuit à la cuiller ou à un sablier peu étranglé au milieu. Leur forme est très régulière, invariable et tout à fait typique; on a commis une erreur en disant que parfois elle était sphérique. Tous les globules normaux, non modifiés par les agents physico-chimiques, sont régulièrement discoïdes et biconcaves (fig. 16). Mais naturellement, dès qu'un élément n'est plus parfaitement à plat, il paraît immédiatement plus ou moins elliptique.

Les globules rouges sont la cause de la coloration du sang. Vus par transparence au microscope, ils présentent, en effet, une couleur orangée caractéristique. Ils paraissent parfaitement homogènes; mais comme ils sont plus épais à la périphérie qu'au

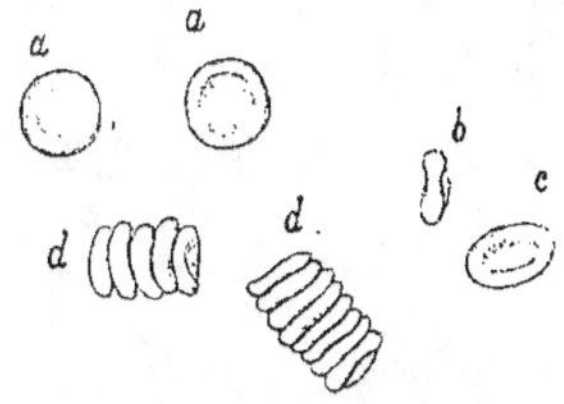

Fig. 16. — Hématies du sang de l'homme.

a. a, éléments à plat ; *b*, globule rouge de champ ; *c*, globule rouge placé obliquement ;
d, d, globules en pile.

centre, celui-ci présente souvent, quand l'élément est bien au foyer du microscope, une tache claire circulaire ou parfois semi-lunaire.

En raison de la forme biconcave de l'hématie, la tache centrale varie suivant la situation de l'objectif : quand celui-ci s'éloigne de la préparation, elle devient obscure, tandis que le bord du globule s'éclaircit; elle devient claire et incolore, au contraire, quand on rapproche l'objectif.

Le contour de l'élément est nettement limité, très fin et la surface en est lisse, polie, à reflet légèrement chatoyant. La tache claire du centre est parfois absolument incolore et due à l'absence d'hémoglobine dans cette partie de l'élément.

A l'état normal, la coloration a sensiblement la même intensité dans tous les éléments.

A l'égard de la taille, il y a lieu d'admettre, chez *l'adulte*, trois variétés de globules rouges : les grands, les moyens, les petits.

Les grands ont un diamètre moyen de 8 μ,5; les plus grands atteignent 8 μ,8 (en chiffre rond 9 μ). Les moyens ont 7 μ,5 de diamètre; les petits 6 μ,5, et les plus petits du sang normal 6 μ (fig. 17).

On compte, en général, sur 100 globules : 75 moyens, 12,5 grands et 12,5 petits, ce qui donne pour le diamètre moyen du sang normal 7 μ,5, c'est-à-dire précisément la moyenne des globules de taille intermédiaire.

Mais il ne faut pas s'attendre à trouver les hématies exactement de la même taille chez toutes les personnes bien portantes. Il existe à cet égard des différences individuelles assez sensibles et, chez le même individu, il est possible que les globules n'aient pas toujours exactement la même taille. Dans mes estimations la moyenne a varié de 7 μ,2 à 7 μ,8.

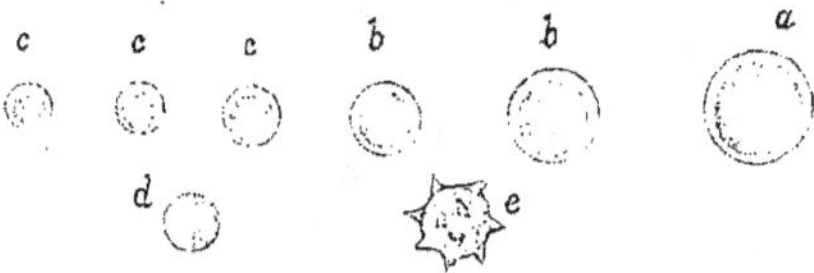

Fig. 17. — Globules rouges de diverses dimensions.

a, grand globule; b, b, moyens; c, c, c, petits; d, hématie sphérique; e, mûriforme.

Vus de champ, les globules mesurent à leur partie renflée 2 μ,5 et 1 μ,8 à 2 μ au niveau du point étranglé.

Lorsqu'on examine avec soin une préparation de sang normal on trouve toujours, outre ces éléments, quelques très petits globules rouges dont les dimensions sont inférieures à 6 μ, ce sont ceux que j'ai désignés sous le nom de globules *nains* par opposition aux globules anomaux dépassant 9 μ, 5, auxquels j'ai donné le nom de globules *géants*.

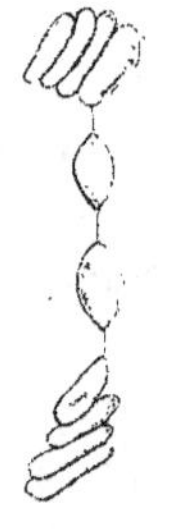

Les globules rouges possèdent des qualités physiques intéressantes à connaître : ils sont à la fois visqueux, élastiques et malléables.

Ils adhèrent facilement entre eux et aux corps qu'ils rencontrent, changent aisément de forme, pour revenir ensuite, lorsqu'ils sont libres, à leur apparence première.

Fig. 18.

Leur viscosité est telle que, lorsqu'ils nagent librement dans le plasma, ils se mettent à plat l'un contre l'autre de manière à constituer de petites colonnes plus ou moins régulières qui ont été comparées avec raison à des piles de monnaie (fig. 16).

C'est là une propriété tout à fait normale, car on en observe les effets sur l'animal vivant lorsque le sang est encore dans les vaisseaux. Elle persiste hors de l'organisme, mais en subissant pendant et après la coagulation des modifications sur lesquelles nous aurons à revenir. Lorsqu'on cherche à séparer les globules rouges ainsi juxtaposés et légèrement adhérents entre eux, on voit les éléments s'étirer plus ou moins, puis se dessouder peu à peu et ne plus adhérer entre eux qu'en un seul point.

Si les tractions continuent à se produire et que les globules s'écartent encore légèrement, il se forme alors entre les éléments contigus un mince filament, dernier vestige de leur union. Ce filament élastique, fragile, très fin, se rompt lorsqu'il a acquis quelques micras de longueur, et les éléments, d'abord étirés, reprennent alors immédiatement leur forme primitive (fig. 18).

Dogiel a eu le tort de considérer ce fil de soudure comme étant de nature fibrineuse (1). MM. Weber et Suchard ont, au contraire, parfaitement établi qu'il est constitué par la substance même des hématies (2).

D'ailleurs, le même fait s'observe toutes les fois que les globules rouges rencontrent d'autres éléments : ils tendent à y adhérer, et lorsqu'une force quelconque agit de manière à les écarter du point auquel ils sont attachés, ils s'étirent et restent retenus par un petit fil détaché de leur surface.

Aussi est-il fréquent, lorsqu'on étudie le sang sur l'animal vivant, de reconnaître la présence, dans les vaisseaux soumis à l'examen microscopique, de globules retenus par la paroi vasculaire et qui, agités à l'extrémité d'un fil fin par le mouvement du sang, ressemblent à un petit pendule.

De même, on voit des globules étirés et suspendus à un fil, qui adhère soit à un globule blanc, soit à un amas d'hématoblastes, dans toutes les préparations de sang pur, lorsqu'on imprime par un moyen quelconque un rapide mouvement aux éléments (fig. 23).

Quand on opère avec le sang du chat dont les hématies se dé-

(1) Dogiel, Ueber die Ursache der Geldrollenbildung im Blute des Menschen u. der Thiere (*Arch. f. Anat. u. Phys. Phys. Abth.*, p. 222, 1879).

(2) Weber et Suchard, De la disposition en piles qu'affectent les globules rouges du sang (*Arch. de phys.*, p. 521, 1880). Voir LXII.

forment très vite, on voit bien que c'est à la viscosité des éléments qu'on doit rapporter surtout et peut-être exclusivement
leur tendance à former des amas. Les hématies du chat (particulièrement celles du chat nouveau-né) forment, en effet, même
lorsqu'elles sont devenues complètement épineuses, des piles très
compactes (fig. 34, A).

Les hématies sont donc certainement des éléments visqueux,
adhésifs, dont la substance extérieure peut s'étirer dans une certaine mesure, de manière à produire de minces filaments.

Les observations relatives à ces filaments fournissent déjà
l'occasion de voir que les globules rouges possèdent une certaine
élasticité. Lorsque les piles se dessoudent il n'est pas rare d'apercevoir une série d'éléments étirés, fusiformes, ressemblant à une
sorte de chapelet (fig. 18).

Mais dès que les fils sont rompus, et ils ne deviennent jamais
très longs, les globules reprennent immédiatement leur forme
primitive. Grâce à cette élasticité, l'hématie peut pénétrer dans des
vaisseaux capillaires moins larges qu'elle et s'insinuer à travers
d'autres éléments. Elle peut s'allonger en forme de poire, de
fuseau, de bâtonnet, se retourner sur elle-même en dessinant un
8 de chiffre, s'aplatir en lame mince; parfois, dans le sang hors de
l'organisme, se creuser au centre, tandis que son bord s'épaissit
et se rétracte de manière à dessiner de profil une sorte de calotte.
Et, après avoir subi toutes ces déformations, on la voit revenir,
lorsqu'elle est dégagée, à sa forme régulière primitive.

De même que la viscosité, l'élasticité est une propriété normale
du globule rouge; aussi est-elle plus manifeste dans le sang en
circulation dans les vaisseaux que dans les préparations *in vitro*.
Elle diminue même, comme la viscosité, après la coagulation.

Mais il importe de ne pas confondre les déformations qui résultent de ces qualités naturelles avec celles qui sont la conséquence
d'une véritable altération.

Toutes les fois que la viscosité et l'élasticité sont seules en
cause, la surface du globule reste lisse et la biconcavité est conservée. Celle-ci peut être masquée, par suite de déformations diverses, comme par exemple l'étirement du globule en un long
fuseau, mais dès que ces déformations mécaniques cessent, le
globule redevient discoïde et nettement biconcave. Au contraire,
lorsque la déformation de l'élément est produite par une véri-

table altération, la surface de l'élément se hérisse de pointes qui sont définitives ou bien la biconcavité disparaît pour toujours; le disque devient sphère.

B. Altérations artificielles. — Malgré le soin avec lequel les anatomistes ont étudié l'action des agents extérieurs sur les globules, la grande vulnérabilité des hématies n'est pas encore suffisamment connue. Beaucoup d'observateurs confondent, en effet, les altérations artificielles de ces corpuscules, soit avec des formes anatomiques normales, soit avec des altérations pathologiques.

Il me paraît donc utile de donner une description sommaire des modifications de forme et de couleur que peuvent subir les hématies dans les préparations de sang pur, faites par les procédés ordinaires et sans les précautions que nous avons recommandées.

Les globules rouges, ou du moins une partie d'entre eux, peuvent être altérés par des causes multiples, parmi lesquelles nous signalerons particulièrement : 1° l'état plus ou moins humide de l'atmosphère; 2° l'état de malpropreté et d'humidité des lames de verre; 3° les traumatismes plus ou moins violents, subis par la couche de sang qu'on cherche à étaler en lame mince ; 4° la présence de particules étrangères dans la préparation; 5° l'état de malpropreté ou d'humidité de la peau au niveau du point où l'on recueille le sang.

Laissons pour le moment de côté les modifications produites par le froid, la chaleur, l'électricité, les divers réactifs, pour nous occuper uniquement de celles qui résultent des causes particulières qui viennent d'être énumérées.

La plupart des altérations de forme ou de couleur que nous allons indiquer peuvent d'ailleurs être produites par des causes multiples.

1° *Etat vésiculeux.* — Une des déformations les plus fréquentes consiste dans la transformation des hématies en boules sphériques. Lorsqu'on fait une préparation de sang normal avec les précautions convenables, on n'observe jamais un seul globule sphérique, et lorsqu'on en voit de tels dans une préparation, en recommençant cette préparation avec le même sang, si l'on a soin d'écarter les causes d'erreur que nous venons de signaler, on ne trouve plus que des éléments biconcaves. De même, lorsqu'on fixe à l'aide d'un réactif approprié, le liquide A, par exemple, les globules rouges à leur sortie des vaisseaux, on peut s'assurer que tous les éléments sont biconcaves.

Nous devons donc considérer la forme sphérique comme une forme anomale.

La *transformation sphérique* ou *vésiculeuse* des hématies constitue un groupe d'altérations important qui comprend deux variétés principales. La première est constituée par des hématies sphériques et foncées ; la seconde par des hématies sphériques et pâles.

Les hématies de la première variété se présentent sous la forme de boules sphériques plus petites que les hématies normales ; elles sont sensiblement plus colorées que les globules discoïdes et entourées d'un cercle noirâtre. Elles répondent alors aux éléments décrits par Masius et Vanlair (1) sous le nom de *microcytes*. La coloration foncée n'est que la conséquence de la transformation sphérique d'un élément, qui, n'ayant pas perdu sa matière colorante, prend en même temps qu'un plus petit diamètre une épaisseur plus grande (fig. 19, *a*).

La transformation des hématies en éléments sphériques et pâles est également très commune bien qu'elle ait été plus rarement signalée. Dans ce cas les éléments qui deviennent vésiculeux perdent en même temps une partie de leur hémoglobine et, par suite, sont moins colorés que les globules normaux.

Ils se présentent sous l'apparence d'une vésicule pâle, jaunâtre ou légèrement verdâtre, à contour effacé, ayant une dimension variable, tantôt plus petite, tantôt aussi grande que celle des hématies normales. Quelques-unes de ces hématies restent en cet état un temps plus ou moins long ; d'autres, au contraire, sont en voie de dissolution progressive, car elles pâlissent de plus en plus, puis disparaissent. Cette disparition complète n'est qu'apparente. Elle n'en impose que lorsque les hématies ayant perdu leur hémoglobine sont isolées dans le plasma. La partie protéique et insoluble de la vésicule, appelée stroma, étant très peu réfringente, devient invisible dans ces conditions. Mais il est intéressant de faire remarquer qu'il n'en est pas ainsi dans les cas où l'élément fait partie constituante d'une pile d'hématies, ou bien lorsqu'après la dissolution de l'hémoglobine plusieurs globules normaux viennent se grouper autour de lui.

____

(1) Masius et Vanlair, De la microcythémie (*Bull. de l'Acad. de méd. de Belgique*, p. 515, 1871). Voir LIV.

La présence de la vésicule décolorée est alors rendue manifeste par l'interposition d'une boule ou plutôt d'un espace sphérique qui maintient écartées les hématies et déprime en creux celles d'entre elles qui lui sont contiguës. Cette boule, condensant légèrement la lumière, produit même un effet particulier d'éclairage latéral des éléments qui la touchent (fig. 19, c).

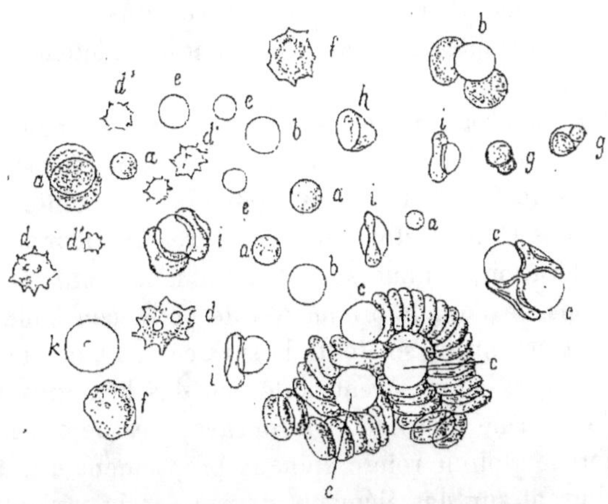

Fig. 19. — Altérations artificielles des hématies.

a, a, microcytes; *b, b*, chlorocytes; *c, c*, achromacytes; *d, d*, globules rouges mûriformes; *d', d'*, chlorocytes épineux produits par fragmentation; *e, e*, chlorocytes vésiculeux produits par fragmentation; *f, f*, globules rouges crénelés; *g, g*, boules d'hémoglobine retenues dans un même stroma; *h*, globule rouge en calotte; *i, i*, globules rouges portant des vésicules chlorocytiques latérales; *k*, globule rouge en partie décoloré.

Pour faciliter les descriptions, nous proposerons de désigner sous le nom de *chlorocytes* les vésicules ayant perdu une partie seulement de leur matière colorante et sous le nom d'*achromacytes*, celles qui sont complètement décolorées.

Lorsqu'au moment de faire une préparation de sang pur, on souffle avec la bouche soit sur le sang, soit sur la lame de verre où on le dépose, il se produit toujours un certain nombre de microcytes et de chlorocytes. Parmi ces derniers, quelques-uns continuent à perdre leur hémoglobine et se transforment au bout d'un certain temps en achromacytes. De même lorsqu'une préparation contient un corps étranger retenant un peu d'humidité, on trouve autour de lui un certain nombre de ces hématies modifiées.

L'humidité joue donc un rôle évident dans la production de

ces altérations, mais le traumatisme peut à lui seul déterminer l'état vésiculeux et la dissolution de l'hémoglobine, de sorte qu'en soumettant, à l'aide de divers moyens, les hématies à une compression plus ou moins forte, un observateur anglais, Norris (1), a pu faire apparaître un nombre variable d'achromacytes, produits artificiels dans lesquels il a eu la singulière idée de voir les formes primitives des globules rouges.

Ces achromacytes sont, au contraire, ainsi qu'il est facile de s'en rendre compte, des hématies ayant complètement perdu leur hémoglobine.

2° *Déformation épineuse.* — Au nombre des modifications artificielles dont nous nous occupons, on doit encore ranger les altérations de forme dues à la production de pointes à la surface des globules et de festons ou crénelures sur leur bord. La première altération, connue sous le nom d'état *mûriforme* ou *épineux*, consiste dans la production de petits cônes plus ou moins pointus et nombreux sur toute la surface de l'hématie (fig. 19, *d*).

Ces élevures se montrent tantôt sur des hématies qui ont conservé leur forme discoïde et biconcave, c'est le cas le plus rare ; on a alors le globule rouge épineux proprement dit. Tantôt elles se produisent sur des éléments devenus déjà vésiculeux, ce qui donne lieu aux *microcytes épineux* et aux *chlorocytes épineux*.

Le mode de production de ces pointes n'est pas encore bien connu ; mais il est parfaitement établi que les globules fraîchement sortis des vaisseaux et n'ayant pas subi l'action des agents extérieurs ont toujours une surface lisse. On peut donc affirmer que les globules épineux, vésiculeux ou non, foncés ou en partie décolorés, sont des produits artificiels, et cependant la plupart des auteurs les signalent avec soin dans leurs descriptions anatomo-pathologiques.

3° *Fragmentation des globules rouges.* — Lorsqu'on exerce sur un des points d'une préparation de sang pur une forte compression, à l'aide d'une pointe émoussée, un certain nombre d'hématies se fragmentent et chacun de ces fragments se transforme en une boule lisse ou épineuse, tantôt fortement colorée, le plus souvent pâle. La préparation paraît alors contenir en un point de nom-

---

(1) Norris, On the origine and mode of development of the morphological elements of mammalian blood. Birmingham, 1879 (*An. in London med. Record*, jan. 1880).

breux microcytes ou chlorocytes (fig. 19, *d'*, *e*), et il est certain que
ces débris de globules ont été pris par maints observateurs pour des
hématies pathologiques. Enfin, je signalerai encore l'aplatissement
des hématies engagées dans un espace d'une épaisseur moindre
que la leur, aplatissement s'accompagnant d'une diminution très
sensible de la coloration, comme une circonstance qui a pu ou
pourrait faire croire indûment à la présence dans le sang de globules géants et décolorés.

4° *État crénelé.* — Quand les globules rouges présentent simplement sur leur bord de petites dents ou festons, on dit qu'ils
sont *crénelés*. Dans une préparation de sang pur, l'état crénelé est
la conséquence de la coagulation et de l'adhérence des filaments
de fibrine à la périphérie des hématies. En effet, lorsqu'après la
coagulation, les piles formées par ces éléments se désagrègent
sous l'influence du moindre ébranlement de la préparation, quelques-uns de ces filaments exercent, avant de se rompre, une
traction sur le bord des globules auxquels ils adhèrent, et déterminent ainsi l'apparition de petites saillies latérales (fig. 19, *f*).

Les globules rouges soumis à l'influence des agents physiques
et chimiques peuvent encore subir un grand nombre d'autres modifications qui ont été décrites en détail par les histologistes. Ces
altérations ne sont guère intéressantes à connaître que lorsqu'elles
peuvent servir à nous donner une idée de la structure et de la
constitution histochimique des hématies.

C. **Structure des hématies.** — Malgré son apparente simplicité, le globule rouge est certainement un élément assez complexe.
Il a donné lieu à des milliers d'observations ; on l'a soumis à
l'action de la chaleur, du froid, de l'électricité ; on a fait agir sur
lui un nombre considérable de réactifs simples ou composés, on
l'a examiné dans diverses conditions avec les grossissements les
plus puissants, et cependant on n'est pas encore fixé d'une manière définitive sur sa structure intime.

La plupart des observateurs s'accordent pourtant sur un premier point, à savoir, qu'il est constitué par l'union intime de deux
substances, l'une soluble dans l'eau, l'autre insoluble.

Lorsque dans une préparation de sang pur on obtient la dissolution de l'hémoglobine, par exemple à l'aide du traumatisme, au
fur et à mesure que les hématies pâlissent, elles deviennent de
plus en plus indistinctes, et il arrive un moment où elles dispa-

raissent complètement. Elles ne sont cependant pas détruites ; elles sont simplement converties, ainsi que nous venons de le voir, en achromacytes, dont la réfringence est si faible que toute trace d'élément disparaît.

Le même fait se produit sous l'influence de la congélation, de l'eau, de la bile et d'autres liquides capables de dissoudre l'hémoglobine. Mais dans toutes ces circonstances, si l'on vient à faire agir sur les achromacytes une matière colorante se portant sur les matières albuminoïdes (iode, fuchsine, hématoxyline, etc.), on voit immédiatement apparaître un petit cercle arrondi, à double contour ayant à peu près les mêmes dimensions que les éléments venant de disparaître. Ces dimensions variant d'ailleurs, suivant la manière de faire les préparations, et suivant que l'action astrictive produite par le réactif colorant est plus ou moins puissante, on opérera de préférence sur des préparations de sang sec, fraîchement faites.

Après avoir entraîné l'hémoglobine à l'aide d'un courant d'eau, on déposera le réactif sur la couche de sang encore humide. Le plus souvent on aura sous les yeux une mince pellicule colorée, parfois légèrement plissée, et ressemblant à une fine membrane d'enveloppe vidée de son contenu, et la première idée qui viendra à l'esprit, c'est que l'hémoglobine, en se dissolvant, a donné lieu à la production d'une vésicule dont il ne reste plus actuellement que la membrane limitante.

Aussi Schwann, qui le premier a émis une opinion sur ce sujet, a-t-il considéré le globule rouge comme formé par une membrane d'enveloppe et un contenu liquide.

On commettrait une erreur en s'arrêtant à cette première hypothèse.

On sait, en effet, aujourd'hui qu'il n'y a ni membrane d'enveloppe, ni contenu liquide. Le globule rouge doit sa forme définitive, son élasticité, son extensibilité, à une sorte de charpente qui sert de soutien aux autres matières constitutives. Cette charpente a été désignée par Rollett, sous le nom de *stroma ;* elle correspond à la matière *ocoïde* de Brücke.

Le procédé qui démontre le mieux l'existence de cette charpente ou stroma est la fragmentation.

Les moyens d'obtenir la fragmentation des hématies ne manquent pas. La chaleur, l'électricité, le traumatisme, certains réactifs, tels que le sérum fortement iodé, la déterminent facilement.

L'effet de la chaleur a été bien étudié par Max Schultze. En répétant avec mon ami, M. Hénocque (1), les expériences de cet auteur, nous avons vu se produire à la surface des globules rouges de l'homme et des mammifères, aussi bien que des hématies, de petites saillies globuleuses qui, d'abord pédiculées, se détachent peu à peu par une sorte d'étranglement. Parfois la saillie s'allonge en boyau, se subdivise en plusieurs petits globules sphériques qui bientôt deviennent définitivement libres.

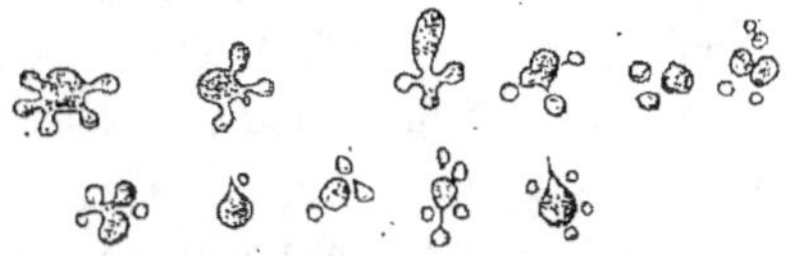

Fig. 20. — Hématies du chien dans le sérum iodé.

Pour obtenir ces fragments de globules, il est nécessaire d'élever la température du sang au-dessus de la moyenne normale. Il faut atteindre chez l'homme 52° ; la limite varie entre 50 et 52° pour le sang de quelques mammifères (chien, lapin, veau, cochon d'Inde).

Le sérum iodé (même lorsqu'il n'exerce pas d'action destructive sur les globules humains), ajouté en forte proportion au sang du chien, ne tarde pas à déterminer une fragmentation des hématies. J'ai constaté pour la première fois cet effet remarquable lorsque j'ai voulu, dans des expériences entreprises en 1877, appliquer le sérum iodé, qui me donnait de bons résultats avec le sang humain, à la numération des éléments du sang du chien.

Au bout de quelques minutes, les hématies des chiens commençaient à se déformer. Elles présentaient d'abord de profondes incisures, puis des saillies globuleuses ou allongées, multiples, qui, après s'être pédiculées, se détachaient de la masse principale et déterminaient bientôt la fragmentation complète de l'élément en boules multiples plus ou moins volumineuses (fig. 20).

C'est là un des exemples les plus curieux de morcellement des hématies.

De petits chocs brusques produits à l'aide d'une pointe mousse

(1) II.

sur la lamelle couvre-objet au niveau des amas globulaires déterminent également la fragmentation de ces éléments.

Or, dans toutes ces circonstances, ainsi que M. Schultze l'a vu dans ses études sur les effets de la température, tous les petits globules secondaires, résultant de la segmentation de l'hématie entière, sont constitués, comme celle-ci, par de l'hémoglobine unie à une matière protéique insoluble qui se comporte comme le stroma du corpuscule primitif. La fragmentation porte donc à la fois sur toutes les parties constitutives des globules, et c'est parce que l'hémoglobine n'est pas mise seule en liberté, que chacun des petits fragments conserve son individualité. On peut employer encore pour démontrer ce fait important deux procédés qui me paraissent mériter une rapide description.

a. On dépose sur une lame de verre une petite goutte de sang pur qu'on recouvre immédiatement d'une lamelle mince ordinaire. Avec une pointe mousse, telle que l'extrémité d'un porte-aiguille, on frappe légèrement et perpendiculairement sur la lamelle. On détermine ainsi tous les effets du traumatisme : à côté de globules intacts se voient des globules entiers, les uns mûriformes, les autres sphériques, colorés ou en voie de dissolution (chlorocytes); des globules complètement décolorés (achromacytes); des globules fragmentés et des fragments libres, de coloration variable, les uns sphériques, les autres mûriformes. On fait alors pénétrer par capillarité entre les deux lames de verre une petite quantité de liquide A, qui fixe tous les éléments en en conservant la forme, et on constate que les fragments de globules se comportent exactement comme les globules entiers. De plus, à côté des éléments colorés se dessinent, par l'effet du réactif, des stromas entiers ou des fragments de stromas, ce qui indique nettement que chaque parcelle d'hématie se comporte comme un élément entier.

b. Après avoir soumis une autre préparation, faite de la même manière, aux effets du traumatisme, au lieu d'y faire pénétrer du liquide, on soulève la lamelle et on laisse le sang étalé sur la lame se dessécher. En déposant ensuite sur le sang sec une goutte d'eau iodo-iodurée et en recouvrant d'une lamelle, on voit que l'hémoglobine diffusée par le fait du traumatisme forme des traînées d'un jaune moiré dans lesquelles sont disséminées des hématies normales ou dentelées, des stromas complètement décolorés (achromacytes), des fragments de globules de taille et de coloration variables, les uns lisses, les autres hérissés de petites pointes qui leur donnent un aspect granuleux. Les stromas entiers et décolorés ont exactement la même taille que les hématies intactes; quelques-uns sont en voie de fragmentation.

La matière colorée par l'hémoglobine est donc bien unie intimement au stroma; elle se diffuse dans le plasma pour ne s'y dissoudre que lorsqu'elle en est complètement séparée. Ce premier point étant acquis, il y a lieu de se demander si cette substance albuminoïde, insoluble, d'une si faible réfringence, qui forme le stroma, est absolument homogène et dénuée, histologiquement, de toute particularité structurale.

Nous venons de voir que sa surface externe prend facilement l'apparence d'une pellicule limitée par un double contour. Est-ce là la preuve de l'existence d'une membrane d'enveloppe?

Les faits relatifs à la formation des filaments entre les globules qui se dessoudent après s'être juxtaposés pour constituer des piles, ceux surtout qui viennent d'être décrits à propos de la segmentation des hématies, se comprendraient mal avec l'hypothèse d'une membrane d'enveloppe. La production de filaments colorés par de l'hémoglobine et de boules hémoglobiques, observée dans certaines conditions dont il sera fait mention plus tard, ne permet pas non plus d'admettre l'existence de cette membrane. D'ailleurs on n'a jamais pu donner une preuve directe de son existence, soit en y produisant par déchirure une fente visible, soit en l'étalant. Le stroma est donc une petite masse ou bloc continu comme la fragmentation des hématies vient de nous le montrer. Cependant s'il n'existe pas de membrane isolante, la surface de la petite masse constituant le stroma est certainement d'une densité plus grande que l'intérieur. Les stromas bien isolés et même les fragments de stroma sont délimités, en effet, par une pellicule à double contour pouvant fixer légèrement les matières colorantes, iode, hématoxyline, etc.

Cette remarquable propriété du stroma de former une couche plus dense et plus résistante à sa surface paraît préexister à l'action des réactifs. Lorsqu'on a provoqué à l'aide du traumatisme la fragmentation des hématies, on voit parfois deux ou trois fragments globuleux retenus l'un contre l'autre par la pellicule superficielle du stroma comme par une sorte de membrane.

Les préparations faites avec des liquides qui fixent incomplè-

tement les globules rouges, et permettent peu à peu à la matière
colorée par l'hémoglobine de quitter l'élément, réduisent les
globules rouges à des corpuscules aplatis (fig. 21), qui sont tous
délimités par un double contour. Cette disposition simule parfaitement une enveloppe. Parfois même on voit partir de cette appa-

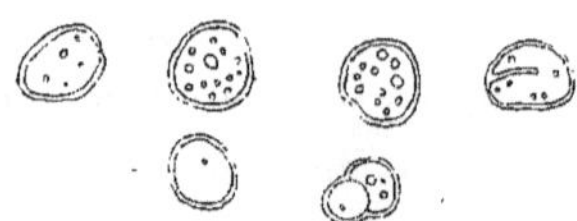

Fig. 21. — Globules rouges traités par des liquides dissolvant l'hémoglobine.

rence de membrane des prolongements qui cloisonnent plus ou
moins complètement le stroma.

Quoi qu'il en soit, le stroma ne présente pas d'autres particularités structurales appréciables, et jusqu'à présent la forme discoïde
des globules rouges n'est pas expliquée.

Cette forme disparaît d'ailleurs facilement et, dans diverses circonstances, notamment lorsque le stroma s'imbibe de liquide par
endosmose, le globule devient sphérique.

Examinons maintenant quelle est la nature de la matière imbibant le stroma et colorée par l'hémoglobine. L'hémoglobine est une
substance albuminoïde essentiellement soluble. Elle se dissout non
seulement dans l'eau, mais dans un grand nombre d'autres véhicules et notamment dans le sérum du sang. Cette particularité
permet déjà de penser qu'elle doit être retenue dans le globule
rouge par son union intime avec une matière organisée.

Pour le démontrer, il faudrait pouvoir enlever l'hémoglobine
seule et voir persister toutes les autres particularités histologiques du globule rouge, à l'exception de la coloration, pour être
fixé sur l'existence d'une troisième partie.

Or, jusqu'à présent, nous avons vu, au contraire, que tous les
procédés qui amènent la dissolution de l'hémoglobine mettent peu
à peu le stroma complètement à nu. Le traumatisme, l'action de
l'eau et des dissolvants font extravaser et disparaître à la fois tout
ce qui n'est pas le stroma.

Lorsqu'on emploie des liquides dissolvant imparfaitement et
lentement l'hémoglobine, on obtient des corpuscules granuleux
d'aspect protoplasmique.

Tous les sérums employés pour la numération des éléments et

qui ne fixent pas d'une manière définitive l'hémoglobine produisent cet effet, l'urine diabétique par exemple (liquide B). Il en est
de même des liquides employés en histologie pour conserver et faire
durcir les fragments d'organes, et entre autres du liquide de Müller.

On peut ainsi transformer les globules rouges en corpuscules
aplatis, parfois sphéroïdaux, limités par un double contour et
contenant des granulations plus ou moins nombreuses et plus ou
moins nettes. Un des meilleurs procédés pour mettre en évidence
ces particularités consiste à traiter le sang par le liquide B (dans la
proportion d'environ 1 partie de sang pour 100 de liquide); à
décanter au bout de quelques heures, et à remplacer le liquide B
par une solution alunée d'hématoxyline.

Peu à peu l'hématoxyline colore la pellicule externe des corpuscules et les granulations qui deviennent ainsi très apparentes.
Ces granulations sont plus ou moins volumineuses, plus ou moins
abondantes, et souvent l'une d'elles se distingue par son volume
et sa réfringence (fig. 22). Mais, à l'exception de cette dernière,
elles ne persistent que dans les corpuscules contenant encore des
traces d'hémoglobine, et elles sont d'autant plus nombreuses et
volumineuses que les qualités dissolvantes du réactif employé
sont relativement faibles. Enfin elles fixent les matières colorantes
(hématoxyline, éosine) à la façon de l'hémoglobine. La production
de ces granulations ne prouve donc pas avec évidence que le
stroma des globules rouges sert de soutien à un protoplasma
cellulaire. Cependant on voit que l'hémoglobine ne se comporte
pas comme une simple matière tinctoriale.

On obtient des résultats plus intéressants en produisant, à l'aide
de certains artifices de préparation, une sorte de séparation entre
l'hémoglobine et le stroma à l'intérieur même de l'élément. Voici
un des moyens de provoquer cette séparation.

On mélange environ 1 partie de sang avec 100 à 150 parties de
liquide C, et on abandonne ce mélange dans une petite éprouvette
pendant près de vingt-quatre heures. Au bout de ce temps, les
globules sont tombés au fond de l'éprouvette; on décante et on remplace le liquide par une petite quantité de solution alunée d'hématoxyline. On agite et l'on fait une préparation ordinaire bordée
d'huile. Cette préparation renferme des globules rouges intacts,
des stromas en partie décolorés, enfin des corpuscules particuliers
sur lesquels doit se fixer l'attention.

Ces derniers, vus à plat, sont constitués par un anneau de matière nettement colorée par l'hémoglobine, qui enchâsse pour ainsi dire un corps arrondi, incolore. Lorsque les éléments sont vus de profil (fig. 22), la partie centrale prend l'apparence d'une demisphère, parfois même d'une sphère presque complète, refoulant latéralement la matière imprégnée d'hémoglobine.

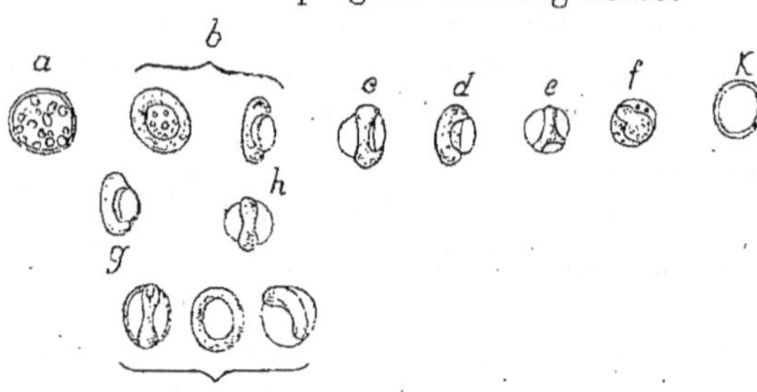

Fig. 22. — Globules rouges traités par le liquide C, puis par l'hématoxyline.

a, stroma granuleux; b, le même élément à plat et presque de champ; c, d, e, f, g, h, divers aspects dus à la rétraction de la partie hémoglobique; i, le même élément vu de champ, à plat et obliquement; k, stroma tout à fait décoloré.

Le même élément, en roulant dans la préparation, peut se présenter sous des aspects différents (fig. 22 i) suivant que la partie hémoglobique qui a conservé une forme discoïde se trouve à plat, de champ ou dans une situation oblique.

Il est facile de comprendre l'origine de ces apparences.

Le liquide C a la propriété de durcir l'hémoglobine; il peut ainsi fixer les hématies dans leur forme. En le décantant au moment où la partie hémoglobique est encore incomplètement coagulée et résistante, pour le remplacer par une solution gonflant le stroma, on provoque une sorte de séparation entre le stroma et la partie retenant l'hémoglobine.

Le stroma gonflé vient pour ainsi dire faire hernie à travers le disque mou de matière hémoglobique.

Il serait bien difficile de comprendre de telles apparences sans admettre l'union de l'hémoglobine avec une partie organisée.

Le stroma paraît donc bien contenir une matière organisée retenant l'hémoglobine. Nous verrons plus tard que l'anatomie pathologique et la chimie fournissent des preuves importantes en faveur de cette conception.

Si le globule rouge renferme une sorte de protoplasma, il est naturel d'y chercher un noyau cellulaire.

Il ne peut être question, dans les hématies des mammifères, d'un noyau analogue à celui des globules rouges de l'embryon ou des hématies nucléées des autres vertébrés. Rien ne serait plus facile, si un tel noyau existait, que de le mettre en évidence.

Mais on peut prétendre que les noyaux ne présentent pas toujours les mêmes caractères histologiques et histochimiques, et que dans les hématies des mammifères le noyau ne peut être vu qu'à l'aide de réactions particulières.

Quelques auteurs soutiennent cette opinion et décrivent un corps nucléaire volumineux dans les globules rouges de l'homme et des animaux supérieurs. Cette disposition anatomique serait mise en évidence par divers artifices de préparation ou même, d'après Stricker, par le simple emploi d'un grossissement suffisant.

Il m'a été impossible, à l'aide des meilleurs objectifs à immersion, de voir la moindre apparence de noyau dans les hématies de l'homme et des mammifères ; mais en employant les procédés qui déterminent une sorte de séparation entre la partie retenant l'hémoglobine et le stroma, on fait naître des figures qui peuvent faire croire à l'existence d'un noyau.

Les corpuscules décrits précédemment, page 77, ressemblent à un examen superficiel à des éléments nucléés. Vus de profil, leur partie centrale fait une forte saillie globuleuse simulant un noyau gonflé et sphérique. On remarque, de plus, que cette partie est parfois granuleuse et renferme une grosse granulation qui pourrait être prise pour un nucléole. Mais l'origine de ces particularités nous est connue. Ajoutons que l'hématoxyline, qui a tant d'avidité pour les noyaux, colore à peine la sphère décolorée de ces corpuscules et que les autres matières colorantes des noyaux ne sont pas plus actives. Il paraît certain que les réactions employées par Böttcher pour démontrer l'existence d'un noyau dans les globules rouges des animaux supérieurs donnent lieu également à des apparences trompeuses du même genre (1).

La seule particularité anatomique qui pourrait être rapportée à un noyau ou plutôt à un vestige de noyau consiste dans la présence de cette granulation brillante et résistante, déjà signalée dans les globules rouges presque réduits au stroma.

____

(1) Böttcher, Untersuchungen über die roth. Blutkörp. der Wirbelthiere (*Arch. f. path. Anat.*, XXXVI, s. 342, 1866 et XXXIX, s. 427, 1867 ; *Arch. f. microscop. Anat.*, XIV, s. 73, 1877).

Souvent, sans l'intervention de réactifs et sans que l'hémoglobine ait été dissoute, on aperçoit dans la partie centrale du globule une sorte de petit bouton au niveau duquel l'hémoglobine est amassée. Cette saillie tranche alors par sa coloration sur le centre clair de l'élément.

Lorsque la partie hémoglobique se rétracte ou bien lorsqu'elle a abandonné plus ou moins complètement le stroma, cette saillie se transforme en une granulation à bord sombre, à centre brillant qui résiste souvent aux réactifs les plus dissolvants, de sorte qu'il n'est pas rare de la retrouver dans les stromas tout à fait décolorés (fig. 21). Parfois cette granulation est reliée au contour du stroma par une strie très marquée qui semble être un prolongement de la pellicule externe.

Cette granulation se retrouve dans presque toutes les hématies; mais il est impossible, quant à présent, d'en indiquer la signification et l'origine. Nous retrouverons plus tard la même particularité structurale dans les hématoblastes.

Les préparations qui se prêtent le mieux à l'emploi des réactifs colorants, c'est-à-dire les préparations de sang desséché ne permettent pas plus que les autres d'obtenir une réaction pouvant se rapporter à un véritable noyau cellulaire. Les hématies se colorent, en effet, à l'état sec en raison de la quantité d'hémoglobine qu'elles renferment. Lorsque le centre reste absolument incolore ou faiblement coloré, cela tient uniquement à la rétraction de l'hémoglobine sur le bord de l'élément.

Il reste à signaler une particularité plutôt d'ordre chimique qu'anatomique, mais qui n'en est pas moins très importante.

On se souvient que l'eau iodo-iodurée colore et fixe les globules rouges du sang sec. Cet effet n'est nettement produit que par l'emploi d'une solution d'une certaine concentration. Quand la solution est plus faible et que la préparation du sang est récente, l'eau iodo-iodurée amène la dissolution et la précipitation de l'hémoglobine.

Les stromas se vident pour ainsi dire, puis se rétractent en se colorant en jaune. Autour d'eux et des éléments en voie d'altération, on remarque un grand nombre de corpuscules particuliers, colorés faiblement en jaune par l'iode. Quelques-uns, assez volumineux, atteignent et dépassent le volume des hématoblastes; ils offrent une réfringence spéciale, faible, et semblent avoir retenu des traces d'hémoglobine.

On obtient une réaction analogue avec une solution assez fortement colorée de violet de méthyle, ou bien encore à l'aide de l'eau et des solutions aqueuses ne fixant pas les globules rouges.

Les corpuscules provenant de la désagrégation des globules rouges sont des corps sphériques, chatoyants, homogènes, de volume très inégal, d'une couleur grisâtre ou légèrement verdâtre, d'aspect protoplasmique. Ils ont une tendance à se réunir et à former des amas qui ont une certaine ressemblance avec ceux des hématoblastes altérés. Pour ne rien préjuger touchant leur nature, nous les désignerons sous le nom de *corpuscules d'exsudation* et nous y reviendrons à propos de la coagulation du sang.

Disons cependant, dès maintenant, que la propriété de produire des corpuscules d'exsudation appartient en propre aux éléments du sang complet, non défibriné. Les mêmes réactifs appliqués sur des préparations faites avec du sang défibriné déterminent simplement la dissolution plus ou moins complète de l'hémoglobine et sa précipitation en fines particules sous l'influence du réactif colorant.

Ajoutons, en terminant, que par l'étude des propriétés optiques des hématies desséchées la forme biconcave des hématies est rendue très évidente.

Quand la préparation a été faite avec une grande rapidité et avec du sang parfaitement normal, un bon nombre de globules rouges sont uniformément colorés et à peine plus épais sur les bords qu'au centre. Mais à côté d'eux on en trouve toujours dont le centre est clair à cause du retrait plus ou moins complet de l'hémoglobine sur le bord épais.

Ces derniers sont parfaitement excavés et donnent une image nette des objets extérieurs quand on rapproche fortement l'objectif de manière à obtenir au niveau du globule rouge une tache lumineuse un peu diffuse. On peut observer ainsi, par exemple, l'image d'un bâton que l'on promène en avant du miroir du microscope. Cette image formée par le globule rouge se déplace en sens inverse du mouvement imprimé au bâton, c'est-à-dire dans le même sens puisque le microscope renverse les images. La théorie indique que cette action sur la lumière est le fait d'un corps fortement excavé.

En résumé, le globule rouge est constitué par deux parties distinctes.

La première est insoluble et forme la charpente de l'élément; c'est le stroma de Rollett, corps anhyste, d'une très faible réfringence, sans structure apparente, dont la surface se laisse durcir plus facilement que les autres parties, en simulant une sorte de membrane d'enveloppe. On y voit très souvent un petit bouton voisin du centre; mais, sauf ce détail, on pourrait comparer ce stroma à une petite masse de gélatine parfaitement homogène. Il est probable qu'on a raison de rapporter au stroma, comme on le fait généralement, la forme de l'élément ainsi que ses principales propriétés physiques, l'élasticité, la ductilité, la viscosité.

Malgré l'insolubilité du stroma, les globules rouges perdent plus ou moins ces qualités dès qu'ils ont subi l'action de l'eau. Ainsi, sous l'influence de ce liquide, on voit, entre autres faits, les globules rouges réunis en groupes se décolorer et devenir polyédriques par pression réciproque au lieu de tendre à se mettre en piles. Cela tient à la facilité avec laquelle le stroma s'imbibe de liquide, et l'on comprend que dans cet état il doive perdre ses principales qualités physiques.

A la petite masse représentée par le stroma est incorporée une autre matière albuminoïde, retenant elle-même la matière colorante. L'hémoglobine n'imprègne donc pas le stroma à la manière d'une substance tinctoriale; elle est combinée à une matière organisée qui représente probablement le protoplasma de l'élément. Enfin, le globule rouge complet, non altéré par la défibrination, renferme encore des corpuscules sphériques, moins solubles que l'hémoglobine et qui deviennent libres en présence d'un liquide dissolvant. Les hématies ont donc, en somme, malgré leur apparente simplicité, une constitution très complexe.

—Quelques auteurs, et Klebs en particulier, ont admis une certaine contractilité dans les globules rouges. Sur ce point je partage l'opinion de M. Schultze, qui n'accorde la contractilité protoplasmique qu'aux globules blancs. Mais le défaut de contractilité des globules rouges n'est pas la conséquence de la combinaison du protoplasma avec l'hémoglobine. Nous aurons, en effet, plus tard l'occasion de signaler dans le sang des jeunes embryons des hématies très contractiles. Ces éléments possèdent un noyau et diffèrent par conséquent notablement des hématies qui nagent dans le sang après la naissance.

§ 2. — Hématoblastes.

Le plasma sanguin contient, outre les globules blancs et les globules rouges, des éléments particuliers auxquels j'ai donné le nom d'*hématoblastes* (1).

Quelques-uns des histologistes qui se sont occupés du sang ont signalé dans ce liquide des granulations de nature protéique ou des particules incolores. Je citerai notamment Donné qui a décrit, sous le nom de globulins, de petits corpuscules distincts des autres éléments du sang et Zimmermann qui, après avoir soumis le sang à diverses manipulations, a cru y découvrir, sous le nom de *vésicules élémentaires*, des corpuscules donnant naissance aux globules rouges.

Quelques auteurs modernes en parlant des hématoblastes ont cru devoir rattacher ces éléments aux globulins de Donné et aux vésicules élémentaires de Zimmermann. C'est une erreur.

Donné (2), pour mettre les *globulins* en évidence, traitait le sang par l'eau. Il voyait ainsi apparaître des petits grains isolés ou agglomérés irrégulièrement, n'ayant pas plus de $\frac{1}{300}$ de millimètre (soit 3 μ, 3). D'après lui ces globulins en se réunissant formaient des globules blancs. Sa description est tellement obscure que Milne-Edwards rapporte aux globulins les particules graisseuses, tandis que Robin décrit sous ce nom les plus petits globules blancs.

Quand on traite le sang par un peu d'eau ou par une solution aqueuse d'une des matières colorantes, utilisées en histologie, on voit pendant que les globules rouges s'altèrent et se dissolvent des petits corpuscules isolés ou en amas qui paraissent résister pendant un certain temps à l'action de l'eau. Ces corpuscules sont évidemment ceux que Donné a appelés globulins.

Il est possible que quelques-uns d'entre eux soient des hématoblastes altérés par l'eau. Nous verrons, en effet, que les hématoblastes ne se dissolvent pas immédiatement en présence de l'eau. Mais il résulte d'observations dont j'ai déjà parlé à propos de la structure des globules rouges, que l'eau et les solutions aqueuses ont la propriété de faire sortir des globules rouges en voie d'alté-

(1) Voir XXXVI, XL, XLI, XLII, XLIV.
(2) Donné, Cours de microscopie, pp. 85, 144 et atlas.

ration des corpuscules d'exsudation résistant pendant un certain temps à l'action dissolvante de l'eau.

Ce sont eux qui me paraissent surtout représenter les globulins de Donné. Il est donc impossible d'accorder à la description de cet auteur une signification précise.

Quant aux *vésicules élémentaires* de Zimmermann (1) (1847), il suffit de remarquer par quels procédés l'auteur les obtenait pour se convaincre qu'elles n'ont aucun rapport avec les hématoblastes. Un de ces procédés consiste, en effet, à défibriner le sang et à le traiter ensuite par l'eau. Or, nous allons voir bientôt que la défibrination entraîne tous les hématoblastes.

Dans un autre procédé, il laisse le sang se coaguler, puis déchire le caillot pour examiner le sérum qui s'en écoule. Les hématoblastes étant retenus, comme nous le dirons tout à l'heure, dans le réticulum fibrineux ou mieux faisant corps avec la fibrine, il est donc bien certain que Zimmermann ne peut pas en avoir vu dans ces conditions. Dans d'autres circonstances, lorsqu'il a maintenu le sang fluide à l'aide de solutions salines, il a peut-être aperçu des amas d'hématoblastes altérés, ce qui est chose facile ; mais il n'a pas su distinguer ces amas des globules rouges altérés par les réactifs et c'est à ces divers éléments plus ou moins profondément modifiés qu'il a donné le nom de vésicules élémentaires. Le travail de Zimmermann est en somme plein de confusion.

Il faut arriver à celui de Max Schultze (2) pour trouver des observations exactes, se rapportant sans conteste aux hématoblastes.

« J'ai trouvé, dit-il, dans mon sang et dans celui de nombreuses personnes jeunes et d'âge moyen, une quantité plus ou moins grande de *petits amas de corpuscules incolores*, de dimensions inégales, et composés d'un plus ou moins grand nombre d'éléments.

« Ces corpuscules mesurent le plus souvent $0^{mm},001$ à $0^{mm},002$, et se montrent isolés et le plus communément réunis, formant des groupes mal délimités dans lesquels ils sont soudés à l'aide d'une substance finement granuleuse. Ces groupes en contiennent 3,4 ; mais aussi 30 et plus, et dans quelques circonstances une centaine, ce qui leur fait atteindre jusqu'à $0^{mm},008$ de diamètre dans la longueur.

(1) G. ZIMMERMANN, *Rust's Magazin f. die gesammte Heilk.*, Bd. 66, II Heft, 1846.
(2) MAX SCHULTZE, *Arch. f. mikros. Anat.*, 1865, p. 1.

« Les corpuscules eux-mêmes sont tout à fait incolores, homogènes ou finement granuleux et peu réfringents. Ils ne sont pas
toujours réguliers, mais parfois anguleux, et ont alors un contour
plus net et un aspect plus granuleux. Les groupes sont également
peu réfringents et ne sont visibles que dans une couche mince de
sang. Ils ne contiennent jamais d'éléments colorés, et ne sont pas
unis, non plus, aux corpuscules incolores. Peu à peu ils perdent
leur aspect régulier et se résolvent en fines granulations de dimensions diverses. »

Plus récemment, ces mêmes corpuscules isolés ou agminés
ont été décrits par Riess (1), Vulpian (2) et M. Ranvier (3).

Bientôt, en 1876, je reconnus qu'ils proviennent des modifications subies par un élément normal, ayant la propriété remarquable de s'altérer dès que le sang est issu des vaisseaux. Je vis
que le sang des animaux à globules rouges nucléés ne renferme
pas de petits corpuscules semblables, mais qu'il contient à côté
des globules rouges et blancs un élément nucléé se comportant
hors de l'organisme exactement comme les corpuscules du sang
des animaux supérieurs.

Mes recherches établirent ainsi l'existence, dans le sang de
tous les vertébrés, d'un élément particulier et constant, ayant
comme les hématies une forme corpusculaire dans le sang des
animaux à globules rouges non nucléés, et celle d'une cellule à
noyau chez les animaux à globules rouges nucléés. Malgré ces
différences anatomiques en rapport avec les deux types de sang
des vertébrés, cet élément présente chez tous les animaux de cet
embranchement les mêmes propriétés physiologiques, et en particulier celle de prendre part au processus de coagulation.

Comme cet élément, ainsi que j'espère le démontrer, n'est
autre qu'un globule rouge encore incomplètement développé, j'ai
proposé de le désigner sous le nom d'*hématoblaste* (4).

Les hématoblastes ou germes de globules rouges sont donc des

(1) Riess, *Reichert u. du Bois-Reymond's Arch.*, II Heft s. 237-249, 1872 et *Centralbl. f. med. Wiss.* s. 530, 1873.

(2) Vulpian, *Comptes rendus des séances de la Soc. de biologie*, p. 49, 1873.

(3) Ranvier, *Ibid.*, p. 46, 1873. Voir l'historique, n° LIV, 3e partie.

(4) Au moment où je me suis servi de ce terme pour la première fois, il avait déjà
été donné à deux autres éléments : 1° aux cellules colorées à noyau de la moelle
des os, par Neumann ; 2° aux cellules vaso-formatives par Wissosky. Mais comme
ces dénominations n'avaient pas été acceptées par les autres auteurs, je n'ai pas
hésité à donner au mot *hématoblaste* une application qui me paraissait mieux fondée.

éléments normaux et constants du sang des vertébrés. Présentant des caractères histologiques particuliers, et possédant des propriétés physiologiques toutes spéciales, ils constituent une variété distincte d'élément et pour ainsi dire une troisième espèce de corpuscule du sang.

En prenant comme type le sang humain, nous en ferons une étude applicable à tous les animaux supérieurs à globules rouges non nucléés.

A. Description des hématoblastes dans le sang pur. — Avant tout, il faut être prévenu de l'extrême vulnérabilité des hématoblastes et de la nécessité, pour les observer convenablement dans le sang pur, d'examiner ce liquide au moment même où il sort des vaisseaux à l'aide d'une préparation en quelque sorte extemporanée.

Voici le dispositif dont on peut se servir : Après avoir dégraissé avec de l'alcool ou de l'éther les lames de verre, on les essuie et on les sèche avec soin, puis on fixe la lamelle sur la lame en laissant tomber sur ses quatre coins une goutte de paraffine fondue. On a ainsi un espace capillaire tout préparé à recevoir le sang ; on le place au foyer du microscope de façon à ce qu'on puisse apercevoir immédiatement les éléments du sang dès que ce liquide pénètre par capillarité entre les deux plaques de verre.

Il est nécessaire de se servir d'un grossissement assez fort (oc. 2 ou 3 et obj. 7 Nachet) et de faire tomber le sang sur le bord de la lamelle de verre, au moment même où on le fait sourdre par compression de la pulpe du doigt. Dès que le sang est arrivé au contact de l'espace capillaire il s'y précipite avec force et l'on en voit les divers éléments rouler avec rapidité. En certains points qu'on trouve facilement, le courant sanguin est plus lent, et l'on peut y distinguer les éléments. Au milieu des rouges et des blancs on aperçoit de très petits corpuscules ressemblant tout d'abord à de petits globules rouges très délicats et pâles. A peine les a-t-on aperçus qu'ils sont déjà modifiés : ils deviennent épineux, adhèrent au verre, se plissent, pâlissent en perdant une partie de leur substance, et ont une tendance à se souder aux corpuscules qu'ils rencontrent de manière à former des amas. Parfois ils retiennent au passage un ou deux globules rouges qui, adhérant en un point de leur périphérie alors que le courant cherche à les entraîner, prennent immédiatement une forme de poire (fig. 23).

6*

Au bout de peu de temps, ces hématies se dégagent pour aller concourir à la formation des piles, et les petits éléments dont il vient d'être question restent isolés, et forment des chapelets ou des amas.

Déjà ils sont profondément altérés et presque méconnaissables; mais on a pu constater leur présence, suivre leurs transformations et se convaincre qu'outre les hématies et les globules blancs, le sang contient des corpuscules particuliers s'altérant très rapidement.

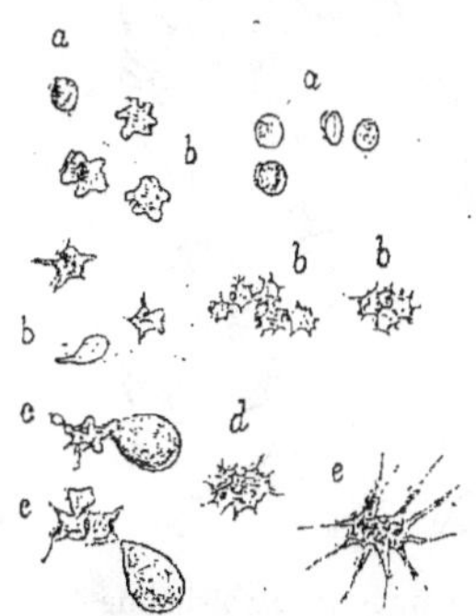

Fig. 23. — Hématoblastes dans le sang pur.

a, éléments non altérés à plat ou de champ; *b*, *b'*, éléments légèrement altérés et se groupant; *c*, *c*, hématoblastes retenant au passage des globules rouges; *d*, groupe plus altéré; *e*, groupe plus altéré encore, au moment de la coagulation.

Veut-on les observer dans le sang pur plus posément, et avec tout le temps nécessaire pour en distinguer les principaux caractères, il suffit de répéter l'expérience précédente à une température voisine de 0°. Mes observations ont été faites en plein air pendant l'hiver; il serait facile de les répéter et de les vérifier en toutes saisons en se servant d'une platine réfrigérente.

C'est la température d'environ — 1° qui s'est montrée la plus favorable à ce genre d'étude; mais on peut encore faire de bonnes observations à la température de 1° à 1°,5 C.

Les globules rouges se disposent sous la forme de piles, comme à la température ordinaire et, dans l'intervalle de ces piles, on aperçoit de petits corps très minces, isolés ou disposés par petits groupes de deux, trois, quatre et cinq, rarement plus (lorsque la couche de sang est mince). Ces petits corpuscules sont remarquablement nets, quoique fort délicats et pâles : quelques-uns d'entre eux sont légèrement discoïdes, d'autres, en assez grand nombre, sont subglobuleux, arrondis ou allongés et portent une sorte de pédicule plus ou moins long ou des crénelures sur leur bord.

Ceux qui se montrent sous la forme d'un bâtonnet ou d'un grain de riz, sont des éléments vus de champ, et par suite ils sont plus colorés et ont une plus grande réfringence (fig. 24).

Ainsi vus dans toute leur intégrité, sans l'intervention d'aucun réactif, les hématoblastes sont parfaitement homogènes et à surface lisse; ils ont un aspect colloïde, ou légèrement vitreux, et parfois une teinte jaunâtre ou verdâtre sensible. Les plus petits, qui paraissent incolores, sont dépourvus de granulations et n'ont aucune ressemblance avec des fragments de globules blancs.

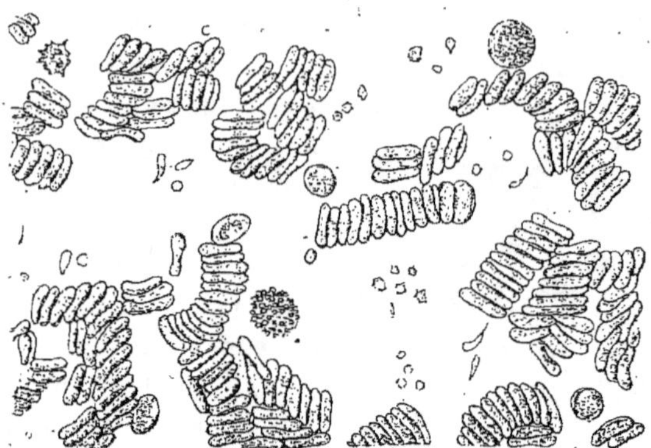

Fig. 24. — Sang humain examiné à une température voisine de 0°.

On voit entre les piles de globules rouges dans les mers plasmatiques des hématoblastes intacts ou légèrement déformés.

Mesurés dans ces conditions, par les procédés micrométriques ordinaires, ils ont un diamètre d'environ 3 µ.

B. Action des réactifs. — Les hématoblastes peuvent être fixés dans leur forme normale par un certain nombre de liquides. Un de ceux qui les altère le moins est le sérum iodé (liquide amniotique de la vache) préparé par la méthode de Max Schultze. Avant de s'en servir on a soin de laisser s'évaporer l'excès d'alcool et d'iode : on remplit de ce liquide un petit flacon dont le bouchon est remplacé par une boulette de coton mollement enfoncée dans le goulot et, au bout de quelques jours, lorsque l'odeur d'iode a presque disparu, le sérum est devenu bon pour l'usage. L'on peut également employer du liquide amniotique de mouton ou de vache, conservé dans des ballons Pasteur ou à l'aide d'eau oxygénée. Le mélange doit être fait dans la proportion d'environ 1 partie de sang pour 150 à 200 de sérum. Le sang doit être utilisé dès qu'il vient sourdre au dehors, et le mélange est agité avec soin de manière à ce que les éléments soient bien dispersés.

Dans une bonne préparation les hématoblastes sont presque tous isolés, faciles à distinguer ; la plupart d'entre eux sont régulièrement arrondis et les gros paraissent excavés. Quand on les regarde à un fort grossissement, on les voit agités d'un mouvement brownien d'où résulte qu'ils se présentent tantôt de profil, tantôt de face. On peut alors s'assurer aisément, comme dans le sang pur, que les corpuscules ressemblant à des bâtonnets sont réellement des hématoblastes vus de champ (fig. 25).

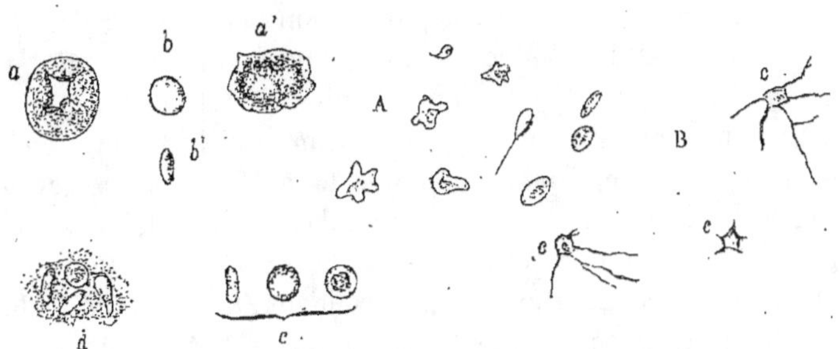

Fig. 25. — Hématoblastes examinés dans différents liquides.

a, a', b, b', globules rouges et hématoblastes dans l'urine diabétique, fort grossissement ; A, hématoblastes dans le sérum iodé ; B, les mêmes présentant des prolongements fibrillaires au bout de vingt-quatre heures ; *c,* hématoblastes dans le sang traité par la solution d'acide osmique ; *d,* groupe d'hématoblastes dans le sang traité par le liquide A.

Presque tous sont incolores, cependant quelques-uns des plus volumineux conservent une teinte jaunâtre ou verdâtre. Quelques-uns sont vésiculeux et probablement gonflés et décolorés par le liquide. Les formes pointues, en poire, en grains de riz, sont assez communes et il n'est pas rare de voir des corpuscules déformés, anguleux ou légèrement plissés. Tous ne sont pas isolés, quelques-uns se touchent et parfois se confondent ; d'autres forment des groupes plus ou moins étendus dans lesquels les éléments constituants sont habituellement faciles à reconnaître.

Dans le liquide amniotique, quelque bien préparé qu'il soit, les globules du sang et particulièrement les rouges s'altèrent constamment au bout d'un certain temps. Les hématoblastes s'y conservent plus longtemps, mais à leur tour ils pâlissent, perdent leur netteté, et au bout de vingt-quatre heures ils ont presque tous disparu en laissant comme dernière trace une sorte de stroma pâle à peine distinct, analogue à celui des hématies en voie de dissolution.

L'eau iodo-iodurée à un degré de concentration convenable donne de bonnes préparations des hématoblastes. Ces corpuscules y sont légèrement colorés en jaune, tandis que les hématies y prennent une teinte brun acajou plus ou moins foncé. En général, ils y sont fixés dans leur forme normale, mais en même temps rétractés, et cette rétraction s'accentuant peu à peu, au bout de deux ou trois jours il devient difficile de les reconnaître.

Dans les solutions de sels neutres (sulfate de soude, sulfate de magnésie, etc.) préconisées depuis si longtemps pour l'étude du sang, les hématoblastes se comportent à peu près comme dans le sérum iodé. Ils y pâlissent un peu plus vite et beaucoup d'entre eux y sont réduits à une sorte de stroma qui lui-même disparaît au bout d'un temps plus ou moins long. On prendra garde de confondre avec ces restes d'hématoblastes des globules rouges décolorés. Quelle que soit, en effet, la formule adoptée pour la fabrication de ces solutions, depuis celle de Zimmermann, 6 de sel sur 100 d'eau, jusqu'à celle de M. Grancher, 1/40, l'hémoglobine s'y dissout plus ou moins vite, de sorte qu'on ne tarde pas à voir, au milieu des globules colorés, des stromas pâles, simulant de petits corpuscules qui ont pu être pris par certains observateurs pour des éléments normaux du sang. Ces petits corpuscules, réduits au stroma, sont sensiblement plus petits que les globules rouges, quelques-uns n'ont que 4 à 5 μ.; ils se rapprochent donc par la taille des hématoblastes, tout en conservant cependant des caractères qui permettent facilement de reconnaître leur véritable nature.

L'eau, l'acide acétique, les solutions de potasse et de soude agissent sur les hématoblastes à peu près comme sur les globules rouges.

Dans les solutions de potasse concentrées, utilisées en médecine légale pour délayer les taches de sang (1 p. de potasse pour 4 à 5 p. d'eau), les hématoblastes conservent à peu près leur forme et leur coloration; mais ils s'y rétractent assez rapidement et y acquièrent une réfringence qui leur fait perdre leurs caractères distinctifs.

Un des réactifs les plus intéressants à étudier nous est fourni par le liquide A.

Pour obtenir une bonne préparation, il faut faire un mélange de 1 partie de sang avec 150 à 200 p. du véhicule, en ayant soin de faire tomber le sang dans le réactif dès qu'il sort des vaisseaux. Les hématoblastes apparaissent alors parfaitement fixés dans leur forme, mais un peu décolorés et assez fortement rétractés.

En même temps il se produit autour de ces éléments une sorte d'atmosphère granuleuse, due à la précipitation d'une substance albuminoïde glutineuse qui contribue à réunir les éléments en amas plus ou moins volumineux et qui a une tendance à adhérer aux autres éléments du sang, et particulièrement aux globules blancs (fig. 26, d). Le réactif met donc en évidence deux parties distinctes : 1° des corpuscules brillants, rétractés, réfringents, et 2° une substance granuleuse et visqueuse formant une atmosphère plus ou moins étendue autour des corpuscules.

Cette réaction intéressante recevra par la suite son interprétation. Nous n'ajouterons ici que quelques remarques sur les propriétés chimiques du réactif. En essayant séparément chacun des principes constituants qui entrent dans la formule du liquide, on constate que la propriété de coaguler les éléments du sang appartient en propre au bichlorure de mercure.

La proportion de bichlorure a été calculée de telle sorte que la précipitation de matière granuleuse soit aussi faible que possible.

Avec du sang normal les hématoblastes isolés se montrent le plus souvent sous la forme de petits corpuscules rétractés, mais libres, tandis qu'autour des hématoblastes groupés au nombre de deux, trois, quatre, cinq, etc., se voit une très petite atmosphère granuleuse qui ne gêne en rien la bonne répartition des éléments lorsqu'on se sert du liquide en question pour faire la numération des globules du sang. Mais il suffit de modifier la constitution du liquide et d'élever la dose de bichlorure ou d'employer simplement un liquide ayant perdu un peu d'eau par évaporation pour qu'immédiatement les hématoblastes soient plus rétractés et que la quantité de matière granuleuse qui les entoure devienne plus abondante.

La préparation est alors remplie de plaques granuleuses étendues qui, en adhérant aux autres éléments du sang, deviennent le centre d'amas confus.

Nous montrerons ailleurs que, grâce à cette propriété, le liquide en question, tel que nous l'avons formulé, est précieux pour mettre en évidence certaines altérations pathologiques du sang.

La solution d'acide osmique concentrée que M. Pouchet (1) a

______

(1) Pouchet, De l'emploi des solutions concentrées d'acide osmique (*Journ. de l'Anat. et de la Phys.*, sept. 1876, p. 525).

recommandée pour l'étude de divers éléments, fixe assez bien les globules du sang.

Les hématoblastes y conservent, au moins pendant quelques heures, leurs caractères propres, ce qui permet de les étudier facilement. Ils y sont un peu décolorés comme les globules rouges eux-mêmes, et en général aussi, plutôt gonflés que rétractés. Plus tard, en même temps qu'ils noircissent sous l'influence de l'acide osmique, ils se rétractent comme les autres éléments du sang et perdent de leur netteté. Ce réactif en solution à 1 p. 100 est néamoins un des meilleurs à employer pour l'étude de ces éléments.

C. Étude des hématoblastes à l'aide de la dessiccation du sang. — La dessiccation rapide du sang (p. 3) fournit un moyen de préparer les hématoblastes sans l'intervention de réactifs. Pour obtenir un bon résultat, il faut absolument tenir compte de la vulnérabilité excessive de ces éléments et agir avec une grande promptitude.

Le sang étant recueilli dès qu'il sort des vaisseaux et étalé en couche mince sans aucune perte de temps, les hématoblastes sont desséchés avant d'avoir subi la plus légère modification et fixés ainsi dans leur forme normale, tels qu'ils circulent dans les vaisseaux.

Comme ils adhèrent au verre et sont beaucoup plus minces que les globules rouges, ils ne sont pas entraînés comme ces derniers par la baguette de verre et l'on doit les chercher surtout dans les premières portions de la couche de sang.

Il arrive souvent ainsi que les hématoblastes se trouvent isolés complètement ou presque complètement des globules rouges. On peut alors les étudier plus facilement que dans les préparations de sang humide, et si l'on a soin de mettre la couche de sang desséché à l'abri de l'humidité en la recouvrant d'une lamelle mince, on obtient des échantillons de sang qui peuvent se conserver indéfiniment.

Les hématoblastes s'y présentent sous l'aspect de petits corpuscules très minces, très délicats, à contour net.

Malgré leur exiguïté ils présentent surtout sur le bord une coloration verdâtre ou jaunâtre manifeste que j'ai cru devoir rapporter à des traces d'hémoglobine. Mais ils ne sont jamais colorés aussi nettement que les globules rouges, et ils perdent très facilement, dès qu'ils s'altèrent, la petite quantité de matière colorante qui les imprègne.

La plupart des hématoblastes ainsi préparés sont arrondis; mais beaucoup d'entre eux, quelle que soit la rapidité avec laquelle la préparation est faite, sont crénelés sur le bord, par suite de la production de petites élevures en forme de bourgeons. Quel-

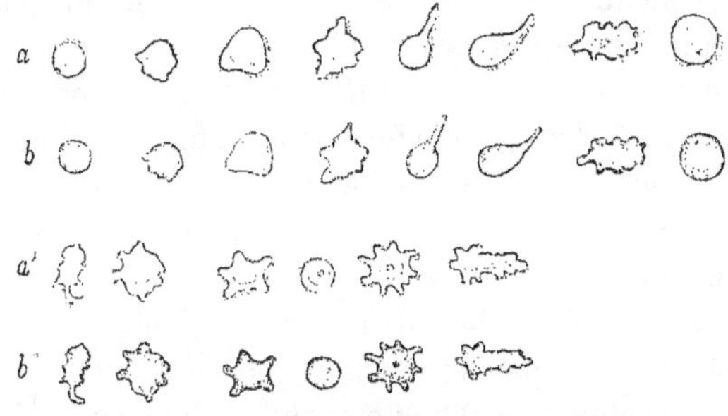

Fig. 26. — Hématoblastes à l'état sec.

a, a', vus au moment où l'on rapproche l'objectif; b, b', vus au moment où l'on éloigne l'objectif.

ques-uns sont un peu allongés ou ovalaires, d'autres portent, comme dans le sang humide, un petit prolongement en forme de pédicule (fig. 26).

La forme exacte de ces éléments est difficile à déterminer. Dans le sang pur ou dans le sang circulant, les hématoblastes sont discoïdes ou sub-globuleux; dans les préparations faites avec des liquides conservateurs, notamment avec la solution d'acide osmique, ils paraissent biconcaves à la façon des globules rouges. Cependant, quand on les examine à l'état sec, ils réfractent la lumière à la façon des corps convexes. Quand on en rapproche l'objectif, le centre devient obscur, tandis que le bord clair, réfringent, projette une ombre portée relativement considérable; c'est le contraire quand on l'éloigne, le centre devient clair et le bord obscur (fig. 26). On voit donc qu'à l'état sec ils réfractent la lumière à l'inverse des globules rouges légitimes dont le centre devient clair au moment où l'on rapproche l'objectif, et obscur pendant qu'on l'éloigne. A elle seule, cette particularité suffirait pour permettre de distinguer les plus petits globules rouges des hématoblastes. Cette différence s'accentue encore lorsqu'on examine la manière dont les hématoblastes reproduisent les images des objets extérieurs.

En effet, l'image d'un barreau interposé entre la source lumineuse et le miroir du microscope apparaît quand on éloigne l'objectif dans l'espace lumineux superposé à l'élément. Cette image se déplace dans le même sens que le barreau, c'est-à-dire dans un sens inverse, puisque le microscope renverse les images. C'est précisément le contraire de ce qui a lieu au niveau des globules rouges. On doit en conclure que, même à l'état sec, les hématoblastes agissent sur la lumière à la façon de petites lentilles convexes. Mais cela ne prouve pas que les hématoblastes soient des corps sphériques ou globuleux, d'une forme tout à fait différente de celle des hématies, car on obtient des réactions optiques toutes semblables avec les globules rouges du chevreau, qui, on le sait, sont de très-petits éléments.

Le diamètre des hématoblastes est très variable et, en général, plus grand à l'état sec que dans le sang pur ou préparé à l'aide des liquides conservateurs dont nous avons parlé, ce qui tient à ce que la dessiccation permet à ces éléments de s'élargir un peu, ou plutôt à ce qu'elle s'oppose au retrait qu'ils subissent rapidement dans le sang pur ou dans les liquides conservateurs. Il est permis, en effet, de penser que la dessiccation, qui conserve aux globules rouges leur diamètre vrai, agit de même sur les hématoblastes et que ce moyen convient mieux que tout autre lorsqu'on veut déterminer le diamètre exact de ces corpuscules. Nous croyons donc utile d'indiquer ici les résultats micrométriques obtenus en opérant sur des hématoblastes secs.

On remarque tout d'abord une diversité excessive dans les dimensions de ces éléments. Quelques-uns sont extrèmement petits; d'autres, au contraire, atteignent les dimensions des globules rouges nains dont ils diffèrent par la pâleur, l'extrème minceur et la facilité avec laquelle ils s'altèrent et prennent un bord crénelé qui les fait ressembler à une petite roue dentée irrégulière ou à une petite étoile. Quelque bien faite que soit une préparation, la vulnérabilité des hématoblastes est telle que le tiers ou la moitié des éléments ont déjà le bord crénelé.

Les mensurations micrométriques faites à l'aide d'échantillons de sang pris chez des individus de divers âges, depuis la naissance jusqu'à soixante-douze ans, ne montrent aucune différence en rapport avec l'âge. Dans certains échantillons de sang, le plus petit hématoblaste qu'on puisse voir mesure environ 2 μ.

Les plus grands mesurent habituellement à peu près 5 μ. ; exceptionnellement ils peuvent atteindre 5 μ., 5 ou même 5 μ., 75 sans perdre leurs caractères d'hématoblastes. Entre ces deux extrêmes 2 μ. et 5 μ., 75 on peut trouver tous les intermédiaires ; les éléments d'un diamètre extrême sont rares ou peu nombreux, ceux d'un diamètre moyen abondent et mesurent de 3 à 3 μ., 5.

D. **Modifications des hématoblastes sortis des vaisseaux.** — Reprenons maintenant l'étude du sang pur, non desséché. Nous allons observer dans les hématoblastes toute une série de modifications qui marchent de pair avec la coagulation du sang et qui méritent une description détaillée.

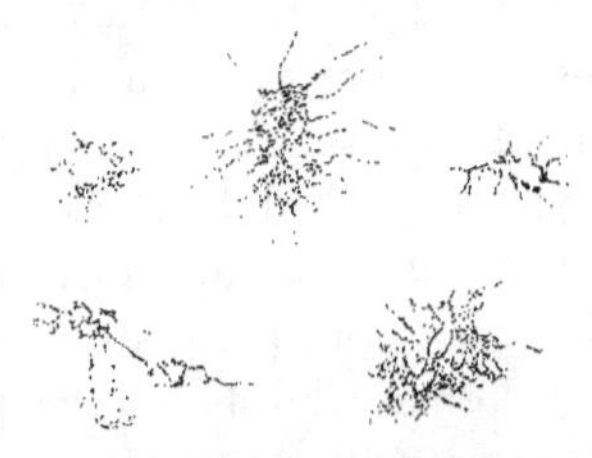

Fig. 27. — Amas d'hématoblastes dans le sang pur.

Supposons qu'on ait fait une préparation de sang pur avec les précautions que nous avons indiquées. Après avoir noté les particularités précédemment décrites, on remarque entre les piles formées par les hématies des corpuscules déjà un peu modifiés ; quelques-uns sont isolés et disséminés çà et là, la plupart des autres groupés.

A l'aide d'un grossissement suffisant (de 500 à 800 d.) il est facile de voir qu'ils sont irréguliers, anguleux, et que, dans cet état, ils présentent deux parties plus ou moins nettement distinctes : l'une périphérique, finement granuleuse ; l'autre, centrale, corpusculaire, d'aspect vitreux et assez fortement réfringente.

Leur première altération se traduit donc par une sorte de retrait qui les rend plus éclatants, plus brillants, et par l'épanchement autour d'eux d'une matière particulière.

La substance qui sort ainsi rapidement des hématoblastes est extrêmement visqueuse, et cette viscosité explique très bien la formation des petits amas.

Tout d'abord les hématoblastes se réunissent sous la forme de petits grains anguleux ou de petites étoiles, formant souvent une sorte de chapelet dont chaque grain est distinct; puis ces petits corpuscules semblent s'attirer fortement, la substance visqueuse qui les entoure tend à former une masse commune dans laquelle viennent se superposer et se confondre les éléments constituants. Du bord de cette petite masse partent un grand nombre de prolongements fins dont la disposition varie d'un moment à l'autre, la substance qui englue les hématoblastes paraissant posséder une obscure contractilité qui lui permet de changer plus ou moins rapidement de forme (fig. 23 et 27).

Les petits hématoblastes isolés subissent des modifications analogues, et tout à coup on voit apparaître dans la préparation des fibrilles très ténues, s'entre-croisant en divers sens, se perdant, se rejoignant et formant un réseau irrégulier plus ou moins net, qui très évidemment part des hématoblastes.

A ce moment les amas ont un aspect mûriforme; les petits grains qui les composent ont parfois encore une coloration jaunâtre manifeste, et de leurs bords indécis partent des filaments droits, nets, quoique très fins, sensiblement plus larges au moment où ils quittent l'amas que sur le reste de leur parcours.

Lorsque, au lieu d'examiner le sang en couche mince, on le prépare en couche épaisse, la matière exsudée par les hématoblastes devient plus apparente. Cette couche épaisse de sang contient à des distances variables des espaces arrondis, de formes diverses, autour desquels les globules rouges sont arrêtés et disposés concentriquement. Ces espaces clairs, dépourvus de globules rouges, présentent deux zones distinctes : l'une centrale granuleuse, constituée par un grand nombre de petits corpuscules pressés les uns contre les autres et analogues à ceux que nous venons de décrire ; l'autre périphérique, claire, translucide, d'autant plus étendue que l'amas est lui-même plus volumineux (fig. 28). La confluence des hématoblastes a rendu ainsi très visible cette sorte d'exsudation d'aspect muqueux qui est à peine remarquable autour des petits amas hématoblastiques lorsque le sang est étalé en couche mince. Dans ce dernier cas les petits hématoblastes isolés perdent en s'altérant leur diamètre primitif et deviennent presque tous punctiformes, tandis que les amas sont constitués par deux, trois, quatre, cinq et jusqu'à quinze à vingt hématoblastes au plus. Les centres d'irradiation du réticulum fibrineux mesurent alors dans le sang normal, ainsi préparé, de 2 μ à 8 μ environ.

Après la coagulation les amas ne subissent plus que de légères modifications. Beaucoup d'entre eux paraissent continuer encore pendant quelque temps à changer plus ou moins nettement de forme, en même temps ils se rétractent, se décolorent de plus en plus, perdent toute trace d'hémoglobine, deviennent plus finement granuleux ou homogènes, se creusent de petites vacuoles et

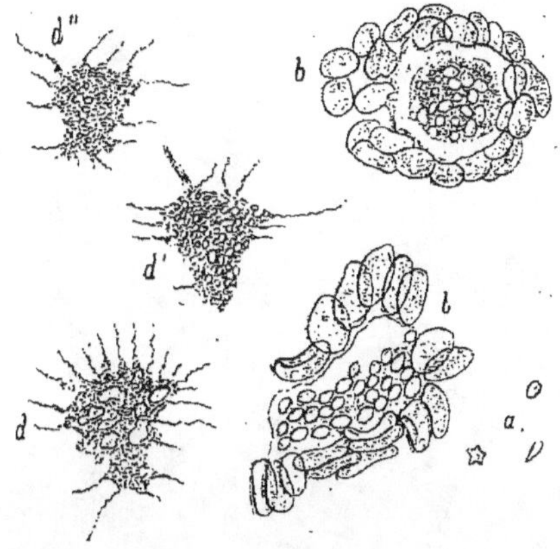

Fig. 28. — Divers éléments et groupes d'éléments observés dans le sang pur de l'*ateles paniscus* (Coaita).

a, hématoblastes isolés tels qu'on les voit pendant les premières minutes de l'examen; b, b, globules rouges groupés autour d'amas d'hématoblastes. La couche de sang étant un peu épaisse, les amas d'hématoblastes se sont entourés d'une couche claire translucide; d, d', d", amas d'hématoblastes, environ une heure après la coagulation.

se désagrègent peu à peu; mais tandis que les premières modifications évoluent rapidement, celles qui suivent la coagulation ne s'accentuent que très lentement.

Pour compléter cette étude histologique du réticulum, il est nécessaire de traiter le sang pris en caillot par le lavage suivi de l'emploi de réactifs colorants (p. 24).

Quand la couche de sang coagulé a été bien lavée, les matières tinctoriales (fuchsine, iode) font apparaître tout ce qui a résisté au lavage, c'est-à-dire le réticulum fibrineux et ses nœuds ou carrefours, un certain nombre de globules blancs dont les noyaux et les granulations se colorent avec plus ou moins d'inteñsité, et enfin quelques rares stromas de globules rouges n'ayant pas été entraînés par le lavage.

Le réticulum fibrineux présente deux parties distinctes, les fibrilles et les carrefours (fig. 29).

Ces derniers sont constitués par les corpuscules hématoblastiques plus ou moins profondément altérés, corpuscules disposés isolément ou en amas, et sur lesquels se portent avec avidité les matières colorantes.

Ce sont des débris d'hématoblastes ayant souvent un éclat réfringent particulier; dans les amas, ils sont rarement distincts

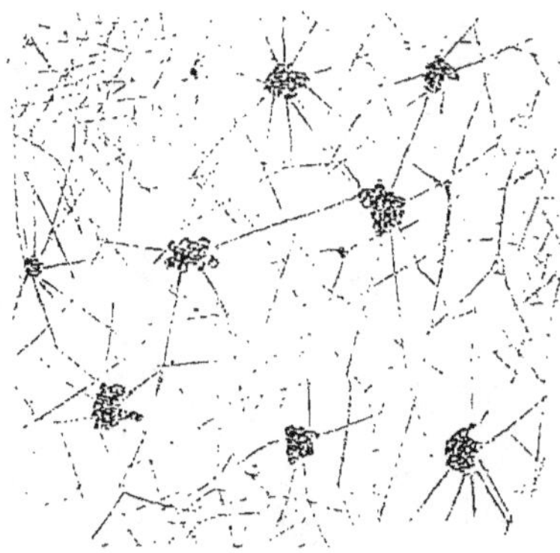

Fig. 29. — Réticulum du sang humain préparé par lavage et coloré à l'aide d'eau iodo-iodurée.

les uns des autres et paraissent souvent fragmentés en granulations plus ou moins brillantes.

Les filaments de fibrine, moins colorés que les débris d'hématoblastes, semblent partir de ceux-ci sans l'intervention d'une substance unissante.

Les fibrilles sont des filaments minces, rigides, droits, ayant 1 μ de diamètre environ. Ils quittent en rayonnant les hématoblastes, se portent en tous sens, se divisent un petit nombre de fois dichotomiquement, s'unissent aux amas hématoblastiques voisins, s'anastomosent, s'entre-croisent, se perdent parfois en pointe déliée et forment ainsi un réseau à mailles anguleuses, irrégulières, plus ou moins lâches, plus ou moins serrées, suivant l'épaisseur de la couche de sang ayant servi à la préparation.

La gelée filamenteuse qui envahit une goutte de sang au moment de la coagulation, et qui enlace dans ses mailles les globules blancs et les hématies, comprend donc dans son sein tous les hématoblastes, dont la partie résistante reste confondue intimement avec les filaments fibrillaires, au niveau des carrefours, sous la forme de corpuscules réfringents, plus colorés que le reste du réseau.

Ces observations histologiques délicates, mais ne réclamant, en somme, qu'un peu de soin et de patience, rendent parfaitement évidente l'intervention d'un des éléments normaux du sang dans l'acte de la coagulation. Nous chercherons plus tard quelle est la nature et l'importance de cette intervention.

E. Structure des hématoblastes. — Petits, délicats, très altérables, les hématoblastes sont, on le conçoit, des corpuscules dont il est difficile de déterminer la structure. Quand ils sont bien fixés dans leur forme, ce sont de petits corps homogènes qui présentent une certaine ressemblance avec les globules rouges. Après avoir perdu leur matière altérable et soluble, ils sont réduits, comme les globules rouges dépourvus d'hémoglobine, à une petite masse insoluble représentant un véritable stroma. Ce stroma apparaît dans tous les liquides qui fixent les éléments d'une manière incomplète et laissent peu à peu s'échapper au dehors la matière qui est spontanément exsudée dans le sang pur extrait de l'organisme.

C'est ainsi qu'agissent sur eux le liquide B, le sérum iodé, le sérum au sulfate de soude, l'eau iodée convenablement étendue, etc. Pour bien voir ces débris d'éléments on emploiera, comme pour l'étude des hématies, le procédé de la coloration après décantation (p. 16). Dans quelques cas on sera frappé de la ressemblance dans la manière dont réagissent à cet égard les hématoblastes et les hématies. Mais ces procédés ne mettront en évidence aucun détail de structure.

De même dans les grains hématoblastiques isolés ou agminés qui forment les principaux carrefours du réticulum fibrineux, on ne peut reconnaître qu'une matière albuminoïde en voie d'altération. La partie de ces grains qui résiste au lavage à l'eau distillée pure ou à l'eau alcoolisée se colore plus fortement par l'iode ou la fuchsine que le stroma décoloré des globules rouges ; mais cette réaction ne nous renseigne pas sur la constitution histologique de ces débris d'éléments.

C'est dans les préparations faites par dessiccation rapide que se montre la principale particularité histologique des hématoblastes. Il faut y rechercher les éléments de grande taille qui atteignent jusqu'à 5 ou 6 μ.

Rares dans le sang normal, ils sont beaucoup plus nombreux dans le sang des anémiques et des cachectiques. Leur bord est en général épais, festonné, réfringent, tandis que leur partie centrale a l'apparence d'un disque légèrement granuleux, dans lequel on reconnaît presque toujours très distinctement une grosse granulation à centre brillant, un peu excentrique, mais voisine du centre (fig. 26 et 30). Cette granulation est parfois visible aussi dans les

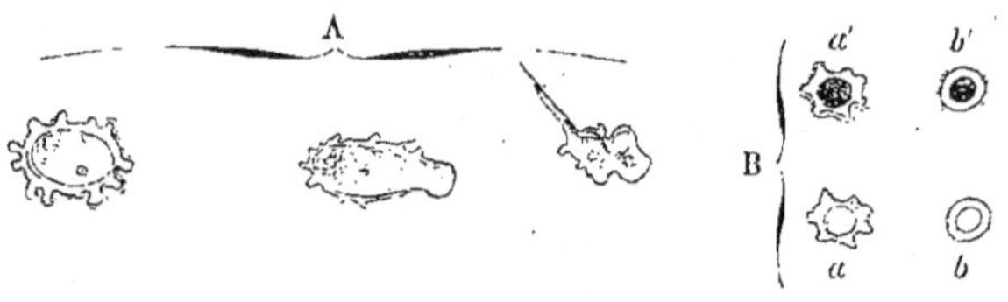

Fig. 30. — Hématoblastes volumineux trouvés dans le sang d'une chlorotique.

A, préparation sèche non colorée, très fort grossissement; B, a, b, éléments non colorés; a', b', les mêmes après action de l'hématoxyline.

hématoblastes les plus petits et les plus délicats, et tout à fait analogue à celle que nous avons signalée dans les hématies (fig. 21).

Comme elle a l'apparence d'un nucléole, il était indiqué de rechercher dans les hématoblastes la présence d'un noyau. En soumettant ces éléments, fixés de divers manières, à l'action des matières colorantes, on peut se convaincre qu'ils ne contiennent pas de noyau analogue à celui des globules rouges nucléés. Ils se rapprochent donc encore à cet égard des globules rouges non nucléés.

Pour faire cette étude, il faut se servir de préférence de préparations où les éléments sont fixés par le fait d'une dessiccation déjà ancienne. Les matières tinctoriales, telles que l'hématoxyline, la fuchsine, l'éosine, le violet de Paris, colorent très difficilement les hématoblastes, souvent même les solutions employées font simplement prendre au bord irrégulier de l'élément un aspect blanc éclatant et une forte réfringence qui rappellent les caractères de la myéline. Cependant, après un contact prolongé, les hématoblastes finissent par fixer une certaine quantité de matière colorante et, au moment où on rapproche l'objectif, il se produit une tache arrondie, foncée, assez fortement colorée, simulant un

7*

noyau (fig. 30, *a'*, *b'*). Mais en éloignant l'objectif cette tache redevient claire, tandis que le bord de l'élément présente une légère coloration. Il est très probable que ces particularités résultent de la forme convexe des hématoblastes desséchés (1).

La structure des hématoblastes présente donc la plus grande analogie avec celle des hématies. Dans l'un et l'autre de ces éléments on reconnaît facilement l'existence d'un stroma insoluble. De même que les globules rouges, les hématoblastes bien conservés sont lisses, homogènes et dépourvus d'un noyau analogue à celui des hématies nucléées. La seule particularité histologique indiscutable, commune aux deux éléments, consiste dans la présence d'une sorte de granulation centrale ou presque centrale faisant une légère saillie. Enfin le stroma des hématoblastes sert de soutien, comme celui des rouges, à une seconde matière organisée. Mais tandis que cette matière présente dans l'hématie une certaine fixité et renferme une proportion nettement appréciable d'hémoglobine, celle de l'hématoblaste est incolore ou à peine colorée et remarquable par la facilité avec laquelle elle tend à abandonner le stroma, à s'extravaser pour ainsi dire.

C'est par la constitution et les propriétés de cette seconde substance que les hématoblastes diffèrent surtout des globules rouges légitimes. On remarquera toutefois qu'avant de s'altérer profondément pour concourir à la formation de la fibrine, cette matière présente des traces évidentes de contractilité et que dans certaines conditions la matière dite zooïde des globules rouges peut

____

(1) Dans certains cas on parvient à déterminer nettement la coloration de la partie centrale de quelques hématoblastes. C'est pourquoi, dans un de mes travaux antérieurs (n° LVII), j'ai admis comme possible la présence d'une sorte de noyau dans les hématoblastes. Mais les rares corpuscules dans lesquels on peut obtenir cette réaction présentent, plus distinctement que les autres, la séparation de l'élément en deux parties distinctes. Il s'agit donc plutôt d'une apparence de noyau, résultant d'une altération des hématoblastes, que d'un noyau indubitable. On ne peut d'ailleurs émettre que des doutes sérieux sur cette question des noyaux dans les hématies et les hématoblastes des mammifères, quand on tient compte de la facilité avec laquelle se colorent les noyaux des véritables éléments nucléés du sang ou des organes hématopoétiques. Cependant, tout récemment, l'opinion que j'avais émise avec une grande réserve, en 1881, a été reprise par Mondino (*Sulla generi e sullo sviluppo degli elementi del sangue nei vertebrati.* Palermo, 1888). Cet auteur affirme que les hématoblastes des mammifères possèdent un noyau. Pour le mettre en évidence il traite le sang par du sérum coloré par du violet de méthyle et filtré à travers un filtre préalablement lavé à l'aide d'une solution de bichlorure de mercure à 0,5 p. 100. J'ai fait l'examen du sang humain par le procédé de Mondino sans obtenir de résultat satisfaisant.

manifester également un genre particulier de contractilité.

Les données que nous possédons sur la constitution chimique des globules rouges établissent encore une analogie entre ces éléments et les hématoblastes. Denis nous a appris que la charpente des globules rouges est constituée presque entièrement par une matière voisine de la fibrine, à laquelle il a donné le nom de globuline, et depuis, divers auteurs ont appelé la même matière stroma-fibrine. Or nous avons vu que la partie insoluble et persistante des hématoblastes fait corps avec le réticulum fibrineux et se confond par conséquent avec la fibrine concrète.

Ces faits deviendront plus frappants encore lorsque nous les aurons vus se reproduire dans toute la classe des vertébrés, et notamment dans le sang des animaux à globules rouges nucléés dont les hématoblastes ont une constitution cellulaire légitime.

F. **Formes intermédiaires entre les hématoblastes et les globules rouges.** — La vulnérabilité des hématoblastes est un caractère ne pouvant appartenir qu'à des éléments jeunes, encore imparfaitement développés, dont la constitution chimique n'est pas encore définitive. Les preuves de la parenté qui relie ces éléments aux hématies s'accumuleront peu à peu dans la suite de nos études. Il en est une très importante qui doit cependant trouver place ici, c'est celle qui est fournie par la présence dans le sang de formes intermédiaires.

Quand on examine une préparation de sang pur, faite avec soin, il est rare qu'on n'y trouve pas quelques globules isolés, ne participant pas à la formation des piles, éléments remarquables par leur exiguité. Ce sont ceux qui ont été déjà précédemment signalés sous le nom de globules nains. Souvent, malgré le soin avec lequel la préparation aura été faite, ces petits corps auront pris une forme sphérique, indiquant leur vulnérabilité relative. Cependant ces petites hématies sont parfaitement biconcaves comme les autres lorsqu'on a soin de les fixer dans leur forme au moment où elles sortent des vaisseaux à l'aide du liquide A. Elles sont également excavées dans les préparations sèches et ne diffèrent des autres globules rouges que par la taille. Dans ces dernières préparations elles se différencient facilement des hématoblastes, bien que, parfois, les plus petites d'entre elles soient d'un diamètre inférieur à celui des plus grands hématoblastes. On les reconnaît à leur épaisseur à peu près égale à celle des hématies adultes et, par suite, au cercle noirâtre de diffraction qui les entoure, à leur coloration tout à fait semblable à celle des globules rouges ; à leur biconcavité.

Parmi ces globules nains, les uns ont une forme discoïde régulière, les autres sont légèrement déformés et rappellent, par leur configuration un peu allongée, irrégulière ou bien par les crénelures de leur bord, les principaux types sous lesquels se présentent les hématoblastes. Ils n'ont donc pas encore une forme aussi régulière que les hématies, mais ils se comportent comme elles pendant le processus de coagulation ; ils n'ont plus la constitution chimique des hématoblastes. Ce sont d'ailleurs des éléments relativement avancés dans leur évolution, car on trouve entre les globules nains et les hématoblastes très vulnérables des éléments qui servent de trait d'union.

Ceux-ci sont plus épais que les hématoblastes ordinaires, plus réfringents, plus nettement colorés, et dans le sang pur, bien qu'ils prennent part à la formation des amas hématoblastiques, leurs modifications pendant le processus de coagulation évoluent lentement.

L'étude du sang normal montre donc que l'hématoblaste est un élément en évolution. D'abord petit, délicat, incolore, extrêmement vulnérable, il grossit, acquiert des traces d'hémoglobine, devient plus réfringent et plus résistant au processus de coagulation ; puis il arrive un moment où sa constitution chimique se modifie plus complètement encore et où sa coloration hémoglobique est égale ou presque égale à celle des hématies. Il perd alors, en devenant globule nain, les propriétés physiologiques qui le distinguent, pour acquérir celles des hématies. Cependant ces globules nains qui ne prennent plus part, comme les hématoblastes, au phénomène de la coagulation du sang et sont devenus persistants ainsi que les autres hématies, présentent encore quelques particularités spéciales, notamment une forme souvent irrégulière et une certaine vulnérabilité qui facilite leur transformation dans le sang pur en corpuscules sphériques.

Ces faits d'évolution, difficiles à saisir dans le sang normal, sont d'une grande évidence dans le sang de certains malades, notamment des anémiques. La partie de ces études qui sera consacrée aux altérations du sang viendra compléter cette description et nous fournir des preuves en faveur de la transformation des hématoblastes en hématies (1).

§ 3. — LEUCOCYTES DU SANG HUMAIN.

En regardant avec attention les espaces plasmatiques d'une préparation de sang pur, on aperçoit un certain nombre d'éléments globuleux, à reflet grisâtre ou argentin. Ce sont les *globules blancs* ou *leucocytes*.

Beaucoup moins nombreux que les globules rouges, ils ressemblent à de petites masses de protoplasma sphériques, d'un diamètre variable et en général supérieur à celui des hématies moyennes. Les uns sont presque homogènes, à peine granuleux; d'autres au contraire sont légèrement troubles ; enfin quelques-uns contiennent des granulations très réfringentes, habituellement rejetées latéralement; tous ont un éclat spécial et deviennent très brillants au centre lorsqu'on éloigne l'objectif. Il est donc évident à première vue que ces éléments, tout à fait différents des globules rouges, présentent des caractères communs, mais que l'espèce ainsi formée comprend divers types ou variétés. Si l'on prolonge l'examen les différences s'accentuent, surtout si la température extérieure s'élève à 20° ou au-dessus. Tandis que les plus petits sont immobiles et restent indéfiniment sphériques, les gros ne tardent pas à se déformer et à se déplacer dans le champ de la préparation. Les premiers sont donc dépourvus de contractilité protoplasmique ; les seconds, au contraire, sont doués d'une contractilité très active.

C'est à l'aide de ces différences, à la fois anatomiques et physiologiques, qu'on a cherché à caractériser les variétés de globules blancs. Toutefois les distinctions qu'il a fallu faire, à cet égard,

(1) La différence de forme signalée entre les hématoblastes et les globules rouges ne prouve pas que les seconds ne puissent provenir des premiers. Il est probable, en effet, que le développement du globule rouge se fait par l'épaississement progressif du bord des hématoblastes autour de la petite lentille convexe qui forme le centre de cet élément. C'est peut-être même à cette particularité et à une sorte d'adhérence relative de la pellicule externe des éléments au méridien de cette lentille que les hématies doivent leur forme biconcave. Quoi qu'il en soit, nous ferons remarquer que chez certains ovipares les globules rouges, quoique possédant un gros noyau sphérique, agissent à l'état sec sur la lumière comme des corps excavés, par suite de l'enfoncement relatif de la portion répondant au noyau. C'est ce qu'on voit nettement, par exemple, sur les éléments gigantesques de l'*amphiuma means*.

pour satifaire aux besoins d'une description systématique, n'ont rien d'absolu, car il existe toujours dans le sang un certain nombre d'éléments ayant des caractères mixtes et servant en quelque sorte de traits d'union entre les diverses variétés.

D'autre part, les globules blancs possèdent les mêmes caractères généraux chez tous les vertébrés; mais d'une classe à l'autre, et même d'une espèce à l'autre, ils offrent quelques différences. Il en résulte que si l'on voulait tenir compte, dans une classification applicable à l'embranchement des vertébrés, de toutes les particularités relatives à la forme, à l'aspect et à la nature des granulations, à l'activité plus ou moins grande du protoplasma, on serait entraîné à admettre un trop grand nombre de variétés. Il vaut mieux s'en tenir aux caractères différentiels fondamentaux et se borner, en prenant actuellement comme type le sang humain, à distinguer les grandes variétés de globules blancs qui se retrouvent chez tous les vertébrés.

En partant de ce principe, on peut admettre trois variétés seulement de globules blancs :

A. **Caractères des globules blancs dans le sang pur.** — 1° *Description générale.* — Les éléments de la première variété sont les plus petits. Ils sont de forme sphérique, parfois légèrement elliptique, jamais discoïde. Ils ont l'apparence d'une petite sphère finement granuleuse, ayant un reflet blanc-grisâtre et plus claire au centre qu'à la périphérie, surtout lorsqu'on éloigne un peu l'objectif. Dans le sang pur, ils ne laissent apercevoir aucun détail évident de structure. Cependant lorsqu'ils sont peu granuleux et très transparents, on peut voir qu'ils se composent d'un noyau volumineux qui remplit presque tout l'élément et qui est entouré d'une mince couche protoplasmique (fig. 31, *a*).

La seconde variété comprend la grande majorité des globules blancs.

Les éléments qui la composent sont des cellules sphériques, plus volumineuses que les précédentes, à protoplasma finement granuleux, présentant à leur centre une tache claire, irrégulière, laissant parfois deviner des sortes de bourgeons ou lobes (*b*, *c*).

Les globules de la troisième variété ont des caractères tout particuliers. Ils se distinguent immédiatement des autres par leur aspect fortement granuleux. On y voit, en effet, un amas de grosses granulations réfringentes remplissant les deux tiers ou les trois quarts de l'élément. Ces grosses granulations sont de petites sphères relativement volumineuses, à centre brillant et à contour souvent noirâtre; elles sont incolores ou bien au contraire nettement colorées en jaune (*d*).

Les globules blancs de la première variété sont en général un peu plus petits que les globules rouges; ils mesurent de 6 µ à 7 µ, 5 de diamètre; quelques-uns, peu nombreux, atteignent 8 µ.

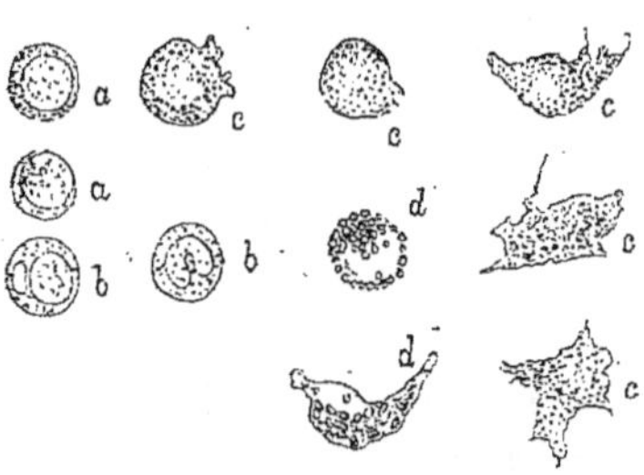

Fig. 31. — Leucocytes du sang humain.

a, a, globules blancs de la première variété; *b, b*, petites formes de la deuxième variété; *c, c*, éléments de la deuxième variété plus ou moins déformés par les mouvements amœboïdes; *d, d*, éléments granuleux de la troisième variété.

Ceux de la seconde variété ont un diamètre qui varie dans le sang pur de 7 µ, 5 pour les plus petits à 9 µ, 5 ou même 10 µ. Enfin, ceux de la troisième variété ont en général 8 à 9µ,5 de diamètre.

2° *Mouvements amœboïdes.* — Ces éléments se distinguent encore les uns des autres, dans le sang pur, par leurs propriétés physiologiques.

Ceux de la première variété sont, en effet, dépourvus de contractilité amœboïde, tandis que les plus volumineux présentent cette propriété à un haut degré.

Wharton Jones (1) avait déjà étudié les changements de forme des globules blancs dans le sang de la raie, lorsque Davaine (2) les observa pour la première fois dans le sang de l'homme en 1850. Depuis, ils ont été décrits avec beaucoup de soin par Max Schultze (3).

(1) WARTHON JONES, The blood corpuscle considered in its different phases of development (*Philosoph. Transactions*, 1846).

(2) DAVAINE, Recherches sur les globules blancs du sang (*Mém. de la Soc. de biologie*, t. II, p. 103, 1850, et *Gaz. méd.*, p. 884, 1850).

(3) M. SCHULTZE, *loc. cit.* — Voir II.

Ces phénomènes peuvent se constater à la température de la chambre ; mais ils sont sensiblement plus actifs lorsqu'on emploie un appareil à température constante (voir p. 9), maintenu entre 36 et 40°. Les globules de la seconde variété et surtout ceux qui atteignent et dépassent 9 μ, sont particulièrement actifs. Au moment où la préparation vient d'être achevée, ils présentent déjà quelques saillies qui lorsqu'elles se produisent sur un point seulement leur donnent l'apparence d'une petite grenade. Puis on ne tarde pas à apercevoir, à la périphérie du corpuscule, de petites expansions en forme de tentacules ou de doigts de gant, de massue, s'allongeant, se rétractant tour à tour et déterminant des modifications variables dans la forme générale de l'élément.

Alors commencent les mouvements de reptation.

« Les corpuscules blancs du sang glissent, se cramponnent sur la surface du verre et poussent des prolongements qui semblent entraîner les éléments, ou bien la partie saillante perd peu à peu son caractère de prolongement, et semble se perdre en s'élargissant dans la masse du corpuscule. En résumé, les corpuscules blancs se glissent entre les rouges comme le feraient les animalcules cellulaires dits amibes, tantôt glissant librement à la surface du verre, tantôt s'enfonçant dans une masse de corpuscules rouges et se frayant un passage en les écartant et en se pliant » (Max Schultze).

Les mouvements acquièrent leur plus grande activité entre 38 et 40°, et arrivent à égaler ceux des amibes. La masse de la cellule est entraînée par la rétraction des prolongements ; étalée sous la forme d'une mince couche granuleuse très transparente, elle revient ensuite irrégulièrement sur elle-même pour s'aplatir de nouveau, tandis que les découpures de son bord se modifient constamment. Les noyaux, qui se reconnaissent à des taches pâles, sont entraînés par la masse protoplasmique, et on peut souvent suivre leurs mouvements d'une extrémité de la cellule à l'autre.

Les globules blancs de la troisième variété (corpuscules grossièrement granulés de Wharton Jones) sont également contractiles. Mais ils émettent des prolongements plus volumineux, plus courts et moins nombreux que les corpuscules finement granuleux, et leurs mouvements de reptation sont moins actifs.

La durée générale de ces phénomènes dans le sang humain est,

pour une température de 38 à 42°, de deux ou trois heures. Au
delà de ce temps, le protoplasma s'altère, se creuse de vacuoles,
et la masse corpusculaire, devenue irrégulièrement sphérique et
plus grossièrement granuleuse, reste immobile. Lorsque la température ne dépasse pas 36 à 38°, on peut encore voir quelques mouvements au bout de trois heures; mais ceux-ci ne présentent
toute leur activité que dans les préparations fraîches.

M. Ranvier a fait cette remarque intéressante que ces mouvements sont excités et entretenus par l'oxygène, vers lequel se diri-
gent les cellules migratrices, comme si elles éprouvaient une sorte
de besoin de respirer.

3° *Intussusception dans les globules blancs.* — Les amibes peuvent absorber de fins granules de matière colorante, et il semble
que leurs mouvements, leurs changements de forme, la production intérieure de sortes de vacuoles, facilitent beaucoup l'introduction des particules étrangères. Ce phénomène a été désigné
sous le nom d'intussusception, afin de le distinguer de l'absorption.

L'idée de faire servir cette propriété à l'interprétation de la
structure des organismes inférieurs remonte au baron de Gleichen (1), et les naturalistes ont, depuis, beaucoup discuté sur la
signification de l'intussusception dans les infusoires. Tandis que
pour Dujardin les vacuoles de la substance sarcodique suffisent à
l'expliquer, d'autres auteurs y voient encore la preuve de l'existence de sortes de poches stomacales ouvertes extérieurement.

C'est d'abord sur des invertébrés que Hœckel (2) et von Recklinghausen (3) observèrent l'entrée et la sortie des matières colorantes
dans les globules du sang.

Plus tard ils étendirent ces recherches à des vertébrés à sang
froid, et Preyer (4) les compléta par ses études sur le sang des
grenouilles; enfin Schultze a pu observer ce phénomène dans le
sang humain.

Pour étudier l'intussusception, on emploie soit des matières
colorantes, comme le carmin, le cinabre, l'indigo ou l'aniline, en

---

(1) GLEICHEN, Dissert. sur la génér. des animalcules. Trad. de 1799.

(2) HOECKEL, Die Radiolarien, p. 105, Berlin, 1862, et PREYER, *Centralblatt für die
medicin. Wissensch.*, 1864, p. 305.

(3) VON RECKLINGHAUSEN, Die Lymphgefässe und ihre Beziehung zum Bindegewebe,
p. 22, Berlin, 1862, et *Virchow's Archiv*, Bd. XXVIII, p. 157, 1863.

(4) PREYER, Ueber amiboide Blutkörperchen; *Virchow's Archiv*, t. XXX, p. 417.

poudre aussi fine que possible, soit du lait. Chez les invertébrés, ces observations se font à la température normale et à l'aide de la chambre humide.

Avec le sang humain, il faut, à l'exemple de M. Schultze, se servir de la platine chauffée, maintenue à la température de 38 à 40°, et diluer le sang avec un peu de sérum iodé contenant en suspension du cinabre ou du bleu d'aniline.

On peut alors voir nettement les granulations colorées pénétrer à l'intérieur des globules blancs ; les mouvements de reptation facilitent leur entrée, et les granulations, tantôt réunies, tantôt séparées, occupent la masse ou les prolongements.

On retrouve ici les propriétés variables des globules finement granuleux et des globules à grosses granulations. Dans ces derniers, la pénétration est plus lente ; les granules colorés parcourent moins d'espace pendant les mouvements.

On observe des résultats analogues avec le lait dont les vésicules, ayant en moyenne 3 millièmes de millimètre, sont rapidement absorbées.

Dans quelques cas on peut voir les granulations colorées pénétrer dans un prolongement des globules blancs, puis arriver peu à peu jusqu'au centre ; mais souvent c'est par la masse même de la cellule qu'ils s'introduisent.

Ces études sur les propriétés physiologiques du protoplasma des éléments incolores du sang ont permis de repousser d'une manière définitive l'hypothèse ancienne d'une membrane de cellule.

« Je n'hésite pas un instant, dit M. Schultze, à ranger les corpuscules blancs de l'homme parmi les cellules sans membrane. Ces cellules, d'après mes observations faites dans divers tissus, ne sont constituées que par du protoplasma entourant un noyau. »

Cette opinion est aujourd'hui classique. Mais l'examen du sang pur, dans des conditions aussi normales que possible, ne renseigne pas d'une manière suffisante sur les noyaux et les granulations contenus dans la masse protoplasmique. Pour faire l'étude de ces points importants on a soumis les globules blancs à l'influence de très nombreux réactifs.

B. Caractères histochimiques des globules blancs. — Laissant aux ouvrages spéciaux le soin de décrire les effets des diverses substances chimiques sur ces corpuscules, je n'indiquerai que les principales réactions capables de mettre en évidence un détail intéressant de structure.

L'impossibilité d'apercevoir nettement un noyau dans les globules blancs du sang pur a conduit un certain nombre d'histologistes à considérer les noyaux comme des formations cadavériques ou artificielles. Cette manière de voir est certainement erronée.

Pendant que les globules blancs exécutent leurs mouvements et sont par conséquent en vie, si la masse nucléaire n'est pas nettement visible, elle affirme du moins son existence, ainsi que nous venons de le noter, en se déplaçant à travers le corps protoplasmique.

En opérant sur un animal dont les globules blancs sont remarquablement volumineux (axolotl du Mexique), M. Ranvier a pu, non seulement voir nettement des noyaux, mais encore assister à leur multiplication par scission (1). Pour le sang de l'homme et des animaux supérieurs, il faut considérer surtout les résultats fournis par la dessiccation rapide. Il est impossible que des éléments qui conservent leur vitalité pendant aussi longtemps que les globules blancs puissent subir des modifications sensibles pendant le court espace de temps nécessaire à cette dessiccation. Or, dans les préparations de sang sec, on peut voir sans l'emploi d'aucun réactif et d'une manière extrêmement nette, avec le sang humain comme avec celui des animaux, les noyaux des globules blancs. La préexistence de ces noyaux n'est donc pas plus douteuse chez l'homme que chez les animaux inférieurs, à sang froid (fig. 32).

La dessiccation permet, de plus, l'emploi ultérieur de divers réactifs colorants à l'aide desquels on peut rendre les noyaux plus apparents ou déterminer la nature de quelques granulations. L'eau iodo-iodurée, la solution alunée d'hématoxyline, le violet de Paris et le vert de méthyle sont les principaux liquides colorants à mettre ici en usage. On complétera cette étude en utilisant les procédés de M. Ranvier et particulièrement les solutions alcooliques au tiers de sulfate, ou de chlorhydrate de rosaniline, auxquelles on ajoute une petite quantité de sang pur. Ces solutions altèrent la masse protoplasmique des globules blancs; mais colorent fortement les noyaux.

(1) RANVIER, *Traité technique d'histologie.*

A l'aide de ces procédés on reconnaît que les éléments de la première variété contiennent un gros noyau presque toujours arrondi, délimité par un double contour et renfermant un nucléole, en général très net. Ce noyau remplit presque complètement l'élément, dont la petite masse protoplasmique est claire ou très

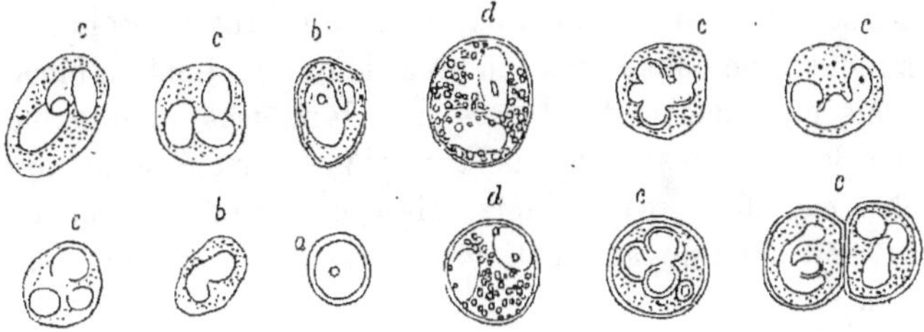

Fig. 32. — Globules blancs du sang desséché.

a, variété 1 ; *b, b*, variété intermédiaire ; *c, c*, variété 2 ; *d, d*, variété 3.

finement granuleuse. Dans quelques globules de cette variété, et en général dans les plus volumineux, le noyau est légèrement échancré et commence à prendre une forme en bissac qui est

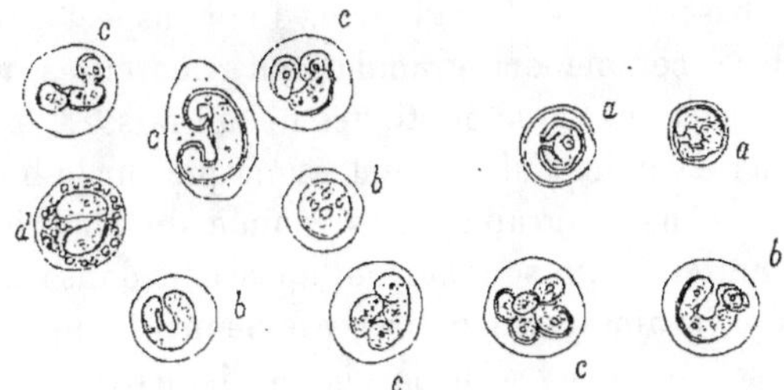

Fig. 33. — Globules blancs du sang desséché traités par la fuchsine.

a, a, variété 1 ; *b, b*, variété intermédiaire ; *c, c*, variété 2 ; *d*, variété 3.

commune dans les petits éléments de la variété 2 (fig. 32 et 33).

Les globules blancs de cette seconde catégorie ont un noyau unique plus ou moins singulièrement découpé ou des noyaux multiples, au nombre de deux à cinq, quelquefois plus.

Ces noyaux sont isolés les uns des autres ou bien, au contraire, réunis par des languettes qui donnent l'image d'un bissac ou d'un sablier quand il y a deux renflements, ou d'un cylindre à renflements multiples parfois contourné sur lui-même, que M. Ranvier a comparé à un boudin. Il n'est pas rare de voir dans le même élément, à côté d'un bissac ou d'un boudin, un ou deux autres noyaux isolés.

Ce sont précisément les globules à noyaux multiples ou composés qui présentent la plus active contractilité protoplasmique et qui ont servi de type pour la description des mouvements amœboïdes. Autour des noyaux, la masse protoplasmique, plus volumineuse que dans la variété précédente, contient de fines granulations et, parfois, des traces non douteuses d'hémoglobine.

Enfin, les globules blancs de la troisième variété se distinguent par des caractères particuliers. Ils contiennent soit un noyau unique, soit deux noyaux distincts, soit encore un double noyau en bissac.

Autour d'eux, et les masquant en partie, se voit l'amas granuleux qui a été précédemment signalé. Les granulations dont il se compose et qui ont souvent une coloration jaunâtre ne se colorent ni par l'iode ni par la rosaniline. Elles ont une affinité particulière pour l'éosine; mais elles ne sont cependant pas constituées par de l'hémoglobine, car elles sont plus réfringentes que l'hémoglobine et elles ne disparaissent pas entièrement dans les liquides qui dissolvent l'hémoglobine. Leur aspect pourrait les faire considérer comme des granulations graisseuses, mais elles n'ont pas les réactions caractéristiques de la graisse; l'osmium ne les colore pas en noir. J'ai souvent remarqué sur le bord de ces granulations de petits grains noirs comme du charbon, véritablement mélanifères, qui sont surtout apparents dans les éléments desséchés. Ces grains pigmentaires proviennent sans doute des métamorphoses successives de la matière jaunâtre qui imprègne quelques-unes des granulations, de sorte qu'il est difficile de ne pas rapporter cette matière colorante à l'hémoglobine ou à un de ses dérivés directs; mais la nature de la granulation elle-même est encore indéterminée.

C. Sous-variétés de globules blancs. — Outre ces trois types fondamentaux de globules blancs, il en existe d'autres dont on pourrait faire des sous-variétés. Ainsi, parmi les globules blancs de la première variété, quelques-uns, rares dans le sang humain, ont le protoplasma fortement granuleux, légèrement opaque et parfois faiblement imprégné par de l'hémoglobine. Souvent aussi le noyau de cet élément est plus granuleux et plus avide de matière colorante que celui de la variété commune; de sorte que, dans les préparations faites par dessiccation, et traitées successivement par les vapeurs d'acide osmique, puis par l'hématoxyline, ces éléments acquièrent une certaine ressemblance avec les globules rouges à noyau. Ils en diffèrent cependant par l'extrême petitesse de leur disque qui est d'ailleurs toujours très délicat et faiblement coloré, et par le volume relativement considérable du noyau. Comme cet élément acquiert une importance relative dans le sang de certains ovipares, j'en ai fait une variété distincte dans mon mémoire sur les éléments du sang de la grenouille (1). Depuis, ayant constaté que ce globule blanc n'existe pas chez tous les animaux, et que souvent il est très peu abondant chez d'autres, il m'a paru inutile de maintenir cette distinction dans un classement applicable à tous les vertébrés.

Max Schultze (2), dans un travail très important sur les éléments du sang, a remarqué que certains globules blancs à protoplasma clair ou très finement granuleux sont moins gros que les globules blancs nettement amœboïdes et ne sont doués que d'une faible contractilité protoplasmique. Il en a fait une variété distincte sous le nom de variété 2, et il a admis ainsi quatre variétés de globules blancs. Mais comme il est évident que les éléments de cette variété sont des éléments de la variété suivante (var. 3 dans la classification de cet auteur), n'ayant pas encore acquis tout leur développement, j'ai cru devoir simplifier la classification de Max Schultze en confondant dans une description commune les éléments qui forment les variétés 2 et 3 de cet auteur.

§ 4. — GRANULATIONS.

Le plasma sanguin renferme encore, outre les éléments anatomiques, des granulations libres plus ou moins abondantes. On peut en distinguer deux variétés, les granulations graisseuses, les granulations de nature indéterminée.

1° *Granulations graisseuses.* — Ces granulations sont des globules sphériques d'une extrême petitesse, ayant 1 à 2 μ de diamètre ; elles sont formées en apparence par une matière grasse,

(1) XLIV, 2ᵉ partie (1879). Dans ce travail, les variétés 1, 3, 4 répondent aux trois variétés qui viennent d'être décrites comme variétés 1, 2, 3. La variété 2 est celle qui, très rare dans le sang humain, est signalée ici comme une sous-variété des éléments de la variété 1.

(2) MAX SCHULTZE, *loc. cit.*

entourée d'une couche mince de substance albuminoïde solidifiée. Ce sont elles, très probablement, que Müller désigne sous le nom de granules lymphatiques et que Kölliker a décrites depuis longtemps sous le nom de granules élémentaires. Elles sont très peu nombreuses dans le sang normal, mais deviennent parfois très abondantes dans certaines conditions. Nasse (1) prétend ne les avoir jamais observées dans le sang des personnes bien portantes ; il les a vues chez les nouveau-nés allaités, chez les femmes enceintes ayant ingéré une certaine quantité de lait ou d'eau-de-vie, et chez les personnes soumises à la diète.

Elles ne m'ont pas paru plus abondantes chez le nouveau-né humain que chez l'adulte, tandis qu'au contraire elles sont innombrables chez certains mammifères à la mamelle, particulièrement chez le petit chat (fig. 34).

2° *Granulations de nature indéterminée.* — Les granulations albuminoïdes décrites par un certain nombre d'histologistes se rapportent très probablement aux hématoblastes plus ou moins altérés. Nous avons vu, en effet, que ces éléments ne tardent pas à se résoudre, dans le sang issu des vaisseaux, en corpuscules isolés ou en amas d'aspect granuleux. Lorsqu'on tient compte de cette cause d'erreur, on reconnaît que le plasma du sang est en somme très pauvre en granulations libres. Cependant, outre les granulations graisseuses qui, nous venons de le voir, peuvent être abondantes dans certaines circonstances, on observe encore presque toujours dans une préparation de sang quelques corpuscules libres d'un aspect particulier. Ils me paraissent avoir jusqu'à présent échappé à l'attention des observateurs ; ils sont d'ailleurs très peu abondants dans le sang normal. Mais il importe cependant de les signaler, car nous aurons plus tard l'occasion de voir qu'ils deviennent nombreux dans quelques cas pathologiques.

Les corpuscules en question sont de petites sphères incolores, d'une grande réfringence, mesurant de 2 à 4 μ de diamètre. Ils ressemblent à de gros granules graisseux, mais ne sont certainement pas de nature graisseuse, car ils ne se colorent pas en noir dans l'acide osmique. Tout ce que je puis dire, relativement à leur nature, c'est qu'ils ressemblent absolument aux corpuscules qu'on trouve en abondance dans les organes hématopoiétiques : ganglions lymphatiques, rate, moelle des os.

(1) Nasse, *R. Wagner's Handw.*, t. I, p. 126, 1842.

G. Hayem. — *Du Sang.* 8

CHAPITRE II

ANATOMIE COMPARÉE DU SANG.

§ 1. — Mammifères.

Au point de vue anatomique, le sang présente exactement la même constitution dans toute la classe des mammifères. Les légères différences qu'on peut observer d'une espèce à l'autre ne portent que sur des détails tout à fait secondaires. Elles sont uniquement relatives à la taille, à la forme et à la vulnérabilité plus ou moins grande des éléments. Cependant, comme elles ne sont pas sans intérêt pour les naturalistes et les expérimentateurs, je signalerai brièvement les faits que j'ai eu l'occasion de constater.

A. Hématies. — J'ai retrouvé la forme typique, biconcave, des globules rouges chez tous les mammifères que j'ai examinés. Mais on sait que chez quelques-uns d'entre eux ces éléments, au lieu d'être discoïdes, sont elliptiques (chameau, vigogne, etc.), sans qu'on puisse expliquer la cause de cette particularité singulière. Ces hématies elliptiques sont moins fortement biconcaves que les discoïdes, mais elles leur ressemblent complètement sous les autres rapports.

La vulnérabilité des globules rouges des animaux supérieurs est variable. En général, elle est plus grande chez la plupart des animaux utilisés dans les laboratoires que chez l'homme.

Ce sont celles du chat et particulièrement du chat nouveau-né qui s'altèrent le plus facilement. Elles sont tellement sensibles aux agents extérieurs que lorsqu'on étudie la circulation dans le mésentère des petits chats, l'exposition de cette membrane à l'air libre suffit pour rendre épineux les globules rouges qui circulent dans les vaisseaux. Malgré leur altération de forme à l'air, les globules rouges du chat se soudent entre eux; mais ils forment des amas plus ou moins compactes, au lieu de prendre la disposition en piles de monnaie.

Les hématies des animaux sont, en général, plus petites que celles de l'homme. Le seul animal chez lequel je les ai trouvées un peu plus grosses que chez l'homme est l'unau ; mais on verra dans le tableau résumant mes observations numériques que mes recherches ont porté sur un nombre restreint d'espèces. On trouvera à cet égard des renseignements beaucoup plus nombreux dans Gulliver (1).

B. Hématoblastes. — Les hématoblastes présentent, comme les hématies, les mêmes caractères généraux chez tous les mammifères. Mais ils sont presque toujours plus difficiles à étudier que chez l'homme, à cause de la rapidité extrême avec laquelle ils s'altèrent. A cet égard j'ai fait une remarque que j'aurai l'occasion de rappeler à propos de l'étude du processus de coagulation, à savoir que cette vulnérabilité variable des hématoblastes est en raison directe de la coagulabilité du sang. Ainsi, tandis qu'il est très difficile de fixer convenablement dans leurs formes les hématoblastes du sang très coagulable du chien, il est aisé au contraire d'obtenir de bonnes préparations en se servant du sang de cheval qui se coagule, on le sait, avec une lenteur exceptionnelle. De même l'abaissement de la température extérieure retardant les modifications des hématoblastes en même temps qu'elle ralentit la coagulation, les préparations de ces éléments sont plus faciles à exécuter en hiver qu'en été lorsqu'on se sert des animaux de laboratoire (chien, lapin, chat, cochon d'Inde) dont le sang se coagule très rapidement.

Dans les préparations faites avec le sang de ces derniers animaux et le sérum iodé, un grand nombre d'hématoblastes sont déformés, étirés en pointe ; d'autres sont vésiculeux, d'autres encore réduits à un stroma plissé, difficile à apercevoir. Il en est de même, mais à un moindre degré, lorsqu'on emploie une solution d'acide osmique.

Si l'on veut acquérir une idée exacte de la forme de ces éléments, il faut que la préparation soit exécutée avec une extrême rapidité et qu'à peine sorti des vaisseaux le sang soit recueilli dans le liquide destiné à en fixer les éléments. En prenant ces précautions, les hématoblastes de ces animaux se montrent comme ceux de l'homme sous la forme de petits corpuscules, faiblement réfringents, arrondis ou légèrement crénelés et l'on en

---

(1) G. GULLIVER, Observations on the sizes and shapes of the red corpuscles of the blood of vertebrates, etc. (*Proceedings of the Zoological Society of London*, 15 janvier, 1875).

8*

peut conclure que la plupart des éléments irréguliers, déformés, pédiculés sont des corpuscules ayant déjà subi l'action modificatrice des agents extérieurs.

Un des meilleurs procédés pour faire cette étude est d'exécuter, comme pour le sang humain, des préparations sèches. Elles sont beaucoup plus difficiles à réussir avec le sang des animaux de laboratoire qu'avec celui du cheval ou de l'homme.

Cependant avec un peu d'habitude on parvient à obtenir des préparations dans lesquelles la plupart des hématoblastes sont fixés convenablement et ressemblent à ceux qui ont déjà été décrits dans le sang de l'homme.

Dans le sang pur, préparé en couche mince, les hématoblastes sont disséminés comme chez l'homme dans les mers plasmatiques, et disposés sous la forme de petits amas qui s'altèrent rapidement et prennent l'aspect de plaques granuleuses à prolongements multiples d'où partent les filaments de fibrine.

Le diamètre des hématoblastes est, en général, en rapport avec celui des globules rouges adultes. Il varie, comme chez l'homme, du tiers à la moitié de celui des hématies. Cependant il y aurait lieu à cet égard de multiplier les observations. J'ai trouvé, en effet, que chez le chat et particulièrement le chat nouveau-né, les hématoblastes sont plus grands qu'à l'ordinaire et atteignent presque le diamètre des petits globules rouges (1). Dans le sang pur ils se présentent sous la forme d'éléments, d'abord ovoïdes et lisses, puis rapidement épineux et hérissés de petites pointes courtes et très fines. Les uns sont nettement colorés en jaune, d'autres paraissent complètement incolores, d'autres encore sont grisâtres, d'un aspect céroïde, chatoyant, particulier. Presque tous se réunissent pour former des amas, souvent très étendus, qui ne tardent pas à se confondre en une masse commune, mais non homogène, à reflets jaunâtres, à bords très irréguliers, d'abord curvilignes, puis anguleux (fig. 34, B).

Au bout de quelques heures, ces amas encore colorés forment une masse plus homogène, criblée de vésicules ou vacuoles relativement volumineuses.

La dessiccation rapide permet d'obtenir des éléments très nets, parfois légèrement colorés sur le bord, mais presque toujours crénelés. Ils contiennent dans leur partie centrale plusieurs gra-

(1) XLII.

nulations brillantes dont une a l'apparence d'un nucéole. A côté
de ces corpuscules que la dessiccation a saisis avant toute modification notable, on trouve des hématoblastes déjà légèrement
altérés et groupés en amas, dans lesquels les éléments restent distincts et sont ovoïdes, riziformes, d'une coloration jaune verdâtre
et d'un aspect chatoyant particulier.

Entre les hématoblastes et les globules rouges adultes, il existe

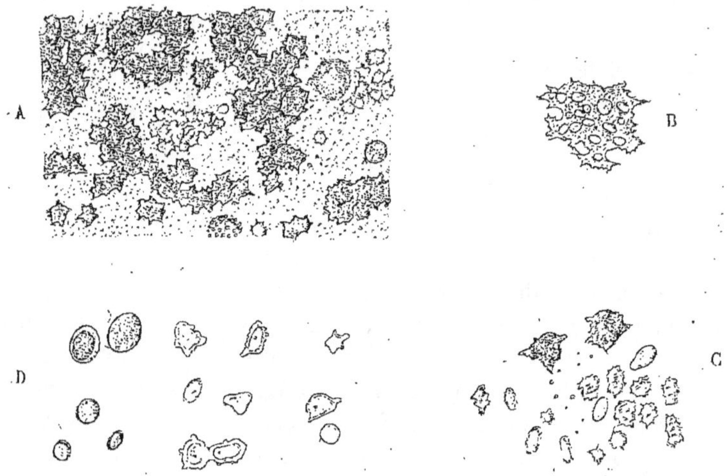

Fig. 34. — Sang du chat nouveau-né.

A, portion d'une préparation de sang pur pendant les premières minutes de l'examen. Entre les piles
de globules rouges on voit de nombreux hématoblastes presque tous groupés en amas. Dans le plasma
nagent de nombreuses et fines particules graisseuses ; B, amas d'hématoblastes creusé de vacuoles dans
une préparation faite depuis vingt-quatre heures ; C, globules rouges, hématoblastes et granulations
graisseuses dans une préparation faite avec du sérum iodé ; D, globules rouges et hématoblastes dans
le sang desséché.

dans le sang des animaux, comme dans le sang humain, des
formes intermédiaires. On les trouvera surtout chez les jeunes
mammifères et dans le sang du cochon d'Inde.

Je n'ai rien de particulier à signaler touchant les modifications rapides que subissent les hématoblastes pendant la coagulation du
sang. Les propriétés physiologiques de ces éléments sont, en effet,
exactement les mêmes dans toute la classe des mammifères. Ainsi,
dans le sang pur, quand ils sont groupés en amas, on voit bientôt
se former dans ces agrégats d'éléments deux zones, l'une centrale, composée d'hématoblastes rétractés, pressés les uns contre
les autres et paraissant par suite grossièrement granuleuse,

l'autre périphérique, translucide, formée par la matière exsudée par les hématoblastes (fig. 28, *b,b*).

Plus tard, pendant que cette matière translucide paraît se dissoudre dans le plasma, les hématoblastes continuent à s'altérer et forment alors une masse commune, finement granuleuse, souvent légèrement jaunâtre ou verdâtre, qui contient de petits corpuscules réfringents et des vacuoles plus ou moins nombreuses. De ces masses anguleuses, irrégulières, partent comme chez l'homme de petits filaments de fibrine qui se perdent à une petite distance de l'amas. Ils représentent les principaux tractus d'un réseau qu'on peut faire apparaître complètement par le procédé qui a été décrit p. 20.

Cette préparation est, en général, d'une exécution plus difficile qu'avec le sang humain, ce qui tient à ce que le réseau filamenteux est en général, chez les animaux de nos laboratoires, très délicat et très fin.

§ 2. — Vertébrés a globules rouges nucléés.

A. Hématies. — Les globules rouges elliptiques et à noyau des vertébrés ovipares, tant à sang chaud qu'à sang froid, sont des éléments aujourd'hui bien connus. Je n'insisterai donc pas sur leur déscription; je me bornerai à rapporter sommairement les observations que j'ai faites sur les détails les plus importants de leur strructure.

Les discussions ont surtout porté sur l'enveloppe externe et sur le stroma.

Quand les hématies nucléées, qui en général sont beaucoup plus volumineuses que celles des mammifères, ont été débarrassées de leur hémoglobine, puis colorées par l'hématoxyline ou la fuchsine, l'enveloppe extérieure que limite le corpuscule est notablement plus épaisse que celle des hématies non nucléées. Dans les préparations de sang des animaux à globules très volumineux, on peut voir cette enveloppe faire de véritables plis, ainsi que j'ai pu m'en assurer sur des préparations de sang desséché de l'*amphiuma means* dont les hématies ont des dimensions colossales.

Doit-on en conclure que les globules rouges nucléés présentent une véritable membrane cellulaire?

La plupart des histologistes ont répondu à cette question par la négative. Et, en effet, il serait absolument impossible d'expliquer la manière dont se comportent ces éléments sous l'influence des agents physiques et chimiques s'il régnait autour d'eux une véritable enveloppe.

Ce sont les recherches de Max Schultze et de Preyer sur la segmentation et la fragmentation des globules rouges qui ont fourni les premiers arguments, et peut-être les plus décisifs, contre l'ancienne manière de voir.

Pour étudier ces phénomènes sur les animaux à sang froid, on emploie le sang du triton ou de la grenouille, que l'on porte dans la chambre humide à une température d'environ 35°.

Les globules rouges elliptiques et à noyau de ce sang ne tardent pas à présenter des altérations de formes curieuses qu'on rattache à deux types. Tantôt le corpuscule prend lentement et peu à peu une forme plus allongée ; la partie centrale s'amincit, semble s'étrangler, et il en résulte une séparation du corpuscule en deux portions arrondies, dont l'une, plus large, contient le noyau.

Tantôt il semble qu'une des extrémités de l'élément devienne seule le siège d'une sorte de fragmentation en plusieurs petits

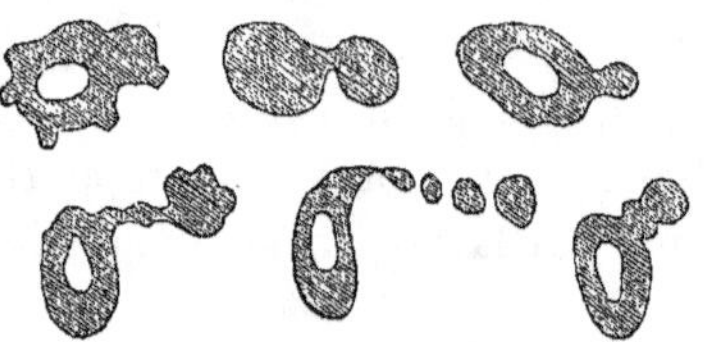

Fig. 35.

globules arrondis, de sorte qu'on trouve bientôt des corpuscules du sang déformés traînant à leur suite une série de petits globules disposés en chapelet, qui restent unis ou se séparent complètement de l'élément. Devenus libres, ces petits globules peuvent de nouveau se réunir soit entre eux, soit aux corpuscules voisins. Il y a ainsi segmentation ou fragmentation du corpuscule en plusieurs globules avec ou sans reconstitution du type primitif.

La figure 35 montre divers exemples de ces modifications pris sur des globules rouges de triton à la température de 35 degrés.

Plus récemment M. Ranvier, après avoir traité du sang de grenouille par une solution alcoolique au 1/3 de sulfate de rosaniline, remarqua que le noyau des globules rouges peut percer l'enveloppe rendue très distincte par ce procédé, sans laisser de déchirure visible. La membrane se referme derrière lui et reste continue (1). Malgré une épaisseur plus grande, en rapport d'ailleurs avec la taille des éléments, l'enveloppe des hématies nucléées se comporte donc comme celle des hématies des mammifères.

Elle se rapproche encore de cette dernière par la propriété de s'étirer en fils fins et fragiles, lorsque les globules adhèrent les uns aux autres ou à un corps étranger quelconque. Cependant elle est moins visqueuse et moins adhésive que celle des globules non nucléés ; d'où résulte que les globules rouges à noyau n'ont aucune tendance à former des amas analogues aux piles de monnaie ; ils restent bien distincts les uns des autres, et peuvent se rapprocher et se tasser sans se souder plus ou moins fortement.

Le disque des globules rouges non nucléés se comporte, sous l'influence des réactifs, de la même manière que le corps des globules rouges sans noyau. Il contient assez souvent une ou deux granulations claires qui paraissent être des vacuoles. La seule différence existant entre les hématies nucléées et les non nucléées consiste donc uniquement dans la présence d'un noyau très net et facile à démontrer dans les premières. Ce noyau se colore avec la plus grande facilité et présente en général, après l'action des réactifs colorants, un aspect assez fortement granuleux.

Il est presque toujours central, elliptique, à grand axe confondu avec celui de l'élément. Un grand nombre de réactifs lui font prendre un contour un peu sinueux, et lui donnent une apparence lobulée. M. Ranvier a montré que l'alcool au tiers, employé d'une manière progressive, le gonfle et y fait apparaître un ou deux nucléoles (2).

Cette particularité importante est parfois également visible après l'emploi d'autres réactifs, tels que le sérum iodé ou le liquide A.

Bien que j'aie fait un très grand nombre de préparations de sang de grenouille, je n'ai eu qu'une fois l'occasion de voir, chez

____

(1) Ranvier, Recherches sur les éléments du sang (*Arch. de physiologie*, 1875).
(2) Ranvier, *loc. cit.*

cet animal, un globule rouge à deux noyaux ; ces noyaux étaient juxtaposés dans le sens de la longueur et nucléolés. Chez le protée (*P. anguinus*), M. Ranvier a observé des globules rouges à deux noyaux.

Lorsqu'on traite le sang de la grenouille par les réactifs qui éclaircissent progressivement le disque coloré sans détruire l'élément (le liquide B, par ex.), on voit parfois apparaître autour du noyau une atmosphère finement granuleuse en forme de fuseau, qui semble indiquer que la couche profonde et périnucléaire a conservé quelques-uns des caractères du protoplasma. D'autre part, lorsqu'on a fixé les hématies à l'aide d'un réactif coagulant, tel

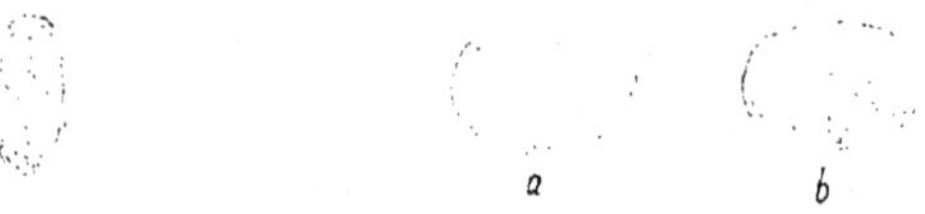

Fig. 36.

Fig. 37. — Globules rouges gondolés
de grenouille.

a, objectif rapproché ; b, objectif éloigné.

que le liquide A, et qu'on colore ensuite les éléments à l'aide d'éosine, on voit parfois aussi quelques granulations périnucléaires. Il existe donc probablement, au moins dans certains éléments, une légère différence entre la couche superficielle du disque et la couche profonde, moins complètement infiltrée de matière colorante.

Enfin, très souvent, dans les hématies en voie de dissolution, on aperçoit une sorte de tractus plus ou moins net et complet, partant de chaque pôle du noyau pour rejoindre le bord de l'hématie, dessinant ainsi l'axe de l'élément (fig. 36).

Ce sont là les seuls détails de structure que j'aie pu reconnaître. Il m'a été impossible de rendre visibles les filaments décrits par divers auteurs, notamment par Fuchs et Kneuttinger. M. Ranvier a d'ailleurs démontré que ces prétendus filaments ne sont autres que les plis formés par le disque des hématies sous l'influence de certains réactifs endosmotiques. Cette apparence est due à un gondolement dont il est facile de se rendre compte, en éloignant et en rapprochant alternativement le foyer du microscope (fig. 37).

C'est en traitant les globules rouges nucléés des animaux inférieurs par l'acide borique à 2 p. 100 que Brücke a obtenu la séparation, à l'intérieur du globule lui-même, entre la matière qu'il a appelée *ocoïde*, et celle qui retiendrait l'hémoglobine unie à une matière organisée à laquelle il donne le nom de *zooïde*. Après avoir répété la réaction de Brücke, je crois que la solution d'acide borique à 2 p. 100 est tout simplement un des réactifs capables de déterminer le gondolement du disque des hématies. Cependant la conception de cet auteur me paraît exacte, et je crois que l'hémoglobine est unie, comme dans les globules non nucléés des animaux supérieurs, à une matière organisée, présentant dans certains cas une sorte de contractilité amœboïde.

En étudiant, en 1878, les éléments du sang du têtard dans du sérum iodé, je vis se produire à la surface de quelques-uns des corpuscules rouges à grains vitellins de petits prolongements agités d'une sorte de mouvement vermiculaire. Ces prolongements en doigt de gant ou en chapelet, au nombre de 2 à 3 jusqu'à une dizaine par corpuscule, après avoir acquis une certaine longueur, devenaient immobiles, s'épaississaient, puis se transformaient en vésicules colorés par de l'hémoglobine. En même temps, sur d'autres points du même élément ou sur d'autres éléments, ne portant pas de prolongements vermiculaires, on voyait apparaître à la surface du corpuscule de petites vésicules colorées, qui grossissaient peu à peu pendant que l'élément se décolorait. Plus tard, quelle que fût leur provenance, ces boules finissaient par disparaître après avoir diminué peu à peu de volume, parfois elles se détachaient de l'élément, et devenues libres se dissolvaient dans le liquide ambiant (fig. 38).

J'ai fait des observations analogues sur les globules rouges de la tortue (*testudo græca*), conservés dans du sérum iodé. Les éléments de cet animal sont plus vulnérables que ceux de la grenouille, et perdent plus facilement leur hémoglobine. Pendant les premières heures de l'action du sérum iodé, l'hémoglobine se condense habituellement sous forme de segments séparés par des lignes claires partant du noyau, puis on voit sortir de la surface des éléments des prolongements agités de mouvements vermiculaires, et présentant nettement une coloration hémoglobique. D'autres éléments présentent seulement à leur surface des boules d'hémoglobine. En continuant l'examen de ces phénomènes curieux, on voit que pendant la décoloration progressive du corpuscule, quelques filaments mobiles et quelques boules se détachent des corpuscules, et que, de plus, ces singuliers filaments continuent à être agités dans le liquide d'un mouvement vermiculaire plus ou moins actif. Gaule a fait de son côté, dans des conditions différentes, des observations analogues (1). Ces faits curieux semblent établir que la matière colorée par l'hémoglobine et incorporée au stroma peut s'en séparer, sans se dissoudre, sous la forme d'une substance organisée, et conserver son individualité sans que l'élément soit fragmenté.

Malgré cette union de l'hémoglobine avec une matière organisée dans les globules rouges de tous les vertébrés, il existe

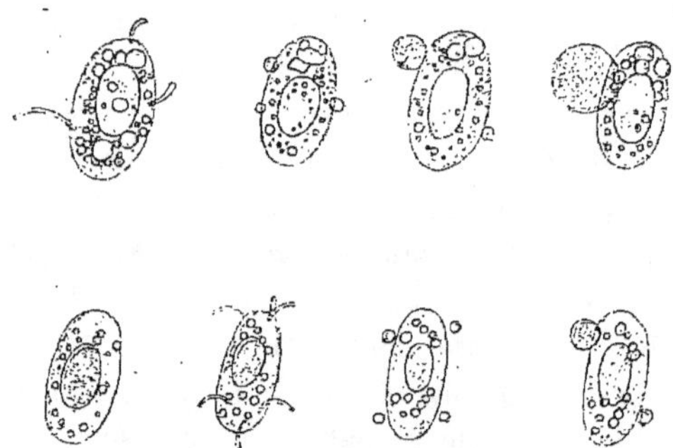

Fig. 38. — Divers globules rouges de têtard de grenouille examinés dans du sérum iodé.

une différence importante entre les hématies des mammifères et celles des ovipares. Ces dernières, en effet, ne produisent pas de corpuscules d'exsudation lorsqu'on les traite par les réactifs dissolvants.

B. Hématoblastes. — Le globule rouge des animaux supérieurs est un corpuscule à forme définie, facile à distinguer, à toutes les phases de son évolution, des éléments cellulaires du sang auxquels on a donné le nom de globules blancs.

S'il a échappé, jusqu'à présent, à une observation précise, lorsqu'il se présente sous la forme d'hématoblaste, c'est qu'on a méconnu la vulnérabilité excessive de ce dernier type anatomique et qu'on ne l'a vu que sous une forme altérée.

Au contraire, les hématoblastes des animaux à globules nucléés peuvent, à cause de leur volume, de leur constitution cellulaire,

(1) J. GAULE, Ueber Würmchen, welche aus den Froschblutkörperchen auswanden (*Arch. f. Anat. u. Phys. Phys. Abtheit.*, s. 57-64, 1880).

de leur faible coloration et même de leurs modifications d'aspect
et de forme, être confondus facilement avec les globules blancs
et, par le fait, cette confusion a été commise jusqu'à présent par
tous les observateurs.

Aussi est-ce dans le sang des ovipares qu'on a cherché les principaux arguments en faveur de l'hypothèse de la transformation
des globules blancs en globules rouges.

J'espère avoir établi que ces globules rouges, malgré la présence d'un noyau, ont une évolution analogue à celle des corpuscules des animaux supérieurs, et que, dès leur apparition dans le
sang, ils se présentent sous la forme d'un élément particulier qui
diffère des globules blancs et possède des propriétés physiologiques spéciales, notamment celle de prendre part, comme les hématoblastes des animaux supérieurs, à la formation du réticulum
fibrineux (1).

Je prendrai pour type de description le sang de la grenouille.

1° *Description des hématoblastes dans le sang pur.* — Lorsqu'on
expose le mésentère d'une grenouille à l'air libre, pour le soumettre à l'examen microscopique, il se produit des troubles circulatoires qui ont toujours pour effet de ralentir le cours du sang
dans un grand nombre de petits vaisseaux. Dans ces conditions,
il est facile d'apercevoir au milieu des globules rouges des éléments incolores, très différents des globules blancs (fig. 39). On
peut faire la même observation sur toutes les parties transparentes
de la grenouille : la langue, la membrane interdigitale. Nous re-
commanderons particulièrement de répéter chez la *rana temporaria*, dont la membrane interdigitale est très translucide,
l'expérience imaginée par Cohnheim dans son travail sur la stase
veineuse.

On lie au niveau de la cuisse la veine principale du membre, puis, le lendemain, la ligature est détachée et la circulation,
temporairement arrêtée dans la membrane interdigitale, ne tarde
pas à reprendre son cours. Elle est faible et les globules qui passent lentement à travers les capillaires sont obligés de se frayer
un passage à travers les éléments retenus contre la paroi vasculaire et en voie de diapédèse (fig. 39, B).

Dans ces conditions, il est très facile de distinguer dans le sang

(1) Voir XXXV, XXXVIII. LI, LIV (2ᵉ partie).

en circulation trois variétés d'éléments; il n'est même pas rare de trouver des endroits où la circulation est arrêtée et où des globules de ces trois variétés, disséminés dans le plasma, peuvent être examinés facilement, grâce à leur immobilité.

Les éléments de la troisième variété, c'est-à-dire ceux qui diffèrent des blancs et des rouges sont assez nombreux (a, a). Dans les points où la circulation n'est pas arrêtée, on les voit passer sous les yeux à des intervalles assez rapprochés mais irréguliers;

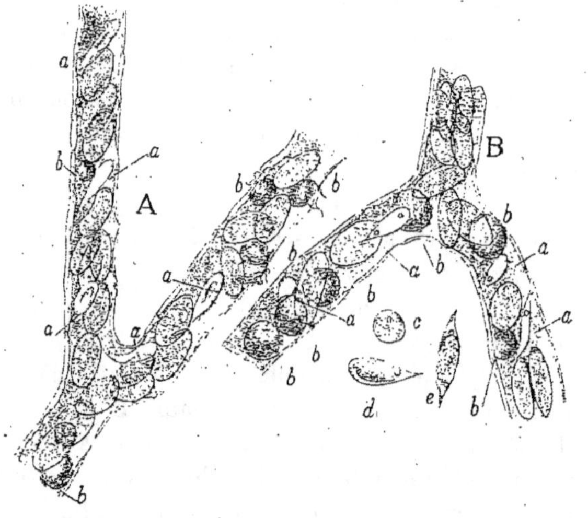

Fig. 39.

A, capillaires du mésentère exposé à l'air chez la rana viridis. On voit circuler avec les globules rouges un certain nombre d'hématoblastes; a, a, hématoblastes; b, b, globules rouges; B, capillaires de la membrane inter-digitale chez la rana temporaria; c, d, e, hématoblastes représentés à un plus fort grossissement. L'élément c est arrondi parce qu'il est vu dans le sens de la longueur.

disséminés au milieu des rouges, ils sont entraînés avec eux par le courant sanguin. Tandis que les globules blancs, petits, moyens ou gros, conservent en roulant dans les vaisseaux la forme de petites sphères, ces éléments sont allongés, légèrement aplatis et déjà presque discoïdes à la façon des globules rouges. Leur forme est plus allongée que celle des hématies, et habituellement elle rappelle celle d'un ovoïde plus ou moins pointu, d'un fuseau, d'une massue ou plutôt d'un corps ovoïde qui aurait été étiré en pointe plus ou moins longue à l'un de ses pôles. D'ailleurs un seul et même élément peut paraître alternativement

8**

ovoïde, fusiforme ou arrondi, suivant qu'il est à plat, de champ, ou vu dans le sens de son grand axe.

Ce sont là les jeunes globules rouges ou hématoblastes. De même que les hématies, ils suivent le milieu du courant sanguin et n'ont aucune tendance à s'arrêter avec les blancs dans la couche torpide externe ; ils possèdent également une certaine souplesse ou malléabilité qui leur permet de s'insinuer, en changeant de forme, à travers les obstacles qu'ils rencontrent et de reprendre, dès qu'ils le peuvent, leur forme typique primitive.

Ils sont lisses, homogènes, légèrement nuageux et d'un reflet moins argentin que les globules blancs ; ils présentent quelquefois une tache légèrement sombre, centrale, occupant la place du noyau, et, en dehors de cette tache, une ou deux granulations brillantes sur lesquelles il nous faudra revenir, granulations qui m'ont paru exister plus particulièrement chez la *rana temporaria* d'hiver.

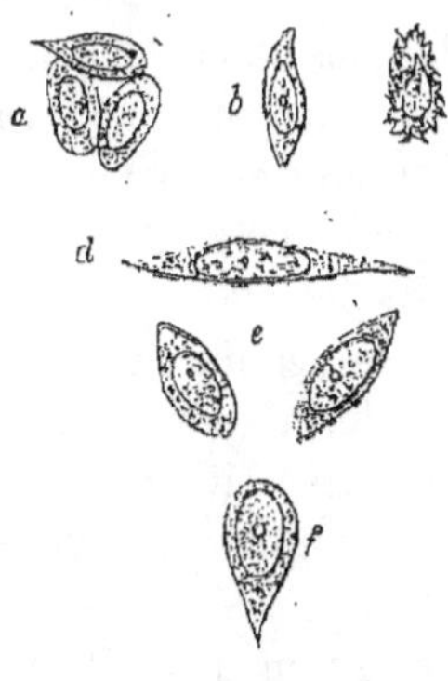

Fig. 40.

Hématoblastes de la *rana viridis* dans le sang pur pendant les premières minutes de l'examen. Les éléments *d*, *e*, *f* sont vus à un plus fort grossissement que les premiers ; *d*, retenu par une extrémité à la lame de verre, est étiré par le courant sanguin.

Examinons maintenant, à la température de la chambre, le sang extrait des vaisseaux ; mais ayons soin de disposer l'expérience comme pour le sang humain, de façon à observer les globules dans un état aussi frais que possible. Dans les éléments qui roulent à travers le champ du microscope, pendant que le sang pénètre par capillarité entre les lames de verre, on reconnaît trois espèces d'éléments figurés : des globules rouges, diverses variétés de globules blancs, puis des éléments incolores, plus allongés, plus homogènes et moins réfringents que les globules blancs. Ce sont les hématoblastes que nous avons déjà aperçus dans le sang en circulation.

Pendant les premières secondes de l'examen, ils conservent l'apparence de corpuscules pâles, ovoïdes, fusiformes ou en amande, ayant à peu près le même volume que les globules blancs (fig. 40). Bientôt ils acquièrent une viscosité remarquable : on les voit s'accrocher au verre, et comme ils sont très extensibles, le courant sanguin leur fait prendre, dès qu'ils sont fixés en un point, une forme allongée souvent démesurée (*d*). Lorsqu'ils se rencontrent ils adhèrent entre eux, et à peine un de ces éléments est-il retenu en un point, qu'il devient le centre de formation d'un amas dont le volume dépend de l'épaisseur de la couche de sang. Ces amas fixés solidement dans la préparation, à cause de leur adhérence au verre, constituent des sortes de piliers ou d'obstacles qui retiennent au passage quelques globules blancs et autour desquels les globules rouges tourbillonnent, s'accrochent et s'accumulent en formant une série de cercles de plus en plus grands. Quand le courant liquide est arrêté et que la couche de sang est en équilibre entre les deux plaques de verre, les globules rouges sont alors disposés de façon à dessiner des rosaces plus ou moins régulières et étendues, dont le centre est formé par un amas d'hématoblastes et quelques globules blancs, disposition qui rappelle celle du sang des animaux vivipares préparé en couche un peu épaisse.

Dans les intervalles laissés entre ces rosaces on aperçoit quelques hématoblastes isolés et des globules blancs.

Pendant le court espace de temps nécessaire à la mise en équilibre des éléments du sang, les hématoblastes se sont déjà altérés, et il serait impossible, lorsqu'on opère à la température ordinaire, d'en prendre dans le sang pur une idée exacte.

Il n'en est pas de même lorsque la température extérieure est basse, voisine de 0°. Les hématoblastes restent alors un certain temps sans s'altérer sensiblement ; ils sont isolés au milieu des autres globules ou disposés par petits groupes de 2, 3, 4 éléments, et les hématies restent irrégulièrement dispersées ; elles ne sont plus disposées en rosaces, comme dans le sang observé à la température de la chambre.

Au bout d'un temps variable (de une à plusieurs heures), les hématoblastes s'altèrent légèrement ; ils se hérissent de petites pointes courtes, pâles, puis perdent par dissolution une partie de leur disque, et en même temps leur noyau devient plus net et plus granuleux.

Ces observations montrent déjà que les hématoblastes sont constitués par une sorte de disque presque homogène, en général allongé, s'étirant facilement en pointe à l'une de ses extrémités ou aux deux, dans l'intérieur duquel on voit un noyau relativement volumineux, granuleux, arrondi ou ovoïde. Mais pour acquérir des notions plus complètes sur ces éléments, il faut faire intervenir un certain nombre de réactifs.

2° *Action des réactifs.* — Le sérum iodé, convenablement préparé, est un des meilleurs véhicules qu'on puisse employer pour faire l'étude des hématoblastes, à la condition toutefois de n'y ajouter qu'une très petite quantité de sang, soit 1/20 à 1/50 environ.

Souvent, malgré cette précaution, les hématoblastes se hérissent de petites pointes courtes, mais en général ils restent homogènes ou reprennent, au bout de peu de temps, un aspect lisse. Il ne faut pas oublier, et nous le répéterons encore ici pour ne plus y revenir, que les hématoblastes des animaux à globules nucléés se modifient aussi rapidement que ceux des animaux supérieurs, dès qu'ils ne sont plus dans les vaisseaux, et qu'il est indispensable, toutes les fois qu'on veut juger sur eux de l'action

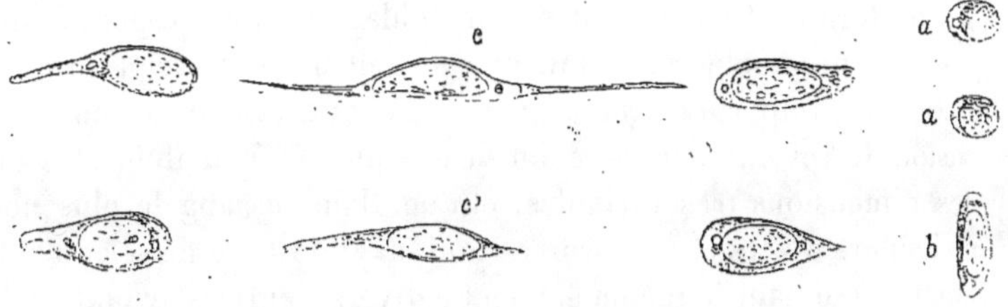

Fig. 41. — Hématoblastes de la rana temporaria fixés par le sérum iodé.

a, a, b, formes les moins altérées ; *c, c'*, éléments devenus très pointus après un certain séjour dans le réactif.

d'un réactif, de mettre le sang le plus rapidement possible en contact avec lui.

Examinés dans le sérum iodé, les hématoblastes sont en général pâles, légèrement grisâtres, peu réfringents, assez nettement discoïdes, à contour net, mais plus fin que celui des blancs (fig. 41). Pour en bien apprécier la forme aplatie et le peu d'épaisseur, il convient de déposer la goutte du mélange de sérum et de sang dans une cellule analogue à celle de l'hématimètre et d'environ 1/10e de hauteur : les globules blancs apparaîtront entourés d'un cercle noir foncé, les hématoblastes conserveront au contraire un contour fin, non cerclé de noir.

La plupart des hématoblastes ont une forme allongée, et en général d'autant plus allongée qu'ils sont plus volumineux ; on en voit cependant, parmi les plus petits, qui ont une forme presque arrondie. Le disque homogène ou finement grisâtre est moins réfringent que celui des blancs. Les éléments les plus développés ont souvent une légère coloration jaunâtre; les autres paraissent complètement incolores.

Dans quelques cas, notamment chez la *Rana temporaria* (observations faites pendant les mois d'hiver), on y voit une, deux, trois ou quatre granulations très brillantes de nature encore indéterminée(1). Ces granulations siègent, en général, aux extrémités du disque en dehors du noyau. Celui-ci est relativement volumineux, parfois peu distinct, il remplit la plus grande partie de l'élément et il présente de fines granulations disposées d'une façon assez régulière, simulant des stries longitudinales.

Nous verrons bientôt que ce noyau contient un nucléole, rarement visible dans le sérum iodé.

Il serait difficile de décrire d'une manière complète les variétés de forme et d'aspect des hématoblastes. Nous espérons que nos dessins suppléeront à l'insuffisance de notre description.

Ce qu'il importe de remarquer avant tout, et nous aurons l'occasion de revenir sur ce point, c'est que les hématoblastes ont des dimensions très variables, et que, dans le sang le plus normal, leurs divers types forment toujours une sorte de série continue représentant le même élément à divers degrés d'évolution.

Dans le sérum iodé et dans le sang pur on relève les dimensions suivantes :

Les plus petits mesurent environ 8μ,65 sur 6μ,50. Les plus grands du sang normal atteignent rarement 18μ de long. Les plus nombreux ont de 10μ à 13μ de long sur 6μ,90 à 10μ de large. Les plus grands ont en moyenne 13 à 15μ de long sur 7 à 10μ de large.

Les noyaux ont également des dimensions très variables : les plus petits mesurent environ, dans les plus petits hématoblastes, 6μ,80 sur 4μ,50; puis, au fur et à mesure que les hématoblastes grandissent, le noyau devient de plus en plus important; il mesure dans les éléments moyennement développés environ 9μ sur 6μ,25 à 7μ de large et, dans les plus grands éléments, il atteint parfois 11μ, tout en conservant à peu près la même largeur.

Le liquide A, dont nous avons donné la formule, à propos du

____

(1) Ces granulations ressemblent parfois à des grains vitellins; mais elles n'en ont pas les réactions (voir p. 160).

sang humain, fixe avec une netteté parfaite les globules rouges et
les hématoblastes (fig. 42).

Au moment où la préparation vient d'être faite, les éléments
ont sensiblement le même diamètre que dans le sang pur et ils le
conservent pendant quelques heures (de 12 à 24 heures), mais,
peu à peu, ils se rétractent et cette rétraction est surtout accentuée dans les hématoblastes.

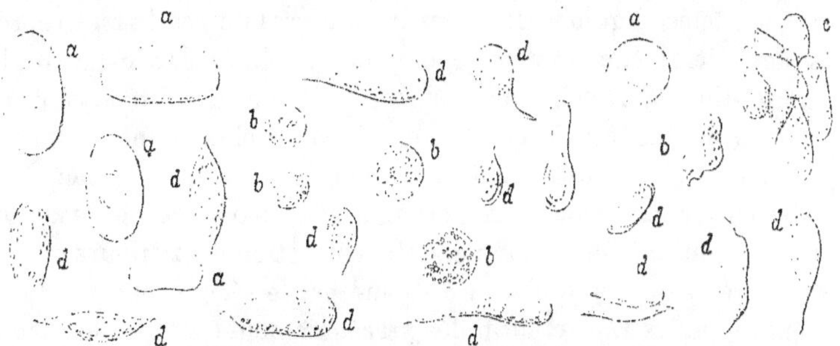

Fig. 42. — Éléments du sang de la *Rana viridis* fixés par le liquide A et examinés
dans la cellule au dixième de l'hématimètre.

a, a. globules rouges de diverses tailles ; *b, b.* globules blancs de diverses variétés ; *c.* amas d'hématoblastes ; *d, d.* hématoblastes à divers degrés de développement. Les plus volumineux renferment
une petite quantité de matière colorante.

Elle est un peu moins forte lorsqu'on emploie le liquide suivant :

Liquide D :

Eau	200
Chlorure de sodium pur	1
Sulfate de soude pur	5
Bichlorure de mercure pur	0,50
Glycérine neutre à 28° B	10

Ces véhicules A et D ont la propriété de fixer immédiatement

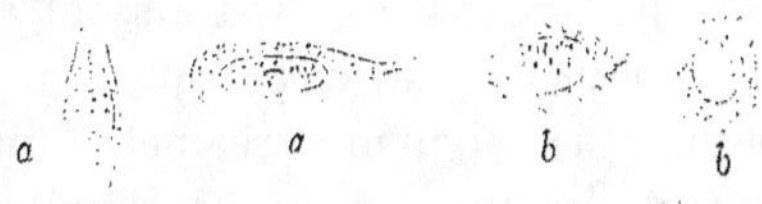

Fig. 43. — Hématoblastes de la grenouille fixés par le liquide A.

a, a. éléments lisses ; *b, b.* éléments devenus épineux probablement avant l'action du réactif.

les éléments du sang en les durcissant, en les coagulant, pour ainsi dire, de sorte que les hématoblastes s'y présentent sous la forme qu'ils ont au moment même où le contact s'établit entre le sang et le réactif. Lorsque ce contact n'a pas lieu dès que le sang sort des vaisseaux, les hématoblastes sont déjà plus ou moins modifiés et souvent réunis par petits groupes.

Nous avons représenté (fig. 42 et 43) les principales formes sous lesquelles on peut voir les hématoblastes du sang normal préparé à l'aide de ces liquides. Les plus irrégulières de ces formes représentent des éléments déjà légèrement modifiés par le fait de la préparation. On voit que ces modifications consistent surtout dans la production de pointes ou pédicules plus ou moins longs.

On remarquera que beaucoup d'entre eux sont nettement colorés en jaune, ou en jaune orangé clair, par la présence d'une petite quantité d'hémoglobine. Cette coloration est toujours mieux conservée par les liquides A et D que par le sérum iodé.

Les liquides B et C formulés précédemment (p. 29 et 30) fixent également bien les hématies et les hématoblastes, au moins pendant quelques heures.

Ces réactifs facilitent l'étude du noyau, dans lequel on distingue :

1° Des granulations périphériques et régulièrement disposées, simulant une striation tantôt longitudinale, tantôt transversale. Quand on les examine à un fort grossissement, ces granulations ressemblent habituellement à une petite virgule ;

2° Un nucléole, en général unique, placé dans le voisinage de l'un des pôles, plus rarement vers le milieu. Il n'est pas toujours et forcément mis en évidence par les liquides au bichlorure. Pour l'étudier, il est nécessaire de faire intervenir l'eau iodo-iodurée.

Ce réactif peut être plus ou moins concentré. Dans le cas où il l'est moyennement, il fixe à peu près les éléments du sang dans leur forme ; mais presque immédiatement on voit apparaître à la périphérie du disque des hématoblastes, une ou deux grosses vésicules transparentes qui crèvent et disparaissent au bout de quelques minutes, ce qui met le noyau presque complètement à nu, en ne laissant autour de lui qu'une très petite quantité de substance. Ce noyau est devenu alors remarquablement net ; il se présente sous la forme d'une vésicule à double contour, ayant un contenu légèrement trouble, presque homogène, et un nucléole très apparent, en général unique, parfois double dans les éléments les plus développés.

9*

C'est donc en détruisant une partie du disque des corpuscules ou mieux encore en en laissant une partie se dissoudre, que ce genre de solution permet de voir nettement le nucléole dans un noyau devenu vésiculeux et dont les granulations ont disparu.

Lorsque la solution iodo-iodurée est concentrée, tout autre est son action. Au lieu d'être en partie dissous, les hématoblastes sont plus ou moins fortement rétractés, et, en revenant sur eux-mêmes, ils laissent sourdre une matière que le réactif coagule, sous la forme d'un nuage granuleux contenant souvent de petits filaments analogues à ceux de la fibrine. Cette réaction est tout à fait semblable à celle des hématoblastes des animaux à globules non nucléés. Dans les corpuscules rétractés le disque est fortement appliqué contre le noyau qui est le plus souvent à peine visible. Ces solutions iodées colorent à peu près uniformément en jaune tous les éléments du sang ; elles produisent toutefois une coloration beaucoup plus foncée dans le disque des hématies que dans celui des hématoblastes.

Les solutions d'acide osmique agissent à peu près comme les solutions iodo-iodurées. L'effet produit n'est pas le même sur les petits hématoblastes que sur les moyens et les gros. Nous conseillons d'employer, pour faire ces observations, le sang de la *Rana temporaria;* tous les petits hématoblastes contenant des granulations brillantes sont faciles à reconnaître.

Dès que le mélange est effectué on voit se produire, à la périphérie des petits hématoblastes, des sortes de bourgeons ou vésicules, tandis que le disque de ces éléments est réduit assez rapidement à un stroma plissé autour du noyau.

En même temps celui-ci se gonfle, devient légèrement nuageux, puis clair, et laisse voir, en général, un nucléole. Le gonflement du noyau est plus prononcé dans les solutions faibles, à 1/300ᵉ par exemple, que dans les solutions à 1/100ᵉ ou saturées.

Les hématoblastes plus volumineux sont plus résistants et plus fixes dans leur forme, qui est le plus souvent celle d'un fuseau ou d'une amande. Le noyau gonflé remplit presque tout l'élément et devient tangent à ses bords ; il est finement granuleux et laisse rarement voir le nucléole.

On y aperçoit très souvent de petites lignes sinueuses, simulant des cloisons incomplètes, de sorte que le noyau paraît constitué par de petits lobes soudés entre eux. Cette particularité est également visible avec d'autres réactifs.

Les sels neutres : solutions de sulfate de soude et de sulfate de magnésie, ne fixent les hématoblastes que d'une manière fort imparfaite et pour un temps relativement court. Ils les rendent très rapidement pâles et les convertissent en corpuscules grisâtres, puis homogènes, dont le noyau est indistinct ou à peine reconnaissable.

Soumis à l'action de l'eau, les hématoblastes de la grenouille se dissolvent avec une assez grande rapidité; le disque est rapidement attaqué et détruit, après être devenu de plus en plus pâle et indistinct, puis le noyau rendu sphérique, très volumineux, disparaît à son tour, et pendant cette sorte de dissolution, le nucléole devient souvent visible.

L'acide acétique produit une réaction intéressante dont l'observation est rendue plus facile lorsqu'on fait agir ce réactif sur du sang préalablement traité par le sérum iodé. En ajoutant une goutte d'acide acétique, on voit immédiatement pâlir tous les éléments; quelques hématoblastes paraissent se dissoudre complètement; ceux qui persistent se présentent sous la forme d'un corpuscule décoloré, rétracté, contenant un noyau plissé, revenu sur lui-même, à bord sinueux et net.

Cette réaction est analogue à celle qui se produit dans les hématies, tandis que dans les globules blancs apparaissent des noyaux multiples ou un noyau unique, fortement incisé.

Pour compléter ces recherches histochimiques, on peut soumettre les éléments du sang de la grenouille à l'action de diverses matières colorantes.

J'ai essayé surtout le carmin et le picrocarminate d'ammoniaque, le chlorhydrate et le sulfate de rosaniline, l'hématoxyline, l'éosine et les matières analogues, l'auréosine et la pyrosine.

Pour faire agir ces substances sans modifier profondément les éléments du sang, on utilise les propriétés fixatrices des liquides A et **D**.

Ces propriétés sont telles qu'elles permettent de séparer les globules, par décantation, et de faire agir sur eux une matière colorante quelconque dissoute dans l'eau ou dans l'alcool dilué. On peut même, après les avoir fixés, laver les éléments du sang avec de l'eau et les conserver ensuite, colorés ou non, dans de la glycérine. Ces diverses manipulations les font un peu pâlir, mais non disparaître ; sous l'influence des liquides bichlorurés ils sont devenus insolubles, et par suite extrêmement résistants.

C'est là une particularité bien précieuse et qui permet de varier les essais.

Dans quelques cas, j'ai simplement ajouté aux liquides A ou D une solution aqueuse de la matière colorante à essayer : solution aqueuse d'éosine ou de pyrosine par exemple.

Le carmin colore les noyaux de tous les éléments du sang, et atteint d'abord ceux des hématoblastes, puis ceux des rouges et enfin ceux des globules blancs.

Le picrocarminate d'ammoniaque agit d'une manière analogue : en même temps il altère assez profondément les éléments et par suite ne permet pas de différencier nettement les plus petits hématoblastes de certains globules blancs.

Il en est de même de l'hématoxyline qui se porte avec une intensité à peu près égale sur tous les noyaux des éléments du sang. Au début de l'action, les noyaux des hématoblastes restent plus clairs que ceux des blancs ; mais souvent, au bout de quelque temps, cette légère différence s'efface.

Les solutions alcooliques de rosaniline ont des propriétés analogues : elles ont à peu près autant d'affinité pour les noyaux des hématoblastes et des hématies que pour ceux des blancs.

Ce sont les solutions d'éosine et des matières colorantes analogues qui donnent les résultats les plus satisfaisants. On sait que ces matières ont la propriété de se porter particulièrement sur l'hémoglobine, on a même dit qu'elles ne se fixent que sur l'hémoglobine, ce qui est inexact ; mais elles ont très certainement une affinité très accentuée pour cette substance.

En ajoutant au liquide A une proportion convenable de solution d'éosine (éosine soluble dans l'alcool ou éosine soluble dans l'eau), les éléments du sang deviennent très distincts les uns des autres.

Les globules blancs, plus ou moins rétractés, sont irrégulièrement sphériques, fortement réfringents et hérissés en général de quelques prolongements sarcodiques ; en les faisant rouler dans la préparation, on voit qu'ils ont la forme d'une petite boule irrégulière et ils restent incolores, au moins pendant les premières heures de l'examen. Les hématoblastes ont la forme d'un disque plat, mince, délicat ayant une ou deux pointes. Quand on les fait rouler dans le liquide ils ressemblent à une petite palette et non à une boule ; ils se colorent immédiatement mais faiblement, et ils apparaissent constitués par un noyau unique relativement volumineux et un petit disque protoplasmique. Ce noyau est en général plus finement granuleux que celui des rouges adultes et il est plus gros, surtout dans les grands hématoblastes, où il forme une saillie assez considérable sur les faces du disque ; il contient un nucléole qui ne devient distinct que dans un nombre variable d'éléments. La coloration de ces hématoblastes est toujours beaucoup plus faible que celle des rouges, quelquefois même elle est nulle au début de l'observation, mais au bout d'un certain temps, le disque restant incolore, le noyau prend une teinte rose, tandis que les globules blancs prennent une coloration diffuse portant au moins autant sur le protoplasma que sur les noyaux.

D'ailleurs le noyau des globules rouges qui, au début de l'action de l'éosine, reste à peu près incolore, devient également rose au bout d'un temps variable.

Lorsqu'après avoir soumis les éléments du sang à l'action des liquides **A** ou **D**, on laisse les globules se déposer, et qu'après décantation on les traite par des solutions d'éosine, on observe des réactions analogues (1).

— Les éléments du sang de la grenouille peuvent être fixés à l'aide de la dessiccation rapide sur une lame de verre aussi facilement que ceux des vivipares. Lorsque la préparation a été faite d'une manière convenable, les hématoblastes non altérés et, en général, bien isolés sont faciles à reconnaître et à distinguer des globules blancs. Ils se présentent sous la forme de corpuscules riziformes ou en amande, rarement ovoïdes, d'aspect vitreux, presque toujours légèrement colorés par de l'hémoglobine, surtout lorsque le sang a été pris sur un animal vigoureux ; le plus souvent le noyau n'est pas visible et on le devine à travers le disque desséché ; plus rarement il est apparent, et présente alors un aspect finement granuleux.

Le bord de l'élément est tantôt net, bien arrêté, mais souvent aussi, même dans les préparations faites avec le plus grand soin, il est déjà un peu déchiqueté par suite de la formation de petites pointes courtes.

(1) ILIV, 2° partie.

Les petits globules blancs qui seuls pourraient être confondus avec ces éléments sont habituellement plus minces, plus translucides, réduits à une sorte de pellicule d'une grande délicatesse. Leur noyau, unique, arrondi ou ovoïde, touche en un ou deux points le bord de la plaque protoplasmique ; il est complètement homogène, dépourvu de granulations, mais contient parfois un nucléole très net et volumineux.

Quand on applique sur les préparations du sang desséché les réactifs colorants, on constate que les hématoblastes se colorent très promptement et avec intensité ; leur noyau fixe particulièrement le carmin, l'hématoxyline, le violet et le vert de méthyle ; mais presque toujours il reste plus pâle que celui des hématies, ce qui paraît tenir à son extrême minceur à l'état sec. La double coloration de Cole, qui fournit de bonnes préparations des globules rouges, donne des résultats très imparfaits pour les hématoblastes.

3° *Propriétés physiologiques des hématoblastes.* — Il ne faut pas s'adresser à l'histochimie seule pour établir les caractères distinctifs entre les divers corpuscules du sang. Sans faire intervenir aucun réactif et en observant simplement le sang pur, conservé sous le microscope à l'abri du dessèchement, on remarque que chacun des éléments du sang possède des propriétés particulières, qui nous paraissent être très importantes à bien connaître.

Les modifications qui se produisent dans les globules blancs et les globules rouges ont déjà été maintes fois décrites ; celles qui se manifestent dans les hématoblastes sont restées, au contraire, jusqu'à présent, à peu près inconnues ou fort mal interprétées. Ce sont ces dernières qui fixeront particulièrement notre attention. Nous allons retrouver ici les mêmes faits que chez les animaux à globules non nucléés, et comme ces faits se rapportent à des éléments plus volumineux et plus faciles à observer, leur description nous permettra de compléter l'étude des propriétés générales des hématoblastes.

Les phénomènes en question varient un peu dans les détails, suivant que l'observation porte sur la *Rana temporaria* ou sur la *Rana viridis.* Pour les décrire dans le sang de cette dernière, il me suffira de reproduire presque textuellement la note que j'ai publiée dans les *Comptes rendus de la Société de biologie* (nov. 1877) (1).

(1) XXXVIII.

Après avoir observé la disposition particulière que prennent les éléments dans une préparation de sang pur, disposition que nous avons déjà indiquée, poursuivons notre examen à la température moyenne de la chambre (15 à 18° C. environ).

Dès que la couche de sang s'est mise en équilibre dans l'espace capillaire qui sépare les deux lames de verre, les hématoblastes sont déjà modifiés. Fixons notre attention sur l'un des amas formés par la confluence d'une douzaine d'hématoblastes (fig. 44, A).

La surface des éléments est devenue épineuse par suite d'une sorte de plissement du disque et de la formation de petits prolongements courts et nombreux. Bientôt les hématoblastes semblent se presser les uns contre les autres, ils deviennent polyédriques, et l'amas ressemble à une sorte de plaque à noyaux multiples ou à un groupe de cellules pavimenteuses, crénelées ou épineuses. Outre les prolongements dont la disposition varie d'un moment à l'autre, on voit se former sur le bord de l'amas des sortes de vésicules très transparentes qui pâlissent, puis disparaissent et semblent indiquer qu'une partie de ces éléments se dissout dans le plasma.

Ces premières modifications ont pour effet de rendre le protoplasma des hématoblastes plus translucide et de faire apparaître très nettement le noyau avec les caractères que nous lui connaissons déjà. Plus tard, les éléments continuant à s'altérer, on voit survenir incessamment dans l'amas d'hématoblastes des changements d'aspect et de forme. Les éléments tendent à s'accoler d'une façon de plus en plus intime, et au bout d'un temps variable (de quelques minutes à une demi-heure), ils forment comme une masse confuse dans laquelle il serait impossible de compter les éléments primitifs qui, souvent, sont superposés les uns aux autres. Sur le bord de cette masse, on note toujours des prolongements sarcodiques, puis des sortes de bourgeons qui se séparent, en quelque sorte par segmentation, de la masse principale, et des vésicules plus ou moins volumineuses et transparentes. Les noyaux eux-mêmes, d'abord très distincts, après s'être déformés, deviennent troubles, grisâtres; un certain nombre d'entre eux se fragmentent, quelques-uns même disparaissent, et la masse entière formée par ces éléments semble se rétracter et revenir sur elle-même. Il en résulte un accollement plus intime des globules rouges voisins et adhérents ; et, comme à ce moment le sang est coagulé, ces hématies étirées et étranglées prennent, dans certaines préparations, des formes de poires, de gourdes, ou de corps diversement étranglés.

Au bout d'une demi-heure à trois quarts d'heure, quelquefois plus tôt, il se forme au niveau des amas des sortes de corpuscules réfringents, constitués par une matière brillante, à reflet grisâtre, métallique.

Quelques-uns de ces corpuscules paraissent percés d'un trou central et ont la forme d'un anneau ; d'autres sont percés de plusieurs trous, de diamètre très variable, parfois très petit. D'abord peu nombreux, ils deviennent ensuite plus abondants, et quand on suit avec soin la manière dont ils se forment, on se convainc facilement qu'ils proviennent des noyaux des hématoblastes. D'autre part la substance protoplasmique disparaissant ou devenant extrêmement translucide, un certain nombre d'hématoblastes semblent détruits, tandis que d'autres sont transformés en une sorte de plaque très pâle et mal limitée. Cependant les globules blancs, au contraire, grâce à leurs mouvements amœboïdes, se sont éloignés de l'amas en rampant et en se frayant un passage à travers les globules rouges (fig. 44, B et C).

Au bout d'une heure et demie à deux heures, la désorganisasion de l'amas d'hématoblastes a déjà fait de grands progrès. On peut noter en général les principales particularités suivantes : 1° à la surface de l'amas existe un nombre variable de corpuscules réfringents et troués, tels que ceux que nous venons de décrire, et des granulations brillantes, réfringentes, plus ou moins grosses. Ces granulations ne se montrent que quelque temps après la formation des blocs réfringents et proviennent peut-être d'une altération de ces corpuscules ; elles se multiplient progressivement, et peu à peu se répandent dans la préparation en adhérant particulièrement aux globules rouges ; 2° sur le bord de l'amas d'hématoblastes on voit toujours des vésicules transparentes plus ou moins volumineuses et quelques prolongements granuleux très fins ; 3° la masse hématoblastique elle-même est constituée par une sorte de plaque plissée, très pâle, dans laquelle on reconnaît encore quelques noyaux plus ou moins modifiés. Souvent quelques éléments mieux conservés que les autres survivent, en quelque sorte, à cette première phase destructive et se présentent sous la forme de plaques ou de corpuscules étoilés, irréguliers, contenant un noyau nucléolé plus ou moins net.

Après les deux premières heures, la marche des altérations se ralentit. Elle est variable, d'ailleurs, suivant certaines conditions encore mal définies.

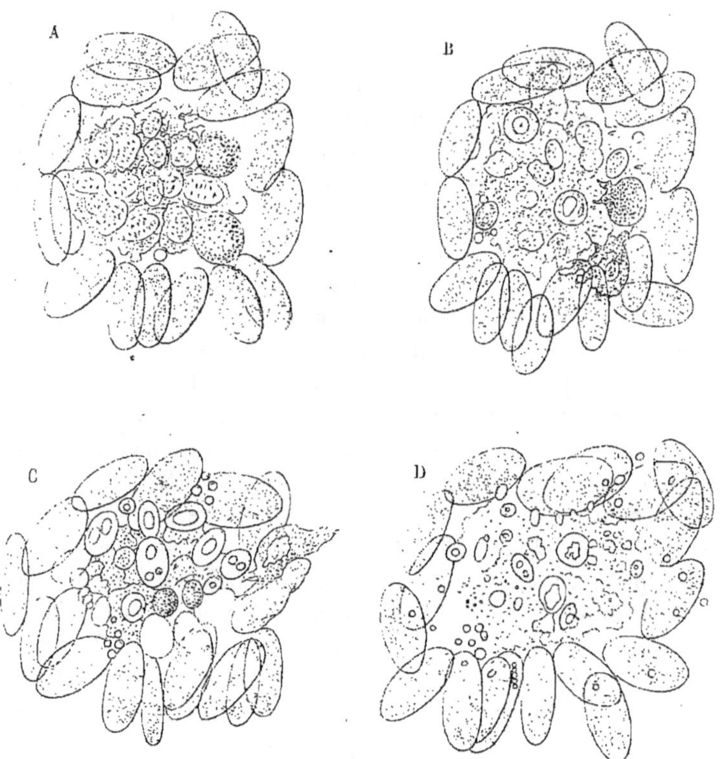

Fig. 44. — Modifications subies par un groupe d'hématoblastes dans le sang pur de la *Rana viridis*.

A, premières minutes de l'examen; B, même amas au bout d'un quart d'heure à une demi-heure; C, même amas au bout d'une heure et demie; D, même amas au bout de vingt-quatre heures.

Lorsqu'on poursuit pas à pas l'observation de ces faits, on voit que certains hématoblastes isolés disparaissent complètement, mais qu'en général les amas laissent des traces aussi longtemps que toute la préparation n'est pas en pleine décomposition.

Pendant la dernière phase de ces modifications, les hématoblastes continuent à produire des vésicules de divers aspects, des corpuscules réfringents de plus en plus nombreux, tandis que les granulations brillantes, d'aspect graisseux, devenues très abondantes, finissent par envahir toute la préparation. La masse hématoblastique est ainsi réduite à un petit groupe de stromas irréguliers, anguleux, et contenant, outre des noyaux plus ou moins nets, quelques granulations brillantes (fig. 44, D).

Dès les premières minutes de l'examen, le sang s'est coagulé et la gelée filamenteuse qui s'est produite affecte, comme chez les animaux supérieurs, des rapports intimes avec les hématoblastes. Toutefois, dans les conditions où nous nous sommes placé, on n'aperçoit que de rares filaments fibrineux. Pour faire apparaître le réticulum, il faut soumettre la préparation de sang coagulé à diverses manipulations.

Négligeons donc pour le moment tout ce qui se rapporte aux filaments de fibrine et complétons tout d'abord l'étude des phénomènes complexes dont les hématoblastes sont le siège. Dans ce but il est nécessaire de suivre pas à pas les modifications que présentent les amas d'hématoblastes dans le sang de la *Rana temporaria*.

Voici les principaux faits observés dans une étude faite le 20 février 1878 et dont on peut suivre les détails sur les dessins de la figure 45 :

Au bout de quelques minutes, le sang étant bien en équilibre dans la préparation, l'amas d'hématoblastes présente l'aspect suivant (fig. 45, A). Au centre : noyaux très apparents, nettement granuleux (granulations en virgules et régulièrement disposées), très rapprochés les uns des autres, mais encore bien distincts et faciles à compter. Autour d'eux et les englobant, sorte de plaque très translucide, à bord festonné et présentant des prolongements mousses plus ou moins longs.

La partie la plus centrale de cette plaque est légèrement sombre, grisâtre ; elle contient autour des noyaux des granulations brillantes.

Les globules rouges arrêtés autour de la plaque sont peu nombreux ; quelques-uns paraissent retenus à l'aide des prolongements partant de cette masse translucide, et plusieurs sont déjà légèrement déformés comme s'ils étaient enlacés par des filaments invisibles.

Dix minutes plus tard, le même amas prend l'apparence représentée en B; les noyaux tendent à former une masse centrale,

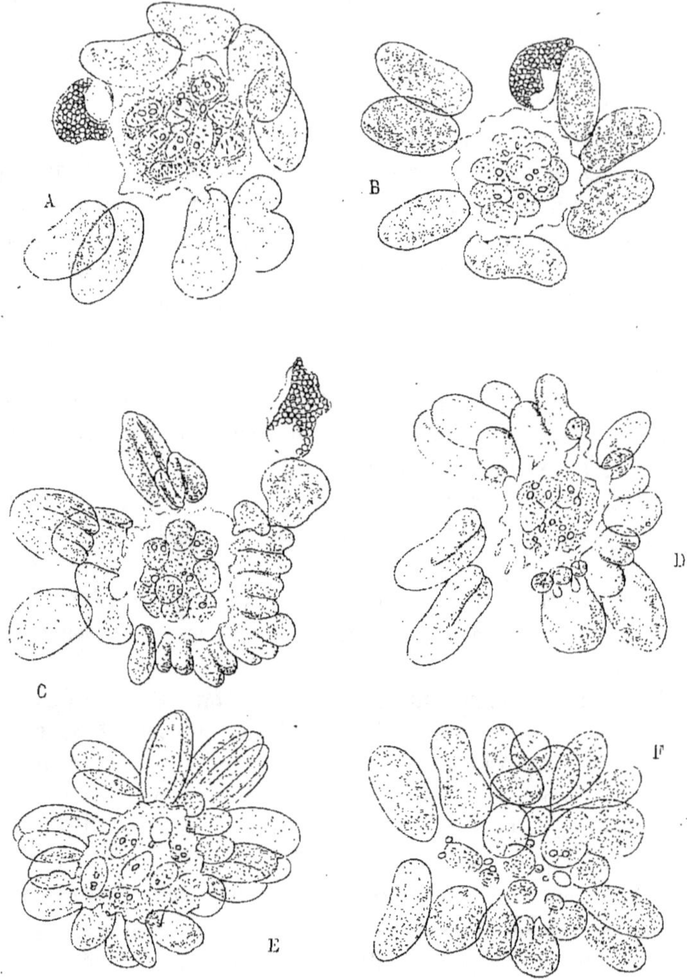

Fig. 45. — Modifications subies par un groupe d'hématoblastes dans le sang de la
Rana temporaria.

A, premières minutes de l'examen; B, disposition au bout de vingt minutes; C, disposition au bout
d'une demi-heure; D, disposition quelques minutes plus tard; E, disposition au bout d'une heure;
F, disposition au bout d'environ deux heures.

confuse, leurs granulations caractéristiques sont effacées et remplacées par un aspect trouble, grisâtre.

La plaque translucide a changé constamment de forme, quelques-uns des prolongements rentrant dans la masse principale, tandis que de nouveaux apparaissent. Pendant ces mouvements, quelques globules rouges éloignés de l'amas se sont rapprochés comme attirés par les appendices de la plaque; d'autres se sont éloignés.

Un quart d'heure plus tard, on trouve la disposition représentée en C. Quelques globules rouges sont venus s'appliquer fortement contre les festons de la plaque translucide; ils sont plissés, bridés par des filaments invisibles et sur le point de se fragmenter, c'est précisément ce qui arrive pour quelques-uns d'entre eux quelques minutes plus tard (D).

Pendant que les éléments du centre de la rosace sont ainsi étranglés, le nombre des globules rouges attirés contre l'amas augmente, et la rosace devient de plus en plus serrée et confluente.

Bientôt les extrémités étirées des globules rouges se rapprochent tellement que l'amas d'hématoblastes semble envahi, son bord festonné s'insinue entre les hématies et recouvre ceux-ci en partie. Cette disposition devient visible environ au bout d'une heure (E).

Pendant tout ce temps les noyaux dont l'aspect s'est constamment modifié ont pâli peu à peu, et quelques-uns sont devenus complètement indistincts.

La confluence des globules rouges est alors extrème, tandis que le centre, occupé par l'amas d'hématoblastes, est encore rétréci.

On pourrait exprimer assez bien l'ensemble des phénomènes qui se passent du côté des globules rouges en disant que ces éléments ont été enlacés par une sorte de filet rayonnant qui, parti de l'amas d'hématoblastes, s'est replié sur lui-même en enserrant dans ses mailles invisibles tous les globules rouges compris dans son territoire. Nous aurons bientôt la preuve de l'exactitude de cette comparaison.

Vingt-quatre heures plus tard, les altérations des hématoblastes ayant progressé lentement, l'amas est devenu très irrégulier (F).

Il forme, au centre de la rosace, un espace anguleux, toujours très translucide, beaucoup plus étroit qu'au début de l'observation, mais s'insinuant entre les globules rouges voisins.

Dans cet espace, on aperçoit à peine quelques taches grisâtres, vestiges des noyaux non encore détruits, et quelques granulations réfringentes plus disséminées que la veille.

Les globules rouges sont moins pressés, mais plus morcelés; on dirait que les liens qui les retiennent se sont un peu relâchés.

Au bout de quarante-huit heures la rosace en question s'est encore appauvrie; son centre est occupé par deux corpuscules irréguliers à peine visibles d'où partent des filaments peu nombreux, difficiles à distinguer.

Les altérations curieuses que nous venons de décrire sont constantes, mais l'évolution en est variable suivant les conditions dans lesquelles on se place, et notamment suivant la température du milieu ambiant.

Pour en prendre une connaissance plus exacte, il est utile d'examiner encore ce qui se passe au niveau des hématoblastes isolés.

J'ai choisi, pour cette étude, le sang de la *Rana temporaria*, et j'ai cherché, dans la préparation, un point où l'on apercevait dans le même champ plusieurs hématoblastes isolés, placés à une petite distance les uns des autres.

Dans ces conditions, on observe les faits suivants :

Chacun de ces hématoblastes subit sur place des modifications profondes qui en changent incessamment l'aspect. En en suivant un pendant plusieurs heures, on voit que son disque, d'abord simplement plissé, se déforme constamment en produisant des bourgeons et des vésicules transparentes. Le noyau paraît être comprimé par la partie centrale de cette masse; souvent comme étranglé, il semble se diviser ou donner lieu à des formations vésiculeuses; ou bien encore il est refoulé à une des extrémités du corpuscule et semble ainsi complètement libre; mais ce n'est là qu'une apparence, et souvent au bout de quelques minutes il se retrouve de nouveau à l'intérieur de l'élément.

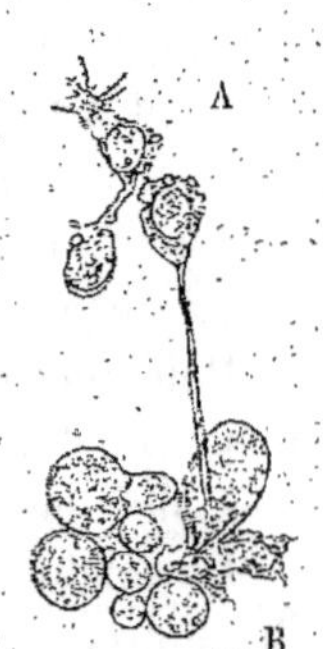

Fig. 46. — Amas d'hématoblastes de la *Rana temporaria*, au bout d'environ cinq heures.

A, hématoblastes d'abord isolés, puis rapprochés pour former un groupe de trois éléments; B, autre groupe analogue autour duquel adhèrent des globules rouges déformés et fragmentés.

En même temps l'hématoblaste pâlit de plus en plus, il devient irrégulier, anguleux, indistinct; puis au moment où les altérations sont moins actives, soit au bout de deux heures et demie à trois heures, on assiste à la confluence progressive des hématoblastes primitivement isolés. A côté de celui qu'on examine on en voit surgir un second, puis quelquefois un troisième, comme s'ils étaient attirés l'un vers l'autre par l'effet de filaments qui habituellement sont invisibles. Mais souvent, dès que les hématoblastes sont rapprochés, ces filaments condensés sous la forme de petits faisceaux apparaissent (fig. 46).

Tous les hématoblastes qui sont dans le champ de la préparation se comportent de même, de sorte qu'au lieu de cinq ou six éléments épars on voit au bout de quelques heures deux ou trois groupes d'hématoblastes; souvent des hématoblastes, d'abord hors du champ observé, se déplacent et viennent participer à la formation de ces groupes, tandis qu'inversement quelques hématoblastes s'éloignent et sortent du champ d'observation. Il ne s'agit pas là de phénomènes analogues à la reptation des globules blancs amœboïdes, mais bien d'un déplacement en quelque sorte mécanique des éléments, résultant de la rétraction des filaments qui les réunissent.

Pendant que se produit la confluence ou le groupement des hématoblastes isolés, les globules rouges voisins sont attirés également par des liens invisibles jusqu'au contact des hématoblastes, et ainsi se forment, dans l'intervalle des grandes rosaces que nous avons décrites, des rosaces plus petites au niveau desquelles les hématies subissent exactement les mêmes modifications qu'autour des grands amas d'hématoblastes (B).

Ces faits nous permettent déjà d'admettre l'existence d'un réseau dont les filaments principaux et rétractiles réunissent entre eux les hématoblastes, tandis que d'autres rayonnent autour de ces carrefours pour aller enlacer les globules rouges.

De fait il est souvent facile, au bout de quelques heures, d'apercevoir des faisceaux de filaments entre les groupes d'hématoblastes (fig. 46 et 47).

D'après les modifications successives que présente chaque hématoblaste isolé, on pourrait croire qu'il s'agit d'un corpuscule poreux qui reviendrait sur lui-même et ferait sortir, par exosmose, une sorte de produit muqueux, tandis que le noyau comprimé, étranglé, parfois fragmenté, serait mis en quelque sorte en liberté. Mais ces apparences peuvent être interprétées également dans le sens de déformations compliquées ayant pour siège le disque même de l'hématoblaste dont une partie s'étalerait en plaque mince, colloïde et festonnée.

Quoi qu'il en soit, on voit partir des bords de cette plaque des appendices qui vont quelquefois très loin à la recherche, je dirai presque à la pêche des globules rouges. Ces appendices sont terminés par une sorte de bouton, ou bien ils ressemblent à un petit faisceau, et ils produisent à la surface des globules rouges voisins des taches pâles caractéristiques, arrondies ou en stries.

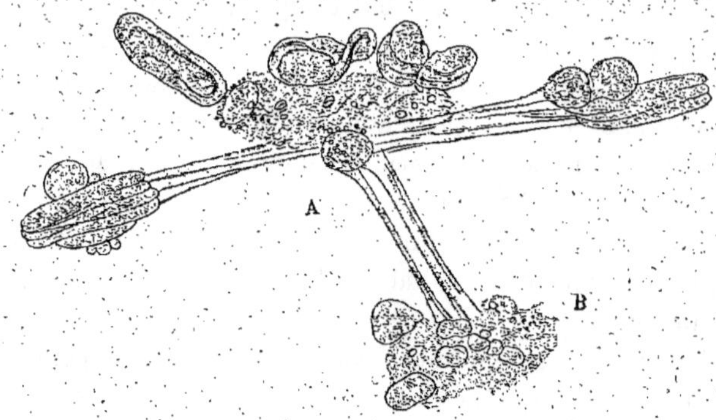

Fig. 47. — Même préparation que la précédente vingt-quatre heures plus tard. Grossissement plus considérable.

A, cet amas a attiré contre lui des globules rouges déformés, retenus par des filaments fibrillaires ; B, ce groupe relié au premier par des filaments ne retient plus autour de lui que des fragments de globules rouges.

Ces particularités étaient très apparentes, dans une préparation du sang de la *Rana viridis* (1).

— Les déformations que subissent les globules rouges sous l'influence de ce processus sont très nombreuses. Nous avons représenté les principales dans les figures précédentes, et il est facile de voir qu'elles paraissent résulter de la manière dont les filaments sont placés à la surface et autour des globules. Fixés à une extrémité, ceux-ci transforment le globule rouge en une sorte de poire ; enroulés transversalement autour de son disque, ils en font un bissac ou un corpuscule festonné ; disposés dans le sens du grand axe, ils lui donnent la forme d'un éventail plus ou moins fermé ; enfin, en tirant sur ses deux extrémités, ils peuvent le replier sur lui-même à la façon d'une bourse (fig. 47). A une période avancée du processus, quand la rétraction des filaments

(1) J'ai représenté dans mon mémoire de 1878-79 (LIV, 2ᵉ partie) les figures relatives à ces modifications complexes des hématoblastes de la *Rana viridis*.

est extrême, un grand nombre d'éléments se fragmentent et chacun des fragments prend en général la forme d'un corps globuleux.

Lorsque, après avoir suivi ces modifications dans une préparation faite et conservée à l'abri de la dessiccation dans la chambre humide à rigole, on fait subir une sorte de traumatisme à la couche de sang coagulé en imprimant un léger mouvement de glissement ou de va-et-vient à la lamelle couvre-objet, on voit apparaître dans la préparation des faisceaux composés d'un nombre variable de fibrilles rectilignes, très fines, retenant quelques hématies, et un grand nombre d'hématoblastes (fig. 48).

Ceux-ci se présentent alors presque tous sous l'apparence d'un corps fusiforme, étiré en pointe déliée à chaque pôle, pointe qui se continue souvent manifestement avec les fibrilles du faisceau. Ce corpuscule contient un noyau pâle, à peine granuleux, relativement volumineux, entouré de granulations très brillantes. Outre les hématoblastes, les filaments de fibrine entraînent encore avec eux, en se groupant ainsi en faisceaux, les diverses particules que nous avons décrites au niveau des plaques d'hématoblastes en voie d'altération. Il est évident que ce système compliqué d'éléments en plaques et de filaments, tout à l'heure étalé dans la couche sanguine, est maintenant replié sous la forme de mèches filamenteuses entre-croisées.

Pour achever notre comparaison, nous dirons que les filets tendus à travers la couche sanguine se sont tout à coup repliés sur eux-mêmes en entraînant les parties qui y adhéraient le plus fortement.

Il est probable que ce retrait est produit par la rupture de la plupart des filaments fixés aux globules rouges. Ceux-ci deviennent ainsi presque tous libres. Un certain nombre d'hématoblastes restent également isolés et sont tantôt fusiformes et analogues à ceux des faisceaux, tantôt irrégulièrement étoilés ou anguleux; enfin on observe également çà et là des noyaux libres analogues à ceux des corps fusiformes et entourés comme eux de granulations fortement réfringentes.

On peut conclure de ces dernières particularités que les plaques du centre des rosaces sont probablement le résultat de l'étalement du corps même des hématoblastes tiraillé en tous sens et maintenu étalé par le réticulum fibrineux, et qu'au moment de la rupture des fibrilles la substance de l'hématoblaste rendue libre revient sur elle-même en se condensant sous la forme d'un fuseau autour du noyau altéré (fig. 48, *a*, *c*).

Les corps fusiformes ainsi mis en liberté par un traumatisme apparaissent spontanément, dans une préparation abandonnée à elle-même, au moment où le sang coagulé se redissout. Dans l'un et l'autre cas ce sont des éléments absolument inertes, ne changeant plus de forme ni de volume et ayant perdu complètement les propriétés des hématoblastes ; la phase de l'activité cellulaire s'éteint pour eux après la formation et la rétraction du caillot, tandis qu'à cette époque beaucoup de globules blancs conservent encore leurs mouvements amœboïdes. Plus tard ces hématoblastes modifiés et morts se décomposeront en même temps que les autres éléments du sang, mais auparavant ils s'imprègnent parfois d'une certaine partie de l'hémoglobine dissoute dans le liquide sanguin altéré et prennent par conséquent une teinte plus ou moins analogue à celle des globules rouges.

Tous ces détails sont indispensables à connaître si l'on veut porter un jugement sur la valeur des observations qui ont été faites sur le sang de grenouille, conservé hors de l'organisme pendant un certain temps (1).

Les corps fusiformes provenant des hématoblastes qui ont résisté au processus de coagulation sont toujours beaucoup moins nombreux que les hématoblastes vivants du sang frais, un certain nombre d'éléments étant détruits pendant la coagulation et transformés en corpuscules de nature encore indéterminée et en débris organiques divers. Parmi ces corpuscules, ceux qui sont fortement réfringents et à éclat métallique paraissent provenir de la transformation du noyau de quelques hématoblastes, et ils sont semblables à ceux auxquels donnent naissance les noyaux altérés des hématies adultes.

4° *Réticulum fibrineux du sang de la grenouille.* — Nous ne connaissons que bien imparfaitement encore le réticulum fibrineux du sang de la grenouille.

Jusqu'à présent nous n'avons suivi que les altérations subies par les éléments du sang pendant la coagulation ; la disposition anato-

(1) Voir 3e partie de notre mémoire (XLIV), p. 606 et suiv.

mique du réseau nous a presque complètement échappé. Cela tient avant tout à ce que les fibrilles de ce réseau sont tellement déliées qu'il est absolument impossible de les voir au microscope ; les quelques filaments que nous avons déjà signalés entre les groupes

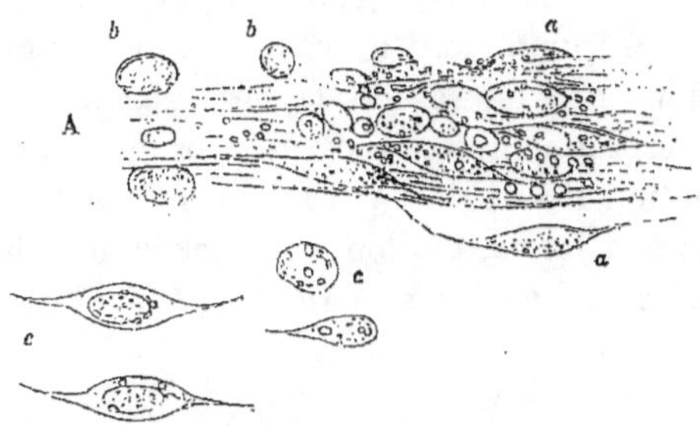

Fig. 48. — Faisceau fibrillaire et éléments isolés apparaissant à la suite d'un léger traumatisme dans une préparation de sang de grenouille coagulé.

A, le faisceau de fibrilles retient un grand nombre d'hématoblastes *a, a*, presque tous fusiformes et très pointus, des granulations brillantes, des corpuscules réfringents et des fragments de globules rouges *b ; c, c*, hématoblastes altérés, isolés dans la préparation.

d'hématoblastes sont dus, en effet, à la réunion de plusieurs fibrilles en faisceaux.

On peut voir assez bien les véritables fibrilles dans le sang

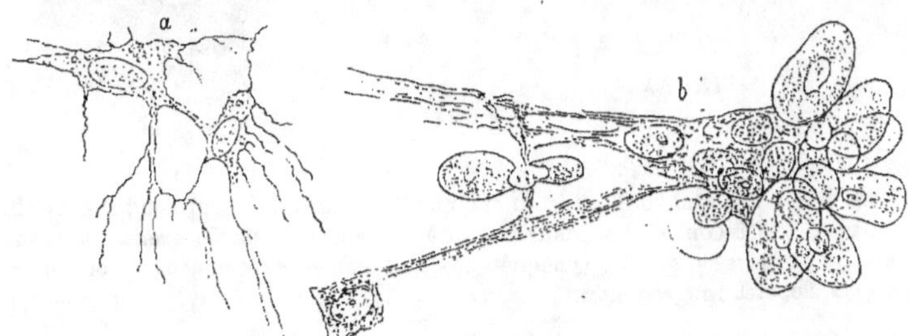

Fig. 49. — Sang coagulé de grenouille en partie desséché.

a, hématoblastes reliés entre eux par des filaments fibrillaires et émettant des fibrilles extrêmement fines ; *b*, centre de rosace constitué par un groupe d'hématoblastes d'où partent des faisceaux de fibrilles. Les noyaux des globules rouges déformés sont devenus visibles par le fait de la dessiccation.

coagulé légèrement desséché. Lorsque, suivant le conseil de M. Ranvier, on encadre une préparation de sang pur avec de la paraffine il arrive assez souvent qu'au bout de vingt-quatre à quarante-huit heures la préparation est en partie desséchée. Dans ces conditions certains détails deviennent très apparents, et il n'est pas rare de voir, des hématoblastes isolés ou situés au centre des rosaces, partir des filaments extrêmement fins, s'entre-croisant en divers sens (fig. 49).

Pour faire apparaître ces fibrilles délicates, on peut employer le procédé suivant : on fait passer à travers une préparation de sang de grenouille, faite la veille et conservée sous une cloche humide, un courant de sérum iodé. Un certain nombre de globules rouges sont ainsi entraînés, les rosaces se désagrègent, et quand il s'est produit un certain nombre d'espaces clairs, on remplace le sérum par une solution iodo-iodurée. Tous les éléments se colorent immédiatement en jaune, et l'on voit partir des hématoblastes, transformés en corpuscules anguleux et étoilés, de nombreux

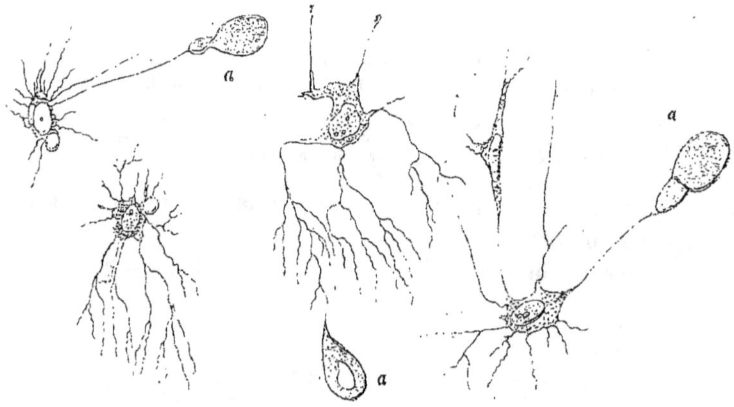

Fig. 50. — Hématoblastes plus ou moins altérés avec leurs prolongements fibrillaires, tels qu'on les voit dans une préparation de sang de grenouille coagulé, lavé par le sérum iodé. Quelques-uns des filaments retiennent encore en *a, a,* des globules rouges déformés.

filaments qui se divisent et se subdivisent en fibrilles d'une ténuité extrême, ne devenant visibles que grâce à la coloration jaune produite par l'iode (fig. 50).

Plusieurs fois j'ai essayé de faire avec le sang de la grenouille des préparations analogues à celles du sang de l'homme. Mais l'eau détruit et entraîne presque tous les éléments figurés du sang, les filaments se brisent et, bien que la partie fibrineuse proprement dite résiste à ce lavage, il est impossible de se rendre compte de la disposition du réseau.

On peut encore mettre en évidence la finesse et l'abondance

des filaments fibrineux du caillot chez la grenouille en recueillant le coagulum qui se forme dans du sang étendu préalablement de sérum iodé. En lavant ce caillot et en le colorant ensuite à l'aide d'eau iodo-iodurée, on obtient une membrane fibrillaire dont la trame se compose d'une quantité innombrable de fibrilles extrèmement fines, retenant toujours un grand nombre d'éléments figurés.

La coagulation du sang de la grenouille s'effectue donc, comme celle du sang des animaux à globules non nucléés, par la formation d'un réseau filamenteux qui envahit toute la couche de sang et qui paraît avoir pour point de départ les hématoblastes déformés.

5° *Structure des hématoblastes.* — Cette étude permet de se former une idée exacte de la constitution des hématoblastes.

Ces éléments présentent, comme les hématies, un noyau et un disque.

Le noyau est unique, presque toujours ovalaire, nucléolé, assez fortement granuleux. Il ressemble absolument au noyau des globules rouges, tout en ayant par rapport à la taille des éléments des dimensions plus considérables.

Le disque est, au contraire, relativement petit ; il est légèrement aplati et d'une forme allongée, variable. Il est formé comme celui des globules rouges par deux parties distinctes, le stroma et une matière organisée particulière.

Le stroma est d'une délicatesse extrême et plus difficile à mettre en évidence que dans les hématies. Il paraît d'ailleurs se rétracter et se plisser plus facilement que celui de ces derniers éléments.

C'est la matière protéique et organisée imbibant ce stroma qui différencie surtout l'hématoblaste du globule rouge. Nous venons de voir que ses remarquables propriétés sont surtout mises en évidence pendant le processus de coagulation. Elle est incolore ou à peine colorée par une faible proportion d'hémoglobine qu'elle perd facilement ; elle est surtout extrêmement diffusible et douée d'une sorte particulière de contractilité et de vulnérabilité.

C'est elle qui couvre de pointes et de prolongements l'hématoblaste à sa sortie des vaisseaux ; c'est elle qui se répand sous la forme d'un exsudat translucide s'étalant plus ou moins loin autour des hématoblastes, poussant des prolongements jusque sur les globules voisins, et qui change presque incessamment de forme. C'est elle enfin qui, par suite des modifications chimiques qu'elle subit, entraîne en dernière analyse la confusion des hématoblastes avec le réticulum fibrineux. A l'égard du processus de coagulation, les hématoblastes des animaux à globules rouges nucléés présentent donc, malgré leur constitution cellulaire évidente, la plus grande analogie avec les hématoblastes de l'homme et des mammifères.

Ces faits importants n'ont pas assez frappé les observateurs qui, aujourd'hui encore, se refusent à considérer ces derniers corpuscules comme de véritables éléments anatomiques.

Ils nous ont servi à fournir une preuve convaincante de l'existence, dans le sang de tous les vertébrés, d'un élément particulier, distinct des globules rouges et des blancs, et ayant, chez tous les animaux de cette classe, les mêmes caractères fondamentaux et les mêmes propriétés générales. Il n'y a évidemment pas plus de différences entre les hématoblastes non nucléés des mammifères et les hématoblastes nucléés des ovipares qu'entre les globules rouges nucléés et non nucléés des divers types de vertébrés.

C. Globules blancs. — 1° *Description générale.* — Il est très remarquable de voir que, dans le sang des animaux à globules rouges nucléés, les globules blancs diffèrent à peine de ceux des mammifères. C'est là un point capital dont les observateurs qui ont fait dériver directement les globules rouges des leucocytes n'ont pas tenu un compte suffisant.

Ainsi, tandis que les gros globules rouges de la grenouille s'éloignent tant des hématies de l'homme par la forme, la taille et la présence d'un noyau facile à mettre en évidence, les globules blancs de cet animal ont la même forme et à peu près le même volume que ceux de l'homme. Nous n'aurons donc à nous occuper ici que de différences de détail.

J'ai distingué chez l'homme et les mammifères trois variétés de globules blancs. La plus petite (variété I), celle qui renferme un noyau unique et volumineux, comprend un type particulier dont les représentants sont rares chez les mammifères. Chez certains ovipares ce type acquiert parfois une importance numérique assez grande, de sorte que dans mon travail de 1878-79 j'ai été

conduit à distinguer, dans le sang de la grenouille, quatre sortes
de globules blancs. Ayant réduit, dans un but de simplification,
les variétés de globules blancs des vertébrés à trois, la variété II de
mon précédent travail devient une sous-variété de la première (1).

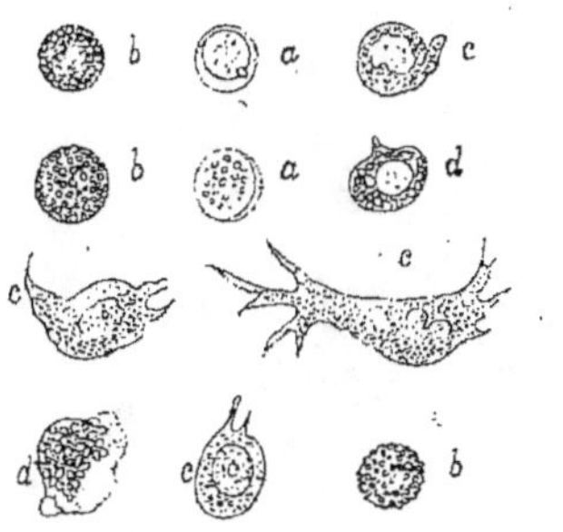

Les éléments qui la composent présentent les caractères suivants :

Ce sont des corpuscules sphériques de même taille que ceux de la variété I, mais assombris par la présence, dans la substance protoplasmique, de granulations grisâtres, volumineuses, pressées les unes contre les autres, en partie confondues, très réfringentes et faisant prendre au bord de l'élément un contour sinueux.

Le noyau, toujours unique et volumineux, remplit presque tout l'élément; masqué par les granulations du protoplasma, il est presque complètement invisible et on le devine plutôt qu'on ne le voit; il contient un gros nucléole qui se distingue parfois malgré les granulations en question (fig. 51, b).

Fig. 51. — Globules blancs de la grenouille vus dans le sang pur.

a, a, variété I; b, b, sous-variété I; c, c, variété II; d, d, variété III.

Les globules blancs de la première variété comprennent
donc deux types : l'un à granulations fines, à protoplasma pâle
et clair, l'autre à grosses granulations rendant le protoplasma
sombre.

Dans ce dernier type, les éléments sont souvent un peu plus
volumineux; ils sont dépourvus, comme dans l'autre, de contractilité amœboïde. Lorsque le sang a été traité par une solution alcoolique au tiers de sulfate ou de chlorhydrate de rosaniline, ils se comportent d'une manière particulière. Ils prennent,
en effet, une coloration très foncée, sombre, presque violette;
le noyau à peine visible est masqué par les granulations du protoplasma qui sont devenues brunâtres et à travers lesquelles
on aperçoit la tache franchement rose, formée par le noyau
(fig. 52).

(1) ILIV, 2e partie.

Dans les préparations de sang desséché, ils se présentent encore avec des caractères qui leur sont propres. Ils sont presque toujours plus résistants, moins aplatis que les autres, et par suite ils conservent à peu près les mêmes dimensions qu'à l'état humide. Il en

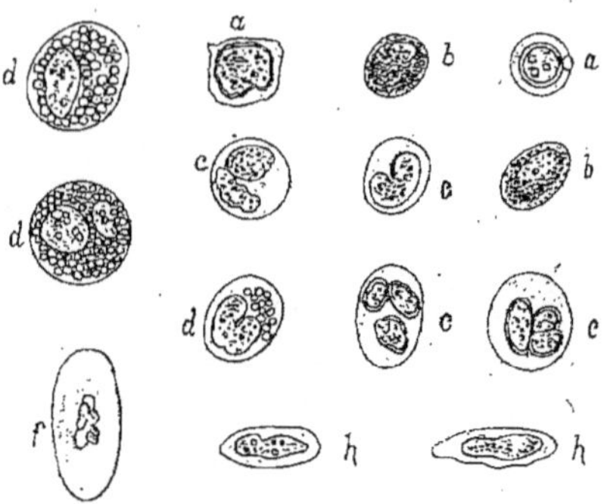

Fig. 52. — Éléments du sang de la grenouille colorés par la fuchsine.

a, a, gl. blancs, variété I; *b, b*, sous-variété I; *c, c*, variété II; *d, d*, variété III; *f*, globule rouge; *h, h*, hématoblastes.

résulte que leur bord, en général légèrement festonné, est encadré d'un cercle sombre aussi manifeste parfois que celui des globules rouges. On y reconnaît un noyau rond, volumineux, très fortement granuleux, nettement nucléolé.

La masse protoplasmique qui entoure le noyau est souvent colorée nettement en jaune orangé et il n'est pas douteux qu'elle renferme une proportion sensible d'hémoglobine rendue visible par la dessiccation.

C'est là un fait que j'ai retrouvé chez la plupart des ovipares. L'hémoglobine n'est d'ailleurs pas, nous l'avons déjà dit, une substance appartenant en propre aux globules rouges. On peut en trouver, chez tous les animaux, des traces plus ou moins sensibles dans les globules blancs des diverses variétés.

Les globules blancs des autres variétés ne se prêtent pas, chez la grenouille, à des considérations particulières. On ne pourrait signaler ici que des différences peu importantes, portant sur la multiplicité et la complexité plus ou moins grandes des noyaux, ainsi que sur la disposition et l'aspect des granulations.

Nous compléterons cette description anatomique des éléments de la grenouille par le tableau des dimensions micrométriques.

2° *Dimensions des éléments du sang de la grenouille :*

GLOBULES ROUGES : 1° *Rana viridis.*

	grands...........	27μ,20
Longueur moyenne...........	moyens...........	24μ,30
	petits...........	21μ,70
Largeur moyenne........................		16μ,30

2° *Rana temporaria.*

	grands...........	25μ,10
Longueur moyenne...........	moyens...........	22μ,00
	petits...........	18μ,50
Largeur moyenne........................		15μ,00
Noyaux (*Rana vir.* et *R. temp.*) en moy.	longueur..	8μ,00
	largeur ...	5μ,00

GLOBULES BLANCS (*Rana vir.* et *Rana tempor.*) oscillent entre 7μ,20 et 13μ,50.

Ceux de la variété I ont en moyenne..............		7μ,50
— sous-var. I —		8μ,00
— II —		10μ,50
— III —		10μ,50

HÉMATOBLASTES (*Rana vir.* et *Rana temp.*).

Longueur moyenne......................	12	à	14μ,00
Largeur moyenne......................	8	à	10μ,00
Noyau { longueur moyenne......	9	à	10μ,00
{ largeur moyenne........	6,25	à	7μ,00

D. Différences entre les globules blancs et les hématoblastes.
— Au moment où j'ai commencé mes recherches sur les hématoblastes, ces éléments avaient toujours été confondus chez les ovipares, et notamment chez les batraciens, avec les globules blancs; leur véritable nature était restée complètement méconnue. Depuis, malgré mes communications multiples sur ce sujet, beaucoup d'auteurs ont continué à faire provenir les globules rouges nucléés de la transformation progressive des blancs. Il importe donc d'insister sur les différences multiples qui séparent ces derniers éléments des hématoblastes.

Quand on examine une préparation de sang pur, faite à la température de la chambre, sans l'intervention d'aucun réactif, la constatation des faits que nous venons de décrire permet facilement de distinguer les hématoblastes des globules blancs.

Pendant les premières minutes de l'examen, on aperçoit parfois des éléments dont la détermination paraît douteuse. Qu'on attende quelques minutes encore et l'hésitation ne sera plus permise. Les éléments d'un caractère indécis resteront fixes ou se déformeront; s'ils ne présentent aucun changement de forme, il s'agira de globules blancs non amœboïdes; s'ils se modifient, tantôt ils subiront sur place les altérations complexes qui caractérisent les hématoblastes et bientôt seront compris dans le réticulum fibrineux, tantôt ils s'animeront de mouvements amœboïdes plus ou moins étendus, mouvements aujourd'hui bien connus et qui n'appartiennent dans le sang qu'aux globules blancs légitimes.

Lorsque le sang est frais et pour ainsi dire encore vivant, les hématoblastes ne nous paraissent donc pas plus difficiles à distinguer chez les animaux à globules nucléés que chez les vertébrés supérieurs, et cela parce que nous pensons que, chez les uns comme chez les autres, tous les hématoblastes s'altèrent pendant la coagulation du sang et possèdent, par conséquent, les mêmes propriétés.

Les difficultés ne peuvent survenir que lorsque, pour étudier la constitution intime des éléments, on fait intervenir des réactifs empêchant les hématoblastes de subir leurs modifications caractéristiques. Cependant on ne pourrait guère les confondre qu'avec les globules blancs de la variété I.

Les globules blancs du second type de cette variété se reconnaîtront, en général, facilement, grâce à leur contenu grossièrement granuleux, à leur forme sphérique, au contour sinueux de leur bord, dû aux saillies des granulations. Ce n'est guère que dans les préparations sèches que ces éléments seront parfois d'une détermination douteuse, à cause de la coloration intense de leur protoplasma desséché.

Mais c'est évidemment avec les globules blancs du premier type que les hématoblastes peuvent être le plus facilement confondus. Nous résumerons dans le tableau suivant les caractères différentiels entre ces deux espèces d'éléments :

GLOBULES BLANCS.	HÉMATOBLASTES.
Forme sphérique.	Forme plus aplatie et plus allongée.
Corps protoplasmique finement granuleux.	Corpuscule homogène.
Noyau homogène ou à peine nuageux, remplissant presque complètement l'élément, se colorant d'une manière très intense par la rosaniline.	Noyau nucléolé relativement moins volumineux, contenant des granulations disposées d'une manière particulière; se colorant par la rosaniline, moins fortement que celui des globules blancs.
Corps protoplasmique dépourvu, en général, de granulations brillantes.	Présence fréquente et constante chez certains animaux (*Rana temporaria*, par ex.) de granulations placées au niveau des pôles du noyau.
Élément se réduisant à l'état sec à une très mince pellicule tout à fait incolore, contenant un gros noyau homogène.	Corpuscule conservant à l'état sec sa forme et son volume, prenant un aspect vitreux et une teinte légèrement jaunâtre; noyau presque indistinct.
Éléments isolés dans les préparations.	Éléments ayant la plus grande tendance à se grouper pour former des amas plus ou moins considérables.

Nous ajouterons comme dernière remarque que le globule blanc de la variété I n'est pas un élément particulier au sang de la grenouille et des autres ovipares. Il existe chez tous les vertébrés et possède, chez les animaux supérieurs, les mêmes caractères que chez les ovipares les plus infimes ; sa présence n'est donc pas liée à l'existence des hématoblastes, et il n'a pas de rapports plus étroits avec ces éléments chez les animaux à globules nucléés que chez les animaux supérieurs.

E. Formes intermédiaires entre les hématoblastes et les globules rouges. — Les hématoblastes sont donc, dès leur apparition dans le sang, distincts des globules blancs. En se développant, ils se rapprochent de plus en plus des hématies. On peut en avoir des preuves dans le sang normal.

Quand on examine le sang de la grenouille à l'aide du *sérum iodé* ou des liquides A et B, il est impossible de ne pas remarquer que ces éléments sont en voie de développement.

Constitués comme les globules rouges par un disque en général elliptique et un noyau central, ils prennent progressivement en se développant la taille des hématies. Pendant ce temps, leur noyau subit également une véritable évolution : il devient de

plus en plus volumineux, de sorte que les plus grands hématoblastes sont aussi ceux qui possèdent le plus gros noyau. Déjà
ces éléments sont manifestement colorés par une petite quantité
d'hémoglobine, et il leur suffirait d'en acquérir une proportion
plus grande pour ressembler complètement à un globule rouge
proprement dit.

Que si maintenant on fixe son attention sur les hématies, on
remarquera que ces éléments colorés sont loin d'être tous absolument semblables entre eux. De même que chez les animaux à
globules non nucléés, on distingue des globules petits, des moyens

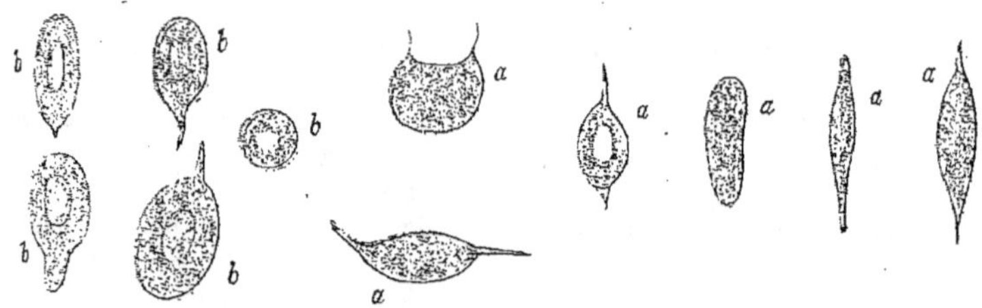

Fig. 53 — Divers aspects des globules rouges dans le sang d'une grenouille anémique.

a, a, éléments jeunes très rares dans le sang normal, ayant encore la forme allongée des hématoblastes; b, b, éléments plus âgés, ayant presque tous encore une pointe rappelant celle des hématoblastes.

et des grands. Le noyau n'a pas, non plus, des dimensions uniformes
et, dans quelques hématies, il est presque aussi grand que celui des
grands hématoblastes. Ce ne sont pas toujours les plus grands globules qui contiennent le plus gros noyau, on observe souvent l'inverse. D'autre part, la forme du disque est variable, la plupart des
éléments sont, à la vérité, régulièrement elliptiques et ont un grand
diamètre qui dépasse le petit, mais parfois cette différence est à
peine sensible ou bien même nulle, et le disque est par suite
arrondi. Enfin, un certain nombre d'hématies sont déformées et
présentent à l'un des pôles, soit une sorte de queue triangulaire,
soit une sorte d'éperon plus ou moins long (fig. 53).

Ajoutons encore que le contenu en hémoglobine n'est pas toujours égal et qu'à côté d'un élément normalement coloré s'en
voient d'autres plus ou moins pâles.

Ces particularités nous paraissent indiquer que le globule rouge
lui-même est en voie d'évolution continue, c'est-à-dire que le sang

le plus normal renferme à la fois des éléments jeunes, arrivés récemment à l'état parfait, des éléments adultes ayant atteint leur plus haut degré de développement, et probablement aussi des hématies en voie de régression, sur le point de disparaître.

Les éléments jeunes sont ceux qui ressemblent le plus aux hématoblastes. On les reconnaît soit au volume relativement grand du noyau, soit aux déformations du disque, qui a conservé comme celui des hématoblastes la propriété de se laisser étirer en pointe.

Nous serons moins affirmatifs sur les caractères de la caducité. Nous dirons simplement que les plus vieux éléments sont vraisemblablement ceux dont le noyau est le plus petit, cette partie de l'élément paraissant atteindre son plus grand développement au moment du passage de l'hématoblaste à l'état de globule rouge pour subir ultérieurement une sorte d'atrophie.

Cela posé, quand on examine du sang pur dans la chambre humide, on voit que cette sorte de chaîne constituée par les différents types de globules rouges et d'hématoblastes, et qui paraît continue lorsque les éléments sont fixés par un réactif, est en réalité complètement brisée à cause des propriétés spéciales des hématoblastes. En effet, le sang des ovipares se comporte comme celui des animaux supérieurs ; les globules rouges y forment deux groupes bien distincts : 1° les globules rouges proprement dits, qui persistent et ne paraissent subir aucune modification importante, du moins pendant les premières heures de l'examen ; 2° les hématoblastes ou globules rouges vulnérables, qui subissent les modifications que nous avons décrites pour participer à la coagulation du sang.

La chaîne est donc rompue, et lorsqu'on cherche avec soin quels sont les types intermédiaires qui en rattachent les deux tronçons, le plus souvent on n'en trouve aucun. On reconnaît uniquement quelques globules rouges un peu différents des autres, arrondis, à queue ou à noyau relativement volumineux. Cependant, dans quelques cas, et particulièrement chez des individus qui ne sont pas en parfait état (à la suite d'un long jeûne par exemple), ou à certaines époques de l'année (été, automne), on aperçoit çà et là des éléments particuliers qui ne sont ni les hématoblastes vulnérables que nous avons décrits, ni les hématies adultes, et qui peuvent être considérés comme des types de passage.

Ces formes rares à l'état normal, lorsque la rénovation du sang se fait lentement et par une transformation probablement assez brusque des hématoblastes en hématies, deviennent très abondantes pendant la réparation du sang qui suit une perte sanguine. Ce fait intéressant sera décrit plus tard dans le chapitre consacré spécialement à l'étude de l'entretien et de la rénovation du sang.

F. Sang de divers ovipares. — La description des hématoblastes et des globules blancs de la grenouille a une portée générale; elle peut s'appliquer à tous les animaux dont les hématies ont un noyau. Pour compléter, cependant, cette étude d'anatomie comparée, je rapporterai encore quelques-unes des observations que j'ai faites sur le sang de divers ovipares.

1° *Oiseaux*. — Les oiseaux dont la nutrition est si active ont une richesse globulaire considérable; sous ce rapport, ils ne le cèdent souvent en rien aux animaux supérieurs.

C'est dans le cours d'études entreprises en 1876 sur ces animaux que j'ai reconnu pour la première fois les caractères particuliers des hématoblastes.

Mon attention fut attirée par la présence dans les préparations du sang pur de grands agrégats formés par des éléments qui me parurent immédiatement très différents des globules blancs.

En effet, les hématoblastes des oiseaux sont très vulnérables et, dans le sang pur, non étalé en couche très mince, ils forment des amas considérables, renfermant parfois plusieurs centaines d'éléments. Ces amas se présentent sous l'apparence de grandes plaques granuleuses, à noyaux multiples, dans lesquelles les éléments ne restent distincts les uns des autres que peu de minutes. A côté des noyaux et à leurs pôles on remarque souvent, comme chez la grenouille, des granulations brillantes, réfractant fortement la lumière. Dans le sang pur les hématoblastes paraissent incolores, et cependant, lorsqu'on les étudie sur des préparations faites par dessiccation, ils sont parfois plus nettement colorés que ceux des animaux à sang froid. Dans ces conditions, ils se déforment facilement pour devenir plus allongés, fusiformes ou piriformes, c'est-à-dire étirés en pointe au moins à un pôle.

Ces pointes et cet allongement sont le résultat d'une altération. Aussi, dans une préparation de sang sec faite avec soin, les hématoblastes sont-ils d'une forme ovalaire presque aussi régulière que celle des globules adultes; cependant le plus souvent ils sont ovoïdes tandis que les hématies sont presque toutes régulièrement elliptiques (fig. 54).

Les granulations brillantes précédemment signalées sont rendues très apparentes par le fait de la dessiccation, elles sont souvent très volumineuses et forment parfois autour du noyau une sorte de chapelet incomplet dont les grains les plus volumineux ont assez souvent une forme anguleuse (fig. 55, c). Comme il est difficile de faire agir les réactifs sur les hématoblastes sans les altérer profondément, je n'ai pu encore déterminer avec certitude la nature de ces grains brillants qui permettent de distinguer facilement les hématoblastes des globules blancs (1).

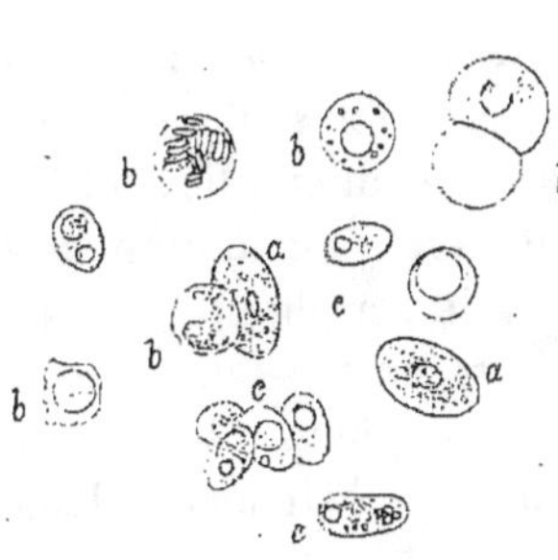

Fig. 54. — Éléments du sang du dindon (préparation sèche).

a, a, globules rouges; *b, b*, globules blancs; *c, c*, hématoblastes.

Les liquides qui servent à fixer les éléments du sang, et particulièrement les liquides A et B, conservent parfaitement la forme caractéristique des hématoblastes et permettent de voir combien ces éléments ressemblent aux globules rouges adultes.

A cet égard je recommande particulièrement le sang du canard, qui n'étant pas très coagulable se prête bien à ces diverses sortes de préparations.

Les globules blancs des oiseaux offrent des caractères intéressants et un peu particuliers. Les plus volumineux ont souvent une forme légèrement ovalaire. Mais ce qui mérite surtout d'être remarqué, c'est qu'en général ils sont plus riches en hémoglobine que ceux des ovipares à sang froid. Ainsi ceux de la variété I dont j'ai fait une sous-variété sont, dans certaines espèces, notamment chez le canard, presque aussi colorés sur leur bord dans les préparations de sang desséché que le disque des hématies. Toutefois, dans le sang pur et humide, cette coloration hémoglobique diffusée dans toute la masse est à peine sensible.

Les éléments ainsi teintés par l'hémoglobine ne constituent pas

____

(1) Dans les préparations soumises à la double coloration de Cole, les granulations des hématoblastes restent incolores; elles agissent sur la lumière comme des corps fortement concaves et sont peut-être simplement des vacuoles.

une variété proprement dite, car on ne les retrouve pas dans toutes les espèces. Très nombreux et très colorés dans le sang du canard, ils font complètement défaut chez d'autres oiseaux, le dindon par exemple, dont les globules blancs de la variété I ont toujours un protoplasma pâle et incolore.

Les globules blancs de la variété II sont quelquefois aussi légèrement imprégnés d'hémoglobine. Mais ce sont ceux de la variété III qui ont les caractères les plus particuliers. Ils sont relativement très abondants et leurs granulations sont volumineuses, très brillantes au centre et très foncées à la périphérie.

Dans le sang pur ou traité par les divers sérums, ces granulations sont arrondies ou ovalaires; mais elles ont souvent la propriété de se transformer par la dessiccation en petits bâtonnets allongés ressemblant à de petits cristaux.

Ces bâtonnets sont presque toujours légèrement colorés en jaune, et comme ils fixent l'éosine, il est probable, ainsi que je l'ai déjà admis pour les éléments des autres vertébrés, que leur matière colorante n'est autre que de l'hémoglobine combinée avec une matière très réfringente d'une nature encore inconnue.

On voit qu'il serait plus difficile encore, chez les oiseaux que chez les ovipares à sang froid, de confondre les hématoblastes avec les globules blancs et je ne saurais trop insister sur l'intérêt qui s'attache à l'étude du sang de ces animaux.

2° *Reptiles.* — J'ai examiné d'une manière toute particulière le sang de la tortue (*Testudo græca*) et j'y ai retrouvé la plupart des faits décrits précédemment chez la grenouille.

Dans le sang pur les hématoblastes se hérissent très rapidement de petites pointes courtes; les amas qu'ils forment sont en général peu volumineux et par suite les rosaces constituées par les globules rouges sont peu étendues et moins bien dessinées que dans le sang de la grenouille.

Le disque des hématoblastes s'étire en pointe avec une facilité étonnante, de sorte que, même dans les préparations très rapidement faites, soit avec le sérum iodé, soit avec les liquides A et D, on voit fréquemment des corpuscules allongés ayant pris la forme d'un fuseau, d'une raquette, d'un petit pendule, etc. Le noyau très volumineux laisse voir assez facilement le nucléole; dans les plus grands hématoblastes et sous l'influence des réactifs il présente souvent une sorte de pli ou de raie sombre longitudinale.

Ce sont les liquides A et D, avec ou sans addition de pyrosine, qui en conservent le mieux la forme et les caractères anatomiques.

Presque toujours les hématoblastes, même les plus petits, s'y montrent hérissés de pointes courtes et nombreuses, donnant à l'élément l'apparence d'une petite brosse; les plus développés sont plus résistants et conservent une surface lisse. Les globules blancs sont, au contraire, sphériques ou hérissés de petites pointes sarcodiques qui diffèrent assez nettement des petites épines des hématoblastes. Il est donc habituellement facile de distinguer les hématoblastes des globules blancs, mais on observe souvent des particularités d'une interprétation plus douteuse à cause de la présence fréquente d'éléments relativement petits, à peine entourés de protoplasma, ou même de noyaux libres, en général grossièrement granuleux, autour desquels on aperçoit quelques débris protoplasmiques. Ce sont là des éléments altérés par les agents extérieurs. On en rencontre de semblables dans le sang de tous les animaux dont les globules sont très vulnérables, ainsi que dans les préparations faites sans un soin suffisant.

Les noyaux libres proviennent en général d'hématoblastes ou d'hématies altérés; tandis que les corpuscules sphériques à noyau granuleux, autour desquels on voit un mince cercle de protoplasma, sont, en général, de petits globules blancs.

Les préparations faites par dessiccation mettent parfaitement en évidence la vulnérabilité extrême des hématoblastes, elles sont difficiles à réussir et contiennent assez souvent quelques corpuscules altérés, d'une détermination embarrassante.

Dans un grand nombre d'entre elles les éléments perdent leur hémoglobine.

Cette matière colorante prend une forme cristalline et l'on voit se produire, au lieu et place d'un certain nombre de globules rouges et d'hématoblastes, de petites arborisations élégantes, composées de cristaux mal définis, ou plutôt de petites masses anguleuses cubiques à aspect cristallin, formant de petites branches plus ou moins divisées et étendues.

Les hématies du sang de la tortue sont donc moins faciles à fixer que celles des autres animaux; mais j'ai retrouvé la même particularité chez les grenouilles et les tritons épuisés par un long jeûne ou rendus anémiques par l'effet d'une hémorrhagie abondante.

Il est possible que les tortues dont nous disposons à Paris pour nos expériences soient dans un état peu physiologique et que cette vulnérabilité des globules rouges et des hématoblastes soit, chez ces animaux comme chez les autres ovipares, le résultat d'une anémie plus ou moins prononcée. Le nombre des éléments qui se transforment ainsi en une arborisation cristalline est d'ailleurs plus grand chez les animaux faibles et fatigués que chez ceux qui vivent depuis quelque temps en liberté, dans de bonnes conditions hygiéniques.

3° *Batraciens.* — Chez les batraciens j'ai étudié, outre le sang des grenouilles, lequel m'a servi de type pour la description

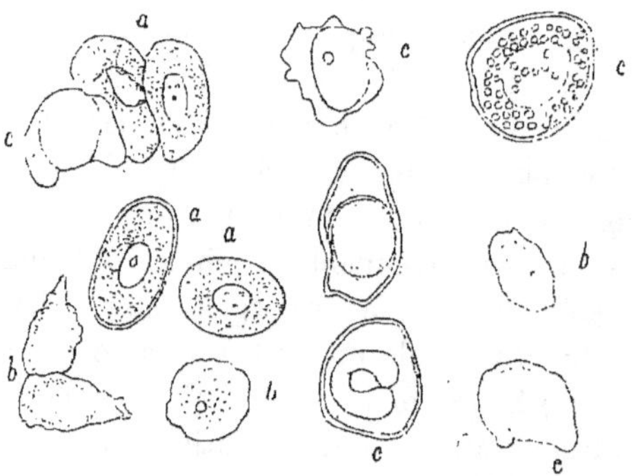

Fig. 55. — Éléments du sang du triton (préparation sèche).

a, a, globules rouges; *b, b,* hématoblastes; *c, c,* divers globules blancs.

précédente, celui du crapaud, et tout particulièrement celui du triton.

Chez un crapaud (*Bufo vulgaris*) en très bon état, mais à jeun depuis une douzaine de jours, un mélange de sang fait avec le liquide A contenait des hématoblastes presque tous allongés et faciles à distinguer des globules blancs. Ceux-ci étaient d'ailleurs très peu nombreux, probablement à cause du jeûne.

Le sang du triton (*T. marmoratus*) est d'une étude en général facile et tout aussi intéressante que celle du sang de la grenouille (fig. 55).

Dans le sang pur les hématoblastes deviennent très rapidement méconnaissables et se comportent à peu près comme ceux de la grenouille; mais si l'on a soin de faire l'examen à une basse température, on peut, sans le secours d'aucun réactif, distinguer facilement les hématoblastes des globules blancs.

Les liquides A et D donnent d'excellents résultats, surtout pendant les premières heures de leur action; plus tard les éléments s'y rétractent.

Lorsqu'on ajoute à ces liquides une petite quantité d'eau, les disques des hématoblastes deviennent plus clairs, les noyaux se gonflent et prennent en général un aspect plus grossièrement granuleux. La même réaction se produit dans les hématies adultes. Les globules blancs, au contraire, ont un protoplasma trouble, granuleux, comme émulsionné, et des noyaux clairs, presque homogènes. Quand la quantité d'eau ajoutée aux liquides A et D est un peu forte, les noyaux des hématoblastes sont gonflés, et ceux des plus grands éléments portent des incisures plus ou moins profondes ou des plis montrant que ces noyaux proviennent de la fusion en une masse commune d'un certain nombre de lobules.

Semblables apparences déjà signalées à propos du sang de la grenouille s'observent également lorsqu'on traite le sang par une solution d'acide osmique et en général par un réactif faisant gonfler par imbibition les noyaux des hématoblastes, tandis que le disque de ces éléments reste dur ou rétracté.

Cette réaction ne fait jamais apparaître, même dans les plus grands hématoblastes, de noyaux multiples ou fortement incisés comme ceux des globules blancs.

Ces études d'anatomie comparée permettent de poser les conclusions suivantes :

Le sang des vertébrés à globules nucléés contient constamment un grand nombre d'éléments particuliers qui se modifient profondément, dès qu'ils sont sortis des vaisseaux pour concourir à la formation du réticulum fibrineux.

Ces éléments possèdent donc des propriétés tout à fait différentes de celles des globules blancs qui restent toujours indépendants du réticulum, propriétés qui correspondent à des caractères histologiques et histochimiques spéciaux.

Entre les plus petits et les plus grands de ces éléments, on trouve toujours plusieurs intermédiaires, ce qui établit nettement qu'il s'agit d'un seul et même élément en voie d'évolution.

En se développant, ces éléments perdent les propriétés qui les distinguent pendant la première phase de leur évolution et acquièrent un disque fixe, ne se modifiant plus spontanément hors des vaisseaux et ayant les caractères principaux du disque des hématies.

Enfin, en se colorant de plus en plus et en prenant une forme moins allongée, plus aplatie et plus régulière, ils deviennent des hématies parfaites.

Les éléments en question représentent donc de jeunes hématies; ce sont des hématoblastes correspondant aux corpuscules que nous avons décrits, sous ce même nom, dans le sang des animaux supérieurs.

Dans certaines conditions physiologiques et pathologiques, qui seront indiquées plus tard, les formes intermédiaires entre les hématoblastes et les hématies adultes deviennent très abondantes, et l'on peut alors étudier facilement l'évolution complète des globules rouges. On peut faire naître à volonté ces conditions favorables en faisant subir aux animaux une perte de sang plus ou moins considérable, à laquelle succède une phase de régénération du sang.

— J'ai insisté sur ces détails d'anatomie comparée afin de bien démontrer que le sang de tous les vertébrés renferme un troisième élément anatomique, distinct des globules rouges et des leucocytes. Comme cet élément très altérable se transforme facilement chez les mammifères en corpuscule mal défini, il a été rangé, avant mes recherches, parmi les granulations. Il était donc très important de le retrouver avec des caractères généraux identiques dans le sang des ovipares. Ici, en effet, il a forme de cellule complète, indubitable, et il serait impossible de n'en pas faire un élément anatomique proprement dit. Je crois avoir démontré que cet élément n'est pas une variété de globules blancs et qu'il correspond parfaitement, malgré son apparence cellulaire, aux hématoblastes corpusculaires du sang des animaux à globules rouges non nucléés. Il présente comme eux une vulnérabilité excessive; comme eux aussi, il joue un rôle intéressant dans la coagulation du sang complet; enfin, chez tous les vertébrés, ce troisième corpuscule du sang ou hématoblaste a une constitution analogue à celle des globules rouges et doit être considéré comme une forme jeune et incomplètement développée de ce dernier (1).

(1) Cette démonstration fondée sur l'anatomie comparée a été faite complètement

11**

CHAPITRE III

QUANTITÉ PROPORTIONNELLE DES ÉLÉMENTS DU SANG CHEZ L'HOMME ET CHEZ QUELQUES ANIMAUX.

Les globules rouges, de beaucoup les plus nombreux, ont été dénombrés pour la première fois par Vierordt. Cet observateur ingénieux a compté dans son propre sang 5174000 hématies ; mais, ce qui montre bien l'incertitude du procédé qu'il a imaginé, c'est que, pour le même sang, dans des numérations différentes, il a trouvé des chiffres variant entre 4180000 et 5551000. D'après Welcker, le sang du doigt contiendrait 4600000 globules. Cramer a trouvé un chiffre analogue, soit 4726000.

Ces premiers observateurs, dont les procédés n'ont pas survécu, ne se sont guère trompés. L'homme adulte, bien portant, vigoureux, possède effectivement, en moyenne, 5 millions d'hématies par millimètre cube. Le chiffre de 4500000 ou 4600000 qu'on rencontre assez souvent dans les grandes villes est encore compatible avec une bonne santé, mais il indique déjà une certaine faiblesse organique (1).

Les globules blancs, beaucoup moins nombreux, ne s'élèvent chez l'adulte, homme ou femme, qu'au chiffre de 6000 en moyenne.

Les globules blancs de la variété II sont de beaucoup les plus nombreux, puis viennent ceux de la première variété et enfin les globules à grosses granulations de la troisième.

On trouve en moyenne, chez l'homme adulte, les proportions suivantes :

dans mon mémoire de 1878-79. Aussi n'est-ce pas sans étonnement que je vis Bizzozero annoncer, en 1882, la découverte d'un troisième corpuscule du sang auquel il donna le singulier nom de *plaquette*.

Il est regrettable que quelques histologistes aient adopté ce mot pour le moins inutile, car, tout en convenant fort mal aux hématoblastes corpusculaires des animaux supérieurs, il donne une idée absolument fausse des hématoblastes des ovipares.

(1) J'ai établi mes moyennes pour l'homme d'après mes observations et celles de MM. Dupérié, Globules du sang, Variations physiologiques (*Thèse de Paris*, 1878), et Cadet, Étude dhysiologique des éléments figurés du sang et en particulier des hématoblastes (*Thèse de Paris*, 1881).

Globules blancs de la 1re variété............... 23 p. 100
    —   2e   —   .... 70 —
    —   3e   —   .... 7 —

Les hématoblastes sont beaucoup plus nombreux que les globules blancs (40 fois plus environ) ; mais 20 fois moins nombreux que les hématies. On en compte, en effet, chez l'adulte, environ 250 000 (255 000, Hayem et Cadet).

Nous verrons plus tard les modifications sensibles que l'âge, le sexe, certaines conditions physiologiques, impriment à ces moyennes.

La quantité d'hémoglobine contenue dans les globules rouges est une donnée extrêmement importante, tant au point de vue physiologique qu'au point de vue anatomo-pathologique. Je me suis donc appliqué à la déterminer aussi exactement que possible. Mais n'ayant pas réussi jusqu'à présent à me procurer un échantillon d'hémoglobine cristallisée de sang humain, je me suis servi, pour arriver au but, d'une valeur relative au lieu d'une valeur absolue. J'ai fait tous mes dosages chromométriques en prenant pour étalon la quantité d'hémoglobine contenue en moyenne dans mes propres globules. J'ai désigné cet étalon sous le nom de *valeur globulaire* et je l'ai supposée égale à 1.

M. Cadet, après avoir fait un grand nombre d'examens de sang humain sain, a vu que cet étalon dépasse un peu la valeur globulaire moyenne, et, de mon côté, je me suis également aperçu de ce fait dans mes examens de sang normal.

Sur 86 adultes la valeur globulaire n'a atteint le chiffre 1 que 21 fois, et la moyenne générale de ces 86 examens donne le chiffre 0,944 au lieu de 1. L'étalon qui m'a servi dans mes premières recherches est donc d'environ 5 p. 100 trop fort. J'ai tenu compte de cette détermination dans la table de la valeur des teintes coloriées donnée page 45, ainsi que dans toutes les évaluations qui seront consignées dans le présent ouvrage.

D'ailleurs, s'il est exact de dire que chez l'homme sain la quantité d'hémoglobine est sensiblement proportionnelle au nombre des globules rouges, c'est-à-dire que chez tous les sujets sains les globules rouges contiennent en moyenne à peu près la même proportion de matière colorante, il ne faudrait pas croire que cette valeur est d'une constance parfaite.

Dans mes premières recherches sur l'aglobulie (anémie chronique), j'ai trouvé que la valeur individuelle d'un globule sain pouvait osciller, chez l'adulte, entre 1 et 0,70 ; les chiffres trouvés par M. Cadet ont confirmé cette proposition. En les corrigeant d'après les données précédentes, on trouve que le plus faible s'élève à 0,78 et que le plus fort atteint 1,05.

Sur 86 examens de sang (hommes et femmes adultes bien portants) la valeur globulaire atteint ou dépasse la moyenne 46 fois ; elle est au moins égale à 0,90, 83 fois, et par conséquent 3 fois seulement au-dessous de 0,90.

Comme d'autre part elle ne dépasse pas 1,05, on peut dire que les fluctuations normales de la valeur globulaire sont en moyenne de 15 p. 100.

Ce chiffre est relativement élevé ; mais si l'on se souvient qu'à l'état normal il y a des fluctuations assez sensibles dans les dimensions des éléments d'un individu à l'autre, on trouvera dans ce fait la raison principale de ces écarts. Il est évident qu'il faut tenir compte également des causes d'erreur dues aux instruments qui servent à ces déterminations ; mais celles-ci se trouvent nécessairement atténuées par la multiplicité des observations.

— En poursuivant mes études d'anatomie comparée, j'ai dénombré et mesuré les éléments du sang chez un certain nombre d'animaux. Les résultats que j'ai obtenus pouvant offrir un certain intérêt, je les présenterai sous forme de tableau. On ne devra leur accorder qu'une valeur relative, car le plus souvent je n'ai pu examiner qu'un animal de chaque espèce, et l'on conçoit que pour acquérir des notions précises sur ces divers points, il serait indispensable d'établir des moyennes.

Il faut en excepter les chiffres qui concernent les animaux de laboratoire (chien, lapin, cochon d'Inde, grenouille) ; ils représentent les moyennes obtenues à la suite d'examens réitérés.

Ces réserves faites, on peut néanmoins tirer de ces observations quelques données générales qui pourront servir de point de départ pour des recherches ultérieures de même ordre.

On remarquera que la plupart des animaux à sang chaud ont à peu près la même richesse globulaire. Celle-ci dépasse très rarement celle de l'homme bien portant, c'est-à-dire 5 millions ; elle reste habituellement entre 4 et 5 millions. Lorsqu'elle descend au point de se rapprocher de 3 millions, il est probable que l'examen a porté sur un individu malade ou affaibli. Ces études ont été faites, en effet, pour la plupart au Jardin d'acclimatation sur des animaux qui paraissaient bien portants, mais qui n'étaient peut-être pas toujours dans un parfait état de santé (1).

Les oiseaux ont un sang dont la richesse globulaire est au moins aussi grande que celle des mammifères les mieux doués sous ce rapport.

Chez les animaux à sang froid la richesse globulaire est sensiblement moins élevée. Cependant elle reste encore relativement grande chez les reptiles qui ont été examinés. Dépassant 4 millions chez le lézard, elle ne descend au-dessous de 3 millions que chez la grenouille.

Il résulte encore de ces recherches que la valeur individuelle des globules (G) est sensiblement proportionnelle aux dimensions des éléments chez les animaux à hématies non nucléées (les seules d'ailleurs qui soient parfaitement comparables entre elles). Ce résultat intéressant tendrait à prouver que l'hémoglobine, malgré ses variations de composition dans les diverses espèces animales, a toujours à peu près le même pouvoir colorant.

Tableau des résultats fournis par l'examen du sang de divers animaux.

MAMMIFÈRES.

1° GUENON PATAS (*Cercopithecus ruber*), jeune bien portant, au Jardin d'acclimatation depuis deux jours.

Nombre des globules rouges........... N = 6 355 000
Richesse globulaire exprimée en globules
    humains........................ R = 4 448 500
Valeur individuelle d'un globule....... G =   0,70
Nombre des globules blancs.......... B =   9 700

DIAMÈTRES DES ÉLÉMENTS. — *Globules rouges* : grands, 7μ,7 ; moyens, 7μ ; petits, 6μ,18 (le plus petit, 3μ,25). *Globules blancs* : de 6 à 11μ.

2° MOUSTAC (*Cercopithecus cephus*), adulte, depuis plusieurs mois au jardin. Il a été malade à son arrivée ; mais il paraît rétabli au moment de l'examen. (Il est mort cependant peu de temps après.)

N = 4 226 000
R = 3 211 700
G =   0,76
B =   14 700

(1) Je dois tous mes remerciements à M. le D^r St-Yves Ménard, qui m'a laissé, avec une grande obligeance, examiner le sang de quelques-uns des animaux du Jardin d'acclimatation.

DIAMÈTRES DES ÉLÉMENTS. — *Globules rouges :* grands, 8μ,30 (le plus grand, 9μ); moyens, 7μ,10; petits, 6μ (le plus petit, 3μ,47).

3° MANGABEY (*Cercocebus fuliginosus*), bien portant, âgé d'environ trois ans; en France depuis peu et au jardin depuis six jours.

$$N = 4\,766\,000$$
$$R = 4\,146\,000$$
$$G = 0,87$$
$$B = 10\,800$$

DIAMÈTRES DES ÉLÉMENTS. — *Globules rouges :* grands, 8μ,50 (le plus grand, 9μ); moyens, 7μ,40; petits, 6μ,25 (le plus petit, 6μ,07). *Globules blancs :* de 6 à 8μ.

4° MACAQUE (*Macacus cynomolgus*), âgé de trois à quatre ans; en France depuis environ un an; au jardin depuis un mois, paraît parfaitement bien portant.

$$N = 6\,000\,000$$
$$R = 3\,420\,000$$
$$G = 0,57$$
$$B = 2\,800$$

DIAMÈTRES DES ÉLÉMENTS. — *Globules rouges :* grands, 7μ,5 (le plus grand 8μ,68); moyens, 6μ,40; petits, 5μ,50 (le plus petit, 4μ,30).

5° CYNOCÉPHALE (*Cynocephalus leucophœus*), âgé de trois ans et demi environ; au jardin depuis trois ans; en bon état.

$$N = 4\,350\,000$$
$$R = 4\,350\,000$$
$$G = 1$$
$$B = 6\,300$$

DIAMÈTRES DES ÉLÉMENTS. — *Globules rouges :* grands, 8μ,3 (le plus grand, 8μ,68); moyens, 7μ,6; petits, 6μ,7 (le plus petit, 5μ,42). *Globules blancs :* de 5 à 8μ.

6° SAÏMIRI (*Saïmiris sciureus*), âgé d'environ quatre ans; au jardin depuis neuf mois; en bon état apparent.

$$N = 5\,975\,000$$
$$R = 4\,411\,000$$
$$G = 0,74$$
$$B = 28\,900$$

DIAMÈTRES DES ÉLÉMENTS. — *Globules rouges :* grands, 7μ,6 le plus grand, 8μ,13); moyens, 6μ,68; petits, 5μ,50 (le plus petit, 4μ,30). *Globules blancs :* de 4μ,80 à 7μ,1.

Le sang contient des filaires. C'est à cette particularité que doit peut-être être rapporté le nombre élevé des globules blancs.

7° OUISTITI (*Jacchus vulgaris*), adulte, bien portant, au jardin depuis peu de temps.

$$N = 6\,323\,000$$
$$R = 4\,107\,000$$
$$G = 0,66$$
$$B = 15\,300$$

DIAMÈTRES DES ÉLÉMENTS. — *Globules rouges :* grands, 7µ,40 (le plus grand, 8µ,68); moyens, 6µ,70; petits, 6µ (le plus petit, 4µ,85). *Globules blancs :* de 5µ,40 à 8µ,15.

8° LORI (*Loris gracilis*), adulte, bien portant, au jardin depuis neuf mois.

$$N = 5\,400\,000$$
$$R = 4\,914\,000$$
$$G = 0,91$$
$$B = 7\,000$$

DIAMÈTRES DES ÉLÉMENTS. — *Globules rouges :* grands, 8µ,5 (le plus grand, 9µ); moyens, 7µ,40; petits, 6µ (le plus petit, 5µ,25). *Globules blancs :* de 5µ,40 à 8µ,30.

9° ROUSSETTE (on n'a pu déterminer le nom exact de l'espèce), au jardin depuis près d'un an.

$$N = 10\,326\,000$$
$$R = 4\,748\,000$$
$$G = 0,46$$
$$B = 27\,400$$

DIAMÈTRES DES ÉLÉMENTS. — *Globules rouges :* grands, 6µ,6 (le plus grand, 6µ,9); moyens, 6µ,15; petits, 5µ,5 (le plus petit, 5µ,20). *Globules blancs :* de 4µ,4 à 7µ,7.

10° COATI (*Nasua rufa*), adulte, vif et bien portant, au jardin depuis peu de temps.

$$N = 4\,448\,500$$
$$R = 3\,247\,000$$
$$G = 0,73$$
$$B = 14\,400$$

DIAMÈTRES DES ÉLÉMENTS. — *Globules rouges :* grands, 7µ,66 (le plus grand, 8µ,68); moyens, 6µ,90; petits, 5µ,10 (le plus petit, 3µ,80). *Globules blancs :* de 4µ,34 à 6µ,72.

11° PARADOXURE (*Paradoxurus typus*), adulte, bien portant, au jardin depuis environ un an.

$$N = 8\,325\,000$$
$$R = 1\,248\,000$$
$$G = 0,15$$
$$B = 7\,900$$

DIAMÈTRES DES ÉLÉMENTS. — Grands, 5µ,7 (le plus grand, 6µ); moyens, 4µ,62; petits, 3µ,9 (le plus petit, 3µ,25). *Globules blancs :* de 5µ,38 à 8µ.

12° MANGOUSTE d'Abyssinie (*Nems; viverra ichneumon*), adulte, paraît bien portant, meurt cependant quelques mois après cet examen.

$$N = 7\,308\,000$$
$$R = 3\,167\,000$$
$$G = 0,46$$
$$B = 7\,350$$

DIAMÈTRES DES ÉLÉMENTS. — *Globules rouges :* grands, 5µ,60 (le plus grand,

6μ,60); moyens, 5μ,40; petits, 4μ,20 (le plus petit, 3μ,80). *Globules blancs :* de 6μ,45 à 7μ,30.

13° Fennec (*Canis fennecus*), adulte, bien portant, au jardin depuis environ un an.

$$N = 10\,453\,900$$
$$R = 4\,588\,000$$
$$G = 0,44$$
$$B = 7\,950$$

Diamètres des éléments. — *Globules rouges :* grands, 6μ,30 (le plus grand, 6μ,50); moyens, 5μ,70; petits, 4μ,70 (le plus petit, 3μ,25). *Globules blancs :* de 6 à 9μ.

14° Chien (*Canis familiaris*), moyenne fournie par l'examen d'une vingtaine d'individus de races diverses.

$$N = 6\,650\,000$$
$$R = 4\,720\,000$$
$$G = 0,71$$
$$\text{Hématoblastes } H = 267\,000$$
$$B = 10\,000$$

Diamètres des éléments. — *Globules rouges :* grands, 8μ (le plus grand, 9μ); moyens, 7μ,2; petits, 7μ (le plus petit, 6μ). *Globules blancs :* de 6 à 9μ.

15° Chat domestique, adulte, bien portant.

$$N = 9\,900\,000$$
$$R = 4\,450\,000$$
$$G = 0,45$$
$$B = 7\,200$$

Diamètres des éléments. — *Globules rouges :* grands, 7μ (le plus grand, 7μ,15); moyens, 6μ,20; petits, 5μ (le plus petit, 4μ,60).

16° Chat nouveau-né, âgé de quatre à huit jours (moyenne de 4 examens).

$$N = 5\,357\,000$$
$$R = 3\,964\,000$$
$$G = 0,74$$
$$B = 8\,000$$

Diamètres des éléments. — *Globules rouges :* grands, 7μ,5 (le plus grand, 8μ,60); moyens, 6μ,30; petits, 4μ,5 (le plus petit, 2μ,75); les éléments sont d'une très grande inégalité de diamètre. *Globules blancs :* de 5μ,75 à 7μ,45.

17° Kanguroo (*Macropus rufus*), jeune; vu dans la poche il y a environ trois mois, sevré depuis deux mois et demi.

$$N = 5\,052\,000$$
$$R = 5\,052\,000$$
$$G = 1$$
$$B = 5\,150$$

Diamètres des éléments. — *Globules rouges :* grands, 8μ,90 (le plus grand, 9μ,30); moyens, 7μ,74; petits, 6μ,10.

18° UNAU (*Bradypus didactylus*), adulte, bien portant, au jardin depuis un mois et demi.

$$N = 2\,972\,000$$
$$R = 4\,458\,000$$
$$G = \qquad 1,50$$
$$B = \qquad 12\,800$$

DIAMÈTRES DES ÉLÉMENTS. — *Globules rouges* : grands, 10µ,35 (le plus grand, 11µ,50); moyens, 9µ,25; petits, 8µ (le plus petit, 7µ,60). *Globules blancs* : de 5µ,58 à 9µ.

19° LAPIN domestique, moyenne de 24 numérations.

$$N = 6\,410\,000$$
$$R = 4\,422\,000$$
$$G = \qquad 0,69$$
$$B = \qquad 6\,200$$

DIAMÈTRES DES ÉLÉMENTS. — *Globules rouges* : grands, 7µ,45 (le plus grand, 8µ); moyens, 7µ,16; petits, 6µ,68.

20° COCHON D'INDE, moyenne de 8 numérations.

$$N = 5\,859\,500$$
$$R = 5\,467\,000$$
$$G = \qquad 0,93$$
$$B = \qquad 5\,600$$

DIAMÈTRES DES ÉLÉMENTS. — *Globules rouges* : grands, 7µ,90 (le plus grand, 8µ,75); moyens, 7µ,48; petits, 6µ,68 (le plus petit, 6µ,30).

21° ÉCUREUIL de l'Amérique du Nord (Petit-gris, *Sciurus cinereus*), bien portant, au jardin depuis quatre ans.

$$N = 7\,490\,000$$
$$R = 5\,100\,000$$
$$G = \qquad 0,68$$
$$B = \qquad 2\,000$$

DIAMÈTRES DES ÉLÉMENTS. — *Globules rouges* : grands, 7µ,25 (le plus grand, 7µ,35); moyens, 6µ,60; petits, 5µ,75 (le plus petit, 4µ,34). *Globules blancs* : de 6µ,50 à 9µ.

22° CHEVAL landais.

$$N = 7\,403\,500$$
$$R = 4\,294\,000$$
$$G = \qquad 0,58$$
$$B = \qquad 9\,500$$

DIAMÈTRES DES ÉLÉMENTS. — *Globules rouges* : grands, 6µ,60 (le plus grand, 7µ); moyens, 5µ,58; petits, 4µ,93 (le plus petit, 4µ,70).

23° BŒUF : zébu nain (*Bos indicus*), bien portant.

$$N = 8\,712\,500$$
$$R = 4\,966\,000$$
$$G = \qquad 0,57$$
$$B = \qquad 12\,000$$

24° Chèvre (*Capra hircus*), moyenne de 4 numérations pour les globules rouges.

$$N = 19\,000\,000$$
$$R = 3\,990\,000$$
$$G = 0,21$$
$$B = 30\,000$$

Diamètres des éléments. — *Globules rouges :* grands, 5μ,40 (le plus grand, 6μ,20) ; moyens, 4μ,25 ; petits, 3μ,25 (le plus petit, 2μ,90).

25° Chameau d'Asie (*Camelus bactrianus*), bien portant, au jardin depuis longtemps.

$$N = 10\,930\,000$$
$$R = 4\,262\,000$$
$$G = 0,39$$
$$B = 11\,500$$

Diamètres des éléments. — *Globules rouges :* grands, 8μ,30 sur 4μ,60 ; moyens, 7μ,60 sur 4μ,55 ; petits, 6μ,85 sur 4μ,25.

26° Lama (*Auchenia guanaco*), âgé de six à sept mois ; arrivant de voyage, en bon état.

$$N = 13\,186\,000$$
$$R = 5\,010\,000$$
$$G = 0,38$$
$$B = 8\,000$$

Diamètres des éléments. — *Globules rouges :* grands, 8μ,9 sur 4μ,7 ; moyens, 7μ,50 sur 4μ,25 ; petits, 6μ,30 sur 4μ,15. On remarquera la grande similitude existant entre le sang du chameau et celui du lama.

OISEAUX.

27° Faucon royal d'Afrique, adulte.

$$N = 2\,547\,500$$
$$R = 4\,458\,000$$
$$G = 1,75$$
$$H = 25\,500$$
$$B = 12\,950$$

Diamètres des éléments. — *Globules rouges :* longueur moy., 12μ,28 ; largeur moy., 7μ,60 ; noyau, 5μ,20 sur 2μ,60. *Globules blancs :* de 4μ,30 à 7μ,60.

28° Poule de Houdan, adulte.

$$N = 2\,400\,000$$
$$R = 2\,688\,000$$
$$G = 1,12$$
$$H = 35\,500$$
$$B = 26\,300$$

Diamètres des éléments. — *Globules rouges :* 11μ,30 sur 7μ,18. *Globules blancs :* de 4μ,30 à 7μ.

29° Héron cendré d'Europe (*Ardea cinerea*), adulte, nourri de viande, arrivé récemment au jardin.

$$N = 2\,478\,000$$
$$R = 5\,203\,000$$
$$G = 2,10$$
$$H = 32\,850$$
$$B = 17\,700$$

DIAMÈTRES DES ÉLÉMENTS. — *Globules rouges* : 13µ,60 sur 8µ,70; noyau, 6µ,50 sur 4µ,35. *Hématoblastes* : 7µ,60 sur 6µ; à l'état sec, 7µ sur 5µ. *Globules blancs* : de 4µ,35 à 7µ.

30° Cigogne de Hollande (*Ciconia alba*), adulte, nourrie de viande.

$$N = 2\,189\,000$$
$$R = 5\,317\,000$$
$$G = 2,42$$
$$H = 17\,200$$
$$B = 31\,000$$

DIAMÈTRES DES ÉLÉMENTS. — *Globules rouges* : 15µ sur 8µ,25; noyau, 6µ,50 sur 3µ. *Hématoblastes* : 8µ,70 sur 3µ,80; à l'état sec, 8µ sur 5µ. *Globules blancs* : 3µ,70 à 6µ,80.

31° Autruche (*Struthio camelus*), bien portante, au jardin depuis plus d'un an.

$$N = 1\,620\,500$$
$$R = 4\,860\,000$$
$$G = 3$$
$$H = 11\,500$$
$$B = 9\,000$$

DIAMÈTRES DES ÉLÉMENTS. — *Globules rouges* : 14µ,30 sur 9µ,15.

REPTILES.

32° Tortue (*Testudo græca*), adulte, bien portante.

$$N = 629\,000$$
$$R = 3\,445\,000$$
$$G = 5$$
$$H = 9\,000$$
$$B = 13\,200$$

DIAMÈTRES DES ÉLÉMENTS. — *Globules rouges* : 21µ,20 sur 12µ,45; noyau, 6µ sur 5µ. *Hématoblastes* : 10µ,35 sur 6µ,10; noyau, 7µ sur 4µ. *Globules blancs* : de 5µ,35 à 10µ.

33° Lézard (*Lacerta agilis*), en bon état, à jeun depuis environ quinze jours.

$$N = 1\,292\,000$$
$$R = 4\,392\,000$$
$$G = 3,40$$
$$H = 17\,000$$
$$B = 10\,500$$

DIAMÈTRES DES ÉLÉMENTS. — *Globules rouges* : 15µ,75 sur 9µ,10. *Hématoblastes* : 9µ sur 5µ. *Globules blancs* : de 5µ,70 à 9µ.

34° COULEUVRE (*Coluber natrix*), en bon état.

$$N = \quad 829\,400$$
$$R = 3\,317\,000$$
$$G = \quad\quad 4$$
$$H = \quad 19\,000$$
$$B = \quad\quad 8\,400$$

DIAMÈTRES DES ÉLÉMENTS. — *Globules rouges* : 22μ sur 13μ,50. *Globules blancs* : de 6μ,25 à 9μ.

35° GRENOUILLE (*Rana viridis*), moyenne de plusieurs numérations faites à des époques différentes.

$$N = \quad 408\,896$$
$$R = 2\,903\,900$$
$$G = \quad\quad 7,10$$
$$H = \quad\quad 8\,000$$
$$B = \quad\quad 5\,300$$

DIAMÈTRES DES ÉLÉMENTS. — *Globules rouges* : longueurs moyennes, 27μ,20 ; 24μ,30 ; 21μ,70 ; largeur moyenne, 16μ,30 ; noyau, 8μ sur 5μ. *Hématoblastes* : 2 à 14μ sur 8 à 10μ ; noyau, 9 à 10μ sur 6μ,25 à 7μ. *Globules blancs* : de 7μ,20 à 13μ,50.

36° GRENOUILLE (*Rana temporaria*), moyenne de plusieurs numérations faites à des époques différentes.

$$N = \quad 393\,200$$
$$R = 2\,644\,000$$
$$G = \quad\quad 6,75$$
$$H = \quad\quad 7\,000$$
$$B = \quad\quad 6\,000$$

DIAMÈTRES. — *Globules rouges* : longueurs moyennes, 25μ,10 ; 22μ ; 18μ,50 ; largeur moyenne, 15μ. *Hématoblastes* et *globules blancs* : mêmes chiffres que pour les *Rana viridis*.

37° CRAPAUD (*Bufo vulgaris*), en bon état, à jeun depuis une douzaine de jours.

$$N = \quad 389\,000$$
$$R = 3\,306\,000\ (?)$$
$$G = \quad\quad 8,5\ (?)$$
$$H = \quad 13\,600$$
$$B = \quad\quad 2\,000$$

DIAMÈTRES DES ÉLÉMENTS. — *Globules rouges* : 21μ,80 sur 15μ,90. *Globules blancs* : de 7μ,38 à 10μ,20.

38° TRITON (*Triton marmoratus*).

$$N = \quad 164\,200$$
$$R = 3\,201\,000\ (?)$$
$$G = \quad\quad 19,5\ (?)$$
$$H = \quad\quad 2\,700$$
$$B = \quad\quad 8\,700$$

DIAMÈTRES DES ÉLÉMENTS. — *Globules rouges* : 31μ sur 21μ,50. *Hématoblastes* : 12 à 20μ sur 14μ. *Globules blancs* : de 10 à 16μ.

TROISIÈME PARTIE

PHYSIOLOGIE

Intermédiaire obligé entre le milieu extérieur et les tissus, vecteur de l'oxygène atmosphérique, le sang apporte avec lui la vie et les matériaux d'entretien, en même temps qu'il charrie les matières usées qui, devenues nuisibles, seront rejetées au dehors.

La physiologie du sang est, par suite, un des chapitres les plus considérables de la physiologie générale. Je n'en traiterai que les quelques points spéciaux sur lesquels ont porté mes recherches.

CHAPITRE PREMIER

MODIFICATIONS PHYSIOLOGIQUES DANS LA CONSTITUTION ANATOMIQUE DU SANG.

§ 1. — MODIFICATIONS PORTANT SUR LE SANG CAPILLAIRE GÉNÉRAL.

Pour remplir son rôle de liquide nourricier le sang doit se renouveler sans cesse. Nous en avons des preuves nombreuses.

Les différentes sécrétions et excrétions contiennent non seulement une quantité d'eau considérable, mais des sels analogues à ceux du sang, des matières colorantes, des principes albuminoïdes.

Les parties aqueuses et solubles du sang ne sont pas les seules qui soient condamnées à cette mutation perpétuelle, les parties solides, les éléments anatomiques, sont soumis certainement à la même loi. La sécrétion biliaire emprunte ses matières colorantes à l'hémoglobine, et on peut supposer que certains ferments exigent pour leur mise en liberté le concours des éléments figurés du sang.

C'est cette grande et difficile question de la rénovation incessante du sang qui m'a particulièrement préoccupé. Il m'a fallu, pour essayer de la résoudre, examiner le sang à tous les points de vue et emprunter des arguments aussi bien à l'anatomie pathologique générale, qu'à l'anatomie et à la physiologie. Je lui consacrerai plus tard un chapitre particulier, mais en attendant je placerai ici les données que j'ai recueillies sur les modifications de la constitution anatomique du sang dans les diverses conditions physiologiques. J'ai été très aidé dans cette partie de mon travail par mes élèves MM. Dupérié (1) et Cadet (2) qui ont consacré leur thèse inaugurale à cette étude.

A l'époque où l'on se servait uniquement des procédés chimiques pour l'analyse du sang, ce genre de recherches était à la fois difficile et très limité. Les procédés modernes d'examen du sang, décrits dans la première partie de cet ouvrage, sont venus singulièrement élargir le champ des observations. Aussi peut-on espérer que les notions acquises à l'aide de ces procédés ne tarderont pas à acquérir une grande importance.

A. Modifications relatives à l'âge. — 1° *Sang du nouveau-né*. — L'enfant apporte en naissant un sang en voie d'évolution qui diffère notablement de celui de l'adulte, et qui d'un jour à l'autre se modifie sensiblement. M. Lépine et deux de ses élèves, MM. Germond et Schlemmer, eurent les premiers, je crois, l'idée d'étudier ces modifications à l'aide du dénombrement des éléments (3). Ils ont trouvé que le nombre des globules rouges augmente d'une manière considérable dès le lendemain de la naissance, et qu'à partir du second jour il diminue progressivement pour s'appauvrir ainsi de 1 million.

Cette diminution s'effectuerait en huit jours et serait dans un rapport inverse avec le poids du corps. A la diminution du poids survenant le lendemain de la naissance, correspondrait l'augmentation dans le nombre des globules rouges; puis, à partir du second jour, les globules diminueraient de nombre, tandis que le poids augmenterait. Je n'ai pas tardé à faire voir que le sang du nouveau-né était d'une étude plus complexe (4).

(1-2) *Loc. cit.*
(3) R. Lépine, Sur la numération des globules rouges chez l'enfant nouveau-né (*Comptes rendus de la Soc. de biologie*, 1876).
(4) **XXXIV.**

A sa sortie des capillaires cutanés, il est noir, presque à l'égal du sang veineux, et cette couleur, très accusée chez l'enfant n'ayant encore fait qu'un petit nombre d'inspirations, s'atténue un peu au bout de quelques heures, mais elle persiste pendant les premiers jours de la vie jusqu'à une époque encore indéterminée. Elle est encore plus noirâtre que celle du sang de l'adulte, douze jours après la naissance.

Sous le rapport de leurs dimensions, les globules rouges sont beaucoup plus inégaux que chez l'adulte : les plus grands dépassent les grands globules de l'adulte et, de même, les plus petits sont plus petits que chez ce dernier. Voici les résultats fournis par mes mensurations micrométriques :

Diamètre du plus petit globule nain............... 3μ,25
— moyen des globules nains............... 5μ,5
— — des petits globules............. 6μ,5
— — des globules moyens........... 7μ,5
— — des grands.................... 8μ,5
— — des plus grands.............. 9μ,5
— du plus grand globule................. 10μ,25

Ces globules de dimensions diverses sont mélangés dans des proportions irrégulières, qui, en se modifiant sensiblement d'un jour à l'autre, rendent impossible la détermination précise de la moyenne générale des dimensions globulaires.

Les globules rouges de l'enfant paraissent différer légèrement des globules de l'adulte au point de vue de leur composition intime. En effet, ils s'endosmosent et se déforment plus rapidement au contact des réactifs et de l'humidité ; les petits globules notamment se transforment facilement en globules sphériques.

Le nombre des globules rouges contenus dans 1 millimètre cube est aussi élevé, au moment de la naissance, que chez les adultes les plus vigoureux et, par suite, toujours notablement supérieur à celui des globules du sang de la mère. Le chiffre moyen résultant de numérations faites sur dix-sept enfants est de 5 368 000. Le chiffre le plus fort est de 6 262 000 et le plus faible de 4 340 000 (1). Le résultat fourni par ces numérations paraît être influencé par la manière dont est faite la ligature du cordon. Sur six enfants qui ont eu le cordon lié immédiatement, le chiffre

(1) M. Cadet (Thèse citée) a trouvé comme moyenne 5 696 000. Son chiffre le plus fort est de 6 920 000 ; le plus faible de 4 500 000.

moyen est de 5 087 000. Sur huit enfants dont le cordon n'a été lié qu'après cessation des battements de l'artère ombilicale, la moyenne est de 5 576 000, ce qui fait une différence de 489 000 en faveur de ces derniers. Cette différence persistait encore au bout de quarante-huit heures, mais elle n'était plus à ce moment que de 432 000. Je n'ai pas recherché si elle était encore appréciable au bout d'un temps plus long.

Le pouvoir colorant des globules (G) du sang de l'enfant (c'est-à-dire la proportion d'hémoglobine déterminée à l'aide du procédé chromométrique que je mets en usage) est, en moyenne, plus fort que celui du sang de l'adulte, ce qui tient à l'abondance relative des grands éléments.

Il est en moyenne de 1,10; mais il peut s'élever jusqu'à 1,30.

Au moment de la naissance le nombre des hématoblastes est sensiblement inférieur à celui du sang de l'adulte.

Sur 21 enfants, M. Cadet a trouvé pour le chiffre moyen de ces éléments 171 000.

Au moment de la naissance, on trouve les mêmes variétés de globules blancs que chez l'adulte. Toutefois, ces éléments sont un peu plus petits, et ceux de la variété 1, relativement plus abondants. Pendant les deux ou trois premiers jours de la vie, le nombre des globules blancs est trois ou quatre fois plus grand que chez l'adulte. La moyenne de mes numérations indique, pour les quarante-huit premières heures, 18 000 globules blancs par millimètre cube, tandis que chez l'adulte la moyenne des globules blancs est d'environ 6 000 (1).

Après la naissance, le sang de l'enfant éprouve des modifications importantes.

Dans une première période correspondant à la diminution du poids du nouveau-né, le nombre des globules, tant rouges que blancs, reste stationnaire ou augmente légèrement ; puis, au moment où l'enfant arrive à son minimum de poids, c'est-à-dire en général le troisième jour, on observe à la fois un abaissement brusque et considérable dans le nombre des globules blancs, qui de 18 000 descend à 6 000 ou même 4 000, et une élévation dans le nombre des rouges, qui atteint, en général, son maximum.

La diminution du nombre des globules blancs est un phéno-

____

(1) M. Cadet a trouvé 19 400 au lieu de 18 000.

mène constant, mais, chez quelques enfants, le chiffre minimum de ces éléments n'est atteint que douze ou vingt-quatre heures après l'abaissement minimum du poids du corps. Quant à l'élévation du chiffre des rouges, elle est très variable (de 100 000 à 600 000) et non constante. Le nombre de ces derniers globules ne dépend pas d'ailleurs uniquement de la perte aqueuse que l'enfant peut éprouver par suite de l'inanition des premières heures ; il est influencé également et surtout par la production plus ou moins abondante de nouveaux éléments, et aussi par l'activité plus ou moins grande dans la résorption de la lymphe qui imbibe les tissus du nouveau-né.

A partir de l'époque où l'enfant reprend du poids, le nombre des globules blancs se relève un peu ; il présente des oscillations plus fortes que chez l'adulte et reste en général plus élevé que chez ce dernier jusqu'à une époque encore indéterminée. Il est alors en moyenne de 7 000 à 9 000. Le nombre des globules rouges devient et reste définitivement plus faible, et, dans le cours de la seconde semaine, on constate habituellement une diminution d'environ un demi-million sur le chiffre initial.

Quant aux hématoblastes, ils augmentent d'une manière progressive et plus ou moins régulière jusqu'au huitième ou neuvième jour, époque à laquelle ils atteignent à peu près le chiffre normal.

Les fluctuations dans la constitution anatomique du sang, tant sous le rapport des variations de diamètre des hématies que du nombre de ces éléments, sont très sensibles d'un jour à l'autre, et c'est là un des caractères les plus frappants du sang de l'enfant. Pour les enfants qui se développent normalement, ces fluctuations sont, à partir du troisième jour, complètement indépendantes des variations dans le poids ; elles paraissent résulter uniquement de la formation plus ou moins active d'éléments nouveaux et, par suite, le nombre des globules est inversement proportionnel à la moyenne des dimensions globulaires, les augmentations coïncidant avec les plus fortes proportions de petits globules, les diminutions, au contraire, avec l'augmentation des dimensions moyennes de ces éléments.

Les modifications d'un jour à l'autre dans la proportion des globules de diamètres différents entraînent des fluctuations correspondantes dans le pouvoir colorant du sang. Non seulement ce pouvoir colorant varie d'un jour à l'autre pour l'unité de volume, mais encore il est rarement proportionnel au nombre des globules. La valeur individuelle de ces éléments peut osciller, chez le même enfant, de 15 à 20 p. 100, et pareil écart s'observe quelquefois d'un jour à l'autre.

Le sang du nouveau-né présente, on le voit, des caractères lui appartenant en propre et assez importants pour qu'on puisse le désigner sous le nom de *sang fœtal*. Les fluctuations qu'il éprouve d'un jour à l'autre se rapportent évidemment à son *état d'évolution*.

Pour donner une idée de ces fluctuations numériques du sang du nouveau-né, je rapporterai ici trois observations dans lesquelles les hématoblastes ont été dénombrées avec soin.

I. — Enfant à terme, sexe masculin, né le 30 décembre 1878, à 1 h. du matin.

Dates.	Poids.	Nombre des hématies.	Nombre des hématob.	Nombre des blancs.	G.
30 décembre à 10 h. 1/2..	3ᵏ865	5 533 000	84 600	19 500	1,17
— 1 h. 1/2..	»	5 533 000	81 375	18 000	1,19
31 — 10 h. 1/2..	3,520	6 021 000	92 000	14 000	1,17
1ᵉʳ janv. 1879 à — ..	3,715	5 891 500	110 000	20 000	1,20
2 — — ..	3,965	5 370 750	166 000	20 000	1,21
3 — — ..	4,125	5 775 000	189 000	12 000	1,18
4 — — ..	4,055	5 908 000	130 000	10 000	1,25
6 — — ..	4,017	5 532 000	227 800	15 000	1,25
8 — — ..	3,965	5 370 000	292 000	10 000	1,21
12 — — ..	4,075	5 240 000	162 000	5 000	1,13
19 — — ..	4,250	5 115 000	260 000	12 500	1,21
1ᵉʳ février — ..	4,530	4 557 000	227 000	12 000	1,05

Les deux observations suivantes sont empruntées à M. Cadet. Les poids ne sont pas notés.

II. — Garçon, à terme, né cette nuit, 5 janvier 1881.
Tous les examens ont été faits le matin à 9 heures.

Dates.	Nombre des hématies.	Nombre des hématob.	Nombre des blancs.	G.
5 janvier....	6 727 000	161 000	17 000	1,05
6 —	5 502 000	170 000	15 000	1,11
7 —	6 280 000	207 000	10 000	1,05
8 —	5 564 000	217 500	6 700	1,12
9 —	5 270 000	254 000	7 300	1,05
10 —	5 117 000	211 000	7 000	1,05
11 —	5 117 000	248 000	5 400	1,05

III. — Fille à terme, née le 2 janvier 1881.
Numérations faites tous les matins à 9 heures et demie.

Dates.	Nombre des hématies.	Nombre des hématob.	Nombre des blancs.	G.
2 janvier.............	6 913 000	189 000	25 700	1,05
3 —	6 541 000	167 000	23 200	1,05
4 —	5 859 000	192 000	14 700	1,05
5 —	5 828 000	207 000	10 100	1,05
6 —	6 014 000	230 000	7 000	1,03
7 —	5 673 000	238 000	6 000	1,05
8 —	5 704 000	223 000	15 000	1,03
9 —	5 400 000	248 000	7 000	1,05

Lorsque les enfants viennent au monde avant terme, leur sang se rapproche encore plus du sang embryonnaire, et les grands éléments sont alors tellement prédominants que la valeur globulaire est très supérieure à la normale.

Malgré la présence de ces grands éléments, il est impossible de trouver dans le sang du nouveau-né humain des globules rouges à noyau.

Ceux-ci disparaissent cependant un peu plus tard qu'on ne le croit généralement, car j'ai pu en trouver encore quelques-uns sur des fœtus d'environ six mois ou même six mois et demi. A cet égard l'homme diffère notablement des jeunes mammifères de laboratoire (chiens, lapins, cochons d'Inde), dans le sang desquels on trouve encore normalement quelques globules rouges embryonnaires à noyau pendant les premiers jours de la vie.

J'emprunterai encore les observations suivantes à M. Cadet :

Fœtus de sept mois, du sexe masculin.
Poids : $1^k,950$. Naissance à 2 heures du matin. Numérations à 10 heures.

Dates.	Nombre des rouges.	Nombre des hématob.	Nombre des g. blancs.	G.
1880 30 janvier.........	4 774 000	146 000	6 200	1,45
— 31 —	4 944 000	170 000	5 000	1,25
— 2 février.........	5 308 000	203 000	3 100	1,15
— 5 —	4 860 000	232 000	5 500	1,35
— 8 —	4 898 000	235 000	3 700	1,25
— 10 —	5 239 000	225 000	2 400	1,15
— 12 —	5 403 000	230 000	6 600	1,10

Autre fœtus de sept mois.

Dates.	Nombre des rouges.	Nombre des hématob.	Nombre des g. blancs.	G.
1881 4 janvier.........	4 262 000	205 000	9 000	1,34

On voit qu'à sept mois le nombre des globules rouges et celui des globules blancs paraissent moins élevés qu'à terme, tandis que celui des hématoblastes est le même que dans les naissances normales. Ce qui frappe le plus, comme je l'annonçais tout à l'heure, c'est l'élévation de la valeur globulaire, qui peut être presque une fois et demie plus grande que chez l'adulte (1,45 au lieu de 1).

Contrairement à ce que nous venons de noter chez le nouveau-né humain, le sang des jeunes mammifères allaités (chat) m'a paru plus pauvre en globules rouges que le sang de l'adulte. Il y aurait lieu de multiplier sur ce point les observations.

2° *Sang aux autres âges.* — Que devient le sang de l'enfant pendant la période d'allaitement? Observe-t-on une différence suivant que cet allaitement est naturel ou artificiel ? Ce sont là des points qui méritent d'être étudiés.

Jusqu'à présent je n'ai eu que trois fois l'occasion d'examiner des enfants au sein. Leur sang était riche en globules blancs (environ 12 000) et en hématoblastes (environ 350 000), mais assez pauvre en globules rouges (environ 4 000 000).

Les globules blancs de la variété 1 étaient, comme chez le nouveau-né, plus nombreux que chez l'adulte.

Pour compléter ces quelques données, je rappellerai que chez l'enfant qui tète on n'observe pas ces abondantes granulations graisseuses qui fourmillent dans le plasma des quelques jeunes mammifères allaités.

Chez les enfants sevrés le sang est le même que chez l'adulte. En me fondant sur quatre examens pratiqués à l'hospice des Enfants assistés, je croyais que les jeunes enfants de deux à quatre ans avaient notablement plus de globules blancs encore que les adultes.

M. Cadet, sur onze enfants de la campagne, âgés de deux à neuf ans, a trouvé les moyennes suivantes : globules rouges 5 168 000 ; hématoblastes 247 000 ; globules blancs 6 500.

Chez les vieillards, dont le sang a été étudié par MM. Dupérié et Cadet, les moyennes ont été trouvées les mêmes que chez l'adulte.

B. **Modifications relatives à diverses conditions.** — 1° *Sexe.* Tous les chimistes ont trouvé plus de globules chez le mâle que chez la femelle, et cette loi, vraie pour les animaux, le serait également dans l'espèce humaine.

Nasse a trouvé chez l'homme 0,05824 pour 100 de fer et chez la femme 0,0499 seulement. Les chiffres indiqués par Becquerel et Rodier sont à peu près les mêmes, soit pour l'homme 0,0565, pour la femme 0,0511. Schmidt, Scherer et d'autres encore sont arrivés à des résultats analogues. Welcker, qui le premier a étudié ces questions à l'aide de procédés anatomiques et physiques, en employant un chromomètre de son invention, a trouvé entre le sang de l'homme et celui de la femme le rapport de 5 à 4,7. J'ai obtenu depuis, à l'aide de la numération, des chiffres analogues. M. Cadet a trouvé chez la femme, en moyenne, 4 900 000 globules et chez l'homme 5 200 000.

Récemment Korniloff (1), en se servant d'une autre méthode encore, le spectroscope de Vierordt, a observé les mêmes écarts légers entre le sang de l'homme et celui de la femme. C'est donc là un fait acquis et dont nous pouvons tenir compte dans l'appréciation de l'état des malades.

Le nombre des hématoblastes est le même dans les deux sexes, et contrairement à l'assertion de Robin, les globules blancs ne sont pas plus abondants chez la femme que chez l'homme.

2° *Constitution, individualité, race.* — Des recherches nombreuses, parmi lesquelles il suffit de citer celles de Denis, Lecanu, Andral et M. Gavarret, Delafond, Becquerel et Rodier, ont montré qu'il existe des différences individuelles assez grandes sous le rapport du poids des globules rouges contenus dans le sang. Lecanu a trouvé chez les hommes robustes 136 p. 1000, chez les hommes faibles 116 p. 1000 seulement, chez les femmes robustes la proportion est de 126 p. 1000, chez les femmes faibles de 117.

Depuis, la numération nous a appris que les hommes robustes ont plus de cinq millions d'hématies par millimètre cube de sang, tandis que les individus d'une faible constitution n'en ont, en moyenne, que 4 500 000. Ces résultats concordent donc avec ceux que les analyses chimiques nous ont fait connaître.

J'ajouterai que chez le même individu on peut observer d'un moment à l'autre, même lorsque les examens de sang sont pratiqués dans des conditions aussi identiques que possible, des fluctuations assez sensibles, dépassant certainement la limite des erreurs dues aux instruments. Ces oscillations m'ont paru plus

(1) Korniloff, Vergleichende Bestimmungen des Farbstoffsgehalts im Blut der Wirbelthiere (*Zeitschr. für Biologie*, Bd XII, Heft 4, p. 515).

notables chez les jeunes gens que chez les individus d'un âge mûr.

Il serait très intéressant, au point de vue anthropologique, d'avoir des renseignements précis sur les modifications que la race peut apporter à l'état anatomique du sang. A cet égard tout est à faire. Ceux qui entreprendront ces recherches devront s'astreindre à examiner le sang d'un grand nombre d'individus d'une même race pour être autorisés à considérer un caractère, quel qu'il soit, comme définitivement acquis. Ce caractère n'aura une valeur générale que s'il s'exprime par une différence sensible et constante, c'est-à-dire s'accusant toujours dans le même sens. Je rappellerai, de plus, aux explorateurs qui auront l'occasion de poursuivre ces études sur les différentes races humaines, de quelle importance est le choix des sujets et combien il est capital de n'opérer que sur des individus sains, en raison des modifications profondes qu'entraîne l'anémie. Il est de toute évidence que ces altérations pathologiques doivent être extrêmement fréquentes chez diverses peuplades, vivant dans de mauvaises conditions hygiéniques et affaiblies par les privations ou une alimentation défectueuse.

Je ne mentionnerai donc que sous toutes réserves les résultats que j'ai obtenus sur un esquimau et sur deux nègres.

L'esquimau Kujagu, dont j'ai examiné le sang le 11 décembre 1877, était un de ceux qui furent exhibés à cette époque au jardin d'acclimatation. Il était âgé de vingt-huit ans et avait quitté son pays le 4 août; il était bien portant et avait le teint coloré.

Voici les résultats que j'ai notés :

N. (n. des globules rouges) = 4 168 000
G. (valeur globulaire)   =   1,09
B. (n. des globules blancs) =   8 000

Dimensions des globules rouges.

Globules nains = 4μ,34. — Petits = 5μ,6. — Moyens = 7μ,07. — Grands = 8μ,15. — Les plus grands = 8μ,7.
Moyenne générale = 7μ,07.

La proportion des éléments de différentes tailles était la suivante :

Grands globules........................ .... 7 p. 100
Petits   —   .... 11 —
Moyens   —   .... 82 —

Dimensions des globules blancs = de 5μ,5 à 8μ,22.
Dimensions des hématoblastes = de 2μ,5 à 3μ,5.

On remarquera que le chiffre des globules blancs est assez élevé, ce qui tenait sans doute à l'alimentation grasse de notre esquimau. Le même fait s'observe, en effet, pendant la diète lactée. Il y a lieu de noter également la richesse des globules en hémoglobine (1,09) malgré la petitesse relative des éléments. Si ce fait était confirmé ultérieurement, il serait certes très intéressant, car on ne rencontre un chiffre aussi élevé que chez le nouveau-né et, dans ce cas, il s'explique non pas par un accroissement dans le pouvoir colorant des globules, mais par la présence dans le sang d'hématies de grande dimension.

Je donne maintenant, sans commentaires, les résultats suivants obtenus sur deux nègres.

1° B..., nègre né à Saint-Domingue, de parents originaires de la côte occidentale d'Afrique; vingt-neuf ans et six mois; très robuste. A Paris depuis plusieurs années.

$$N = 5\,838\,000$$
$$G = \qquad 0,95$$
$$B = \qquad 3\,317$$

2° J... Même origine; vingt-deux ans, dix mois; bien portant; à Paris depuis plusieurs années.

$$N = 5\,000\,000$$
$$G = \qquad 1,01$$
$$B = \qquad 5\,700$$

Les dimensions des hématies étaient les mêmes dans les deux cas, savoir : globules petits 6 μ, 9 — moyens = 7 μ, 44 — grands = 8 μ, 17.

Les globules blancs de la variété 3 présentaient sur le bord des grosses granulations réfringentes de petits grains noirâtres plus abondants peut-être que dans les éléments de l'homme blanc (1).

Mes études sur les animaux et en particulier sur les chiens m'ont fait constater des différences considérables dans la constitution anatomique du sang des animaux d'une même espèce.

(1) Depuis que cet article est rédigé, M. G. Maurel (*Hématimétrie normale et pathologique des pays chauds*. Paris, 1885) a trouvé que la constitution anatomique du sang était la même chez les habitants des Antilles que chez les Européens.

Mais les conditions dans lesquelles j'étais placé ne me permettent pas d'affirmer que ces différences constituent des caractères de races. Il m'a semblé cependant que les chiens pur sang sont en général beaucoup mieux doués à cet égard que les chiens de rue et, dans mes expériences sur les saignées, j'ai été extrêmement frappé de la force de résistance et du pouvoir de réparation des races pures. Il serait donc possible que les expressions consacrées de « bêtes de sang », de « demi-sang » fussent en rapport avec des qualités anatomiques et physiologiques particulières.

Ainsi tandis qu'on trouve en moyenne, chez le chien bien portant, 6 500 000 globules rouges, je vois, dans mon cahier d'expériences, que chez un chien braque anglais, à peu près pur sang, on comptait 8 400 000 hématies.

3° *Effets de la digestion, du régime, de l'abstinence, de l'inanition.* — L'influence des repas ordinaires a été bien déterminée par MM. Dupérié et Cadet qui ont ainsi complété les quelques observations que j'avais prises de mon côté.

De l'ensemble des faits que nous avons recueillis on peut conclure que les repas entraînent : 1° une diminution des globules rouges ; 2° une légère augmentation des globules blancs ; 3° une légère augmentation des hématoblastes.

La diminution des globules rouges qui résulte probablement de la dilution du sang pendant la digestion se chiffre par des différences de 2 à 300 000 globules, soit de 4 à 6 p. 100.

Les fluctuations des hématoblastes sont légères, mais constantes : après le premier repas, augmentation peu sensible, puis, la digestion terminée, retour au chiffre primitif. Immédiatement après le dîner, nouvelle augmentation, suivie au bout de trois à quatre heures d'une nouvelle diminution (Cadet).

Quant aux globules blancs, c'est au moment de la digestion intestinale que leur nombre s'élève de la manière la plus notable, parfois de 18 à 20 p. 100.

Les recherches multipliées de Denis, Becquerel et Rodier, Verdeil, Panum, Voit, etc., ont établi que la richesse globulaire est sous la dépendance de la qualité et de la quantité des aliments. Les carnivores ont plus de globules rouges que les herbivores et, chez les carnivores, le régime azoté fait monter le chiffre des globules. C'est, en effet, l'alimentation azotée qui fournit le plus de fer. Il résulte cependant des travaux de Gmelin, Popp,

Thompson, qu'une alimentation riche en graisse accroît sensiblement le chiffre des globules. Ce fait joue probablement un rôle dans l'action reconstituante de l'huile de foie de morue, la plus assimilable de toutes les graisses. L'alimentation mixte, à la fois azotée et grasse, paraît donc être la plus favorable à la reconstitution du sang.

Il serait également utile d'avoir des notions précises sur l'influence des régimes. Moleschott, Pury et Frey dans leurs recherches sur les fluctuations numériques des éléments du sang, ont trouvé que l'augmentation des globules blancs après les repas varie suivant le régime. Avec un régime ordinaire, le nombre des globules blancs serait aux rouges de 2,3 pour 1000 ; avec une nourriture azotée de 4,2 pour 1000 ; avec une nourriture tonique de 6,2 pour 1000 ; avec une alimentation végétale, il augmenterait d'une manière remarquable, de sorte que la proportion des globules blancs aux rouges pourrait s'élever presque à 1 p. 60.

Ces chiffres sont loin d'exprimer les véritables proportions des globules blancs aux globules rouges ; mais le fait de l'influence des régimes n'en est pas moins exact.

Le régime azoté développe peu de globules blancs, tandis que les végétaux et les aliments gras (lait) élèvent notablement le nombre de ces éléments (th. de Dupérié).

Je dois ajouter toutefois que les observations faites par M. Dupérié sur l'influence des régimes sont encore très insuffisantes.

L'intérêt clinique qui s'attache à ces recherches numériques et la nécessité d'avoir des points de repère pour porter un jugement sur les observations des malades soumis à la diète et sur certaines expériences de laboratoire m'ont fait entreprendre l'étude du jeûne et de l'inanition.

Un jeûne de vingt-quatre heures détermine chez l'homme une augmentation très sensible des globules rouges (de 4 à 500 000), une légère diminution des hématoblastes et des globules blancs.

Chez les animaux soumis à l'abstinence complète des aliments et des boissons (inanition absolue), les résultats varient suivant qu'il s'agit de petits mammifères succombant en quelques jours (cochons d'Inde) ou d'animaux plus volumineux et plus résistants comme le chien. En employant le cochon d'Inde, nous avons trouvé, M. Cadet et moi, que le jeûne prolongé jusqu'à la mort amène une augmentation continue dans le nombre des globules rouges, une diminution progressive des hématoblastes et des globules blancs, sans variation sensible dans la valeur globulaire.

Pour le chien je rapporterai ici l'expérience qui a été faite avec beaucoup de soin dans mon laboratoire par M. Reyne (1).

Chienne griffonne pesant 5ᵏ,400, soumise à l'inanition absolue à partir du 22 septembre 1881, morte le vingt-cinquième jour. Les résultats de cette expérience sont représentés dans le tableau ci-joint et sous une forme graphique. Voici la signification des lettres. N = nombre des globules ; H = n. des hématoblastes ; B = n. des globules blancs ; G = valeur individuelle d'un globule ; R = richesse globulaire exprimée en globules humains sains ; P = poids du corps.

DATES.	N.	H.	B.	R.	G.	P.
22 septembre...	5 318 000	395 000	7 750	4 094 800	0,77	5ᵏ400
23 — ...	5 369 200	378 000	6 750	4 187 900	0,78	5,200
24 — ...	5 452 000	342 000	5 550	4 252 500	0,78	5,000
25 — ...	5 480 000	302 700	6 750	4 219 600	0,77	4,850
26 — ...	5 589 000	281 000	6 842	4 191 700	0,75	4,700
27 — ...	5 697 800	273 000	6 950	4 387 000	0,75	»
28 — ...	5 712 000	255 000	4 850	4 455 000	0,78	4,600
30 — ...	6 012 000	239 000	7 750	4 629 000	0,77	4,500
1ᵉʳ octobre...	6 240 000	241 000	6 400	4 930 000	0,79	4,300
2 — ...	6 248 000	250 300	5 550	4 936 000	0,79	4,150
3 — ...	6 634 000	215 000	5 425	4 942 000	0,76	4,000
4 — ...	6 642 000	221 000	6 322	5 048 000	0,76	3,900
5 — ...	6 791 400	231 300	4 600	5 297 000	0,78	3,800
6 — ...	6 692 000	233 800	6 800	5 153 000	0,77	»
7 — ...	6 944 000	235 000	6 200	5 555 000	0,80	3,700
8 — ...	6 848 000	230 200	7 750	5 321 400	0,78	3,600
9 — ...	6 952 000	233 320	4 850	5 452 000	0,78	3,500
10 — ...	7 061 000	235 600	6 975	5 084 000	0,72	3,375
11 — ...	7 086 000	207 000	6 200	5 031 000	0,71	3,300
12 — ...	7 272 600	210 000	8 625	4 872 600	0,67	3,200
14 — ...	7 384 200	203 000	7 750	4 799 700	0,65	3,000
15 — ...	7 498 900	186 850	6 440	4 799 000	0,64	2,900
16 — ...	7 767 200	177 200	6 200	4 815 700	0,62	2,750
17 — ...	»	»	»	»	»	2,600

Ce tableau et ces courbes montrent que le nombre des hématies (N) s'élève progressivement jusqu'au moment de la mort ; on

(1) L. Reyne, De la crise hématique dans les maladies aiguës à défervescence brusque (*Th. de Paris*, 1881).

remarque cependant que, du quatorzième au dix-huitième jour de l'inanition, il varie peu.

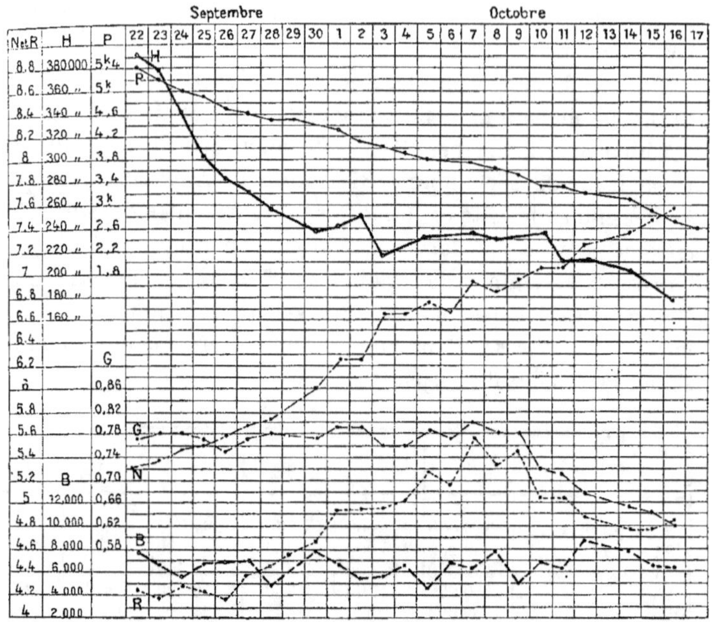

Les hématoblastes (H), au contraire, diminuent d'une manière presque régulière jusqu'à la mort; mais pendant une assez longue période, du neuvième au dix-neuvième jour, ils restent à peu près stationnaires.

Les globules blancs (B) ne paraissent pas influencés; ils subissent des fluctuations tout à fait semblables à celles qu'on observe à l'état normal.

Enfin la valeur individuelle des globules (G) ne diminue d'une manière sensible que pendant les derniers jours, du dix-neuvième au vingt-cinquième.

Quant à la richesse globulaire (R), elle varie à peine durant les six premiers jours; puis, après avoir augmenté progressivement jusqu'au seizième jour, elle diminue de nouveau tout en restant encore, à la veille de la mort, plus élevée qu'au début de l'expérience.

Ces données sont très intéressantes pour le médecin qui observe des malades soumis à une longue abstinence.

4° *Fatigue*. — L'augmentation des hématies sous l'influence de l'inanition est évidemment le résultat de l'épaississement du sang. Toutes les causes qui augmenteront les pertes aqueuses de l'économie détermineront également par le même procédé une élévation dans le chiffre des globules rouges. Parmi elles on compte les hypersécrétions cutanées ou muqueuses. M. Brouardel (1) a fait voir qu'un purgatif est suivi d'un épaississement du sang et par suite d'une augmentation des globules rouges.

J'ai constaté le même fait dans toutes les diarrhées abondantes. Mais ces modifications sont habituellement passagères ; elles cessent avec la circonstance éphémère qui les a engendrées. Il n'en est pas de même lorsque les causes qui peuvent influencer l'état anatomique du sang, même très faiblement, agissent pendant un temps prolongé. M. Cadet (2) a fait à cet égard des observations intéressantes sur l'influence des fatigues réitérées.

Au mois d'avril 1879 il a examiné le sang d'un certain nombre de campagnards ; puis, au mois de septembre de la même année, il a renouvelé cet examen alors que ces mêmes individus venaient de travailler pendant deux mois aux rudes travaux de la moisson ; enfin il fit au mois d'avril 1880 l'examen du sang des mêmes personnes lorsqu'après la saison froide elles se trouvaient de nouveau dans des conditions normales.

Il résulte des chiffres qu'il a obtenus que l'état du sang a été altéré par l'effet des fatigues prolongées. Le nombre des globules rouges s'est abaissé très sensiblement, de 1 100 000 dans un cas ; de 4 à 600 000 dans d'autres. Cet abaissement a été plus prononcé chez les individus d'un certain âge que chez les jeunes gens.

Les hématoblastes ont été influencés en sens inverse, c'est-à-dire qu'ils ont sensiblement augmenté. Quant aux globules blancs et à la valeur globulaire, ils n'ont présenté rien de particulier.

M. Cadet en conclut, avec raison, que la fatigue prolongée entraîne une destruction plus grande des globules rouges. Il croit que la surabondance des hématoblastes indique que ces éléments viennent combler les pertes éprouvées par les hématies. Mais les

____

(1) BROUARDEL, De l'influence des purgations et de l'inanition sur la proportion des globules rouges contenus dans le sang (*Soc. méd. des hôpitaux* et *Union médicale*, n° 110, 1876).

(2) *Loc. cit.*

différences qu'il a notées ne me paraissent pas comporter de conclusion aussi nette. Le chiffre moyen des hématoblastes avant les fatigues était, en effet, de 247 782 ; — après les fatigues, il a monté de 18 893, en chiffre rond de 19 000, pour atteindre celui de 266 675. Ce n'est pas là un phénomène bien saillant ; mais il a sa valeur, car il est certain que M. Cadet a recueilli ses observations avec un très grand soin.

5° *Menstruation, grossesse, lactation, suites de couches.* — La vie de la femme est traversée par des actes physiologiques particuliers qui retentissent sur tout l'organisme et notamment sur l'état du sang. Lorsque ces actes s'accomplissent normalement, la santé de la femme n'en est pas éprouvée ; mais, même dans ces conditions, ils réalisent des états d'imminence morbide que le médecin doit connaître aussi exactement que possible et dans lesquels les modifications du sang prennent une large part.

Aussi a-t-on fait, à l'époque où l'on se servait exclusivement des procédés chimiques pour l'analyse du sang, un certain nombre de recherches sur le sang des femmes pendant les périodes particulières de leur existence et notamment durant la grossesse.

Les procédés modernes d'examen du sang peuvent rendre à cet égard des services bien plus étendus. Mais jusqu'à présent les observations sont encore trop peu nombreuses pour nous permettre de formuler des propositions précises sur tous les points qui mériteraient d'être élucidés.

J'ai recueilli sur la menstruation quelques données qui prouvent que cette petite hémorragie physiologique détermine chez la femme une légère anémie suivie rapidement d'un retour à l'état normal.

On observe pendant cette courte période tous les caractères qui indiquent une active réparation du sang et qui nous serviront plus tard à préciser le rôle que jouent les hématoblastes dans la rénovation du sang.

A une époque encore peu éloignée de nous, où l'on saignait fréquemment les femmes enceintes, on a eu l'occasion de constater dans le cours de cet état une déglobulisation plus ou moins notable. Les chiffres fournis par Nasse, Popp, Andral et M. Gavarret, Regnauld, Becquerel et Rodier, etc., ne laissent aucun doute à cet égard.

Cette diminution dans la richesse globulaire du sang est extrêmement variable. D'après les auteurs précédents, elle dépasse rarement la proportion d'un cinquième ou d'un quart, lorsqu'on reste dans les limites des faits physiologiques. Les numérations que j'ai eu l'occasion de faire paraissent confirmer ces données. Elles montrent que la grossesse est, d'une manière générale, une cause d'aglobulie, mais que certaines femmes la supportent sous ce rapport bien mieux que d'autres.

Ce sont les femmes jeunes et primipares qui perdent le plus de globules, particulièrement dans le cours des deux derniers mois. Chez d'autres femmes, ayant habituellement des règles abondantes, le nombre des hématies ne diminue pas pendant les premiers mois de la grossesse, parfois même il augmente, et ce n'est qu'à la fin de la parturition qu'il présente une tendance à s'abaisser.

On considère depuis longtemps la lactation comme une cause d'affaiblissement et d'anémie. Pendant mon passage à l'ancienne maison municipale des nourrices, je n'ai eu que trop souvent l'occasion de constater l'anémie des femmes soumises à mon examen.

Mais cet état morbide ne m'a paru fréquent que chez les jeunes nourrices, à l'âge d'ailleurs où règne la chlorose aussi bien chez les femmes de la campagne que chez les citadines. De sorte qu'il n'est pas démontré que chez les nourrices robustes d'un certain âge, la lactation soit une cause d'anémie notable. Je suis d'autant moins porté à le croire que presque toujours il y a suppression des règles. En tout cas, chez plusieurs nourrices de vingt-cinq à trente ans, j'ai trouvé un chiffre de globules rouges dépassant 4 500 000 et par conséquent normal.

Mais pour résoudre la question de l'influence de la lactation, il faudrait pouvoir examiner un certain nombre de femmes avant la grossesse, pendant la grossesse et plus tard encore durant la période d'allaitement.

Je n'ai pu recueillir qu'une seule observation répondant à ces exigences. La voici :

X...., jardinière, bien portante, quarante-deux ans.

Le 3 juillet 1876, pendant la période intermenstruelle, le nombre des globules rouges est de 4 668 750 ; la valeur globulaire (G) = 1.

Le 13 juillet 1887, cette femme est sur le point d'accoucher de son troisième enfant; la grossesse a été parfaitement normale; les jambes sont un peu enflées depuis trois mois.

$$N = 4\,030\,000$$
$$G = \qquad 1$$

L'accouchement a lieu le 18, à midi, il est normal. La mère nourrit son enfant et je l'examine dans les mêmes conditions que précédemment le 1er octobre (soit environ six semaines après l'accouchement).

$$N = 4\,588\,000$$
$$G = \qquad 1$$

La lactation n'avait donc pas déterminé d'anémie sensible, bien que le nombre des globules rouges fût notablement abaissé pendant le dernier mois de la grossesse.

L'accouchement et les phénomènes qui lui succèdent constituent un acte physiologique plus complexe et plus variable qui retentit diversement sur l'état du sang, suivant que l'hémorragie est plus ou moins abondante, que la femme a plus ou moins de vigueur et de force de réaction. Il faudrait donc posséder sur ce point un grand nombre d'observations pour se permettre de formuler les lois de l'influence des suites de couches sur le sang. Je n'en possède que trois et encore ont-elles été recueillies à une époque où je ne faisais pas la numération des hématoblastes. Elles montrent que l'anémie produite par un accouchement normal se chiffre par une perte de 6 à 800 000 globules rouges; et que la réparation se fait facilement, mais lentement. Elle ne commence, en effet, à être sensible qu'au bout de 8, 9 ou 10 jours. Dans une de mes observations il est survenu le sixième jour une péritonite légère qui d'ailleurs a bien guéri. Cet accident s'est traduit surtout par une brusque élévation dans le nombre des globules blancs. Le jour même où la température montait de 2°,5, le nombre des blancs s'élevait de 7200 à 25 700. Puis, sous l'influence de la fièvre et de la diète, le nombre des globules rouges, abaissé d'abord par l'hémorragie, s'est accru très sensiblement pour retomber à son point de départ au moment de la défervescence. Cette poussée fébrile a, de plus, fait baisser d'une manière considérable la valeur globulaire, tandis que dans les cas normaux celle-ci s'est maintenue à 5 p. 100 près dans les environs du chiffre normal.

Ce sujet serait certainement digne d'être étudié d'une manière plus complète.

§ 2. — Modifications du sang sur son parcours.

Beaucoup de physiologistes ont trouvé que le sang subit de profondes modifications en traversant certains organes.

C'est ainsi que diverses recherches, parmi lesquelles je citerai celles de Prévost et Dumas, Funke, Béclard, ont assigné des caractères particuliers au sang sortant de quelques viscères, notamment de la rate et du foie. Néanmoins ces travaux n'avaient pas jeté une bien vive lumière sur l'origine des éléments du sang lorsque M. Malassez pensa qu'en appliquant à ces recherches les procédés de numération, on découvrirait peut-être ainsi des centres de destruction ou de production des éléments du sang.

Dans sa thèse inaugurale, consacrée à cet important sujet, il annonça des différences sensibles dans la constitution anatomique du sang, suivant les départements vasculaires (1).

Après m'être assuré que le liquide de dilution mis en usage par cet observateur détruit un assez grand nombre d'hématies chez les animaux employés à ces expériences (chien, lapin), j'ai repris cette étude, en 1877, en évitant avec soin cette cause d'erreur. D'ailleurs M. Malassez s'était contenté de faire pour chaque département vasculaire une ou deux observations, ce qui certainement est insuffisant. Convaincu de l'importance d'opérer les animaux avec méthode, je me suis fait aider par mon ami, M. P. Berger, dont l'habileté opératoire est bien connue. Pour les opérations sur la rate, nos animaux ont été préalablement morphinisés ; dans les autres cas, ils ont été simplement immobilisés par des liens et opérés le plus rapidement possible.

Nous obtenions du sang en piquant avec une aiguille fine de trocart la paroi du vaisseau mis à nu et non lié.

J'estime qu'avec les procédés dont je me suis servi les erreurs dues aux instruments n'ont pas dépassé 3 p. 100 pour les globules rouges, mais qu'ils ont pu atteindre jusqu'à 20 p. 100 pour les globules blancs. Il ne faut pas d'ailleurs se dissimuler que la numération des globules blancs est toujours moins certaine que celle des hématies.

(1) Malassez, De la numération des globules rouges du sang ; de la richesse du sang en globules rouges dans les différentes parties de l'appareil circulatoire (*Thèse de Paris*, 1873).

Mes recherches ont porté sur les hématies, les globules blancs et la valeur individuelle des globules en hémoglobine. — Voici sommairement les résultats obtenus :

A. Globules rouges.

1° *Comparaison entre le sang veineux et le sang artériel.*

a. *Six expériences sur le sang de l'artère et de la veine fémorale (chiens).*

Le nombre des globules rouges est le même dans ces deux vaisseaux.

La moyenne des chiffres obtenus est pour le sang artériel 5 874 000 — pour le sang veineux 5 890 000.

Dans aucune des six expériences la différence entre le sang artériel et le sang veineux n'a dépassé la moitié de la limite des erreurs possibles.

b. *Cinq expériences sur le sang de la jugulaire externe comparé à celui de la carotide (chiens).*

Le sang de la jugulaire externe paraît contenir plus d'hématies que celui de l'artère carotide. On trouve, en effet, en moyenne pour le sang veineux le chiffre de 5 390 000 et pour le sang artériel celui de 5 233 000, ce qui fait une différence de 3,30 p. 100, un peu supérieur aux écarts qui peuvent être attribués aux erreurs de numération. Mais ce qui ajoute de l'importance à ce résultat, c'est que dans quatre expériences sur cinq le sang veineux a été plus riche en globules que le sang artériel. Je vais donc donner ici les chiffres trouvés :

Expérience du 27 avril 1877. — CHIEN BIEN PORTANT.

Veine jugulaire.........................	N =	6 262 000
— —	B =	7 564
— —	G =	0,63
Artère carotide.........................	N =	5 983 000
— —	B =	7 099
— —	G =	0,64
Différence en faveur du sang de la veine.	=	279 000

Expérience du 20 avril 1877. — CHIEN BIEN PORTANT.

Veine jugulaire.........................	N =	4 526 000
— —	B =	12 400
— —	G =	0,70
Artère carotide.........................	N =	4 247 000
— —	B =	16 740
— —	G =	0,70
Différence en faveur du sang de la veine.	=	279 000

Expérience du 18 mai 1877. — CHIEN BIEN PORTANT.

Veine jugulaire.....................	N = 5 270 000
— —	B = 12 648
— —	G = 0,81
Artère carotide.....................	N = 5 084 000
— —	B = 13 950
— —	G = 0,82
Différence en faveur du sang de la veine.	= 186 000

Expérience du 25 juin 1877. — CHIEN BIEN PORTANT.

Veine jugulaire.....................	N = 6 431 000
— —	B = 12 400
— —	G = 0,87
Artère carotide.....................	N = 6 231 000
— —	B = 12 400
— —	G = 0,87
Différence en faveur du sang de la veine.	= 200 000

Expérience du 26 juillet 1877. — CHIEN BIEN PORTANT.

Veine jugulaire.....................	N = 4 464 000
— —	B = 19 900
— —	G = 0,75
Artère carotide.....................	N = 4 619 000
— —	B = 15 000
— —	G = 0,75
Différence en faveur du sang de l'artère.	= 155 000

Malgré ces résultats, je crois que de nouvelles expériences seraient encore nécessaires pour établir, d'une manière indiscutable, que le sang de la jugulaire est plus riche que celui de la carotide. D'ailleurs dans une sixième expérience faite sur un lapin, j'ai trouvé entre les deux sangs une différence négligeable en faveur du sang artériel.

Voici les chiffres :

Jugulaire externe.....................	N = 4 278 000
— —	B = 1 953
— —	G = 0,77
Carotide.....................	N = 4 340 000
—	B = 2 200
—	G = 0,77

J'ai tenu à rapporter ces chiffres pour montrer que les études de ce genre exigent un assez grand nombre d'observations.

c. *Comparaison entre le sang veineux et le sang artériel dans l'oreille du lapin* (7 expériences).

La différence notée entre les deux est à l'avantage du sang veineux dans la faible proportion de 1,50 p. 100. Mais cette différence a été quatre fois en faveur du sang de la veine et trois fois en faveur du sang artériel. On peut donc dire que dans l'oreille du lapin le sang veineux et le sang artériel contiennent le même nombre de globules rouges.

2° *Comparaison entre le sang capillaire et le sang veineux.*

a. *Comparaison entre le sang capillaire et le sang veineux dans l'oreille du lapin* (4 expériences).

Résultat analogue.

Pas de différence sensible.

b. *Comparaison entre le sang capillaire de la plante du pied et le sang de la veine saphène externe chez le chien* (2 expériences).

Même résultat. Pas de différence sensible.

3° *Comparaison entre le sang capillaire et le sang artériel.*

a. *Comparaison entre le sang capillaire et le sang artériel dans l'oreille du lapin* (4 expériences).

Même résultat. Pas de différence sensible.

4° *Comparaison entre le sang des diverses veines.*

a. *Comparaison entre le sang de la saphène externe et le sang de la veine fémorale chez le chien* (2 expériences).

Différence nulle.

5° *Comparaison entre le sang des artères de différents calibres.*

a. *Entre le sang de l'artère fémorale et celui de la pédieuse chez le chien* (3 expériences).

Différences très légères et toujours dans le même sens en faveur de l'artère la plus volumineuse.

<pre>
Moyenne des globules rouges dans la fémorale. 5 766 000
      —   —   dans la pédieuse.. 5 704 000
</pre>

6° *Comparaison entre le sang qui entre dans la rate et celui qui en sort.*

Quatre expériences sur des chiens morphinisés, la rate étant maintenue dans l'abdomen à l'abri de l'air et de tout traumatisme.

Comme ce point offre un intérêt particulier, je vais indiquer les résultats obtenus :

Expérience du 12 avril 1877.

<pre>
Veine splénique......................... N = 6 169 000
   —   —   .... B =   9 920
</pre>

$$\textit{Artère splénique} \dots\dots\dots\dots\dots\dots\dots\dots\quad N = 6\,169\,000$$
$$\text{—} \qquad \text{—} \quad \dots\dots\dots\dots\dots\dots\dots\dots\quad B = 9\,920$$

Expérience du 28 juin 1877.

$$\textit{Veine splénique} \dots\dots\dots\dots\dots\dots\dots\dots\quad N = 7\,750\,000$$
$$\text{—} \qquad \text{—} \quad \dots\dots\dots\dots\dots\dots\dots\quad B = 5\,300$$
$$\textit{Artère splénique} \dots\dots\dots\dots\dots\dots\dots\quad N = 7\,347\,000$$
$$\text{—} \qquad \text{—} \quad \dots\dots\dots\dots\dots\dots\dots\quad B = 3\,700$$

Expérience du 3 juillet 1877.

$$\textit{Veine splénique} \dots\dots\dots\dots\dots\dots\dots\quad N = 8\,122\,000$$
$$\text{—} \qquad \text{—} \quad \dots\dots\dots\dots\dots\dots\dots\quad B = 9\,500$$
$$\textit{Artère splénique} \dots\dots\dots\dots\dots\dots\dots\quad N = 8\,215\,000$$
$$\text{—} \qquad \text{—} \quad \dots\dots\dots\dots\dots\dots\dots\quad B = 11\,600$$

Expérience du 4 août 1877.

Elle a été faite sur un chien ayant subi antérieurement plusieurs saignées.

$$\textit{Veine splénique} \dots\dots\dots\dots\dots\dots\dots\quad N = 3\,937\,000$$
$$\text{—} \qquad \text{—} \quad \dots\dots\dots\dots\dots\dots\dots\quad B = 22\,400$$
$$\textit{Artère splénique} \dots\dots\dots\dots\dots\dots\dots\quad N = 3\,999\,000$$
$$\text{—} \qquad \text{—} \quad \dots\dots\dots\dots\dots\dots\dots\quad B = 20\,500$$

On voit que les différences observées sont très faibles : nulles dans le premier cas, elles sont une fois d'une manière notable en faveur du sang veineux et deux fois dans une faible proportion en faveur du sang artériel.

Le sang veineux renferme en moyenne 6494000, celui de l'artère 6460000, ce qui fait un écart négligeable de 0,52 p. 100.

La numération des globules rouges du sang n'indique donc aucune différence sensible entre le sang qui entre dans la rate et celui qui en sort.

Ce résultat a été confirmé plus tard en janvier 1881 dans une expérience où l'on a compté les hématoblastes.

Voici les chiffres :

Expérience du 18 janvier 1881.

$$\textit{Veine splénique} \dots\dots\dots\dots\dots\dots\dots\quad N = 4\,505\,700$$
$$\text{—} \qquad \text{—} \quad \dots\dots\dots\dots\dots\dots\dots\quad H = 528\,000$$
$$\text{—} \qquad \text{—} \quad \dots\dots\dots\dots\dots\dots\dots\quad B = 12\,700$$
$$\textit{Artère splénique} \dots\dots\dots\dots\dots\dots\dots\quad N = 4\,423\,000$$
$$\text{—} \qquad \text{—} \quad \dots\dots\dots\dots\dots\dots\dots\quad H = 593\,000$$
$$\text{—} \qquad \text{—} \quad \dots\dots\dots\dots\dots\dots\dots\quad B = 15\,900$$

7° Comparaison entre le sang de la veine porte et celui de la veine

sus-hépatique. (Une seule expérience sur un chien, 1er avril 1881.)
On compte les hématoblastes.

Résultats :

Sang de la veine porte......................	N = 7 753 000
— —	H = 238 000
— —	B = 6 350
Sang de la veine sus-hépatique............ ..	N = 7 700 000
— —	H = 228 700
— —	B = 7 900

Le nombre des globules rouges a été dans ce cas sensiblement
le même dans les deux vaisseaux.

8° *Comparaison entre le sang de l'artère mésentérique et celui de
la veine porte.* (Une seule expérience sur un chien, 19 janvier
1881.) On compte les hématoblastes.

Artère mésentérique....................	N = 5 598 700
— —	H = 384 000
— —	B = 4 715
Veine porte....................	N = 5 503 400
—	H = 340 000
—	B = 13 500

B. Globules blancs. — La numération des globules blancs est
une opération tout aussi facile, sinon plus, que celle des rouges.
Mais il résulte des propriétés des leucocytes dans le sang en circulation qu'il est très difficile d'estimer la proportion réelle de ces
éléments. Ils sont, en effet, entraînés au dehors plus ou moins facilement, suivant des circonstances variables. Il ne faut donc tenir
compte dans les recherches de ce genre que de différences relativement considérables et constantes, observées dans des conditions
aussi identiques que possible.

Or, dans les expériences précédentes sur les globules rouges,
j'ai fait en même temps le dénombrement des globules blancs et
n'ai trouvé de différences notables et de même sens que dans les
expériences suivantes :

1° *Comparaison entre le sang artériel et le sang veineux dans
l'oreille du lapin* (7 expériences).

Moyenne des globules blancs dans la veine.........	6 720
— — l'artère.........	5 100
Différence....................	1 620

Cette différence de 27 p. 100 en moyenne, ayant toujours eu lieu dans le même sens, doit être prise en considération.

2° *Comparaison entre le sang capillaire et le sang veineux dans l'oreille du lapin (3 expériences).*

Moyenne des globules blancs dans le sang veineux..	8 200
— — — capillaire.	7 100
Différence.....................	1 100

Cette différence de 14 p. 100 en faveur du sang veineux a toujours été notée dans le même sens.

3° *Comparaison entre le sang artériel, le sang veineux et le sang capillaire dans l'oreille du lapin (3 expériences).*

Moyenne des globules blancs dans le sang veineux..	8 250
— — — artériel ..	5 100
— — — capillaire.	7 100

Ici encore les différences ont toujours eu lieu dans le même sens.

C. Pouvoir colorant du sang artériel et valeur individuelle des globules. — Dans toutes les expériences précédentes, j'ai fait le dosage de l'hémoglobine et souvent aussi la détermination des proportions entre les globules de diverses tailles. Les résultats que j'ai obtenus indiquent des écarts qui ne dépassent pas la limite des erreurs dues au procédé opératoire.

Pour vérifier ce résultat négatif, j'ai fait aussi rapidement que possible, sur un chien morphinisé, le dosage de l'hémoglobine sur le sang extrait successivement des vaisseaux suivants : veine saphène externe, veine fémorale, artère fémorale, veine jugulaire, artère carotide, veine splénique, artère splénique, veine cave inférieure, aorte abdominale. J'ai trouvé exactement la même quantité d'hémoglobine dans les sept premiers vaisseaux et une quantité un peu moins forte dans les deux derniers. Mais au moment où ces dernières déterminations ont été faites, l'animal avait perdu un peu de sang et les vaisseaux intestinaux étaient fortement hyperémiés.

On peut donc dire qu'à l'état normal la quantité d'hémoglobine est répartie d'une manière uniforme dans tout l'arbre circulatoire, ce qui confirme les données fournies par la numération des globules rouges.

Lesser (1), de son côté, en dosant l'hémoglobine par la méthode chromométrique d'Hoppe-Seyler légèrement modifiée, est arrivé au même résultat : il a trouvé partout à très peu près la même quantité d'hémoglobine.

En résumé, contrairement aux faits annoncés par M. Malassez, le sang paraît renfermer dans tous les territoires de l'arbre circulatoire le même nombre de globules rouges et la même proportion d'hémoglobine ou, pour parler d'une manière plus rigoureuse, la numération des éléments du sang et le dosage de l'hémoglobine sont des procédés qui ne permettent pas de constater de différences sensibles dans la richesse du sang en globules et en hémoglobine suivant les différents départements vasculaires.

Ce résultat négatif était facile à prévoir ; car à supposer qu'il existe réellement des centres de formation ou de destruction des globules rouges, il faudrait que ces centres fussent singulièrement actifs pour que, dans des conditions normales, on pût trouver à un moment donné une différence notable et constante entre le sang qui entre dans ces foyers et celui qui en sort.

On verra plus tard que les résultats fournis par ces méthodes ne sont pas plus probants lorsque les animaux ont été préalablement saignés et sont en pleine réparation sanguine.

Quant à la richesse du sang capillaire et du sang veineux en globules blancs, elle me paraît s'expliquer très facilement par de simples conditions physiques.

Le ralentissement du cours du sang doit être favorable à l'issue de ces éléments hors des vaisseaux divisés. Dans les artères, entraînés par la rapidité de la circulation, ils se précipitent en nombre relativement restreint à travers la plaie ; dans les veines, leur issue devient plus facile ; mais elle est surtout facilitée au niveau des capillaires par la lenteur de la circulation et la section complète des vaisseaux. D'ailleurs le ralentissement du cours du sang dans les capillaires provoque évidemment l'accumulation relative des leucocytes dans ces vaisseaux.

Plusieurs causes réunies tendent donc à rendre plus élevé le nombre des globules blancs dans le sang extrait des capillaires.

(1) Lesser, Ueber die Vertheilung der rothen Blutscheiben im Blutstrome (*Arch. f. Anat. u. Phys.*, p. 41-109, 1878).

CHAPITRE II

DE LA MASSE TOTALE DU SANG.

La détermination du rapport entre le poids du corps et celui du sang a préoccupé un assez grand nombre de physiologistes et a été exécutée à l'aide de procédés assez différents les uns des autres. A propos de mes recherches sur les saignées et la transfusion, peu satisfait des méthodes employées à ce moment, j'ai imaginé deux procédés qui relèvent l'un de la méthode directe, l'autre de la méthode indirecte et sont fondés, l'un et l'autre, sur la précipitation des globules dans un liquide qui fixe les éléments du sang (1).

A. Procédé direct. — Quand on mêle du sang avec le liquide A, et qu'on laisse reposer le mélange pendant quelque temps, tous les globules rouges tombent, en vertu de leur densité élevée, au fond du vase. Pour opérer cette précipitation, je me sers d'un récipient spécial (fig. 56). Il se compose d'un entonnoir, auquel est soudé un tube allongé, fermé à son extrémité inférieure, et partagé en divisions dont chacune représente un 40ᵉ de centimètre cube.

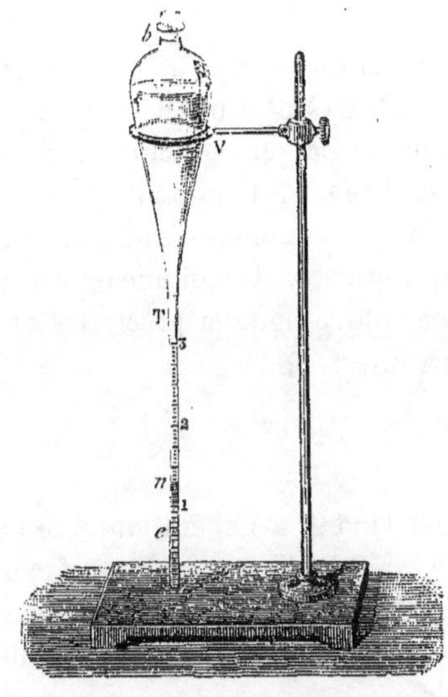

Fig. 56. — Vase à précipitation des globules rouges.

V, récipient ; T, tube gradué au 40ᵉ de c. cube ; c, colonne de globules rouges ; n, niveau de cette colonne ; b, bouchon de caoutchouc.

Cela posé, voici comment je procède à la détermination de la masse totale du sang, en me servant de la méthode de Welcker modifiée.

On ouvre la carotide, et on reçoit quelques centimètres cubes de sang dans un petit vase à défibrination analogue à celui d'Hoppe-Seyler. Après avoir été défibriné avec soin par l'agitation, ce sang va servir d'étalon. Puis on recueille tout le sang qui s'écoule par la carotide ou par la décantation dans du liquide A ; tous les tissus divisés, broyés à l'exception de ceux qui contiennent beaucoup de pigment, sont lavés dans le même liquide à plusieurs reprises, jusqu'à ce qu'ils soient complètement exsangues. Pendant ce temps on précipite une partie du sang étalon de la manière suivante. Après avoir rempli presque en entier un vase à précipitation, à l'aide du liquide A, on y ajoute 2 centimètres cubes de ce sang dont on mesure exactement le reste. Enfin on détermine la précipitation des liquides de lavage dans autant de vases qu'il est nécessaire.

Pour être complète, cette précipitation demande de vingt à vingt-cinq jours.

Il est possible, avec les données ainsi recueillies, de déterminer la masse du sang par un calcul d'une extrême simplicité. Soit en effet n le nombre de divisions occupées par les globules rouges contenus dans 1 centimètre cube de sang, n' le nombre de divisions occupées par les globules rouges contenus dans tous les liquides de lavage et de macération réunis, m le volume en centimètres cubes du sang étalon non employé pour la précipitation, on a pour la masse x l'équation suivante :

$$x = \frac{n'}{n + m}.$$

La théorie est des plus simples. Quant à l'opération, elle ne présente aucune difficulté sérieuse, sauf qu'il faut agir de façon à séparer bien exactement tous les globules rouges des tissus et de la fibrine qui les retient. Exécutée une fois sur un cobaye, elle nous a paru d'une application facile.

B. **Procédé indirect.** — Ce mode de dosage du sang peut rendre les mêmes services dans la méthode *indirecte ;* aussi proposerai-je de l'appliquer au moins imparfait des procédés indirects connus, celui de Valentin modifié par M. Malassez, procédé qui consiste à doser successivement le sang pur, puis le sang dilué par une injection de sérum. On arrive à des résultats beaucoup plus exacts qu'en faisant, comme l'a proposé M. Malassez, la numération des globules.

On prend un animal n'ayant pas bu depuis quatre heures au moins, à jeun depuis douze heures, et après lui avoir vidé la vessie et le rectum, on le pèse exactement. La carotide mise à nu, on pratique une saignée de 10 centimètres cubes, et on recueille le sang dans un petit vase clos, où on le défibrine avec soin; c'est le sang étalon. Puis on laisse couler du sang dans un vase gradué, jusqu'à concurrence de 190 centimètres cubes, de sorte que la saignée s'élève en tout à 200 centimètres cubes. Je suppose ici que l'animal pèse environ 9^k,500. La saignée doit être, en effet, d'environ le quart de la masse présumée du sang. Aussitôt on injecte, avec une seringue chargée à l'avance, une quantité égale de sérum pris sur un animal de même espèce. Il faut opérer de façon à ce qu'il ne s'écoule que deux minutes au plus entre l'injection et la deuxième prise de sang et mesurer exactement cet intervalle de temps. On détache un instant l'animal ou l'on en desserre les liens; comme après quelques révolutions cardiaques le liquide a parcouru le circuit circulatoire entier, le mélange du sang et du sérum est fait d'une manière complète en très peu de temps. L'animal attaché de nouveau, on prend par le même vaisseau un nouvel échantillon de sang, qu'on défibrine comme le sang pur, et l'animal est remis en liberté.

En général, la saignée est faite par l'artère fémorale et l'injection par la veine saphène, disposée à l'avance. Il ne reste plus qu'à préparer les deux liquides à précipitation. Il suffit pour cela de remplir presque complètement deux vases à précipitation avec du liquide A et de verser dans l'un d'eux, à l'aide d'une pipette graduée, 2 centimètres cubes de sang du premier échantillon, puis dans l'autre 2 centimètres cubes également du deuxième échantillon de sang.

On laisse reposer ces mélanges pendant vingt jours environ, jusqu'à ce qu'il n'y ait plus d'un jour à l'autre de changement appréciable dans la hauteur des colonnes. On obtient ainsi la précipitation au fond des deux tubes de tous les globules rouges contenus d'un côté dans 2 centimètres cubes de sang pur, de l'autre dans un volume égal de sang dilué.

Quant à la formule qui permet avec ces données de déterminer la masse totale du sang, x, elle est fort simple. Soit, en effet, s la quantité de sang tiré ou de sérum injecté, h la hauteur de la colonne globulaire formée par le sang pur, h' la même valeur pour le sang dilué, on a :

$$x \times h = h \times s + x \times h'$$
$$xh - xh' = hs$$
$$x(h - h') = hs$$
$$x = \frac{hs}{h - h'}.$$

Ce procédé, d'une application facile, offre ce grand avantage que, les animaux survivant à l'expérience, on peut au bout de quelque temps la répéter dans des conditions identiques ou différentes, comme celles résultant de l'inanition, de phlegmasies produites artificiellement, etc.

Mais ce procédé est-il à l'abri de toute critique, et présente-t-il de réelles garanties d'exactitude?

Le liquide A a le sérieux inconvénient de précipiter une certaine partie des matières albuminoïdes du plasma sous forme de fines granulations, de sorte que le dépôt formé dans les vases à précipitation contient à la fois les globules rouges et un précipité albumineux. Il faudrait donc opérer avec un liquide conservant bien les hématies tout en laissant complètement liquides les albuminoïdes du sérum. Malheureusement il n'existe pas encore un tel liquide et je n'ai pu écarter à peu près cette cause d'erreur qu'en faisant les mélanges sanguins avec le liquide A dans une proportion toujours la même.

Dans l'application de ce procédé il faut avoir soin de laisser séjourner les vases à précipitation dans une atmosphère froide, ne dépassant pas la température de 10 à 12°, afin d'éviter le développement d'organismes inférieurs dans les mélanges.

Les chiffres que j'ai obtenus pour le chien ont été assez variables; ils indiquent, en effet, que la masse totale du sang est comprise entre $\frac{1}{8}$ et $\frac{1}{12,5}$ du poids du corps. Ils se rapprochent, cependant, des données classiques, ce qui semble prouver que la masse totale du sang présente d'assez grandes variations, alors même qu'on se sert d'animaux paraissant bien portants.

CHAPITRE III

DE LA COAGULATION DU SANG.

Le sang ne peut circuler et entretenir la vie qu'à la condition de rester parfaitement fluide. Cependant, dans certaines circonstances pathologiques, il forme à l'intérieur des conduits vasculaires des concrétions plus ou moins solides. D'autre part, quand les vaisseaux sont ouverts, l'arrêt de l'écoulement du sang est dû principalement à la production d'un bouchon obturateur. Le phénomène de la prise du sang en gelée ou *coagulation* offre donc un grand intérêt. C'est un de ceux, d'ailleurs, qui, de tout temps, ont le plus frappé les médecins et exercé leur sagacité.

Ils se préoccupaient particulièrement des modifications que présente le coagulum dans les maladies et, à toutes les périodes où la saignée fut en honneur, ils tiraient des caractères mêmes du caillot quelques-unes des indications de la phlébotomie. Mais, malgré toute l'attention qu'ils prêtaient à la coagulation, ce phénomène restait pour eux étrange et en quelque sorte impénétrable. La prise du sang en masse soulève, en effet, un des problèmes les plus compliqués de la physiologie et de la chimie biologique et l'on peut dire qu'aujourd'hui encore, en dépit de nombreux et récents efforts, ce problème n'a pas reçu de solution définitive. Dans les questions qui s'y rattachent il en est quelques-unes du ressort de l'histologie et de l'expérimentation physiologique. Ce sont les seules qui se rattachent directement à mes études et dont je me sois occupé plus spécialement.

Lorsque le sang qui s'écoule d'une plaie est reçu dans un vase on voit s'y produire, dans l'espace de quelques minutes, des modifications qui ont été bien décrites par Nasse (1). Cet observateur distingue cinq temps dans la marche du phénomène : 1° formation d'une fine pellicule à la surface du liquide; 2° formation d'une enveloppe qui descend le long des parois du vase et enferme le sang comme dans un manchon; 3° transformation de toute la masse en une gelée; 4° transformation du sang en un gâteau solide, et séparation du sérum; 5° expression complète de ce sérum.

On voit que ce sont les points où la masse liquide du sang se trouve en contact avec les objets extérieurs (air et parois du vase) qui tendent les premiers à se concréter. La solidification marche ensuite de la périphérie au centre, en partant surtout de la paroi du vase, jusqu'à ce que toute la masse du sang se transforme en une substance dont la consistance est analogue à celle d'une solution de gélatine venant de se prendre en gelée par refroidisse-

____

(1) Nasse, Blut. *in Wagner's Handworterbuch der Physiol.*, I, 1842.

ment. Les choses n'en restent pas là. A peine formée cette masse solide revient sur elle-même et on s'en aperçoit au bout d'un temps variable aux gouttelettes d'un liquide citrin, transparent, qui vient sourdre à la surface; c'est le sérum qui se sépare sous l'influence de la rétraction de la partie solide, cruorique. Cette rétraction faisant des progrès lents, mais incessants, le caillot se détache peu à peu de la partie supérieure du vase, en s'excavant légèrement et en prenant une forme conique à base inférieure. Comme il se raccourcit en même temps, il se trouve bientôt noyé dans une atmosphère de sérum qui déborde plus ou moins son extrémité supérieure lorsque son fond est resté adhérent. Au bout de 24 à 36 heures ce retrait est aussi complet que possible et le caillot est habituellement séparé dans toute sa hauteur de la paroi du vase.

Quand le sang se coagule rapidement, comme il le fait chez un grand nombre d'animaux, le caillot cruorique présente à peu près la même teinte rouge dans toutes ses parties. Cependant, en examinant avec soin sa surface, on reconnaît presque toujours qu'il offre dans l'étendue de quelques millimètres une coloration grisâtre ou rosée.

Au contraire, lorsque la coagulation est tardive, la partie supérieure du coagulum est d'autant plus étendue et décolorée que le sang a mis plus de temps à se solidifier. On peut alors distinguer dans le caillot deux couches nettement séparées; une supérieure d'un blanc-jaunâtre ou verdâtre et une inférieure rouge. Les anciens ont désigné cette partie décolorée sous le nom de couenne, et comme elle apparaît dans le caillot humain lorsqu'on ouvre la veine d'un individu atteint d'une maladie inflammatoire, cette couenne est devenue dans le langage médical l'un des indices les plus certains de l'état inflammatoire (*crusta phlogistica*).

Toutes ces particularités révélées par le simple examen de la coagulation à l'œil nu ont reçu leur explication. Mais, pour le moment, j'indiquerai seulement le mécanisme de la formation de la couenne. Nous avons vu que le sang tient en suspension des éléments colorés, et des éléments incolores. Les premiers sont en même temps de beaucoup les plus lourds; dès que le sang est abandonné à lui-même dans un vase ils tendent à gagner les parties profondes, tandis que les éléments incolores, les globules blancs et les hématoblastes restent flottants à la surface du liquide.

La prise du sang en gelée surprend le sang au moment où cette séparation s'effectue. Par conséquent celle-ci sera d'autant plus accentuée et complète que la solidification sera plus tardive. Que la coagulation soit ralentie, par suite de l'abaissement de la température extérieure ; que le sang soit par lui-même peu coagulable, comme chez certains animaux, le cheval, l'âne ; que l'individu dont le sang est extrait soit atteint d'une maladie qui diminue la coagulabilité du sang ; dans toutes ces circonstances le caillot sera surmonté d'une couenne plus ou moins épaisse.

L'apparition de la couenne est donc la conséquence de la lenteur des premiers actes de la coagulation, ainsi que des propriétés physiques du sang.

La partie blanche et la partie rouge du coagulum sont, l'une et l'autre, constituées par une sorte de trame filamenteuse retenant dans ses mailles les éléments du sang, les éléments incolores dans la portion couenneuse, les globules rouges dans la cruorique. C'est cette trame filamenteuse qui constitue la fibrine et qui se présente au microscope sous la forme d'un réseau dont on connaît déjà la disposition. En soumettant le coagulum à l'action d'une presse qui en exprime tout le liquide et en fait sortir la presque totalité des éléments figurés, on en retire une masse pâteuse, semi-élastique, d'un blanc rosé représentant la fibrine presque pure. On sait également depuis longtemps que la même substance peut être obtenue par le battage du sang frais et encore liquide. C'est une matière solide, albuminoïde qui présente des caractères physico-chimiques particuliers et qui diffère notablement des matières albuminoïdes du sang en circulation.

Comment prend-elle naissance, quelles sont les modifications subies par le sang pendant le processus de coagulation ?

La fibrine est une matière albuminoïde concrète, issue du sein de substances albuminoïdes liquides ou solubles. La partie liquide du sang, le *plasma*, renferme certainement plusieurs de ces substances, renouvelées constamment par les albuminoses d'origine digestive et le déversement de la lymphe, qui est elle-même spontanément coagulable. Cette partie liquide du sang tient en suspension de nombreux éléments anatomiques d'une composition chimique complexe, à laquelle prennent part diverses matières albuminoïdes solubles pouvant se dissoudre dans le plasma.

Une altération même légère de ces éléments peut, par suite.

introduire dans le plasma de nouvelles matières albuminoïdes ou modifier la proportion de celles qui y sont normalement contenues. Et, par le même procédé, ce plasma albumineux peut être envahi par des produits de divers genres, capables d'exercer une action sur les métamorphoses des matières peu stables qui le constituent. En dernier lieu, il faut tenir compte de la présence dans le sang de sels ayant une influence sur la solubilité des albuminoïdes et même sur la forme chimique qu'ils revêtent, ainsi que sur le maintien à l'état normal des éléments anatomiques.

Ainsi constitué, le sang, cette chair coulante comme l'a appelé Bordeu, possède au plus haut degré les caractères de la vitalité, et entre autres cette excessive vulnérabilité qui est une des conséquences forcées de ses aptitudes à présider aux mutations de la matière pour accomplir son but physiologique. Rejeté brusquement hors de l'organisme il est profondément ébranlé par les conditions nouvelles dans lesquelles il se trouve, ses matériaux instables s'altèrent, sa vitalité s'affaiblit pour s'éteindre bientôt et un des premiers indices de cette agonie est précisément la coagulation fibrineuse, qu'on pourrait à bon droit comparer à la rigidité cadavérique annonçant la mort du muscle arraché tout palpitant encore à l'organisme vivant. A cet égard la coagulation du sang est un des phénomènes qui intéressent le plus la physiologie générale. C'est également un des plus complexes et des plus difficiles à analyser.

Il résulte des conditions multiples dans lesquelles il se produit que des origines très diverses ont été attribuées à la fibrine.

On a cru pendant longtemps avec J. Müller que cette matière préexiste dans le plasma sanguin, soit à l'état de dissolution, soit à l'état d'extrême division.

Mais on expliquait difficilement son changement de forme lorsque Buchanan, dans des recherches qui remontent à 1832, découvrit des faits très importants (1).

Il reconnut que certains liquides organiques, tels que ceux du péricarde, de l'hydrocèle, de l'ascite, se coagulent lorsqu'on y ajoute une certaine quantité de sérum sanguin ou une portion de caillot lavé. Il en conclut que la fibrine préexistait à l'état liquide dans

---

(1) BUCHANAN, On the coagulation of Blood and other fibriniferous liquids (*London med. gaz.*, 1845).

le sang et dans diverses exsudations séreuses et que sa solidification était produite par un ferment soluble contenu dans le sérum du sang ou dans le caillot.

Il compara ce phénomène à la précipitation de la caséine du lait par la présure et il vit même que le caillot sanguin lavé, additionné d'esprit-de-vin, peut conserver pendant des mois sa puissance coagulatrice. Buchanan est allé plus loin encore. Considérant que le caillot lavé est un mélange de fibrine et de globules blancs, que, d'autre part, les parties les plus riches en globules blancs (couenne, couches supérieures) sont les plus actives, il en conclut que le ferment dérivait des leucocytes du sang. Il a fait voir également que d'autres éléments (muscles, tissu connectif, tissu nerveux) présentent à un moindre degré le pouvoir de provoquer dans les mêmes liquides la formation d'un caillot.

Ces vues remarquables qui, pour la première fois, faisaient entrer la coagulation dans la classe des fermentations, passèrent inaperçues. On n'en trouve aucune trace dans les travaux essentiellement chimiques de Denis (de Commercy) qui fournirent les premières données un peu précises sur les albuminoïdes du sang (1).

Pour cet habile observateur la fibrine, contrairement aux idées alors acceptées, ne préexisterait pas dans le sang. Elle proviendrait d'une substance albuminoïde, *la plasmine* qui se dédoublerait au moment de la coagulation en deux autres substances : l'une soluble, restant dans le sérum (*fibrine dissoute*), l'autre concrète (*fibrine proprement dite ou concrète*), formant la masse du caillot.

Cette théorie du dédoublement a été fort discutée et combattue surtout par un professeur de Dorpat, A. Schmidt (2). Tout en admettant également que la fibrine est une substance nouvelle, ne préexistant pas dans le sang, cet auteur, au lieu de la faire provenir du dédoublement d'une des matières normales du plasma, la considère comme résultant, au contraire, d'une combinaison. L'une des deux matières génératrices, le fibrinogène, préexisterait seule dans le plasma, l'autre, la sérumglobuline, serait fournie par les éléments du sang.

---

(1) DENIS (de Commercy), Mémoire sur le sang considéré quand il est fluide, pendant qu'il se coagule et lorsqu'il est coagulé. Paris, 1859.

(2) A. SCHMIDT, Die Lehre von den fermentativen Gerinnungserscheinungen in den eiweissartigen thierischen Körperflüssigkeiten. Dorpat, 1876.

Cette opinion, savamment défendue, tendait à devenir classique, lorsqu'un chimiste distingué, O. Hammarsten (1), chercha à démontrer l'inutilité de deux matières génératrices et substitua à la théorie de la combinaison celle du dédoublement dans laquelle le fibrinogène joue le rôle que Denis avait attribué à la plasmine.

Le travail d'O. Hammarsten, vérifié de divers côtés, avait réussi à réunir à son tour la majorité des suffrages, lorsque, tout récemment, Wooldridge chercha à établir que le fibrinogène d'Hammarsten n'est pas un produit pur et que le sang contient 2 fibrinogènes pouvant concourir à la formation de la fibrine (2).

Pour Denis la coagulation annonce la mort du sang, le phénomène est qualifié sans être expliqué. A. Schmidt, entrant dans la voie ouverte par Buchanan, rattache la formation du coagulum à une sorte de fermentation et en fait provenir l'agent actif, *le ferment*, des globules blancs.

Aujourd'hui cette nécessité de l'intervention d'un ferment ou plutôt d'un principe particulier provoquant la coagulation est admise par la majorité des auteurs. Il n'est cependant pas démontré qu'il s'agisse réellement d'un ferment chimique et que la coagulation soit, par suite, un phénomène de l'ordre des fermentations. Mais, pour la commodité des descriptions qui vont suivre, nous nous servirons du terme ferment de la fibrine pour désigner ce principe, quel qu'il soit, de la coagulation.

Ce principe est-il un ferment ?

Quelles sont les substances albuminoïdes génératrices de la fibrine ?

En existe-t-il une ou deux ; proviennent-elles uniquement de la partie liquide, ou, à la fois, de cette partie et des éléments anatomiques ; dans quelle mesure ces diverses parties constituantes du sang sont-elles impliquées dans le phénomène ?

Telles sont les questions multiples soumises encore à l'étude. Le problème est assez compliqué pour nécessiter le concours de recherches anatomiques, expérimentales et chimiques.

Nous laisserons tout d'abord de côté toute explication pour nous en tenir à l'exposé pur et simple des faits et, pour acquérir toutes

---

(1) O. Hammarsten, Ueber den Faserstoff u. seine Enstehung aus den Fibrinogen (*Arch. f. die gesammte Physiol.*, XXX, p. 437).

(2) L. C. Wooldridge, Uebersicht einer Theorie der Blutgerinnung (*Carl Ludwig's Beiträge zur Physiologie*, s. 221, 1887.)

les notions qui pourront nous être utiles au moment où il sera temps de chercher à formuler une théorie, nous ne perdrons pas de vue que le sang n'est pas le seul liquide organique coagulable. Nous étudierons donc en même temps que lui les principaux d'entre eux. Commençons par établir le déterminisme du phénomène.

SOUS-CHAPITRE I

DESCRIPTION DES CONDITIONS QUI FAVORISENT OU ENTRAVENT LA COAGULATION

§ 1. — Sang issu du corps.

A. Effets de la température. — L'action de la température sur le sang est extrêmement remarquable. On peut, en effet, hâter ou retarder à volonté la coagulation du sang, suivant les conditions de température dans lesquelles on le recueille. Il est même possible de maintenir complètement le sang à l'état liquide en le refroidissant rapidement à la sortie de la veine et en le maintenant à une température voisine de 0°. Ces effets du froid, connus depuis les travaux de Hewson et de Denis, ne se font pas sentir à un égal degré sur tous les sangs. Chez les animaux supérieurs ils sont surtout prononcés pour le sang du cheval et lorsqu'on voudra, comme je l'ai fait souvent, se procurer du sang capable de rester indéfiniment liquide hors du corps, il sera indispensable de choisir cet animal. On réussirait peut-être aussi bien avec le sang du baudet et avec celui de l'âne.

Il faudra, en tout cas, avoir soin de recueillir le sang issu de la veine dans une éprouvette étroite (de deux cent. au plus de diamètre), maintenue préalablement à zéro et entourée de glace fondante, afin que le sang puisse se refroidir rapidement. Lorsqu'il aura atteint la température de 0°, on pourra placer simplement l'éprouvette dans une glacière et on conservera ainsi le sang liquide, pour ainsi dire, indéfiniment, pourvu que la température du sang reste dans les environs de 0° à + 4°. Mais le froid aura fait simplement sommeiller la coagulabilité du sang, sans la détruire et le retour de ce sang dans un milieu chaud, à un moment quelconque, continuera à être suivi de coagulation. Toutefois le séjour prolongé du sang au froid modifie la marche de la coagulation, et la rend beaucoup moins rapide au moment où le liquide est replacé dans un milieu à température normale.

Le sang ne se congèle pas très facilement; cependant déjà vers —2° à —2°,5 (chez l'homme) les globules rouges s'altèrent. A une température un peu plus basse (qui n'a pas été exactement déterminée) on sait que le sang se congèle complètement. C'est là un des procédés communément employés pour obtenir du sang dissous. Cette congélation, tout en détruisant les globules rouges, ne fait pas perdre non plus au sang sa coagulabilité.

Lorsque le sang n'est pas refroidi jusqu'à 0° le phénomène de la coagulation est simplement retardé.

La propriété de se conserver liquide en présence du froid n'appartient pas seulement au sang du cheval; mais on comprend que chez les animaux à sang très coagulable elle soit plus difficile à mettre en évidence. Il faut, en effet, que l'action du froid se fasse sentir avant que la coagulation soit commencée; elle ne paraît pas pouvoir être entravée lorsque les modifications qui la préparent existent à un certain degré. Chez les animaux dont le sang se coagule extrêmement vite, ces modifications commencent immédiatement, dès l'issue des vaisseaux, et il est indispensable pour réussir de refroidir le sang instantanément. On ne peut alors opérer que sur des espaces capillaires, et c'est pour cette raison qu'on se sert du cheval lorsqu'on a besoin d'une certaine quantité de sang pour l'analyse.

Les effets de la température sur le sang, ou tout au moins du froid, ne paraissent pas dépendre de la température de l'animal.

Ainsi le sang des animaux à température variable se comporte à cet égard comme celui des animaux à sang chaud. Souvent très coagulable à la température ambiante, il peut aussi être conservé à 0° quand on le refroidit rapidement à sa sortie des vaisseaux. Les autres liquides spontanément coagulables jouissent des mêmes propriétés. Lorsqu'on filtre le sang à 0° sur un triple filtre Berzélius pour le débarrasser de ses éléments anatomiques, on obtient un plasma qui est coagulable, bien qu'il soit presque entièrement dépourvu de ses divers éléments, mais ce plasma peut se conserver liquide dans un milieu froid. Nous aurons plus tard l'occasion de revenir sur ce point intéressant.

La lymphe, les sérosités hydro-phlegmasiques coagulables peuvent également être maintenues liquides par l'effet du refroidissement.

Les températures relativement élevées favorisent, au contraire, la coagulation en en précipitant la marche. Ce sont les températures de $+ 40$ à $+ 50°$ qui sont les plus favorables à l'évolution du phénomène pour le sang des animaux supérieurs. Il en est probablement de même pour le sang des animaux à sang froid, mais on a fait peu d'expériences sur ce point. Jusqu'à $+ 55°$ l'élévation de la température ne détermine aucune autre modification appréciable du sang ; mais lorsqu'on porte rapidement le sang des animaux supérieurs à la température de $+ 56°$ à $57°$, on obtient la précipitation immédiate d'une des matières albuminoïdes du plasma et le sang ainsi altéré devient incoagulable. Nous verrons bientôt qu'on a utilisé les effets de cette température pour la préparation d'une des variétés de fibrinogène.

La lymphe présente la même propriété que le sang ; chauffée à 56-$57°$, elle se trouble, laisse déposer la même matière que le plasma sanguin et devient alors incoagulable.

Les sérosités hydro-phlegmasiques, le liquide des épanchements pleuraux, par exemple, se troublent à peine à cette même température ; ils ne contiennent qu'une quantité très faible de la matière précipitable à 56-$57°$, et cependant, après cette action, ils deviennent également incoagulables.

Mais il y a plus, il existe un certain nombre de sérosités qui ne sont pas spontanément coagulables, mais qui donnent par addition de sérum du sang un caillot plus ou moins abondant.

Je citerai parmi ces liquides la sérosité du péritoine du cheval, certains liquides d'hydrocèle. Lorsqu'on étudie sur eux les effets de la température de 56 à $57°$, on constate qu'ils sont dépourvus de toute trace de matière précipitable dans ces conditions, et que, néanmoins, ils perdent après l'opération la propriété de fournir un coagulum fibrineux lorsqu'on y ajoute du sérum du sang.

La température de $+ 56$ à $57°$ a donc la remarquable propriété d'agir sur tous les liquides capables de fournir une coagulation fibrineuse et de les rendre incoagulables, et cette propriété est la même pour les liquides qui ne donnent pas de précipité à cette température que pour ceux qui abandonnent du fibrinogène.

C'est là un fait très intéressant que nous chercherons plus tard à expliquer. Nous verrons d'ailleurs que la même température modifie également les propriétés du sérum du sang et retenons donc, pour le moment, qu'il existe, pour toutes les sérosités animales, une température particulière, pour ainsi dire critique, qui en altère les propriétés, alors même qu'elle n'y suscite pas de trouble apparent; cette température est celle de 56 à 59° pour les animaux supérieurs.

Les températures plus élevées entraînent la coagulation des matières albuminoïdes, ainsi que nous le dirons à propos de l'étude de chacune d'elles.

B. **Action de l'eau et des agents chimiques.** — Le sang dilué conserve la propriété de se coaguler, tant que la quantité d'eau ajoutée ne dépasse pas une certaine proportion. Une faible dilution paraît faciliter plutôt qu'entraver la coagulation du sang. Cependant l'addition d'eau glacée au sang agit par sa température en en maintenant la liquidité et semble même diminuer par la même raison l'action délétère de l'eau sur les éléments anatomiques. A. Schmidt s'est servi de ces propriétés dans les expériences qu'il a poursuivies sur la séparation du plasma des éléments anatomiques.

La coagulation du sang étant l'obstacle le plus sérieux à l'étude chimique du plasma, tous les chimistes qui se sont occupés de la question ont dû surtout s'efforcer de trouver des agents capables de s'opposer à ce phénomène.

Ces agents sont les plus intéressants de tous ceux qui peuvent modifier le sang. C'est à Denis qu'on doit les premières recherches sur ce point. Depuis les travaux de cet habile observateur, on sait que l'addition de sels neutres au sang, dans une certaine proportion, maintient la liquidité du sang, et il existe dans la science une méthode d'analyse qui pourrait être appelée « méthode de séparation du plasma par action des sels neutres ». Le procédé permet de faire des décantations ou des filtrations.

On a utilisé tour à tour le sulfate de soude, 1 vol. de solution saturée pour 6 vol. de sang (Denis), le dihydrophosphate de soude à 4 p. 100 (2 vol. pour 1 vol. de sang (Masia), une partie de solution saturée de sulfate de magnésie pour 3 parties de sang (A. Schmidt), le chlorure de sodium en quantité telle que sa proportion s'élève dans le sang à 4 p. 100 (M. A. Gautier).

Pour faciliter l'action de ces sels, on s'aide des effets produits par l'abaissement de la température, et on opère de manière à ce que la température des mélanges ne monte pas au-dessus de 4°.

On peut ainsi obtenir un plasma plus ou moins complètement dépourvu d'éléments anatomiques et rendu presque absolument incoagulable. Il suffit alors de le priver d'une partie de ses sels par la dialyse ou plus simplement de diminuer la proportion relative des mêmes sels par addition d'eau pour que le plasma se coagule spontanément.

Nous verrons cependant qu'A. Schmidt a tiré de l'emploi du sulfate de magnésium un procédé permettant d'obtenir un plasma qui serait incoagulable sans l'intervention d'un principe auquel il a donné le nom de ferment de la fibrine.

Quoi qu'il en soit, l'addition de sels neutres au sang retarde ou même empêche la coagulation, et ce fait montre déjà que les sels du sang et que peut-être aussi les matières salines combinées aux albuminoïdes du plasma jouent un rôle dans la formation de la fibrine.

Il n'est pas douteux, d'ailleurs, que l'état sous lequel se présentent les matières albuminoïdes ait des rapports étroits avec la constitution saline du milieu dans lequel elles sont incorporées. Plusieurs d'entre elles, capables de se dissoudre dans un liquide faiblement salin, sont précipitées au contraire par l'addition de la matière saline à saturation et, par suite, les sels neutres servent non seulement à faciliter la séparation du plasma d'avec les globules, mais encore à la distinction et à la préparation des albuminoïdes du plasma ou du sérum.

Dans la coagulation fibrineuse, l'action d'arrêt produite par une certaine proportion de sels neutres s'exerce sur tous les liquides coagulables et notamment sur le plasma sanguin débarrassé le plus complètement possible de ses éléments anatomiques. L'acte chimique qui donne naissance à la fibrine ne peut donc s'opérer que dans un milieu d'une certaine constitution saline (1). Il y a là un fait de même ordre que les modifications produites dans la température de précipitation des matières albuminoïdes suivant la constitution saline de leur véhicule dissolvant.

Outre les sels neutres il existe encore d'autres agents capables de retarder ou d'activer la coagulation soit du sang ou du plasma,

____

(1) Ce fait a été mis nettement en lumière dans une de mes expériences (Voir LXII).

soit des autres sérosités spontanément coagulables. Ils ont été encore peu étudiés. Quand nous parlerons de la préparation des matières albuminoïdes du plasma, nous aurons l'occasion d'en citer quelques-uns.

C. Influence du vase, du mouvement, des gaz, etc. — Nous savons déjà qu'il existe deux sortes de coagulation du sang hors du corps : la coagulation en masse se faisant au repos, la coagulation par défibrination ou battage. Ce dernier genre de précipitation de la fibrine fait intervenir des facteurs multiples : le mouvement, le contact du sang avec l'air extérieur, le contact avec le corps étranger servant au battage. C'est ce dernier facteur qui paraît être de beaucoup le plus actif; le mouvement n'intervient sans doute que pour multiplier les points de contact du corps étranger avec le sang et ses éléments anatomiques. Les résultats de ce battage sont fort intéressants et montrent que l'influence du contact du sang avec un corps étranger a une grande importance dans le phénomène.

Nous nous rappelons d'ailleurs que la coagulation dans le sang abandonné au repos commence toujours au niveau de la partie directement en rapport avec la paroi du vase et envahit plus tard seulement la surface libre, puis le centre.

Freund (1) a découvert récemment qu'en empêchant ce contact à l'aide d'un corps gras, la vaseline notamment, la coagulation est entravée ou même empêchée.

Mon ami M. Barrier a bien voulu répéter pour moi quelques-unes des expériences de cet auteur, en se servant du sang du cheval.

Il a obtenu des résultats moins complets que ceux de Freund.

Voici comment il a opéré. On a choisi, comme récipient, un tube à essai bien propre, rodé à son ouverture et fortement enduit de vaseline pure. Le sang a été recueilli au moyen d'une ponction faite à la jugulaire, mise à nu, avec un trocart métallique bien propre.

Le tube à essai, débordant de sang, a été aussitôt recouvert avec une lamelle de verre préalablement vaselinée. On l'a conservé à la température du laboratoire, à côté de l'échantillon témoin, recueilli dans un tube analogue, mais non vaseliné et non recouvert d'une lamelle.

(1) FREUND, Zur Kenntniss der Blutgerinnung (*Wiener mediz. Blätter*, s. 296, 1886).

La conclusion de trois expériences faites dans ces conditions est la suivante :

L'enduit de vaseline n'empêche pas la coagulation de se produire ; il la retarde seulement de 1 heure à 1 h. 30 lorsqu'on opère avec le sang du cheval par une température extérieure de + 15° à 16° C.

L'action de contact avec les corps étrangers se fait sentir particulièrement sur le sang complet ; elle s'exerce cependant encore, mais à un moindre degré, sur le plasma débarrassé autant que possible de ses éléments anatomiques, ainsi que sur la lymphe pure et citrine contenant à peine quelques globules blancs.

Les gaz ne paraissent pas avoir les mêmes propriétés que les autres corps. Les quelques expériences qui ont été faites relativement à l'influence des gaz formant autour du sang une atmosphère particulière n'ont pas donné de résultats bien précis.

§ 2. — Sang dans l'organisme.

Les conditions nécessaires au maintien de la liquidité du sang stagnant ou circulant dans les vaisseaux sont tellement importantes à tous égards qu'elles méritent évidemment un examen approfondi. J'ai pratiqué sur ce sujet un grand nombre d'expériences qui m'ont permis de mettre en évidence quelques faits nouveaux.

On sait qu'après la mort le sang se coagule comme il le ferait dans un vase ; mais le phénomène marche lentement, tout en étant subordonné à un certain nombre de conditions encore mal déterminées. De plus, la formation du caillot n'a lieu que dans les gros vaisseaux (artères et veines); le sang capillaire conserve, au contraire, sa fluidité. Lorsqu'on extrait d'un cadavre avant la coagulation complète du sang le contenu du cœur ou des gros vaisseaux, il ne tarde pas à se prendre en masse, tandis que celui des capillaires reste exposé à l'air pendant longtemps sans se coaguler.

Falk (1), qui a fait des expériences sur ce sujet en se servant des procédés d'A. Schmidt, attribue cette propriété du sang capillaire à la disparition de la substance fibrinogène. Celle-ci passerait à

____

(1) Falk, Ueber eine Eigenschaft des Capillarblutes (*Arch. f. path. An. u. Phys.*, LIX, fasc. 1).

travers les parois des vaisseaux pour se répandre dans les sucs parenchymateux ambiants, et deviendrait dans les muscles, en se coagulant, la cause de la rigidité cadavérique.

Je me borne à enregistrer cette opinion.

L'expérimentation physiologique nous a fait connaître un fait plus important. Hewson et Brücke surtout ont montré, en effet, que le sang contenu dans les grandes cavités naturelles (cœur, artères, veines) reste liquide pendant longtemps, tant que la paroi de ces cavités n'est pas altérée. Les expériences de Brücke sont devenues classiques et il nous paraît inutile de les rappeler (1).

Il en résulte qu'en détachant sur un animal un gros vaisseau rempli de sang, il est facile d'étudier les conditions du maintien de la fluidité de ce liquide dans des segments vasculaires.

Le cheval se prête particulièrement bien à ces expériences pour des raisons multiples : faible coagulabilité du sang, grande résistance de la paroi veineuse, volume relativement considérable de la jugulaire, permettant d'obtenir une quantité importante de sang.

On peut également jeter des ligatures sur une veine non détachée du corps, de manière à la maintenir pleine de sang, mais les conditions d'étude deviennent ainsi plus complexes.

Chez nos animaux de laboratoire (chien, lapin), lorsqu'on opère sur une grosse veine superficielle, telle que la jugulaire, le sang peut rester liquide dans un segment de vaisseau gonflé de sang et compris entre deux ligatures pendant un temps variable qui dépend de la taille de l'animal, de l'épaisseur de la paroi veineuse, du nombre et de l'importance des petits troncs se détachant du segment vasculaire et qui doivent être liés, etc. En général, le sang y reste liquide pendant au moins une heure et parfois pendant plus de deux heures. Il faut avoir soin dans ces expériences de léser le moins possible la paroi veineuse et de recouvrir ensuite la veine dénudée en plaçant quelques serres-fines sur les bords de la plaie cutanée.

Les conditions de la liquidité du sang dans les vaisseaux ne peuvent se rapporter qu'a l'état de la paroi vasculaire ou à la constitution du sang.

(1) Brücke, Ueber die Ursache der Gerinnung de Blutes (*Arch. f. path. An. u. Phys.*, XII, p. 81 et 172; 1857).

A. Action de la paroi. — L'influence de l'état de la paroi vasculaire est connue depuis longtemps ; elle est des plus évidentes.

Lorsqu'on introduit un corps étranger quelconque dans le cœur ou dans un vaisseau, il ne tarde pas à se couvrir d'une couche granuleuse ressemblant à un caillot fibrineux. Des fils passés à travers la paroi, des aiguilles enfoncées dans le cœur s'entourent de coagulations du même genre. Il en est de même toutes les fois qu'un corps étranger solide vient à être en contact direct avec le sang.

Dans le cœur la coagulation reste limitée au pourtour du corps étranger et son volume dépend du temps pendant lequel on a laissé ce corps y séjourner. Dans les gros vaisseaux la coagulation reste également limitée quand le corps étranger n'y est maintenu qu'un temps assez court.

Il n'est pas nécessaire pour qu'il se forme une concrétion sanguine qu'il y ait un corps étranger dans l'intérieur du vaisseau en contact immédiat avec le sang. Une portion altérée, dénaturée pour ainsi dire, de cette paroi peut jouer elle-même, par rapport au sang, le rôle de corps étranger. Ainsi Lister, dans des expériences faites déjà depuis un certain temps, dans le but de combattre la théorie de Richardson sur la coagulation, a badigeonné la moitié d'un segment vasculaire, à l'extérieur, avec de l'ammoniaque et a constaté que le sang s'est coagulé uniquement au niveau de la portion badigeonnée, c'est-à-dire du point où la paroi était altérée.

Toutes les lésions capables de faire perdre à la paroi vasculaire sa constitution normale produisent le même effet, c'est-à-dire la formation d'un caillot pariétal. J'ai démontré qu'il suffit de gratter la surface interne d'un gros vaisseau pour entraîner la formation de concrétions sanguines de ce genre.

L'intégrité de la paroi vasculaire est donc nécessaire à la conservation de la fluidité du sang ; mais il est très important de remarquer que l'influence d'un corps étranger ou de l'altération de la paroi — ce qui est tout un — est en quelque sorte locale ; elle entraîne la formation de dépôts adhérents et limités au point où le sang subit un contact anormal. Et ce n'est pas là simplement la conséquence de la circulation, c'est-à-dire du renouvellement constant du sang au niveau du corps étranger. Les expériences de Lister dont je parlais tout à l'heure réussissent, en effet, aussi bien sur un segment vasculaire isolé, rempli de sang stagnant, que sur un vaisseau dans lequel le sang circule. Mais, dans le premier cas, la concrétion pariétale est moins volumineuse que dans le second.

Les concrétions pariétales ou déposées autour des corps étrangers sont constituées, en majeure partie, par des hématoblastes, ces éléments s'altérant immédiatement au contact de tout corps étranger et devenant assez adhésifs pour y rester attachés. Le phénomène est donc analogue au battage du sang, et c'est pour cette raison que j'ai proposé d'appeler ce genre de coagulation : *coagulation par battage*.

Cette coagulation donne naissance à des *concrétions hématoblastiques*, que j'étudierai en détail à propos de l'anatomie pathologique du sang (1).

Parmi les corps étrangers qui peuvent être introduits dans les segments vasculaires, les gaz font exception à la règle. L. Fredericq, dans un travail fort intéressant sur le plasma sanguin, a montré que l'introduction de gaz dans les segments vasculaires ne hâte pas la coagulation du sang (2). Les expériences que j'ai faites sur ce point m'ont conduit aux mêmes résultats.

Il est intéressant de savoir que d'autres liquides coagulables, mais dépourvus d'hématoblastes, peuvent également être soustraits à la coagulation lorsqu'on les conserve dans leurs réservoirs naturels.

Pour la lymphe, le fait est connu depuis longtemps, il a été confirmé avec exactitude par M. Colin (d'Alfort). D'après cet observateur, « les ligatures appliquées sur les lymphatiques pendant douze à vingt-quatre heures ne provoquent pas la coagulation de la lymphe. Néanmoins, à la longue, la coagulation se produit quelquefois dans les vaisseaux. J'en ai vu un exemple dans le canal thoracique où la lymphe n'avait pas été altérée par le reflux sanguin (3). »

Plus loin, le même auteur s'exprime ainsi sur le chyle : « La

---

(1) Les premières recherches que j'ai faites sur le rôle des hématoblastes dans la coagulation fibrineuse datent de 1878 (XL, XLI); je les ai poursuivies en 1878-79 (XLIV), en 1882 (LXII), et mes premières expériences spécialement instituées pour établir le mode de formation des concrétions par altération de la paroi vasculaire ont été publiées le 3 juillet 1882 (LXIV). Je suis obligé de rappeler ces dates, Bizzozero ayant fait une déclaration de priorité à propos d'expériences du même genre, publiées en novembre 1882 (*Archives de Virchow et Arch. it. de biologie*, t. II, p. 345).

(2) L. Fredericq, *Recherches sur la constitution du plasma sanguin*, 1878, Gand, Paris, Leipzig.

(3) Colin, *Physiol. comparée* (t. II, p. 143, 2e édition).

coagulation du chyle à l'intérieur, où il peut être retenu exceptionnellement sous l'influence de causes mécaniques, se fait très lentement. Elle ne s'effectue pas dans les douze à vingt-quatre heures qui suivent la ligature du canal thoracique.

« Je ne l'ai jamais constatée non plus sur les cadavres d'animaux tués pendant la digestion. C'est par erreur que Cruikshanks l'indique comme un phénomène ordinaire chez l'homme et chez les animaux. Il n'en est pas de même pour le contenu mixte de la citerne et du canal thoracique, qui se coagule constamment sur le cadavre, et d'autant mieux qu'il s'est fait un reflux sanguin plus considérable lors des dernières secousses de l'agonie (1). »

Nous avons vérifié, M. Barrier et moi, l'exactitude de ces assertions.

Voici la relation sommaire de deux de nos expériences :

29 janvier 1881. — Un cheval est sacrifié par effusion de sang. On ouvre la cavité thoracique et on lie le canal thoracique au-dessus du cœur et à son entrée dans le thorax. Le 1er février, c'est-à-dire quatre jours après, la lymphe de ce canal est encore *parfaitement liquide*. Elle contient cependant une notable quantité de globules rouges qui ont reflué par la veine cave au moment de la mort.

4 février 1884. — A 9 heures du matin, un lambeau de plus de 50 centimètres du canal thoracique du cheval (portion thoracique) est isolé au moyen de deux ligatures sur l'animal venant d'être sacrifié. Ce lambeau est plein de lymphe citrine, un peu opalescente. Il est placé dans une chambre humide et conservé à la température du laboratoire (16°). Le lendemain (5) pas de coagulation, mais transsudation d'une partie de la lymphe à travers les parois très minces du canal. — Le 6, pas de coagulation. La transsudation continue. Le soir du même jour, une ponction exploratrice est pratiquée (entre deux ligatures) sur la partie postérieure du segment lymphatique. La lymphe qui s'en écoule est parfaitement liquide et limpide ; elle se coagule sur la table d'expérience au bout de cinq minutes environ. A 8 heures du soir, pas de coagulation ; une odeur fade assez accusée se manifeste à l'ouverture de la chambre humide. Le 7, à 8 heures du matin, pas de coagulation ; la transsudation a fait disparaître une bonne partie du contenu vasculaire. L'odeur de putréfaction est franchement accusée. A 1 heure, même état. La pièce est jetée après avoir été ouverte. Le liquide restant est légèrement grumeleux : il sent très mauvais et ne se coagule plus.

La lymphe pure extraite sur l'animal venant d'être sacrifié s'était coagulée en six minutes par une température extérieure d'environ 6°.

Des expériences semblables pratiquées sur des troncs lympha-

_____
(1) *Loc. cit.*, p. 156.

tiques du cou ont donné les mêmes résultats. On peut en conclure que l'influence des parois vasculaires sur le contenu des vaisseaux est la même pour les lymphatiques que pour les veines.

L'action de la paroi sur les sérosités pathologiques hydro-phlegmasiques est moins sensible; elle est cependant incontestable. En cas d'épanchements hydro-phlegmasiques des séreuses (plèvre, péritoine), la surface de la séreuse en contact avec le liquide épanché se couvre de concrétions fibrineuses; mais cette séreuse est enflammée, malade, et par conséquent, d'après les faits que nous venons de rapporter, à propos des cavités sanguines, elle ne possède plus les qualités voulues pour empêcher la coagulation fibrineuse. Néanmoins, lorsqu'à l'aide d'une ponction on retire le liquide épanché, celui-ci ne tarde pas à se coaguler, il n'a donc pas laissé déposer dans la séreuse, malgré l'altération de cette dernière, toute la fibrine qu'il peut former au contact des corps étrangers.

B. Influence des altérations du contenu des vaisseaux. — Les faits relatifs à l'influence de la paroi sont sensiblement les mêmes, que le sang soit stagnant ou circulant. Il n'en est pas de même de ceux qui concernent les modifications du sang. Nous étudierons donc d'abord les phénomènes relatifs aux segments vasculaires, puis ceux qu'on observe dans le sang en circulation.

1° *Sang des segments vasculaires.* — La plupart de mes expériences ont été faites sur le cheval pour les raisons qui nous sont déjà connues.

Lorsqu'on suspend verticalement un segment veineux plein de sang, ce liquide ne tarde pas à laisser tomber les globules rouges et à se séparer en deux couches principales, l'une inférieure globulaire, l'autre supérieure plasmatique. Plus tard le contenu de la veine s'épaissit par transsudation d'un liquide qui, mélangé avec le sang des vasa-vasorum, ne peut être étudié convenablement. Si l'on a soin de maintenir le segment veineux dans une atmosphère humide, la veine ne se dessèche pas et, dans ces conditions, à la température ordinaire de 16° environ, la coagulation ne survient qu'au bout de plusieurs jours (2 ou 3), au moment où la veine commence à répandre une odeur de putréfaction. Nous verrons même que, dans certains cas, le sang reste indéfiniment liquide dans la veine jusqu'à putréfaction complète et qu'à ce moment il est devenu incoagulable. Nous avons déjà constaté le même fait à propos de la lymphe du canal thoracique. La résistance du sang normal des segments veineux à la coagulation est donc considérable ; on l'observe dans des conditions où le sang et la paroi subissent évidemment des modifications profondes, puisqu'on peut pousser l'expérience jusqu'à la putréfaction complète.

Il était intéressant de voir si les résultats de cette expérience resteraient les mêmes après avoir fait varier la composition du sang à l'aide de liquides incapables d'altérer la paroi du vaisseau.

Mes principales expériences sur ce point ont été exécutées avec le sérum du sang, le liquide du péricarde et l'eau (1). Elles méritent d'être rapportées.

Le 11 février 1883, par un temps froid, on introduit du sérum frais de cheval dans une veine jugulaire préparée par M. Barrier. L'opération est faite à l'aide d'un procédé inutile à décrire, mais qui permet de faire pénétrer le sérum bien pur et sans air dans la veine non encore détachée de l'animal. On conserve comme témoin une certaine quantité de sang dans une éprouvette et une portion de jugulaire gonflée de sang pur.

Dans le tronçon soumis à l'expérience, on introduit environ un tiers de sérum contre deux tiers de sang.

Le sang recueilli dans l'éprouvette se prend en masse au bout de trois à quatre minutes (ce qui est très court pour le sang de cheval).

Au bout d'un quart d'heure, le fragment de jugulaire contenant le mélange avec le sérum est rempli d'une masse entièrement coagulée. On ouvre la veine sous l'eau pour s'assurer qu'aucune bulle d'air n'a été introduite avec le sérum. Le caillot est rouge dans toute son étendue, ce qui prouve que le sang s'est coagulé très rapidement (la veine ayant été placée immédiatement dans la verticale). En effet, dans le segment rempli de sang pur et mis dans la même position il y avait déjà, au bout de quatre minutes, une couche supérieure de plasma incolore qui, depuis, a augmenté rapidement.

Dans ce dernier segment, le sang ne se coagule que dans la nuit du 12 au 13, au moment où la veine commence à répandre une odeur très accusée.

On voit qu'en adultérant le sang avec du sérum on provoque dans la masse entière du mélange une coagulation, une véritable prise en masse.

Cette expérience, qui avait déjà été faite par L. Fredericq, plusieurs fois répétée, a toujours donné le même résultat. M. Nocard, professeur à l'école d'Alfort, ayant été mis au courant de cette

(1) Quelques-unes des expériences que j'ai entreprises sur les segments vasculaires et que j'ai publiées dans le travail n° LXII avaient déjà été faites par L. Fredericq et relatées dans son très intéressant mémoire sur le plasma sanguin. Je regrette de n'avoir pu citer cet habile observateur dont je ne connaissais pas les recherches à ce moment, et, en réparant cet oubli, je me félicite d'avoir obtenu des résultats conformes à ceux qu'il a énoncés.

expérience, a pensé qu'il y aurait intérêt à se servir d'un sérum privé de germes atmosphériques.

Le 10 février 1884, MM. Barrier et Nocard ont introduit dans un segment veineux du sérum stérilisé par le procédé de M. Pasteur. La quantité de ce sérum introduit dans le vaisseau représentait environ le sixième de la masse totale. Dans ces conditions, la coagulation en masse n'a eu lieu qu'au bout de deux heures cinquante-cinq minutes; mais le sang ne s'est coagulé dans le segment témoin qu'au bout de deux jours.

La stérilisation du sérum n'a donc eu pour effet que de diminuer l'activité coagulatrice de ce liquide. On se rappellera, toutefois, que la filtration d'un liquide albumineux par le procédé de M. Pasteur altère très sensiblement sa constitution chimique.

Pour bien mettre, d'ailleurs, en évidence l'action particulière du sérum il était indiqué d'introduire dans le segment veineux une sérosité naturelle albumineuse n'ayant pas les mêmes propriétés physiologiques. On fit choix du liquide du péricarde du cheval.

Ce liquide fut recueilli peu de temps après la mort (2 heures) sur un cadavre encore tout chaud et sacrifié par effusion de sang. Il était parfaitement limpide et citrin.

Le sang de l'animal sur lequel l'expérience a été faite, recueilli dans une éprouvette, s'est coagulé au bout de 15 minutes par une température extérieure de + 20°.

Dans le segment veineux contenant environ un quart de sérosité péricardique, la coagulation n'a eu lieu qu'au bout de 20 h. 30; enfin dans le segment témoin la prise en masse s'est produite au bout de 21 h. 45 minutes.

On peut donc dire que le liquide du péricarde n'a pas eu d'action coagulatrice appréciable. Il s'est comporté tout autrement à cet égard que le sérum.

Ce sont cependant, l'un et l'autre, des liquides albumineux provenant de la même espèce animale et paraissant exercer sensiblement la même action sur les éléments anatomiques du sang. Mais quand on y regarde de près, on observe des différences. Le liquide du péricarde et, d'une manière générale, les liquides albumineux ne contenant pas de ferment de la fibrine conservent parfaitement les éléments du sang, y compris les hématoblastes; le sérum sanguin, au contraire, même lorsqu'il est emprunté à un animal de la même espèce, laisse les hématoblastes s'altérer et paraît même faciliter les modifications subies par ces éléments.

Le sérum du sang peut donc exercer une action coagulatrice non seulement à cause de sa constitution spéciale, mais aussi parce qu'il entraîne des modifications dans les éléments anatomiques et particulièrement dans les hématoblastes. Pour mettre en évidence l'influence de ces dernières altérations, il fallait introduire dans le sang un liquide capable de l'altérer, mais dépourvu de tout principe pouvant concourir à la prise du sang en masse. On y réussit en faisant pénétrer de l'eau distillée dans le segment veineux.

L'addition d'eau, comme l'a vu L. Fredericq, fait, en effet, coaguler le sang rapidement; mais l'expérience a moins d'intérêt, car tous les éléments anatomiques sont altérés et, par suite, les conditions du phénomène complexes.

Les expériences précédentes semblent indiquer que l'action de la paroi vasculaire est nulle sur les générateurs de la fibrine mis en présence à l'intérieur du vaisseau.

L'expérience suivante en donne une preuve directe.

Après avoir filtré du plasma obtenu par ponction du segment veineux faite après la chute des hématies, on vide le segment veineux dans lequel ce plasma était resté liquide, et on le lave avec du sérum frais de cheval; puis on le remplit de plasma filtré, en ayant soin de conserver une portion de ce plasma dans un vase et à la même température que le segment veineux (17° C.).

Au bout de deux heures quarante, le plasma contenu dans le verre à expérience est coagulé en masse; celui de la veine se coagule complètement une demi-heure plus tard. On a laissé pénétrer dans la veine, en même temps que le plasma, quelques fines bulles d'air. Mais on sait que l'introduction des gaz dans les segments vasculaires ne hâte pas la coagulation. Voici d'ailleurs d'autres expériences.

Après avoir obtenu une certaine quantité de plasma filtré à 0°, on divise la veine en deux segments. Le premier est lavé avec soin à l'aide d'une solution de chlorure de sodium à 5 0/00, puis rempli de plasma filtré. Le second segment est lavé avec du sérum de cheval et rempli également de plasma filtré. Ces segments veineux sont conservés dans une pièce dont la température est de 20°, et on place à côté d'eux, dans des verres à expérience, des échantillons du plasma qui a servi à les remplir.

Au bout d'environ trois heures, la coagulation s'est effectuée aussi complètement dans les segments veineux que dans les verres à expérience. L'action de la paroi veineuse ne s'exerce donc pas dans ces conditions.

Les faits précédents paraissent établir clairement que la coagulation devra se produire dans les segments vasculaires dans toutes les circonstances où le sang deviendra coagulable par suite de l'altération de ses éléments anatomiques. Cependant, dans une thèse très intéressante, M. Glénard a publié quelques expériences dans lesquelles le sang des segments vasculaires du cheval a pu se conserver liquide ou non coagulé dans des conditions où certainement le sang et même la paroi subissent de profondes modifications. Ces expériences seraient donc en contradiction avec les précédentes. Mais nous allons voir qu'elles ne donnent pas toujours les résultats annoncés par M. Glénard (1).

D'après cet observateur, en plongeant un segment veineux rempli de sang dans l'eau distillée, on retrouve le lendemain, dans l'intérieur du vaisseau, un sang fluide dont les hématies sont décolorées, dont le plasma a conservé sa transparence et sa couleur jaunâtre, et qui se coagule parfaitement.

Le samedi 4 mars 1882, M. Barrier enlève une jugulaire pleine de sang et la plonge, à 2 heures 1/2, dans une éprouvette remplie d'eau distillée (températ. 17° environ). Le 5 mars, à la même heure, c'est-à-dire au bout de vingt-quatre heures, je retrouve la veine tendue, œdémateuse. La séparation des couches s'y est bien effectuée, mais le plasma est coloré. Après avoir placé une ligature à la partie supérieure de la couche des globules rouges, on ponctionne la veine au niveau de la portion plasmatique, à l'aide d'une canule de verre effilée. Le plasma qui s'écoule est coloré en rouge clair par de l'hémoglobine dissoute.

Au microscope, on constate dans ce liquide la présence de quelques stromas de globules rouges vésiculeux et décolorés; un nombre assez considérable de petits amas d'hématoblastes, profondément altérés et réunis par une matière finement granuleuse ou filamenteuse; quelques rares globules blancs gonflés par l'eau.

Pour vider complètement le segment veineux, on y plonge un scalpel ; l'ouverture ainsi faite est immédiatement bouchée par des grumeaux rosés. Le liquide, reçu dans un verre à expérience, laisse déposer des grumeaux du même genre.

Ces grumeaux sont constitués par des amas considérables de granulations et de corpuscules protéiques provenant des hématoblastes altérés. Quelques hématoblastes et globules rouges nains sont faciles à reconnaître au milieu des autres granulations. Entre ces grandes masses granuleuses, on voit des mèches filamenteuses de fibrine et, de temps en temps, en parcourant la préparation, des globules blancs qui ont été presque tous altérés par l'eau.

Pendant que le plasma ainsi obtenu est conservé à la température du laboratoire (17°,5) on examine la veine. On constate que la ligature a enserré une grosse concrétion fibrineuse qui flottait à la surface des globules rouges et on recueille la couche des globules rouges. Elle est transformée en un liquide

____

(1) F. GLÉNARD, Contribution à l'étude des causes de la coagulation spontanée du sang à son issue hors de l'organisme. Application à la transfusion (*Th. de Paris*, n° 50, 1875).

sirupeux qui contient deux caillots cruoriques assez volumineux et de nombreuses petites masses cruoriques, d'une consistance analogue à celle de la bouillie. On filtre sur un linge fin de manière à pouvoir observer séparément cette bouillie et la partie restée fluide. Dans cette dernière, les globules rouges sont presque tous décolorés ou en voie de perdre leur hémoglobine, le liquide qui sépare les globules est fortement teinté.

On conserve dans des éprouvettes distinctes les liquides ainsi obtenus. Le premier jour, pas de modifications appréciables. Le lendemain 6 mars, le plasma a laissé déposer une couche assez épaisse de grumeaux, au-dessus desquels s'est produit un dépôt blanchâtre, composé de globules blancs. Il est devenu parfaitement limpide et d'une coloration qui rappelle celle du picrocarminate d'ammoniaque étendu d'eau. Les caillots cruoriques provenant de la couche des globules rouges ne sont pas modifiés sensiblement. De même le liquide obtenu par filtration reste incoagulable. Les jours suivants, les divers liquides se putréfient sans se coaguler de nouveau.

La même expérience, répétée quelques jours plus tard, donne absolument le même résultat, c'est-à-dire une précipitation, dans le plasma, de grumeaux fibrineux et une transformation de la couche des globules rouges en une sorte de bouillie, gelée de groseilles.

L'eau distillée, en pénétrant peu à peu à travers la paroi veineuse, tend donc à détruire les éléments du sang et provoque une sorte de défibrination analogue, dans la couche plasmatique, à celle que l'on obtiendrait par le battage.

Le résultat de cette expérience est certainement fort curieux, car, au premier abord, on s'attend à trouver une coagulation en masse ; mais il suffit de réfléchir un instant pour comprendre que les conditions particulières dans lesquelles se trouve le sang ont dû s'y opposer. La prise en masse ne s'effectue que lorsque le sang est au repos dans un vase ou dans un vaisseau. Or, il est évident qu'en plongeant le segment vasculaire dans l'eau on provoque des courants exosmotiques et endosmotiques incessants qui en agitant le liquide coagulable déterminent un genre particulier de précipitation fibrineuse par battage. Il est possible, en outre, qu'une partie des substances, mises en liberté par la dissolution des éléments figurés, passe au dehors à travers la paroi veineuse.

D'après M. Glénard, lorsqu'on laisse le segment veineux se dessécher à l'air, il prend au bout d'un temps variable la consistance de la corne. Si, à ce moment, on reprend le plasma, transformé par la dessiccation en une masse dure et transparente et qu'on le désagrège dans l'eau, il s'y dissout et le liquide est susceptible de se coaguler en masse, même après filtration.

Le 12 mars 1882, M. Barrier enlève chez un cheval, à 8 heures 45 minutes, une jugulaire externe, pleine de sang, et la suspend dans son laboratoire, dans une atmosphère dont la température varie de 16 à 20°. Il note les modifications suivantes :

Le 13, à 8 heures du matin, pas de coagulation. La partie supérieure de la veine contenant le plasma s'allonge en pointe effilée par suite de la transsudation. La partie inférieure, renfermant les globules, se dessèche sans diminuer notablement de volume. A 4 heures du soir, le plasma paraît coagulé, la couche des globules rouges est très épaissie, mais n'est pas prise en masse. Les jours suivants, la transsudation et la dessiccation augmentent et marchent de pair.

Le *19,* la dessiccation étant complète, on sectionne la veine : le plasma est transformé en une matière cornée, jaunâtre, et la couche des globules rouges en une masse dure, brunâtre. Avec un fort scalpel, on détache de la substance cornée des copeaux minces et transparents et, en les examinant au microscope, dans une goutte d'eau, on reconnaît qu'ils contiennent un très dense feutrage de filaments de fibrine.

Après avoir concassé en morceaux le sang desséché, on traite par l'eau ; les fragments de plasma se dissolvent très lentement en laissant un résidu important. On filtre, et la solution reste incoagulable.

Une autre expérience semblable a donné le même résultat.

Cependant, dans d'autres cas, j'ai obtenu une transformation cornée du plasma et au microscope j'ai constaté que cette corne était hyaline et non filamenteuse. Mais en faisant dissoudre après fragmentation la masse cornée, la solution obtenue est restée incoagulable.

L. Fredericq, qui a également répété l'expérience de M. Glénard, a obtenu le plus souvent un culot de fibrine au niveau de la couche des globules rouges.

Le résultat de la dessiccation des segments veineux est donc variable. On peut dire néanmoins que, dans certains cas, le plasma peut se dessécher à l'intérieur de la veine sans se coaguler, tout au moins complètement.

Enfin, pour terminer l'exposé de ces faits, il nous faut revenir sur les phénomènes présentés par les segments veineux conservés dans une atmosphère humide à l'abri de la dessiccation.

Dans ses expériences, M. Glénard a vu le sang de cheval rester indéfiniment liquide dans un segment veineux détaché du corps de l'animal.

Il n'en est certainement pas toujours ainsi, puisque nous avons précédemment noté la prise en masse au moment où la putréfaction altère à la fois la veine et son contenu.

Voici un autre exemple du même fait :

Le 6 mars, à 7 h. 5 m. du matin, M. Barrier place une jugulaire pleine de sang dans une éprouvette contenant quelques centimètres cubes d'eau, afin d'empêcher la dessiccation. Mais la veine est suspendue de manière à ce que son extrémité inférieure reste à plusieurs centimètres au-dessus de l'eau.

L'éprouvette, bien bouchée, est maintenue dans un laboratoire dont la température est, pendant le jour, de +18 à 19°, et, pendant la nuit, à une température plus basse, non déterminée. Le lendemain, à 6 heures du soir, le plasma commence à se coaguler, mais, en plaçant la veine horizontalement, la couche des globules rouges fait irruption sur plusieurs points dans la couche incolore et tend à l'infiltrer. La coagulation n'est complète que le lendemain matin, et à ce moment on perçoit une légère odeur de putréfaction.

D'après les faits que nous avons observés, M. Barrier et moi, il paraît donc être de règle qu'au moment où la putréfaction survient le sang se coagule. Mais cette règle présente des exceptions. Dans le cours de nos expériences sur l'effet de l'introduction des gaz dans les segments, plusieurs tronçons de veine conservés horizontalement sous une cloche humide se putréfièrent, contenant et contenu, sans qu'il survînt à aucun moment trace de coagulation. Le sang peut donc, dans certains cas, se conserver indéfiniment liquide; mais ce qui est fort intéressant, c'est qu'il devient alors complètement incoagulable.

Voici les principaux faits consignés dans nos notes.

17 février 1884. — Une jugulaire pleine de sang est retirée à 10 h. 30 sur une vieille jument très affaiblie. A 2 h. 26 m., on fait écouler le quart du sang qu'elle renferme, on le recueille dans un vase et on le remplace par de l'acide carbonique. Ce sang se coagule en trois heures douze minutes par une température de +17° (il était, on le voit, peu coagulable).

Une partie de l'acide carbonique est résorbée et le vaisseau est conservé dans une cloche humide à une température de +8°.

L'acide carbonique ne se révélant plus que par quelques bulles, on en réinjecte au bout d'une heure. Le gaz est encore absorbé en partie, mais il en reste plusieurs centimètres cubes. Les 18, 19, 20 et 21, le vaisseau reste à peu près dans le même état sans qu'il se produise de coagulation. Le 22, il répand une légère odeur de putréfaction. Le 23, la décomposition est plus avancée, et cependant le sang est toujours liquide. Pour s'en assurer, on en retire une petite quantité à l'aide d'un trocart explorateur. Ce sang se décompose à la température du laboratoire, mais il *ne se coagule pas*. Les jours suivants, le segment veineux se putréfie complètement et répand une forte odeur ammoniacale. On ne le jette que le 29, après avoir constaté l'absence de coagulation. Cette expérience est d'autant plus intéressante que quelques auteurs ont attribué à l'acide carbonique un pouvoir coagulateur.

17 février 1884. — A 1 h. 15 m., on enlève la deuxième jugulaire. A 2 h. 45 m., on retire du vaisseau un peu plus du quart du sang qu'il renferme. Ce sang se coagule au bout de deux heures. Il est remplacé par un volume équivalent d'air atmosphérique. On conserve le vaisseau comme dans l'expérience précédente. Les jours suivants, 18, 19, 20, 21, pas de coagulation. Le 22, odeur de putréfaction ; on recueille par ponction une certaine quantité de sang qui se putréfie complètement, *sans se coaguler*.

Ce segment veineux est conservé jusqu'au 3 mars : putréfaction complète, pas de coagulation.

25 février 1884. — Sur une vieille jument atteinte de morve et sur le point de mourir, on enlève une jugulaire pleine de sang. Le sang de l'animal, préalablement recueilli dans un verre, ne se coagule qu'au bout de deux heures vingt-sept minutes par une température de $+ 18°$. Le segment veineux recueilli est divisé en deux portions. Dans l'une d'elles, on injecte une goutte de sang putréfié provenant d'une des veines des expériences précédentes (celle qui contenait de l'acide carbonique). On place une ligature en avant du point de la ponction, et les deux segments sont conservés dans des chambres humides.

Les jours suivants, 26, 27, 28, 29, 1er mars, pas de coagulation. Le 2 mars, à 7 h. 30 m., le lambeau dans lequel on a fait l'injection de sang putréfié est le siège d'une coagulation en masse ; odeur de putréfaction assez prononcée. Dans l'autre segment veineux, la coagulation ne se fait que plusieurs heures plus tard pendant la nuit du 2 au 3.

25 février 1884. — Sur un vieux cheval, on enlève une jugulaire, qu'on divise immédiatement en deux segments. Dans l'un d'eux, on fait pénétrer, au moyen d'un tube stérilisé et flambé, sur un point brûlé à l'avance, une certaine quantité d'air privé de germes. Avant l'injection, on avait retiré une partie du sang qui s'est coagulé dans un vase en une heure douze minutes. La quantité de gaz introduite équivaut à peu près à la moitié du volume total.

Les deux segments sont placés dans des chambres humides dans un endroit dont la température est d'environ $+8°$.

Les *26, 27, 28, 29 février et 1er mars*, pas de coagulation.

Le 2 mars, les deux segments sont mis dans le laboratoire dont la température est de $+16°$; leur contenu est encore liquide.

Le 3 mars, le contenu du segment ne renfermant pas d'air se coagule à 6 heures du soir.

Le 4 mars, l'autre lambeau est le siège d'une coagulation imparfaite qui se manifeste vers 10 heures du matin.

Il dégage une forte odeur de putréfaction.

On l'ouvre à 5 heures du soir. Le caillot qui s'en échappe ne semble formé que par le plasma. Quant à la masse globulaire, encore liquide, elle ne présente, à l'examen microscopique, aucun micro-organisme ; les globules rouges y sont encore bien conservés. En raclant la surface extérieure de la veine, on recueille un liquide sanguinolent dans lequel nagent, avec quelques globules rouges, une foule de micrococcus, isolés ou agglomérés, quelques bactéries de la putréfaction et d'autres micro-organismes plus gros, plus rares, tous animés de mouvements assez rapides.

Dans une autre expérience où l'on a introduit dans la veine de l'hydrogène, le sang est resté liquide jusqu'à putréfaction complète, tandis que dans le lambeau témoin il est survenu une coagulation.

Ces faits sont évidemment d'une interprétation difficile. Mais n'est-il pas probable que lorsque le principe actif de la coagulation se dégage lentement et tardivement, il peut être détruit par la putréfaction, avant d'avoir pu déterminer ses effets ordinaires? Cette hypothèse est rendue acceptable par le fait de l'incoagulabilité définitive du sang retiré de ces lambeaux putréfiés.

2° *Sang circulant.* — La détermination des conditions nécessaires au maintien de la fluidité du sang en circulation, et, par suite, les causes des concrétions intra-vasculaires, est certainement la partie la plus importante de ces études, tout au moins pour le médecin. Elle n'a donné lieu cependant qu'à un nombre assez limité de recherches.

Le seul fait qui paraisse établi concerne la possibilité de provoquer sur le vivant des thromboses veineuses, parfois même artérielles, en injectant dans les vaisseaux soit du sang dissous (Naunyn, Plósz et Györgyai), soit une solution contenant du ferment de la fibrine et de la sérum-globuline (Edelberg).

Les expériences sur lesquelles s'appuie ce fait intéressant m'ont paru extrêmement complexes, et, avant de chercher à les vérifier et à les interpréter, il m'a paru nécessaire d'en exécuter de plus simples, ou du moins d'une analyse plus facile.

Ces dernières ont consisté à injecter dans le sang, par une veine périphérique, des liquides divers, naturels ou artificiels, d'une constitution bien déterminée.

Ceux dont je me suis servi sont le sérum du sang emprunté à un animal de la même espèce, l'eau légèrement salée, l'eau pure en proportion même assez considérable, le sang défibriné ou complet, emprunté à un animal de la même espèce, les sérosités non spontanément coagulables, prises sur des animaux d'espèce différente, enfin la solution aqueuse de ferment pur en proportion minime.

Les expériences faites sur les segments vasculaires montrent que la plupart de ces liquides y déterminent la coagulation du sang en masse.

Cependant lorsque ceux-ci sont introduits, même en assez forte proportion, dans le sang, la circulation générale n'est pas troublée, et les propriétés du sang ne paraissent pas modifiées.

Pour montrer que cette apparence est trompeuse, j'ai eu recours à un procédé très simple (1).

Nous savons déjà que lorsqu'on comprend entre deux ligatures, sur l'animal vivant, un segment veineux, de manière à ce qu'il reste gonflé de sang, il s'écoule un temps assez long avant que le sang, soustrait de la sorte à la circulation, se coagule. Si donc on pratique une ligature de ce genre avant l'injection intra-veineuse d'un liquide pouvant altérer la constitution du sang, puis, qu'après l'injection on arrête le sang dans une veine comprise à son tour entre deux ligatures, il sera facile de voir si la coagulabilité du sang stagnant aura été modifiée par l'injection intra-veineuse.

En opérant ainsi, on constate que les liquides qui font coaguler le sang dans les segments vasculaires détachés du corps de l'animal produisent sur le vivant les mêmes effets ; mais que ces effets sont limités au sang retenu en stagnation entre deux ligatures.

Le plus actif des liquides précédemment énumérés semble être le sérum du sang emprunté à l'animal lui-même ou à un animal de la même espèce. De sorte qu'en se servant, chez le chien, de sérum de sang de chien, on a sous les yeux un animal qui présente des particularités singulières.

D'un côté, dans une des jugulaires (celle qui a été liée avant l'injection intra-veineuse), le sang en stagnation est parfaitement liquide ; de l'autre, au contraire, il est complètement coagulé, et cependant la circulation générale continue à s'effectuer normalement. En sectionnant les deux veines à l'aide de ciseaux, la première laisse s'écouler un sang liquide, se coagulant hors du corps comme à l'état normal ; la seconde donne, au contraire, issue à un caillot cruorique, absolument semblable à celui qui se forme lorsqu'on recueille le sang dans un vase.

L'eau distillée, la solution aqueuse de ferment pur, le sérum artificiel au chlorure de sodium, les injections de sang complet ou défibriné augmentent également, mais dans une mesure plus faible et plus variable, la coagulabilité du sang en stagnation.

Les sérosités non spontanément coagulables, comme celle de l'hydrocèle, sont en général complètement inactives, même lorsqu'elles sont introduites dans le sang en forte proportion.

(1) LXIX, LXX.

Il me paraît inutile de rapporter ici en détail les nombreuses expériences sur lesquelles s'appuient ces propositions. Je n'en citerai que quelques-unes à titre d'exemples.

a. *Injections de sérum.*

Ex. : Petit chien bien portant du poids de 6^{kil},200. — Temp. rect. 39°.

A 3 heures, on fait la ligature de la jugulaire droite (témoin), puis on injecte par la saphène 20 centimètres cubes de sérum de chien frais, provenant d'une saignée faite hier soir à 6 h. 20 m. Immédiatement après l'injection, on lie la jugulaire gauche préparée à l'avance (3 h. 20 m.).

A 3 h. 40 m., on voit dans la jugulaire droite une séparation du plasma et des globules ; dans la gauche, pas de séparation, le sang paraît déjà coagulé ; la température rectale monte à 39°,2.

A 4 h. 5 m., on ouvre les deux vaisseaux. Le sang est liquide dans la jugulaire droite (ligaturée avant l'injection) ; il se coagule à l'air en deux minutes par une température ambiante de $+$20°. La jugulaire gauche est remplie complètement par un caillot cruorique. A 4 h. 15 m., temp. rect. 39°,2. Le chien reste vif et bien portant ; ses urines du soir et celles du lendemain ne renferment pas d'albumine.

Dans quelques expériences du même genre, le vaisseau ayant été ouvert 10 à 15 minutes après l'injection, on a trouvé un caillot un peu moins volumineux, entouré d'un peu de sang encore liquide qui s'est coagulé à l'air. Mais, en général, même après ce court laps de temps, la coagulation du sang est complète.

Pour savoir combien de temps le sang modifié par l'injection de sérum conserve la propriété de se coaguler par stagnation, on a fait dans quelques cas la ligature successive de plusieurs veines.

Lorsque la proportion de sérum injecté est peu considérable, la coagulabilité du sang stagnant est déjà très affaiblie, mais non effacée au bout de deux heures.

En voici un exemple :

Petit chien bien portant, du poids de 5^{kil},500. — Temp. rect. 39°. — Injection de 23 grammes de sérum de chien frais (240° du poids du corps).

A 2 h. 10 m., immédiatement après la fin de l'injection, faite très lentement par la saphène, on lie un segment de la jugulaire gauche.

A 2 h. 30 m., temp. rect. 39°4 : on ne voit pas dans le segment veineux de séparation entre le plasma et les globules.

A 2 h. 40 m., on ouvre le vaisseau. Caillot cruorique occupant toute l'étendue du segment veineux ; il sort en même temps une très petite quantité de sang resté liquide qui donne lieu, à l'air, à une coagulation secondaire au bout de sept minutes.

A 2 h. 55 m., temp. rect. 40°. A 3 h. 40, temp. rect. 39°,4.

A 4 heures, ligature de la seconde jugulaire. A 4 heures 40 m., on ouvre ce second vaisseau. Il contient un caillot moitié moins volumineux que le premier et une quantité notable de sang liquide qui se coagule à l'air en deux minutes.

Les expériences de ce genre n'ont pas été assez multipliées pour que je puisse dire exactement au bout de combien de temps disparaît la coagulabilité du sang altéré par l'injection.

Dans l'une d'entre elles, on a fait immédiatement après l'injection la ligature d'une jugulaire et d'un tronçon de l'artère fémorale. Le sang stagnant dans l'artère s'est coagulé comme dans la veine.

b. *Injections d'eau distillée.*

Ex. : Chien très vigoureux, du poids de 13^{kil},300.

A 4 h. 40 m., ligature de la jugulaire gauche (témoin).

Injection par la saphène de 554 centimètres cubes d'eau distillée, soit le 24e du poids du corps. Immédiatement après, ligature de la jugulaire droite ; il est 2 heures.

A 3 h. 40 m., on ouvre les deux vaisseaux. Dans la jugulaire gauche, sang liquide, se coagulant à l'air en quelques minutes ; dans la jugulaire droite, sang coagulé présentant une partie cruorique et une plasmatique.

Il semblerait, d'après cette expérience, qu'il est nécessaire d'injecter une grande quantité d'eau pour modifier la coagulabilité du sang stagnant. D'autres expériences ont fait voir qu'il suffit, au contraire, de très faibles proportions d'eau distillée pour provoquer ce résultat. Quelques centimètres cubes d'eau distillée représentant le deux-centième ou même le deux-cent-cinquantième du poids du corps suffisent pour rendre coagulable le sang stagnant. Mais, en général, la coagulation se fait moins rapidement qu'après l'injection de sérum, les globules ont le temps de se déposer avant la prise en masse, et le caillot présente une partie inférieure rouge et une supérieure décolorée. De plus, le caillot ne remplit pas complètement le vaisseau ; avec lui sort une certaine proportion de sang liquide, se coagulant ultérieurement à l'air.

c. *Injections de sérum artificiel, chloruré sodique.* — Bien que la solution de chlorure de sodium à 5 ou 6 p. 100 soit considérée comme indifférente pour le sang, l'injection intra-veineuse de ce sérum artificiel agit à peu près comme l'eau distillée sur la coagulabilité du sang stagnant.

Chien jeune et vigoureux, du poids de 13^{kil},300.

Injection par la saphène de 430 centimètres cubes de sérum artificiel, fabriqué d'après la formule suivante : eau 1,000, chlorure de sodium 6, hydrate de soude 0,05.

Cette injection équivaut au 24° du poids du corps.

Immédiatement après l'injection, ligature de la jugulaire gauche, à 3 h. 4 m.; à 3 h. 8 m., le sang paraît déjà coagulé dans la veine; un quart d'heure après on en retire un caillot qui occupe toute la longueur du segment veineux.

A 3 h. 45 m., on lie un tronçon de la veine fémorale; quarante-cinq minutes après, on trouve dans ce vaisseau un très petit caillot entouré de sang qui se coagule rapidement à l'air.

Il n'est pas nécessaire pour déterminer la coagulation du sang stagnant d'injecter une aussi grande quantité de liquide; dans une des expériences, le cent-seize-centième du poids du corps a suffi.

d. *Injections de solution aqueuse de ferment de la fibrine.* — Lorsqu'on fait pénétrer dans la circulation générale une petite quantité de solution de ferment de la fibrine, préparée par le procédé d'A. Schmidt, on obtient des effets tout à fait comparables à ceux que détermine le sérum du sang. Mais comme il est impossible d'introduire ce ferment sans injecter en même temps une certaine quantité d'eau, il est difficile de faire la part de l'action du ferment puisque, nous venons de le voir, l'eau seule produit la coagulation du sang stagnant.

Il m'a donc paru nécessaire d'injecter le ferment dissous dans une très petite quantité d'eau, et de faire une expérience de contrôle avec de l'eau pure sur le même animal. Dans ces conditions, l'injection de ferment a toujours paru un peu plus active que l'eau pure; mais on ne saurait affirmer la réalité de cette différence.

En voici un exemple :

Petit chien du poids de 5^{kil},200, bien portant; temp. rect. 39°. Injection par la saphène de 16 cent. cubes de solution aqueuse de ferment (1).

Trois minutes après l'injection, faite lentement, on lie la jugulaire gauche; il est 2 h. 17 m. A 2 h. 25 m., temp. rectale 38°,8; le sang paraît déjà coagulé.

A 2 h. 55 m., temp. rect. 39°,6. A 3 heures, on trouve, en ouvrant le vaisseau, un caillot presque entièrement cruorique qui occupe tout le segment vasculaire; il n'y a pas dans le vaisseau de sang liquide se coagulant à l'air. A 4 h. 47 m., temp. rect. 40°,4.

(1) 5 grammes de poudre obtenue par précipitation du sérum de bœuf par l'alcoo après plusieurs mois de contact entre l'alcool et le sérum ont été mis à digérer pendant deux heures dans 35 grammes d'eau distillée. On a filtré, puis on a fait réduire dans le vide, de près de moitié, la solution obtenue. Cette solution était très active.

Le chien étant bien remis de cette expérience, le 23 mars, la plaie du cou étant cicatrisée, on fait une injection par la saphène de 16 centimètres cubes d'eau distillée, représentant, comme la précédente, le 325ᵉ du poids du corps. On lie trois minutes après la jugulaire droite. Deux heures après, on ouvre le vaisseau ; il contient un petit caillot cruorique, les globules ayant eu le temps de se séparer complètement, et une petite proportion de plasma qui se coagule à l'air en sept minutes. Cette injection a également fait monter la température de près d'un degré.

e. *Injections de liquide d'hydrocèle.*

Ex. : Chien bien portant, du poids de 5^{kil},200.

Temp. rect. 38°,8. On pratique, par l'artère crurale, une saignée de 216 gr. (le 24ᵉ du poids du corps) ; on remplace le sang par 216 grammes de liquide d'hydrocèle frais, non spontanément coagulable. Cinq minutes après l'injection, à 2 h. 10 m., ligature de la jugulaire gauche. A 2 h. 55 m., tempér. rect. 39° ; les globules sont déposés, le sang paraît toujours liquide. A 3 h. 55 m., temp. rect. 40°,2, pas de coagulation dans la veine. On n'ouvre le vaisseau qu'à 5 h. 5 m., le sang est complètement liquide et met huit minutes à se coaguler à l'air.

Le liquide d'hydrocèle peut donc être introduit à très haute dose dans le sang, sans provoquer la coagulation du sang stagnant. Cependant il n'en est pas toujours ainsi, et dans une expérience ce liquide a agi comme le sérum du sang. Il n'était cependant pas coagulable spontanément.

f. *Injections de liquide albumineux coagulable.* — On s'est servi de liquide pleurétique qui avait déjà laissé déposer une partie de sa fibrine. Ce liquide s'est montré à peu près aussi actif que le sérum du sang.

g. *Injections de sang.* — Les effets déterminés par le sang défibriné ont été variables. En général, cependant, on a constaté assez nettement une augmentation de la coagulabilité dans le sang stagnant.

Les injections de sang complet ont été suivies des mêmes effets.

Ces expériences montrent qu'un sang modifié à l'intérieur des vaisseaux de manière à pouvoir se coaguler quand il est stagnant, continue à rester fluide en circulant sans occasionner des troubles locaux ou généraux de la circulation. On doit en conclure que le mouvement du sang dans les vaisseaux exerce, dans ces cas, une influence sur le maintien de la fluidité de ce liquide.

Nous n'avons plus à invoquer ici l'action de la paroi vasculaire; le phénomène singulier qui vient de nous être révélé ne peut être dû qu'à un mécanisme particulier dont la détermination sera évidemment très importante.

Certaines injections intra-vasculaires en altérant le sang, rendent donc le sang stagnant coagulable, tout en laissant parfaitement liquide le sang circulant. Il en est d'autres qui déterminent dans le sang circulant la formation immédiate de concrétions sanguines très petites capables de jouer le rôle d'embolies.

C'est à l'aide de sérum ou de sang étrangers qu'on obtient ce genre de coagulation.

h. *Injections de sérum de bœuf chez le chien.* — Les effets de ces injections sont nécessairement variables.

Ils dépendent effectivement des qualités du sérum, de la dose injectée, et probablement aussi de conditions individuelles, c'est-à-dire se rapportant en propre aux animaux mis en expérience. Les faits que je vais rapporter ne s'observent donc que dans un certain nombre de cas. Il est impossible de les reproduire à coup sûr. Certains animaux sont à peine impressionnés ; d'autres sont rendus malades pour un temps limité ; enfin quelques-uns succombent à une affection hémorragipare nettement caractérisée

C'est cette maladie que nous allons décrire brièvement.

L'injection par elle-même n'est pas très douloureuse ; mais elle est immédiatement suivie d'un état d'accablement extrême. L'animal devient triste et plaintif et va se coucher dans un coin; il reste peu volontiers sur pattes ou se traîne péniblement, vous regarde d'un air anxieux et craintif et parfois tremble, comme agité par un frisson.

Dans presque tous les cas on note des efforts de vomissements, des nausées, un refus obstiné des aliments les plus attrayants, et à peu près dans la moitié des cas des vomissements qui surviennent immédiatement ou au bout de quelques minutes seulement.

Chez quelques animaux il s'est produit en même temps du hoquet. Les matières vomies sont le plus habituellement alimentaires ou glaireuses, parfois sanglantes. En général les vomissements sont peu abondants et passagers.

Le phénomène le plus constant consiste dans une diarrhée qui se montre presque toujours dès la fin de l'injection.

Les premières défécations sont un peu abondantes et contiennent quelques matières fécales ; mais bientôt les garde-robes sont insignifiantes, entièrement muqueuses et presque toujours un peu sanguinolentes. L'animal paraît avoir des coliques fréquentes et il éprouve un ténesme plus ou moins persistant.

En même temps les urines sont habituellement supprimées ; quatre fois seulement sur douze cas mortels on a pu en obtenir, avant la mort de l'animal, une quantité plus ou moins abondante et, trois fois sur les quatre cas, cette urine de coloration normale contenait une certaine quantité d'albumine.

La température des animaux injectés n'a été relevée régulièrement que pendant les premières heures qui ont suivi l'opération. Elle a été en général abaissée de un ou deux degrés ; plus rarement elle s'est élevée de quelques dizièmes de degré, excepté chez les animaux qui ayant reçu une quantité trop faible de sérum pour être frappés à mort ont survécu à l'injection. Dans cette dernière circonstance l'opération a toujours été suivie d'un léger mouvement fébrile.

Dans les cas de mort celle-ci est survenue 12 à 18 heures après l'opération. Trois fois sur douze, elle a été plus tardive. Dans l'une des observations l'animal a survécu un jour et demi ; dans une autre 2 jours et demi, dans l'autre 3 jours et demi et dans ces trois cas les animaux n'ont pas eu d'anurie complète. La suppression des urines paraît par suite avoir été une des principales causes de la mort rapide dans les autres observations.

Les lésions cadavériques consistent toujours en infarctus hémorragiques multiples, plus ou moins nombreux.

Les plus constants sont ceux du tube digestif. Il en existe rarement dans l'œsophage, plus souvent dans l'estomac, toujours dans l'intestin. Mais tantôt ils prédominent dans l'intestin grêle, par-ticulièrement dans le duodénum, tantôt, au contraire, dans le gros intestin. Dans un des cas la muqueuse intestinale dans toute son étendue, depuis le pylore jusqu'au rectum, était infiltrée de sang d'une manière presque continue. Elle était gonflée, comme boursoufflée, d'une coloration violacée, vineuse, formant une sorte de fond sur lequel se détachaient de larges ecchymoses noirâtres, résistant au lavage et paraissant siéger dans l'épaisseur même de la muqueuse. Dans certains points ces suffusions sanguines étaient moins étendues et ressemblaient à des taches de purpura confluentes. C'est cette dernière disposition qu'on observe le plus fréquemment. En même temps les plaques de Peyer et les follicules clos de l'intestin sont gonflés et saillants.

Quand ces lésions hémorragiques du tube digestif sont très prononcées, tout le système des branches afférentes de la veine porte est distendu.

Le tube digestif est rempli de sang mélangé au contenu de l'estomac et de l'intestin. Ce dernier est recouvert d'un mucus épais, mélangé parfois avec des caillots. Dans une observation (avec survie de 2 jours et demi) le mucus intestinal était tout à fait purulent.

Après les lésions hémorragiques du tube digestif, les plus fréquentes sont celles du péritoine viscéral.

La surface de l'estomac, de l'intestin, de la vessie est couverte habituellement de taches ecchymotiques plus ou moins étendues et confluentes; parfois une certaine quantité de sang est épanchée dans la séreuse. Dans un cas il existait un gros caillot le long de la petite courbure de l'estomac se prolongeant jusqu'au foie, et la cavité péritonéale contenait 150 grammes environ de sang liquide.

Assez souvent aussi il se produit quelques ecchymoses dans le tissu sous-séreux du cœur, soit dans le péricarde, soit dans l'endocarde ou dans les deux à la fois. En même temps la plupart des viscères sont atteints. La rate est rarement tuméfiée; mais presque toujours on y voit à la surface ou dans l'épaisseur de petits foyers hémorragiques.

Les reins sont habituellement congestionnés, rarement pâles; assez souvent ils présentent de petites taches grisâtres d'anémie, à forme conique caractéristique. La vessie habituellement vide, revenue sur elle-même, est le siège de quelques ecchymoses au niveau de la muqueuse du bas-fond.

Le foie, ainsi que les reins, sont gorgés de sang et présentent souvent quelques taches rouges, diffuses, dues à de petites infiltrations sanguines. La vésicule est parfois vide, parfois remplie de bile un peu muqueuse; dans un cas sa paroi était infiltrée de sang.

Les poumons sont relativement peu lésés; il est rare cependant de ne pas trouver à leur surface quelques taches purpuriques ou quelques petits infarctus hémorragiques de la grosseur d'un grain de millet.

Les centres nerveux n'ont pas toujours été examinés. Dans un cas sur trois il y avait de petites ecchymoses dans la dure-mère.

Le sang contenu dans les vaisseaux et le cœur était tantôt liquide, tantôt imparfaitement coagulé. Dans plusieurs cas, en en plaçant une goutte sous le microscope, on vit se former rapidement après dissolution des globules rouges, d'abondants cristaux d'hémoglobine; mais ceux-ci ne préexistaient probablement pas dans le sang.

Les lésions hémorragiques qui viennent d'être décrites ont été plusieurs fois étudiées au microscope après durcissement préalable des organes.

Sur les préparations microscopiques on observe une stase extrêmement étendue dans les artérioles, les capillaires et les veinules. Tous ces vaisseaux sont distendus par des globules rouges, fortement empilés. On n'y voit pas la matière embolique. Cependant dans quelques artérioles on remarque des amas granuleux contenant des globules blancs. Outre cet arrêt du sang dans certains départements vasculaires, on trouve des extravasats de globules rouges plus ou moins étendus. Dans l'intestin ces suffusions sanguines siègent dans les couches superficielles de la muqueuse, à l'extrémité des villosités et entre la partie supérieure des glandes en tubes. Au voisinage de ces infiltrations les vaisseaux de la muqueuse et particulièrement ceux des villosités sont remarquablement dilatés et gorgés de globules rouges. La rate, le foie, les reins présentent des extravasations diffuses du même genre.

Il nous paraît inutile de rapporter toutes les expériences sur lesquelles s'appuie cette description. Je citerai seulement, comme exemple, l'observation d'un chien chez lequel une première injection fut parfaitement supportée, tandis que la suivante détermina une maladie mortelle.

Chien jeune, très vigoureux, du poids de 11ᵏ.500; temp. rect. 39°,4.

On le saigne par la veine saphène de 50 grammes et on lui injecte 48 grammes (le 240ᵉ du poids du corps) de sérum de sang de bœuf, préparé par section du caillot à l'abattoir.

À 2 h. 05, c'est-à-dire 5 minutes après la fin de l'injection, on lie un segment de la jugulaire droite.

À 2 h. 10 temp. 39°,6, l'animal semble souffrir et se débat. En examinant le sang du chien dans le sérum de bœuf qui a servi à l'injection, on constate que les globules rouges s'y conservent bien, mais que les hématoblastes n'y sont pas reconnaissables.

A 2 h. 30 temp. rectale 38°,8 (l'animal est resté attaché). Au bout de 15 minutes, soit 40 minutes après la ligature (ce qui est un peu tôt) on ouvre le vaisseau. Le sang sort liquide et se coagule assez rapidement à l'air. L'animal détaché ne paraît pas malade, temp. rect. 39°,2 ; pas d'albumine dans l'urine.

Douze jours après, les plaies étant bien cicatrisées, nouvelle expérience.

Le chien ne pèse plus que 10ᵏ.400. Injection lente par la saphène de 22 grammes de sérum de bœuf préparé en laissant le sang coagulé exprimer son sérum. Cette faible quantité ne représente que le 474ᵐᵉ du poids du corps. Avant l'injection temp. rect. 39°,2.

Cinq minutes après la fin de l'injection à 1 h. 21, ligature d'un segment de la jugulaire gauche. Aussitôt après l'animal est pris de vomissements, il est abattu, reste couché. A 2 h. temp. rect. 39°,5, défécation liquide, coliques. Cinq minutes après, défécation d'un mucus épais et jaunâtre. A 2 h. 15, nouveau vomissement contenant un peu de sang. A 2 h. 30 temp. 39°,8.

A 3 heures l'animal rend une petite quantité d'urine contenant de l'albumine ; il paraît très souffrant ; même température.

On ouvre le vaisseau à 3 h. 15 (soit deux heures à peu près après la ligature) le *sang est liquide et ne se coagule pas à l'air.*

Le lendemain matin, on trouve l'animal mort ; il a perdu une petite quantité de sang par la plaie du cou.

Le sang du vaisseau lié, conservé depuis la veille, est resté liquide ; il a laissé déposer de petits grumeaux analogues à un sédiment ; ils sont composés de globules rouges déformés, mûriformes et de quelques globules blancs retenus entre eux par une masse visqueuse.

Autopsie. — L'épiploon et le mésentère présentent quelques taches ecchymotiques (purpuriques), leur surface est rougie par de petites nappes sanguines.

Le foie est fortement congestionné, la vésicule est revenue sur elle-même et presque vide.

La veine cave inférieure est gorgée de sang liquide, sans caillots.

Les deux reins sont fortement congestionnés, la vessie paraît saine à l'extérieur ; elle est vide et sa muqueuse est rouge et parsemée de nombreuses petites taches purpuriques.

L'estomac est normal à l'extérieur ; il est rempli d'un liquide rendu brunâtre par du sang coagulé et mélangé avec de la bile. La muqueuse est très rouge, surtout dans le voisinage du pylore où elle est, de plus, infiltrée de taches hémorragiques très petites, mais nombreuses.

A l'extérieur de l'intestin, quelques ecchymoses sous-séreuses, au niveau du rectum seulement. L'intestin grêle est rempli de matières liquides, le gros intestin est tapissé de mucus rougeâtre et de sang pur. Dans les dernières portions de l'intestin grêle, la muqueuse est parsemée de petites taches ecchymotiques. Toute la surface du gros intestin depuis le cœcum jusqu'au rectum est d'un rouge vif, la muqueuse est gonflée, turgescente et sur le fond rouge se détachent un nombre infini de petites taches purpuriques.

La rate paraît avoir un volume normal, mais sa surface présente un grand nombre de points noirâtres légèrement saillants qui sont autant d'infarctus.

Les poumons sont sains, ainsi que les plèvres.

Le cœur droit contient un caillot fibrineux ainsi que l'oreillette correspondante ; le cœur gauche est vide.

Le cerveau et la moelle n'ont pas été examinés.

L'examen microscopique a fait reconnaître dans les reins, la rate et l'intestin, des infarctus hémorragiques nombreux (1).

Dans l'expérience que nous venons de rapporter la cause des accidents hémorragiques est rendue évidente par l'état tout particulier du sang. On a dû remarquer, en effet, que le sang retenu dans le segment de la jugulaire est resté liquide, et qu'après son issue au dehors, au lieu de se coaguler, il a laissé déposer de petits grumeaux ressemblant à un sédiment. Il n'en est pas toujours ainsi. Dans certains cas la coagulation du sang resté liquide dans le vaisseau s'est faite à l'air libre ; dans d'autres encore le sang stagnant s'est coagulé dans la jugulaire et le sérum de bœuf a agi à la façon du sérum de chien. Cette dernière éventualité a coïncidé précisément avec la survie des animaux. D'ailleurs en traitant directement *in vitro* du sang de chien par du sérum de bœuf on obtient également des résultats variables qui ne dépendent pas uniquement des proportions du mélange, mais aussi de l'effet plus ou moins puissant du sérum sur les éléments du sang.

Quoi qu'il en soit, dans tous les cas, le sérum de bœuf altère plus ou moins profondément le sang du chien en y produisant une quantité plus ou moins grande de petites concrétions qui, transportées dans tous les organes, produisent de petites embolies. Ce sont ces embolies qui sont l'origine des symptômes et des lésions que nous connaissons maintenant. Lorsqu'elles sont très nombreuses et capables d'interrompre plus ou moins complètement la circulation dans un grand nombre d'organes (intestins, foie, reins), les animaux ne tardent pas à succomber. Mais on comprend que dans certains cas elles puissent déterminer des lésions

(1) Dans la plupart des autres expériences suivies de mort, la maladie suscitée par le sérum de bœuf a présenté toujours à peu près les mêmes caractères. Dans un cas exceptionnel, ce genre d'infusion intra-vasculaire fut suivi de mort, 20 minutes après l'opération. Il s'est produit, sans cause apparente, une énorme transsudation dans les bronches et la trachée d'un liquide mousseux et coagulable dont l'accumulation dans les voies aériennes a déterminé l'asphyxie. Je signale le fait sans pouvoir l'expliquer.

locales peu étendues et permettre aux animaux de survivre.

A l'examen microscopique les concrétions formées dans le sang de chien sous l'influence du sérum de bœuf sont constituées par des éléments du sang altérés. En ajoutant directement un peu de sang de chien à du sérum de bœuf, on reconnaît que ce dernier liquide altère rapidement tous les éléments : les hématoblastes, les globules blancs et les globules rouges.

Ces derniers, après avoir été rendus visqueux et cohérents, sont en partie dissous et, au bout d'un certain temps, dans les préparations légèrement desséchées, apparaissent des cristaux d'hémoglobine. Les hématoblastes réunis en amas retiennent autour d'eux des globules blancs et ces éléments forment bientôt une masse visqueuse qui émet rarement des filaments fibrineux visibles. Le sang recueilli pendant la vie après l'injection de sérum renferme également des éléments plus ou moins altérés et parfois des concrétions hyalines, très réfringentes et extrêmement visqueuses qui paraissent provenir surtout de l'altération des hématoblastes.

Ce sont ces petites masses de matière albuminoïde qui sont l'origine des embolies.

Le sérum de bœuf est donc un liquide capable de provoquer chez le chien un genre particulier de coagulation du sang. J'ai proposé de désigner cette variété de coagulation sous le nom de *coagulation par précipitation grumeleuse.*

Il va sans dire que dans mes expériences j'ai eu soin d'employer un sérum aussi frais que possible et de l'injecter après filtration à l'aide d'instruments propres.

i. *Injections de sang étranger.* — Lorsqu'au lieu d'employer du sérum on se sert de sang complet, étranger à l'espèce animale sur laquelle on opère, on obtient souvent les mêmes effets qu'avec le sérum de bœuf injecté au chien, parfois même les lésions ainsi provoquées sont plus étendues encore. Les résultats dépendent des espèces animales mises en présence et de la dose de sang injectée.

En effet, l'action réciproque des deux sangs l'un sur l'autre entraîne la formation de concrétions par précipitation et une dissolution plus ou moins active des hématies. Mais tandis que dans certains cas la première de ces lésions est dominante, dans d'autres on n'observe guère que la destruction des hématies de l'un des deux sangs.

Dans les expériences que j'ai exécutées sur ce sujet, ce sont les transfusions faites sur le chien avec le sang du bœuf, ainsi que les injections de sang de chien faites sur le chevreau, qui ont provoqué la formation des concrétions les plus volumineuses. Celles qui ont été faites avec le sang de cheval chez le chien ont déterminé des concrétions d'un moindre volume et par suite le sang de cheval a pu être supporté par le chien à dose considérable. Voici la relation sommaire de ces dernières expériences. Elles ont été exécutées à Alfort avec le concours de mon ami, M. Barrier.

Le chien est mis sur une bascule et saigné à blanc jusqu'à production des premières grandes convulsions. A ce moment on lui tranfuse du sang complet de cheval de manière à le ramener à son poids antérieur, c'est-à-dire en quantité égale au sang qu'il a perdu. On lui pratique alors une seconde saignée jusqu'à reproduction de l'état convulsif; puis une seconde transfusion; une troisième saignée et enfin une troisième transfusion.

Dès la seconde saignée le sang qui sort de l'artère du chien est profondément modifié. Il est noirâtre, incomplètement hématosé, bien que la transfusion soit faite avec du sang artériel de cheval; il laisse déposer le long des parois du vase une sorte de sédiment fin et reste incoagulable.

Le sang de la troisième saignée présente les mêmes caractères.

A l'examen microscopique le mélange des sangs de cheval et de chien présente des caractères tout particuliers, analogues à ceux qui résultent d'ailleurs de l'injection de sérum de bœuf. Les globules rouges forment des amas compacts et sont plus ou moins profondément altérés.

Entre les amas on observe des globules rouges isolés, épineux ou en voie de dissolution, quelques globules blancs et surtout des plaques granuleuses provenant de l'altération des hématoblastes. Ces plaques contiennent des globules blancs et retiennent quelques globules rouges fragmentés ou déformés. Ce sont elles qui rendent le sang grumeleux et forment la partie centrale des concrétions par précipitation.

A cette analogie des lésions produites par un sérum et un sang étrangers correspond une analogie non moins grande dans les symptômes morbides. Ce sont ceux qui sont connus depuis longtemps comme résultant des transfusions faites avec du sang étranger (1).

(1) LIV.

Les principaux sont dus aux hémorragies intestinales et rénales. Les plaies faites pour l'exécution de l'expérience laissent suinter pendant un certain temps un sang noirâtre et, lorsque les animaux survivent, ils succombent au moment de la chute des ligatures vasculaires.

Pendant la survie plus ou moins longue de quelques heures à plusieurs jours, ils restent d'abord tristes et abattus, souvent ils sont fébricitants; leurs urines deviennent hématuriques et hémoglobinuriques.

A l'autopsie on trouve des lésions hémorragiques des reins et de la muqueuse intestinale.

Dans les transfusions faites sur le chien avec le sang du cheval, les concrétions par précipitation sont peu volumineuses. On voit qu'elles s'arrêtent particulièrement dans les vaisseaux de l'intestin et des reins. Lorsque ces concrétions acquièrent une taille plus considérable elles déterminent des lésions plus graves encore et notamment d'innombrables embolies pulmonaires. Les animaux transfusés succombent alors parfois en quelques minutes par asphyxie. C'est ce qu'on observe en injectant du sang de bœuf au chien ou du sang de chien au chevreau.

On remarquera qu'une des conséquences de la formation des concrétions par précipitation est une diminution de la coagulabilité du sang. Dans les injections faites chez le chien avec le sang du cheval, dès la seconde saignée le sang peut rester presque indéfiniment sans se coaguler, et dans tous les cas il met un temps remarquablement long à se prendre en gelée. Étant donné la constitution particulière des concrétions par précipitation, ce fait est des plus intéressants. Il est d'autant plus significatif que dans les cas où, au contraire, les globules rouges sont rapidement dissous, sans qu'il se forme une quantité appréciable de concrétions par précipitation (injection de sang de chevreau chez le chien), la coagulabilité du mélange sanguin est augmentée.

On savait depuis longtemps que les transfusions sanguines faites avec le sang d'une espèce étrangère déterminent des hémorragies. Celles-ci ont été attribuées par Landois à de petites embolies formées, soit par des amas de globules étrangers, soit par des conglomérats de stromas globulaires. Worm Müller a, au contraire, invoqué une altération de la paroi des vaisseaux, suscitée par le sang étranger.

La cause de ces hémorragies paraît maintenant bien déterminée. Elle réside dans la production des concrétions par précipitation, résultant des altérations réciproques des éléments anatomiques placés tout à coup dans un milieu qui ne leur convient pas.

Nous aurons à revenir plusieurs fois sur ces faits intéressants.

j. *Injections de sang dissous.* — On a encore réalisé expérimentalement la production d'un autre genre de coagulation dans le sang circulant. Certains liquides provenant de manipulations diverses du sang ont, en effet, la propriété de déterminer par leur introduction dans la circulation, la formation de volumineux thrombus analogues aux caillots massifs *post mortem*. Cette dernière variété de coagulation dans le sang circulant pourrait être appelée coagulation par *solidification* ou par *précipitation massive*.

La formation de thrombus massifs a été obtenue par Naunyn dans des expériences qui ont consisté à injecter dans le sang une solution d'hémoglobine ou mieux de sang dissous obtenu par des congélations successives de sang emprunté à un animal de la même espèce ou d'une espèce différente. Le même auteur aurait obtenu un résultat semblable en se servant d'une solution d'hémoglobine cristallisée (1). Lorsque l'injection est faite dans le système veineux (par la jugulaire) la coagulation pénètre dans le côté droit et la mort est presque subite.

En faisant l'injection, soit dans une artère, soit dans le système de la veine-porte, on peut étudier les phénomènes présentés par le caillot et les résultats uttérieurs de la coagulation.

Ces expériences ont été répétées par d'autres auteurs et les résultats obtenus ont été variables. Schiff et Högyes ont simplement reconnu l'action nocive de l'hémoglobine dissoute. Ils ont vu les animaux succomber rapidement sans qu'il se soit formé la moindre thrombose ou la moindre embolie ; mais ils n'ont pas toujours employé pour obtenir la dissolution du sang le même procédé que Naunyn.

Plósz et Györgyai ont obtenu assez souvent des résultats négatifs ; mais ils ont reconnu comme Naunyn que, dans certains cas, le sang congelé, injecté dans les vaisseaux d'un animal vivant, peut

(1) NAUNYN, Untersuchungen über Blutgerinnung in lebenden Thiere und ihre Folgen (*Arch. f. experim. Pathologie und Pharmac.*, 1873, t. I, n° 1, pp. 1-17).

y produire une coagulation instantanée. Ils ont d'ailleurs établi que le sang congelé active la coagulation du sang extrait des vaisseaux (1).

J'ai répété 13 fois sur le lapin l'expérience principale de Naunyn en me servant de sang dissous soit par congélation, soit par l'action de l'éther et j'ai employé tantôt du sang de lapin, tantôt du sang d'une espèce différente (bœuf ou chien). Dans ces 13 expériences je n'ai obtenu qu'une mort immédiate; mais trois autres animaux sont morts au bout de quelques heures. Les neuf autres ont été à peine incommodés et ont survécu. Cependant, dans tous les cas, le sang dissous que j'ai utilisé avait la propriété de provoquer la coagulation des liquides non spontanément coagulables, tels que le liquide du péricarde ou du péritoine de cheval.

Voici l'expérience dans laquelle la mort a été rapide.

16 décembre 1885. — Lapin de 2 kilogrammes, vigoureux. T. R. 40°. Injection dans la jugulaire en deux minutes de 5 centimètres cubes de sang de chien dissous par congélation et conservé depuis trois jours dans la glace. Ce sang passé à travers un linge fin (comme le faisait Naunyn) contient encore quelques granulations protéiques.

A peine l'injection est-elle terminée que l'animal s'agite fortement; il paraît suffoquer et meurt au bout d'environ quinze secondes.

L'autopsie est faite immédiatement.

Pas de caillot dans la jugulaire du côté opposé à l'injection; sang liquide, se coagulant très lentement à l'air.

Caillot dans la jugulaire qui a reçu l'injection. Ce caillot se continue jusque dans le cœur droit qui est rempli de caillots noirs fragmentés. Il se poursuit jusque dans la veine-cave inférieure; mais ne se prolonge pas dans les branches de l'artère pulmonaire. Le cœur gauche contient un petit caillot presque exclusivement blanchâtre assez long.

Tous les organes sont congestionnés; mais sans trace de suffusions sanguines. Le sang liquide entourant les caillots se coagule avec une extrême lenteur.

Parmi les observations de mort tardive je citerai la suivante :

4 décembre 1885. — Lapin de 2 kilogrammes ayant déjà subi il y a une quinzaine de jours une injection de sang dissous, qu'il a parfaitement supportée.

On lui injecte en quatre minutes 9 centimètres cubes de sang de lapin dissous par congélation. Ce sang passé à travers un linge fin contient encore des amas de stromas décolorés.

Après l'injection, l'animal mis en liberté ne paraît pas malade; la res-

(1) P. Plósz et Györgyai, Zur Frage über die Gerinnung des Blutes im lebenden Thiere (*Arch. f. experim. Pathol. u. Pharmac.* 1874. II. 4).

piration est cependant accélérée (40 resp. par minute). Observé pendant
2 h. il reste toujours dans le même état. On le trouve mort le lendemain
matin (l'expérience a été faite vers 5 heures du soir).

Autopsie. — Coloration lie de vin des parties inférieures des deux poumons. A la coupe, iufiltration sanguine, lumières vasculaires oblitérées par
du sang coagulé. Les cavités droites du cœur sont remplies par des caillots
entièrement noirs, pesant 7 grammes. Les cavités gauches ne renferment que
2 grammes de caillots analogues.

La veine jugulaire dans laquelle l'injection a été faite est remplie complètement par un caillot qui se prolonge jusque dans le cœur et dans la partie
supérieure de la veine cave inférieure. Celle du côté opposé est également le
siège d'un caillot; mais ce dernier est beaucoup moins gros. La vessie est
remplie d'urine sanglante hémoglobinurique, sa muqueuse ne présente rien
de particulier.

L'hémoglobinurie passagère est un des résultats les plus constants de cette opération; elle s'est présentée chez plusieurs des
animaux qui ont survécu.

Malgré la variabilité des résultats, il paraît donc bien établi que
le sang dissous possède, dans certaines conditions et à certaines
doses, la propriété de provoquer la coagulation massive du sang
circulant.

Edelberg a vu survenir le même phénomène en employant une
solution aqueuse de ferment de la fibrine préparée par le procédé
d'A. Schmidt (1). Mais comme il ne faisait digérer le sérum
dans l'alcool que pendant une dizaine de jours, il est certain que
la solution qu'il obtenait devait renfermer plusieurs principes
albuminoïdes.

Je n'ai pas cru nécessaire de vérifier ces expériences. Les faits
précédents semblent établir d'une manière suffisante que l'introduction de certaines solutions albuminoïdes possède une action
coagulatrice assez intense pour entraîner dans le sang circulant
la formation de caillots plus ou moins volumineux.

L'injection de sérum de bœuf chez le chien ne représente
qu'un cas particulier de ces sortes d'injections coagulatrices.
Aussi les effets qu'elle détermine sont-ils variables. Le plus souvent elle donne lieu à une coagulation par précipitation et les
accidents produits sont en rapport avec l'abondance des concrétions formées et charriées par le sang. Mais, dans certains cas,

(1) Max Edelberg, Ueber die Wirkung des Fibrinferments im Organismus. Ein
Beitrag zur Lehre von der Thrombosis u. von Fieber (*Arch. f. experim. Pathol. u.
Pharmk.* Bd. XII, H. 4, 1880).

le sérum de bœuf peut agir à la façon du sang dissous et déterminer une coagulation massive. J'ai du moins observé un fait de ce genre dans des conditions un peu particulières. L'observation qui s'y rapporte viendra compléter utilement les renseignements que nous venons de recueillir sur la provocation expérimentale des concrétions sanguines dans le sang circulant.

Chien de 10 kilogrammes, amaigri, devenu anémique à la suite de saignées multiples.

Injection par la saphène de 416 grammes de sérum de bœuf préparé par section du caillot et filtré.

Cette injection paraît douloureuse. Immédiatement après l'injection (à 2 h. 5 m.) on lie la jugulaire gauche; puis cinq minutes après (2 h. 10) la droite.

Suintement sanguin par les plaies du cou.

A 3 h. 30 on ouvre la première jugulaire (la gauche); pas de coagulation; le sang se coagule presque immédiatement hors du vaisseau; à 3 h. 32, ouverture de la jugulaire droite, coagulation incomplète; le sang liquide accompagnant le caillot se coagule à l'air en deux minutes.

L'hémorragie en nappe qui se fait par les plaies continue; elle est peu abondante et donne issue à un sang très coagulable.

L'animal est affaibli; on le trouve mort le lendemain; il n'y a pas de sang répandu dans sa niche.

Autopsie quelques heures après la mort.

A l'ouverture de la cavité abdominale, pas d'épanchement de sang, les organes sont pâles comme chez les animaux anémiques.

L'estomac contient un mucus bilieux, pas de sang; sa muqueuse est légèrement congestionnée.

Le foie paraît sain, la vésicule biliaire contient un liquide jaune verdâtre filant. Les reins sont normaux, plutôt pâles que rouges. La vessie est vide; muqueuse pâle. La veine cave inférieure abdominale est remplie de sang liquide.

Les grosses veines du mésentère et la première portion de la veine porte contiennent un énorme caillot presque entièrement cruorique. La rate est normale, revenue sur elle-même, plissée.

La dernière portion de la veine cave inférieure contient un énorme caillot fibrineux qui pénètre dans le cœur.

Le ventricule droit et l'oreillette droite sont remplis de caillots cruoriques et fibrineux, fragmentés qui se prolongent dans l'artère pulmonaire.

Les poumons sont tout à fait exsangues et parsemés de petits infarctus de la grosseur d'une lentille.

Les cavités cardiaques gauches remplies de caillots noirs et fibrineux.

Dans la veine cave supérieure il existe également un caillot énorme en partie noir, en partie fibrineux, se prolongeant jusque dans la veine sous-clavière droite.

Les intestins renferment d'abord du mucus coloré par de la bile; puis, à partir de 60 centimètres au-dessous du duodénum, un mucus coloré et mé-

langé avec du sang noir, coagulé. Cependant, il n'existe aucune hémorragie
capillaire dans la muqueuse intestinale qui présente une coloration normale
jusqu'au rectum.

L'autopsie n'ayant pas été faite immédiatement après la mort,
on peut dire que les volumineux et nombreux caillots trouvés
sur le cadavre sont *post mortem* et que le chien est mort d'anémie.

Cependant je n'ai pas admis cette hypothèse à cause de la présence de sang noir coagulé dans l'intestin sans lésion de la muqueuse. Cette hémorragie intestinale m'a paru être la conséquence
des thrombus des veines mésentériques. De même j'ai rapporté
les petits infarctus pulmonaires à la fragmentation des caillots
trouvés dans les cavités droites. Cette observation montre donc
que l'injection de sérum de bœuf n'a pas déterminé chez cet animal anémique ses effets ordinaires et, à ce titre, elle est certainement intéressante. Elle permet d'admettre que l'anémie est une
cause prédisposant à la formation des coagulations par solidification.

k. *Injections de fibrinogène.* — En 1883, Foa et Pellacani
ont vu qu'en injectant dans les veines des solutions aqueuses faites
avec des viscères frais (cerveau, capsules surrénales, testicules,
reins, glandes lymphatiques, foie) ont produit souvent la mort des
animaux par suite de la coagulation du sang dans le cœur et dans
les vaisseaux de la petite circulation (1). Ils ont rapporté l'action
coagulatrice de ces macérations d'organes au ferment de la fibrine.
On sait d'ailleurs que déjà antérieurement Rauschenbach s'était
efforcé de démontrer la possibilité d'extraire du ferment de la
plupart des cellules (2). Tout récemment Wooldridge, dans le
cours d'une série de recherches très intéressantes sur la coagulation du sang, est parvenu à isoler la matière productrice
des thromboses massives. Il a retiré de divers tissus, particulièrement du thymus, des testicules, une matière albuminoïde à laquelle
il donne le nom de fibrinogène des tissus et il en prépare une solution qu'il injecte dans les vaisseaux d'un animal. Cette injection
provoque presque instantanément des coagulations intra-vasculaires. Le siège et l'étendue de ces coagulations dépendent de

---

(1) P. Foa et Pellacani, Sur le ferment fibrinogène et sur les actions toxiques
exercées par quelques organes frais (*Arch. ital. de biologie*, t. IV, part. I, 1883).

(2) F. Rauschenbach, Ueber die Wechselwi'rkungen zwischen Protoplasma u.
Blutplasma (Dorpat, 1882).

l'état de l'animal. Lorsque celui-ci est mal nourri et affamé, l'injection faite par la jugulaire externe ne fait coaguler que le sang de la veine-porte. Au contraire, lorsqu'il est bien nourri et en pleine digestion, les caillots pénètrent jusque dans le cœur droit et les veines pulmonaires. L'injection est-elle poussée rapidement, elle amène la mort avant que la solution arrive jusque dans le système-porte (1).

Wooldridge prépare sa solution coagulatrice de la manière suivante (2). On divise finement des testicules ou du thymus de veau et l'on fait macérer ces organes dans de l'eau pendant plusieurs heures. Le liquide de macération est alors séparé à l'aide du centrifuge et, en l'acidulant avec de l'acide acétique, on obtient un précipité que le centrifuge permet de recueillir ; on le fait dissoudre dans une solution étendue de carbonate de soude.

1. *Action des injections de peptone.* — Tandis que certains liquides provoquent dans le sang diverses espèces de coagulations intra-vasculaires, il en est d'autres qui ont, au contraire, la propriété de rendre le sang incoagulable pendant un temps plus ou moins long.

Suivant P. Albertoni, l'injection, dans les veines d'un animal vivant, d'une solution glycérinée de pancréatine entraîne l'incoagulabilité du sang. Lorsqu'on a eu soin, après l'injection, d'isoler une veine entre deux ligatures, le sang qu'on en retire ne se coagule que tardivement ou reste même définitivement liquide. On obtiendrait le même résultat en mélangeant une solution glycérinée de pancréatine avec le sang tiré d'une des veines de l'animal. Une solution de pepsine partagerait, sous ce rapport, les propriétés de la solution de pancréatine (3).

En 1880, Schmidt-Mülheim a reconnu qu'une solution de peptone injectée dans le sang et contenant de 0,3 à 0,6 de matière par kilogramme d'animal enraye la coagulation du sang pendant un certain temps (4).

(1) L. C. Wooldridge, Beiträge zur Lehre von der Gerinnung (*Arch. f. Anat. u. Phys. Phys. Abtheil.*, p. 174, 1888). Je remercie mon distingué confrère d'avoir bien voulu me rendre témoin de cette expérience.

(2) L. C. Wooldridge, Ueber intravasculäre Gerinnungen (*Arch. f. Anat. u. Phys. Phys. Abtheil*, p. 397, 1886).

(3) C. Albertoni, Ueber die Wirkung des Pepsins auf das lebende Blut (*Centralbl. f. die medic. Wissensch.*, n° 36, p. 641, 1878).

(4) Schmidt-Mülheim, Beiträge zur Kenntniss des Peptons u. seiner Physiologie (*Arch. f. Anat. u. Phys. Phys. Abth.* s. 33-56, 1880).

Fano (1) et Afanassiew (2) ont confirmé ce fait intéressant. Ce dernier observateur a pu obtenir *in vitro* un mélange de sang et de peptone salée incoagulable, en recueillant directement le sang des artères ou des veines à l'abri de l'air, dans une solution de peptone d'une certaine concentration et maintenue à une température de + 40°. Il s'est servi de la peptone Hottot-Boudault, débarrassée de son acide chlorhydrique par dialyse et dissoute dans une solution saline, dans la proportion de 1,125 à 1,5 de peptone pour cent.

L'action anticoagulatrice de la peptone est extrêmement remarquable; elle se produit instantament malgré la destruction de la peptone dans le sang.

Récemment B. Haycraft a découvert un autre moyen de rendre le sang incoagulable. On sait que le sang rejeté par les sangsues reste fluide. Cet auteur a découvert que le liquide buccal de la sangsue officinale contient un principe anti-coagulateur. Pour le préparer il coupe le tiers antérieur du corps de la sangsue, le fait digérer dans l'alcool absolu pendant 12 heures, puis en prépare un extrait avec une solution saline à 0,75 p. 100. Deux gouttes de cet extrait projetées dans un verre de montre rempli de sang empêchent la coagulation. Lorsqu'on injecte dans les veines d'un chien ou d'un lapin l'extrait préparé avec 3 ou 4 sangsues, on ne détermine pas de troubles généraux bien appréciables, mais on constate que le sang est devenu incoagulable (3).

Nous aurons l'occasion de revenir dans le chapitre suivant sur tous ces faits curieux d'action coagulatrice ou anticoagulatrice.

---

(1) Fano, Das Verhalten des Peptons u. Tryptous gegen Blut u. Lymphe (*Arch. f. Anat. u. Phys. Phys. Abth.* s. 277, 1881). Betträge zur Kentniss der Blutgerinnung (*Centralbl. f. die med. Wissensch.* s. 210, 1882).

(2) Afanassiew, Sur une nouvelle méthode de transfusion du sang (sang soumis préalablement à l'action de la peptone) (*Comptes rendus de l'Acad. des sciences*, t. XCVIII, p. 1349, 1884).

(3) John B. Haycraft, Leech secretion in blood for transfusion (Birgmingham, *med. review*, mai 1885). — Ueber die Einwirkung eines Secretes des offic. Blutegels auf die Gerinnbarkeit des Blutes (*Arch. f. exper. Path. u. Pharmac.*, Bd. XVIII, Heft 3 et 4, p. 209).

SOUS-CHAPITRE II

PARTIE CHIMIQUE. — THÉORIE DE LA COAGULATION

Connaissant maintenant les principaux faits relatifs à la coagulation, tant en dehors du corps que dans l'organisme, nous pouvons aborder l'étude théorique de ces faits, c'est-à-dire leur étude chimique. La coagulation étant due à l'apparition d'une substance nouvelle, la fibrine, ne peut être, en effet, expliquée que par la chimie. Mais il est évident qu'on ne possédera une théorie exacte et satisfaisante de la coagulation que lorsque tous les phénomènes décrits précédemment seront facilement compréhensibles. Ne possédant pas des connaissances techniques suffisantes pour reprendre l'étude chimique si délicate de cette question, nous devrons nous borner à faire un examen critique des données actuellement connues, en nous plaçant particulièrement au point de vue des rapports qui doivent nécessairement exister entre la théorie chimique et les faits anatomiques et expérimentaux. Je me suis fait aider dans mes recherches purement chimiques par mon préparateur, M. Winter.

Pour résoudre les différentes questions relatives à la coagulation, il faudrait connaître exactement, d'une part, la constitution du sang complet (plasma et éléments), de l'autre, celle du sérum et du caillot. On en déduirait aisément les modifications subies par le plasma pour se transformer en sérum.

La rapidité avec laquelle le sang s'altère hors de l'organisme rend très délicate la détermination exacte de l'état où il se trouve normalement dans les vaisseaux. La coagulation est un phénomène qui évolue et qui résulte de mutations actives de la matière, par conséquent variable pour ainsi dire à tout moment, en quelque sorte chimiquement insaisissable. Mais lorsqu'il est complet, achevé, le résidu fixe devient plus abordable, plus traitable, de sorte qu'il est logique de s'adresser à lui tout d'abord, c'est-à-dire d'étudier les matières albuminoïdes du sérum avant de chercher à préciser la constitution chimique du plasma, plus complexe et encore aujourd'hui l'objet d'opinions contradictoires.

§ 4. — Matières albuminoïdes du sérum.

Le sérum représente le plasma moins la fibrine et les éléments du sang, altérés dans une certaine mesure.

A. Sérine. — Il renferme une matière albuminoïde (*albumine* ou *sérine* de Denis) dans une proportion qui varie, suivant les espèces animales, de 4,5 à 2,7 p. 100. On s'accorde depuis Denis à en considérer la proportion comme étant égale dans le plasma et le sérum.

B. Paraglobuline. — A côté de cette matière s'en trouve une autre, plus importante pour notre sujet, la *fibrine dissoute* de Denis. Elle a reçu depuis différents noms : *globuline* du sérum (Weyl et Heynsius), *caséine* du sérum (Panum), albuminate du sérum (*pro parte*) (Kühne), substance fibrino-plastique ou sérum-globuline (A. Schmidt). On la désigne aujourd'hui sous le nom de *paraglobuline*.

Pour l'obtenir, A. Schmidt neutralisait le sérum à l'aide de l'acide acétique. Il employait quatre gouttes d'acide acétique à 25 p. 100 pour 10 centimètres cubes de sérum de bœuf étendu de 15 volumes d'eau et de trois gouttes seulement du même acide dans 10 centimètres cubes de sérum de cheval. Il atteignait aussi le même but en faisant passer un courant d'acide carbonique à travers le sérum, étendu de 15 volumes d'eau et en prolongeant l'action de l'acide carbonique pendant longtemps. Dans les deux cas, il attendait vingt-quatre heures après la précipitation pour laisser le coagulum se rassembler, puis il opérait la filtration.

D'après O. Hammarsten, on laisserait ainsi échapper une portion de la paraglobuline. En se fondant sur les propriétés du sulfate de magnésium reconnues par Denis, il a proposé d'isoler la paraglobuline en saturant le sérum à l'aide de ce sel et en purifiant le précipité par des redissolutions dans l'eau et des précipitations alternatives.

On remarquera que dans ce mode de préparation le sulfate de magnésium donne deux précipitations successives.

La paragobuline existe en grande proportion dans le sérum, au point que celui du bœuf n'en renferme pas moins de 4 p. 100. A l'état humide elle se présente sous la forme de pâte finement granuleuse, blanche, se dissolvant facilement dans les solutions diluées de sulfate de magnésium et de chlorure de sodium. Cette matière précipitée ou dissoute se conserve plus longtemps que les autres matières albuminoïdes. Les solutions en sont opalescentes, et fournissent un coagulum à la température de $+ 75°$. Au polarimètre elles donnent comme pouvoir rotatoire — 47,8 (L. Fredericq) (1).

Enfin nous rappellerons qu'outre ces matières albuminoïdes on trouve encore dans le sérum une certaine quantité de peptones et d'albuminates alcalins et peut-être aussi une certaine proportion de fibrinogène.

§ 2. — Matières albuminoïdes du plasma.

Lorsqu'on cherche à analyser le plasma sanguin on se heurte à plusieurs difficultés. La première consiste dans l'impossibilité d'obtenir une séparation complète du plasma des éléments anatomiques ou du moins d'empêcher ces éléments de s'altérer pendant les manipulations ayant pour but cette opération. On est par suite obligé de se demander si les matières révélées par l'analyse existent bien réellement dans le plasma du sang vivant, sous la forme et dans la proportion où on les trouve.

Pour opérer sur le plasma on peut employer divers procédés. Nous savons que l'addition de certains sels au sang entrave la coagulation.

(1) M. Winter a vérifié quelques-uns des faits cités par Hammarsten au sujet de la paraglobuline. J'extrais de ses recherches les renseignements suivants :

La paraglobuline est précipitée par le chlorure de sodium ; mais d'une manière incomplète. Le précipité augmente par une chaleur modérée (30 à 40°) et se redissout lorsqu'on refroidit la masse.

Le sulfate de magnésium en poudre précipite complétement la paraglobuline, quand elle existe seule dans une solution. La précipitation est incomplète en présence de la sérine, c'est-à-dire dans le sérum du sang et les sérosités naturelles.

L'acide carbonique précipite la paraglobuline en solution étendue ; un excès d'acide carbonique redissout le précipité.

Lorsqu'on soumet les solutions de paraglobuline à des précipitations et des redissolutions successives, la solubilité de la paraglobuline diminue très rapidement.

Le sulfate de sodium précipite également la paraglobuline. Il ne précipite ni la sérine ni l'hémoglobine à la température ordinaire.

Pour démontrer que la précipitation de la paraglobuline est incomplète par le chlorure de sodium, on concentre dans le vide la solution saturée de chlorure de sodium d'où s'est déposée de la paraglobuline ; on soumet ensuite cette solution à la dialyse. De nouvelles quantités de paraglobuline se séparent dans le dialyseur.

En traitant le sang au sortir de la veine par des sels neutres en proportions convenables et en s'aidant ou non du froid, on peut conserver le sang liquide et en retirer le plasma salé, soit par décantation, soit par filtration (v. p. 247). Quelle que soit la substance saline choisie, quelque soin qu'on apporte aux manipulations, le plasma ainsi obtenu est adultéré par l'hémoglobine et probablement aussi par d'autres matières provenant de la destruction d'un certain nombre d'éléments anatomiques. D'autre part, on ne peut pas être absolument certain, au point de vue chimique, que l'addition de ces sels anticoagulateurs ne modifie pas la constitution des principes albuminoïdes préexistants dans le plasma vivant.

Nous avons dit qu'en opérant avec le sang du cheval, l'emploi du froid permet la décantation du sang dans de longues éprouvettes conservées à environ 0°. Le plasma obtenu par ce procédé tient toujours en suspension de nombreux hématoblastes, d'assez abondants globules blancs et quelques globules rouges. On peut se débarrasser presque absolument de ces éléments anatomiques par une filtration convenable à 0°; mais il est très probable qu'on n'empêche pas ainsi complètement les éléments de perdre une partie de leur substance exsudée pendant le cours des manipulations. On peut encore utiliser la partie plasmatique des segments veineux remplis de sang et laissés verticalement jusqu'à chute des globules rouges. On opère soit sur le segment lui-même pour prévenir l'altération du plasma au contact de l'air, soit sur le plasma obtenu par ponction. La jugulaire du cheval peut ainsi fournir une quantité assez abondante de plasma. Mais il est bon de savoir que le plasma des segments veineux tient en suspension une proportion d'éléments anatomiques encore plus grande que le liquide recueilli dans les éprouvettes entourées de glace.

Dans un certain nombre d'essais dont je parlerai plus loin j'ai employé, pour séparer du plasma les éléments anatomiques du sang, le sérum amniotique faiblement iodé en combinaison avec l'action du froid.

Récemment Fano et Wooldridge se sont servis d'un procédé nouveau(1). Après avoir injecté dans le sang d'un animal une solution

(1) FANO, *loc. cit.* — L. C. WOOLDRIDGE, Uebersicht einer Theorie der Blutgerinnung (*Carl-Ludwig's Beiträge zur Physiol.*, p. 221, 1887).

de peptone (0,3 de peptone par kilogramme d'animal) destinée à rendre le sang incoagulable, ils ont saigné l'animal et soumis son sang à l'action de l'appareil centrifuge pour séparer les éléments figurés du plasma auquel ils ont fait subir ensuite diverses manipulations.

A. Fibrinogène. — Le premier auteur qui ait abordé l'étude du plasma, Denis, employait (saturation par NaCl) un procédé qui lui donnait une solution complexe, la plasmine. Cette plasmine reprise par l'eau ne tardait pas à se coaguler spontanément.

Elle contenait, en effet, tous les générateurs de la fibrine. Outre la substance albuminoïde que nous connaissons déjà, la paraglobuline, on en a séparé une très voisine, le *fibrinogène*.

Quand on ajoute à du plasma sanguin obtenu par la décantation à 0°, et filtré à plusieurs reprises pour le débarrasser des éléments anatomiques, 10 volumes d'eau glacée, puis qu'on y fait passer un courant d'acide carbonique, on obtient un premier précipité formé par une substance qui diffère de la paraglobuline.

A ce procédé employé par A. Schmidt, Hammarsten a substitué le suivant (1).

On reçoit directement au sortir de la veine 3 volumes de sang dans 1 volume de solution saturée de sulfate de magnésium. On abandonne le mélange au repos pendant plusieurs jours à une température au-dessous de + 5° et on décante. Le liquide est alors mélangé avec un égal volume de solution saturée de chlorure de sodium.

En été ou par une température supérieure à + 5°, le dépôt des globules se faisant mal et lentement, on peut filtrer le mélange. La majeure partie des éléments anatomiques reste sur le filtre.

Après l'addition de la solution de chlorure de sodium, il suffit de quelques instants de repos pour permettre au fibrinogène précipité de venir à la surface ou parfois, ce qui est plus rare, de tomber au fond du vase sous la forme d'un précipité floconneux. Au début les flocons sont simplement mucilagineux, peu adhérents

---

(1) Outre le travail déjà cité d'O. Hammarsten, on consultera les suivants : Untersuchungen über die Faserstoffgerinnung (*Nov. acta scient.*, Upsal, t. X, 1875 et *Centralbl. f. die med. Wissensch.*, p. 249, 1876). Zur Lehre von der Faserstoffgerinnung (*Arch. f. die gesam. Physiologie.* Bd. XIV, p. 211, 1876). Recherches sur les générateurs de la fibrine et en particulier sur la paraglobuline et le fibrinogène (*Upsala lakareför. förhandl.* Bd. XI, p. 538 ; *an. in Nord. med. Arkiv.*, Bd. VIII, n° 28, p. 6, 1876).

aux parois des vases, à peine finement fibrillaires et ne présentent qu'une faible résistance quand on cherche à les enlever. Plus tard et rapidement ils se groupent en une masse qui prend de la consistance et devient filamenteuse. Lorsque cette masse, qui a beaucoup de tendance à se pelotonner, nage à la surface du liquide, on peut l'enlever facilement et presque d'un seul morceau. Elle est constituée par du fibrinogène impur, coloré par de l'hémoglobine. Ce fibrinogène est très soluble dans l'eau grâce au sel qui l'imprègne.

Pour le purifier Hammarsten le redissout dans de l'eau salée et le reprécipite de la même manière plusieurs fois afin de le débarrasser complètement de la paraglobuline.

La matière blanche que l'on obtient est formée de flocons visqueux, s'attachant aux parois des vases. Elle diffère de la paraglobuline par ce fait que ses solutions précipitent à la température de +56°, de sorte qu'en chauffant la solution de plasmine obtenue par Denis, on obtient à cette température un premier précipité (fibrinogène) et plus tard une coagulation plus abondante à +75° (température de coagulation de la paraglobuline), ce qui établit bien la constitution complexe de la plasmine.

Cette propriété a permis à L. Fredericq de démontrer l'existence du fibrinogène dans le plasma contenu encore dans l'intérieur de la veine. Cet habile observateur a fait voir qu'une veine de cheval gorgée de plasma peut être chauffée à +55° sans que le plasma perde sa limpidité et la propriété de se coaguler spontanément au sortir du vaisseau; mais qu'en chauffant à +56-57°, le liquide se trouble, laisse précipiter le fibrinogène et perd sa coagulabilité (1).

Le fibrinogène obtenu par la méthode d'Hammarsten est soluble dans l'eau salée (5 à 8 p. 100 de chlorure de sodium); ses solutions donnent également, comme le plasma sanguin, un précipité à +56°. Ce précipité se présente sous forme de masses visqueuses et très adhérentes. Quelle que soit sa provenance (plasma ou solution de fibrinogène), il se comporte comme toutes les matières albuminoïdes précipitées par la chaleur : il est insoluble.

Lorsque, en suivant le procédé d'Hammarsten, on cherche à purifier le fibrinogène, on constate que les précipitations et disso-

____

(1) L. Fredericq, *loc. cit.* Hewson avait déjà reconnu l'action exercée sur le plasma du sang par la température de +56°.

lutions nécessaires le rendent de plus en plus blanc; mais qu'en même temps elles en diminuent de plus en plus la solubilité. A chaque précipitation nouvelle le fibrinogène se sépare plus facilement en formant des masses qui sont de plus en plus fibrillaires et pelotonnées. Recueilli sur un linge ou sur un filtre, il présente alors, après expression, la même apparence que la fibrine obtenue par le battage et lavée; il forme comme elle, quand on l'étale sur le linge, une sorte de membrane irrégulière, luisante, adhérente. Il conserve cependant encore la propriété de se dissoudre dans une solution salée (de 5 à 8 p. 100 environ), lorsqu'il n'a subi qu'une seule précipitation.

Le fibrinogène, quelle que soit sa provenance, décompose, comme la fibrine, l'eau oxygénée; mais on sait qu'il en est de même des autres matières albuminoïdes du sang.

Ainsi obtenu et défini, ce principe est-il simple et préexiste-t-il dans le plasma en circulation?

Au microscope, il est constitué par une trame fibrillaire analogue à celle de la fibrine; mais les filaments très fins de cette trame sont toujours couverts de granulations grisâtres qui paraissent dues à l'interposition d'une autre substance.

Quand le fibrinogène provient de la précipitation du plasma sanguin à $+ 56°$, il a, malgré son insolubilité, la même constitution histologique. Habituellement il est moins pur, car les filaments entraînent avec eux les hématoblastes et les globules blancs en suspension dans le plasma. Quoi qu'il en soit de cette question de pureté, le fibrinogène est certainement plus instable et plus modifiable que les autres matières albuminoïdes du plasma sanguin. Nous en aurons bientôt des preuves.

D'autre part, il est possible qu'il puisse exister sous des formes diverses, qu'il y ait par conséquent plusieurs variétés de fibrinogène. En tout cas, il est indispensable, avant d'en arriver à la théorie de la coagulation, de l'étudier dans les autres sérosités coagulables.

On se souvient que celles-ci forment deux groupes : les spontanément coagulables, et celles qui ne se prennent en masse que par addition de sérum de sang ou de caillot lavé.

Les *premières* comprennent, outre le sang, la lymphe et les sérosités inflammatoires (hydro-phlegmasiques).

La lymphe se comporte à peu près comme le plasma sanguin :

elle renferme une matière précipitable à $+ 56°$, ainsi que par voie humide en suivant le procédé d'Hammarsten. Mais elle diffère sensiblement du plasma sanguin par ce fait que la quantité de fibrinogène obtenue à $+ 56°$ est relativement minime et très inférieure à celle que fournit la préparation par voie humide. Cependant, après le chauffage à $+ 56°$, la lymphe a perdu la propriété de se coaguler, soit lorsqu'on l'abandonne à elle-même, soit lorsqu'on y ajoute du sérum du sang.

Les sérosités hydro-phlegmasiques, telle que celle de la pleurésie aiguë, se comportent à peu près comme la lymphe ; mais le précipité qu'elles donnent à $+ 56°$ est encore relativement moins abondant ; il est parfois presque insignifiant et toujours très inférieur en poids à celui qu'on obtient par le procédé d'Hammarsten. Il a, comme celui de la lymphe, tous les caractères du fibrinogène extrait du plasma sanguin et il est composé au microscope par une masse fibrillaire et granuleuse entraînant avec elle la presque totalité des globules blancs, suspendus dans le liquide. Après sa séparation, la sérosité reste incoagulable.

Parmi les liquides *non spontanément coagulables*, mais qui ont la propriété de fournir une certaine quantité de fibrine lorsqu'on les additionne de sérum du sang, j'ai particulièrement étudié le liquide d'hydrocèle, la sérosité du péricarde et celle du péritoine. Ces deux dernières ont été recueillies habituellement sur des cadavres frais de chevaux.

Le liquide d'hydrocèle est variable ainsi que l'a bien fait voir Méhu : tantôt il se coagule spontanément, tantôt il ne se coagule que par l'addition de sérum, tantôt et plus rarement il reste absolument incoagulable. Il faut choisir celui qui reste incoagulable spontanément, tout en donnant une certaine quantité de fibrine lorsqu'on y ajoute du sérum du sang. Il se comporte à cet égard exactement de la même manière que le liquide des grandes séreuses.

Ces liquides diffèrent essentiellement du plasma sanguin par cette particularité que la température de $+ 56$ à $57°$ n'y provoque pas trace de précipitation. Et, cependant — c'est là un fait qui m'a paru bien intéressant — cette température altère leur constitution, car sans les modifier en apparence, elle leur fait perdre la propriété de se coaguler par l'addition de sérum. D'ailleurs, tout en ne donnant pas trace de précipitation à $+ 56\text{-}57°$, ces liquides renferment une certaine quantité de fibrinogène décelable par le procédé d'Hammarsten. Ils précipitent, en effet, par leur volume de chlorure de sodium saturé et le précipité formé à toutes les apparences et les propriétés du fibrinogène du plasma sanguin. Il est habituellement peu abondant, mais la quantité de fibrine fournie par ces liquides est d'ordinaire aussi beaucoup moins considérable que celle du sang.

Nous avions déjà observé, M. Winter et moi, nombre de faits tendant à démontrer l'existence de plusieurs variétés de fibrinogènes lorsque les travaux de Wooldridge parvinrent à notre connaissance. Les recherches de cet habile observateur sont trop importantes pour que nous omettions d'en donner ici un court résumé (1).

Après avoir obtenu du plasma en traitant du sang peptonisé par le centrifuge (voir p. 259), il maintient le liquide pendant quelque temps à 0° et voit se produire un précipité auquel il donne le nom de fibrinogène A. En additionnant du plasma peptonisé de un cinquième de son volume de sulfate de magnésium, il obtient également un précipité qui serait encore constitué par ce même fibrinogène. Ce corps ne serait qu'une faible fraction de la matière coagulable du sang. Dans le plasma refroidi, il se présente sous la forme de petits disques microscopiques qui se redissolvent dès qu'on élève la température du plasma. Ces corpuscules sont également solubles dans une solution de NaCl à 4 p. 100, dans les solutions alcalines diluées et dans l'eau acidulée par HCl (0,2 p. 100).

Débarrassé par le froid ou par le sulfate de magnésium du fibrinogène A, le plasma renferme encore une grande quantité d'une substance qui se transforme facilement en fibrinogène typique de Schmidt et Hammarsten, notamment par précipitation au moyen d'un égal volume de solution saturée de NaCl (procédé de préparation du fibrinogène d'Hammarsten). Wooldridge donne à cette matière le nom de fibrinogène B. Elle peut être, comme le fibrinogène A, précipitée de ses solutions par l'acide sulfurique très dilué ($6^{cc}H^2SO^4$ sur 1000 H^2O). Il existerait donc dans le sang seul deux fibrinogènes différents. L'auteur a reconnu dans ses publications les plus récentes que des matières analogues peuvent être retirées des divers tissus du corps.

(1) L. C. WOOLDRIDGE, *loc. cit.*

Ces précurseurs de la fibrine, comme il les appelle, ne sont pas des albuminoïdes purs; mais des substances renfermant de la lécithine et de l'albumine. Au contact du plasma sanguin elles se transformeraient en fibrine concrète et ce processus pourrait s'accomplir aussi bien à l'intérieur des vaisseaux qu'en dehors d'eux.

L'auteur a particulièrement étudié les fibrinogènes provenant des testicules, du thymus et des stromas des globules rouges. Il obtient les deux premiers à l'aide du procédé indiqué à propos des coagulations intra-vasculaires (p. 254).

Une série de propriétés communes montre la parenté évidente de ces matières albuminoïdes plus ou moins riches en lécithine; mais quelques caractères particuliers permettent de les différencier (1).

Nous indiquerons bientôt la part que prennent, d'après l'auteur, ces divers fibrinogènes à la formation de la fibrine.

§ 3. — PRINCIPE OU FERMENT DE LA COAGULATION FIBRINEUSE.

Nous connaissons maintenant les faits principaux relatifs aux caractères chimiques des matières albuminoïdes du plasma et du sérum.

Au point de vue de la coagulation fibrineuse nous n'avons à considérer que la paraglobuline et le fibrinogène. La première existe à la fois dans le plasma et dans le sérum, la seconde dans le plasma seul (2).

Pour Denis, la paraglobuline était la fibrine dissoute du sérum, provenant du dédoublement de la plasmine contenue dans le plasma sanguin.

Lors de ses premières recherches, après avoir donné à cette fibrine dissoute le nom de sérum-globuline et reconnu sa présence dans le plasma sanguin, A. Schmidt eut d'abord l'idée d'attribuer à cette substance le rôle d'agent coagulateur. Mais bientôt Brücke attira l'attention sur la disproportion évidente qui se manifeste entre la quantité de sérum-globuline employée pour précipiter la substance fibrinogène d'un liquide coagulable et la quantité de

_____

(1) Voir sur ce point le travail déjà cité des *Arch. f. Anat. u. Phys.*

(2) Il est intéressant de noter ici que L. Fredericq a signalé cependant dans le sérum du cheval une petite quantité de fibrinogène (Matières albuminoïdes du sérum sanguin. *Archives de biologie*, t. I, 1880).

fibrine qui se forme. Il fit voir que le poids de la fibrine concrète obtenue dépend, non pas du poids de la sérum-globuline employée, mais du degré de concentration du sérum qui la tient en suspension. Ainsi le sérum du sang acquiert un pouvoir coagulant d'autant plus énergique qu'il est plus concentré, quelle que soit la quantité de globuline qu'il renferme dans sa masse.

Après avoir reconnu l'exactitude de ces faits, A. Schmidt fut frappé de voir que la coagulation fibrineuse est entravée par les mêmes influences qui paralysent les fermentations : par la température d'ébullition, par les solutions alcalines et acides étendues, par les solutions de sels neutres à base alcaline.

Le principe actif de la coagulation fibrineuse lui apparut dès lors comme un ferment chimique, idée qui, nous l'avons vu, avait été déjà formulée nettement par Buchanan. Depuis cette époque la plupart des physiologistes étrangers ont adopté l'hypothèse d'un ferment intervenant dans l'acte de la coagulation fibrineuse.

Hammarsten lui-même, après avoir réformé sur des points essentiels les recherches chimiques de son devancier, A. Schmidt, admet l'existence de ce ferment.

D'après ce dernier observateur, le sang en circulation ne contiendrait pas de ferment ou n'en contiendrait que des traces. Ce principe prendrait naissance hors de l'organisme et sa formation augmenterait pendant tout le cours de la coagulation fibrineuse. Après la séparation de la partie liquide du caillot, il reste imprégné dans le cruor et le sérum, et de là découleraient les propriétés coagulatrices du caillot lavé et du sérum sanguin. Pour isoler ce principe, il fallait donc aller le chercher soit dans la fibrine, soit dans le sérum. C'est ce dernier que Schmidt a utilisé.

Pour l'isoler, il ajoute à du sérum et préférablement à celui du bœuf qui en est particulièrement riche, 18 à 20 fois son poids d'alcool absolu, de manière à précipiter le plus complètement possible les matières albuminoïdes qu'il contient. On ne filtre la masse qu'au bout de quatre semaines au plus tôt, afin que le précipité soit aussi insoluble que possible. Ce précipité qui retient le ferment est desséché dans le vide à la température ordinaire, puis réduit en poudre qui peut être ainsi conservée et qui servira à préparer la solution aqueuse de ferment.

A cet effet, une partie de cette poudre est délayée dans l'eau distillée et malaxée pendant une dizaine de minutes. On filtre.

Le liquide qui passe contient le ferment, des matières salines et une certaine quantité de paraglobuline qui s'est redissoute dans l'eau à la faveur des sels. Pour purifier la solution de ferment on précipite les traces de sérum-globuline à l'aide d'un courant d'acide carbonique. On filtre de nouveau sur deux ou trois doubles de papier suédois et on obtient ainsi l'extrait aqueux de ferment.

Lorsqu'on veut être plus sûr de se débarrasser entièrement de la sérum-globuline, on peut suivre le conseil donné par A. Schmidt, de laisser digérer le précipité dans l'alcool pendant plusieurs mois avant de préparer la poudre d'où l'on retire le ferment.

A. Schmidt a donné de nombreuses preuves de l'action de ce principe. La plus importante est celle qui est fournie par la provocation de la coagulation du *plasma salé*.

On a vu que le froid et les sels neutres conservent les éléments anatomiques du sang et retardent la coagulation. C'est à ces agents que Schmidt s'est adressé pour obtenir un plasma incoagulable.

Il opère de la manière suivante :

On mélange une partie de solution de sulfate de magnésie avec trois parties de sang s'écoulant de la veine et préférablement de celle d'un cheval; on agite et on laisse ensuite le mélange au repos dans un endroit frais, jusqu'à ce que les éléments gagnent le fond du vase. On décante le liquide surnageant, on le filtre et on obtient ainsi un plasma incoagulable. Comme le sulfate de magnésie, à un certain degré de concentration, empêche la formation de la fibrine, pour démontrer les propriétés de ce plasma, on l'étend d'eau et au bout de trente-six à quarante-huit heures, il n'est pas encore coagulé. Il se forme cependant au sein du liquide de légers flocons dont le nombre augmente plus tard avec une extrême lenteur, jusqu'à ce que la putréfaction mette fin à cet effort avorté de coagulation. Mais si dans ce plasma dilué on verse, avant de l'avoir laissé s'altérer, une certaine quantité d'extrait aqueux de ferment de la fibrine, la masse entière se convertit au bout de quelques minutes en une gelée caractéristique.

On peut encore procéder autrement. Après avoir décanté et filtré le plasma salé, on le déshydrate en le plaçant dans le vide en présence de l'acide sulfurique. Le résidu de la déshydratation, réduit en poudre fine, est repris par 7,5 parties d'eau. On filtre le liquide et on obtient ainsi un excellent réactif pour mettre en évidence les propriétés coagulatrices de l'extrait aqueux de ferment.

Comme le plasma salé a été obtenu à l'aide du sulfate de magnésium qui, nous le savons, a la propriété d'empêcher la coagulation en agissant sur les générateurs mêmes de la fibrine, on doit, pour se rendre compte de ses propriétés, chercher à le débarrasser de ses sels.

Lorsqu'il a été bien préparé (et pour cela j'ai reconnu la nécessité de laisser la décantation s'opérer dans une glacière), on peut l'étendre d'eau sans qu'il se coagule ; on peut aussi le soumettre à la dialyse et constater que lorsqu'il ne renferme plus que des traces de sulfate de magnésium, le liquide reste néanmoins spontanément incoagulable. Il ne donne naissance à un coagulum qu'après l'addition de ferment. Ces essais maintes fois répétés m'ont toujours donné le même résultat, lorsque j'ai pris soin d'opérer à une température voisine de 0° la précipitation des éléments du sang ; mais j'ai vu parfois se former une assez notable proportion de fibrine pendant la dessiccation du plasma.

J'ai fait un certain nombre de recherches sur les propriétés coagulatrices du ferment de Schmidt et du sérum. Pour le moment je me bornerai à exposer les principaux faits que j'ai observés sans chercher à en tirer des conséquences.

Le liquide du péritoine du cheval, dont il est facile d'avoir constamment une certaine quantité à sa disposition, est un type de liquide non spontanément coagulable, mais coagulant toujours d'une manière notable quand on y ajoute du sérum du sang.

En se servant des procédés d'Hammarsten, il est facile de se convaincre qu'il renferme à la fois de la paraglobuline et du fibrinogène. Théoriquement donc, d'après les données admises en ce moment, lorsqu'on y ajoute du sérum du sang, on n'y fait pas pénétrer de matière albuminoïde nouvelle.

Il était donc intéressant de voir si réellement il en est ainsi ou du moins si les albuminoïdes du sérum n'entrent pas dans la constitution de la fibrine qui se forme dans le mélange. J'ai donc fait faire par M. Winter le dosage de la fibrine qu'on obtient en ajoutant au liquide du péritoine des proportions variables de sérum du sang. C'était là un moyen de vérifier les faits signalés par Brücke et précédemment rappelés.

Les quantités de fibrine trouvées ont été proportionnelles à la quantité de liquide du péritoine employé et sans rapport aucun avec la quantité de sérum.

Le sérum du sang paraît donc bien renfermer une matière intervenant dans la coagulation fibrineuse par sa présence et non par sa masse. Mais pour en être absolument certain il faudrait répéter ces expériences sur de plus grandes quantités de liquide, car la proportion de fibrine formée dans ces sortes de sérosités est toujours assez faible et, comme on trouve une légère différence dans les chiffres des dosages respectifs, on ne sait s'il faut rapporter ces écarts à une erreur d'analyse ou à l'intervention d'un autre facteur. Quoi qu'il en soit, sans préjuger la nature de la substance active du sérum, en poursuivant ces recherches, nous avons observé M. Winter et moi un fait nouveau dont l'importance ne saurait échapper, à savoir, que cette substance est sensible comme le fibrinogène à la température de $+ 56$ à $57°$.

Lorsqu'on ajoute à du liquide du péritoine une certaine proportion de sérum de bœuf préalablement maintenu pendant quelques minutes à la température de $+ 56$-$57°$, le mélange reste indéfiniment liquide, alors qu'un mélange fait dans les mêmes proportions avec du sérum non chauffé se prend en gelée au bout d'un certain temps. Cependant le sérum chauffé à $+ 56$-$57°$ n'est le siège d'aucun trouble appréciable ; il reste parfaitement transparent.

On obtient le même résultat avec le sérum de sang de chien, mais à la condition d'en élever la température jusqu'à $59°$; il y a sous ce rapport des différences qui tiennent à l'espèce animale. Le même fait se retrouve d'ailleurs lorsqu'il s'agit de précipiter ou de modifier le fibrinogène par le chauffage.

Ainsi donc, quand un des deux liquides a été porté à la température critique de $+ 56$ à $59°$, la coagulation fibrineuse n'a plus lieu, bien qu'aucun des liquides ne soit en apparence modifié.

Le mélange des deux liquides préalablement chauffés reste également dépourvu de coagulum. Pour voir si l'action de la chaleur s'exerce sur une des matières albuminoïdes du sérum ou, comme semblent l'indiquer les dosages qui viennent d'être cités, sur une matière n'intervenant que par sa présence et jouant réellement le rôle de ferment, il était indiqué de soumettre à la température de $+ 56°$ une solution de ferment pur. Mais jusqu'à présent il m'a été impossible d'obtenir ce principe. Lorsqu'on

procède par la méthode d'A. Schmidt, on voit que la digestion
du sérum dans l'alcool, même lorsqu'elle est prolongée, ne rend
pas complètement insolubles les matières albuminoïdes. On retrouve donc dans la solution de ferment de la paraglobuline.
Schmidt s'en débarrasse à l'aide d'un courant d'acide carbonique.
Mais nous avons vu qu'après ce traitement le sulfate de magnésium donne encore un précipité. Si l'on enlève ce précipité par
le filtre, la solution reste saturée de sulfate de magnésium qui
peut gêner la coagulation. Il est impossible d'employer le dialyseur pour l'en débarrasser, car le principe appelé ferment passe
alors à travers la membrane.

Mon collègue M. A. Gautier (1), après avoir préparé du plasma
salé par son procédé (à l'aide de chlorure de sodium), l'a filtré,
desséché, puis porphyrisé. Il a ainsi obtenu une poudre qui peut
être portée pendant une heure à l'étuve, à la température de 110°
sans perdre la propriété, après redissolution dans une quantité
suffisante d'eau, de fournir une coagulation fibrineuse. Ce fait intéressant ne paraît pas être une preuve de la non existence d'un
ferment. Voici, en effet, les renseignements que j'ai pu recueillir
sur l'action qu'exerce la chaleur sur le principe coagulateur du
sérum sanguin.

Lorsqu'on fait dessécher du sérum du sang en présence du
vide et de l'acide sulfurique, on obtient une matière cornée qui
peut être facilement réduite en poudre. Cette poudre de sérum
peut alors être portée à l'étuve à une température d'environ $+110°$
sans s'altérer sensiblement. En la faisant digérer dans l'eau pendant plusieurs heures, puis en filtrant, on obtient une solution
albuminoïde dont le pouvoir coagulateur est analogue à celui du
sérum du sang. Mais si l'on porte, avant de s'en servir, cette solution à la température de $+56°$, elle perd comme le sérum lui-
même son pouvoir coagulateur. La poudre de sérum ne peut
cependant pas supporter impunément une température supérieure
à $+110°$. A la température d'environ 120° elle perd la propriété
de donner une solution ayant un pouvoir coagulateur. Cette solution paraît cependant contenir les mêmes principes albuminoïdes que la précédente.

Il y a là, croyons-nous, des faits qui permettront peut-être de

____

(1) A. GAUTIER, Sur la formation de la fibrine du sang (*Comptes rendus de l'Acad.
des sciences*, t. LXXX, p. 1360, 1875).

préciser à l'aide de recherches ultérieures la nature du principe coagulateur. Mes travaux n'étant pas encore terminés, je ne veux pas en tirer de conclusion relativement à l'existence ou à la non-existence d'un ferment de la coagulation fibrineuse.

Hammarsten, qui admet l'opinion d'A. Schmidt, prépare ce principe de la manière suivante (1).

Le sérum est précipité par le sulfate de magnésium à saturation. On filtre, puis on sature de sulfate de sodium. On filtre de nouveau, puis on étend la partie filtrée de 9 fois au moins son volume d'eau, et on y ajoute peu à peu et en agitant une solution de soude caustique jusqu'à formation d'un précipité stable, assez abondant. Ce précipité est assez riche en ferment. On le lave rapidement, on l'exprime fortement, on le divise dans l'eau et on le neutralise par l'acide acétique jusqu'à réaction sensiblement neutre ou faiblement acide. On dyalise rapidement et on recueille sur le dyaliseur un liquide jaunâtre qui peut servir directement. On peut encore précipiter la solution jaunâtre par l'alcool, et séparer immédiatement le précipité qui perdrait sa puissance coagulatrice par un séjour prolongé dans l'alcool.

M. Winter, qui a reproduit cette préparation du ferment, l'a trouvé assez difficile à réaliser. Il a plusieurs fois observé qu'une dyalise prolongée détruit le ferment ou le fait passer à travers la membrane.

§ 4. — Théorie de la coagulation fibrineuse.

Nous sommes aujourd'hui en présence de deux théories nettement formulées, celle d'A. Schmidt et celle d'O. Hammarsten. La première (voir p. 212) est devenue surannée depuis qu'Hammarsten a fait voir que les procédés de Schmidt pour obtenir la sérum-globuline (paraglobuline) ne fournissaient qu'une partie de cette matière.

Mais on va voir que la théorie de ce dernier auteur est devenue également difficile à soutenir dans l'état actuel de nos connaissances sur les divers fibrinogènes.

D'après Hammarsten, le fibrinogène serait la seule matière albuminoïde génératrice de la fibrine ; il se transformerait en fibrine

(1) O. Hammarsten, Ueber den Fasserstoff u. seine Entstehung aus dem Fibrinogen (*Arch. f. die gesamm. Physiol.* Bd **XXX**, p. 437).

sous l'influence d'un ferment spécial. Il en existerait un excès dans le plasma, et la partie superflue passerait, pendant la coagulation, à l'état de globuline et se retrouverait sous cette forme dans le sérum (globuline de coagulation). Examinons cette théorie au point de vue de ses deux principaux termes : le fibrinogène et le ferment.

La quantité de fibrinogène préexistant dans les liquides coagulables est-elle réellement supérieure à la quantité de fibrine formée?

Pour démontrer les propriétés de son fibrinogène Hammarsten prépare une solution ne renfermant que de l'eau, des sels et du fibrinogène pur, exempt de paraglobuline. Cette solution, additionnée de ferment, exempt lui aussi de paraglobuline, donne une quantité de fibrine variant de 60 à 94 p. 100 du fibrinogène employé. L'inconstance des résultats serait la conséquence, soit de la richesse inégale des solutions en ferment de la fibrine et en sels, soit plutôt d'une redissolution plus ou moins abondante de la fibrine formée. Mais il s'agit de savoir ce qui se passe dans le plasma sanguin et non dans le mélange d'une solution de fibrinogène pur avec une solution de ferment. C'est ce que L. Fredericq a compris en dosant le fibrinogène dans l'intérieur même de la veine, par le procédé précédemment indiqué (p. 261).

Il a trouvé un poids de fibrine inférieur à celui du fibrinogène (1).

(1) On pèse dans un large tube fermé une cinquantaine de grammes de plasma filtré à 0°, recueilli par décantation dans un segment veineux de cheval; on plonge ce tube dans un bain d'eau chauffée au préalable à une température voisine de 60°. On doit ajouter au liquide une certaine quantité de solution magnésienne pour empêcher la coagulation spontanée de la fibrine. Le précipité obtenu est lavé à l'eau ou mieux avec une solution de chlorure de sodium à 1 demi p. 100, afin d'éviter le dépôt de la paraglobuline.

On laisse le précipité se rassembler au fond du vase avant de le recueillir sur un petit filtre de papier de Suède taré avec soin (desséché à 10° et pesé entre deux verres de montre). On épuise sur le filtre par l'eau distillée, puis par l'alcool bouillant pour éloigner les graisses et la lécithine; on dessèche pendant plusieurs heures dans un courant d'air chauffé entre + 110 à 120; on laisse refroidir dans un exsiccateur, et on pèse à différentes reprises jusqu'à ce que le poids ne subisse plus de diminution.

D'autre part, on fait le dosage de la fibrine dans 50 grammes du même plasma. Dans les deux cas, on doit calciner la substance recueillie et le filtre pour pouvoir tenir compte du poids des cendres.

Le papier ne doit laisser à la calcination qu'une trace imperceptible de résidu non volatil.

Dans ces conditions, le plasma qui contenait 0,4299 p. 100 de fibrinogène ne fournit que 0,375 de fibrine (L. Fredericq, *loc. cit.*).

Un de mes préparateurs, M. Varenne, a répété un dosage du même genre et obtenu un résultat analogue. Mais M. Winter, en opérant sur du plasma sanguin obtenu dans des éprouvettes entourées de glace, a toujours trouvé que la quantité de fibrinogène précipité par le chauffage à + 56-57° était inférieure à la quantité de fibrine correspondante. D'après lui ces résultats ne seraient pas concluants à cause des modifications que le fibrinogène éprouve au fur et à mesure de son échauffement.

Ayant porté pendant dix minutes entre 48 et 50° une solution de fibrinogène pur, précipitant à 56° et très coagulable par addition de ferment, il a vu que cette solution, additionnée de sérum sanguin, ne donnait plus qu'un coagulum insignifiant. Il a repris alors une portion de la solution chauffée à 48-50° et, après y avoir ajouté de l'eau, il l'a maintenue pendant quelques minutes à la température de 56°. Au lieu d'un précipité net, il n'a obtenu qu'un trouble à peine sensible. Il en conclut que l'échauffement graduel et peut-être aussi la dilution modifient le fibrinogène.

Quand on opère sur les autres liquides coagulables, on observe des différences beaucoup plus grandes entre la quantité de fibrinogène fournie par la précipitation à 56° et la proportion de fibrine.

Dans un échantillon de lymphe de cheval M. Winter a trouvé :

	Pour 1000.
Fibrinogène précipitable à + 56°	0,776
Fibrine formée spontanément par repos	2,40

Dans le liquide de la pleurésie les quantités de fibrinogène précipité par la chaleur sont encore plus inférieures relativement à la proportion de fibrine.

Voici les résultats obtenus par M. Winter :

Liquide pleurétique du 30 janvier 1884.

	Pour 1000.
Matière albuminoïde coagulée à 56°	0,365
Fibrine produite spontanément	1,15

Liquide pleurétique du 2 février 1884.

Matière albuminoïde coagulée à 56-57°	0,016
Fibrine produite spontanément	0,096

Liquide pleurétique du 25 janvier 1884.

Matière albuminoïde coagulée à 56-57°	0,013
Fibrine produite spontanément	0,372

Liquide pleurétique du 4 avril 1884.

Pour 1000.

Matière albuminoïde coagulée à 56-57°..................... 0,0128
Fibrine produite spontanément.......................... 0,179

Liquide pleurétique du 17 juillet 1884.

Matière albuminoïde coagulée à 56-57°.................... indosable.
Fibrine produite spontanément.......................... 0,576

Liquide pleurétique du 20 février 1885.

Matière albuminoïde coagulée à 56-57°.................... 0,007
Fibrine produite spontanément.......................... 0,190

On voit que le poids de la fibrine est toujours très supérieur à la très faible quantité de matière précipitable à la température de 56 à 57°. La différence est même moins accusée qu'elle ne devrait l'être, car il est probable que l'on n'a pas toujours recueilli la totalité de la fibrine susceptible de se former dans ces sortes d'exsudats inflammatoires. Nous en avons eu, en tout cas, la preuve pour le dernier liquide examiné. En effet, débarrassé du coagulum qui s'était formé spontanément au bout de vingt-quatre heures, ce liquide a été dialysé et, dans ces conditions, en perdant une partie de ses sels, il a encore laissé précipiter des caillots fibrineux pendant l'espace de trois jours.

Enfin, on se souvient que dans les liquides non spontanément coagulables, tels que le liquide d'hydrocèle, la sérosité du péricarde ou du péritoine, le chauffage à + 56° ne donne aucun précipité.

Il faudrait voir sur tous ces liquides ce que fournirait le dosage du fibrinogène, préparé par voie humide, comparativement à la proportion de fibrine.

C'est là une lacune à combler. Mais, en attendant, les faits connus jusqu'à présent nous conduisent à nous demander si le fibrinogène d'Hammarsten est un corps simple et nettement défini.

Il est certain, en effet, que la précipitation par le chlorure de sodium peut s'opérer sur plusieurs matières albuminoïdes à la fois et, en tout cas, il est bien curieux de voir que cette précipitation donne un résultat sensible dans des liquides qui ne précipitent pas par la chaleur à 56°. Il semble donc y avoir, comme nous l'avons déjà dit, dans les liquides albumineux coagulables, sinon plusieurs corps différents, précipitables par le chlorure de sodium, tout au moins plusieurs états de la matière désignée sous le nom de fibrinogène. L'examen microscopique du fibrinogène d'Hammarsten nous a fait reconnaître d'ailleurs qu'il semble constitué par deux substances, l'une granuleuse, l'autre fibrillaire. Il ne se présente pas sous l'apparence simple et uniforme des matières nettement définies.

Les remarques faites par M. Winter relativement aux effets de l'échauffement graduel montrent de plus que le fibrinogène d'Hammarsten est très altérable et semble d'une constitution peu stable. D'autres faits, relevés également par M. Winter, viennent à l'appui de cette opinion.

Une solution étendue de fibrinogène faite avec du fibrinogène de quatrième précipitation est abandonnée dans un flacon bouché pendant plusieurs jours. La solution est blanche et limpide. Au début elle est coagulable et précipitable à $+ 56°$ et par son volume de chlorure de sodium saturé. Au bout de quelques jours, tout en n'étant pas putréfiée, elle ne précipite ni par le chlorure de sodium, ni par la température de $+ 56°$; elle ne commence à se troubler qu'à $+ 65°$.

Cette altérabilité du fibrinogène paraît d'autant plus prononcée que les solutions sont plus pures.

Lorsque le fibrinogène a été desséché dans le vide, il conserve à l'état sec la propriété de se coaguler; mais seulement pendant quelques jours. Plus tard il devient incoagulable. Après avoir été desséché il se dissout difficilement, se gonfle d'abord, s'attache fortement aux agitateurs et généralement sa dissolution est incomplète même au bout de vingt-quatre heures.

La putréfaction au début paraît cependant hâter la formation du fibrinogène ou au moins hâter sa précipitation. Ainsi, les liquides d'hydrocèle abandonnés pendant plusieurs jours à l'air laissent déposer des flocons fibrillaires ayant la constitution du fibrinogène, dès qu'ils exhalent la moindre odeur de putréfaction. Si l'on filtre, le liquide passe clair, mais peu après de nouveaux flocons se forment.

M. Winter a encore vu qu'en cherchant à redissoudre le fibrinogène du plasma sanguin après plusieurs précipitations, on obtient un dépôt formé par une substance granuleuse insoluble ayant les caractères de celle qui se produit dans les solutions de fibrinogène altérées spontanément. Il pense que cette matière pourrait bien être une modification insoluble de globuline.

En somme, il n'est pas encore parfaitement établi que le fibrinogène d'Hammarsten soit un corps pur, nettement défini ; il peut se présenter sous des différents états ou bien encore résulter de la combinaison de plusieurs corps voisins et, par suite, il serait prématuré d'affirmer qu'il préexiste sous la forme où cet auteur l'a obtenu dans les liquides coagulables.

Examinons maintenant les questions relatives au ferment.

Le procédé d'Hammarsten livre un ferment qui est, avons-nous dit, à peu près exempt de toute matière albuminoïde ; mais il ne fournit aucune notion sur la nature du corps désigné sous le nom de ferment. Laissons de côté ce point de vue et voyons simplement si du fibrinogène pur réagit en présence de ferment pur.

Le fibrinogène est d'autant plus coagulable qu'il est fraîchement préparé et encore impur.

Lorsqu'on le purifie à l'aide de précipitations successives, en même temps qu'il blanchit il devient moins soluble, il est également moins coagulable. Il se rapproche d'ailleurs ainsi peu à peu de la fibrine, et il arrive un moment où ses solutions restent incomplètes et sont presque incoagulables par addition de ferment.

Au contraire, lorsque le fibrinogène n'a pas été absolument purifié, il reste très coagulable et M. Winter a même vu, une fois, une solution de fibrinogène abandonnée dans un tube ouvert se prendre en gelée spontanément sans l'addition de ferment.

Si donc il est possible de retirer du sérum un principe coagulateur, il n'est pas encore démontré que ce principe agisse sur le fibrinogène pur d'Hammarsten, ni même que son intervention soit nécessaire quand cette matière n'est pas parfaitement pure.

Il est certain, en tout cas, que d'autres facteurs exercent une influence sur l'acte de la coagulation.

L'hémoglobine paraît y jouer un certain rôle signalé déjà par A. Schmidt, et l'on sait que le plasma sanguin renferme toujours des traces d'hémoglobine. Parmi les échantillons de liquide d'hydrocèle que nous avons eu au laboratoire, M. Winter en a trouvé un qui ne fournissait aucun coagulum lorsqu'on y ajoutait du sérum humain décoloré et qui, au contraire, donnait de la fibrine quand on le traitait par du sérum légèrement coloré.

Le fibrinogène d'Hammarsten très coagulable, lorsqu'il n'a pas été complètement purifié par un certain nombre de précipitations, retient toujours dans ces conditions une certaine quantité d'hémoglobine.

Le rôle des sels paraît également évident, en ce sens que la coagulation n'est possible qu'en présence d'une certaine proportion de ces principes, toutes choses égales d'ailleurs. Nous en avons déjà eu des preuves multiples. Une des plus intéressantes est fournie par les coagulations successives obtenues avec certaines sérosités hydro-phlegmasiques soumises à la dialyse.

On abandonne ces sérosités à elles-mêmes et lorsqu'elles ont fourni tout le coagulum qui peut se former spontanément, on filtre et on dialyse le sérum restant ; il se forme souvent ainsi pendant plusieurs jours de suite de nouveaux dépôts fibrineux.

Lorsqu'au lieu d'opérer avec une solution de ferment sur des liquides non spontanément coagulables, on se sert pour provoquer la coagulation fibrineuse de sérum du sang, les conditions sont plus complexes. Nous avons vu que le sérum chauffé à + 56° perd sa propriété coagulatrice.

Comment expliquer ce fait curieux, le plus saillant de tous ceux que nous avons relevés. Cette température de + 56° est précisément celle qui précipite le fibrinogène ou tout au moins lui fait perdre sa coagulabilité.

Plusieurs hypothèses se présentent.

On peut admettre qu'il existe dans le sérum un ferment de la coagulation perdant à + 56° sa propriété caractéristique. Cela n'est pas impossible d'après ce que nous savons des ferments chimiques.

Mais on peut encore tenir le raisonnement suivant : La matière fibrinogène étant très voisine de la fibrine et paraissant pouvoir se présenter sous des états différents, il est possible que la coagulation fibrineuse provienne de la mise en présence d'une même matière albuminoïde sous deux états différents, d'où résulterait l'apparition d'un troisième état.

La question se complique ainsi singulièrement, mais il ne peut en être autrement tant que nous resterons insuffisamment renseignés sur les diverses formes de la matière fibrinogène et sur la nature du ferment.

C'est précisément sur cette question de l'intervention probable de divers fibrinogènes que les travaux de Wooldridge ont appelé particulièrement l'attention.

Plusieurs expériences de cet observateur tendent à prouver que la coagulation résulte de l'action réciproque du fibrinogène A sur le fibrinogène B (voir p. 264 la valeur de ces termes). Ces deux corps existeraient normalement dans le plasma sanguin. Lorsque celui-ci a été obtenu peptonisé il contient tous les générateurs de la fibrine. On sait, en effet, d'après Fano, que ce plasma se coagule soit par addition de CO_2, soit par dilution avec de l'eau, soit encore après filtration à travers une cloison de biscuit. Ces différents moyens détruiraient l'effet suspensif déterminé par la peptone. La coagulation aurait lieu sous l'influence du fibrinogène A, car le plasma peptonisé ne se coagule plus, après l'action de ces moyens, lorsqu'au préalable on le maintient pendant quelque temps à 0° de manière à faire précipiter le fibrinogène A.

Tant que le plasma peptonisé contient une certaine quantité de ce fibrinogène il conserve la propriété de se coaguler par addition de CO_2. Pendant cette coagulation, il se forme du ferment de la fibrine et d'autant plus qu'il y a plus de fibrinogène A. Dès qu'il n'existe plus dans le plasma peptonisé de fibrinogène A, la coagulation devient impossible ; mais la coagulabilité du liquide peut être restituée par addition artificielle de fibrinogène A.

On voit que d'après la théorie de l'auteur il est inutile de faire intervenir un ferment. C'est le fibrinogène A qui exerce sur le fibrinogène B l'action coagulatrice, mais non à la façon d'un ferment, car il se passe ici une sorte de combinaison. Toutefois, l'auteur admet que pendant cet acte chimique il se dégage un ferment ayant les propriétés de celui de Schmidt et d'Hammarsten et par suite capable de faire coaguler le fibrinogène B. Cependant sur ce point le travail de Wooldridge présente une certaine obscurité. Nous voyons, en effet, que lorsque le plasma peptonisé a été débarrassé du fibrinogène A par le sulfate de magnésium, il peut être coagulé par addition de ferment, tandis que lorsqu'il est débarrassé du même corps par le froid, il ne se coagule plus par addition de ferment ou même de sérum. Il semble donc se dégager de ces observations que le fibrinogène A normal de Wooldridge renferme deux ou plusieurs substances, puisque le résidu de ses précipitations varie suivant la méthode employée pour l'obtenir.

Quoi qu'il en soit, le point le plus important du travail de Wooldridge porte sur la possibilité de remplacer le fibrinogène A dans son action sur l'autre fibrinogène par de la lécithine. La provenance de la lécithine (cerveau, testicule, ganglions lymphatiques, sang, levûre) est indifférente pour le succès de l'expérience ; cependant la lécithine du jaune d'œuf ou des œufs de poisson est inactive.

D'autre part, les fibrinogènes riches en lécithine et décrits sommairement (p. 265) peuvent intervenir dans la production de la fibrine.

En faisant réagir ces diverses matières les unes sur les autres, en les soumettant à l'action du sérum ou du ferment, Wooldridge est arrivé à se convaincre que la coagulation fibrineuse est le résultat de l'action de deux fibrinogènes l'un sur l'autre. Cette action consisterait surtout en un changement dans les relations qui existent entre la lécithine et les albuminoïdes. L'une des conditions préliminaires de l'accomplissement du processus paraît être la précipitation de l'un des deux fibrinogènes.

Il est important de savoir, pour la compréhension des faits que nous avons observés de notre côté, M. Winter et moi, que le sérum sanguin renferme à la fois, d'après Wooldridge, du ferment et du fibrinogène.

Il serait très intéressant, dans le même but, d'étudier l'action de la température de + 56-57 sur la lécithine et sur les matières albuminoïdes désignées sous le nom de fibrinogènes des tissus (1).

En résumé, Wooldridge a fait connaître bon nombre de faits qui montrent, aussi bien que nos propres recherches, l'insuffisance des théories admises jusqu'à présent sur la coagulation ; mais il ne se dégage pas encore de ses travaux une théorie générale et complète de la coagulation.

Concluons donc que nos connaissances ne sont pas encore assez avancées sur la constitution du plasma et du sérum pour qu'on puisse formuler une théorie chimique inattaquable de la coagulation fibrineuse. La solution de cette question réellement difficile ne sera obtenue qu'au prix de nouveaux efforts.

(1) Nous nous proposons de faire ces recherches dès que nous posséderons un outillage convenable.

SOUS-CHAPITRE III

DU RÔLE DES ÉLÉMENTS FIGURÉS DU SANG DANS LE PROCESSUS DE LA COAGULATION

Il est probable que la théorie chimique de la coagulation fibrineuse aura une portée générale et sera applicable à tous les liquides normaux ou pathologiques, capables de fournir de la fibrine. Néanmoins, quand cette théorie sera découverte, les différents liquides coagulables n'en resteront pas moins distincts les uns des autres à certains égards. La coagulation du sang sera toujours un cas particulier de faits plus généraux, ayant pour caractère essentiel de s'effectuer normalement dans un liquide tenant en suspension de très nombreux éléments anatomiques.

Cette circonstance permet, en effet, de supposer que ces éléments peuvent fournir au plasma sanguin une ou plusieurs matières capables d'intervenir dans la production de la fibrine.

Aussi divers auteurs, et particulièrement A. Schmidt, ont-ils invoqué la participation de certains corpuscules du sang dans ce phénomène.

Pour bien comprendre l'intérêt de cette question, il importe de faire remarquer qu'il ne s'agit pas de savoir si l'on peut retirer des éléments anatomiques du sang, par des procédés de laboratoire, des matières albuminoïdes plus ou moins analogues à la fibrine ou susceptibles de donner naissance à de la fibrine.

Le but que doivent se proposer le physiologiste et le médecin est plus délicat. Il doit consister à déterminer les phénomènes qui se produisent spontanément pendant la formation des diverses variétés de concrétions sanguines. En d'autres termes, il faut examiner si les éléments du sang concourent, en se modifiant et en livrant quelque chose d'eux-mêmes au plasma sanguin, à l'apparition de la fibrine ou des diverses espèces de caillots qui ont été précédemment décrits.

Tel que nous le circonscrivons, ce sujet est assez complexe et nous avons dû y consacrer déjà un certain nombre de travaux. Nous nous bornerons ici à en faire un exposé succinct, en renvoyant le lecteur, pour plus de détails, à quelques-unes de nos publications antérieures (1).

(1) Voir particulièrement XL, XLI, XLIV, LIX, LXII, LXXII, LXXIII.

Le premier point qui mérite d'être examiné concerne la constitution et les propriétés du plasma sanguin. Ce plasma contient-il, tel qu'il existe dans les vaisseaux, tous les matériaux nécessaires à la production de la fibrine? Il est clair que si l'on doit répondre par la négative à cette première question, il faudra en conclure que l'intervention des éléments anatomiques est indispensable à la production de la fibrine. Pour arriver à une solution bien nette, il faudrait pouvoir séparer le plasma sanguin des éléments anatomiques avant toute altération de ces éléments, et voir si un tel plasma serait encore coagulable.

J'ai déjà eu l'occasion de faire remarquer que les procédés employés dans la préparation du plasma sanguin sont loin de répondre à cette exigence.

La préparation du plasma salé d'après le procédé d'A. Schmidt me paraît être encore celle qui permet le mieux la séparation du plasma des éléments anatomiques. Mais je me suis assuré maintes fois qu'un bon nombre de ces éléments s'altèrent et que, par suite, ce liquide doit contenir des principes émanés de ces corpuscules, particulièrement des hématoblastes. J'ai donc tenté, de mon côté, d'obtenir une séparation aussi parfaite que possible du plasma et des éléments du sang. J'y ai réussi dans des conditions qui ne m'ont pas permis de poursuivre des recherches chimiques. Néanmoins, les résultats que j'ai obtenus sont de nature à démontrer l'intervention des éléments anatomiques dans la formation de la fibrine et, à ce titre, je rapporterai les principales expériences que j'ai faites sur ce point.

En 1878, j'avais à ma disposition deux échantillons de liquide amniotique iodé, préparé par la méthode de Max Schultze. L'un d'eux avait la propriété de fixer d'une manière remarquable les éléments du sang de la grenouille. Le second laissait ces éléments s'altérer à la longue. J'eus l'idée d'utiliser ces liquides pour la préparation du plasma de grenouille.

L'opération était conduite de la manière suivante :

Le sang obtenu par la section du cœur était reçu immédiatement dans une capsule contenant une certaine quantité de liquide amniotique iodé, de telle sorte que le mélange renfermait à peu près deux tiers de sérum contre un tiers de sang ou un égal volume des deux liquides. Après agitation, le sang dilué était immédiatement versé dans un tube à essai, maintenu verticalement et entouré de glace fondante.

Au bout de quelques heures, on pouvait décanter le liquide surnageant la couche des globules, et agir séparément sur ces deux parties. Comme le liquide amniotique renferme une quantité assez abondante de chlorure de sodium qui possède une action anticoagulatrice, on ajoutait une certaine proportion d'eau au plasma décanté ainsi qu'au mélange de plasma et de globules, et on conservait ces liquides.

Avec le premier échantillon de liquide amniotique, j'obtins non seulement un plasma incoagulable, mais une telle fixation des éléments anatomiques que le mélange de ceux-ci avec du plasma dilué ne donnait lieu également à aucune coagulation. L'expérience suivante en fait foi.

Le 14 février 1878, on recueille le sang du cœur d'une *rana temporaria* bien vivace, et on le traite comme il vient d'être dit. Au bout de deux heures, on décante la partie supérieure claire du plasma (n° 1); puis au fur et à mesure que le liquide s'éclaircit on obtient d'autres échantillons de plasma (numéros 2, 3, 4), renfermant à peine quelques éléments anatomiques. Enfin l'échantillon numéro 5 contient la couche des globules déposés avec un volume égal de plasma rendu louche par la présence de nombreux éléments anatomiques tenus en suspension.

Ces échantillons sont maintenus à la température du laboratoire (17°C). Au bout de quelques heures les échantillons numéros 1, 2, 3, 4 laissent déposer au fond du vase une légère couche insignifiante d'éléments figurés; l'échantillon numéro 5 laisse se former, au contraire, un dépôt abondant.

Ces cinq échantillons sont additionnés d'un égal volume d'eau (ce qui est suffisant pour atténuer l'effet du liquide amniotique); il ne se forme de caillot dans aucun d'eux, bien que le sang pur se soit parfaitement coagulé.

Le second échantillon de liquide amniotique iodé m'a donné des résultats moins complets; mais également intéressants. Lorsque le plasma décanté était presque complètement dépourvu d'éléments anatomiques, il ne laissait précipiter qu'une quantité insignifiante de fibrine. En l'allongeant d'eau, il ne se coagulait pas davantage. Au contraire, lorsque après la décantation des couches superficielles on additionnait d'eau la portion restée dans le fond du tube et contenant les éléments anatomiques, on ne tardait pas à voir se former une coagulation en masse.

Prenait-on alors une portion de ce caillot pour la plonger dans le premier liquide, celui-ci se coagulait à son tour avec rapidité.

Voici la relation d'une de ces expériences :

Le 17 janvier 1878, on recueille le sang du cœur d'une *rana viridis* dans du sérum iodé, dans la proportion d'environ deux tiers de sérum pour un tiers de sang. Le mélange est placé dans un tube entouré de glace fondante.

Au bout de trois heures, on décante le plasma clair surnageant le dépôt globulaire, et on l'allonge d'eau à volume égal (échant. n° 1).

La partie qui reste au fond du tube, et qui est constituée par une couche rouge et une couche louche d'égale hauteur, est recueillie à part et additionnée d'un égal volume d'eau (n° 2).

Au bout d'une demi-heure, on ne trouve dans le numéro 1 qu'une petite mèche filamenteuse englobant les quelques éléments anatomiques entraînés avec le liquide.

Le mélange numéro 2 est au contraire pris totalement en gelée

Le numéro 1 est alors divisé en deux portions (n°s 3 et 4).

Dans le numéro 3 on plonge un fragment du caillot retiré du numéro 2 et presque immédiatement le liquide se prend en gelée. Le numéro 4 reste liquide.

Postérieurement aux précédents travaux, Wooldridge a fait connaître un nouveau procédé de préparation du plasma qui permet d'obtenir un liquide renfermant tous les éléments nécessaires à la coagulation (p. 259). D'après cet auteur ces principes de la coagulation fibrineuse seraient indépendants des éléments figurés. Mais c'est là une simple hypothèse et nous montrerons bientôt que sur ce point Wooldridge paraît s'être fait illusion.

En définitive, on voit qu'il est très difficile d'extraire du sang complet un plasma absolument incoagulable, et que cette difficulté paraît provenir de la grande vulnérabilité des éléments du sang. On voit, de plus, que l'altération de ces éléments paraît donner naissance à des principes indispensables à la production de la coagulation fibrineuse.

Quelle modification ce liquide peut-il donc subir de la part des éléments anatomiques pour devenir coagulable ?

D'autre part, la quantité de fibrine formée ne peut-elle dépendre en partie de l'altération des éléments anatomiques ?

Le sang est de tous les liquides coagulables celui qui fournit la plus forte proportion de fibrine. Celle-ci est très sensiblement supérieure à celle qu'on trouve dans la lymphe qui vient cependant renouveler constamment le plasma sanguin (1). Ce fait n'est-il pas la conséquence de l'intervention des éléments anatomiques ?

Enfin, le sang peut fournir diverses variétés de concrétions sanguines, et cette particularité, si importante en anatomie pathologique, n'est-elle pas sous la dépendance de sa constitution anatomique ?

(1) Les dosages comparatifs de la quantité de fibrine contenue dans le sang et dans la lymphe d'un même animal, sont peu nombreux.

Voici les chiffres donnés dans deux analyses de ce genre : 1° sang pour 1000, fibrine 3^{gr},31 ; lymphe pour 1000, fibrine 2^{gr},17 (Schmidt, cité par Gorup-Besanez, *Traité de chimie physiol.*, trad. française, t. I, p. 553) ; 2° plasma sanguin : fibrine pour 1000, 8^{gr},06 ; lymphe : fibrine pour 1000, 2^{gr},18 (Beaunis, *Traité de physiol.*, t. 1, p. 326).

J'ajouterai à ces renseignements les résultats que j'ai obtenus il y a quelques années avec M. Féry. On a dosé la fibrine dans le sang provenant d'une saignée faite à la jugulaire d'un cheval et dans la lymphe pure du même animal prise à l'aide d'une canule dans un des gros lymphatiques satellites de la carotide. L'animal était épuisé et amaigri. Le sang contenait, pour 1000, fibrine 2^{gr},585 ; la lymphe, 0^{gr},526 (*Archives de physiologie*, 2e série, t. X, p. 274, 1882).

On a impliqué tour à tour dans l'acte de la coagulation les globules rouges, les globules blancs et enfin les hématoblastes.

§ 1. — Faits relatifs aux globules rouges.

La coagulation du sang s'accompagne d'une modification sensible dans les propriétés normales des hématies. Ces éléments deviennent, pendant le cours de ce phénomène, moins adhésifs, et en quelque sorte plus fermes, ce qui permet d'en opérer plus facilement le désempilement et la dispersion dans les préparations de sang pur (1). D'autre part, la défibrination du sang par le battage diminue considérablement la vitalité des hématies, car, lorsqu'après cette opération on les réintègre dans leur milieu normal, elles ne tardent pas à se détruire (2).

Cependant les hématies conservent après la coagulation spontanée, de même qu'après la défibrination par le battage, leur diamètre et leur volume normaux, et lorsqu'on a soin de recueillir le sang dans des conditions convenables, le sérum qui se sépare du caillot ne renferme que des traces d'hémoglobine. Les globules rouges, tout en subissant une certaine modification pendant la formation de la fibrine, ne paraissent donc pas se dissoudre.

Mais il est évidemment permis de penser que, sans perdre leur individualité en tant qu'éléments, ils fournissent au plasma une matière capable de favoriser la formation de la fibrine ou même d'y participer. Parmi les auteurs qui ont admis ce genre d'action des hématies, je citerai M. A. Gautier. En s'appuyant principalement sur des observations de Denis, il a été conduit à supposer que la coagulation se produit par suite de l'exosmose hors des globules rouges de paraglobuline, dont le pouvoir de diffusion est considérable (3).

Toutefois, jusqu'à présent il avait été impossible de fournir une preuve directe de l'adultération des hématies pendant la coagulation fibrineuse.

J'ai récemment, depuis la publication des recherches exposées dans le numéro LXII, constaté une différence essentielle

<hr>

(1) J'ai décrit ces particularités en détail dans le travail n° LXII.

(2) LIV.

(3) A. Gautier, Chimie appliquée à la physiologie, à la pathologie et à l'hygiène. Paris, 1874.

entre les réactions des hématies du sang complet et celles du sang défibriné. Ce fait a été consigné précédemment (dans la deuxième partie) à propos de la structure des globules rouges (p. 79).

En traitant ces éléments d'une certaine manière, j'ai réussi à me convaincre que les hématies du sang complet laissent transsuder des corpuscules particuliers (corpuscules d'exsudation). Il n'est pas douteux que ces corpuscules prennent part à la coagulation du sang, car on n'en observe plus de semblables dans les hématies du sang défibriné, traitées par les mêmes procédés.

Je crois donc pouvoir dire aujourd'hui que les globules rouges, sans se détruire, livrent au plasma une matière corpusculaire prenant part à la coagulation fibrineuse (1). Quelle est la nature de ces corpuscules d'exsudation ?

En traitant des préparations de sang frais par une solution peu colorée de violet de méthyle, et en ayant soin de faire pénétrer le liquide par capillarité, on obtient la réunion de ces petits éléments sous la forme d'amas plus ou moins volumineux desquels partent de petits filaments très analogues à de la fibrine. Ils paraissent donc être constitués par une variété de fibrinogène.

Wooldridge a comparé les petits disques d'apparence organisée qui composent son fibrinogène A aux éléments que j'ai décrits sous le nom d'hématoblastes. Sur les préparations qu'il a bien voulu me soumettre, j'ai constaté que ces disques n'ont pas de structure propre ; qu'ils ressemblent à de simples vésicules et ne sont pas, comme les hématoblastes, de véritables éléments anatomiques. Ils m'ont paru, au contraire, fort analogues aux corpuscules d'exsudation. Les uns et les autres ont une tendance remarquable à se rassembler et à se transformer sur place en une

---

(1) La coagulation fibrineuse normale se faisant en présence des globules rouges, il est intéressant de consigner ici une remarque faite par M. Winter, touchant l'obstacle que les globules rouges ou simplement leur matière colorante apportent à la séparation du fibrinogène d'Hammarsten. On a vu que la précipitation de cette matière par le chlorure de sodium s'obtient facilement lorsqu'on opère sur du plasma séparé des globules rouges. Quand on essaye de précipiter le fibrinogène par le chlorure de sodium en présence des globules, cette précipitation avorte ou se réalise très incomplètement : les globules gênent sa séparation. Les globules rouges ou simplement leur matière colorante paraissent donc fixer énergiquement le fibrinogène d'Hammarsten.

Aussi, lorsqu'après la séparation du plasma on détruit les globules rouges par l'eau, on peut encore retirer de la solution du fibrinogène d'Hammarsten. Ces faits sont favorables à l'opinion précédemment exprimée touchant la non préexistence dans le sang du fibrinogène sous la forme où l'obtient Hammarsten.

substance fibrillaire. Si cette analogie est réelle, il en résulterait ce fait important que les globules rouges laissent transsuder du fibrinogène A. Ce fibrinogène se dissoudrait dans le plasma à la température ordinaire et en serait précipité par le froid sous la forme de corpuscules (1).

Toujours est-il que les hématies à noyau des ovipares ne produisent pas de corpuscules d'exsudation et que précisément, d'après Wooldridge, le sang peptonisé des oiseaux ne se comporte pas de la même façon que celui des mammifères.

Il est très probable que chez ces derniers la peptonisation, tout en maintenant le sang liquide, n'empêche pas les globules rouges sortis des vaisseaux, de perdre leur matière d'exsudation. Comme ils subissent cette modification sans qu'il y ait aucun changement apparent dans leurs caractères anatomiques, on comprend fort bien que Wooldridge prétende que les générateurs de la fibrine sont indépendants des éléments figurés.

On voit, au contraire, que les globules rouges paraissent jouer un rôle important et resté jusqu'à présent méconnu dans la formation des générateurs de la fibrine.

§ 2. — Faits relatifs aux globules blancs.

Obligé de faire intervenir dans l'acte de la coagulation la désagrégation d'au moins un des éléments du sang, A. Schmidt, en s'appuyant sur des expériences diverses, a cru devoir incriminer les globules blancs. D'après cet auteur, la coagulation fibrineuse coïnciderait avec la destruction d'un nombre considérable de leucocytes, ainsi qu'on pourrait s'en convaincre *de visu* sous le microscope.

Le fait anatomique invoqué par A. Schmidt, de la rapide destruction des globules blancs, est facile à réfuter. Tous les anatomistes s'accordent, en effet, à reconnaître que les globules blancs sont les éléments les plus résistants du sang, ceux qui conservent le plus longtemps hors de l'organisme leurs caractères anatomiques et leurs propriétés physiologiques. En examinant au microscope, avec la rapidité la plus grande possible, une goutte de sang sortant des vaisseaux, par le procédé indiqué pour l'étude des hé-

____

(1) Il importerait de savoir si les disques du fibrogène A se comportent de la même manière que les corpuscules d'exsudation en présence des réactifs colorants.

matoblastes, il est absolument impossible de voir un globule blanc se détruire sous les yeux. Au contraire, les plus grands de ces éléments, d'abord sphériques, et en quelque sorte tétanisés, ne tardent pas à prouver leur vitalité en changeant de forme et en se déplaçant.

Dans le sang phlegmasique, ces corpuscules rampent à travers les filaments du réticulum épaissi, et n'y adhèrent qu'accidentellement, et d'une façon temporaire. Cependant, en préparant, dans ces cas, le réticulum par lavage et coloration, on obtient parfois des globules blancs, étalés en plaques anguleuses, irrégulières, des angles desquelles paraissent partir des filaments fibrineux. Mais il faut bien savoir que ces filaments ont une tendance remarquable à adhérer à tout corps étranger.

A. Schmidt reconnaît que le froid, en retardant la coagulation, empêche également la destruction des globules blancs. Or, en examinant du sang porté à 0°, à la sortie du vaisseau, et dans lequel il ne se produisait aucune trace de coagulation, je n'ai pas trouvé plus de globules blancs que dans le même sang examiné à une température de 16° à 18°.

Mes expériences sur le cheval confirment pleinement les données précédentes.

Une jugulaire externe pleine de sang ayant été laissée suspendue verticalement dans une éprouvette entourée de glace fondante pendant dix-huit heures, on retire, en ponctionnant la veine au niveau de la couche plasmatique, un liquide citrin, clair, qui, examiné immédiatement au microscope, ne laisse voir que de très rares globules blancs. Au bout d'environ une heure (température extérieure 17° C.), la préparation contient un riche réseau filamenteux, et cependant les globules blancs ne sont ni détruits ni altérés. Autour de quelques-uns d'entre eux, les filaments de fibrine sont plus serrés, mais pareil fait se remarque souvent autour d'un corps étranger quelconque.

Dans une autre expérience, le liquide plasmatique ainsi obtenu est filtré sur un triple papier Berzelius en plein air par une température de 0°. On obtient ainsi un liquide parfaitement clair et transparent qui ne montre au microscope que de très rares globules rouges (1 sur 25 à 30 champs microscopiques). La préparation, conservée dans le laboratoire à une température de 17°, laisse apercevoir, au bout d'environ deux heures et demie, un réticulum fibrineux, bien qu'il soit impossible d'y rencontrer un seul globule blanc.

Retenus sur le filtre, les globules blancs y ont conservé leurs caractères normaux.

Il est donc bien certain que la formation de la fibrine n'a pas pour origine une destruction des globules blancs. Mais peut-on dire également que ces éléments ne laissent transsuder aucune matière capable de modifier chimiquement le plasma? D'après A. Schmidt, ils fourniraient, à la fois, de la sérum-globuline (paraglobuline) et du ferment.

Examinons brièvement les principaux faits relatifs à la possibilité de leur intervention.

A. Schmidt a reconnu que le liquide de l'hydrocèle et la sérosité du péricarde du cheval ne se coagulent pas quand on y ajoute seulement de l'extrait aqueux de ferment (1). D'après lui, ces liquides ne renfermeraient que du fibrinogène, et par conséquent il leur manquerait, pour former de la fibrine, de la sérum-globuline (paraglobuline) et du ferment. Comme ces liquides fournissent un caillot quand on y ajoute du sérum sanguin, ce résultat serait la conséquence de la présence dans ce liquide à la fois de sérum-globuline et de ferment. Cela posé, le même auteur s'efforce de démontrer que la sérum-globuline du sérum sanguin provient des leucocytes. Mais les expériences qu'il a exécutées dans cette direction ont perdu toute leur signification depuis qu'Hammarsten nous a appris à préparer la sérum-globuline à l'aide du sulfate de magnésium.

Le liquide d'hydrocèle et celui du péricarde n'ont pas toujours les mêmes propriétés, le premier surtout. Cependant, alors même que ces liquides ne se coagulent pas par l'addition de solution aqueuse de ferment pur, on peut toujours y déceler une proportion assez importante de paraglobuline. Lorsqu'ils forment de la fibrine en présence du sérum sanguin, ce n'est donc pas parce que ce liquide renferme à la fois de la sérum-globuline et du ferment, puisque ces sérosités contiennent déjà de la paraglobuline (sérum-globuline).

L'action qui se passe dans ces conditions reste obscure; mais elle ne dépend pas, en tout cas, de l'absence ou de la présence

____

(1) A. Schmidt, *Pflüger's Archiv.* Bd. VI, 1872 et Bd. XI, 1875.

d'une matière fournie par les globules blancs. J'ai eu, en effet, l'occasion d'opérer sur un liquide du péritoine du cheval qui renfermait d'assez nombreux globules blancs. Ce liquide est resté cependant incoagulable par addition, soit de ferment de la fibrine, soit de fibrine fraîche lavée. Il n'a fourni un caillot que par addition de sérum sanguin (1).

Ce dernier fait est également de nature à jeter des doutes sur l'origine leucocytaire du ferment de la coagulation fibrineuse.

Tous les échantillons de liquide du péritoine du cheval que j'ai examinés renfermaient des globules blancs et sont restés cependant parfaitement incoagulables.

D'après la théorie de Schmidt, le fait est inexplicable, puisque tous les générateurs de la coagulation fibrineuse sont ici en présence : fibrinogène, paraglobuline et leucocytes, producteurs du ferment. Aussi A. Schmidt a-t-il admis l'existence de leucocytes ne donnant pas de ferment.

Je ferai remarquer que cette incoagulabilité des liquides paraissant renfermer tous les générateurs est particulière aux cas où ces liquides contiennent un fibrinogène non précipitable à $+56°$. Il se pourrait donc que cette variété de fibrinogène (précipitable par NaCl et non à $+56°$) ait besoin, pour fournir de la fibrine, d'un autre facteur que le fibrinogène précipitable à $56°$ (2).

Quoi qu'il en soit, les faits observés avec ces liquides ne paraissent pas pouvoir être appliqués rigoureusement aux sérosités contenant du fibrinogène précipitable à $+56°$.

D'où résulte que les globules blancs, tout en ne paraissant pas fournir le principe de la coagulation de certaines sérosités, pourraient jouer ce rôle dans le sang et dans la lymphe.

Toutes les expériences faites par A. Schmidt pour démontrer l'origine leucocytaire du ferment de la fibrine dans le sang sont de nulle valeur à cause de l'impossibilité de distinguer dans ce liquide ce qui revient aux leucocytes et aux hématoblastes.

La lymphe pure, dépourvue d'hématoblastes, est la seule sérosité qui permette d'attribuer aux leucocytes la propriété de provoquer la coagulation fibrineuse. Elle renferme tous les générateurs

______

(1) La production de paraglobuline par les globules rouges ou par les globules blancs a, d'ailleurs, perdu beaucoup de son intérêt depuis que cette substance paraît devoir être considérée comme étrangère à la formation de la fibrine.

(2) Ce facteur indéterminé existerait dans le sérum du sang.

de la fibrine et entre autres du fibrinogène coagulable à $+$ 56°, et cependant elle reste liquide dans les vaisseaux lymphatiques, même lorsqu'on l'y maintient à l'état stagnant. Il est donc bien évident qu'un nouveau facteur intervient quand elle se coagule à son issue hors des voies naturelles.

Il est assez naturel d'admettre que ce principe provient d'une modification quelconque des globules blancs. Nous avons vu, en effet, dans nos expériences sur les segments vasculaires, que l'influence de la paroi ne peut s'exercer sur un liquide contenant en dissolution tous les générateurs de la fibrine (p. 228).

J'ai tenté inutilement, avec M. Barrier, d'en obtenir une preuve directe par des filtrations de lymphe pure à 0° sur un triple papier Berzelius. Dans tous nos essais, un certain nombre de globules blancs ont traversé le filtre, et la lymphe obtenue est restée spontanément coagulable. Néanmoins elle s'est comportée comme le plasma sanguin filtré dans les mêmes conditions, c'est-à-dire que sa coagulation a été sensiblement retardée. Nous avons également vu que l'addition de peptone méthylique à la lymphe, suivant le procédé employé par Afanassiew pour le sang, n'amène aucun retard dans la coagulation (1).

Les globules blancs ne se détruisent donc pas pendant la coagulation, et ils ne paraissent pas produire une matière albuminoïde génératrice de la fibrine. Mais les faits relatifs à la lymphe permettent d'admettre qu'ils fournissent, en dehors de l'organisme, un principe coagulateur (2).

(1) Il est important de noter ici que Fano (*loc. cit.*) a vu la lymphe perdre sa coagulabilité chez les chiens peptonisés. Le même auteur est en désaccord avec Wooldridge sur certains faits concernant le plasma sanguin peptonisé. Tandis que ce dernier obtient la coagulation de ce plasma à l'aide de l'acide carbonique et pense qu'il renferme, nous l'avons vu, tous les générateurs de la fibrine, malgré la séparation complète des éléments anatomiques, Fano prétend que lorsque la séparation du plasma des éléments anatomiques est aussi complète que peut la réaliser l'appareil centrifuge, l'acide carbonique ne fait plus coaguler le plasma que si l'on y ajoute des leucocytes frais. Ces éléments joueraient dans la coagulation du plasma peptonisé le même rôle que dans le plasma normal. On voit que les auteurs qui ont étudié le plasma sanguin peptonisé ne sont pas encore d'accord sur les particularités qu'il présente.

(2) Il faut être prévenu que ces éléments sont entraînés presque tous dans les précipitations qui s'effectuent dans les liquides les tenant en suspension. Ils adhèrent au fibrinogène précipité par la chaleur ou par le chlorure de sodium, et restent en partie compris dans le réticulum fibrineux formé spontanément ou par battage.

Ils sont donc une source d'adultération des principes albuminoïdes fournis par

§ 3. — Faits relatifs aux hématoblastes.

Nous voici sur un tout autre terrain. Les hématoblastes s'altèrent, en effet, profondément pendant le processus de coagulation. Nous savons déjà qu'ils se modifient dès leur issue des vaisseaux, et par conséquent avant la coagulation. La prise du sang en gelée par suite de la production du réticulum fibrineux est donc, en quelque sorte, préparée par les premières modifications de ces corpuscules et ce qu'on appelle à proprement parler la coagulation du sang n'est qu'une des phases d'un processus déjà avancé au moment où la solidification du sang a lieu. Il en résulte que l'époque à laquelle le sang se coagule, après être sorti des vaisseaux, doit être variable suivant la rapidité plus ou moins grande avec laquelle marchent les altérations des hématoblastes. C'est précisément ce qui a lieu et nous devons rappeler que la coagulabilité du sang est en raison directe de la vulnérabilité de ces éléments chez les différents animaux.

Nous n'avons pas à revenir ici sur la description des modifications des hématoblastes pendant le cours de la coagulation normale du sang pur. Mais nous voulons encore donner de nouvelles preuves de la participation de ces éléments à la production du réseau fibrineux.

La dessiccation rapide du sang étant un des meilleurs moyens de fixer les hématoblastes dans l'état où ils se trouvent à la sortie des vaisseaux, pour démontrer que l'altération de ces éléments marche très rapidement et précède la prise du sang en gelée, il suffit de préparer le sang par voie sèche en opérant avec plus ou moins de lenteur.

Suivant la manière dont la dessiccation sera conduite, on obtiendra les hématoblastes sous les divers aspects qu'ils offrent à chacune des phases de leurs altérations.

Lorsqu'on agit sur le sang de l'homme, qui est moyennement coagulable, nous savons que la préparation, même la mieux réussie, contient cependant toujours des corpuscules crénelés ; mais habituellement ces corpuscules sont bien isolés et bien distincts les uns des autres.

les différents liquides séreux, et un des obstacles à la préparation de ces produits à l'état de pureté absolue.

Quand on examine la portion de sang qui a été étalée la dernière, on remarque que les hématoblastes s'y présentent déjà sous la forme de groupes. Cette tendance à former des amas est, en effet, le résultat des premières altérations de ces petits éléments, de sorte que dans les préparations qui n'ont pas été faites avec une très grande promptitude, on trouve plus de groupes d'hématoblastes que d'éléments isolés. Si l'altération des corpuscules n'est pas encore très avancée, ces petits groupes sont formés par des éléments nets, faciles à distinguer les uns des autres, bien qu'ils soient confondus par une partie de leur périphérie.

La préparation a-t-elle été exécutée plus lentement encore, les hématoblastes sont immédiatement beaucoup plus altérés : les isolés sont rares, presque tous sont disposés par groupes volumineux, mais diffus ; revenus sur eux-mêmes, isolés ou en groupes, ils sont à peine un peu colorés et ressemblent à de petites pellicules irrégulièrement plissées retenant par places un peu d'hémoglobine. Évidemment les hématoblastes, après avoir perdu une partie de leur contenu, sont alors réduits à une sorte de stroma rétracté.

Dans les amas il est le plus souvent impossible, dans ces conditions, de distinguer et de compter les éléments constituants. On voit néanmoins assez nettement que chacun de ces amas est composé d'un certain nombre de petits éléments juxtaposés et non encore fusionnés en une masse commune.

Lorsque les hématoblastes sont fixés après avoir subi des altérations encore plus avancées, ils sont presque détruits en tant qu'éléments anatomiques et seraient tout à fait méconnaissables si on n'avait pas pris soin de suivre pas à pas leurs modifications progressives. Ceux qui sont isolés se présentent sous l'apparence de granulations grisâtres, irrégulières, peu visibles ; les amas devenus tout à fait irréguliers sont formés par des granulations plus ou moins réfringentes, grisâtres ou à éclat métallique, anguleuses ou arrondies, presque complètement confondues en une masse commune. Souvent autour de ces amas il s'est produit une sorte d'atmosphère légèrement jaunâtre due à la dissolution de l'hémoglobine que contenaient les hématoblastes.

En répétant les mêmes observations avec le sang très coagulable du chien, du lapin, du chat, la plupart des hématoblastes se présentent sous l'apparence de corpuscules céroïdes, déformés, n'ayant plus la réfringence spéciale et la forme des hématoblastes intacts. De plus, presque toujours, ces éléments sont groupés et tendent à se confondre en une masse commune. Enfin, lorsque la préparation n'a pas été faite avec une grande promptitude et que la température extérieure est un peu élevée, quelques-uns de ces groupes laissent apercevoir entre eux ou autour d'eux des traînées filamenteuses de fibrine.

Les mêmes faits peuvent être observés chez les animaux à globules nucléés. Il suffit de laisser le sang d'un ovipare se dessécher un peu lentement sur une lame de verre pour trouver la plupart des hématoblastes groupés sous la forme d'amas plus ou moins volumineux dans lesquels les éléments ont une tendance manifeste à se confondre en une masse commune.

On peut faire plus encore à l'aide de la dessiccation, c'est-à-dire fixer les éléments du sang au moment même de la coagulation et les étudier ensuite à l'aide de réactifs, pour bien établir que seuls les hématoblastes ont participé au processus.

On étale le sang de l'homme, par exemple, en couche peu épaisse et aussi continue que possible sur une lame de verre et, au lieu de le faire sécher, on met la lame sous une cloche dont la paroi est doublée d'un papier à filtre humecté (chambre humide). Au bout de quelques minutes le sang est coagulé. Après avoir retiré la cloche on laisse la couche de sang coagulé se dessécher et on fixe ainsi sur la lame de verre tous les éléments avec le réticulum fibrineux. Cette préparation peut ensuite être colorée à loisir. Il suffit pour cela de laver le caillot complet ainsi étalé d'abord avec de l'eau pure, puis avec de l'eau iodée ou une solution de rosaniline et l'on obtient de bonnes préparations qui permettent de reconnaître l'état des éléments au moment de la coagulation. On constate ainsi que les globules blancs et les globules rouges sont normaux, tandis que le réticulum fibrineux avec ses carrefours hématoblastiques, coloré par l'iode ou la fuchsine, apparaît avec les caractères que nous lui connaissons.

Ce mode de préparation est applicable également au sang des ovipares (nos XLIV, LXXII).

En résumé, le sang renferme des éléments extrêmement vulnérables dont les modifications morphologiques marchent de pair avec la formation du réticulum fibrineux. Ce fait se retrouve dans toute la classe des vertébrés et il est d'autant plus intéressant chez les animaux à globules nucléés qu'il concerne chez eux, non pas un petit corpuscule difficile à définir, mais bien un élément relativement volumineux et possédant un noyau.

Après l'avoir bien établi, il importe maintenant d'examiner s'il est nécessaire ou constitue seulement une simple coïncidence.

Pour atteindre ce but, il faut rechercher ce que deviennent les hématoblastes dans toutes les conditions où le sang se coagule et dans celles où il est possible de le maintenir à l'état liquide.

A. Conditions favorables à la coagulation. — La température de 39 à 45°, la plus favorable à la coagulation du sang, est précisément celle qui hâte le plus les modifications des hématoblastes. On ne peut pas dire cependant que ce soit là la cause de l'augmentation de la coagulabilité du sang, car les liquides dépourvus d'hématoblastes (la lymphe par exemple) sont impressionnés par la température. De même les solutions des générateurs de la fibrine subissent également cette influence. Celle-ci est donc d'ordre physico-chimique. Il n'en est pas moins intéressant d'observer que les mutations chimiques excitées par une certaine élévation de température portent sur les hématoblastes lorsqu'on opère sur le sang complet.

Le sang à sa sortie de l'organisme peut subir, avons-nous dit, deux modes de coagulation : la coagulation par stase lorsqu'il est laissé au repos dans un vase, la coagulation par battage quand on l'agite avec des corps étrangers.

D'après la description que nous avons faite de la coagulation du sang au repos, on voit que le point de départ de la formation fibrineuse a lieu au contact même de la paroi du vase. Elle est un peu moins sensible au niveau du contact avec la couche atmosphérique.

L'observation précise de ce simple fait semble donc indiquer que la modification subie par le sang, en dehors de l'organisme, a pour origine l'adultération éprouvée au contact d'un corps étranger.

Par quel intermédiaire cette influence indéniable se produit-elle ? On peut incriminer les globules blancs, les hématoblastes ou le liquide lui-même. Cette question offre un intérêt que l'on peut déjà entrevoir, mais qui sera de plus en plus apprécié dans la suite de ces études.

L'examen des faits produits par le battage va nous fournir des renseignements intéressants. Dès mes premières recherches sur les hématoblastes, j'ai remarqué qu'à peine sortis des vaisseaux, ces éléments, déjà modifiés, adhèrent entre eux et aux corps étrangers. L'altération qu'ils subissent immédiatement les rend visqueux et adhésifs. C'est là l'origine des amas formés dans le sang pur, amas dont l'étendue dépend du nombre des éléments qui se rencontrent et se soudent entre eux. Pour la même raison, les hématoblastes sont les premiers éléments qui s'attachent à la lame de verre dans les préparations faites par dessiccation ou bien encore aux corps étrangers quelconques que l'on plonge dans le sang pour le défibriner. Il en résulte que le battage du sang, lorsqu'il est bien complet, fournit aux hématoblastes l'occasion d'adhérer entre eux et aux corps étrangers employés à cette opération et qu'il dépouille ainsi le sang de tous les corpuscules hématoblastiques.

Cette action des corps étrangers ne s'exerce pas seulement sur le sang issu du corps.

C'est elle, en effet, qui intervient d'une manière prépondérante, sinon exclusive, dans la formation des concrétions sanguines par introduction d'un corps étranger dans les cavités sanguines et les segments vasculaires, ainsi que dans la formation des concrétions pariétales par altération de la paroi vasculaire jouant le rôle de corps étranger.

Le phénomène du battage intra-vasculaire porte, nous l'avons vu, en premier lieu sur les hématoblastes et aboutit même à la production de concrétions presque exclusivement formées par l'entassement de ces éléments. Aussi ce genre de coagulation appartient-il exclusivement au sang (1).

---

(1) Il ne faudrait pas conclure de ces faits que les hématoblastes sont seuls sensibles à l'action des corps étrangers.

Lorsqu'on recueille de la lymphe aussi pure que possible et dépourvue d'hématoblastes dans un tube entouré de glace fondante, on en empêche la coagulation. Qu'on transporte ensuite ce tube dans une chambre, on remarquera, avant que le liquide soit coagulé, qu'il tient en suspension quelques impuretés.

Au microscope, elles sont constituées par des toiles fibrineuses, ayant entraîné des globules blancs et des corps étrangers tombés de l'atmosphère. Au contact de ces corps, il s'est fait une petite coagulation circonscrite, précédant notablement la prise en masse.

Enfin, si l'on opère sur un plasma coagulable et filtré, on verra la marche retardée de la coagulation se faire encore de la même manière, c'est-à-dire des parois du vase au centre, les filaments de fibrine ayant pour ainsi dire besoin de s'accrocher à un corps étranger. Il ne s'agit dans ces conditions que d'une action toute

Dans les nombreuses expériences que j'ai rapportées sur la coagulation dans les segments vasculaires ou dans le sang circulant, j'ai toujours constaté également que, dans toutes les conditions où le sang se coagule, les hématoblastes s'altèrent, et souvent même j'ai pu établir que l'altération des hématoblastes est le premier fait observable, tout aussi bien que dans le sang issu du corps.

Ainsi tous les liquides qui, injectés dans le sang, provoquent la formation de caillots, soit seulement dans le sang stagnant, soit aussi dans le sang circulant, altèrent plus ou moins profondément les éléments anatomiques de ce liquide et tout au moins les hématoblastes. Le sérum sanguin emprunté à un animal de la même espèce est particulièrement intéressant sous ce rapport, car j'ai maintes fois constaté que son action nocive sur les éléments du sang se localise exclusivement sur les hématoblastes. Lorsque le sang compris dans un segment vasculaire se coagule, son plasma est donc altéré de manière à ce que les hématoblastes se modifient, alors même que les autres éléments anatomiques restent non influencés. De même quand un liquide, comme un sérum ou un sang d'une espèce différente, produit des précipitations dans le sang circulant, les éléments anatomiques et notamment les hématoblastes sont plus ou moins altérés.

Les concrétions dites par précipitation qui prennent naissance dans ces dernières circonstances réprésentent, en effet, simplement une variété des concrétions hématoblastiques, variété dans laquelle les concrétions sont libres et entraînées par le cours du sang au lieu d'être fixées par un corps étranger comme les coagulations par battage.

On peut évidemment conclure de ces faits : 1° que dans toutes les conditions où le sang se coagule les hématoblastes sont altérés ; 2° que, par suite, la coagulation du sang exige la participation des hématoblastes, puisque nous n'avons jamais vu un sang coagulé avec des hématoblastes intacts ; 3° que le sang est d'autant plus coagulable que les hématoblastes s'altèrent plus rapidement.

Reste à savoir si l'altération des hématoblastes entraîne forcé-

physique, et en mélangeant un tel plasma de poudre inerte, on ne hâte pas sensiblement la coagulation.

L'action physique des corps étrangers paraît donc pouvoir s'exercer sur des substances dissoutes dans les liquides coagulables ; mais elle n'en est pas moins particulièrement remarquable dans ses effets sur les hématoblastes.

ment la coagulation du sang, c'est-à-dire si dans toutes les conditions où le sang reste liquide, les hématoblastes sont inaltérés.

B. **Conditions dans lesquelles le sang reste liquide.** — 1° *Action du froid*. — Le froid qui permet de conserver le sang liquide est précisément un des meilleurs moyens d'observer les hématoblastes sous leur apparence normale (p. 86).

De — 1° ou — 1°,5 à + 4 ou 5° environ, les hématoblastes restent intacts, ou se modifient à peine.

Voici, par exemple, une de mes observations sur le sang de l'homme.

Sang de l'homme par une température extérieure de — 1°,5.
Les hématoblastes isolés ou disposés par petits groupes restent environ un quart d'heure parfaitement intacts. Puis ils pâlissent légèrement et deviennent épineux à la façon des globules rouges dits mûriformes. Peu à peu, sans qu'il y ait de courant intérieur appréciable dans la préparation d'ailleurs bien close, les hématoblastes se rapprochent les uns des autres comme s'ils étaient attirés par la rétraction de filaments invisibles les reliant les uns aux autres. Au bout d'une demi-heure ils sont à peine modifiés; mais une demi-heure plus tard, la température étant descendue à — 0°,5, le groupement en amas est plus prononcé et les éléments deviennent un peu moins distincts. En conservant la préparation plus longtemps au froid, ces modifications s'accentuent, mais marchent avec une grande lenteur; les éléments se flétrissent, se vident pour ainsi dire en laissant à leur place une sorte de stroma plissé, anguleux, dont il est impossible, même au bout de vingt-quatre à quarante-huit heures, de voir partir le moindre filament de fibrine. Ces petits corpuscules ainsi modifiés sont presque tous disposés par groupes ou petits amas, mais ils restent distincts les uns des autres et même arrivent rarement à se toucher, encore moins à se souder.

On peut faire des observations analogues sur le sang du cheval maintenu fluide dans une éprouvette entourée de glace. La conservation des hématoblastes par le froid n'est donc pas parfaite; on ne peut obtenir à l'aide de cet agent qu'une atténuation ou plutôt même un grand ralentissement des phénomènes.

D'autre part, le froid agit encore sur les globules blancs en les tétanisant et en paralysant pour ainsi dire leur protoplasma cellulaire.

Il paraît donc exercer une sorte d'influence d'arrêt sur les échanges qui se produisent entre les éléments et le plasma. Mais là ne se borne certainement pas son action. En effet, lorsqu'on cherche à se servir du froid pour séparer le plasma des éléments cellulaires, on constate que la coagulation est simplement retardée.

Le plasma conserve dans ces conditions la propriété de se coaguler, malgré l'atténuation du conflit qui a lieu en dehors de l'organisme entre ce liquide et les éléments qu'il tient en suspension. Mais, si au lieu d'abandonner le plasma filtré à la température ordinaire, on le maintient à une basse température, il reste liquide tout en étant cependant coagulable.

Un segment veineux de cheval est placé le matin à huit heures dans l'éprouvette entourée de glace; sept heures et demie après on filtre le plasma à l'air par une température de 4°. Une portion de ce plasma est mise dans un verre à expérience et portée dans une pièce dont la température est de 16°; la dernière portion filtrée est recueillie dans un vase entouré de glace fondante.

Le premier échantillon se prend en masse, environ au bout de deux heures. Le second échantillon est porté dans une cave dont la température est de 7°. Au bout de quatre jours, le liquide est encore parfaitement limpide. Le cinquième jour, il commence à adhérer un peu aux parois et au fond du vase et il prend une consistance analogue à celle de l'humeur vitrée. La température de la cave s'est élevée à 8°-9°. Huit jours plus tard, laissé dans les mêmes conditions, le liquide est encore très imparfaitement coagulé. Le lendemain, c'est-à-dire le quatorzième jour, la coagulation s'est un peu accentuée. On remonte alors l'éprouvette dans le laboratoire pour voir si la coagulation se complétera à une température de 16° à 17°. Elle se poursuit très lentement en partant du fond et des parois. Le liquide, examiné au microscope, ne contient aucun organisme étranger. Enfin, le lendemain seulement, c'est-à-dire le quinzième jour, le liquide se prend en masse; on peut retourner l'éprouvette sans qu'il s'écoule. Toutefois la partie supérieure du coagulum est encore moins consistante que le fond.

Cette expérience montre très nettement que le froid n'agit pas uniquement sur les éléments anatomiques, qu'il a une action non moins évidente sur les générateurs de la fibrine ou plutôt qu'il semble s'opposer à l'action chimique dont le résultat se traduit par la formation du coagulum fibrineux. On remarquera, de plus, que le séjour prolongé au froid d'un liquide coagulable en modifie tellement la coagulabilité, que porté ensuite dans un milieu à température ordinaire, il ne s'y coagule plus qu'avec une extrême lenteur.

Il est très probable que si le plasma filtré était resté à une température plus basse, il se serait conservé indéfiniment sans se coaguler.

Les liquides dépourvus d'hématoblastes, tels que la lymphe, le liquide pleurétique se comportent sous ce rapport comme le plasma sanguin.

2° *Effets des liquides qui fixent les éléments anatomiques.* — Les sels neutres exercent une action plus complexe. Les mêmes sels peuvent, suivant leur proportion dans le sang ou dans le plasma, dissoudre les matières albuminoïdes ou les précipiter. Ils influencent leur point de coagulation et certainement aussi leurs actions réciproques (dédoublement, combinaison ou transformation). Il résulte de tout ce que nous connaissons sur leurs effets que la constitution saline du milieu dans lequel se trouvent les éléments anatomiques et les matières albuminoïdes du plasma peut s'opposer à l'apparition de certains principes et entre autres à celle de la fibrine ou au contraire la favoriser.

Nous avons déjà eu l'occasion de nous en rendre partiellement compte.

Il est donc très intéressant de constater qu'en mélangeant le sang en certaines proportions avec des solutions salines, on peut empêcher d'une manière plus ou moins complète l'altération des hématoblastes.

Lorsqu'à du liquide amniotique on ajoute une faible quantité de sang, on n'observe pas de coagulation ; dès que la proportion de sang dépasse une certaine limite, la coagulation peut être plus ou moins retardée, mais elle a lieu néanmoins.

Les modifications des hématoblastes sont influencées dans le même sens.

En ajoutant au sang une très petite quantité de sérum iodé, ces altérations évoluent plus lentement que dans le sang pur et l'on peut suivre alors plus facilement les phénomènes que nous avons décrits. La plupart des hématoblastes se réunissent en amas, les uns très pâles, peu distincts, les autres plus franchement granuleux et plus réfringents, amas d'où partent, au bout d'un temps variable, un réticulum fibrineux assez net, mais moins distinct que celui du sang pur. Pendant ce temps les globules blancs paraissent rester intacts.

Lorsque le mélange est fait avec une quantité plus grande de sérum, on ne voit plus se former trace de réticulum fibrineux ; mais au bout de quelques heures, les hématoblastes, d'abord homogènes et lisses ou légèrement anguleux, portent de petits prolongements courts, parfois ramifiés, qui sont comme une ébauche de la formation du réseau fibrineux (fig. 25, B).

Dans le sang dilué avec du liquide ascitique ou avec une autre sérosité hydropique, on observe des faits analogues : les globules rouges, plus ou moins déformés, ont encore une tendance à former des piles, les hématoblastes s'altèrent assez rapidement, mais moins vite et moins profondément que dans le sang pur ; puis, au bout de quelques heures, ils présentent des filaments fibrillaires plus longs et plus nombreux que ceux qui prennent naissance dans le sérum iodé.

Quand, au contraire, le sérum iodé et le liquide ascitique sont ajoutés au sang en quantité suffisante pour s'opposer à toute trace de coagulation, les hématoblastes ne se déforment plus et ne présentent plus aucun prolongement fibrillaire.

On peut faire sur le sang des ovipares des observations analogues, ce qui prouve bien que les hématoblastes ont les mêmes propriétés générales dans toute la classe des vertébrés.

Les sulfates de soude et de magnésie (voir *Anat.*) ne s'opposent que d'une manière imparfaite à l'altération des hématoblastes et lorsqu'on les fait intervenir sur le sang ou le plasma pour empêcher la coagulation fibrineuse, ils paraissent exercer cette action anticoagulatrice sur les générateurs mêmes de la fibrine. En voici une preuve :

Dans une de nos expériences sur la filtration du plasma à 0°, une portion du plasma filtré fut mélangée avec une solution concentrée de sulfate de magnésium dans la proportion d'un centimètre cube de la solution pour 10 centimètres cubes de plasma. Ce mélange, conservé pendant quinze jours dans le laboratoire à la température de + 16° environ, s'est maintenu complètement incoagulable, tandis que le plasma pur s'est pris en masse au bout de deux heures environ. Il est probable qu'on obtiendrait des effets analogues avec le sulfate de sodium.

Dans ces divers cas les solutions salines peuvent être considérées comme des dissolvants des principes albuminoïdes qui se concréteraient sans l'intervention des sels. Et c'est pourquoi la dilution ou la dyalise amènent des précipitations (1).

---

(1) M. J. Renaut a opposé à la théorie de l'intervention des éléments du sang dans le phénomène de la coagulation une expérience qui lui paraît décisive.

Il dépose sur une lame de verre une goutte d'acide osmique à 1 p. 100, découvre le cœur d'une grenouille, l'essuie et l'approche à un centimètre de la plaque. Un aide retranche la pointe du cœur, et immédiatement une goutte de sang vivant tombe dans la solution osmique. Avec une aiguille de verre, le mélange est rapidement rendu homogène. Il en prend une goutte sur une lame, la recouvre d'une lamelle et abandonne la préparation pendant vingt minutes dans la chambre humide. Au bout

L'action des injections de peptone est une des plus intéressantes. Ici encore, la perte de la coagulabilité coïncide avec une modification des éléments anatomiques et en particulier des hématoblastes. En effet, dans le sang maintenu liquide par injection de peptone, les hématoblastes ne s'altèrent plus de la même manière que dans le sang pur. Dans une goutte étalée en lame mince, on en voit quelques-uns paraissant presque absolument intacts ; mais la plupart sont réunis en amas formés d'éléments épineux ou vésiculeux conservant leur forme corpusculaire pendant longtemps et parfois pendant plusieurs heures. Ces amas cependant finissent presque toujours au bout d'un certain temps par se couvrir de filaments fibrineux. Il est facile de voir qu'un grand nombre de globules blancs font corps avec ces petites précipitations hématoblastiques, de sorte que les globules blancs isolés sont rares (1).

On remarque aussi que les globules rouges eux-mêmes paraissent modifiés par la peptonisation du sang ; ils s'empilent

de ce temps, l'examen fait voir *un coagulum parfaitement normal,* avec les rosettes décrites par M. Ranvier au niveau des points nodaux.

Comme d'après lui les éléments du sang ont été fixés définitivement dans leur forme par l'acide osmique, il en conclut « que le sang frappé de mort dans ses éléments globulaires se coagule exactement comme le sang vivant, au sein de la solution osmique, milieu incompatible avec le maintien de toute vitalité ; que, par suite, *les globules et les hématoblastes ne jouent aucun rôle actif dans la production du phénomène de la coagulation* ». (*Contribution à l'histoire de la phlegmatia alba dolens. Revue de médecine,* p. 345, 1880.)

Dans un de mes premiers travaux sur les hématoblastes des ovipares, j'ai fait remarquer que, contrairement aux assertions de M. Pouchet, les solutions osmiques ne fixent que d'une manière très imparfaite ces éléments. Le résultat annoncé par M. J. Renaut n'avait donc pas lieu de m'étonner. J'ai tenu cependant à répéter sa petite expérience sur le sang de la grenouille, et j'ai constaté qu'effectivement le mélange à part égale d'acide osmique au 100° et de sang sortant du cœur laisse bientôt apparaître un coagulum.

Mais il n'est pas exact de dire que les éléments du sang sont immédiatement tués et fixés dans leur forme par la solution osmique. Un assez grand nombre d'hématoblastes sont, il est vrai, à peu près intacts et moins profondément modifiés que dans le sang pur coagulé ; mais beaucoup d'autres, surtout au niveau des points nodaux, sont manifestement altérés et déformés. D'autre part, en fixant un moment les yeux sur les globules blancs, on voit que ces éléments ont conservé, malgré le milieu dans lequel ils baignent, leur contractilité et sont animés de mouvements amœboïdes très actifs. L'acide osmique n'a donc pas les propriétés fixatrices que M. J. Renault lui attribue ni le pouvoir de faire disparaître immédiatement toute vitalité.

(1) C'est peut-être pour ce motif que A. Schmidt et ses élèves ont attribué à la pepsine et à la pancréatine, qui entravent également la coagulation, la propriété de détruire les globules blancs.

moins régulièrement et deviennent plus facilement épineux.

Les injections de peptone fixent donc les hématoblastes d'une manière incomplète en les précipitant sous forme d'amas qui s'altèrent moins sensiblement et beaucoup plus lentement que dans le sang pur.

Ce genre d'effet est très analogue à celui qu'exercent les sérums et les sangs étrangers qui ont également la propriété de retarder la coagulation du sang (injection à haute dose de sang de cheval chez le chien).

3° *Action de la paroi vasculaire.* — Dans les segments vasculaires où le sang peut rester liquide pendant longtemps, les hématoblastes sont parfaitement conservés.

Lorsqu'au bout de plusieurs heures on pique le vaisseau pour recueillir quelques gouttes de sang qu'on dilue immédiatement à l'aide d'une sérosité artificielle ayant la propriété de fixer les éléments du sang, on constate facilement que les hématoblastes paraissent inaltérés. Dans le cas où l'expérience est faite sur la jugulaire externe du chien, au bout de deux heures environ, les globules rouges se sont déposés à la partie inférieure du vaisseau et on peut examiner séparément le plasma et la couche des globules rouges. Dans l'un et l'autre liquide on retrouve des hématoblastes ; mais dans ces conditions il m'a été impossible de faire de bonnes préparations par voie sèche et par suite de décider si ces éléments restent absolument intacts. Cette expérience ne m'a donné de résultats décisifs que chez le cheval. Pour la rendre plus démonstrative, je l'ai faite à l'aide d'un segment de veine détaché et conservé plein de sang pendant plusieurs heures dans une éprouvette entourée de glace.

Ces recherches ont fait voir que les hématoblastes ne s'altèrent pas sensiblement dans la veine pendant que le sang y reste fluide, mais qu'ils s'y trouvent en quelque sorte dans un état d'altération imminente, puisqu'ils se modifient dès qu'ils sortent du vaisseau, plus rapidement que dans le sang frais recueilli sur le vivant (1).

Le maintien de la liquidité du sang dans les segments vasculaires coïncide donc avec la conservation des hématoblastes. Il est probable cependant que ces éléments s'altèrent plus ou moins dans les vaisseaux conservés à l'abri de la dessiccation jusqu'à

____

(1) LXII.

putréfaction. Et cependant, nous avons vu que dans certains cas le sang peut rester liquide dans ces conditions.

Cette contradiction apparente peut s'expliquer, soit par la transsudation à travers les vaisseaux d'un des générateurs de la fibrine, soit plutôt par la destruction du principe de la coagulation par l'effet de la putréfaction. On doit, en effet, se rappeler que le sang devient alors complètement incoagulable : il reste liquide après être issu des vaisseaux.

L'étude de l'état des hématoblastes dans les conditions où le sang reste liquide montre donc, en définitive, que cette éventualité coïncide habituellement avec la conservation de ces éléments. Elle nous fait voir, en outre, que les cas plus exceptionnels où les hématoblastes s'altèrent, sans que le sang se coagule, sont uniquement ceux dans lesquels on peut invoquer l'intervention de mécanismes divers, propres à empêcher l'accomplissement des mutations chimiques aboutissant à la formation de la fibrine (maintien à l'état soluble ou disparition d'un des générateurs de la fibrine).

Ces faits rapprochés des précédents permettent donc de conclure que non seulement toute coagulation du sang exige le concours des hématoblastes ; mais encore que l'altération de ces éléments entraîne la coagulation du sang.

Nous voici conduit, tout naturellement, à nous occuper de la nature chimique de l'intervention des hématoblastes dans la production de la fibrine.

C. **Matière fournie par les hématoblastes.** — Les faits anatomiques précédemment décrits démontrent que les hématoblastes laissent exsuder autour d'eux en s'altérant une matière dont ils sont pour ainsi dire imprégnés et qui paraît en partie se dissoudre, en partie se transformer en fibrine fibrillaire.

Nous avons pu suivre ce processus dans le sang pur, particulièrement dans celui de la grenouille, et nous l'avons mis également en évidence dans les préparations faites d'une certaine manière par dessiccation.

Ces observations permettent déjà d'affirmer que les hématoblastes contiennent une matière génératrice de la fibrine. Un certain nombre d'autres faits paraissent démontrer que cette matière concourt à la production du fibrinogène isolé par Hewson et Hammarsten.

Nous savons déjà qu'elle est visqueuse et adhésive comme lui; que comme lui aussi elle passe facilement à l'état fibrillaire en devenant de plus en plus analogue à la fibrine. J'ajouterai qu'elle présente aussi la remarquable propriété d'être précipitée à $+56°$.

Lorsqu'on examine les résultats de cette température sur le sang, on observe, en effet, une coïncidence parfaite entre la précipitation du fibrinogène et la destruction instantanée des hématoblastes, en tant qu'éléments anatomiques.

Ce fait, que j'ai maintes fois observé, me paraît mériter une rapide description.

Après avoir séparé par une ligature la portion plasmatique d'une jugulaire, on plonge le vaisseau dans un tube chauffé au bain-marie; l'extrémité du tube est fermée par un bouchon, traversé par un thermomètre dont le cylindre arrive presque au fond du tube. On mène l'opération de manière à ce que la colonne de mercure reste entre 56 et 57°.

Si l'on retire la veine au bout de quelques minutes seulement, on constate que le plasma n'a subi aucune modification, car il lui faut un temps assez long pour atteindre dans ces conditions la température voulue. On perfore donc la veine en soulevant un instant le bouchon sans retirer le tube du bain-marie, ni le thermomètre du tube. Dès que le plasma s'épanche et vient au contact du thermomètre, la température s'abaisse de plusieurs degrés. A ce moment, le plasma sanguin est parfaitement liquide et les éléments anatomiques y sont tous encore intacts. Lorsqu'on laisse monter le thermomètre jusqu'à $+55°$ et qu'on retire immédiatement le tube plein de plasma, celui-ci n'est pas encore trouble bien que sur les parois du tube il y ait un commencement de dépôt visqueux. A l'examen microscopique, pratiqué immédiatement dans une pièce froide, on reconnaît les faits suivants : les globules rouges sont altérés quoique non détruits, les hématoblastes parfaitement reconnaissables et à peine plus altérés que dans du plasma ordinaire, les globules blancs parfaitement intacts. Le liquide extrait du tube se coagule en masse, mais au bout d'un temps beaucoup plus long qu'à l'ordinaire (1).

Mais dès que le plasma arrive dans toute sa masse à la température de $+56°$, les hématoblastes sont complètement détruits, tandis que les globules blancs sont simplement empâtés dans la matière visqueuse précipitée. Ces derniers conservent leurs caractères propres et donnent avec l'acide acétique leur réaction habituelle. Il est probable que le phénomène commence par une destruction des hématoblastes ou mieux encore par une sorte de liquéfaction de ceux-ci, car dans une expérience où tout le plasma n'était pas encore arrivé à $+56°$, il était déjà impossible d'y trouver des hémato-

---

(1) Dans tous ces essais, en portant rapidement les plasmas (sang ou autres liquides) à une température voisine de $+56°$, je n'ai jamais obtenu de coagulum en masse comme dans la précipitation fibrineuse. Le dépôt de fibrinogène se fait par flocons visqueux et marche progressivement.

blastes reconnaissables. Dans ce cas, le liquide à peine un peu refroidi s'est pris en masse comme dans la coagulation fibrineuse.

La matière précipitée par la température de $+$ 56° a bien les caractères du fibrinogène ; elle ne peut être confondue avec la masse d'apparence gélatineuse sous laquelle se présente la fibrine formée spontanément. On voit qu'elle comprend dans sa masse toute la substance provenant de la destruction des hématoblastes.

Mais, très évidemment, elle n'est pas produite par les hématoblastes seuls. En calculant, d'après le volume et le nombre de ces éléments, la quantité de matière qui peut entrer dans la constitution de ces corpuscules, on trouve que la masse entière des hématoblastes est très inférieure à la quantité de fibrinogène qui se précipite à $+$ 56°. Ce fibrinogène doit donc être produit à la fois par une matière incorporée aux hématoblastes et une substance dissoute dans le plasma.

L'influence des hématoblastes sur la formation de ce fibrinogène et par suite sur celle de la fibrine est encore mise en évidence par le dosage de la fibrine dans les diverses couches du sang de cheval laissé au repos dans une éprouvette entourée de glace. Dans ces conditions, le sang forme trois couches : une supérieure claire, contenant relativement peu d'éléments, une intermédiaire très riche en hématoblastes et en globules blancs, surtout à sa partie inférieure ; enfin, une troisième, renfermant presque exclusivement les globules rouges.

La somme totale de la fibrine fournie par le sang ainsi décanté est sensiblement égale à celle du sang complet. Mais la répartition de cette fibrine est extrêmement inégale suivant les couches.

Voici les chiffres obtenus.

Fibrine pour 1000.

I. Couche supérieure	4,58
Couche moyenne	7,71
Couche inférieure	0,45
II. Couche supérieure	3,18
Couche moyenne	6,50
Couche inférieure	0,44

Le poids de la fibrine est donc à peu près deux fois plus élevé dans la couche moyenne que dans la supérieure, bien que les éléments en suspension dans le liquide diminuent d'autant celui du plasma. Ce résultat me paraît attribuable surtout à l'abondance des hématoblastes tassés à ce niveau. Il est vrai que les globules blancs y sont également accumulés ; mais dans la fibrine obtenue par le battage, on reconnaît facilement que ces éléments ne sont pas détruits et qu'ils ont été simplement entraînés par les filaments fibrineux ; on y fait naître leur réaction caractéristique à l'aide de l'acide acétique. Les globules blancs ne font donc pas plus partie de la coagulation fibrineuse que les globules rouges retenus par les filaments de fibrine dans le cruor.

D'ailleurs, dans les manipulations qu'on fait subir à la fibrine avant de la peser, on se débarrasse en grande partie des matériaux apportés par les globules blancs, tandis que les débris d'hématoblastes font corps avec la fibrine et restent absolument confondus avec elle. On remarquera que dans ces analyses le poids de la fibrine est tellement élevé dans la couche intermédiaire qu'il semble difficile d'attribuer ce résultat uniquement à la substance produite par les hématoblastes, ce qui porte à penser que ces éléments retiennent autour d'eux la matière préformée dans le plasma et l'entraînent au moment de la formation de la fibrine.

En se débarrassant aussi complètement que possible des hématoblastes par une filtration à 0°, on trouve des différences analogues entre les poids de fibrine et de fibrinogène fournis par le plasma filtré et celui qui ne l'est pas.

Après avoir laissé du sang de cheval dans une éprouvette entourée de glace, pendant plusieurs heures, les globules rouges sont parfaitement tassés au fond de l'éprouvette et surmontés par une petite couche rosée renfermant la presque totalité des globules blancs. Le plama clair qui surnage n'est guère adultéré que par des hématoblastes. On le décante et on le divise en deux parties.

L'une d'elles sert à faire un dosage de fibrine et de fibrinogène. Ce dernier est précipité par la chaleur à $+ 56°$. La deuxième partie est filtrée à 0°, et soumise après filtration aux mêmes analyses.

Ces manipulations faites par M. Winter, dans de bonnes conditions, par un temps froid (février 1886), ont donné les résultats suivants :

Pour 1000.

		Pour 1000.
Plasma filtré :	fibrinogène	4,56
—	fibrine	6,80

Plasma non filtré : fibrinogène........................... 7,20
—   fibrine.............................. 9

Dans une autre analyse du même genre, on a trouvé :

Plasma filtré :   fibrinogène........................... 2,2
—   fibrine.............................. 4,7
Plasma non filtré : fibrinogène........................... 4,68
—   fibrine.............................. 5,70

Les analyses chimiques démontrent donc également que les hématoblastes fournissent une matière concourant directement à la formation du fibrinogène et par suite de la fibrine.

Elles paraissent même établir que cette matière agit sur un autre fibrinogène du plasma pour l'entraîner en proportion de sa masse dans la coagulation fibrineuse.

Il est également démontré que le précipité produit par la température de $+56°$ est formé à la fois par ces deux variétés de fibrinogène.

Peut-on maintenant se prononcer sur la qualité du fibrinogène provenant des hématoblastes?

Les expériences que nous avons précédemment rapportées touchant les effets des injections intra-vasculaires de sérum ou de sang étrangers, montrent que la précipitation immédiate des hématoblastes rend le sang incoagulable. Elles sont extrêmement curieuses, en ce sens qu'elles permettent de produire sur le vivant la séparation immédiate des hématoblastes des autres facteurs de la coagulation fibrineuse.

Mais je n'ai pas encore fait l'étude des diverses matières albuminoïdes qui restent en dissolution dans le plasma après ces sortes d'injections intra-vasculaires.

Adressons-nous donc aux expériences faites par Wooldridge avec le sang peptonisé. Nous avons vu que dans ce sang les hématoblastes sont précipités sous forme d'amas, tandis que les fibrinogènes A et B restent à l'état de dissolution. Il ne faudrait pas cependant en conclure que les hématoblastes sont complètement étrangers à la production de ces générateurs de la fibrine. En effet, les amas hématoblastiques du sang peptonisé sont composés par des éléments altérés qui peuvent très bien laisser exsuder, comme les hématies, une matière se dissolvant dans le plasma. Toujours est-il qu'à la longue, bien que le sang continue à rester liquide, on voit sous le microscope les amas hématoblastiques se comporter comme après les injections de sérum ou de sang étrangers, c'est-à-dire former des masses de plus en plus confuses, se transformant sur place en une substance fibrillaire tout à fait analogue à la fibrine.

Les hématoblastes sont donc essentiellement constitués par une ou plusieurs matières fibrinogéniques et, sans trancher la question de savoir s'ils concourent à la production du fibrinogène A de Wooldridge, on peut affirmer qu'en se fusionnant et en se transformant, ils produisent une sorte de fibrine à laquelle on pourrait donner le nom de *fibrine hématoblastique*. C'est cette fibrine qui forme le noyau central des concrétions par précipitation grumeleuse et la masse principale des coagulations par battage, produites sur le vivant au contact des corps étrangers.

Rappelons ici, du reste, que dans la coagulation normale du sang la partie insoluble (stroma) des hématoblastes fait corps avec le réticulum fibrineux et se confond par suite avec la fibrine concrète du sang complet.

Il nous reste encore à examiner si les hématoblastes fournissent, outre du fibrinogène, une certaine quantité de ferment.

Après avoir reconnu aux hématoblastes les propriétés que j'ai signalées bien avant lui (vulnérabilité, viscosité, agglutination aux corps étrangers), Bizzozero a tenté de démontrer que ces corpuscules sont les producteurs du ferment de la coagulation fibrineuse (1).

Il a cru pouvoir isoler les hématoblastes par le battage du sang avec des fils et en plongeant ces fils recouverts, d'après lui, exclusivement d'hématoblastes, dans du plasma salé de Schmidt, il a obtenu des coagulations. Il a conclu qu'on doit attribuer aux hématoblastes la production du ferment.

J'ai fait voir dans un travail spécial qu'il est en réalité impossible d'isoler ainsi les hématoblastes sans entraîner d'autres éléments du sang et même une certaine quantité de fibrine (2). Les expériences de Bizzozero ne comportent donc pas les conclusions qu'il en a tirées ; mais elles ne prouvent pas, non plus, que les hématoblastes ne sont pas impliqués dans la production du fer-

(1) J. Bizzozero, D'un nouvel élément morphologique du sang et de son importance dans la thrombose et dans la coagulation (*Archives ital. de biol.*, t. III, fasc. I).
(2) N° LXXII.

ment de Schmidt. Elles laissent entière la question sans la résoudre dans un sens ou dans l'autre.

En négligeant ces sortes d'expériences, nous trouvons quelques autres faits capables de jeter un certain jour sur ce sujet difficile.

Les filtrations de plasma sanguin à 0°, faites à l'imitation de celles d'A. Schmidt, ne peuvent fournir aucune conclusion rigoureuse.

Examinons les résultats d'une de ces expériences.

Le 5 mars 1882, à huit heures un quart du matin, M. Barrier place une jugulaire pleine de sang dans une éprouvette entourée de glace.

À deux heures de l'après-midi, la température extérieure étant trop élevée pour qu'on puisse faire une bonne filtration à l'air libre, on prépare pour recevoir le plasma le petit appareil suivant : Une petite éprouvette est mise dans un bocal contenant des fragments de glace ; à sa partie supérieure s'engage le col d'un entonnoir double entre les deux parois duquel on maintient des fragments de glace. Cet entonnoir contient un triple filtre de papier Berzelius, et, au-dessus de lui, on maintient un cristallisoir rempli de glace.

On peut ainsi, à trois heures un quart, décanter le plasma de la veine et faire la filtration à 0°.

Au bout de vingt minutes, on examine le liquide retenu par le filtre. Il renferme des hématoblastes isolés ou en amas, ayant conservé presque absolument leurs caractères normaux. Cependant ils sont plus déformés et plus pâles que dans une préparation de sang pur et frais. Dans une préparation faite par dessiccation, on reconnaît, à côté d'hématoblastes assez bien conservés, des éléments détruits.

Le liquide filtrant très lentement, on en recueille au bout d'une heure un premier échantillon qui est porté dans le laboratoire (temp. ext. de 19°C.).

Une demi-heure après, on transporte dans la même pièce le deuxième liquide filtré. Enfin, le troisième échantillon, représentant les dernières portions qui ont traversé le filtre, est également transporté dans le laboratoire.

On a eu soin, pendant la filtration, d'entretenir avec soin la glace.

Le plasma filtré renferme cependant quelques rares éléments anatomiques : des hématoblastes à peine reconnaissables, des globules blancs et des globules rouges intacts. On y aperçoit aussi de petites traînées de matière glutineuse analogue à celle qui se produit autour des amas d'hématoblastes.

M. Barrier a bien voulu suivre avec soin les modifications qui se sont produites dans les trois échantillons précédents. Le premier liquide filtré est resté limpide pendant quarante-huit heures. Au bout de ce temps, il a commencé à s'épaissir et douze heures après on l'a trouvé coagulé en masse.

Les deux autres échantillons se sont coagulés au bout de trois heures, c'est-à-dire beaucoup plus rapidement.

A. Schmidt, après avoir reconnu que dans le plasma obtenu

dans ces conditions il y a à la fois retard de la coagulation et déficit de fibrine, en a conclu que les globules blancs retenus sur le filtre avaient enlevé au plasma de la sérum-globuline et du ferment. Aujourd'hui, on peut admettre que le déficit de la fibrine obtenue provient de la rétention de la matière fibrinogène fournie par les hématoblastes. Mais la cause du retard dans la coagulation reste indécise, puisqu'on peut l'attribuer indistinctement, dans ces conditions, à la rétention sur le filtre aussi bien des globules blancs que des hématoblastes.

Ce sont les observations récentes de Wooldridge qui, si elles étaient reconnues exactes, rendraient le mieux compte des effets produits par ces sortes d'expériences. On se souvient que d'après cet auteur le froid précipite le fibrinogène A et que, d'autre part, la quantité de fibrine formée et la rapidité de son apparition dépendent de la proportion de fibrinogène A restée en présence du fibrinogène B du plasma. Si l'on admet que pendant la filtration à 0° une partie importante du fibrinogène A peut être précipitée, on expliquera à la fois le déficit de fibrine et le retard de la coagulation. Cependant il serait plus difficile de comprendre dans cette hypothèse que dans la précédente pourquoi les deux derniers échantillons de plasma filtré se sont coagulés beaucoup plus rapidement que le premier.

Les altérations du sang dans les phlegmasies montrent également que la matière issue des hématoblastes est plutôt en rapport avec la proportion de fibrine qu'avec les fluctuations de la coagulabilité du sang.

Le sang présente, en effet, dans ces circonstances des particularités toutes spéciales : on y trouve d'abondants hématoblastes, gonflés, riches en matière d'exsudation, en même temps que la fibrine est augmentée. Il y a donc là encore un rapport étroit entre la production de la fibrine et l'abondance de la matière issue des hématoblastes. Mais, contrairement à ce qu'on pourrait être en droit d'attendre, la coagulabilité du sang est diminuée, au lieu d'être augmentée. Et cependant, outre l'altération des hématoblastes, le sang est encore vicié par une augmentation dans le nombre des globules blancs. Ce sont là des faits qui doivent nous rendre très circonspects à l'égard des causes des variations dans la coagulabilité du sang, et qui nous montrent bien tout ce qu'il y a d'incertain dans le rôle attribué tour à tour aux globules blancs et aux hématoblastes dans la production du ferment.

On peut conclure, en tout cas, de ces différents faits que l'action coagulatrice exercée par les hématoblastes ne semble pas se rapporter à un ferment analogue à celui de Schmidt.

Dans une de mes publications antérieures, j'ai dit que si l'on pouvait retirer du sang tous les hématoblastes, ce liquide deviendrait probablement incoagulable (1).

Cette proposition ne paraît pas exacte depuis que nous avons recueilli des faits semblant établir la participation des globules rouges au processus de la coagulation. Mais elle l'est peut-être encore pour le sang des vertébrés à globules nucléés qui ne laissent pas transsuder de corpuscules de dissolution. Il faudrait dire aujourd'hui, en ce qui concerne les mammifères, que le plasma du sang resterait probablement incoagulable s'il était possible de le séparer des éléments anatomiques avant que ceux-ci aient subi la moindre altération.

En définitive, les conditions chimiques de la production de la fibrine dans le sang paraissent être particulières à ce liquide, en raison de sa constitution anatomique.

Dans la lymphe dépourvue d'hématies et d'hématoblastes, on est obligé de faire provenir le principe de la coagulation fibrineuse des seuls éléments anatomiques contenus dans ce liquide, c'est-à-dire des globules blancs. Mais ce principe se trouve-t-il en présence des mêmes matières fibrinogéniques que dans le sang?

Il serait tout d'abord très important de savoir si la lymphe renferme les deux variétés de fibrinogène admises récemment par Wooldridge dans le plasma sanguin.

Ce sera une recherche chimique probablement fort difficile à exécuter. Toujours est-il que le liquide A m'a depuis longtemps montré une différence très prononcée entre les albuminoïdes du plasma sanguin et ceux de la lymphe.

Lorsqu'on y ajoute une certaine proportion de sang (comme pour la numération des globules rouges), il rend les éléments anatomiques (hématies, hématoblastes et globules blancs) absolument fixes et insolubles. Cet effet ne s'accompagne d'aucun trouble appréciable du plasma qui reste parfaitement liquide et transparent. Mais, en examinant avec soin la préparation, on remarque au-

<hr>

(1) LXIV.

tour des hématoblastes un nuage granuleux (déjà signalé p. 90), produit par la précipitation de la petite quantité de matière déjà abandonnée par les hématoblastes. Cette précipitation augmente quand ces éléments sont plus altérés, et nous verrons plus tard qu'elle devient relativement considérable dans l'état phlegmasique, lorsque les hématoblastes sont gonflés et plus riches en matière d'exsudation.

Cette réaction paraît établir que le fibrinogène abandonné par les hématoblastes n'est pas le même que celui qui est dispersé dans le plasma sanguin.

La lymphe la plus pure renferme au contraire à l'état de dissolution une matière qui est immédiatement précipitée par le liquide A, sous la forme d'un précipité granuleux.

Cette réaction ne démontre pas qu'il existe à l'état libre dans la lymphe un corps semblable à la matière fixée, dans le sang, sur les hématoblastes ; mais elle permet d'affirmer que le fibrinogène de la lymphe n'est pas le même que celui qui est dissous dans le plasma sanguin.

Voilà sans doute la raison pour laquelle la lymphe, tout en restant liquide comme le sang, dans les segments vasculaires, devient coagulable à l'air sous l'influence probable d'une altération des globules blancs (1).

Les sérosités non spontanément coagulables, telles que le liquide du péritoine du cheval, ne se coagulent pas, au contraire, malgré la présence de globules blancs assez nombreux.

La formation de la fibrine paraît donc se faire aux dépens de matières albuminoïdes voisines, mais différentes les unes des autres et sous l'influence de principes coagulateurs variables, qui sont vraisemblablement en rapport avec les qualités particulières des matières fibrinogéniques.

D. Des diverses espèces de fibrine. — O. Hammarsten, d'accord en cela avec Denis, ne décrit pas moins de trois variétés de fibrine, en se fondant sur divers caractères d'ordre chimique.

Ces variétés d'un même corps paraissent dépendre, d'une part, des conditions de milieu dans lesquelles il se produit, telles que

(1) Nous ferons remarquer, en outre, que la lymphe conservée à l'état liquide à la température de 0° ne laisse se produire aucun précipité. Il en est d'ailleurs de même du plasma sanguin non peptonisé, de sorte qu'il est permis de se demander si le fibrinogène de Wooldridge préexiste réellement dans le plasma sanguin normal.

l'alcalinité du liquide, la nature des matières génératrices (variété de fibrinogène), la plus ou moins grande richesse de la solution en paraglobuline; d'autre part, de la pureté plus ou moins grande du produit, et notamment de son adultération par l'entraînement des globules blancs.

Les faits mis en relief par Hammarsten sont très intéressants au point de vue des rapports entre la fibrine et son fibrinogène; ils montrent toute la complexité du problème soulevé par les transformations et dédoublements des matières albuminoïdes précipitables. Mais nous ne suivrons pas cet habile observateur sur ce terrain essentiellement chimique. Nous nous bornerons à quelques remarques sur les apparences et les qualités physiques différentes de la fibrine, suivant que le liquide qui la produit est plus ou moins riche en hématoblastes. Hammarsten ne s'est préoccupé que des globules blancs comme cause des modifications de la fibrine. Les hématoblastes jouent sous ce rapport un rôle plus important, qui actuellement ne doit plus être pour nous un sujet d'étonnement.

Le caillot du sang est toujours plus ferme, plus compact que la gelée formée par les autres liquides coagulables. Ce n'est pas

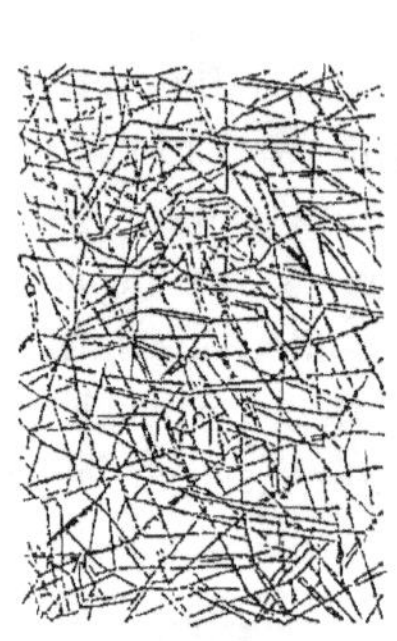

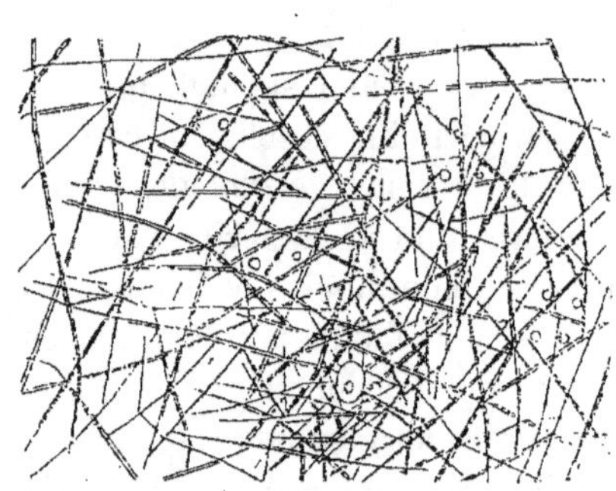

Fig. 57.							Fig. 58.

seulement parce qu'il est plus riche en filaments fibrillaires; c'est aussi parce qu'il a une constitution anatomique particulière résultant de l'adjonction aux filaments de fibrine proprement dits de la partie résistante, non soluble des hématoblastes.

Quand le plasma sanguin a été filtré à 0°, afin d'être débarrassé le plus complètement possible des hématoblastes, il donne naissance, en se coagulant, à un réticulum à fibrilles nombreuses, fines, entre-croisées et qui paraissent se diviser dichotomiquement. Ce réticulum ne diffère guère de celui du sang complet que par l'absence des carrefours hématoblastiques (fig. 57). Mais les sérosités pathologiques qui laissent précipiter peu de fibrine donnent lieu à la formation d'une trame fibrillaire sensiblement différente. Celle-ci est constituée par des filaments non divisés, presque tous droits, se terminant en général en pointe et enchevêtrés d'une manière tout à fait irrégulière (fig. 58).

Le réticulum fibrineux observé au microscope n'offre donc pas toujours la même disposition. Mais le fait le plus important consiste dans la présence ou l'absence de débris d'hématoblastes. Il existe donc au point de vue anatomique deux variétés de fibrine.

Ces deux sortes de fibrine présentent des propriétés différentes qui peuvent être appréciées alors même qu'elles ont été toutes deux retirées du sang. C'est du moins ce qui résulte d'expériences faites avec le sang du cheval.

Lorsqu'après avoir détaché la jugulaire externe pleine de sang, on suspend cette veine verticalement, on obtient trois couches qui nous sont déjà connues. Rappelons seulement que la couche intermédiaire est la plus riche en hématoblastes et en globules blancs. En les recueillant séparément, il est facile d'observer comparativement la marche de la coagulation dans chacune d'elles. Deux faits intéressants peuvent être ainsi mis en évidence, l'un relatif à la coagulabilité différente de ces trois liquides, le second à la rétractilité variable du caillot.

La portion la plus coagulable est celle qui contient le plus d'hématoblastes et que je désigne sous le nom de couche intermédiaire. Vient ensuite la couche supérieure ou plasmatique, et enfin la couche inférieure ou des globules rouges.

Dans une expérience faite à la température extérieure de 15° C., après maintien de la veine pendant plusieurs heures à 0°, on a recueilli séparément les trois couches. La couche intermédiaire s'est prise complètement ou gelée au bout d'une demi-heure ; la couche plasmatique ne s'est solidifiée qu'au bout de deux heures ; enfin la couche des globules rouges s'est coagulée lentement et très imparfaitement, en acquérant au bout de trois heures la consistance d'une gelée de groseilles à demi prise. Dès que les deux premiers liquides ont été coagulés, on a pu retourner les verres sans qu'il s'écoulât de sérosité ; on n'aurait pas pu obtenir le même résultat avec le troisième.

A peine la coagulation du liquide de la couche intermédiaire a-t-elle été achevée, que le caillot a commencé à se rétracter; sa surface est restée latéralement adhérente au verre et il a pris une forme de cône à sommet inférieur, dans lequel se trouvaient les globules rouges. On aurait dit, au bout de quelques heures, un champignon à tige rouge, placé à la surface d'un bain de sérum, relativement très abondant. Puis la rétraction s'est poursuivie lentement sans faire de progrès très notables; cependant elle a semblé atteindre son maximum dans les vingt-quatre premières heures.

La rétraction de la couche plasmatique a commencé environ quatre heures après la coagulation; elle a augmenté lentement et atteint son maximum au bout de quarante-huit heures. Pendant ce temps le caillot a conservé la forme du vase en s'écartant seulement de sa paroi, et il est resté adhérent par son fond; la quantité de sérum qui en est sortie, a été relativement beaucoup moins considérable que celle qui a été fournie par le caillot de la couche intermédiaire.

Quant au caillot cruorique, sa rétraction n'a commencé qu'au bout de vingt-quatre heures environ; elle n'est devenue sensible que par l'apparition d'une petite quantité de sérum à la surface du caillot. Celui-ci n'a quitté plus tard sur aucun point la surface du vase, et la couche de sérosité, après avoir atteint environ en quarante-huit heures son maximun, est restée excessivement faible.

La coagulabilité et la rétractilité des caillots dépendent donc de leur richesse relative en hématoblastes. La comparaison entre le caillot du plasma filtré et celui du plasma non filtré lève d'ailleurs tous les doutes qu'on pourrait conserver à cet égard.

On recueille dans un verre à expériences une certaine quantité de plasma filtré à 0° et dans un autre une portion du même plasma non filtré, et on suit la marche des phénomènes qui se produisent dans un milieu dont la température est de 17°C. Nous savons déjà que dans ces conditions le plasma non filtré se coagule avant le filtré. Dans ce cas, le premier s'est coagulé complètement au bout d'environ deux heures, le second au bout de trois heures. A ce moment, les deux caillots ressemblent à une masse de gélatine; puis, tandis que le caillot du plasma complet se rétracte assez rapidement en prenant la forme conique que nous connaissons, et en abandonnant une quantité relativement considérable de sérum, le caillot du liquide filtré ne subit aucune modification sensible. La rétraction du caillot plasmatique a été ici plus considérable que dans l'autre expérience parce que le plasma contenait en suspension un plus grand nombre d'hématoblastes. M. Barrier a suivi, pendant plus d'une semaine, ces deux caillots sans voir sourdre de celui qui provenait du plasma filtré une quantité sensible de sérum. Dans d'autres expériences analogues, les résultats ont toujours été les mêmes; une fois seulement le caillot du sérum filtré a laissé sourdre une quantité appréciable, mais très minime de sérum qui a formé une mince couche à sa surface (fig. 59).

Pour compléter ces renseignements, j'ajouterai que la fibrine obtenue par défibrination de la couche intermédiaire a paru à mon préparateur, M. Féry, plus onctueuse au toucher que celle des deux autres couches.

En résumé donc, les deux fibrines que nous venons d'étudier

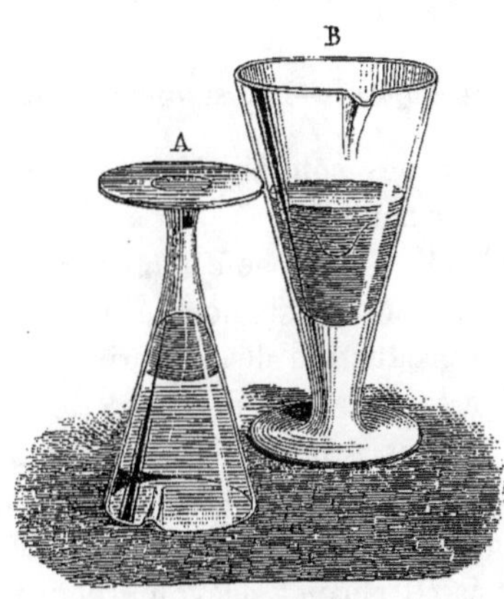

Fig. 59.

A, caillot du plasma filtré.
B, caillot du plasma non filtré.

ont des qualités physiques différentes : la première, ou pure, ne retenant pas d'hématoblastes, est d'une rétractilité nulle ou à peine sensible lorsqu'elle est abandonnée au repos dans un vase ; la seconde est rétractile à un haut degré et en proportion des hématoblastes qu'elle renferme.

La rétractilité spontanée appartient donc, non aux filaments fibrineux, mais aux hématoblastes, et c'est là encore un fait qui découle naturellement des modifications subies par ces éléments hors de l'organisme. Il faut se rappeler, en effet, que les altérations des hématoblastes, malgré la soudaineté de leur début, n'atteignent pas d'emblée leur plus haut degré ; elles se poursuivent pendant un temps variable, dépassant habituellement 24 heures et s'accompagnent d'une diminution très notable du volume des amas hématoblastiques. J'ajouterai que dans les cas pathologiques, dans les phlegmasies par exemple, où l'on a signalé depuis longtemps une couenne remarquablement rétractile, il existe à la fois une augmentation dans la proportion des hématoblastes et une altération qualitative de ces petits corpuscules qui forment des amas dont le volume se réduit dans une proportion considérable après la coagulation.

On remarquera que la couche intermédiaire, celle qui se coagule la première, contient non seulement beaucoup d'hématoblastes, mais aussi un très grand nombre de globules blancs.

On n'est donc pas en droit de rattacher uniquement aux hématoblastes la rapidité avec laquelle se coagule cette partie du sang décanté.

Mais c'est à ces éléments que se rapporte, en définitive, la formation dans le sang d'une fibrine particulière, complexe, impure pour ainsi dire, à cause de son mélange intime avec les débris d'hématoblastes, fibrine qui paraît d'autant plus spontanément rétractile qu'elle est plus riche en hématoblastes (1).

§ 4. — EXPLICATION DES FAITS PHYSIOLOGIQUES. — RÉSUMÉ GÉNÉRAL.

Que résulte-t-il de l'insuffisance de nos connaissances sur la nature chimique de la coagulation fibrineuse?

C'est que, pour le moment, l'explication d'un bon nombre des faits exposés dans la première partie de cette étude nous échappe.

Le rôle des hématoblastes dans la production de la fibrine du sang et dans la formation des diverses variétés de concrétions sanguines est certainement le fait le plus saillant de tous ceux que les recherches modernes aient mis en lumière, et de beaucoup le plus intéressant pour le médecin. Mais il est loin de fournir la clef de tous les phénomènes observés. Il permet de comprendre les conditions variables de la prise du sang en caillots, plutôt que le maintien de sa liquidité. Sur ce dernier point nos connaissances sont encore très insuffisantes, et pour bien préciser, notons les principales questions qui attendent une solution.

Quel est le mode d'action si remarquable de la paroi vasculaire sur le maintien du sang à l'état liquide?

Les expériences sur la formation des concrétions par battage sembleraient faire croire que la paroi vasculaire intacte exerce cette action en s'opposant à l'altération que les hématoblastes et peut-être aussi les globules rouges subissent au contact d'un corps étranger. Les observations intéressantes de Freund plaident dans le même sens. Mais la paroi vasculaire empêche également la lymphe de se coaguler, bien que cette dernière soit dépourvue d'hématoblastes. On ne peut invoquer ici une action sur les globules blancs, puisque les liquides de certaines grandes séreuses en contiennent souvent plus que la lymphe, sans être spontanément coagulables à l'air. L'action physique s'exercerait-elle sur les générateurs de la fibrine à l'état de solution, tout aussi

---

(1) Ces faits s'appliquent seulement aux caillots formés dans le sang au repos, car dans le plasma et les sérosités remuées avec un agitateur, le caillot mou, gélatineux, se condense sous forme de lames minces par le simple tassement des filaments, lorsque ceux-ci s'affaissent par leur poids et leur manque de support.

bien que sur les éléments anatomiques retenant l'un ou l'autre de ces générateurs? On pourrait le croire en voyant la coagulation du plasma filtré et dépourvu presque absolument d'éléments anatomiques, avoir pour point de départ la paroi des vases. Mais ce même plasma réintroduit dans un segment vasculaire frais ne tarde pas à se coaguler, et le sang altéré par addition de divers liquides se coagule également, même dans les segments vasculaires non détachés.

Bien plus, ce même sang qui se prend en masse lorsqu'il stagne dans un vaisseau, aussi rapidement qu'il le ferait hors de l'organisme, reste cependant parfaitement liquide pendant qu'il circule. Quel est encore le mécanisme toujours en éveil, et prompt dans ses effets, qui s'oppose à la coagulation de ce sang en mouvement?

Le mouvement du sang s'oppose-t-il à une diffusion suffisante du principe qui entraîne dans le sang en stagnation la coagulation massive?

Cela n'est pas impossible, quoique difficile à comprendre. En tout cas, le principe de la coagulation, mis en liberté dans le sang, n'est pas immédiatement neutralisé, détruit ou éliminé, puisqu'au bout de deux heures le sang stagnant est encore coagulable.

Toutes ces questions ne pourront être résolues que le jour où l'on possédera une théorie complète et indiscutable de la coagulation fibrineuse.

Malgré ces lacunes, l'histoire de la coagulation du sang et des sérosités normales ou pathologiques a fait dans ces dernières années de réels progrès. Nous avons dû citer dans le cours de notre étude un si grand nombre d'observations et d'expériences, qu'il ne nous paraît pas inutile de présenter en terminant un résumé général des faits principaux:

I. Les liquides capables de fournir de la fibrine forment deux groupes distincts.

Le premier groupe comprend les liquides spontanément coagulables, tels que le plasma sanguin, la lymphe et les sérosités hydro-phlegmasiques.

Tous ces liquides ont la propriété d'abandonner, lorsqu'on les porte à la température de + 56 à 57°, une matière visqueuse et fibrillaire, représentant une variété de fibrinogène.

C'est le sang qui en renferme le plus, vient ensuite la lymphe, puis les sérosités hydro-phlegmasiques.

La faible coagulabilité de ces derniers liquides tient peut-être en partie à cette particularité. Cependant leur richesse en sels doit également entrer en ligne de compte, car on peut assez souvent, en les dialysant, leur faire produire de nouvelles quantités de fibrine.

Tous ces liquides, traités par le chlorure de sodium, abandonnent une assez forte proportion de fibrinogène d'Hammarsten. Toutefois la proportion de ce fibrinogène ainsi précipité est moins élevée que la proportion de fibrine obtenue par le repos ou par le battage.

Le deuxième groupe comprend les liquides non spontanément coagulables, dans lesquels on n'obtient de précipitation fibrineuse que par addition de sérum sanguin, ou d'une solution de matière indéterminée, connue sous le nom de solution de ferment (A. Schmidt et O. Hammarsten). Ces liquides ont pour caractère commun de ne fournir aucune précipitation par le chauffage à + 56°. Ils contiennent cependant toujours une certaine proportion de fibrinogène, précipitable par le chlorure de sodium.

Bien qu'ils ne donnent pas de précipité à 56°, ils perdent, après avoir été portés à cette température, la propriété de se coaguler par addition de sérum. Le fibrinogène qu'ils renferment est donc modifié, quoique non précipité, par la température de + 56°.

D'après ces faits il est probable que les liquides coagulables contiennent au moins deux variétés d'une même substance, l'une précipitable à + 56°, l'autre modifiable, mais non précipitable par cette même température.

Que, de plus, le chlorure de sodium a la propriété de précipiter ces deux variétés de fibrinogène.

Il est permis, en outre, d'attribuer à la variété coagulable à + 56° une action coagulatrice, puisque seuls les liquides qui en renferment sont spontanément coagulables.

II. Le sérum du sang ne contient ni fibrinogène coagulable à + 56-57° (59 pour le sérum du chien), ni fibrinogène précipitable par le chlorure de sodium.

Cependant, en le portant à cette température, on lui fait perdre sa propriété coagulatrice.

Cette particularité pourrait faire croire que cette propriété est liée à la présence d'une matière albuminoïde sensible, comme le fibrinogène, à la température de $+ 56°$.

On la rapporte cependant à un corps non albuminoïde, qui jouerait le rôle d'un ferment; mais il faut tenir compte des recherches des auteurs qui ont trouvé dans le sérum une variété de fibrinogène.

Tout ce qu'on a dit de l'origine leucocytaire ou hématoblastique du ferment est encore à démontrer.

Tout reste obscur dans l'histoire de ce ferment : sa nature, son mode de production, la réalité de son intervention. Cependant le fibrinogène d'Hammarsten a réellement la propriété de se coaguler par addition de sérum ou de ferment; mais parfois il se coagule spontanément, et sa coagulation semble exiger une certaine impureté de la substance, notamment la présence d'hémoglobine.

La matière albuminoïde combinée à l'hémoglobine a d'ailleurs des propriétés coagulatrices indiscutables.

Wooldridge a reconnu comme nous la nécessité de faire intervenir dans la coagulation divers principes fibrinogéniques. Mais il ne se prononce pas sur leur provenance. Il croit qu'ils préexistent dans le plasma sanguin et sont indépendants des éléments figurés, sans expliquer comment ils restent en présence dans le sang circulant, sans former de la fibrine par leur action réciproque. Il a le mérite d'avoir établi la part importante et peut-être prépondérante que prend la lécithine sur les transformations de ces matières albuminoïdes impures et d'avoir retiré des tissus des fibrinogènes capables de provoquer la coagulation du sang. Aussi peut-on s'étonner qu'il refuse tout rôle actif aux éléments figurés du sang dans lesquels il existe une notable proportion de lécithine.

III. Le sang tient une place à part parmi les liquides coagulables, à cause de sa richesse en éléments figurés.

Les hématoblastes doués d'une extrême vulnérabilité sont frappés à mort dès leur sortie des vaisseaux. Leurs altérations marchent de pair avec la coagulation fibrineuse qui ne paraît pas pouvoir s'effectuer sans leur participation. Elles se poursuivent après l'apparition du réticulum fibrineux et la coagulation n'est tout à fait achevée que lorsque les hématoblastes sont réduits aux stromas.

La coagulation fibrineuse évoluant dans le sang en même

temps que la destruction d'un élément anatomique vient se placer pour ainsi dire à la limite des faits biologiques et des faits d'ordre physico-chimique pur. Je crois en avoir formulé une conception exacte en la rangeant parmi les phénomènes agoniques. C'est, en tout cas, une des plus curieuses mutations de la matière organisée et une des conséquences du rôle que le sang est appelé à jouer dans la formation et l'entretien des éléments cellulaires.

Les globules rouges abandonnent également au plasma, pendant le cours de la coagulation, des concrétions particulières qui paraissent fournir au plasma une matière fibrinogène.

La matière fournie par les hématoblastes pendant ce processus a les caractères du fibrinogène précipitable à $+56°$. Elle est plus sensible que les matières albuminoïdes du plasma à l'action coagulatrice du bichlorure de mercure et paraît se rapprocher à cet égard d'une matière qui est, dans la lymphe, à l'état de dissolution.

Les matières génératrices de la fibrine semblent pouvoir être modifiées ou plutôt sollicitées à se modifier par un contact avec les corps étrangers susceptibles de servir de point d'appui à des précipitations visqueuses et adhésives.

Cette action physique s'exerce au plus haut degré sur les hématoblastes ou mieux sur leur matière visqueuse d'exsudation. De là la précipitation facile des hématoblastes sur des corps étrangers, leur adhérence à ces corps et la formation des concrétions sanguines par battage.

De là encore toutes les particularités que nous avons décrites à propos de la marche de la coagulation dans les vases, de l'adhérence des hématoblastes aux baguettes de battage du sang, etc.

Comme conséquences de leurs altérations consécutives à la prise en gelée, nous trouvons la rétraction du caillot exprimant son sérum, la forme conique et excavée de ce caillot par suite de la rétraction plus prononcée au niveau de la croûte superficielle qu'au niveau du cruor.

C'est encore à l'altération des hématoblastes sous l'influence des modifications dans la constitution chimique du plasma que se rapportent les autres variétés de coagulation observées sur le vivant : coagulation massive du sang stagnant, coagulation par précipitation.

Suivant la manière dont les injections intra-vasculaires agissent sur les éléments anatomiques et particulièrement sur les hématoblastes, elles peuvent avoir des effets très variables.

Les unes déterminent la dissolution plus ou moins rapide et étendue des hématoblastes et des globules rouges et par suite la diffusion de la matière fibrinogénique contenue dans ces éléments. Il en résulte une augmentation de la coagulabilité du sang qui présente alors la singulière propriété de rester liquide en circulation tandis qu'il se prend immédiatement en gelée lorsqu'il est stagnant.

D'autres ont la curieuse propriété de déterminer la précipitation des hématoblastes sous une forme insoluble; elles rendent par suite le sang incoagulable ou tout au moins diminuent considérablement sa coagulabilité. Les effets qu'elles produisent comptent au nombre des phénomènes qui prouvent le mieux la participation directe des hématoblastes à la production de la fibrine.

Enfin d'autres encore peuvent provoquer une coagulation massive du sang circulant (injections de sang dissous). Jusqu'à présent l'action de ces sortes d'injections avait été rapportée à la présence dans ces dissolutions de sang d'une proportion plus ou moins forte de ferment de Schmidt. Il est plus logique de faire jouer le principal rôle aux matières coagulatrices fournies par les globules rouges. Ceux-ci renferment, en effet, de la lécithine, et l'on sait que Wooldridge a démontré le pouvoir coagulateur de cette substance. Une dissolution de globules rouges agirait à la façon d'une solution de matière fibrinogénique d'origine cellulaire.

IV. Dans l'état actuel de nos connaissances, il est impossible de formuler la théorie chimique générale de la coagulation fibrineuse. Tout ce qu'on peut dire, c'est que la fibrine concrète paraît provenir de la transformation, probablement par un phénomène d'hydratation, de diverses matières albuminoïdes très voisines les unes des autres et représentant les variétés d'une même substance portant le nom de fibrinogène. Ces variétés de fibrinogène donneraient de la fibrine en se modifiant en présence de matières organiques résultant de la désassimilation cellulaire.

CHAPITRE IV

DE LA COAGULABILITÉ DU SANG.

Quand on blesse un animal, si l'écoulement du sang par la plaie s'arrête rapidement, on dit que le sang est très coagulable; qu'au contraire, la blessure soit la source d'une hémorragie de longue durée, difficile à arrêter, le sang est déclaré peu coagulable. Cependant la durée de l'écoulement du sang dépend non seulement de la coagulabilité de ce liquide, mais encore d'un grand nombre d'autres conditions, telles que nombre et nature des vaisseaux divisés, profondeur de ces vaisseaux, étendue et forme de la plaie, état du système nerveux, etc.

En cas de blessure, on ne peut donc en réalité apprécier les variations dans la coagulabilité du sang que si toutes les autres conditions de l'hémorragie sont aussi semblables que possible.

Reçoit-on le sang issu d'une plaie dans un vase, la coagulabilité sera encore appréciée d'après le temps qui s'écoulera avant la prise en gelée. Cet espace de temps dépendra également, dans ce cas, de conditions multiples : nature du sang (artériel, veineux ou capillaire), vitesse d'écoulement du sang, nature et forme du vase, température extérieure, repos ou agitation de la masse sanguine. Il faudra évidemment tenir compte de ces conditions si l'on veut donner une certaine valeur au terme coagulabilité.

Ces exemples montrent que cette expression sert à désigner deux propriétés différentes, celle que possède le sang de se coaguler *in situ* au niveau d'une plaie ou bien de se prendre en masse dans le vase où il est reçu. C'est donc une notion de temps relative au phénomène que nous venons d'étudier précédemment sous le nom de coagulation, mais une notion qui ne peut être précise, on le voit, que si l'on tient parfaitement compte des circonstances multiples dans lesquelles le phénomène coagulation se produit.

Nous avons distingué, à cet égard, la coagulation du sang dans la plaie et la coagulation du sang issu du corps dans un vase; pour être complet, il faudrait encore envisager la coagulabilité du sang à l'intérieur même des vaisseaux, mais cette dernière pro-

priété est plutôt d'ordre anatomo-pathologique et peut être pour
le moment laissée de côté.

Le médecin qui s'intéresse surtout à l'arrêt des hémorragies et
aux divers moyens hémostatiques doit se préoccuper avant tout
de la coagulabilité du sang dans les plaies. Les physiologistes, au
contraire, en poursuivant l'étude des qualités du sang, se sont
bornés à apprécier la coagulabilité du sang extrait des vaisseaux
et reçu dans un vase.

Nous suivrons cet exemple en nous réservant de revenir sur
l'hémostase dans le chapitre consacré à la physiologie pathologique du sang. Mais nous ferons remarquer dès à présent que la
coagulabilité du sang telle que les physiologistes la comprennent
est un des facteurs les plus importants parmi ceux qui interviennent dans le fait de l'arrêt de l'hémorragie.

Ainsi, toutes choses égales d'ailleurs, les animaux dont le sang
se coagule le plus rapidement en dehors de l'organisme sont également ceux dont les hémorragies sont les moins redoutables.

Chez le cheval, par exemple, dont le sang se coagule avec une
grande lenteur, les hémorragies sont d'un arrêt lent et difficile,
tandis que nos animaux de laboratoire et les oiseaux saignent
difficilement et ont un sang très coagulable.

Ce rapport étroit et évident entre ces deux sortes de coagulabilité, la coagulabilité du sang dans une plaie, la coagulabilité
dans un vase, donne une importance indéniable aux recherches
qui peuvent être faites sur cette dernière. Mais pour que ces recherches aient une valeur réelle, il faut qu'elles soient exécutées
à l'aide d'une technique suffisamment rigoureuse.

En général, on reçoit le sang extrait des vaisseaux dans un
vase et on calcule le temps qui s'écoule jusqu'au moment de la
prise en gelée.

Voilà une opération qui semble des plus simples.

Cette simplicité n'est qu'apparente, à cause de la nécessité de
se placer toujours dans des conditions aussi semblables que possible.

Après bien des tâtonnements, j'ai été conduit à abandonner
tous les appareils spéciaux que j'ai fait construire et à m'en tenir
à un procédé extrêmement simple.

Il consiste à recevoir le sang issu des vaisseaux divisés (veine,
artère, capillaire) dans une éprouvette de verre, à fond plat, tou-

jours la même et qu'on laisse s'emplir jusqu'à un certain niveau, marqué à l'avance par un point de repère. La température du milieu est notée avec soin et le temps devant servir de mesure à la coagulabilité est compté d'une manière uniforme depuis l'issue de la première goutte de sang jusqu'au moment où l'on peut retourner le vase sans que la masse se déforme. Le point de départ est facile à saisir ; il n'en est pas de même de la seconde limite. On sait, en effet, que la solidification du sang ne se fait pas brusquement, c'est-à-dire d'un seul coup, à un moment précis. Le phénomène évolue d'une manière progressive, à tel point que pendant une période relativement assez longue on reste dans l'hésitation en se demandant si la prise en gelée est effectuée ou n'est encore qu'imminente.

C'est pour vaincre cette difficulté que H. Vierordt (1) a imaginé le procédé du cheveu. Il consiste à remuer constamment un cheveu blanc plongeant dans du sang aspiré dans un tube et à considérer la coagulation comme effectuée au moment ou le cheveu se colore. Toute agitation du sang avec un corps étranger ayant pour effet de précipiter la coagulation ou mieux de provoquer la formation à la surface de ce corps d'un caillot par battage, ce procédé me paraît défectueux.

Il me semble préférable de suivre avec soin des yeux, dans une éprouvette cylindrique à fond plat, la surface du sang recueilli. Dès qu'il s'y forme nettement une pellicule on incline doucement l'éprouvette. Si le sang n'est encore qu'imparfaitement solidifié, la masse sanguine se déforme et bombe ; on répète l'épreuve de minute en minute ou même plus fréquemment jusqu'à ce que le caillot ne puisse plus se déformer, alors même que l'éprouvette est complètement renversée. On n'arrive pas ainsi à une très grande approximation, car on peut se tromper de dix à quinze ou même vingt secondes ; mais on a l'avantage de pouvoir distinguer les coagulations incomplètes des normales et je crois pouvoir dire que les observateurs qui ont eu la prétention de mesurer la coagulabilité à quelques secondes près (deux à cinq) se sont fait complètement illusion.

Cela posé, on peut à l'aide de cette technique entreprendre des recherches variées. Tout d'abord, comme l'ont fait certains phy-

(1) H. Vierordt, Die Gerinnungszeit des Blutes in gesunden u. kranken Zustännden (*Arch. d. Heilk.* Bd. XIX, H. 3, s. 193, 1878).

siologistes, on peut se proposer de déterminer la coagulabilité des diverses sortes de sang (veineux, artériel, capillaire) recueilli sur divers points du corps.

Dans l'application du procédé à cette étude relativement simple, on rencontrera encore des difficultés. Pour que toutes les déterminations soient comparables entre elles, il faut qu'elles soient faites à une même température extérieure. Cette condition est d'une réalisation assez facile. Mais il importe aussi que le sang se refroidisse au dehors avec une rapidité égale dans tous les cas. Or, la petite quantité de sang qu'on recueille dans chaque expérience sera obtenue presque immédiatement lorsqu'on opérera sur une veine ou une artère, tandis qu'il faudra un temps assez long pour obtenir le sang capillaire. D'autre part les premières gouttes de ce sang seront depuis longtemps issues des vaisseaux et parfois même déjà coagulées lorsqu'on recevra celles qui viendront compléter la quantité de sang sur laquelle on opère.

Pour obvier à ces causes d'erreur, on réduira à un minimum ce volume de sang, et malgré cette précaution on reconnaîtra que la coagulabilité du sang des capillaires est d'une détermination très difficile.

Les vaisseaux seront ouverts nettement avec un instrument bien tranchant et le sang sera recueilli directement sans l'intermédiaire d'aucun instrument.

Supposons maintenant qu'il s'agisse de rechercher les variations dans la coagulabilité du sang dans diverses conditions relatives à l'individu ; on choisira une certaine espèce de sang et on opérera toutes les prises de sang exactement de la même manière et dans des conditions aussi identiques que possible.

En général, il vaut mieux employer, pour ce genre d'expériences, le sang veineux de l'oreille (chez le chien ou le lapin). Il sera toujours assez facile de pratiquer dans cette région une petite saignée veineuse, à écoulement rapide, et d'obtenir du sang veineux à peu près pur.

Mais on doit encore être prévenu que, pour obtenir des résultats valables il est indispensable, à chaque prise de sang, de se servir d'une veine fraîche.

Lorsqu'à un court intervalle on prend deux fois de suite (dans une même journée par exemple) du sang à une même veine, toutes les autres conditions restant les mêmes, la coagulabilité du sang est modifiée. Le sang de la seconde prise se coagule plus rapidement que celui de la première.

Malgré toutes ces précautions dans le manuel opératoire, l'étude des variations de la coagulabilité, à l'état physiologique, donne des résultats assez incertains. On observe, en effet, chez le même animal, des différences qui, en apparence, sont inexplicables. Ces différences sont encore bien plus marquées quand on opère sur divers animaux de la même espèce.

Ainsi, chez le chien, le sang de l'oreille met parfois vingt minutes à se coaguler; d'autres fois il se coagule en une seule minute. Quand cet écart s'observe entre le sang d'un chien et celui d'un autre chien, placés tous deux en apparence dans les mêmes conditions, on peut invoquer l'influence très probable des variations individuelles. Mais lorsque pareil fait est constaté chez le même animal à quelques jours de distance, les conditions de cette variabilité échappent. Bien plus, on trouve parfois sur le même animal, en faisant des prises de la même sorte de sang sur des régions différentes du corps, des résultats non concordants.

Voici, par exemple, un chien auquel on fait une saignée d'une des veines de l'oreille; le sang se coagule en neuf minutes. Immédiatement après on retire un peu de sang de la saphène externe, le sang ne met plus que deux minutes pour se prendre en masse.

Que dire, avec de pareils résultats, des différences rapportées au sexe, aux diverses espèces de sang (veineux, artériel, capillaire); de celles qu'on attribue à l'état de jeûne ou de digestion. Les seuls chiffres concordants qu'on puisse obtenir sont fournis par la détermination de la coagulabilité de la même espèce de sang, emprunté à une seule et même région et cela à d'assez courts intervalles. La nécessité d'opérer dans des conditions aussi restreintes rétrécit le champ des observations et rend difficile l'étude physiologique de la question.

Ces réserves faites, il serait inexact de croire que nous ne connaissons rien de précis sur les conditions capables d'influencer la coagulabilité du sang. Mais après avoir signalé la plupart de ces conditions dans le précédent chapitre, il nous paraît inutile d'y revenir.

Rappelons seulement que ce sont les injections intra-vasculaires qui produisent les effets les plus remarquables, en altérant la

constitution du plasma, soit directement, soit par l'intermédiaire
de modifications plus ou moins profondes dans les éléments anatomiques.

Les injections de peptone sont particulièrement intéressantes
au point de vue physiologique, à cause de la pénétration de peptones dans le sang pendant le cours de la digestion. Théoriquement le sang devrait être moins coagulable pendant cette période.
Cependant Wooldridge a trouvé, au contraire, qu'une riche alimentation accroît le contenu du sang en fibrinogène A et rend plus
sensibles les effets des injections de la matière qu'il a désignée
sous le nom de fibrinogène des tissus.

QUATRIÈME PARTIE

ANATOMIE ET PHYSIOLOGIE PATHOLOGIQUES

ARTICLE PREMIER

PARTIE GÉNÉRALE (ANATOMIE ET PHYSIOLOGIE PATHOLOGIQUES
GÉNÉRALES).

Au commencement de notre siècle, au moment où l'anatomie
pathologique moderne entra dans cette ère de progrès incessants
qui est encore loin d'être close, l'étude des altérations des humeurs
fut entreprise presque exclusivement à l'aide des procédés chimiques. C'était le beau temps de la saignée et il était assez facile de
se procurer la quantité de sang, relativement assez considérable,
nécessaire pour une analyse chimique. Les notions qui furent
ainsi acquises sur les altérations du sang sont certainement d'une
grande valeur et eurent un grand retentissement. Mais à cette
époque, la chimie biologique n'était pas encore assez avancée pour
qu'on pût tirer de ces remarquables recherches tout le parti
désirable. Depuis, la phlébotomie est tombée de son piédestal et
aucun médecin n'oserait se permettre de saigner ses malades pour
faire systématiquement l'étude des altérations du sang. Devons-
nous le regretter?

Certes, il serait très intéressant de pouvoir poursuivre des
recherches chimiques dans les diverses maladies de l'homme. On
pourrait peut-être ainsi résoudre l'obscure question des altérations
des matières albuminoïdes du plasma; déterminer les ptomaïnes
des diverses maladies infectieuses; reprendre l'étude des variations des matières salines, etc.

Mais, en somme, le point de vue chimique est restreint et, bien évidemment, la plupart des questions qu'il comprend peuvent être résolues à l'aide de l'expérimentation chez les animaux. L'abandon obligatoire des procédés chimiques n'a donc pas été un événement très fâcheux; il me paraît avoir été compensé par la substitution à ces procédés de méthodes purement physiques qui ont ouvert des horizons nouveaux et fait accomplir à l'hématologie des progrès sensibles.

Les procédés physiques, ne réclamant qu'une quantité de sang insignifiante, sont essentiellement pratiques. Actuellement ils ont supplanté d'une manière probablement définitive les analyses chimiques. Ce n'est pas que ces procédés puissent à eux seuls, pas plus que ces dernières, fournir tous les renseignements si divers et si multiples dont le médecin doit s'enquérir, mais ils ont sur tous les autres l'avantage de pouvoir être utilisés chez tous les malades, à toutes les phases d'une maladie et d'être d'un emploi facile et expéditif. Ils n'excluent pas d'ailleurs les autres méthodes d'étude; mais celles-ci sont devenues des procédés de laboratoire et les résultats qu'on en peut obtenir se rattachent plutôt à la pathologie expérimentale qu'à la pathologie humaine proprement dite.

Comme mes travaux ont eu principalement pour objet de perfectionner les procédés cliniques, je vais avoir à exposer surtout les notions que ces moyens d'examen permettent d'acquérir sur l'anatomie pathologique du sang.

J'aurai plusieurs fois l'occasion de les compléter par divers renseignements empruntés à la pathologie expérimentale.

CHAPITRE PREMIER

ALTÉRATIONS DES ÉLÉMENTS FIGURÉS.

Je suivrai l'ordre indiqué par la division naturelle du sang en deux parties, les éléments figurés, le plasma. Il est bon toutefois de faire immédiatement remarquer qu'il existe des rapports si étroits entre les éléments anatomiques et le liquide dans lequel ils baignent, qu'un certain nombre de modifications du plasma sont la conséquence directe de l'altération de ces éléments, et que, d'autre part, les changements dans la composition du plasma retentissent forcément sur l'état anatomique des corpuscules sanguins.

SOUS-CHAPITRE I

ALTÉRATIONS DES HÉMATIES.

Les globules rouges peuvent être atteints d'altérations nombreuses qui jusqu'à présent ont été très incomplètement décrites dans les traités d'anatomie pathologique. Je grouperai ces altérations en deux sections en m'appuyant, pour établir cette division, sur les procédés à l'aide desquels on les observe. La première comprendra les altérations directement constatables au microscope, la seconde celles qui exigent, pour être mises en évidence, le concours de procédés physico-chimiques spéciaux (chromomètres, spectroscopes, pompes à gaz, etc.).

§ 1. — ALTÉRATIONS MORPHOLOGIQUES DES GLOBULES ROUGES.

A. Modifications numériques. — Les variations numériques des globules rouges sont extraordinairement étendues.

L'augmentation de nombre est relativement rare. En dehors des cas de jeûne et d'inanition, elle ne se montre que dans les états morbides où le sang s'épaissit par suite de grandes déperditions aqueuses.

Ce sont les évacuations par la muqueuse des voies digestives qui déterminent le plus rapidement l'accumulation relative des éléments du sang, et il est certain que l'épaississement de ce liquide joue un rôle important dans la production de l'état morbide connu sous le nom d'état cholériforme algide. Dans les accidents gastro-intestinaux de nos contrées, j'ai trouvé jusqu'à 6 millions de globules chez des individus qui n'en avaient que 4 500 000 à l'état normal.

Dans le choléra, au moment de l'algidité asphyxique, l'épaississement du sang est encore plus prononcé. On compte alors de 6 200 000 à 6 500 000 hématies par millimètre cube, ce qui représente une réduction d'environ un quart dans la masse totale du sang.

Mais en dehors de ces cas dans lesquels le nombre des globules est augmenté par le fait de la déshydratation, existe-t-il une altération due à une production exagérée de globules rouges?

Les accidents qui ont été décrits sous le nom de pléthore vraie sont-ils la conséquence d'une richesse anormale du sang en hématies?

Chez un homme de vingt-cinq ans, j'ai compté 5 800 000 globules rouges et, chez un autre, près de 5 900 000. Tous deux étaient bien portants et ne présentaient aucun signe de pléthore. Au contraire, j'ai observé les symptômes attribués à cet état morbide chez des personnes qui n'avaient pas plus de 4 800 000 à 5 000 000 de globules rouges.

Je ne crois donc pas à l'existence d'un état pléthorique pouvant être rapporté à une richesse exagérée du sang en hématies. Le sang n'est probablement jamais trop bien constitué.

Mais que cette richesse puisse jouer un certain rôle dans l'intensité de certains phénomènes réactionnels, et qu'il faille en tenir compte dans quelques états morbides ; cela est possible.

Les individus les plus robustes et les plus riches en hématies ne sont pas à l'abri des accidents graves lorsqu'ils sont frappés de maladies générales, et la prédisposition que crée une grande richesse globulaire à la production de certains états morbides (l'éclampsie par exemple) peut être une des meilleures indications de la saignée.

La diminution dans le nombre des globules rouges est une altération d'une extrême fréquence. Lorsqu'elle se produit rapidement dans l'espace de quelques jours, par exemple à la suite d'hémorragies répétées (anémie aiguë), elle ne peut dépasser une certaine limite sans entraîner la mort. Les malades sont déjà dans un état très grave lorsque le nombre des globules rouges se rapproche d'un million. Cependant je l'ai vu descendre au-dessous de ce chiffre déjà très faible dans des cas qui se sont terminés par la guérison.

Lorsque l'anémie est progressive, idiopathique ou symptomatique, l'organisme semble s'habituer peu à peu à la pauvreté du sang en hématies. Ce n'est pas sans un certain étonnement qu'on rencontre des personnes actives, travaillant pour vivre et dont le sang ne renferme que 2 millions de globules ou même moins encore. Ce fait est d'autant plus remarquable que souvent les éléments sont en même temps moins riches en hémoglobine que les globules sains.

J'ai cité comme exemple (1) l'observation d'un ancien militaire

____

(1) XXXIII.

qui resta anémique à la suite de voyages multiples dans les pays chauds où il fut à plusieurs reprises atteint de fièvre intermittente.

Au moment où je l'observai, six ans après son retour en France, on ne comptait dans son sang que 1 950 000 globules rouges ne représentant en hémoglobine que la valeur de 900 000 globules sains, et cependant il était dans un état de santé assez satisfaisant pour pouvoir faire, à l'hôpital temporaire, le métier d'infirmier. J'ai retrouvé depuis des faits analogues. Avec une richesse globulaire cinq fois moindre à peu près que la normale, les fonctions peuvent donc s'exécuter encore assez bien pour permetre une certaine activité et une existence relativement pénible.

C'est là évidemment un fait bien curieux au point de vue physiologique.

Mais il ne faut pas se dissimuler que lorsque l'anémie atteint ce degré, les individus sont en réalité sérieusement malades.

Il existe même à cet abaissement du chiffre des hématies une limite qui, lorsqu'elle est franchie, entraîne la déchéance des fonctions et condamne les malades à une mort prochaine. Je ne voudrais pas indiquer cette limite par un chiffre inexact ou plutôt prématuré. Je dirai donc simplement que, d'après mes observations, l'anémie peut encore être curable lorsque le nombre des globules rouges n'est pas inférieur à 500 000.

Dans les cas mortels d'anémie à marche progressive, ce nombre a pu descendre sensiblement au-dessous (1).

Il ne semble pas que la vie soit possible avec un nombre de globules inférieur à 3 ou 400 000, et on a même lieu d'être surpris que la déglobulisation du sang puisse atteindre un degré aussi élevé. A cet égard l'homme paraît présenter une résistance bien supérieure à celle des animaux de laboratoire. Ainsi, bien que le chien ait un pouvoir de réparation sanguine très remarquable, il m'a été impossible, par des saignées successives, de faire tomber chez cet animal le nombre des globules au-dessous d'environ 2 millions, sans amener la mort. Il est vrai que pour déterminer une semblable anémie dans nos expériences, nous sommes obligés de pratiquer de larges saignées. De petites hémorragies fréquemment répétées pendant un temps suffisam-

---

(1) Voir le chapitre consacré plus loin à l'anémie pernicieuse progressive. Quelques observateurs ont trouvé des chiffres inférieurs à 300 000.

ment long conduiraient peut-être les chiens à un état analogue à celui qui résulte de l'anémie extrême chez l'homme.

B. Modifications dans le diamètre et la forme des éléments. — Les fluctuations numériques des globules rouges et particulièrement leur diminution de nombre s'accompagnent presque toujours de modifications dans les dimensions et la forme des éléments.

Les hématies ne conservent en effet leurs caractères normaux, dans le cas où leur nombre est sensiblement abaissé, que dans l'anémie aiguë consécutive à une perte sanguine abondante ou à un petit nombre d'hémorragies survenues dans un court espace de temps.

Le diamètre moyen des éléments peut être diminué ou augmenté.

Nous savons qu'à l'état sain, outre les globules grands, moyens et petits, il existe toujours quelques éléments d'une petitesse extrême auxquels j'ai réservé le nom de *globules nains*. La diminution dans le diamètre des globules rouges est souvent due à une augmentation dans la proportion de ces petits éléments. Les petits globules mesurent communément 6 μ. Au-dessous de 6 μ, ils deviennent nains, et leur diamètre peut alors descendre jusqu'à 3 μ,5, mais les éléments ne dépassant pas 4 μ sont toujours très rares ; de sorte que les globules nains mesurent en général de 3 μ,5 à 6 μ. Dans certains cas et particulièrement dans les anémies chroniques, la diminution dans le diamètre des éléments ste surtout la conséquence de l'abondance des petits globules.

L'augmentation du diamètre moyen résulte, au contraire, le plus souvent de l'abondance relative des grands éléments du sang normal. Mais il est des cas où quelques globules rouges atteignent un diamètre excessif. J'ai proposé de désigner ces éléments sous le nom de *globules géants* par opposition aux globules nains. On retrouve d'ailleurs leur analogue dans le sang normal, mais seulement dans le sang du nouveau-né (voir p. 179).

Les globules géants mesurent en général de 9 μ,5 à 12 μ ; les plus nombreux sont ceux d'environ 10 μ ; ceux de 12 μ sont plus rares, j'en ai trouvé cependant, dans certains cas exceptionnels, qui atteignaient 14 μ et même 16 μ (1).

Lorsqu'il existe une lésion de dimension, il est rare que le dia-

(1) Je rappellerai ici que les plus grands globules du sang de l'adulte dépassent très rarement 9 μ.

mètre des éléments ne soit pas très variable ; de sorte que si l'on veut se rendre exactement compte du diamètre moyen des hématies, il faut au préalable déterminer par le procédé décrit précédemment (p. 53) la quantité proportionnelle de chacun des types : globules nains — globules petits — moyens — grands — géants. Ce diamètre moyen ne sera abaissé que lorsque les petits et les nains seront prédominants ; de sorte qu'il pourra être normal ou presque normal dans des cas où le sang sera cependant très altéré, les globules grands et géants pouvant compenser l'abaissement produit par l'abondance des petits éléments. Enfin, le diamètre moyen des hématies pourra devenir supérieur au diamètre normal, et cela parfois dans une très notable proportion, lorsque les grands éléments seront nombreux. Mais on trouve toujours, même dans ces cas, à côté des types géants, une certaine proportion de petits éléments.

Quelques auteurs ont proposé de désigner la prédominance des grands éléments avec augmentation du diamètre moyen des hématies, sous le nom de *macrocythémie*. Il ne me paraît pas utile d'introduire cette expression dans la science. On pourrait croire qu'elle répond à un état opposé à la microcythémie, ce qui serait une erreur.

Il est rare que les altérations relatives au nombre et aux dimensions des éléments soient un peu prononcées sans qu'il y ait en même temps des *modifications de forme*. Mais il est extrêmement important de rappeler ici que l'examen microscopique du sang pur exige certaines précautions sans lesquelles on s'expose à confondre les altérations artificielles, dues au contact des corps étrangers et au traumatisme, avec de véritables altérations pathologiques. Bien des observateurs, même parmi les plus habiles, ont certainement commis sur ce point de fréquentes erreurs. Dans un grand nombre d'observations microscopiques du sang, il est, en effet, question de globules rouges déformés, crénelés, mûriformes, microcythiques ; de globules étirés, aplatis, fragmentés. Or, toutes ces modifications sont précisément celles qui surviennent sous l'influence de l'humidité, de la présence, dans la préparation, de corps étrangers, d'une compression trop forte par la lamelle ou du passage du sang dans un espace trop capillaire, enfin de chocs exercés sur la lamelle pour étaler la goutte de sang en couche mince. Quand on évite, par le procédé que j'ai décrit, ces déformations artificielles ou bien quand on fixe les éléments du sang au moment même où ce liquide sort des vaisseaux, à l'aide du liquide A par exemple, on observe ce fait intéressant que les vraies modifications de forme, celles qui préexistent dans le sang en circulation, ne font pas perdre aux éléments leur biconcavité.

Elles consistent essentiellement dans la perte de la forme discoïde régulière, compliquée ou non de la production de prolongements ou pointes partant du bord épais de l'élément.

Supposez qu'on prenne un disque mou, biconcave, à bord épais et malléable, qu'on le saisisse à pleines mains, qu'on l'étire de manière à en altérer la forme circulaire, puis que sur divers points de ses bords on soulève des prolongements variables, on aura ainsi une idée des divers aspects que peuvent prendre les globules rouges. Tout en restant biconcave, le disque deviendra ovalaire, piriforme, fusiforme ou plus irrégulier encore, tandis que le bord portant un ou plusieurs prolongements formera, avec le corps de l'élément, l'image d'une raquette, d'une cornue, d'un marteau ou même d'un corps tellement irrégulier qu'il échappera à toute comparaison (fig. 60).

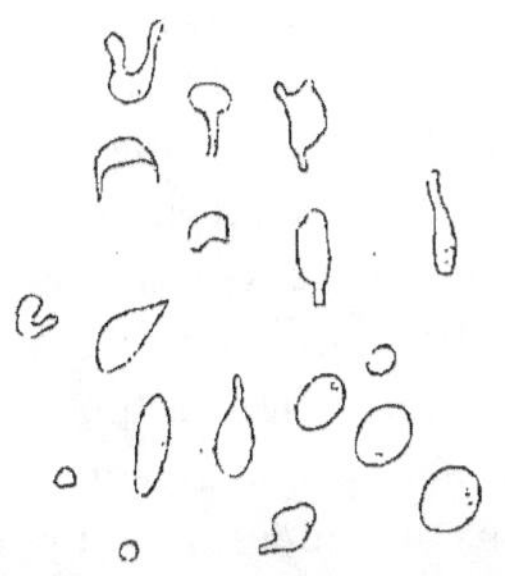

Fig. 60. — Chlorose. Déformations et décoloration des hématies. Préparation faite par dessiccation rapide. — Les plus petits éléments sont des globules nains; il n'y a pas d'hématoblastes représentés dans cette figure.

Ce sont les éléments intermédiaires entre les hématoblastes et les hématies, puis les globules nains, c'est-à-dire les plus jeunes globules rouges qui sont le plus souvent atteints; mais les hématies adultes ne sont pas exemptes de ces modifications de forme.

Enfin les globules géants sont rarement parfaitement discoïdes: presque toujours ils sont un peu ovalaires ou piriformes.

Les prolongements du bord des éléments ont habituellement l'apparence de doigts de gant assez courts; ils atteignent cependant parfois la longueur de 5 à 6 μ.

Dans quelques cas ces déformations sont extrêmes, et comme elles s'accompagnent de modifications qualitatives des hématies, il est probable qu'elles sont exagérées par le contact avec l'air extérieur malgré le soin apporté dans la confection de la préparation.

On peut admettre alors qu'elles sont en partie le résultat d'une vulnérabilité anormale des globules rouges qui ont conservé quelque chose de l'altérabilité des hématoblastes.

Pour donner une idée des formes bizarres et très variées que les globules rouges peuvent prendre, je vais transcrire ici les principales observations faites sur le sang d'un malade arrivé à la période ultime d'un cancer stomacal.

a. *Examen du sang liquide pur dans la cellule à rigole.* — Le malade étant extrêmement anémique, les globules rouges, peu nombreux, forment des piles éparses, de faibles dimensions ; beaucoup d'éléments restent isolés ou groupés par deux, trois, quatre au plus. Les piles ont un bord très sinueux à cause de la variabilité du diamètre des hématies. Dans les grandes mers plasmatiques les hématoblastes et les globules blancs paraissent plus abondants qu'à l'état normal. Pendant que le sang se coagule, les piles se rétractent sensiblement, les hématies semblent fortement comprimées les unes contre les autres, mais elles restent bien distinctes. La plupart des globules isolés sont profondément altérés : ils sont minces, pâles et presque tous découpés irrégulièrement ; cependant ils ont conservé leur biconcavité. La déformation de ces éléments consiste surtout dans la production de saillies irrégulières, habituellement multiples, dont quelques-unes sont terminées par une petite sphère hémoglobique. La masse principale du globule n'a pas subi cependant la transformation sphérique. Pendant la coagulation, apparaît un réticulum fibrineux incomplètement visible ; il n'y a pas d'augmentation de la fibrine. En pressant sur la lamelle couvre-objet au niveau de la rigole, on parvient assez difficilement à éparpiller les éléments des piles. Cependant on multiplie ainsi le nombre des globules isolés et ceux-ci sont tout à fait remarquables par l'extrême irrégularité de leur forme. Beaucoup d'entre eux sont crénelés ou mûriformes, ce qui est la conséquence du traumatisme ; les autres et, en général, les plus petits, sont irrégulièrement allongés et comme déchiquetés sur le bord ; quelques-uns ont une forme de boudin ou de bâtonnet.

b. *Examen du sang desséché.* — La plupart des globules rouges sont déformés comme dans le sang humide. Les grands éléments sont simplement crénelés ; les petits et les nains, qui sont très abondants, présentent presque tous les singuliers aspects que nous venons de décrire et dont quelques-uns sont reproduits dans notre dessin (fig. 61).

Ces déformations ne se rencontrent que chez les anémiques, où elles ne représentent qu'un des caractères anatomo-pathologiques de la lésion du sang. Il ne me paraît donc pas logique de les désigner par un nom spécial. Celui de *poikilocytose* pro-

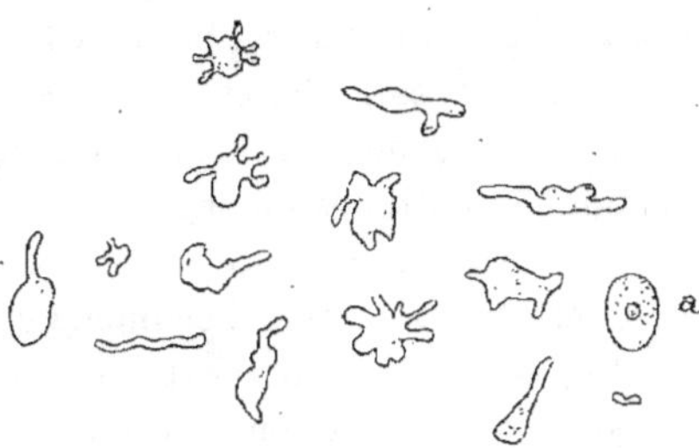

Fig. 61. — Cancer de l'estomac (anémie très intense). — Préparation faite par dessiccation rapide. — *a*, un des globules adultes et non déformé. Les autres globules, pris dans divers points de la préparation, représentent les principaux types de déformation des hématies.

posé par Quincke a été cependant adopté par un certain nombre d'auteurs (1).

C'est ici que devrait être rangée l'altération décrite par Masius et Van Lair sous le nom de microcythémie (2).

Nous savons que les microcytes sont un des résultats des altérations artificielles des hématies. Mais il se pourrait cependant que dans certains cas pathologiques des microcytes pussent se former dans le sang en circulation. J'ai examiné avec soin cette question, à laquelle on a attaché une certaine importance en anatomie pathologique, et je dois déclarer que les microcytes me paraissent être des productions artificielles aussi bien dans le sang pathologique que dans le sang normal.

Toutes les fois que j'ai vu des microcytes, il m'a suffi de faire une nouvelle préparation de sang avec les précautions convenables pour empêcher l'apparition de ces prétendus éléments patholo-

(1) Quincke, *Deuts. Archiv f. klin. Med.* Bd. XX, 1877. Le nom de poikilocytose a été donné par cet auteur aux déformations des hématies que j'ai indiquées comme un des caractères du sang dans les anémies chroniques (n° XXX) (voir le chapitre de l'*Anémie pernicieuse progressive*).

(2) Masius et Van Lair, De la microcythémie (*Bullet. de l'Académie de Belgique*, 515, 1871).

giques. Dès lors il est facile de comprendre les cas de micro-cythémie transitoire observés par quelques auteurs [Litten (1), Lépine (2)]. Les résultats de l'examen du sang variaient suivant le soin plus ou moins grand avec lequel les préparations avaient été faites. Je suis donc persuadé que toute l'histoire de la microcythémie repose sur des erreurs d'observation. Cependant, dans certains cas, malgré toutes les précautions prises pour l'examen du sang, on trouve quelques très rares globules rouges en boules ; parfois même, dans une enveloppe commune, le globule rouge est segmenté en deux ou trois boules contiguës ou séparées par un léger intervalle. C'est là une altération très profonde, exceptionnelle, qui n'atteint qu'un nombre très restreint d'éléments et qui par conséquent ne représente pas l'état dit microcythémique du sang. Je ne l'ai observé que dans l'anémie extrème chez des cancéreux sur le point de succomber.

C. **Modifications dans la coloration.** — A l'état normal le contenu des hématies en hémoglobine est à peu près proportionnel au volume des éléments (p. 167). Dans les cas pathologiques où les altérations dans les dimensions et dans la forme sont prononcées, il y a presque toujours, au contraire, un défaut de proportionnalité entre les deux facteurs : volume et richesse en hémoglobine. La diminution de coloration porte rarement sur tous les éléments, du moins à un degré égal ; elle atteint de préférence les globules déformés et ceux dont les dimensions sont anomales. Toutefois ce sont les petits globules qui sont presque toujours en même temps le plus décolorés. Les grands globules et les géants peuvent être également pâles, peu riches en hémoglobine. Mais dans certains cas, au contraire, ils renferment assez de matière colorante pour que la valeur individuelle des globules soit augmentée à peu près dans la même proportion que le diamètre.

On observe d'ailleurs à cet égard des combinaisons assez diverses, si bien que le pouvoir colorant moyen d'un globule rouge peut égaler la normale ou s'en rapprocher malgré l'existence de grandes altérations globulaires. Nous avons déjà noté le même fait à propos du diamètre moyen des éléments. On n'aura donc

(1) Litten, Ueber einige Veränderungen rother Blutkörperchen (*Berlin. klin. Wochenschrift*, nᵒ 1, S. 1, 1877).

(2) R. Lépine et U. Germont, Note relative à l'influence des saignées sur l'apparition dans le sang humain des petits globules rouges (microcytes) (*Soc. de biologie ; Gaz. méd. de Paris*, p. 296, 1877).

22*

une connaissance exacte de l'état du sang qu'en relevant tous les caractères relatifs au nombre, aux dimensions, à la forme et à la coloration des éléments.

Il résulte de la forme des globules rouges que la raréfaction de l'hémoglobine fait naître une tache pâle centrale au niveau de la concavité de l'élément. Cette partie décolorée est en général peu étendue dans les hématies du sang pur, baignant dans le plasma ; elle devient, au contraire, remarquablement visible dans les préparations faites par dessiccation. C'est dans ces conditions qu'on observe le mieux le bouton nucléiforme des hématies, au niveau duquel il reste souvent une certaine quantité d'hémoglobine.

— La décoloration pathologique des hématies n'a aucun rapport avec la dissolution de l'hémoglobine. Nous nous souvenons que cette dernière altération réduit peu à peu l'élément au stroma; dans le cas actuel, les éléments conservent leur aspect spécial et leurs propriétés caractéristiques : réfringence, aspect velouté, viscosité, élasticité, etc. Il est de toute évidence que la matière colorante fait seule défaut et qu'elle est combinée dans l'hématie avec une autre matière albuminoïde, formant pour ainsi dire le corps de l'élément et pouvant retenir une proportion variable d'hémoglobine. Quand les éléments se dissolvent, cette matière albuminoïde se répand hors de l'élément en même temps que l'hémoglobine, tandis que les fluctuations de richesse en hémoglobine d'origine pathologique sont le résultat d'une fixation de matière colorante, en proportions variables, par la substance albuminoïde globulaire. Cela est si vrai que, dans certains cas pathologiques, on peut trouver dans le sang des corpuscules incolores, totalement dépourvus d'hémoglobine et présentant cependant tous les caractères physico-chimiques des hématies.

— Il est rare de constater au microscope une coloration anormale des globules rouges.

Cette éventualité ne se réalise que dans la cyanose et certaines intoxications.

Dans tous les états asphyxiques, lorsqu'une préparation de sang pur est faite rapidement, l'hémoglobine, réduite presque entièrement, n'a pas le temps de s'oxygéner et les globules conservent la coloration sombre de l'hémoglobine. L'assombrissement des éléments colorés du sang est naturellement beaucoup plus sensible, au niveau des piles que dans les globules isolés, vus à plat.

Manasseïn a prétendu que les globules rouges pouvaient être tuméfiés par une surcharge en acide carbonique et présenter alors une augmentation de diamètre (1). Je n'ai pu vérifier ce fait sur des animaux asphyxiés. Chez les malades il est clair que le diamètre des hématies dépendra avant tout des conditions morbides dans lesquelles l'asphyxie sera survenue.

La présence de l'oxyde de carbone ne peut être reconnue au microscope, l'hémoglobine oxycarbonée ayant la même coloration que l'oxyhémoglobine.

Il n'en est pas de même de la combinaison de l'hémoglobine avec l'oxygène à laquelle on a donné le nom de métahémoglobine ou méthémoglobine. Nous aurons l'occasion de revenir plus loin sur cette importante question. Notons seulement ici que les globules rouges dans lesquels l'hémoglobine s'est transformée en méthémoglobine offrent au microscope une coloration légèrement brunâtre, terne, caractéristique.

D. Modifications diverses de nature qualitative. — 1° *Défaut de résistance.* — Dans un certain nombre de cas, malgré le soin avec lequel la préparation a été faite, on voit dans le sang pur des éléments en voie de dissolution, les uns incomplétement décolorés (chlorocytes), les autres tout à fait réduits au stroma (achromacytes) (fig. 19). Pour que cette constatation ait une certaine valeur, il faut que la cellule à rigole ait été nettoyée et séchée complètement. Lorsqu'on se contente de la laver à l'alcool, il suffit qu'il reste quelques traces d'alcool sur le verre, par exemple au fond de la rigole, pour qu'un certain nombre d'éléments se décolorent dans la préparation. C'est pourquoi je recommande d'employer de préférence l'éther pour ce nettoyage. On se mettra d'ailleurs à l'abri de toute cause d'erreur en flambant la lame de verre avant de s'en servir.

Dans la plupart des cas, lorsqu'on aura aperçu des éléments en voie de dissolution dans le sang pur, une préparation faite avec un liquide fixant bien les globules rouges, tel que le liquide A, donnera un résultat négatif. On pourra se convaincre ainsi qu'il s'agit de modifications artificielles dues au contact des agents extérieurs. Mais la facilité avec laquelle ces altérations surviennent parfois

____

(1) Manasseïn, Ueber die Dimensionen der rothen Blutkörperchen unter verschiedenen Einflüssen. *Tübingen*, 1872.

paraît être anormale, et on est ainsi conduit à admettre une lésion caractérisée par une vulnérabilité excessive des globules rouges. Elle s'observe surtout dans les maladies infectieuses : fièvre typhoïde adynamique, variole hémorragique, pneumonie typhoïde, etc. Il est probable que, dans certains cas, la dissolution de l'hémoglobine a lieu dans le sang circulant. Nous verrons, en effet, à propos des altérations du plasma ou plutôt du sérum, que dans diverses maladies le sérum renferme une proportion assez forte d'hémoglobine dissoute. Mais on doit faire des réserves sur ce point intéressant, l'hémoglobine pouvant se dissoudre dans le sérum après l'issue du sang hors des vaisseaux.

Quoi qu'il en soit, l'altération particulière que je signale en ce moment est certainement une des causes de l'état cadavérique du sang connu sous le nom de sang dissous, état signalé depuis long-temps dans diverses maladies infectieuses.

2° *Augmentation de la viscosité et de la cohérence des hématies.* — L'altération que je vais maintenant essayer de décrire s'est présentée à mon observation dans des maladies très différentes les unes des autres. Récemment, j'ai eu l'occasion de la constater dans le sang d'un malade atteint de cirrhose hypertrophique avec ictère, et dans ce cas elle avait acquis un haut degré de développement. Aussi ne saurais-je faire mieux, pour en donner une idée exacte, que de reproduire en détail les observations faites sur le sang de ce malade.

Examen du sang pur fait à l'aide de la cellule à rigole. — Dans une préparation de sang pur, convenablement exécutée, les hématies se rassemblent presque toutes sous la forme de piles de monnaie, laissant entre elles des espaces plasmatiques. Lorsque ces espaces communiquent entre eux, ils forment des *mers* et les piles de monnaie, dont l'étendue varie avec la richesse globulaire du sang, représentent des sortes d'*îlots*. Le sang du malade n'étant pas très riche en globules rouges, ces îlots sont relativement peu volumineux. Dans les mers qui sont, par suite, très spacieuses, on remarque une augmentation sensible des globules blancs. Les hématoblastes, au contraire, sont peu nombreux ; quelques-uns sont volumineux comme dans les anémies. Ces premières constatations faites, il importe maintenant de suivre avec soin ce qui va se passer dans les piles de globules rouges.

Lorsque le sang est normal, pendant que la coagulation

s'effectue, les globules qui composent ces piles et qui sont vus de champ se tassent fortement les uns contre les autres, la pile entière se rétracte légèrement, son bord, découpé irrégulièrement, devient moins sinueux; les lignes sombres qui marquent la séparation des globules se rapprochent un peu les unes des autres, mais ne disparaissent pas et les éléments restent, en somme, individuellement distincts. Dans le sang soumis à l'examen, quelques minutes après que la préparation vient d'être faite, les hématies s'accolent avec force les unes contre les autres et les piles subissent, en conséquence, une rétraction très notable; en même temps les saillies du bord découpé s'émoussent et rentrent, pour ainsi dire, dans la masse commune; les lignes de séparation des globules tendent à disparaître, et bientôt ce processus s'accentuant de plus en plus, la pile est transformée en un îlot irrégulier, à bord mousse, à peine sinueux, à surface bosselée, formant dans son ensemble une masse hémoglobique, parfois lobulée, dans laquelle il est impossible de distinguer les uns des autres les éléments composants (fig. 62). Toutes les piles ne sont pas aussi fortement rétractées et aussi complètement transformées en une masse rouge commune; parfois on peut encore distinguer quelques-uns des globules rouges qui les composent.

Il ressort déjà de ces premières observations un fait qui peut être caractérisé en disant que les globules rouges deviennent, hors de l'organisme, pendant la coagulation, plus cohérents qu'à l'état normal.

Continuons notre examen. Lorsque, dans une préparation de sang pur, coagulé, on exerce sur la lamelle couvre-objet une pression, — et il est important de pratiquer cette pression avec une aiguille, au niveau seulement de la portion de la lamelle qui correspond à la rigole, — les globules ne tardent pas à se dissocier et les piles sont alors désagrégées, au moins partiellement.

Dans le cas actuel, en appuyant assez fortement sur la lamelle, les piles de globules rouges se déforment comme une masse pâteuse et semi-élastique, mais elles ne se désagrègent pas, même lorsque le sang est coagulé depuis longtemps.

En multipliant les pressions sur la lamelle, on parvient à fragmenter quelques-uns des îlots et à en détacher de petits amas de globules ou même des globules isolés qui prennent immédiatement un aspect mûriforme. Les éléments qui se dessoudent restent, en général, reliés un moment entre eux par des fils fins, disposition qui se voit d'ailleurs, mais à un moindre degré, dans le sang normal.

En un mot, les globules rouges de ce sang sont remarquablement visqueux, adhésifs, et lorsqu'ils sont empilés, ils ont une grande tendance à se souder intimement entre eux de manière à former une masse commune. Ce n'est là que l'exagération d'une propriété normale ; mais cet état constitue bien une altération pathologique, car il paraît résulter d'une modification dans la composition de l'élément et non d'une circonstance étrangère au sang lui-même. En effet, en multipliant les préparations et en les exécutant avec le plus grand soin, les mêmes faits se reproduisent invariablement dans toutes. Il coïncide d'ailleurs avec une vulnérabilité très grande des hématies, qui prennent l'apparence connue sous le nom d'état mûriforme.

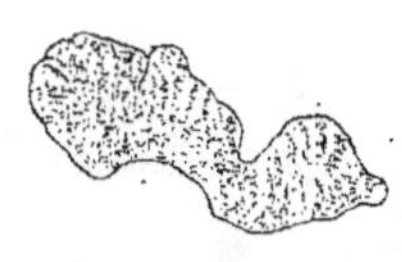

Fig. 62. — Cirrhose hypertrophique avec ictère. — Préparation de sang pur. Pile de globules rouges rétractée sous l'influence d'une exagération de la viscosité et de la cohérence des éléments.

L'état particulier des hématies qui vient d'être décrit n'est pas toujours aussi prononcé. Il est parfois uniquement caractérisé par une mollesse plus grande des éléments, une diminution de leur élasticité, d'où résultent des déformations multiples et plus ou moins bizarres des hématies au moment où l'on s'efforce à rompre les piles. Chez les anémiques et dans les maladies cachectisantes, cet état coïncide souvent avec une diminution sensible de la charge en hémoglobine (1).

3° *Formation de matière cristalline dans le sang desséché.* — On sait que dans les préparations de sang normal, faites par dessiccation rapide, les hématies et les hématoblastes se conservent indéfiniment sans s'altérer.

Lorsque les malades auxquels le sang est emprunté sont atteints d'aglobulie, on voit assez souvent des globules rouges et des hématoblastes s'entourer de petits blocs anguleux qui restent d'abord isolés, puis se réunissent pour former une arborisation plus ou moins étendue et élégante (fig. 63).

(1) LXVI.

Cette production de matière cristalline ne paraît avoir aucun rapport avec le genre d'anémie ; elle se montre dans les cas les plus variés (chlorose, intoxication saturnine, cachexie cancéreuse, pertes sanguines, etc.). Chez les animaux rendus anémiques à

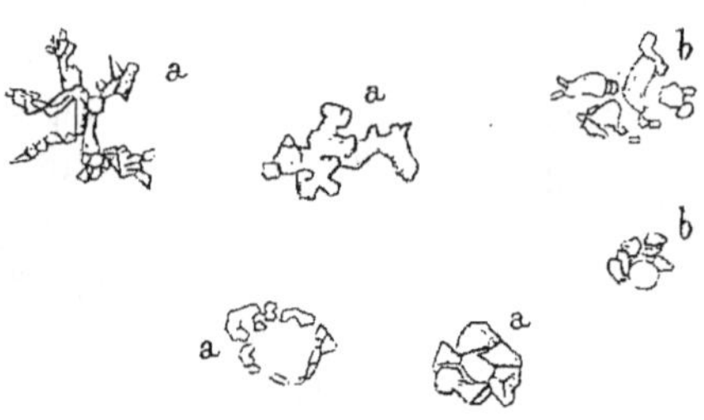

Fig. 63. — Cachexie cancéreuse. — Préparation du sang desséché.

a, a, formations cristallines autour ou au niveau des globules rouges ; b, b, mêmes formations autour d'hématoblastes.

l'aide d'hémorrhagies répétées, non-seulement les hématies deviennent pâles, mais un certain nombre d'entre elles, ainsi que certains hématoblastes, acquièrent également la propriété de se résoudre plus ou moins complètement, dans les préparations faites par dessiccation, en arborisations cristallines. Le sang d'une tortue rendue ainsi anémique m'a fait voir de très belles productions de ce genre.

Les cristaux qui se forment dans ces conditions sont presque toujours nettement jaunâtres ; mais leur forme est mal définie et ne peut être précisée, à l'aide de la lumière polarisée. Ils sont d'ailleurs trop petits pour se prêter à ce

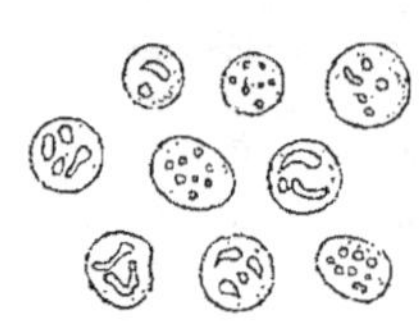

Fig. 64. — Préparation du sang sec. — État cribriforme des globules rouges.

genre d'examen, car ils ne mesurent que 2 à 4 µ dans leur plus grand diamètre (1).

4° *Altérations diverses de nature mal déterminée.* — 1° Indépendamment des altérations précédemment décrites, on observe encore dans les globules rouges des modifications dont la nature est difficile à préciser et qu'il faut se contenter de décrire sommai-

(1) LI.

rement. On les rencontre surtout dans les préparations de sang desséché.

L'une d'entre elles pourrait porter le nom d'*aspect cribriforme*. Elle consiste en effet dans la production de fentes ou trous à bord réfringent qui à l'état sec paraissent correspondre à des pertes de substance faites à l'emporte-pièce.

On compte rarement un seul de ces espaces et, dans ce cas, il est presque toujours central, le plus souvent il y en a 2, 3, 4, 5, parfois plus encore, et d'autant plus petits qu'ils sont plus nombreux (fig. 64). Cette altération porte sur un nombre variable d'hématies disséminées au milieu d'éléments ayant conservé leurs caractères normaux.

Parfois les globules rouges desséchés, au lieu d'être fendus ou troués, présentent des espaces incolores d'aspect vitreux, chatoyant, complètement dépourvus d'hémoglobine. Ces espaces sont arrondis, ou irréguliers (fig. 65).

Lorsque je vis ces modifications pour la première fois, je crus me trouver simplement en présence d'une altération produite accidentellement par la dessiccation (1). Mais en poursuivant cette étude, il me fut impossible de retrouver des éléments semblables dans le sang normal préparé par la même méthode, et je crois aujourd'hui qu'elle résulte d'une vulnérabilité anormale des hématies.

Dans le sang pur celles-ci se font remarquer par la facilité avec laquelle elles se déforment. Tantôt elles se transforment rapidement et sous la plus légère influence extérieure en éléments mûriformes, d'autres fois elles subissent la déformation lenticulaire ou en calotte. Vue à plat, l'hématie paraît creusée d'une excavation exagérée, ou bien, au contraire, sa partie centrale fait saillie comme une lentille (fig. 65). Vue de champ, elle prend une forme de calotte ou de lentille gonflée sur un côté de laquelle l'hémoglobine est refoulée sous l'apparence d'un corps réniforme. Dans ce dernier cas, lorsque deux éléments se juxtaposent, ils sont séparés l'un de l'autre par l'interposition d'une boule presque sphérique.

Lorque le sang a été traité à sa sortie des vaisseaux par le liquide A, les hématies paraissent plus excavées qu'à l'état nor-

---

(1) Lorsqu'on dessèche le sang sur une lame de verre chauffée et non complètement refroidie, il se produit, en effet, des modifications semblables dans un certain nombre d'hématies.

mal ; plus rarement on voit dans quelques-unes d'entre elles des vacuoles ou des fentes qui peuvent également être reconnues dans le sang pur (fig. 65, B et C). Mais il résulte de l'examen du sang par divers procédés que le plus souvent les modifications des globules desséchés sont dus à une sorte de retrait de l'hémoglobine : au niveau des taches, des fentes et des apparences de trous l'hémoglobine seule fait défaut.

Comme les mêmes apparences peuvent être produites artificiellement sur des globules sains par certains réactifs qui altèrent le stroma sans dissoudre l'hémoglobine, il est possible que ces altérations pathologiques soient le résultat de l'action d'un plasma altéré sur les hématies. Mais je dois me borner à émettre sur ce point une simple hypothèse que des observations ultérieures devront justifier.

2° Enfin on peut voir aussi des hématies contenant une ou plusieurs vésicules claires, brillantes, d'aspect graisseux, mais ne présentant pas cependant les réactions de la graisse. Elles ne s'observent que dans un très petit nombre d'éléments et en général dans des cas d'anémie très avancée.

3° *Dégénérescence pigmentaire des globules rouges dans la fièvre intermittente.* — Je n'ai eu jusqu'à présent qu'une seule fois l'occasion d'observer une des altérations décrites par M. Laveran dans la fièvre intermittente. On sait d'ailleurs que les paludéens sont assez rares dans les hôpitaux de Paris et que nombre de fois l'examen du sang de ces malades donne des résultats négatifs.

La lésion que j'ai vue consistait dans la présence dans le sang de corps en croissant répondant aux corpuscules n° 1 de M. Laveran. Chez mon malade (qui avait pris sa fièvre en Algérie), c'était au moment de l'apyrexie que ces éléments altérés étaient le plus abondants.

En voici les caractères :

Corpuscules pâles, moyennement réfringents, ayant la forme d'un croissant ou d'un corps ovalaire très allongé, de taille variable, mais ne dépassant jamais dans leur plus grand diamètre les dimensions des grands globules rouges (fig. 66).

Tous portent dans leur partie renflée un amas arrondi de pigment brunâtre et présentent sur leur bord une très légère teinte hémoglobique. En les examinant avec soin, on trouve toujours une ligne fine à double contour réunissant les 2 pointes ou les 2 extrémités du corpuscule.

Ces éléments paraissent donc provenir d'une sorte de dégénérescence des globules rouges. Ils ressemblent à des stromas déformés, presque complètement dépourvus d'hémoglobine dont

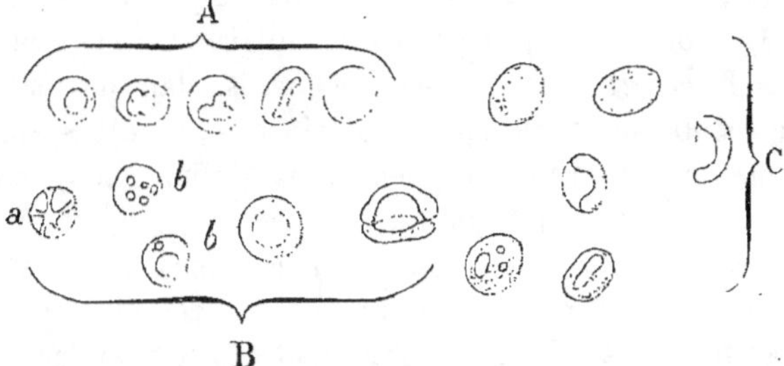

Fig. 65. — A et B. Cachexie cancéreuse. — C. Anémie saturnine.

A, hématies du sang desséché; B, hématies du sang pur, fortement excavées ou en calotte; en *a* l'hémoglobine s'est plissée en rayons de roue; *b,b*, globules renfermant des vacuoles ou des vésicules; C, anémie saturnine; hématies du sang pur, altérations analogues.

les dernières traces persistent dans la partie renflée sous forme de grains pigmentaires.

Cependant, en faisant agir sur ces corps divers réactifs, on observe quelques particularités qui les distinguent des hématies.

Dans les préparations de sang sec et frais, traitées directement par une solution moyennement forte de violet de méthyle,

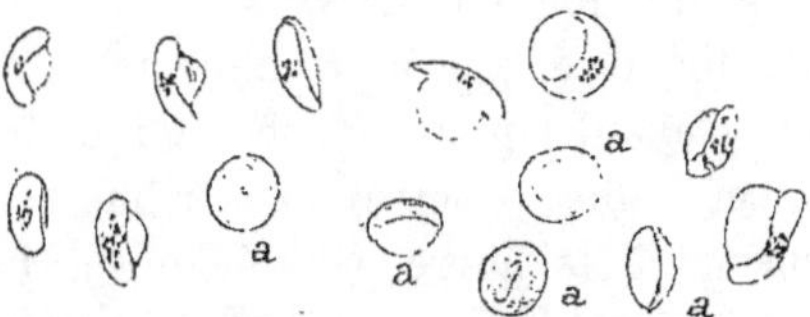

Fig. 66. — Fièvre intermittente. Éléments vus dans le sang pur.

a, a, hématies altérées. — Les autres éléments sont des corps pigmentés de divers aspects.

les globules rouges ordinaires se décolorent complètement. Ces corpuscules deviennent au contraire plus visibles, plus réfringents et ils retiennent plus de matière colorante que les stromas ordinaires.

En soumettant les préparations de sang desséché aux vapeurs d'acide osmique avant d'employer le violet de méthyle, on constate que les corps en croissant fixent une quantité de matière colorante beaucoup moins grande que les globules normaux. Ce sont donc des stromas déformés, devenus relativement plus résistants que les stromas des globules sains et ayant acquis probablement des qualités un peu spéciales, mises en évidence surtout par le violet de méthyle. Mais ces particularités ne prouvent rien contre leur provenance globulaire. On observe d'ailleurs à côté de ces globules rouges dégénérés, dans les préparations qui les contiennent, des éléments déformés, modifiés, qui sont en quelque sorte intermédiaires entre les globules rouges normaux et les corpuscules en croissant.

La première altération consiste dans une sorte de refoulement de la partie globulaire hémoglobique. Ce refoulement est tantôt latéral, tantôt périphérique (fig. 66). Dans le premier cas le globule rouge forme un ovoïde très allongé, divisé en 2 parties, l'une foncée, hémoglobique, épaisse, en forme de croissant ou d'ovoïde, l'autre claire, décolorée et mince (fig. 66, *a'*, *a''*).

Dans le second cas la partie centrale claire est circonscrite par un anneau hémoglobique (fig. 66, *a*, *a*). Cette dernière disposition aboutit peut-être à la formation des corps décrits par M. Laveran sous le n° 2 (1).

Quoi qu'il en soit, après ce refoulement dans une partie circonscrite du stroma, la matière colorante subit probablement sur place une dégénérescence qui aboutit en dernier lieu à la production des grains pigmentaires.

Je n'ai rien à dire des corps à prolongements mobiles signalés par M. Laveran, n'ayant jamais eu l'occasion de les rencontrer.

On sait que cet habile observateur attribue ces divers corps à un parasite spécial à la fièvre paludéenne et indépendant des hématies. Marchiafava et Celli admettent, au contraire, l'existence de micro-organismes dans les globules rouges eux-mêmes (2). Je ne me prononcerai pas sur un point qu'il m'a été impossible d'étudier, mais on voit que j'incline à faire provenir les corpuscules qui viennent d'être décrits d'une modification des globules rouges eux-mêmes.

---

(1) A. Laveran, Nature parasitaire des accidents de l'impaludisme, Paris 1881, et Traité des fièvres palustres. Paris, 1884.

(2) Marchiafava et A. Celli, Nouvelles études sur l'infection malarique (*Arch. ital. de biologie*, mai 1887). E. Maurel, Recherches microscopiques sur l'étiologie du paludisme (1 vol. Paris, 1887).

E. Fragmentation et destruction des éléments dans le sang circulant, d'origine en quelque sorte artificielle ou traumatique. — Si les altérations que nous avons décrites précédemment comme artificielles (p. 66) résultent le plus souvent de l'agression des agents extérieurs sur le sang issu du corps, il ne s'ensuit pas que ces modifications ne puissent se produire dans le sang en circulation pendant la vie.

Toutes les opérations qui s'exécutent directement sur la masse sanguine peuvent en altérer les éléments, exactement de la même manière que si l'on traitait le sang en dehors de l'organisme par le même procédé. De ce nombre sont les injections médicamenteuses intravasculaires et diverses transfusions.

Les premières sont plus employées dans les laboratoires que chez l'homme. Lorsque, dans un but expérimental, on veut faire pénétrer rapidement dans l'organisme une dose bien déterminée d'un médicament liquide ou soluble, on l'introduit directement dans les vaisseaux sans trop se préoccuper des effets qu'il produira sur le sang. Il importe cependant de ne pas perdre de vue qu'on détruit souvent ainsi un assez grand nombre d'hématies et qu'il peut résulter de la lésion du sang certains désordres dont il faut tenir compte.

Chez l'homme, ce sont les transfusions proprement dites qui peuvent ainsi altérer directement les éléments du sang. On se garde d'employer l'eau pure qui détermine la production dans le sang circulant de microcytes, de chlorocytes et d'achromacytes.

La plupart des auteurs qui ont fait, dans ces dernières années, de grands efforts pour tenter de remplacer la transfusion sanguine par une injection de sérum artificiel, ont proposé l'eau salée. Une solution de chlorure de sodium en proportion convenable (de 0,50 à 0,73 p. 100) peut être, en effet, considérée comme à peu près inoffensive, mais ce serait une erreur de croire qu'elle dilue le plasma sanguin sans altérer en rien les éléments. Elle entraîne toujours (quelle que soit la formule) la dissolution ou la décoloration partielle d'un certain nombre d'hématies. L'importance de l'altération varie avec la proportion du liquide injecté. En général, cette altération est assez faible pour que ces sortes d'injections puissent être considérées comme peu dangereuses.

Les expériences que j'ai faites sur ce sujet, à propos du traitement du choléra, m'ont fait voir que la meilleure solution saline qu'on puisse employer chez l'homme est la suivante :

Eau distillée..	1000
Chlorure de sodium pur.........................	5
Sulfate de soude..................................	10 à 25

J'ai pu l'injecter à haute dose dans les veines de mes malades sans déterminer d'altérations globulaires (1).

Les transfusions sanguines n'altèrent pas sensiblement le sang du transfusé, mais à la condition qu'elles soient pratiquées avec du sang (défibriné ou complet) emprunté à un animal de la même espèce. Le sang étranger est au contraire très dangereux. C'est là un fait très curieux. Dans un grand nombre de cas, lorsqu'on prépare le sang d'une espèce animale avec le sérum d'une espèce étrangère, même voisine, on voit les hématies s'y détruire plus ou moins rapidement, parfois beaucoup plus rapidement que dans l'eau pure. Chose singulière, il n'y a pas toujours réciprocité, et, dans certains cas, en renversant les facteurs de l'expérience, on voit les globules rouges du sang de cette dernière espèce se conserver assez bien et assez longtemps dans le sérum du sang de la première.

Mais lorsque cette réciprocité existe, ce qui n'est pas rare, les transfusions de sang étranger déterminent une double destruction globulaire, celle des éléments du transfusé par l'action du sang du transfuseur et celle du sang injecté, introduit dans un milieu qui ne peut lui convenir (2). Cette fois encore ce sont des chloro-cytes et des achromacytes qui se produisent.

— Les injections intra-vasculaires ne sont pas les seules causes de destructions globulaires ; il en est d'autres plus ou moins ac-tives, parmi lesquelles il faut citer diverses intoxications, les grands traumatismes et les stases d'une certaine durée.

D'assez nombreux agents médicamenteux et toxiques, introduits dans l'économie par diverses voies, mais non directement dans le sang, peuvent pénétrer dans ce liquide en quantité suffisante pour produire des altérations globulaires. Malheureusement nos connais-sances sont encore peu étendues sur ce point très intéressant.

Les faits les mieux étudiés sont ceux qui concernent les altéra-

(1) LXXIX.
(2) LIV, LXXVI, XCI.

tions globulaires provoquées par les agents qui transforment l'hémoglobine en méthémoglobine. Mais il n'est pas douteux qu'indépendamment de ces derniers il en est d'autres qui sont capables de léser plus ou moins profondément les éléments du sang et d'en entraîner la destruction (le sulfure de carbone, la toluyendiamine, la paraldéhyde, etc.).

Les substances toxiques qui altèrent le globule rouge peuvent lui faire subir diverses modifications, telles que fragmentation, issue de boules d'hémoglobine, rétraction et plissement du disque globulaire, décoloration partielle ou complète. Lorsque le corps est producteur de méthémoglobine, ces altérations ne sont pas le résultat de la transformation de l'hémoglobine en méthémoglobine. Elles dépendent essentiellement de la nature de l'agent toxique, d'où résulte que parmi les corps, ayant pour caractère commun de transformer l'hémoglobine en méthémoglobine, les uns attaquent fortement le globule, tandis que les autres le respectent (1).

— Les grands traumatismes et particulièrement ceux que produisent les corps contondants peuvent occasionner des altérations du sang. Ils déterminent, en effet, non seulement des ruptures vasculaires et des infiltrations sanguines dont les éléments altérés repassent ensuite en partie dans le torrent circulatoire, mais probablement aussi des lésions traumatiques des hématies à l'intérieur même des vaisseaux. J'ai pu, en effet, sur le cochon d'Inde provoquer la fragmentation des globules rouges à l'aide de liens placés sur les extrémités des pattes.

Il est cependant assez rare d'observer chez les blessés des altérations morphologiques des globules rouges. Cela tient à plusieurs causes. Tout d'abord les éléments altérés sont mélangés intimement avec une proportion considérable de normaux ; puis bientôt ils ne tardent pas à disparaître par dissolution complète de l'hémoglobine et arrêt probable des stromas dans les fins capillaires de quelque viscère.

Les brûlures étendues, la congélation des membres, la gangrène sont également des causes d'altérations destructives des globules rouges.

Je n'ai aucun renseignement à fournir touchant l'action de la foudre sur les éléments du sang.

____

(1) Voir plus loin les altérations révélées par les procédés physico-chimiques et le chapitre consacré aux toxémies.

Toutes les causes de stase sanguine étendue et plus ou moins prolongée, telles que l'asphyxie lente, le choléra, le scorbut, le refroidissement prolongé et intense de la surface du corps, le ralentissement ou l'arrêt du sang dans les capillaires et dans les veines sous l'influence des œdèmes cachectiques peuvent également provoquer l'altération d'un certain nombre d'hématies.

On sait, depuis les expériences de Cohnheim sur la stase, que pendant l'arrêt du sang dans les capillaires, les globules rouges s'insinuent entre les éléments des parois vasculaires et qu'au moment où le cours du sang se rétablit, un grand nombre d'entre eux, en voie de diapédèse, se présentent sous l'apparence de doubles-boutons de chemise. Les éléments ainsi pressés par la paroi vasculaire finissent par se fragmenter et sont entraînés sous la forme de boules sphériques qui ne tardent pas à perdre leur hémoglobine et à devenir indistinctes.

Tous les globules rouges en voie de destruction disparaissent d'ailleurs rapidement du torrent circulatoire. C'est là un fait général et on peut admettre que certains organes sont chargés de cette sorte d'épuration du sang. Les altérations d'origine mécanique ou chimique ne persistent donc un certain temps que dans les cas où la cause de l'altération est elle-même durable et capable de produire de nouvelles lésions globulaires au fur et à mesure que les premières hématies altérées sont détruites ou éliminées.

§ 2. — ALTÉRATIONS RÉVÉLÉES PAR LES PROCÉDÉS PHYSICO-CHIMIQUES.

A. Variations du pouvoir colorant du sang. — 1° *Variations de l'hémoglobine.* — L'examen direct du sang au microscope ne suffit pas pour nous permettre d'apprécier les variations dans la proportion d'hémoglobine contenue dans les hématies. De là l'utilité des procédés chromométriques permettant de doser l'hémoglobine à l'aide d'une très petite quantité de sang. Celui que j'ai décrit précédemment (procédé des teintes coloriées, p. 43) intervient couramment dans les études cliniques comme complément du dénombrement des éléments. La combinaison des deux procédés permet de distinguer dans l'examen de ce liquide deux facteurs importants, le pouvoir colorant et la richesse globulaire.

Comme je prends pour étalon le sang normal, le pouvoir colorant du sang, c'est-à-dire la dose brute d'hémoglobine, est exprimé en nombre de globules sains. Je le désigne pour cette raison sous le nom de richesse globulaire et le représente dans mes observations par la lettre R. En divisant le chiffre exprimant cette valeur par le nombre des globules, on obtient le second facteur fourni par l'examen chromométrique du sang, c'est-à-dire la valeur individuelle d'un globule en matière colorante. C'est là ce que j'entends par valeur individuelle d'un globule, inscrite sous la rubrique G dans mes observations.

La richesse globulaire du sang varie, comme le nombre des hématies, dans des proportions énormes à l'état pathologique, et, fait important, elle est rarement proportionnelle au nombre des globules rouges. C'est là une preuve bien évidente de la fréquence des altérations globulaires.

Aussi la valeur G, c'est-à-dire la richesse individuelle des hématies est-elle fréquemment anormale. (Voir la description de l'anémie chronique dans le chapitre consacré à l'anatomie pathologique spéciale.)

2° *Variations de l'oxyhémoglobine.* — On sait que la matière colorante du sang est en partie dans le globule à l'état d'oxyhémoglobine, et que la proportion d'oxyhémoglobine globulaire varie sous des influences très diverses. A l'état normal elle est constamment plus forte dans le sang artériel que dans le sang veineux et l'on a pu calculer la moyenne des différences qu'on observe à cet égard. Mais nombre de causes peuvent modifier les rapports normaux entre l'oxyhémoglobine du sang artériel et celle du sang veineux. Qu'il me suffise de rappeler parmi ces causes les troubles de la respiration, les modifications dans la circulation, les variations dans les échanges moléculaires. On a donc cherché à estimer la proportion d'oxyhémoglobine contenue dans le sang, de manière à pouvoir se rendre compte des effets que peuvent produire sur cet important facteur les divers états morbides ou bien encore les actions médicamenteuses. L'estimation chromométrique du pouvoir colorant du sang ne donne que la dose d'hémoglobine transformée complètement en oxyhémoglobine, par suite du mélange du sang avec des véhicules oxygénés (en général de l'eau). Il s'agit ici de la proportion d'oxyhémoglobine contenue dans le sang circulant. Dans les laboratoires de physiologie cette détermination se fait à l'aide de la pompe à gaz. On retire avec une seringue spéciale (en général celle de P. Bert) une certaine quantité de sang à un animal, sang veineux ou sang artériel, et on le soumet immédiatement, avant la coagulation, à l'analyse des gaz. On ne pouvait évidemment pas utiliser en clinique un tel procédé. Aussi me suis-je contenté dans mes recherches anatomo-pathologiques de l'appréciation chromo-métrique du pouvoir colorant du sang.

Mon ami, M. Hénocque, a depuis proposé un ingénieux moyen de calculer la proportion d'oxyhémoglobine, applicable aux études cliniques. Mais, en réalité, son procédé fournit plutôt la dose d'hémoglobine que celle de l'oxyhémoglobine.

Effectivement le sang recueilli au bout du doigt et à l'air libre pénètre dans un espace étroit où il s'étale en lame mince, au contact de l'air. Pendant cette opération il se forme évidemment de l'oxyhémoglobine et le dosage spectroscopique de ce corps ne peut fournir aucun renseignement précis sur l'état du sang circulant (1).

Notons en outre que, chez l'homme, on se sert du sang des capillaires, tandis que, dans les recherches de laboratoire, on peut opérer à volonté sur le sang des artères ou des veines, où les diffé-rences observées dans les proportions d'hémoglobine ont une signi-fication bien plus importante.

La question du dosage clinique de l'*oxyhémoglobine* ne me pa-raît donc pas encore résolue. Il n'est pas permis, chez l'homme, de puiser du sang dans les artères, ou même dans les veines, et il serait prématuré de dire qu'on est tout au moins parvenu à estimer la proportion d'oxyhémoglobine renfermée dans le sang tel qu'il circule dans le réseau capillaire.

Notons cependant que dans un récent travail, G. Otto, en se ser-vant du spectro-photomètre d'Hüfner et d'instruments spéciaux, a réussi à recueillir et à diluer le sang à l'abri de l'air et à doser la quantité d'oxyhémoglobine ainsi que celle d'hémoglobine ré-duite contenues dans un échantillon de sang (2).

B. **Altérations qualitatives de l'hémoglobine.** — Le dosage de l'hémoglobine ne donne qu'une idée fort incomplète des modifi-cations que peut présenter cette importante matière colorante.

---

(1) *Loco cit.* Voir dans les travaux de M. Hénocque la technique du procédé.

(2) G. Otto, Untersuchnngen über die Blutkörperchenzahl u. den Hämoglobin-gehalt des Blutes (*Arch. f. die gesammte Physiol.* Bd. XXXVI, S. 36, an. in Rev. des sc. méd., XXVI, p. 16).

A côté de la question de quantité, il y a celle de qualité et il est démontré que la qualité de l'hémoglobine peut être profondément altérée en l'absence de toute lésion globulaire morphologiquement ou chromométriquement appréciable. Tant que la proportion d'hémoglobine contenue dans le sang ne varie qu'en plus ou en moins, les mutations nutritives auxquelles préside l'hémoglobine sont assurées; elles peuvent être plus ou moins actives, mais elles s'exécutent. Elles sont, au contraire, immédiatement compromises dès que l'hémoglobine est dénaturée et plus ou moins impropre aux échanges gazeux.

L'étude des altérations qualitatives de l'hémoglobine offre donc un vif intérêt, et, cependant, les données que nous possédons sur ce sujet sont peu nombreuses.

Cela tient surtout à ce qu'il s'agit d'un corps d'une composition complexe et instable, dont les diverses mutations chimiques sont encore imparfaitement connues.

On sait que l'hémoglobine peut former avec l'oxygène au moins deux combinaisons définies; qu'elle entre aussi en combinaison avec l'oxyde de carbone; mais il est probable qu'elle peut également ment fixer d'autres gaz et des proportions variables d'eau ou d'autres substances capables d'en modifier la composition et les propriétés physiologiques.

Nous verrons bientôt, en effet, que les globules rouges peuvent être physiologiquement altérés dans des conditions où l'hémoglobine paraît normale. Evidemment il est impossible qu'il n'y ait pas, en pareil cas, une modification quelconque dans la composition ou dans l'état moléculaire de cette matière.

Pour montrer jusqu'à quel point cette question est difficile, il suffit de rappeler que chez tous les animaux à sang rouge, l'hémoglobine présente les mêmes caractères spectroscopiques ainsi que les mêmes propriétés chimiques et que, cependant, il existe certainement autant d'hémoglobines que d'espèces animales. Ces hémoglobines ne peuvent se distinguer qu'après cristallisation, lorsqu'on tient compte de la forme, du volume, de la solubilité des cristaux, de la proportion d'eau de cristallisation.

Les principaux moyens propres à mettre en évidence les altérations de l'hémoglobine sont le spectroscope et la pompe à gaz. Cette dernière sert à mesurer le pouvoir d'absorption pour l'oxygène. Cette valeur calculée pour 100 centimètres cubes de sang représente ce qu'on désigne habituellement sous le nom de *capacité respiratoire*. Mais il résulte des considérations précédentes que l'hémoglobine pourrait être qualitativement altérée sans qu'on pût s'en apercevoir à l'aide de ces instruments, les hémoglobines des divers animaux ayant les mêmes réactions spectrales et sensiblement le même pouvoir d'absorption pour l'oxygène. Le seul moyen qui pourrait déceler une altération de constitution chimique serait la préparation de l'hémoglobine à l'état de cristaux. Gscheidlen (1) a indiqué un procédé qui permet de retirer des cristaux d'une très petite quantité de sang; mais je ne sache pas qu'on ait jusqu'à présent signalé des modifications pathologiques portant sur la forme des cristaux d'hémoglobine.

1° *Altérations de l'hémoglobine visibles au spectroscope.* — Avant d'aborder la description des altérations qualitatives de l'hémoglobine, il importe de bien préciser la forme sous laquelle cette matière est engagée dans le globule rouge.

L'anatomie nous a conduit à admettre que la matière colorante des hématies était combinée dans l'élément avec une autre matière albuminoïde. Nous avons vu, de plus, que l'anatomie pathologique est venue fortifier cette opinion, puisqu'elle nous a fait connaître des globules renfermant une charge variable de matière colorante et même des hématies incolores (p. 340). Les recherches chimiques sont confirmatives de ces données histologiques. En effet, lorsqu'on isole par les procédés chimiques l'oxyhémoglobine cristallisée, on constate que cette matière présente avec la matière colorante des hématies un certain nombre de propriétés communes; mais que, cependant, elle s'en distingue par quelques caractères. Ainsi les globules n'abandonnent pas leur hémoglobine dans les solutions salines neutres, tandis que l'oxyhémoglobine est soluble dans les mêmes véhicules. Le pouvoir d'absorption pour l'oxygène paraît être le même pour l'hémoglobine globulaire et les solutions d'oxyhémoglobine; cependant ces dernières soumises au vide donnent une quantité d'oxygène très variable (Hoppe-Seyler, Strassburg) et perdent ce gaz beaucoup moins rapidement que les globules (2).

---

(1) Gscheidlen, Einfache Methode, Blutkrystalle zu erzeugen (*Arch. f. die gesamm. Phys.*, XVI, S. 421).

(2) Consulter sur ce sujet l'article *Hémoglobine* par Henninger, *Dictionnaire de Chimie* d'A. Wurtz (suppl. 6° fasc.).

Les cristaux d'oxyhémoglobine et les solutions de ces cristaux ne se comportent donc pas absolument comme l'oxyhémoglobine combinée au protoplasma globulaire.

Quand cette dernière quitte le globule pour se répandre dans le plasma ou même *in vitro* dans l'eau, elle se distingue encore des solutions de cristaux par certains caractères qui ont été signalés par A. Schmidt.

L'hémoglobine récemment obtenue par addition d'eau au sang décompose, comme les globules rouges, d'une manière rapide et énergique l'eau oxygénée parfaitement neutre, sans paraître prendre part à la réaction, tandis que l'oxyhémoglobine cristallisée et redissoute ne dégage que lentement l'oxygène de l'eau oxygénée en se décomposant elle-même.

En outre, l'oxyhémoglobine cristallisée et redissoute passe à travers les membranes animales et végétales, ce que ne peut faire l'oxyhémoglobine qui vient d'abandonner les hématies, à moins que l'expérience ne soit prolongée assez longtemps pour que cette dernière matière soit altérée.

L'oxyhémoglobine cristallisée représente donc un état différent de l'oxyhémoglobine globulaire et même de cette même matière récemment dissoute.

Mais il y a plus. Il résulte, en effet, des expériences que j'ai entreprises sur les substances toxiques qui transforment l'hémoglobine en méthémoglobine, que l'hémoglobine globulaire possède des propriétés lui appartenant en propre et qu'on ne retrouve plus dans l'hémoglobine fraîchement dissoute.

L'hémoglobine se présente donc, en définitive, au physiologiste et au médecin, sous trois états différents : l'hémoglobine globulaire faisant encore partie intégrante du globule rouge ; l'hémoglobine fraîchement dissoute et enfin l'hémoglobine obtenue par les procédés chimiques. Dans l'organisme il faut distinguer les modifications de l'hémoglobine dans le globule lui-même, encore conservé en tant qu'élément anatomique, des altérations qui se traduisent par la dissolution de l'hémoglobine dans le plasma, avec ou sans modification chimique de cette substance.

Cela posé, nous pouvons aborder la description des altérations du sang visibles au spectroscope.

Elles consistent en une transformation de l'hémoglobine capable de donner une réaction spectrale différente de celle de l'oxyhémoglobine. Cette transformation peut être accompagnée ou non de modifications morphologiques et en particulier de l'extravasation de l'hémoglobine dans le plasma.

La plus fréquente de ces transformations est la réduction plus ou moins complète de l'oxyhémoglobine en hémoglobine. Mais nous n'avons plus à revenir sur cette question déjà traitée. A moins d'employer le spectro-photomètre avec les précautions indiquées par G. Otto, on ne peut apprécier à peu près la richesse du sang en oxyhémoglobine que par la coloration plus ou moins foncée du sang. Cette coloration noirâtre (dans les diverses asphyxies) pourra être sûrement rapportée à la réduction de l'oxyhémoglobine, lorsque l'examen spectroscopique aura fait reconnaître que le sang pathologique ne contient pas autre chose que de l'hémoglobine se transformant facilement en oxyhémoglobine. Mais cet examen n'est que d'une sensibilité relative et, par suite, il peut laisser échapper des proportions assez notables de certains dérivés de l'hémoglobine.

— Les seules altérations spectroscopiques connues jusqu'à présent sont celles qui résultent des intoxications. Les poisons capables de transformer l'hémoglobine en matières donnant une réaction spectrale caractéristique sont l'oxyde de carbone, puis les nombreux corps ayant la propriété de transformer l'hémoglobine en méthémoglobine.

L'oxyde de carbone déplace l'oxygène de l'oxyhémoglobine pour former de l'hémoglobine oxycarbonée. Comme les hématies conservent leur forme et leur coloration, l'altération ne peut être constatée que par l'analyse des gaz et l'examen spectroscopique. Les bandes d'absorption de l'hémoglobine oxycarbonée sont les mêmes que celles de l'oxyhémoglobine, mais avec cette différence qu'elles sont reportées légèrement sur la droite. Comme cette particularité est peu sensible, le caractère essentiel de ce spectre est sa résistance aux agents réducteurs qui, avec l'oxyhémoglobine, font apparaître immédiatement la bande de Stokes d'hémoglobine réduite.

De toutes les transformations de l'hémoglobine, la plus intéressante pour le médecin est certainement celle qui aboutit à la production de méthémoglobine. C'est la seule qu'on puisse rencontrer en dehors de tout empoisonnement par le simple fait de l'emploi de médicaments prescrits à dose dite thérapeutique. Et,

comme le nombre de ces médicaments est relativement considérable et augmente chaque jour rapidement, la question acquiert
par là un grand intérêt pratique (1).

La *méthémoglobine* ou *métahémoglobine* est un composé oxygéné de l'hémoglobine découvert par Hoppe-Seyler. Elle se
produit lorsqu'on fait agir sur les solutions d'hémoglobine ou
d'oxyhémoglobine les substances oxydantes en solution neutre
ou faiblement alcaline. Lorsqu'on emploie de l'hémoglobine
réduite la transformation est directe. De même, lorsque la méthémoglobine est formée, les agents réducteurs la transforment
directement aussi (lorsqu'on opère à l'abri de l'oxygène) en hémoglobine qui peut redevenir de l'oxyhémoglobine. Cette dernière
propriété est importante et caractéristique ; elle distingue nettement la méthémoglobine de l'hématine acide dont le spectre est
très analogue. La méthémoglobine se forme encore dans d'autres
circonstances : par l'action de la chaleur sur les solutions
étendues d'oxyhémoglobine, par l'action de petites quantités
d'acide ou de base. Il s'en produit une certaine proportion au
début de la putréfaction qui plus tard reproduit de l'hémoglobine réduite.

La méthémoglobine paraît être un composé bien défini qu'Hüfner et Otto prétendent avoir pu obtenir à l'état cristallin (2).
Hoppe-Seyler, P. Marchand, Weyl et Anrep, Henninger s'accordent à la considérer comme un corps moins oxygéné que l'oxyhémoglobine (3). Ce qu'il nous importe surtout de savoir, c'est que
cette combinaison est stable, c'est-à-dire incapable de perdre son
oxygène dans le vide ou de passer à l'état d'oxyhémoglobine
par agitation à l'air, et, par suite, absolument impropre à l'hématose. Insoluble dans l'alcool et l'éther, la méthémoglobine
se dissout dans l'eau en donnant un liquide brunâtre, très différent des solutions d'oxyhémoglobine ou d'hémoglobine réduite.
La solution aqueuse est légèrement acide ; elle présente un spectre d'absorption caractéristique (fig. 67, III).

En examinant ce spectre, on observe une bande très nette dans
le rouge, entre C et D, un peu plus près de C ; à partir de D

<hr>

(1) Voir LXXV, LXXXIV, LXXXV.
(2) G. Hüfner et J.-G. Otto, Ueber krystallinisches Methämoglobin (*Zeitsch. f.*
physiol. Chemie, t. VII, S. 65, 1883).
(3) Henninger, *loc. cit.*

tout le spectre est sombre ; mais en diluant la solution on voit
apparaître une bande peu marquée entre D et E, tout près de D ;
puis un peu avant E l'intensité lumineuse commence de nouveau à décroître et atteint avant F un minimum limitant une
large bande très foncée qui se détache assez bien sur le fond
sombre du spectre ; sur la raie F, enfin, on remarque une faible

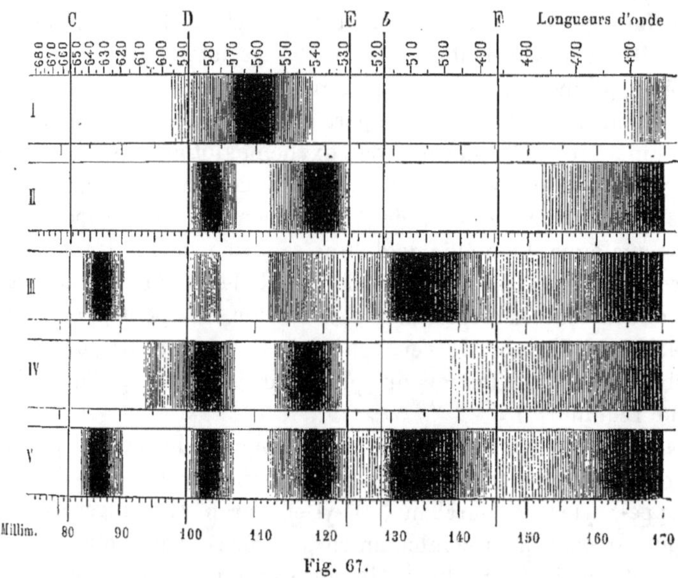

Fig. 67.

I, hémoglobine réduite ; II, oxyhémoglobine ; III, méthémoglobine en solution acide ; IV, méthémoglobine en solution alcaline ; V, mélange de méthémoglobine et d'oxyhémoglobine.

éclaircie bleue, les radiations indigo et violette étant totalement
absorbées.

Jäderholm avait observé, dans ce spectre, deux bandes assez
nettes entre D et E. Mais Hoppe-Seyler a montré que ces raies
coïncident avec celles de l'oxyhémoglobine et appartiennent à
des traces de cette substance non transformée en méthémoglobine. Henninger ne les a d'ailleurs jamais observées en préparant la méthémoglobine par oxydation directe de l'hémoglobine
réduite (1).

Dans les conditions où l'on observe le sang humain et celui

____

(1) HENNINGER, *Comptes rend. de la Soc. de biologie*, nov. 1882.

des animaux en expérience, les bandes de l'oxyhémoglobine font rarement défaut, car on opère presque toujours sur un mélange d'oxyhémoglobine et de méthémoglobine. C'est alors la bande dans le rouge qui sert spécialement à caractériser la présence de cette dernière. Il est donc intéressant de bien connaître ce spectre à caractères mixtes (fig. 67, V).

En plaçant la raie D du sodium à 100, cette bande dans le rouge se trouve située entre 85-90 ; elle a son maximum entre 86 et 88, c'est-à-dire en longueurs d'onde de 640 à 620.

Avec le sang pur ou dilué de l'homme ou des animaux, toute erreur est impossible, car l'hématine acide, dont le spectre est analogue, ne se produit que dans des conditions particulières et jamais sans l'intervention d'un acide. On remarquera d'ailleurs que la bande appartenant à l'hématine en solution acide est plus rapprochée de la raie D que celle de la méthémoglobine. Elle se déplace vers la gauche au fur et à mesure que l'acidité augmente et peut aller jusqu'à 80-75. Cependant, en solution alcoolique neutre, la bande de l'hématine se trouve située exactement comme celle de la méthémoglobine entre 85-92.

Lorsqu'on ajoute de la potasse à la dilution sanguine pour avoir la méthémoglobine en solution alcaline, toute trace d'analogie avec l'hématine disparaît en même temps que le spectre prend des caractères différents (fig. 67, IV). La bande dans le rouge s'efface pour faire place à trois bandes, une pâle et étroite avant D et deux plus marquées entre D et E, très analogues à celles de l'oxy-hémoglobine.

— Lorsque les globules rouges sont chargés de méthémoglobine, ils perdent partiellement ou d'une manière complète la propriété de présider aux oxydations. Il est donc du plus haut intérêt d'étudier comment la méthémoglobine se forme dans l'organisme, de rechercher la manière dont l'économie s'en débarrasse, les effets qui peuvent lui être attribués.

Je ne traiterai ici que la partie générale de cette importante question, me réservant de faire plus tard l'histoire des principaux corps producteurs de méthémoglobine à propos des intoxications.

Pour poursuivre ces recherches, il faut en premier lieu posséder un moyen pratique et sûr de reconnaître la méthémoglobine dans le sang.

On vient de voir que cette matière modifie les qualités physiques du sang et se révèle par des caractères qui lui sont propres. Mais il est important d'être prévenu qu'à cet égard la sensibilité du spectroscope n'est pas aussi grande qu'on pourrait le croire.

Quand la méthémoglobine se forme en notable proportion dans le sang, celui-ci prend une coloration spéciale, caractéristique. Lorsqu'il est pur, complet ou défibriné, il devient brun-chocolat, puis noirâtre ; dissous ou dilué avec de l'eau, il prend une coloration analogue à celle d'une infusion de café plus ou moins concentré.

Dans ces conditions l'examen spectroscopique donne des résultats d'une netteté parfaite. C'est le cas le plus simple. Il suffit alors d'examiner au spectroscope le sang pur (complet ou défibriné), en couche suffisamment mince ou une dilution de ce sang, pour reconnaître avec certitude la présence de la méthémoglobine. (Voir la technique p. 49.) Mais dans les circonstances (nombreuses chez l'homme) où il ne se produit qu'une faible proportion de cette substance, ce mode d'examen peut rester négatif.

Ainsi, qu'on introduise directement dans le sang, *in vitro*, ou sur le vivant par injection intra-veineuse, une certaine proportion de méthémoglobine, et dès que le mélange de cette matière avec le sang normal est effectué, qu'on fasse un examen au spectroscope, soit à l'aide du sang étalé en couche mince, soit à l'aide d'une dilution du mélange, on ne verra aucune bande caractéristique dans le rouge.

Cependant on ne peut douter, dans ces circonstances, de la présence de méthémoglobine dans le mélange sanguin. Ce fait est la conséquence du puissant pouvoir colorant du sang : Pour l'examiner au spectroscope, on est obligé de l'étaler en couche relativement très mince ou de le diluer avec une forte proportion d'eau et, dans l'une et l'autre de ces conditions, la quantité de méthémoglobine renfermée dans la portion soumise à l'examen devient trop faible pour être appréciable.

En me fondant sur des expériences directes, je crois pouvoir dire que, par ce mode d'examen, il faut que la méthémoglobine atteigne environ 5 p. 100 de la quantité totale de matière colorante, pour que le spectre du sang devienne caractéristique (1).

Mais nous allons voir bientôt que la méthémoglobine peut se

(1) Cette évaluation a été faite avec le grand spectroscope de laboratoire, construit par Duboscq.

trouver dans le sang, soit dans le globule rouge lui-même, soit à l'état libre dans le plasma.

Dans ce dernier cas, artificiellement réalisé par l'injection directe de méthémoglobine dans les vaisseaux, en prenant à l'animal une certaine quantité de sang qu'on laisse se coaguler spontanément, le sérum qui se sépare peut être examiné pur au spectroscope et l'on peut alors y reconnaître les moindres traces de méthémoglobine, celles-ci ne pouvant plus être masquées par de l'hémoglobine ordinaire.

Il résulte de ces faits que dans l'emploi du spectroscope, le seul moyen qui soit pratique et expéditif, il sera toujours facile de retrouver les plus faibles quantités de méthémoglobine, lorsque celle-ci aura été mise en liberté. Il suffira d'en faire la recherche dans le sérum. Mais, d'autre part, lorsque la méthémoglobine se formera exclusivement dans le globule sanguin, elle ne deviendra sensible que lorsque sa proportion atteindra et dépassera environ 5 p. 100 de la matière colorante du sang.

Il peut donc se faire que du sang renferme, sans qu'on puisse s'en assurer, une faible proportion de méthémoglobine. On se heurte ici à une difficulté matérielle qui s'oppose à la constatation dans certaines circonstances de la présence ou de l'absence de méthémoglobine globulaire (1).

Une autre cause d'erreur est liée à la différence d'action de certains corps sur l'hémoglobine globulaire et l'hémoglobine dissoute dans le plasma. Lors donc qu'on dilue le sang pour le soumettre à l'examen spectroscopique, la présence de méthémoglobine dans ce sang dilué ne prouvera pas à coup sûr l'existence de méthémoglobine dans le sang pur, non traité par l'eau. Cependant presque toujours l'action secondaire ne se produira pas instantanément et l'examen immédiat de la dilution fera éviter toute erreur d'interprétation.

Malgré ces difficultés, il sera toujours facile, au point de vue expérimental, de savoir si une substance quelconque est productrice de méthémoglobine, car il arrive toujours un moment où, employée à dose suffisante, elle fera apparaître dans le sang exa-

(1) M. Lambling a indiqué tout récemment un procédé de dosage de la méthémoglobine à l'aide du spectro-photomètre d'Hüfner (Des applications de la spectrophotométrie à la chimie physiologique, *Arch. de phys.*, nº 5, 1888). La lacune que nous signalons, paraît donc pouvoir être comblée à l'aide de cet instrument.

miné les caractères de cette substance, de sorte qu'on n'éprouvera d'hésitation que dans la détermination du commencement et de la fin du phénomène.

Dans les recherches de ce genre on aura toujours soin d'examiner à la fois le sang et le sérum. Toutefois la constatation dans ce dernier liquide de faibles traces de méthémoglobine ne prouvera pas la préexistence de cette substance dans le plasma sanguin, car il est possible que la méthémoglobine se forme pendant le temps nécessaire à la séparation du sérum. On devra donc, pour plus de précision, faire l'examen histologique du sang et surtout la numération des globules, lorsqu'on voudra constater avec précision les destructions globulaires résultant de l'emploi de certains corps producteurs de méthémoglobine.

Enfin les échantillons de sang destinés à l'examen ultérieur du sérum devront être mis dans une glacière, à l'abri de la putréfaction (p. 58).

— La présence de la méthémoglobine a été signalée dans le liquide de certains kystes hémorragiques, dans le sang extravasé depuis un temps plus ou moins long dans le tissu cellulaire ou dans les grandes séreuses, dans l'urine hématurique et hémoglobinurique.

Dans le sang humain, elle n'a été observée que dans les empoisonnements ou à la suite de l'administration de certains médicaments. Il serait intéressant de la rechercher dans les maladies infectieuses et, en particulier, dans les septicémies. Les observations encore peu multipliées que j'ai faites dans cette direction ont donné jusqu'à présent des résultats négatifs.

Les substances productrices de méthémoglobine sont très nombreuses. Je citerai particulièrement celles qui sont employées à titre de médicaments. Voici la liste des principales.

Les nitrites (d'amyle et de sodium), les chlorates (de potasse et de soude), les ferricyanures (de potassium et de sodium), le permanganate de potasse, l'acide pyrogallique, l'acétanilide, la kaïrine, la thalline, l'hydroquinone, la pyrocatéchine.

Le mode d'action de ces corps sur le sang est assez variable, et, par suite, l'exposé en est complexe ; mais il est possible à l'aide d'un groupement méthodique des faits particuliers de le réduire à des termes relativement simples. On trouve effectivement un élément de classification des plus importants dans la manière dont les producteurs de méthémoglobine, après avoir pénétré dans la circulation, se comportent à l'égard des hématies.

Les uns, quoique capables d'en transformer la matière colorante, les respectent en tant qu'éléments anatomiques ; les autres, au contraire, en altèrent la structure et les détruisent avec une puissance variable.

Cette différence est fondamentale et permet d'admettre deux classes de substances parfaitement] distinctes. La *première* comprend celles qui forment de la méthémoglobine dans le globule rouge lui-même. Leur action se résume en une transformation de l'hémoglobine globulaire, *in situ*, sans autre altération des hématies, ni du sang. Cette transformation est toujours partielle, à moins qu'on n'agisse *in vitro*, avec des doses relativement considérables. Chez les animaux mis en expérience, la mort se produit par suspension de l'hématose, avant que toute l'hémoglobine globulaire ait été transformée.

Dans cette *première* classe, il n'y a pas lieu d'établir, quant à présent, de sous-divisions. Nous y trouvons notamment le nitrite d'amyle employé en inhalations et la kairine (le chlorhydrate).

La *seconde* classe comprend les matières qui forment de la méthémoglobine et altèrent en même temps les globules rouges, c'est-à-dire les détruisent plus ou moins complètement en tant qu'éléments anatomiques.

Les médicaments et les substances toxiques appartenant à cette classe sont nombreux et doivent être divisés en plusieurs groupes secondaires.

Premier groupe. — Dans ce groupe viennent prendre rang des substances qui, dès qu'elles arrivent dans le sang, attaquent les hématies et font dissoudre dans le plasma une quantité plus ou moins grande d'hémoglobine, en même temps qu'elles transforment, tout au moins partiellement, l'hémoglobine dans le globule. Il existe alors de la méthémoglobine dans les hématies et dans le plasma.

Je citerai parmi les corps de ce groupe le nitrite de sodium, le permanganate de potasse, l'acide pyrogallique, l'acide osmique, l'acétanilide.

L'emploi de ces agents comme médicaments est toujours suivi d'une déglobulisation plus ou moins intense.

Deuxième groupe. — Je crois devoir former un groupe distinct à l'aide des chlorates (de potasse et de soude), qui agissent sur le sang d'une manière particulière. Ce sont des corps fortement oxydants, ayant à un haut degré la propriété de produire de la méthémoglobine, mais qui, tout en détruisant violemment les hématies, ne peuvent produire de la méthémoglobine qu'après un contact avec le sang relativement prolongé dont la durée varie suivant les doses, le mode d'introduction du médicament et, peut-être, certaines conditions individuelles ou d'ordre pathologique. Nous en ferons une étude détaillée à propos des toxémies.

Troisième groupe. — Enfin le troisième et dernier groupe renferme les ferricyanures (de potassium et de sodium) qui ont la singulière propriété d'attaquer exclusivement l'hémoglobine dissoute. Inoffensifs pour le sang pur, ils deviennent de puissants oxydants dès que l'hémoglobine est mise en liberté.

Comme cette condition ne peut guère se réaliser qu'*in vitro*, ces médicaments peuvent être administrés à haute dose sans amener la production de méthémoglobine.

Ces divisions une fois établies, il devient facile d'énoncer les lois générales qui régissent les effets de toutes ces substances sur le sang.

La méthémoglobine étant impropre à l'hématose, à la façon de l'hémoglobine oxycarbonée, on aurait pu craindre, par le fait de la production de cette matière en quantité notable, une sorte d'asphyxie par suppression de la fonction globulaire, comme dans l'empoisonnement par l'oxyde de carbone.

Cependant, plusieurs observateurs ont vu que la méthémoglobine, formée dans l'organisme sous l'influence de certains médicaments (tels que le nitrite d'amyle, le nitrite de sodium), disparaît au bout d'un temps relativement court, de sorte que les effets de ces substances sont passagers et moins redoutables qu'on aurait pu s'y attendre.

Mes premières recherches sur ce point (1884, n° LXXV) ont fourni l'explication de ce phénomène, en montrant que l'hémoglobine globulaire, c'est-à-dire faisant partie constituante de l'hématie, a la propriété de réduire la méthémoglobine formée pour reproduire l'hémoglobine et, par suite, l'oxyhémoglobine, que, de plus, cette propriété lui appartient en propre, c'est-à-dire n'est pas partagée par l'hémoglobine dégagée du globule.

Ainsi donc, la première loi est celle-ci :

Lorsque la méthémoglobine est formée aux dépens de l'hémoglobine globulaire, sans qu'il se produise une autre altération des hématies (ce qui est le cas pour les corps de la première classe), la méthémoglobine est réduite rapidement dans l'organisme.

Dès que l'emploi du médicament est suspendu, que l'élimination de ce dernier hors du corps est complète, le sang reprend ses caractères normaux ; il reste aussi riche en globules qu'avant l'intervention médicamenteuse.

La seconde loi, applicable aux matières de la seconde classe, peut être formulée de la manière suivante :

La méthémoglobine formée aux dépens de l'hémoglobine libérée est définitive, aussi bien dans l'organisme qu'*in vitro*. Elle reste à l'état de méthémoglobine jusqu'à ce qu'elle soit détruite ; elle fournit alors les mêmes produits d'oxydation que l'hémoglobine.

Quand l'action toxique est assez intense pour qu'une forte proportion d'hémoglobine et de méthémoglobine devienne libre dans le plasma, une partie de ces matières s'éliminent en nature par les reins en produisant de l'hémoglobinurie et de la méthémoglobinurie passagères.

Comme il y a toujours, dans ces circonstances, destruction plus ou moins active des hématies, l'emploi des agents de cette classe est suivi d'anémie. Dans la pratique, il ne suffira plus de dire désormais qu'un médicament produit de la méthémoglobine, il sera essentiel de déterminer le rang qu'il doit occuper dans les groupes qui viennent d'être indiqués.

Les différences précédemment signalées entre l'hémoglobine globulaire et celle qui vient de se dissoudre dans le plasma, à l'égard de la manière dont ces substances se comportent en présence des corps producteurs de méthémoglobine, sont d'ordre physico-chimique, car, en opérant hors de l'organisme sur du sang mort, on observe exactement les mêmes faits que sur les animaux. Toutefois, l'hémoglobine globulaire, transformée en méthémoglobine, se réduit plus facilement dans l'économie que dans un vase, ce qui s'explique suffisamment par la conservation de la vitalité des hématies imprégnées de méthémoglobine.

Enfin, une troisième loi concerne la marche du processus de formation de la méthémoglobine. Au moment où les corps producteurs de méthémoglobine commencent à agir sur le sang, celui-ci devient asphyxique et reste souvent dans cet état long-temps avant qu'on puisse y déceler une certaine proportion de mé-thémoglobine. Tous les médecins qui ont employé des agents thé-rapeutiques de cet ordre ont noté la cyanose comme un des premiers phénomènes observés. Dans mes expériences sur les animaux avec les nitrites, les chlorates, l'acétanilide et la kairine, cette cyanose a été le seul fait constatable lorsque les doses de l'agent employé n'ont pas été suffisantes pour amener la produc-tion de méthémoglobine.

Ces divers corps paraissent donc exercer une action réductrice sur l'oxyhémoglobine avant de la transformer en méthémoglobine. En d'autres termes cette transformation semble partir de l'hémo-globine réduite. Ce phénomène a été récemment observé par Kowalewsky dans une étude sur l'alloxantine; mais il n'est pas particulier à cette substance; la marche de la transformation en méthémoglobine semble être soumise à une loi générale dont l'action de l'alloxantine n'est qu'un cas particulier (1). Ce proces-sus remarquable est très difficile à expliquer.

D'après Kowalewsky l'alloxantine s'oxyderait en réduisant l'oxyhémoglobine et son produit d'oxydation (l'alloxane), en agis-sant sur l'hémoglobine réduite, produirait de la méthémoglobine. C'est ainsi qu'il faudrait expliquer pourquoi cette matière peut résulter de l'action de corps réducteurs aussi bien que d'agents oxydants. Mais je ferai remarquer que les uns et les autres peu-vent donner naissance à de la méthémoglobine lorsqu'on les met directement en contact avec de l'hémoglobine réduite. Il est donc impossible de généraliser les faits observés par Kowalewsky. Au point de vue chimique cette question ne paraît pas encore suffi-samment étudiée.

2° *Variations de la capacité respiratoire.* — Nous nous rappe-lons qu'on désigne sous ce nom la proportion maximum d'oxygène que peut absorber un volume donné de sang (100°°). Cette valeur est habituellement calculée à l'aide de la pompe à gaz, opération qui nécessite l'emploi d'au moins 20 centimètres cubes de sang défibriné. Il s'agit donc d'un procédé de laboratoire. Je sais qu'on a poursuivi des recherches cliniques, en opérant avec une

____

(1) Kowalewsky, Ueber die Einwirkung des Alloxantins auf das Blut. (*Centralbl. f. med. Wissenschaft*, n°s 1, 2, 36 et 37, 1887).

moins grande quantité de sang et en se servant de la méthode imaginée par MM. Risler et Schutzenberger pour le dosage de l'oxygène dissous dans un liquide. Il a fallu cependant ouvrir la veine des malades pour se procurer le sang et je ne saurais sous-crire à une pareille pratique. D'ailleurs la méthode en question, très précieuse pour les liquides non colorés, ne m'a pas paru d'un emploi suffisamment sûr dans la recherche de la quantité d'oxygène contenue dans le sang (1).

Il est donc impossible, quant à présent, d'étudier sur les malades les variations de la capacité respiratoire du sang. On peut y sup-pléer à l'aide d'expériences sur les animaux.

L'hémoglobine conservant ses propriétés physiologiques tant que la putréfaction n'en a pas transformé une partie en méthémo-globine, il paraît parfaitement indiqué de chercher à combler les lacunes laissées par les recherches cliniques en utilisant le sang qu'on peut recueillir dans les autopsies. C'est ce qui a été fait par-fois et récemment, entre autres, dans un de mes travaux sur le choléra. Mais je me demande si l'on peut avoir une confiance abso-lue dans la détermination de la capacité respiratoire exécutée dans ces conditions.

S'il est vrai qu'il existe certains corps capables de paralyser l'hémoglobine sans l'altérer d'une manière sensible, et que ces corps puissent se développer dans l'organisme malade, il est évi-dent qu'à plus forte raison il peut s'en produire en grande quan-tité après la mort.

Quelle peut être alors la valeur d'un examen cadavérique du sang pratiqué vingt-quatre heures au moins *post mortem?*

J'ai hésité longtemps avant d'entrer dans cette voie, et les résultats très variables que j'ai obtenus dans le choléra m'ont conduit à la considérer comme défectueuse (2).

On devra donc, à mon avis, reprendre l'étude des variations de la capacité respiratoire uniquement à l'aide d'expériences sur les animaux (3).

(1) LIV.
(2) LXXX.
(3) Ce n'est pas seulement dans le choléra que mes analyses du sang des cada-vres a donné des résultats d'une valeur douteuse. Je vais consigner ici quelques analyses du même genre pour montrer la raison qui m'a fait abandonner ces re-cherches. Tous les dosages des gaz ont été faits sur des échantillons dont on a déterminé la richesse globulaire. Puis, par un calcul de proportion, on a trouvé les

On sait déjà que ces variations s'observent dans deux conditions distinctes, soit tantôt avec une altération évidente de l'hé-

chiffres correspondants à une richesse uniforme de 5 millions. Ce travail a été exécuté par M. Winter en octobre et novembre 1885, par un temps froid.

1° *Affection du cœur. Érysipèle ambulant.* Sang du cadavre. Richesse globulaire 3 047 000. Caractères spectroscopiques normaux.

Gaz pour 100^{cc}.

Gaz de l'échantillon....... $\left\{\begin{matrix} CO_2 = 30,0 \\ O = 13,7 \\ Az = 2,6 \end{matrix}\right.$ Gaz rapportés à 5 millions de globules............... $\left\{\begin{matrix} CO_2 = 19,2 \\ O = 22,4 \end{matrix}\right.$

2° *Endocardite avec congestion pulmonaire.* Sang recueilli par la saignée et défibriné. Richesse globulaire 5 280 000.

Gaz pour 100^{cc}.

Sang recueilli........... $\left\{\begin{matrix} CO_2 = 43,8 \\ O = 11,0 \\ Az = 2,3 \end{matrix}\right.$ Rapport à 5 millions....... $\left\{\begin{matrix} CO_2 = 41,4 \\ O = 10,4 \end{matrix}\right.$

3° *Tuberculose pulmonaire.* Sang du cadavre. Richesse globulaire 3 300 000.

Sang recueilli........... $\left\{\begin{matrix} CO_2 = 19,8 \\ O = 3,8 \\ Az = 1,3 \end{matrix}\right.$ Pour 5 millions de globules. $\left\{\begin{matrix} CO_2 = 30,0 \\ O = 8,7 \end{matrix}\right.$

4° *Tuberculose aiguë chez un tuberculeux ancien.* Sang du cadavre. Richesse globulaire 2 100 000.

Sang recueilli........... $\left\{\begin{matrix} CO_2 = 33,0 \\ O = 4,4 \\ Az = 1,1 \end{matrix}\right.$ Pour 5 millions de globules. $\left\{\begin{matrix} CO_2 = 74,3 \\ O = 9,9 \end{matrix}\right.$

5° *Tuberculose pulmonaire et laryngienne.* Sang du cadavre. Richesse globulaire 3 320 000.

Sang recueilli........... $\left\{\begin{matrix} CO_2 = 22,2 \\ O = 4,4 \\ Az = 1,3 \end{matrix}\right.$ Pour 5 millions de globules. $\left\{\begin{matrix} CO_2 = 29,3 \\ O = 5,7 \end{matrix}\right.$

6° *Tuberculose et hernie étranglée.* Sang du cadavre. Richesse globulaire 3 693 000.

Sang recueilli........... $\left\{\begin{matrix} CO_2 = 33,6 \\ O = 5,4 \\ Az = 2,9 \end{matrix}\right.$ Pour 5 millions de globules. $\left\{\begin{matrix} CO_2 = 48,2 \\ O = 6,9 \end{matrix}\right.$

7° et 8° *Endopéricardite aiguë.* Sang d'une saignée faite le 27 octobre. Richesse
globulaire 3 320 000.

Sang recueilli........... $\left\{\begin{matrix} CO_2 = 33,1 \\ O = 19,9 \\ Az = 2,1 \end{matrix}\right.$ Pour 5 millions de globules. $\left\{\begin{matrix} CO_2 = 49,5 \\ O = 22,9 \end{matrix}\right.$

Le malade étant mort, on fait une analyse du sang recueilli sur le cadavre le
9 novembre. Ce sang a été conservé pendant vingt-quatre heures dans la glacière.
Richesse globulaire 3 320 000.

Sang recueilli........... $\left\{\begin{matrix} CO_2 = 8,3 \\ O = 8,2 \\ Az = 1,1 \end{matrix}\right.$ Pour 5 millions de globules. $\left\{\begin{matrix} CO_2 = 12,4 \\ O = 12,2 \end{matrix}\right.$

La différence entre le sang de la saignée et celui du cadavre est considérable,
tant pour le CO_2 que pour l'O.

9° *Tuberculose.* Sang du cadavre. Richesse globulaire 6 094 000.

Sang recueilli........... $\left\{\begin{matrix} CO_2 = 11,2 \\ O = 20,9 \\ Az = 2,9 \end{matrix}\right.$ Pour 5 millions de globules. $\left\{\begin{matrix} CO_2 = 9,1 \\ O = 17,1 \end{matrix}\right.$

10° *Tuberculose avec fièvre.* Sang du cadavre. Conservé dans la glacière pendant
vingt-quatre heures. Richesse globulaire 3 320 000.

moglobine, tantôt sans modification appréciable de l'hémoglobine.

Un des types du premier cas nous est fourni par la transformation de l'hémoglobine en méthémoglobine. Cette dernière combinaison étant fixe, la pompe à gaz la laisse subsister, de sorte
qu'au fur et à mesure de la production de la méthémoglobine la
capacité respiratoire diminue. Dans certains cas, elle peut être
réduite au quart ou même au cinquième avant la mort de l'animal
intoxiqué. Mais la terminaison fatale arrive toujours avant que
toute l'hémoglobine soit transformée. C'est un genre particulier
d'asphyxie.

Au début du processus le sang devient noirâtre et cependant, à
l'examen spectroscopique, on ne trouve pas encore trace de méthémoglobine dans le sang. Comme cet examen exige la présence
d'une assez forte proportion de méthémoglobine, il était intéressant
de voir si la mesure de la capacité respiratoire indiquerait la formation de cette matière avant le spectroscope. En opérant
avec le nitrite d'amyle en inhalations, la pompe à gaz m'a paru
un peu plus sensible que le spectroscope. L'altération débute, nous
venons de le voir, par une réduction partielle de l'hémoglobine,
mais le sang noir, non encore transformé, redevient immédiatement rouge par agitation à l'air et fixe une quantité normale
d'oxygène. Mais bientôt l'agitation à l'air ne fait plus reprendre
au sang toute sa rutilence, la capacité respiratoire s'affaiblit et
cependant l'examen spectroscopique est encore négatif. Plus tard,
lorsque l'altération du sang est un peu plus avancée elle devient
sensible, à la fois, à l'examen spectroscopique et à l'analyse de
l'oxygène absorbé.

— Dans ces dernières années divers auteurs ont signalé une diminution de la capacité respiratoire du sang dans certains états patho-

Sang recueilli. . . . . $\left\{ \begin{array}{l} CO^2 = 21,4 \\ O = 9,3 \\ Az = 2,8 \end{array} \right.$ Pour 5 millions de globules. $\left\{ \begin{array}{l} CO^2 = 82,7 \\ O = 14,04 \end{array} \right.$

11° *Bronchite et emphysème.* Sang du cadavre. Richesse globulaire 3 540 000.

Sang recueilli. . . . . $\left\{ \begin{array}{l} CO^2 = 12,9 \\ O = 13,3 \\ Az = 1,4 \end{array} \right.$ Pour 5 millions de globules. $\left\{ \begin{array}{l} CO^2 = 17,7 \\ O = 18,7 \end{array} \right.$

12° *Scarlatine.* Sang du cadavre. Richesse globulaire 3 320 000.

Sang recueilli. . . . . $\left\{ \begin{array}{l} CO^2 = 17,1 \\ O = 11,7 \\ Az = 2,9 \end{array} \right.$ Pour 5 millions de globules. $\left\{ \begin{array}{l} CO^2 = 26,2 \\ O = 17,6 \end{array} \right.$

logiques ou à la suite de l'introduction dans le sang de divers médicaments n'altérant pas l'hémoglobine. Il y aurait donc lieu d'admettre une sorte de paralysie fonctionnelle des globules rouges. Mais les recherches sur lesquelles on peut s'appuyer pour établir une lésion de cet ordre présentent une lacune regrettable, à savoir le dosage de l'hémoglobine fait parallèlement à la détermination de la capacité respiratoire.

Ainsi, on prend du sang sur un chien, on en dose les gaz après défibrination et agitation à l'air, puis on soumet l'animal à une influence nocive, celle, par exemple, d'une matière septique et, au bout d'un certain temps, pendant que le chien présente des phénomènes morbides, on fait une nouvelle prise de sang et on constate que ce sang ne peut plus absorber la même proportion d'oxygène. On en conclut que la fièvre septique ou simplement l'état fébrile détermine une diminution de la capacité respiratoire du sang.

Comme on n'a pas dosé l'hémoglobine dans chaque échantillon de sang, il n'est pas démontré que le pouvoir d'absorption du sang n'est pas resté sensiblement proportionnel à la quantité d'hémoglobine. Mais supposons qu'il y ait réellement dans quelques cas une diminution de la capacité respiratoire du sang, avant de rattacher cet état à une sorte de paralysie fonctionnelle des globules rouges, il faudrait encore s'assurer de l'absence de toute altération chimique de l'hémoglobine. Et, nous l'avons dit, il est probable que nous ne connaissons pas encore toutes les modifications chimiques de cette matière. J'ai fait, avec l'aide de mes préparateurs, un grand nombre d'analyses des gaz du sang sur des chiens soumis soit à des injections de matières septiques, soit à des injections médicamenteuses sous-cutanées ou intra-veineuses et, en ayant soin de doser l'hémoglobine dans l'échantillon soumis à la pompe, j'ai toujours trouvé des doses d'oxygène proportionnelles à la quantité d'hémoglobine toutes les fois que cette matière n'était pas chimiquement altérée.

Je ne crois donc pas que la paralysie fonctionnelle des globules rouges puisse être considérée comme une lésion démontrée.

Cet intéressant sujet réclame certainement de nouvelles recherches.

— Pour expliquer l'action de quelques médicaments sur les échanges nutritifs, divers pharmacologistes ont admis un autre genre de modification dans la fonction des globules rouges. Ils supposent qu'en présence de ces médicaments l'oxyhémoglobine se réduit moins facilement ou, en d'autres termes, que le globule rouge cède plus difficilement aux tissus l'oxygène qu'il leur apporte.

Les preuves sur lesquelles s'appuie cette hypothèse sont encore insuffisantes.

Dans mes expériences sur les matières toxiques et médicamenteuses produisant de la méthémoglobine et, par suite, une grande diminution de la partie active du sang, j'ai vu que l'action antithermique de quelques-uns de ces corps est tout à fait indépendante de la présence de méthémoglobine dans le sang.

Il paraît démontré, d'ailleurs, que l'état du sang est loin d'être un facteur important dans la régulation des échanges intra-organiques, et quelques pharmacologistes me paraissent avoir abusé, dans leurs explications des actions médicamenteuses, de l'influence de certains agents sur le sang.

SOUS-CHAPITRE II
ALTÉRATIONS DES HÉMATOBLASTES

A. Variations numériques. — Nous savons que, chez l'homme, on compte en moyenne 250 000 hématoblastes. Les tableaux publiés par M. Cadet (1) montrent que, sur 108 individus sains, le chiffre des hématoblastes n'a été que deux fois inférieur à 200 000, et quatre fois seulement supérieur à 300 000, sans dépasser 340 000. Dans le sang d'un même individu examiné dans des conditions identiques, le chiffre n'a varié que de 241 000 à 294 000. On peut donc considérer comme des chiffres anormaux ceux qui ne sont pas compris entre 200 000 et 300 000.

Dans les maladies le nombre des hématoblastes peut varier de 50 000 à 850 000. Les fluctuations numériques que ces éléments sont susceptibles d'éprouver sont donc considérables. Il faut ajouter, pour donner une idée exacte du caractère particulier de ces variations, qu'elles sont souvent brusques, ce qui les différencie de celles des globules rouges qui, tout en pouvant être également très étendues, sont relativement progressives. Ainsi, d'un jour à

____

(1) A. CADET, Étude physiologique des éléments figurés du sang et en particulier des hématoblastes (*Th. de Paris*, 1881).

l'autre le nombre des hématoblastes peut devenir double et même presque triple. Jamais semblable oscillation ne s'observe dans le chiffre des globules rouges.

Les conditions dans lesquelles on observe la *diminution* dans le nombre des hématoblastes ont toujours un caractère de haute gravité. C'est d'abord le jeûne prolongé, ou inanition.

Dans l'observation recueillie sur le chien par M. Reyne et que nous avons reproduite précédemment, le chiffre des hématoblastes, primitivement de 395 000, est tombé progressivement à 177 000. Chez l'homme, les états fébriles prolongés produisent un résultat analogue qui ne doit pas être mis uniquement sur le compte de l'inanition. Il est probable, en effet, que la fièvre s'oppose par elle-même à la production de ces éléments, car au moment de la défervescence et avant que le régime des malades ait été modifié, le nombre des hématoblastes se relève.

C'est dans la fièvre typhoïde de longue durée que l'on constate cet effet combiné du jeûne et de la fièvre. Aussi observe-t-on souvent, à la fin de la maladie, des chiffres inférieurs à 100 000 et se rapprochant parfois de 50 000.

Viennent ensuite, comme causes de diminution dans le nombre des hématoblastes, l'anémie progressive et les cachexies très avancées, particulièrement la cachexie cancéreuse vulgaire. Ici encore, ce fait ne peut être interprété que comme la conséquence d'un arrêt dans la production de ces éléments. Aussi est-il d'un pronostic très grave et comme l'annonce d'une mort prochaine. Il n'y a qu'une circonstance dans laquelle on puisse regarder la diminution dans le nombre des hématoblastes comme favorable : c'est lorsqu'elle est passagère et coïncide avec une augmentation des hématies.

Il ne s'agit plus alors que d'une diminution relative d'un jour à l'autre; le chiffre des hématoblastes ne tombe pas définitivement au-dessous de la normale, et les fluctuations qu'il présente coïncident avec la reconstitution du sang.

L'*augmentation* dans le nombre des hématoblastes s'observe très fréquemment. Tantôt elle est passagère et ne dure que deux ou trois jours pour constituer le principal caractère du phénomène qui sera décrit sous le nom de crise hématique. Tantôt, au contraire, le nombre des hématoblastes reste supérieur à la normale d'une manière durable.

Dans le premier cas il s'agit d'une production active d'éléments qui bientôt deviennent des globules rouges; le sang est en voie de rénovation.

Dans le second, au contraire, les hématoblastes, quoique formés peut-être en moins grand nombre qu'à l'état normal, s'accumulent dans le sang par suite d'une entrave à leur transformation en globules rouges.

Ces particularités seront appréciées à leur valeur quand j'aurai eu l'occasion de préciser les circonstances dans lesquelles on les observe.

Je noterai seulement ici que le chiffre des hématoblastes peut alors s'élever jusqu'à 800 000 et même au-delà.

B. Modifications dans le diamètre des hématoblastes. — Dans le sang normal, lorsque la nutrition et le développement des éléments du sang suivent un cours régulier, l'hématoblaste atteint rarement une certaine taille sans se transformer bientôt en globule nain. Il n'en est plus de même lorsque, sous l'influence d'un état pathologique, les conditions de cette transformation sont moins favorables. De sorte qu'il est fréquent d'observer chez les malades des hématoblastes volumineux ayant conservé encore tous leurs caractères propres.

Ceux d'une taille anormale, dans les préparations faites par dessiccation, peuvent mesurer jusqu'à 6 μ, 5 de diamètre, tout en restant incolores et en conservant leur vulnérabilité. Dans ces conditions, ils se prêtent particulièrement bien à l'étude des particularités anatomiques sur lesquelles j'ai insisté (voir p. 99), et il n'est pas rare de distinguer dans leur partie centrale quelques granulations brillantes ou de petites vacuoles.

Ces grands éléments qui tardent à former des globules rouges se rencontrent dans toutes les circonstances où la nutrition générale est entravée ou ralentie : anémie ancienne, états cachectiques, maladies aiguës ou subaiguës de durée relativement longue.

L'augmentation du diamètre moyen par accumulation d'hématoblastes de la seconde phase d'évolution, ou d'éléments intermédiaires, s'observe également dans les cas de ralentissement dans la formation des globules rouges (anémie chronique); mais elle est surtout remarquable dans une circonstance tout opposée, c'est-à-dire au moment où, après une production abondante d'hématoblastes nouveaux, ces éléments sont sur le point de se transfor-

mer en globules rouges. J'aurai à revenir sur ce fait intéressant
à propos de la crise hématique.

C. **Modifications qualitatives**. — Il est difficile qu'un élément
aussi vulnérable et, pour ainsi dire, aussi incomplètement formé
ne présente pas des altérations chimiques, ne fût-ce que dans la
proportion des principes qui entrent dans sa constitution. A cet
égard, l'avenir nous réserve probablement des révélations intéressantes. Pour le moment on peut déjà indiquer deux modifications
chimiques des hématoblastes.

1° *Formation de cristaux aux dépens des hématoblastes*. — Nous
avons vu que dans certains cas d'anémie intense il se forme dans
les préparations de sang desséché de petits cristaux autour des
globules rouges. Des productions cristallines absolument semblables apparaissent également autour des hématoblastes isolés
ou en amas. Comme on n'observe jamais rien de semblable dans
le sang normal, il faut nécessairement en conclure que cette
formation cristalline est la conséquence d'une modification dans la
constitution chimique des éléments qui y participent (fig. 68 et 63).

2° *Augmentation de la matière exsudée par les hématoblastes*. —
Lorsqu'au moment de la rénovation du sang les hématoblastes
sont sur le point de se transformer en globules rouges et constituent presque tous des éléments intermédiaires, ils diffèrent réellement des hématoblastes normaux par leur résistance relative au
processus de coagulation et par la manière dont ils se comportent
vis-à-vis de certains réactifs. Ainsi, lorsqu'on traite le sang par le
liquide A, nous avons dit que ces corpuscules se rétractent et s'entourent d'un précipité de matière albuminoïde, sous la forme
d'un nuage légèrement granuleux. Dans la convalescence des
maladies aiguës, à l'époque où les hématoblastes sont sur le point
de devenir des hématies, le même liquide les fixe, sans les rétracter notablement, sous la forme de petits corpuscules presque
tous déjà un peu colorés, autour desquels il ne se produit aucune
précipitation. Je citerai, comme exemple, le cas d'un jeune rhumatisant dans le sang duquel, le lendemain de la défervescence,
il se forma sous l'influence du liquide A, au milieu des autres
éléments du sang, des amas relativement considérables d'hématoblastes parfaitement distincts les uns des autres, légèrement
colorés en jaune et représentant déjà des globules rouges en
miniature. On ne peut pas dire qu'il s'agisse ici d'une altération

de ces éléments. C'est un fait d'évolution, caractérisé à un certain moment par l'accumulation de formes plus développées et plus résistantes, mais en somme normales.

Il n'en est pas de même lorsque les hématoblastes contiennent, sous l'influence d'un état pathologique, un excès de matière destinée à se répandre au dehors pour concourir à la formation de la fibrine, bien que cette altération ne soit due qu'à une modification dans la proportion d'une substance qui entre normalement dans la constitution des éléments. Cette altération se retrouve dans tous les cas où il existe une augmentation de fibrine.

Dans le sang pur, la viscosité des hématoblastes étant augmentée par suite de l'abondance de la matière qu'ils laissent exsuder, il se forme des amas souvent très volumineux et dépassant de beaucoup les dimensions des amas du sang normal. Et ce fait est d'autant plus significatif que ces grands amas peuvent se montrer sans qu'il y ait, dans le sang, une augmentation dans le nombre des hématoblastes.

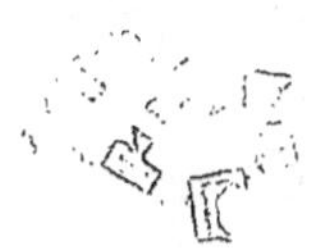

Fig. 68. — Anémie saturnine. — Sang sec. — Formations cristallines autour d'un amas d'hématoblastes.

En poursuivant l'examen, on voit ces amas se couvrir de prolongements fibrillaires très épais et diminuer progressivement de volume comme s'ils se résolvaient presque entièrement en filaments fibrillaires. Mais, comme il y a toujours, en pareil cas, un épaississement plus ou moins notable du réticulum fibrineux, par suite de l'augmentation de la fibrine, ces dernières apparences pourraient être rattachées uniquement à une modification du plasma si l'on se bornait à l'examen du sang pur.

En traitant le sang par le liquide A, on acquiert la conviction que l'augmentation de la fibrine coïncide toujours avec une altération parallèle des hématoblastes. Il se produit, en effet, sous l'influence de ce réactif des grumeaux particuliers.

On ajoute au liquide A une petite quantité de sang dans la proportion de une partie pour 250 à 500 du réactif, on agite le mélange et immédiatement on voit apparaître de petites concrétions rougeâtres qui troublent le liquide. Les plus volumineuses se distinguent facilement à l'œil nu.

Au microscope, ces petites concrétions se présentent, dans le sang phlegmasique, dans la pneumonie par exemple, sous l'apparence d'amas plus ou moins étendus, souvent énormes, découpés irrégulièrement. Ils sont formés par une matière finement granuleuse, parfois en partie fibrillaire, très visqueuse, dans laquelle sont englués de nombreux hématoblastes plus ou moins rétractés. A cette matière visqueuse est venu s'attacher par le fait du battage un nombre variable de globules blancs et d'hématies (fig. 69).

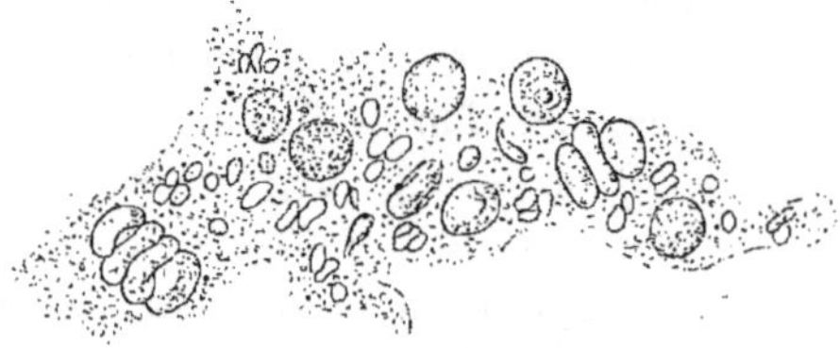

Fig. 69. — Petite plaque plegmasique dans un cas d'érysipèle. — Sang traité par le liquide A.

Dans les cas de cachexie on obtient souvent par le même procédé des grumeaux analogues ou *plaques cachectiques* qui ne se différencient des *plaques phlegmasiques* que par des caractères peu importants. En effet, les plaques cachectiques sont également constituées par une matière granuleuse ; mais elles sont en général peu étendues et à bord nettement délimité ; les hématoblastes qu'elles renferment sont peu nombreux et souvent volumineux ; enfin elles ne prennent jamais l'aspect fibrillaire et elles ont une moins grande tendance que les phlegmasiques à retenir, lorsqu'on effectue le mélange sanguin, les globules rouges et les globules blancs voisins. L'emploi du liquide A rend donc évident ce fait important, à savoir : que l'augmentation dans la proportion de fibrine est liée à une altération correspondante des hématoblastes, ou, plus exactement encore, à une augmentation de la proportion de matière exsudée par ces éléments. D'où l'on peut conclure, comme nous l'avons fait, que cette matière est probablement employée tout entière à la formation de la fibrine, et préexiste dans les hématoblastes avant toute altération de ces éléments (voir p. 303).

Nous avons dit, à propos de la coagulation, que cette matière est très probablement du fibrinogène. Les hématoblastes seraient donc, dans le processus inflammatoire, gonflés par une proportion anormale de fibrinogène.

SOUS-CHAPITRE III

ALTÉRATIONS DES LEUCOCYTES.

A. Variations numériques. — Les globules blancs du sang sont les éléments dont les fluctuations numériques sont de beaucoup les plus étendues. Souvent on se borne, pour en prendre connaissance, à l'examen du sang pur, sans même avoir soin de pratiquer cet examen dans la cellule à rigole. Ce procédé sommaire peut être suffisant pour permettre d'affirmer que les globules blancs sont plus nombreux qu'à l'état normal lorsque l'accroissement dans la proportion de ces éléments est très notable; mais il est toujours indispensable de recourir aux procédés de numération, lorsqu'on veut avoir la notion exacte de cet accroissement, exprimé en chiffres.

D'ailleurs les globules blancs peuvent parfois pécher par défaut et, dans cette circonstance, la numération seule peut faire reconnaître la lésion du sang (1).

La *diminution* dans le nombre des leucocytes s'observe bien moins fréquemment que l'état inverse, c'est-à-dire que l'augmentation de nombre.

Toutes les pyrexies de longue durée, non compliquées de lésions inflammatoires, c'est-à-dire d'états pathologiques qui par eux-mêmes sont une cause de multiplication des globules blancs, tendent à faire baisser le chiffre de ces éléments. Le type de ces pyrexies est la fièvre typhoïde dans ses formes complexes et traînantes. On peut alors voir progressivement le nombre des leucocytes tomber jusqu'à 2 000.

Le même fait peut se rencontrer dans les anémies extrêmes.

Dans ces dernières circonstances, on pourrait se demander, vu le dégoût des malades pour les aliments et l'état de souffrance très prolongé du tube digestif, si cette diminution dans la production des leucocytes n'est pas la conséquence de l'abstinence.

Cette hypothèse ne peut être absolument écartée, puisque l'influence des repas sur la proportion des leucocytes est sensible. Cependant je ferai remarquer que, chez le chien soumis à l'inani-

---

(1) Je répète ici que le chiffre absolu des globules blancs est le seul qui ait de l'importance. Le rapport entre les globules blancs et les globules rouges n'a aucune signification précise.

tion, dont l'observation a été rapportée précédemment (p. 190), le nombre des leucocytes est resté sensiblement le même jusqu'à la mort. Il est donc plus logique d'attribuer la diminution dans le nombre de ces éléments, aussi bien dans les états aigus que dans les chroniques, à l'état des organes qui les forment. C'est probablement pour cette raison qu'ils diminuent surtout dans la fièvre typhoïde et dans les anémies graves, c'est-à-dire dans des circonstances où les organes lymphatiques sont certainement lésés.

D'ailleurs leur *augmentation* de nombre tire également son origine des divers états pathologiques de ce système.

Cette dernière lésion, extrêmement commune, est la conséquence de processus très divers, les uns aigus, passagers, les autres durables, permanents.

Parmi les états aigus l'inflammation tient le premier rang, et, au nombre des chroniques, la leucocythémie est certainement de beaucoup le plus important.

D'après quel critère peut-on dire que le nombre des globules blancs est augmenté?

On peut trouver exceptionnellement, à l'état normal, 10 000 globules blancs; mais je n'ai jamais relevé un pareil chiffre, chez des individus sains, que d'une manière passagère. La constatation plusieurs fois renouvelée du nombre de 10 000 peut donc être considérée comme un fait anomal.

Dans les états aigus produisant une augmentation temporaire des leucocytes, notamment dans les phlegmasies, c'est-à-dire dans la leucocytose aiguë, le nombre des globules blancs peut s'élever jusqu'à 36 000 environ; il est le plus souvent de 15 000 à 20 000.

Dans les états chroniques, c'est-à-dire dans la leucocytose chronique, il peut atteindre des chiffres analogues, parfois même supérieurs, ainsi que j'aurai l'occasion d'en citer plus tard des exemples à propos des lésions du sang chez les malades atteints de néoplasmes.

Mais c'est surtout dans la leucocythémie que le nombre des globules blancs devient réellement prodigieux, au point d'atteindre 500 000 et au-delà, chiffre qui représente 80 fois plus d'éléments qu'à l'état normal.

B. **Lésions relatives à la proportionnalité des diverses variétés de globules blancs et aux dimensions de ces éléments.** — J'ai toujours soin, en pratiquant le dénombrement des globules blancs, d'indiquer par un signe à quelle variété appartient chacun des éléments que je rencontre dans la préparation. En agissant ainsi, il est facile de se rendre compte de la prédominance relative d'une de ces variétés.

Dans la plupart des leucocytoses c'est sur la variété 2 (cellule finement granuleuse à noyaux multiples) que porte surtout la multiplication. Mais il n'en est pas toujours ainsi, et dans les cas chroniques, lorsque la lésion est due à un état cachectique avancé, on peut, au contraire, trouver une augmentation notable des globules blancs de la variété 1 (petite cellule finement granuleuse à noyau unique). Cette multiplication de petits globules blancs se rencontre également dans certains cas de pseudo-leucémie et de leucocythémie.

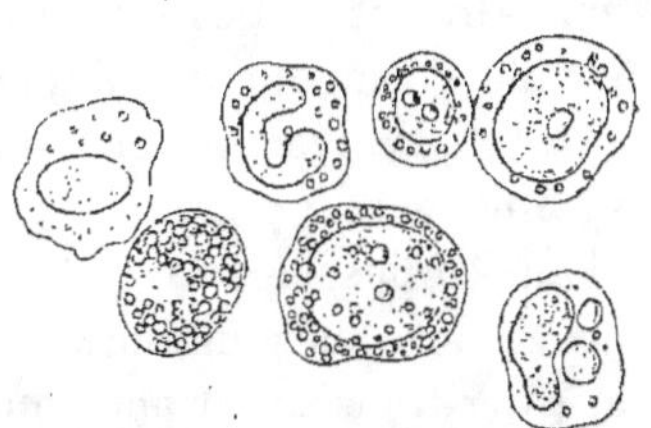

Fig. 70. — Leucocythémie. — Sang traité par de l'alcool au tiers, coloré par la fuchsine. — Divers globules blancs hypertrophiés.

C'est également dans cette dernière maladie qu'on observe parfois des éléments hypertrophiés. Les plus grands globules blancs du sang normal mesurent, on s'en souvient, 10 à 12 μ, en moyenne. Dans le sang leucémique les plus grands éléments peuvent atteindre jusqu'à 20 μ (fig. 70).

Cette hypertrophie ne porte pas uniquement sur les cellules à noyaux multiples ou à noyau incisé et en boudin. On peut voir également des globules blancs à un seul noyau acquérir des dimensions anomales.

En dehors de cette dernière maladie, on a rarement l'occasion de remarquer dans le sang quelques leucocytes hypertrophiés. Je n'ai guère relevé cette particularité que dans deux ou trois cas d'anémie extrême.

C. Altérations qualitatives. — Nous connaissons d'une manière trop imparfaite la composition chimique des globules blancs pour pouvoir décrire d'une manière précise les modifications intimes que ces éléments subissent dans les maladies.

Les seuls procédés qu'on puisse appliquer en pareil cas, c'est-à-dire les procédés histo-chimiques, sont insuffisants pour nous permettre de reconnaître ces sortes de lésions. Cependant on peut ranger ici quelques altérations bien caractérisées.

1° *Surcharge en hémoglobine*. — Les globules blancs de la variété 2 qui, à l'état normal, chez l'homme, ne contiennent aucune trace d'hémoglobine, peuvent, dans certains cas, s'imbiber légèrement de matière colorante. Cette altération, que je n'ai rencontrée, jusqu'à présent, que dans les anémies intenses, est difficile à constater dans le sang pur et humide. En effet, elle ne se révèle dans ces conditions que par une teinte légèrement jaunâtre du bord de l'élément, ou, lorsque celui-ci est déformé par les mouvements amœboïdes, que par un reflet jaunâtre des parties épaissies. Pour mettre en évidence la présence de l'hémoglobine il faut préparer le sang par dessiccation. Les globules blancs à contenu hémoglobique se reconnaissent alors facilement.

Ils se présentent sous l'aspect d'un corpuscule en général arrondi, presque homogène, nettement coloré en jaune-orangé, surtout sur le bord, pâle au centre et assez transparent pour que le noyau soit en général distinct. En outre, ce corpuscule offre une certaine épaisseur et un diamètre sensiblement le même que dans le sang humide, tandis que les globules blancs normaux sont réduits par la dessiccation à une fine pellicule étalée, transparente et très notablement plus large que le globule humide.

L'ensemble de ces caractères est tel qu'à un examen peu attentif on pourrait prendre les globules blancs colorés pour des globules rouges géants. Ils s'en distinguent par leur aspect presque toujours fixement granuleux, au moins au centre, par l'absence de biconcavité et par la facilité avec laquelle l'addition d'eau iodo-iodurée met en évidence leur noyau caractéristique en boudin ou leurs noyaux multiples. Ce réactif a, d'ailleurs, l'avantage de rendre plus visible l'hémoglobine en la colorant.

En pratiquant d'abondantes saignées chez des chiens, on peut faire apparaître, à un degré avancé de l'anémie, des globules blancs colorés, absolument semblables à ceux qu'on observe chez l'homme.

Dans aucun cas la quantité d'hémoglobine contenue dans ces éléments n'est assez considérable pour rendre le protoplasma hyalin et semblable au disque coloré des globules rouges ordinaires ou même des globules rouges à noyau.

2° *Diminution ou perte de la contractilité amœboïde*. — Dans les maladies graves de l'appareil hématopoïétique, et particulièrement dans la leucocythémie, certains observateurs ont vu, dans le sang, des globules blancs privés d'une manière plus ou moins complète de contractilité protoplasmique. Cette lésion n'a coïncidé avec aucun caractère particulier du protoplasma ; elle atteignait un nombre très variable d'éléments. Je l'ai inutilement recherché chez deux leucocythémiques dont les globules blancs présentaient cependant des dimensions exagérées.

3° *Formations vacuolaires.* — Dans les cachexies et la leucocythémie, dans des cas où, précisément, on observe les modifications précédemment signalées dans le diamètre des globules blancs, quelques-uns de ces éléments paraissent avoir un protoplasma un peu anormal.

Parfois l'élément est grossièrement granuleux, sombre, plus opaque que normalement, mais plus souvent encore il est, au contraire, remarquablement pâle, au point de devenir presque indistinct quand il est étalé en couche mince, par suite des déformations amœboïdes. Ces globules blancs à protoplasma pâle, hypertrophiés ou non, peuvent être creusés de vacuoles plus ou moins volumineuses, analogues à celles qui se produisent dans les leucocytes en voie d'altération cadavérique (1).

4° *Infiltration pigmentaire.* — Dans la fièvre intermittente et particulièrement dans les formes pernicieuses, les globules blancs renferment souvent un certain nombre de grains noirâtres ressemblant à des particules de charbon. A Paris, nous n'avons pas l'occasion de constater cette intéressante lésion ; aussi ne l'ai-je vue qu'une fois chez une femme qui avait contracté une fièvre intermittente en Algérie. Les accès qui avaient reparu après quelques mois de séjour à Paris étaient simples et l'on ne trouvait d'ailleurs dans le sang qu'un nombre très restreint de globules blancs mélanifères.

Cette altération ne paraît pas appartenir exclusivement au paludisme. MM. Nepveu, Clauzel et A. Heurtaux l'ont observée dans la mélanose généralisée.

On s'accorde généralement à considérer les granulations de pigment noir comme provenant de la destruction des hématies (2).

(1) Je ne signale pas ici l'infiltration graisseuse des globules blancs, malgré la fréquence extrême de cette lésion dans les globules blancs des exsudats et épanchements. Je n'ai pas eu, en effet, l'occasion de la constater dans le sang circulant, et je suppose que lorsque des globules blancs ainsi altérés pénètrent dans le torrent circulatoire, ils ne tardent pas à être arrêtés au passage dans le réseau capillaire d'une partie du corps.

(2) A. KELSCH, Contribution à l'anat. path. des maladies palustres endémiques, etc. (*Arch. de phys. normale et path.*, 2e série, t. II, n° 5, p. 690).

Les globules blancs absorberaient les globules rouges altérés et leur matière colorante donnerait lieu au bout d'un certain temps à la production de grains noirs. Comme il est très rare de trouver des globules blancs chargés de globules rouges ou de fragments de globules rouges dans le sang circulant, on admet que ce processus a surtout pour siège les éléments de la rate et de la moelle des os. Cependant cette question est encore à l'étude, car, dans diverses recherches sur la destruction des globules rouges, H. Quincke a vu que les globules rouges absorbés par les cellules incolores se transforment, les uns en grains jaunes, les autres en albuminate de fer incolore que l'analyse micro-chimique peut seule révéler (1). Il est possible cependant que la production de grains noirs ne soit qu'une exagération ou une sorte de déviation du processus normal, désigné par Quincke sous le nom de *sidérose physiologique*.

D. **Pénétration des leucocytes par des microbes.** — La masse protoplasmique et contractile des globules blancs se laisse facilement pénétrer par divers corps étrangers et en particulier par les microbes.

En 1871, dans mes études sur les embolies capillaires dans la pyohémie, j'ai reconnu que les globules blancs arrêtés dans le réseau vasculaire de la zone externe des abcès métastatiques contiennent des microbes semblables à ceux qu'on trouve dans les globules blancs des plaies. J'ai même réussi à démontrer l'intervention de l'altération des globules blancs à l'aide d'expériences. Elles ont consisté à injecter sous la peau du dos, chez le chien, un liquide irritant et septique contenant du cinabre. Dans deux cas les chiens sont morts d'infection purulente, avec abcès métastatiques dans les poumons et différents viscères, et j'ai retrouvé dans les éléments des abcès, ainsi que dans les caillots des thromboses voisines, quelques globules blancs renfermant des particules de cinabre (2).

Depuis cette époque, le rôle des globules blancs comme vecteurs d'organismes étrangers, particulièrement dans les septicémies, a été reconnu par un grand nombre d'observateurs.

(1) H. Quincke, Ueber Siderosis (*Deuts. Arch. f. klin. Med.* Bd. XXV, S. 567 et Bd. XXVII, S. 193).
(2) XIX, XXI.

SOUS-CHAPITRE IV

PRÉSENCE DANS LE SANG D'ÉLÉMENTS ANATOMIQUES ANORMAUX.

Sans compter les parasites et les microbes, le sang peut renfermer des éléments anatomiques et des corps solides étrangers à sa constitution normale.

Dans une première catégorie de faits, ces parties étrangères sont simplement véhiculées par le sang qui s'en débarrasse rapidement après les avoir déposées dans les vaisseaux trop étroits pour leur livrer passage. Leur présence dans le sang est donc essentiellement passagère, et elle détermine plutôt des troubles circulatoires qu'une altération proprement dite du sang. On compte au nombre de ces éléments et corps étrangers, pour ainsi dire de passage dans le sang, les fragments de caillots de diverses origines, les débris des foyers athéromateux ramollis et ulcérés, les cellules épithéliales de l'endartère qui peuvent se détacher des parois vasculaires dans l'endartérité desquamative, les éléments des tumeurs qui pénètrent dans le sang soit directement, par les veines, soit indirectement, par le trajet des vaisseaux blancs.

On ne rencontrera guère dans les examens de sang, parmi ces divers produits, que des cellules épithéliales plus ou moins modifiées. C'est du moins ce que j'ai vu dans un cas de purpura hemorragica qui paraissait lié à une endartérite desquamative diffuse.

Dans une autre catégorie de faits, les éléments étrangers à la constitution normale du sang sont produits par une altération pathologique des organes dits hématopoiétiques et leur présence plus ou moins durable dans le sang constitue, à proprement parler, une altération anatomique de ce liquide.

Les éléments qui peuvent ainsi passer dans le sang sont les globules rouges à noyau.

Présence dans le sang de globules rouges à noyau. — Cette lésion intéressante m'a paru rare, malgré les assertions de certains auteurs. Je ne l'ai rencontrée que dans les anémies extrèmes et dans la leucocythémie.

Les globules rouges nucléés du sang pathologique ne sont pas visibles dans le sang pur et humide ; il est nécessaire, pour les reconnaître, et pour en faire l'étude, de recourir à divers artifices.

Dans les préparations faites par dessiccation, ils se distinguent, en général, assez facilement des autres globules rouges par la présence d'un noyau très apparent ; mais, comme ce noyau est parfois masqué par de l'hémoglobine, il est nécessaire de faire intervenir après la dessiccation un réactif colorant.

A cet effet on peut employer soit l'eau iodo-iodurée, soit l'hématoxyline. Pour se servir du premier réactif, il suffit d'en déposer une goutte directement sur la couche de sang sec avant de mettre la lamelle. En substituant à l'eau iodo-iodurée une solution de gomme fortement iodée, on peut conserver la préparation indéfiniment.

L'emploi de la solution alunée d'hématoxyline exige la fixation préalable des éléments à l'aide d'une dessiccation prolongée.

Il est impossible, lorsqu'on se sert de ces procédés, de laisser passer inaperçus les éléments en question, à moins de se borner à explorer rapidement quelques champs microscopiques. On devra parcourir avec soin la plus grande partie possible de la préparation ; on aperçoit parfois un ou deux globules à noyau au moment où l'on est sur le point de renoncer à en trouver.

Ils sont constitués par un corps et un noyau. Le corps est en général plus volumineux, moins régulier et moins résistant que celui des hématies. Il offre des dimensions très variables ; tantôt, en effet, il atteint le diamètre des plus grandes hématies pathologiques (globules géants) et mesure 14 à 16 μ dans son grand diamètre ; tantôt il est aussi petit que les globules ordinaires et ne dépasse guère 7 μ, 5 à 8 μ. Infiltré d'une manière assez uniforme par de l'hémoglobine, il est homogène, et à peu près aussi réfringent que le disque des hématies ; mais il est très rarement aussi coloré que les hématies normales.

Lorsque l'élément est bien isolé, sa forme est variable : arrondie, légèrement ovoïde, irrégulièrement quadrilatère, fusiforme ; au contact des autres éléments, il se déforme plus facilement par pression que les hématies légitimes. Enfin on remarque qu'il n'est pas biconcave (fig. 71).

Dans les préparations sèches, colorées par l'iode, il prend une teinte acajou, presque toujours plus claire que celle des hématies.

Le noyau présente des caractères particuliers. Il est relativement volumineux, sphérique ou ovoïde, fortement granuleux, dépourvu de nucléole visible. Après l'action de l'iode, il est délimité par un double contour et renferme des granulations qui sont colorées en brun acajou, comme le corps hémoglobique. Ces granulations, de forme allongée, tendent à se réunir de manière à dessiner des sortes de ramifications ou de petits lobules.

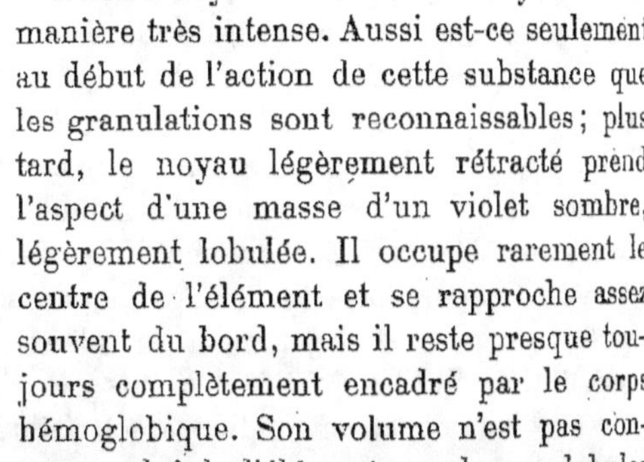

Fig. 71. — Anémie pernicieuse progressive. —Préparation de sang desséché, traité par l'eau iodo-iodurée.

a, globule rouge normal ; *b, b*, globules rouges à noyau de grande dimension.

L'hématoxyline colore ce noyau d'une manière très intense. Aussi est-ce seulement au début de l'action de cette substance que les granulations sont reconnaissables ; plus tard, le noyau légèrement rétracté prend l'aspect d'une masse d'un violet sombre, légèrement lobulée. Il occupe rarement le centre de l'élément et se rapproche assez souvent du bord, mais il reste presque toujours complètement encadré par le corps hémoglobique. Son volume n'est pas constamment en rapport avec celui de l'élément : quelques globules très volumineux ont un noyau relativement petit, tandis que les petits éléments sont presque entièrement remplis par le noyau. Cependant les très gros globules ont un noyau volumineux qui atteint jusqu'à 6 et 7 µ de diamètre.

Traités par les réactifs coagulants, le liquide A, par exemple, les globules rouges nucléés se rétractent plus fortement que les hématies et se déforment en se plissant ; ils paraissent constitués par une sorte de masse chiffonnée au milieu de laquelle se trouve un noyau. Dans quelques cas, la rétraction de cette masse imbibée d'hémoglobine aboutit à une sorte de fractionnement et à la mise en liberté du noyau. Si, après l'action du liquide A, on fait intervenir celle du carmin, on voit que les globules rouges à noyau sont légèrement colorés par le carmin, alors que les globules rouges sont restés incolores. Le noyau ne se teint pas d'une manière plus intense que la partie hémoglobique ; il est fortement granuleux, et on y voit parfois dans ces conditions un nucléole. A l'aide de l'alcool au tiers dont M. Ranvier s'est servi pour faire apparaître un nucléole dans les noyaux des hématies des batraciens, il m'a été impossible de reconnaître d'une manière certaine les globules rouges à noyau dont le disque se décolore immédiatement. En employant une solution de fuchsine dans l'alcool au tiers, le noyau de ces éléments se colore d'une manière plus intense que celui des globules blancs et devient par suite reconnaissable. Il se distingue, en outre, par un bord épais réfractant fortement la lumière et présente parfois, outre quelques lignes sombres transversales, un nucléole assez net. Il est d'ailleurs presque toujours possible d'apercevoir autour de lui une ligne indiquant le contour du stroma décoloré. Pour obtenir une bonne préparation, il m'a paru avantageux de déposer le réactif sur une couche un peu épaisse de sang desséché.

Il est facile, à l'aide de l'ensemble de ces caractères, de distinguer les globules rouges nucléés des globules blancs imbibés d'hémoglobine décrits précédemment. Ces derniers éléments renferment toujours peu d'hémoglobine, de sorte que leur corps protoplasmique reste légèrement granuleux, malgré sa coloration jaunâtre; de plus les réactifs colorants y font apparaître plusieurs noyaux ou un noyau en boudin, caractéristiques, clairs ou à peine granuleux.

Il n'est pas douteux que les globules rouges nucléés du sang de l'adulte ressemblent aux globules rouges nucléés de l'embryon, ou, du moins, à l'une des variétés de ces globules embryonnaires. Nous verrons, de plus, que la moelle des os et la rate dans certaines conditions renferment des éléments du même genre.

Il est donc évident que, chez l'adulte, le sang peut charrier, dans certaines circonstances pathologiques, un petit nombre de globules rouges nucléés, semblables d'une part à une des variétés des globules embryonnaires, de l'autre aux éléments de la moelle fœtale et de la pulpe splénique.

— A côté des globules rouges à noyau, il faut signaler, comme pouvant pénétrer dans le sang, des corpuscules particuliers existant normalement dans les organes hématopoiétiques (moelle des os, rate, ganglions lymphatiques). Ils ont déjà été signalés à propos de l'anatomie du sang (p. 113). Très rares à l'état normal, ils ne deviennent guère abondants que dans la leucocythémie.

CHAPITRE II

ALTÉRATIONS DU PLASMA.

Les altérations du plasma sanguin ou même, plus simplement encore, celles du sérum, plus faciles à apprécier, présentent un intérêt capital dont la portée est peut-être plus étendue encore, en pathologie générale, que celle des éléments cellulaires.

Il n'est pas douteux, en effet, que les variations dans la composition chimique du plasma jouent un rôle prédominant dans la genèse d'un grand nombre d'états morbides et que maints désordres locaux engendrent, par l'intermédiaire du sang, des manifestations générales.

L'attention des observateurs s'est particulièrement fixée sur les variations du glycose (diabète), de l'urée et des principes azotés qui doivent être éliminés par l'urine, sur les modifications des matières albuminoïdes, dans leurs rapports avec l'albuminurie, sur les fluctuations dans la proportion de l'eau et des sels dans les anémies et les cachexies, sur les matières toxiques qui peuvent pénétrer dans le sang ou y être retenues par un défaut d'élimination (ptomaïnes, substances médicamenteuses, etc.).

Peu de sujets sont aussi vastes et aussi dignes d'intérêt. Aussi est-il regrettable que les données qui s'y rapportent soient encore fort insuffisantes. Il est d'ailleurs presque impossible d'aborder directement la plupart des problèmes soulevés par la question des altérations du plasma, car il est très rare de pouvoir se procurer durant la vie la quantité toujours assez grande de sang nécessaire pour effectuer une bonne analyse chimique.

Quoi qu'il en soit, n'ayant pas fait de recherches personnelles sur les altérations chimiques du sang, je m'occuperai exclusivement, dans cet article, des modifications mises en relief par les procédés d'étude exposés dans la première partie de cet ouvrage.

La constitution du sang est telle qu'un certain nombre d'altérations des éléments anatomiques résultent directement des modifications du plasma. Il en est ainsi, très probablement, de l'augmentation de la cohérence et de la viscosité des globules rouges

(p. 34), car il est facile de reproduire une altération semblable en additionnant le sang d'un sérum étranger (en ajoutant, par exemple, au sang du chien du sérum de sang de bœuf). Il est permis de supposer qu'inversement certaines altérations du plasma sont la conséquence de modifications correspondantes des éléments anatomiques.

Parfois il serait bien difficile de dire quel est le siège primitif de la lésion. Ainsi dans les cas de dissolution de l'hémoglobine faisant prendre au sérum une coloration rouge, on est en droit d'invoquer une altération des globules presque avec autant de raison qu'une lésion du plasma. Enfin, dans d'autres circonstances encore, l'adultération du sang est certainement la conséquence à la fois d'une modification dans la partie liquide et dans les éléments anatomiques.

C'est ce qui a lieu notamment lorsque le processus de coagulation est anormal, puisqu'on ne saurait plus nier la participation des éléments du sang à la formation du coagulum fibrineux. Ce n'est donc que pour la clarté de l'exposition des faits qu'il nous faut maintenant exposer dans un chapitre distinct les modifications des parties liquides du sang.

§ 1. — Modifications du processus de coagulation dans les maladies.

J'ai substitué à l'analyse chimique du sang et au dosage de la fibrine par les procédés anciens l'étude du processus de coagulation faite à l'aide : 1° de l'examen du sang en couche mince au moyen de la cellule à rigole ; 2° de l'examen qualitatif du sang à l'aide du liquide A ; 3° de la préparation du réticulum fibrineux par lavage et coloration, à l'aide de l'iode ou de la fuchsine.

Ces moyens d'étude mettent en évidence les plus légères modifications du processus de coagulation. En se complétant l'un par l'autre, ils constituent un essai à la fois quantitatif et qualitatif de la fibrine. Ils offrent sur les analyses chimiques l'avantage incontestable de n'exiger que quelques gouttes de sang et de permettre de suivre pas à pas la marche de l'altération pendant le cours des maladies, depuis leur début jusqu'à leur dernier terme.

Pour reconnaître les modifications du processus de coagulation dans le sang pur, on doit particulièrement se préoccuper :

1° De la disposition générale des piles et des espaces plasmatiques laissés entre elles ;

2° De la répartition des hématoblastes isolés ou réunis sous forme d'amas ; du nombre, de l'étendue de ces amas ; des modifications subies par les hématoblastes et de la rapidité plus ou moins grande avec laquelle ces modifications ont lieu ;

3° Du nombre apparent des globules blancs ;

4° Du temps qui s'écoule depuis le moment où l'on vient de faire la préparation, jusqu'au moment où apparaît le réticulum fibrineux ;

5° Des caractères de ce réticulum et particulièrement du nombre et de l'épaisseur des fibrilles qui le constituent.

Pour compléter ces études, faites sur le sang pur, on peut traiter le sang par le liquide A et faire une préparation du réticulum lavé et coloré (1).

Ces procédés permettent de reconnaître facilement les *caractères du sang phlegmasique*. Je prendrai pour type de description le sang de la pneumonie franche à sa période d'état.

Au moment où la préparation vient d'être faite, on observe le plus habituellement, à moins que la maladie ne se soit développée chez un individu très anémié, une disposition particulière des amas de globules rouges et des espaces plasmatiques.

Les hématies sont réunies sous la forme de piles serrées les unes contre les autres et en partie confondues, de manière à former des amas compacts dont le bord est relativement peu sinueux. Ces amas volumineux, reliés presque tous entre eux, circonscrivent des espaces plasmatiques irréguliers, moins nombreux que ceux du sang normal, espaces qui, étant entourés de tous côtés par des éléments colorés, prennent l'apparence de véritables *lacs* (voir plus loin les fig. 75 et suivantes relatives au processus inflammatoire).

Dans les lacs circonscrits par les éléments colorés, on remarque d'abord un nombre insolite de globules blancs. Cette augmentation de nombre porte d'une manière égale sur les diverses variétés qui conservent entre elles sensiblement les

(1) LII, LIX, LX.

mêmes proportions que dans le sang normal. Puis, l'attention est attirée par les hématoblastes qui forment, en général, des amas plus volumineux qu'à l'état normal. Au bout d'un temps variable, mais dépassant toujours très sensiblement celui qui est habituellement nécessaire à la coagulation, on voit apparaître, çà et là, dans un des angles des lacs, des fibrilles entre-croisées formant une sorte de treillis ; puis, de tous côtés, des fibrilles de plus en plus nombreuses, de plus en plus nettes, qui bientôt constituent par leur ensemble un réseau filamenteux occupant toute l'étendue des espaces plasmatiques et comprenant dans son épaisseur tous les hématoblastes.

Étudié dans ces conditions, le réticulum est constitué par des fibrilles à la fois très nombreuses et très volumineuses. Ces fibrilles, certainement beaucoup plus grosses que les fibrilles normales, paraissent formées par un filament effilé aux deux bouts et épais au centre. Lorsqu'il part d'un hématoblaste, il prend l'apparence d'une épine, épaisse à sa base, fine à son sommet, qui va se confondre avec le reste du réticulum ; la partie large des plus gros filaments mesure environ 2 µ. de diamètre. Au niveau des points où les filaments sont le plus abondants et forment des espèces de treillis, ainsi que dans certains points du réseau, on aperçoit de petites taches claires, brillantes, entourées d'un cercle noir foncé. Ces apparences sont dues très probablement aux filaments qui se portent d'une lamelle à l'autre et sont ainsi vus de champ ou à peu près.

Il est impossible de faire plus complètement, à l'aide du sang pur, l'examen du réticulum fibrineux. Ajoutons, cependant, qu'on peut encore, dans les préparations de ce genre, constater les modifications que subissent les globules rouges. Dès le début de la coagulation, leur bord devient plus net ; en partie confondus entre eux pendant les premières minutes de l'examen, ils semblent pour ainsi dire s'individualiser. Puis, après la formation du réticulum, si on imprime un léger traumatisme à la lamelle, on voit les globules rouges se dessouder, se séparer les uns des autres aussi facilement que dans le sang normal, bien que les piles aient paru d'abord plus cohérentes et plus compactes.

Cette étude est complétée par les faits que le lavage et la coloration du réticulum mettent en évidence.

En utilisant ce dernier procédé, on observe quelques particularités nouvelles. Le caillot sanguin paraît constitué par deux parties qui, dans une préparation bien réussie et bien colorée, se distinguent immédiatement à un faible grossissement, l'une formant des espaces sombres et l'autre des espaces clairs. Les espaces sombres, fortement colorés, correspondent aux lacs plasmatiques; les espaces clairs sont ceux où se trouvaient primitivement les amas d'hématies.

A l'aide d'un grossissement suffisant on voit que les premiers sont occupés par plusieurs couches de fibrilles d'un diamètre très variable parmi lesquelles quelques-unes, comme dans le sang pur, sont remarquablement épaisses. Ces fibrilles sont plus raides, plus rectilignes que celles du sang normal. Au milieu d'elles se trouve assez souvent retenu, malgré le lavage, un certain nombre de globules blancs. Quelques-uns de ceux-ci affectent l'apparence de plaques étalées, irrégulières, anguleuses, qui sont fixées sous cette forme par des filaments de fibrine paraissant partir des angles. C'est là une disposition que je n'ai pas encore vue dans le sang sain et qui pourrait être considérée comme une preuve de la participation des globules blancs à la formation du réseau fibrineux. Cependant, quand dans le sang pur on examine les globules blancs après la coagulation, on voit que ces éléments n'ont subi aucune modification appréciable. Ils présentent les mêmes mouvements amœboïdes qu'à l'état sain et, lorsque leur reptation est entravée par les filaments de fibrine qui les entourent et qui paraissent quelquefois y adhérer, on parvient toujours avec un peu de patience à les voir se déplacer au milieu de ces filaments. Si donc les globules blancs fournissent une partie de leur substance au moment de la coagulation, ils ne font pas, comme les hématoblastes, partie intégrante du coagulum. On peut donc interpréter la disposition en plaques, décrite précédemment, comme le résultat de déformations amœboïdes des globules blancs adhérents à quelques fibrilles et surpris en cet état par le lavage. Toutefois, cette adhérence avec les fibrilles, assez intime pour résister à l'action de l'eau, est intéressante à constater à cause du rôle que certains auteurs ont attribué aux globules blancs dans le phénomène de la coagulation.

Les espaces plus clairs, répondant aux points primitivement occupés par les hématies, sont parcourus par un réseau extrêmement fin, à petites mailles très régulières, réseau qui se continue avec celui des lacs et ne contient ni hématoblastes, ni globules blancs, ces éléments ayant été complètement refoulés dans les espaces plasmatiques par l'empilement serré des hématies.

Enfin on met encore en évidence un caractère important du sang phlegmasique en le mélangeant avec le liquide A dans la proportion d'une partie pour 200 à 500 du réactif. On voit ainsi se former les petits grumeaux qui ont été décrits à propos des altérations des hématoblastes (p. 378 et 379, fig. 69).

Les caractères du sang phlegmasique varient nécessairement suivant les diverses maladies et, pour chacune d'elles, suivant les époques de son évolution. Les plus constants et les plus significatifs sont ceux qui sont relatifs à la disposition des piles, à l'épaississement des fibrilles et, enfin, à la production des plaques. On peut se fonder sur eux pour faire le diagnostic d'une lésion inflammatoire. Comme ils indiquent l'augmentation de la fibrine, ils sont d'autant plus prononcés que cette matière est plus abondante et, par suite, leur appréciation exacte équivaut à un véritable dosage de la fibrine.

Nous aurons plus tard à indiquer les principales variétés de sang fibrineux à propos des processus dans lesquels la proportion de fibrine est modifiée.

— On peut encore se rendre compte d'une altération particulière du plasma dans les préparations faites par dessiccation rapide.

Lorsqu'on prépare de la lymphe par ce procédé on voit dans la préparation un grand nombre de petits cristaux mal formés, assez analogues à ceux qui se produisent autour des globules rouges et des hématoblastes dans certains cas d'anémie.

Le plasma du sang peut se comporter de même, comme s'il avait conservé en quelque sorte une constitution analogue à celle de la lymphe. J'ai observé cette particularité dans divers cas d'anémie symptomatique ; elle coïncidait avec la production de masses cristallines autour des hématies et des hématoblastes.

§ 2. — Modifications du sérum.

Lorsqu'on s'est procuré du sérum par le procédé indiqué p. 58, on peut étudier un certain nombre des caractères qu'il présente dans les maladies.

A. **Réactions du sérum.** — On sait que le sang possède normalement une réaction alcaline. Cette réaction est très franche et très facile à constater lorsqu'on opère sur le sérum. Mais il est probable que, même chez l'homme sain, l'alcalinité du sérum est très variable. Il serait donc intéressant de connaître un procédé permettant de doser l'alcalinité du sérum dans une petite quantité de véhicule.

Dans les maladies cette alcalinité persiste, sauf dans le choléra où l'on trouve, pendant le collapsus, le sérum tantôt neutre, tantôt légèrement acide, mais jamais franchement alcalin. Cependant, récemment de Renzi et Marotta ont vu que la réaction du sang devient neutre ou même acide dans quelques cas d'ictère intense dépendant, soit d'un catarrhe des voies biliaires, soit d'une atrophie jaune aiguë du foie (1).

B. **Coloration du sérum.** — Nous nous souvenons que le sérum présente normalement une coloration verdâtre ou jaune verdâtre clair.

A l'état normal cette coloration est variable : très faible chez quelques individus, chez d'autres elle est, au contraire, assez intense, tout en ne dépassant pas cependant certaines limites.

Elle est due à une ou plusieurs matières colorantes encore mal définies.

A l'examen spectroscopique, quel que soit le soin avec lequel le sérum ait été préparé, on aperçoit toujours une certaine quantité d'oxyhémoglobine. Il y a donc toujours, même à l'état normal, des traces d'hémoglobine dans le sérum. Peut-être même cette faible proportion de pigment sanguin est-elle un constituant du plasma; mais on ne peut avoir toute certitude sur ce point, cette faible proportion d'hémoglobine pouvant fort bien n'être mise en liberté que pendant la coagulation du sang et la séparation du sérum. Quoi qu'il en soit, la matière colorante propre du sérum ne donne pas de réaction spectrale.

Quelques auteurs ont admis dans le sérum la présence de l'urobiline. Le sérum frais, même quand il est nettement coloré, ne présente pas normalement la bande de l'urobiline. Mais il est certain que ce corps se forme très facilement dans le sérum conservé à l'air, à l'abri de la putréfaction, soit par suite de l'oxydation d'un chromogène de l'urobiline, soit par transformation de l'hé-

(1) DE RENZI et MAROTTA, Réaction chimique du sang (*Rivista clin. e terap.*, juin 1885).

moglobine dissoute. Nous aurons bientôt l'occasion de revenir sur ce sujet.

Les colorations anormales du sérum se distinguent suivant leur origine en deux variétés principales : l'une d'origine biliaire, l'autre d'origine directement sanguine.

(a) C'est dans l'ictère ordinaire que le sérum présente la coloration jaune-verdâtre la plus prononcée. L'intensité de cette coloration est naturellement en rapport avec la coloration anormale des téguments.

En général elle est sans mélange, c'est-à-dire qu'elle ne s'accompagne pas d'une autre coloration anormale, comme celle qui serait due à une proportion exagérée d'hémoglobine. Ainsi, bien que la bile ait la réputation de dissoudre les globules rouges, le sérum ictérique ne renferme pas plus d'hémoglobine que le sérum normal : il reste parfaitement clair et translucide. Dans plusieurs cas d'ictère chronique avec coloration bronzée des téguments, j'ai trouvé le sérum remarquablement coloré et cependant presque absolument dépourvu de matière colorante du sang.

En faisant l'étude du sérum dans l'ictère, je m'attendais à trouver une différence entre la coloration du sérum dans l'ictère ordinaire (biliphéique) et dans l'ictère dit hémaphéique. Contrairement aux théories sur les origines de ce dernier ictère, la coloration du sérum est la même dans l'un et l'autre ictère, et l'examen spectroscopique donne parfois des réactions semblables. Il faut dire cependant que le plus ordinairement la coloration ictérique du sérum est plus intense dans l'ictère ordinaire que dans l'ictère dit hémaphéique.

Dans les cas où les malades rendent de l'urobiline sans avoir de coloration ictérique des téguments, le sérum a presque toujours une coloration normale et seul l'examen spectroscopique y fait découvrir une augmentation de l'urobiline ou tout au moins de son chromogène, ce qui tient au faible pouvoir colorant de ce pigment.

Lorsque le sérum recueilli convenablement renferme une notable proportion d'hémoglobine, on doit regarder le fait comme ayant une signification pathologique. Mais à la vérité nous n'avons pas ainsi la preuve rigoureuse d'une adultération du plasma, puisque l'hémoglobine peut se dissoudre pendant la séparation du sérum. Le sérum hémoglobique est rarement très coloré.

Dans les conditions d'examen que nous avons indiquées, il présente une couleur variable depuis le jaune-orangé clair jusqu'au rouge cerise peu foncé. Dans tous les cas il conserve la parfaite translucidité d'un liquide teinté par une matière complètement dissoute, d'où l'expression fort exacte de *sérum laqué* employée par Landois pour désigner cette altération.

On ne confondra donc pas le sérum clair et laqué avec celui dont la coloration serait due à un certain nombre de globules rouges maintenus en suspension. Dans ce dernier cas le liquide est trouble et l'examen microscopique lève tous les doutes (1).

L'état laqué du sérum s'observe dans un assez grand nombre de circonstances. Il se produit communément à la suite des diverses espèces de transfusion, notamment lorsque cette opération est faite avec du sang défibriné ou avec le sérum artificiel au chlorure de sodium. Je ne l'ai jamais observé à la suite des injections à la fois chlorurées et sulfatées sodiques dont j'ai recommandé l'emploi dans le choléra. On observe assez souvent aussi une coloration hémoglobique plus ou moins notable du sérum dans les maladies infectieuses : septicémies, variole, fièvre typhoïde, pneumonie et particulièrement pneumo-typhus. La même altération a été notée par Kuessner, et depuis par quelques autres, dans la maladie singulière connue sous le nom d'hémoglobinurie *à frigore* ou paroxystique (2).

L'hémoglobine ainsi dissoute dans le sérum ne peut évidemment provenir que des globules rouges. Mais il est non moins certain que ce résultat peut tout aussi bien résulter d'une composition anormale du plasma que d'une altération des hématies.

Toujours est-il que dans certains cas la coloration laquée va en s'accentuant quand on conserve le sang coagulé dans l'éprouvette, comme si le cruor était plongé dans un liquide ayant la propriété de dissoudre peu à peu les hématies.

Elle n'est jamais très prononcée dans le sérum frais, recueilli avec les précautions nécessaires.

Enfin le plasma peut être adultéré par de la méthémoglobine dans les cas d'empoisonnement par une des substances productrices

---

(1) Le plus souvent le repos du sérum décanté permet aux globules en suspension de tomber rapidement au fond de l'éprouvette.

(2) Voir plus loin le chapitre des altérations du sang dans les maladies hémorragipares.

de ce corps et appartenant à notre seconde classe (p. 366). C'est
surtout dans l'empoisonnement par les chlorates et parfois malheureusement à la suite de l'administration de doses dites thérapeutiques que cette grave lésion du sang a été observée. Depuis
qu'on emploie journellement des médicaments moins dangereux
que les chlorates, mais cependant capables également de détruire
des globules rouges et d'en transformer la matière colorante en
méthémoglobine, il serait du plus haut intérêt d'examiner le sang
et le sérum des malades soumis à l'usage de ces nouveaux médicaments.

CHAPITRE III

MODIFICATIONS DES CARACTÈRES GÉNÉRAUX DU SANG.

L'étude des lésions élémentaires du sang doit être complétée
par celle des caractères physico-chimiques généraux relatifs à la
couleur, à la densité, à la réaction, à la transpirabilité, à la coagulabilité.

A. Couleur. — Nous n'avons pas à nous arrêter longuement
sur les variations de la couleur du sang dont nous avons déjà eu
l'occasion de parler et sur lesquelles nous aurons encore à revenir
dans les chapitres suivants.

Rappelons seulement que la couleur de ce liquide dépend de
facteurs multiples.

En premier lieu elle varie nécessairement d'intensité avec la
richesse globulaire puisqu'elle est due à l'hémoglobine contenue
dans les hématies. Aussi attachons-nous une importance capitale
à l'appréciation du pouvoir colorant du sang dans les anémies.

Mais certaines anémies symptomatiques n'entraînent pas seulement une diminution de la couleur normale du sang, elles en
altèrent en même temps la qualité, par suite de l'accumulation
dans ce liquide d'un nombre plus ou moins considérable de globules blancs.

Le sang prend alors une couleur vineuse ou grisâtre plus ou moins
prononcée lorsqu'on le mélange en petite proportion à de l'eau
distillée : au lieu de former avec elle une solution claire et transparente, il donne naissance à un liquide trouble dont la richesse en

hémoglobine est difficile à déterminer par les procédés physiques.

La leucocythémie est le type des maladies faisant prendre au sang ces caractères particuliers. On sait que Bennett, en découvrant cette maladie, a cru observer sur le cadavre un état de purulence du sang.

Le sang peut présenter des caractères analogues, mais moins accentués dans certaines cachexies et particulièrement dans le cancer.

D'autre part, on sait que la couleur du sang est subordonnée à la proportion des gaz fixés ou dissous dans les globules et le plasma. Il suffit donc de rappeler la coloration noirâtre du sang asphyxique, surchargé d'acide carbonique et pauvre en oxygène, la couleur rutilante du sang artériel, la couleur rouge-brique ou rosée du sang oxycarboné.

Enfin on se souvient que, sous l'influence des médicaments qui produisent de la méthémoglobine, le sang prend une coloration brunâtre caractéristique et bien différente de celle de l'asphyxie simple.

B. Densité, réaction, transpirabilité. — Je n'ai rien de particulier à dire sur la densité du sang, si ce n'est qu'elle dépend surtout de sa richesse globulaire. De même je n'ai pas à revenir sur les variations de sa réaction signalées précédemment à propos des modifications du sérum.

La *transpirabilité* du sang, comme celle des autres liquides, est mesurée par la rapidité de son écoulement à travers un tube capillaire. On conçoit qu'il serait très intéressant de connaître cette propriété physique dans ses rapports avec la constitution du sang, le diamètre des tubes, la nature de ces tubes et toutes les conditions de température et de pression qui pourraient la faire varier. Malheureusement on n'a pu faire, à cet égard, que des expériences *in vitro* sur le sang défibriné, dans des conditions telles qu'il est impossible d'appliquer d'une manière rigoureuse les résultats obtenus à la transpirabilité du sang complet et vivant, contenu dans les capillaires de l'organisme. Cependant un certain nombre de faits observés méritent de fixer l'attention des médecins.

Depuis longtemps déjà les physiciens (Hales, Poiseuille, Graham) ont mesuré la vitesse avec laquelle les liquides s'écoulent par les tubes capillaires. Poiseuille ne s'est pas borné à des expériences sur les liquides minéraux, il a aussi opéré sur le sang, de sorte qu'il a pu donner la formule approchée de la vitesse de circulation du sang dans un tube capillaire de diamètre connu. Plus récemment Haro (1), Mosso (2) et Ewald (3) ont repris la question chacun de leur côté.

Mosso a fait des observations intéressantes sur la vitesse du sang dans les circulations capillaires locales. Cependant les expériences pratiquées *in vitro* par Haro et par Ewald fournissent des données plus importantes pour notre sujet, par suite des conditions variables dans lesquelles les auteurs ont pu se placer.

Haro s'est servi d'un simple entonnoir muni d'un très long ajutage capillaire qu'il a éprouvé en contrôlant les résultats obtenus par Graham avec l'eau distillée. Il a vu ainsi que le sang pauvre en globules a une vitesse d'écoulement beaucoup plus grande que le sang d'une grande richesse globulaire, et qu'en cas d'abaissement de la température le ralentissement du cours du sang est plus prononcé pour le sang riche que pour le pauvre.

Enfin, dans des recherches ultérieures, le même auteur a étudié l'action de certains corps et il a vu que plus le sang est chargé d'acide carbonique, plus sa vitesse d'écoulement se ralentit. Ces résultats ont été confirmés par Ewald.

On comprend facilement les nombreuses applications pratiques qui découlent de ces faits. Je n'en signalerai qu'une en faisant remarquer que toutes les conditions favorables au ralentissement du cours du sang se trouvent réunies dans le choléra : épaississement du sang, surcharge en acide carbonique, abaissement de la température périphérique.

C. Coagulabilité. — J'ai déjà dit combien il est difficile de déterminer les variations de la coagulabilité du sang. Les conditions complexes dans lesquelles on se trouve lorsqu'il s'agit de faire cette étude sur le sang des malades ne sont pas de nature à simplifier la question. Aussi mes observations personnelles sont-elles encore peu nombreuses.

(1) HARO, Essai sur la transpirabilité du sang (*Gaz. hebdomad.*, p. 236, 1873). Transpirabilité du sang ; influence de l'acide carbonique, de l'éther et du chloroforme, etc. (*Comptes rendus de l'Acad. des sc.*, nov. 1876).

(2) MOSSO, Von einigen neuen Eigenschaften der Gefösswand (*Arbeiten aus der phys. Anst. zu Leipzig*, S. 156, 1875).

(3) EWALD, Ueber die Transpiration des Blutes (*Arch. f. Anat. u. Phys.*, S. 208, 1877)

Je me suis presque uniquement borné à confirmer les faits connus relativement à la diminution de la coagulabilité du sang dans la plupart des maladies aiguës.

Malgré toutes les vues théoriques qui ont été émises sur les causes de la coagulation, j'ai reconnu que cette diminution de la coagulabilité s'observe dans des états très différents les uns des autres. On peut la rencontrer aussi bien avec une diminution dans la proportion de fibrine (dans les septicémies par exemple) qu'avec une augmentation de ce produit (phlegmasies franches). Elle est donc indépendante de la proportion de fibrine fournie par le sang. Elle ne dépend pas non plus des variations dans le nombre des globules blancs et, contrairement à ce qu'on pourrait attendre, elle est souvent très accusée dans des cas où ces éléments sont très abondants.

Enfin elle est également sans rapport précis avec le nombre des hématoblastes ou avec l'état pathologique de ces petits éléments. Dépend-elle d'altérations encore inconnues dans les matières albuminoïdes du plasma ou dans la richesse en sels de ce liquide?

On ne possède sur ce point aucun renseignement précis.

C'est surtout dans cet état morbide connu sous le nom d'hémophilie que des recherches sur les causes de la diminution de la coagulabilité du sang seraient intéressantes à poursuivre.

On a noté également dans quelques observations une diminution de la coagulabilité du sang dans le *purpura hemorragica*. Enfin le sang peut se dissoudre rapidement après s'être coagulé. J'ai observé ce fait très curieux, non encore signalé jusqu'à présent, dans le cours d'un accès d'hémoglobinurie paroxystique.

— Les expériences que j'ai faites sur les animaux sont encore peu nombreuses. Outre les modifications produites par les injections intra-vasculaires (p. 234) je signalerai la diminution de la coagulabilité dans les septicémies expérimentales. Cette altération coïncide avec une augmentation souvent très notable du nombre des globules blancs.

Les recherches que j'ai entreprises sur divers médicaments m'ont fourni en général des résultats peu nets. Cependant je crois pouvoir dire que l'ingestion stomacale du perchlorure de fer, ainsi que celle du seigle ergoté, augmentent la coagulabilité du sang.

ARTICLE II

LÉSIONS ET PROCESSUS.

Après l'étude analytique des altérations élémentaires du sang, on doit maintenant faire un travail synthétique et rechercher comment se groupent ces altérations pour constituer les diverses lésions du sang dans les processus morbides.

Nous allons nous trouver en présence de deux variétés très distinctes de processus : ceux qui sont caractérisés essentiellement par une altération du sang; ceux dans lesquels se trouve impliquée à un titre quelconque une altération plus ou moins importante du même liquide.

Nous devrons faire une étude complète des premiers.

Après avoir décrit la lésion du sang, nous aurons à déterminer autant que possible son mode de production. Quant aux processus de la seconde variété, nous n'aurons pas à en faire une étude détaillée, cela nous entraînerait trop loin.

Il nous suffira de préciser le rôle de la lésion du sang dans chacun d'eux et d'indiquer, lorsque cela sera possible, l'origine de cette lésion dyscrasique.

Dans cette partie de ma tâche, je resterai encore presque exclusivement sur le terrain essentiellement anatomique, c'est-à-dire que je négligerai les cas où il existe uniquement, comme dans le diabète par exemple, une altération du sang ne se révélant qu'à l'analyse chimique.

CHAPITRE PREMIER

PROCESSUS CARACTÉRISÉS ESSENTIELLEMENT PAR UNE ALTÉRATION DU SANG.

SOUS-CHAPITRE I

ANÉMIE.

Ce nom générique, qui signifie privation de sang, a été appliqué à des états différents. Pris dans un sens propre, il peut servir à désigner la diminution de la masse du sang (anémie proprement dite).

Le plus souvent la lésion du sang est caractérisée primitivement par une diminution de la masse globulaire, c'est-à-dire par
l'*aglobulie*.

Et comme dans ces conditions on a trouvé une altération variable des globules rouges, on a désigné l'aglobulie sous des noms
variables, en rapport avec chacune des formes de la lésion des
hématies.

C'est ainsi qu'on a décrit l'oligaimie ou oligocythémie, la
poikilocytose, la microcythémie, la macrocythémie.

Ces distinctions n'ont pas leur raison d'être lorsqu'on considère
l'anémie comme un processus morbide.

A cet égard il suffit de distinguer l'anémie, suivant son origine
et son évolution, en anémie aiguë (*ad vacuum*) et anémie chronique ou proprement dite, à laquelle convient parfaitement le
nom d'aglobulie.

§ 1. — ANÉMIE AIGUË.

Cet état pathologique serait mieux appelé anémie *passagère*
ou *transitoire*. C'est celui qui succède immédiatement à une perte
de sang unique ou à des pertes multiples survenant à de courts
intervalles et qui est constitué primitivement par une diminution
subite de la masse du sang (anémie *ad vacuum*).

Quand l'hémorragie n'est pas mortelle, la perte subie par la
masse sanguine ne tarde pas à se réparer. Le premier acte de
cette réparation porte sur la partie liquide, le plasma, de sorte
que le sang se dilue de plus en plus en même temps qu'il s'appauvrit progressivement d'une manière relative en éléments
figurés (hydrémie). L'altération anatomique consiste alors dans
une diminution dans le nombre des globules rouges qui atteint
au bout de quelques jours son maximum. Pendant ce temps,
surtout si la perte n'a pas été excessive, les dimensions des
hématies restent normales, et il en est sensiblement de même du
rapport entre les variétés de taille de ces éléments.

Mais avant même que la masse sanguine ait récupéré son volume primitif, les éléments anatomiques se multiplient par un
processus que nous décrirons plus tard en détail et qui fait apparaître dans le sang des formes jeunes d'hématies. D'où il résulte
que dans la phase avancée ou secondaire de l'anémie aiguë, le

sang prend des caractères anormaux plus ou moins semblables à ceux de l'aglobulie proprement dite. Si la perte sanguine est unique, ces altérations sont passagères, quand bien même cette perte est très abondante, et au bout d'un temps variable, mais assez court, le sang redevient normal sous tous les rapports. Il n'en est pas de même lorsque les pertes se renouvellent de manière à ce que la première ne soit pas encore réparée complètement au moment où survient la seconde et ainsi de suite. Les altérations du sang prennent alors plus ou moins rapidement les caractères distinctifs de l'anémie chronique (1).

§ 2. — Anémie chronique, anémie proprement dite, aglobulie.

A. Lésion. — Depuis les beaux travaux d'Andral et de M. Gavarret, on sait que l'aglobulie est caractérisée par une diminution dans le poids des globules rouges. Cette donnée a été rattachée à un abaissement correspondant dans le nombre des globules. On a considéré ces éléments comme sensiblement fixes et, sans y regarder de bien près, on a pensé que, en ce qui les concerne, l'aglobulie était affaire de nombre et non de qualité. D'ailleurs, lorsque la chimie a voulu pénétrer dans l'intimité de l'altération du sang, elle a trouvé dans les hématies une augmentation de la proportion de fer (C. Schmidt).

A côté de ces travaux chimiques, des recherches d'un autre ordre ont contribué également à accréditer ces notions sur l'anémie. Welcker, dont les mémoires sur le sang offrent un grand intérêt, regardait le nombre des globules rouges comme proportionnel à la teneur du sang en hémoglobine, et c'est sur ce principe qu'il a fondé son analyse chromométrique (2). Il voulait remplacer la laborieuse méthode de numération, imaginée par Vierordt (3), par l'appréciation du pouvoir colorant du sang, et il croyait pouvoir déduire le nombre des hématies de la richesse de ce liquide en hémoglobine.

Depuis, malgré les progrès de la chimie et les efforts tentés pour perfectionner les procédés de dosage de l'hémoglobine, la

(1) Nous aurons à revenir sur ces faits importants à propos de la rénovation du sang (5e partie de l'ouvrage).

(2) Welcker, Blutkörperchenzählung und farbeprüfende Methode (*Prager Vierteljahrs.*, t. IV, 1854).

(3) Vierordt, *loc. cit.*

question de l'anémie est restée à peu près stationnaire, et l'inaltérabilité des globules rouges a été considérée par presque tous les auteurs comme un fait en quelque sorte acquis à la science.

Telles étaient les idées généralement admises au moment où MM. Potain et Malassez ont attiré de nouveau l'attention sur la numération des hématies. Ce sont ces idées qui paraissent les avoir guidés dans leurs premières recherches, si bien que M. Malassez a cru pouvoir mesurer l'intensité de l'aglobulie à l'aide du dénombrement des globules rouges (1).

A partir de cette époque toute contemporaine, l'étude de l'anémie a pu être reprise d'une manière plus pratique. Mais, en ne tenant compte que du nombre des éléments, on laissait de côté un facteur des plus importants, à savoir l'altération qualitative souvent très profonde des hématies. Il fallait combiner cette numération avec les résultats fournis par le dosage de l'hémoglobine et l'examen direct du sang. C'est ce que je fis dès le début de mes études sur ce point à l'aide des procédés que j'ai précédemment décrits et qui tous sont applicables au lit du malade (2).

Ces procédés comprennent trois opérations principales : 1° l'étude du sang pur dans la chambre humide à rigole; 2° la numération des globules dans une unité de volume du sang; 3° le dosage de l'hémoglobine.

En examinant ainsi le sang d'un très grand nombre de malades, j'ai pu faire l'étude des caractères généraux de l'aglobulie. Mes recherches ont porté tant sur les anémies traumatiques que sur les anémies dites spontanées, ainsi que sur toutes ou presque toutes les maladies s'accompagnant d'aglobulie.

De l'ensemble de ces recherches cliniques et expérimentales, j'ai pu tirer une conclusion générale touchant les caractères anatomiques du sang dans l'anémie chronique, et cette conclusion est précisément en opposition avec les idées qui avaient cours dans la science à l'époque où j'ai entrepris mes travaux.

On peut la formuler ainsi :

L'anémie chronique ou aglobulie, état pathologique commun à

____

(1) Voir, entre autres travaux sur ce point, les résultats que M. Malassez a obtenus en pratiquant la numération des globules rouges dans l'anémie rhumatismale. Art. RHUMATISME, par M. E. Besnier (*Dict. encycl. des sc. méd.*, 1876).

(2) XXIX, XXX, XXXII, XXXVII, XXXIX.

un grand nombre de maladies, est caractérisée par une altération à la fois *quantitative* et *qualitative* des hématies. C'est le résultat d'une diminution dans la production de ces éléments et en même temps d'une perturbation dans leur évolution. Ce dernier phénomène est d'une telle importance que dans certains cas il est à lui seul la source de l'altération du sang.

L'altération qualitative des globules rouges, que je me suis efforcé de mettre en évidence et d'étudier dans tous ses détails, doit être regardée comme une lésion commune à toutes les anémies chroniques ayant atteint un certain degré, et non comme un fait particulier à telle ou telle anémie.

Je la rattache ainsi à une déviation dans l'évolution physiologique du sang, déviation qui fait le fond même de toutes les anémies et se retrouve dans chaque espèce, chaque variété.

Ce vice dans l'évolution physiologique des hématies se révèle par des altérations de volume, de couleur et de forme, que nous avons déjà décrites.

En se combinant de façons très diverses, ces altérations élémentaires du sang produisent des types presque indéfiniment variables. Cependant une étude attentive des faits particuliers montre que les caractères anatomiques de l'aglobulie varient surtout suivant le degré de la lésion. Pour compléter notre description, il faut donc parcourir maintenant les diverses phases par lesquelles peuvent passer les modifications du sang indépendamment de leur origine.

B. Des degrés d'anémie. — L'aglobulie est une lésion dont l'intensité est extrêmement variable ; à peine notable dans certains cas, dans d'autres elle acquiert un développement excessif, et, entre ces deux termes extrêmes, elle offre un nombre incalculable de nuances intermédiaires. Cependant cette vaste échelle d'évolution présente des échelons, et il est indispensable de connaître très exactement les caractères propres à chacun de ces degrés, afin de pouvoir déterminer l'importance de la lésion et d'apprécier les modifications que peuvent lui imprimer, soit les causes morbides, soit la médication à laquelle les malades sont soumis.

Les degrés de l'anémie ne doivent pas être délimités d'une façon arbitraire, et nous prendrons pour base de nos divisions les caractères anatomiques qui correspondent à des états patholo-

giques de plus en plus graves. C'est à la fois l'anatomie pathologique et la clinique qui nous guideront.

L'examen anatomique du sang nous fournit à cet égard divers
éléments d'appréciation dont il faut avant tout saisir la valeur respective.

Au lieu du poids des globules secs ou humides, donné par l'analyse chimique, on obtient la richesse (R) du sang en hémoglobine.
Cette détermination se fait en comparant le sang pathologique
plus ou moins étendu d'eau avec les teintes que donne le sang normal à différents degrés de dilution. Ce dernier sang contenant une
quantité d'hémoglobine proportionnelle au nombre des globules,
on peut par cette comparaison évaluer la richesse globulaire d'un
sang altéré quelconque en un nombre correspondant de globules
sains. C'est l'état sain qui sert en quelque sorte d'étalon pour mesurer les valeurs pathologiques. Plus tard, lorsque la chimie aura
déterminé exactement le contenu des globules sains en hémoglobine, il sera facile de traduire ces appréciations en valeurs représentant le poids ou le volume de l'hémoglobine.

La teneur du sang en hémoglobine évaluée par la chromomé-
trie et rapportée à un nombre de globules sains donne déjà une idée
de l'importance de l'anémie.

Il est clair, en effet, que lorsqu'avec un sang anémique il faut
4, 6, 8 et jusqu'à 10 millimètres cubes de sang pour obtenir la
teinte que donnent 2 ou 2,5 millimètres cubes de sang sain, la
différence est extrêmement sensible et frappante. On en conclut
à coup sûr que la quantité d'hémoglobine renfermée dans l'unité
de volume de sang est tombée à la moitié, au tiers, au quart ou
plus bas encore. Mais il ne faudrait pas s'en tenir à ce caractère
malgré le grand intérêt qu'il présente. En pratiquant la numération des éléments du sang et en rapprochant les données qu'elle
fournit des précédentes, on s'assure effectivement que la quantité
d'hémoglobine dosée précédemment peut être répartie sur un
nombre très variable d'éléments. C'est là un fait des plus importants. Considérons une anémie extrêmement prononcée : le dosage
chromométrique indique, par exemple, une richesse R de un
million seulement, ce qui veut dire que la quantité d'hémoglobine
est réduite environ au cinquième. Le cas est sérieux évidemment ;
mais si on pratique la numération, on verra tantôt le chiffre des
globules s'écarter peu de un million, tantôt au contraire le dépas-

ser à tel point qu'il atteindra deux millions et plus. Or, il n'est pas indifférent, comme nous le verrons plus tard, que la même quantité d'hémoglobine soit répartie sur un certain nombre d'hématies ou sur un nombre double et parfois triple.

En aucun cas le dosage de l'hémoglobine dans les anémies d'une certaine intensité ne saurait à lui seul caractériser l'état du sang.

On pratique donc en même temps que ce dosage la numération des globules rouges.

Connaissant d'une part le nombre des globules, et d'autre part le pouvoir colorant du sang, exprimé par un nombre de globules sains, il est clair que le rapport entre ces deux termes indiquera la teneur individuelle des globules en hémoglobine.

Supposons, par exemple, que le sang d'une personne anémique contienne 4 millions de globules et que cette quantité de globules fournisse la teinte correspondant à 2 millions de globules sains. La richesse globulaire du sang anémique ne sera exprimée que par 2 millions, et la valeur individuelle des globules sera 2/4, soit 1/2, ce qui veut dire que les globules du sang altéré ne contiendront que la moitié de l'hémoglobine renfermée dans des globules sains.

Cette valeur individuelle des globules (que je représente habituellement par G) indique bien nettement, par ses fluctuations, l'existence d'altérations globulaires dans l'anémie; mais il ne faudrait pas croire qu'elle soit constamment proportionnelle à ces altérations. Le chiffre G indique uniquement la moyenne du contenu de ces éléments en hémoglobine, et, dans certains cas où les globules sont très altérés, cette moyenne peut néanmoins se rapprocher de la normale ou même la dépasser notablement.

On voit souvent, en effet, surtout dans les anémies intenses, à côté de globules petits, des globules plus grands que ceux du sang normal, si bien que la moyenne des dimensions des globules du sang anémique dépasse celle des éléments du sang sain; par suite, le contenu en hémoglobine de ces éléments pathologiques peut se rapprocher du taux normal, alors même qu'un certain nombre d'hématies sont faiblement colorées.

Ce qui veut dire que les valeurs de G, se rapprochant le plus de l'unité ou même la dépassant, n'indiquent pas toujours l'absence d'altérations globulaires.

Il faut donc toujours compléter les résultats fournis par le dosage de l'hémoglobine et par la numération, à l'aide de l'examen du sang pur et de la détermination de la proportion des principaux types d'éléments.

Cela posé, la première question qui se présente est celle de savoir à quel moment commence l'anémie.

Malgré son apparente simplicité, cette partie du problème est précisément la plus difficile à résoudre.

En nous fondant sur la clinique, nous ne considérons comme anémiques que les sujets éprouvant des troubles fonctionnels évidemment liés à l'état de leur sang.

Bien que la moyenne de la richesse globulaire du sang soit, chez les individus robustes, de 5 millions environ, on peut trouver des chiffres notablement inférieurs dans des cas où la santé est à peu près correcte. Certains individus peu robustes (dyspeptiques, diathésiques) ont un nombre de globules au-dessous du chiffre normal, sans présenter néanmoins des symptômes appréciables d'anémie.

On peut, chez eux, ne compter que 4 millions de globules; mais alors, et c'est là un point important à faire remarquer, ces éléments sont sains, et, par suite, la richesse du sang en matière colorante est sensiblement proportionnelle au nombre des globules.

Au contraire, quelques malades présentent tous les symptômes de l'anémie bien que la richesse de leur sang en hémoglobine soit égale à environ 4 millions de globules sains (1), et, dans ces circonstances, les globules sont altérés; le nombre réel de ces éléments est notablement supérieur à celui qui exprime en globules sains le pouvoir colorant du sang.

Ce fait intéressant montre bien l'importance qu'on doit attribuer aux altérations qualitatives des hématies.

1° *Premier degré, anémie ou aglobulie légère.* — Ces différences individuelles étant connues, on peut admettre que l'anémie est, en général, constituée comme état pathologique cliniquement appréciable, lorsque la richesse (R) du sang en hémoglobine est exprimée par un chiffre inférieur à 4 milllions de globules sains.

(1) Je n'ai guère observé cette particularité que chez des chlorotiques en traitement et incomplètement guéries.

Le premier degré d'anémie est caractérisé par des valeurs de
cette richesse (R), variant de 4 millions à 3 millions environ.

Au point de vue des altérations globulaires, on trouve à ce degré d'anémie deux catégories de faits distincts.

Dans un premier groupe, les globules sont sains ou à peine altérés ; les valeurs de R et de G sont alors sensiblement proportionnelles.

Dans un second groupe de faits, les globules étant au contraire
plus ou moins altérés, le nombre de ces éléments est supérieur à
celui qui exprime la richesse globulaire du sang.

La valeur individuelle des globules (G) peut varier alors de 0,90
à 0,65 (1 représentant la valeur d'un globule sain), tandis qu'à
l'état normal, même chez les personnes d'une faible santé, cette
valeur tombe rarement au-dessous de 0,85.

L'anémie légère peut donc exister sans lésion des globules.
D'après quelques-unes de mes observations, je pense que cette
forme d'aglobulie appartient à certains états morbides plutôt qu'à
d'autres, et je me propose de revenir plus tard sur ce point fort
intéressant sous le rapport du diagnostic et du traitement, car ce
sont surtout les aglobulies avec altérations globulaires qui sont
justiciables des préparations ferrugineuses.

2° *Second degré d'anémie, anémie d'intensité moyenne.* — Ce
degré constitue le type le plus commun.

Il est surtout remarquable par le développement souvent considérable des altérations globulaires, d'où résulte que le plus
généralement le nombre des globules rouges est relativement supérieur dans une proportion plus ou moins notable au pouvoir
colorant du sang.

La richesse globulaire R, exprimée en globules sains, varie de
2 millions à 3 millions environ.

Mais l'altération des globules est si prononcée dans certains cas
qu'il n'est pas rare, malgré cet appauvrissement du sang en hémoglobine, de trouver un chiffre réel d'hématies aussi élevé, parfois
même un peu plus élevé qu'à l'état sain. Ce chiffre est d'ailleurs
très variable, parce que l'altération des globules est loin de présenter toujours la même intensité. Il oscille entre 5 millions et
3 millions environ.

L'altération principale consiste dans la prédominance relative
des petits globules, parmi lesquels on compte une proportion plus
ou moins grande de globules nains.

En conséquence la moyenne des dimensions globulaires est plus petite qu'à l'état normal. De plus, les hématies sont plus ou moins décolorées, et ces deux causes réunies abaissent notablement la valeur (G) individuelle des hématies.

La diminution du diamètre moyen a pour résultat de restreindre, pour un même nombre de globules, le volume de la masse globulaire.

On peut calculer approximativement cet amoindrissement de volume.

En ne tenant pas compte de l'amincissement possible des hématies altérées et en prenant comme épaisseur de ces éléments, qu'on supposerait non aplatis au centre, le chiffre de $1\mu,5$, on obtient les chiffres suivants :

> Le globule normal, ayant en moyenne $7\mu,5$,
>   représente une masse d'environ....... 66μ. c. c.
> Le globule de 7μ a pour volume environ. 57μ. c. c.
> Celui de $6\mu,5$ —   — 49μ. c. c.
> Celui de 5μ —   — 42μ. c. c.

Ces chiffres veulent dire que dans l'anémie, lorsque le diamètre moyen des éléments tombe à 7μ, 100 globules correspondent en volume à environ 80 globules sains ; lorsqu'il descend à $6\mu,5$, 100 globules ne valent plus que 75 globules normaux. Enfin lorsque ce diamètre n'est plus que de 6μ (ce qui est rare), 100 globules ne représentent plus que 65 globules sains.

Mais, comme dans tous les cas où le sang est riche en petites hématies, ces éléments sont en même temps décolorés, la valeur individuelle des globules (G) tombe bien au-dessous du taux qui pourrait être déduit de cette diminution de masse.

— Lorsqu'on examine le sang pur ou dilué avec un liquide convenable, il est facile de s'assurer que la proportion des globules plus ou moins nettement appauvris en hémoglobine est assez variable suivant les cas.

Tantôt on note cette altération dans quelques hématies seulement, soit dans 10 à 20 p. 100 ; tantôt elle est appréciable dans la plupart d'entre elles ; enfin très souvent, communément, on observe une diminution plus ou moins notable de la coloration dans toutes les hématies sans exception.

Souvent, on trouve, à côté des petits globules, quelques hématies de grande taille ; et ce mélange d'éléments de diamètre très inégal donne aux préparations du sang un aspect des plus caractéristiques. Mais à ce degré d'anémie il est extrêmement rare de rencontrer de véritables globules géants et la proportion des grands éléments ne s'élève pas assez pour rendre le diamètre moyen des hématies égal au diamètre moyen normal. D'autre part, comme les éléments eux-mêmes sont le plus souvent, ainsi que les petits, faiblement colorés, la valeur individuelle (G) en hémoglobine reste toujours notablement au-dessous du taux normal.

C'est pourquoi le défaut de proportionnalité entre le nombre des hématies et le pouvoir colorant du sang est un des caractères les plus constants de l'anémie parvenue au second degré.

Dans ces circonstances, alors que se trouvent réunis les effets de la diminution de taille et de contenu en hémoglobine, la valeur individuelle des globules rouges peut descendre jusqu'à 0,30, ce qui veut dire que pour obtenir, par les procédés chromométriques, la teinte correspondant à un sang sain ayant le même nombre de globules, il faut environ trois fois plus de sang malade que de sang sain. Je considère, quant à présent, cette évaluation de 0,30 comme un minimum ; les différents chiffres exprimant la valeur de G sont compris, pour ce degré d'anémie, entre 0,30 et 0,80. Ils oscillent fréquemment autour de 0,50.

— On voit que dans l'anémie du second degré on peut rencontrer des types de sang assez différents les uns des autres et cela s'observe souvent dans la même maladie, la chlorose par exemple.

Il est d'ailleurs fréquent de voir se produire chez le même individu des fluctuations assez notables dans l'état du sang, fluctuations qui se remarquent d'un jour à l'autre et qui sont dues à des variations plus ou moins grandes dans les dimensions moyennes des éléments et dans leur degré de décoloration.

Néanmoins, lorsque les malades ne sont pas soumis à l'action d'un traitement approprié et que la lésion du sang n'est pas en évolution active, la richesse globulaire varie peu malgré ces fluctuations ; l'augmentation dans le nombre des hématies coïncide avec l'abaissement des dimensions globulaires, et la diminution de nombre, au contraire, avec une élévation de ces mêmes dimensions. Ce résultat est, nous le verrons, la conséquence du mode d'évolution des globules.

Malgré ces différences individuelles, la lésion du sang a toujours le même caractère fondamental, en ce sens qu'elle exprime l'impossibilité pour les globules formés d'atteindre leur développement parfait.

3° *Troisième degré d'anémie, anémie ou aglobulie intense.* — Sous ce titre je comprends les cas dans lesquels la lésion atteint un haut degré sans que la vie soit compromise par le fait même de l'état aglobulique.

A ce degré d'anémie, la richesse globulaire (R) estimée en globules sains est comprise entre 2 millions et 800 000 et le chiffre réel des globules (N) entre 4 millions et 800 000. La valeur individuelle des globules (G) peut descendre jusqu'à 0,40 ; mais souvent elle se rapproche de 1 et dans certains cas dépasse légèrement l'unité.

On voit par ces chiffres qu'il y a dans l'état du sang des variations assez grandes. En général, au fur et à mesure que l'aglobulie s'accentue, les hématies sont de moins en moins nombreuses et en même temps la proportion des globules de grande taille augmente.

Tandis que les petits globules caractérisent plus spécialement l'anémie du second degré, les grands et les géants appartiennent, au contraire, plus particulièrement aux degrés supérieurs.

En d'autres termes, on peut dire qu'en général le volume moyen des globules est en raison inverse de leur nombre. Mais comme je tiens compte surtout, dans l'établissement de ces degrés d'anémie, de la richesse du sang en hémoglobine, il en résulte que nous trouvons ici des cas dans lesquels les globules étant à la fois petits et décolorés fournissent une faible coloration, tout en restant encore relativement nombreux.

On pourrait donc admettre deux catégories de faits, plus distincts ici que dans les autres degrés d'aglobulie : 1° Les cas dans lesquels les globules sont petits et relativement nombreux ;

2° Ceux dans lesquels ils sont en moyenne plus gros qu'à l'état normal et très réduits en nombre.

Les faits de la première catégorie sont les moins graves, car il paraît certain, comme j'ai eu souvent l'occasion de le remarquer, que la répartition de l'hémoglobine sur un nombre élevé d'éléments facilite les fonctions globulaires.

Mais il ne faudrait pas croire qu'il existe une différence fondamentale entre ces deux ordres de faits.

Dans les cas où dominent les petits globules, il est très fréquent de rencontrer des éléments de grande taille et même quelques géants; et de même dans ceux où les dimensions moyennes des globules sont augmentées par suite de l'abondance relative des hématies géantes ou simplement de grande taille, on trouve toujours une certaine proportion de globules petits et nains.

Le caractère particulier que prend le sang, dans l'un et l'autre cas, dépend donc simplement de la prédominance de certaines formes de globules relativement aux autres. Néanmoins, ces réserves faites, je crois que, pour la commodité des descriptions cliniques, on peut admettre les expressions d'anémie intense (3e degré) à petits globules et d'anémie intense (3e degré) à gros globules.

Nous aurons plus tard à rechercher si ces variétés du 3e degré ont une étiologie particulière. Je me bornerai pour le moment à affirmer que celle qui se caractérise par la prédominance relative des grands éléments n'est pas, comme l'a cru M. Malassez, particulière à l'anémie saturnine et que, contrairement à l'opinion d'Eichhorst, de Quincke et de quelques autres, l'anémie à petits globules, loin de caractériser l'anémie dite pernicieuse progressive, la plus grave de toutes les anémies, constitue la variété la plus bénigne d'anémie intense.

Dans une préparation de sang pur les piles d'hématies peu volumineuses sont isolées au milieu d'espaces plasmatiques relativement considérables où nagent un certain nombre d'hématies libres ou accolées par petits groupes (fig. 72).

4° *Quatrième degré, anémie ou aglobulie extrême.* — Ce dernier degré se rapporte aux cas dans lesquels l'aglobulie peut entraîner par elle-même la mort des malades.

L'aglobulie me paraît extrême lorsque le chiffre des globules est de 800 000 et au-dessous et que la richesse globulaire (R) est exprimée par un chiffre maximum de 800 000. Ce n'est pas que la terminaison fatale soit inévitable quand le nombre des globules tombe à 800 000 ; le dénouement dépend de l'origine de l'anémie et de circonstances pathologiques diverses. Mais il résulte des observations que j'ai recueillies et de celles que j'ai consultées, que telle est la limite supérieure des cas les plus graves, mettant réellement la vie en danger par le fait de l'état du sang.

Dans presque tous les cas de ce genre la moyenne des dimensions globulaires atteint et dépasse la normale et, comme les hématies sont parfois normalement colorées ou seulement très faiblement décolorées, il s'ensuit que la teneur des globules en hémoglobine (G) s'élève souvent au-dessus de 1.

Cette valeur G a varié dans mes observations de 0,88 à 1,70.

L'état du sang dans l'anémie extrême se rapporte donc toujours au type à grands globules, et c'est effectivement dans ces conditions qu'on observe à la fois la plus forte proportion de globules

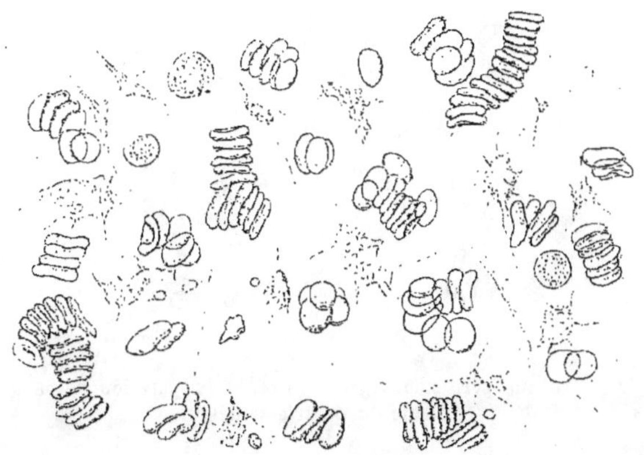

Fig. 72. — Carcinome utérin. — Préparation de sang pur. — Anémie
du troisième degré.

géants et les formes les plus monstrueuses d'entre eux, celles qui mesurent jusqu'à 16 µ dans leur plus grand diamètre.

Mais les globules géants proprement dits ne représentent guère que 3 à 12 p. 100 des hématies ; de sorte que l'augmentation du diamètre moyen est surtout le résultat de l'abondance relative des éléments simplement de grande taille.

Rien n'est plus caractéristique qu'une préparation de sang pur, convenablement faite (fig. 73). Les hématies y sont disposées sous forme de petits îlots ne comptant que de 2 à 15 éléments au plus, disséminés au milieu d'une énorme mer plasmatique où se trouvent plongés des globules solitaires relativement nombreux, des globules blancs et des hématoblastes isolés ou réunis en amas.

Les îlots d'hématies sont constitués, soit par de petites piles placées de champ comme dans le sang normal, mais très irrégulières et très exiguës, soit par la réunion de 2 ou 3 globules seulement se superposant plus ou moins complètement. On aperçoit alors assez souvent des globules géants auxquels se sont accolés des globules petits ou nains; parfois l'un d'eux placé à plat a reçu dans sa concavité un de ces petits globules qui simule ainsi un noyau (fig. 73).

L'irrégularité des dimensions globulaires est frappante; de plus, nombre d'éléments sont plus ou moins décolorés et déformés.

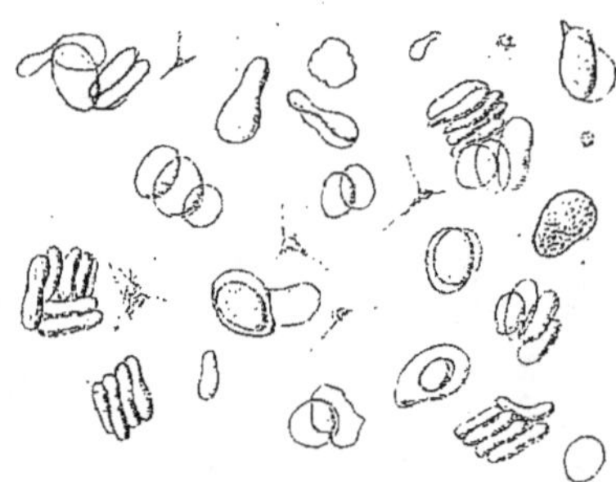

Fig. 73. — Anémie pernicieuse progressive. — Préparation de sang pur. Anémie du quatrième degré.

Je rappellerai, en terminant cette description, que c'est dans les anémies intenses et extrêmes qu'on observe diverses particularités permettant d'admettre, sinon une altération chimique de l'hémoglobine, tout au moins une modification chimique du globule rouge portant peut-être sur le mode d'union de l'hémoglobine avec les autres substances constituantes des hématies. Je fais ici allusion à l'apparition de cristaux dans les préparations faites par dessiccation, à la formation de fentes, de vacuoles, de taches décolorées dans les hématies, et enfin à la plus grande vulnérabilité de ces éléments en présence de certains réactifs (l'eau iodo-iodurée par exemple).

C. Altérations des globules blancs et des hématoblastes dans l'anémie. — Jusqu'à présent il n'a été question que des altérations des hématies. Ce sont évidemment celles qui caractérisent essentiellement l'aglobulie. Mais, dans un certain nombre de cas, il existe en même temps des modifications des autres éléments du sang.

Les globules blancs ne subissent aucune altération dans les

deux premiers degrés de l'aglobulie, lorsque cette lésion est simple, primitive et non symptomatique. Dans les degrés plus avancés, ils peuvent au contraire présenter des modifications plus ou moins notables, mais variables et non nécessaires. La plus fréquente est celle qui a été antérieurement indiquée sous le nom de surcharge hémoglobique; je n'ai pas à y revenir. Plus rarement, et dans les anémies extrêmes seulement, les globules blancs peuvent subir des variations de nombre et de diamètre, qui paraissent réellement liées à l'aglobulie. Presque toujours, sous l'influence probable de l'affaiblissement des fonctions hématopoiétiques, le nombre de ces éléments diminue; il peut tomber à 2 ou 3 000. Mais tantôt les globules de la première variété (globulins) deviennent relativement abondants et par suite le diamètre moyen des globules blancs diminue, tantôt, au contraire, les globulins sont rares, tandis que les globules proprement dits deviennent relativement nombreux et parfois plus volumineux qu'à l'état normal; il y a hypertrophie véritable de quelques-uns d'entre eux.

Comme ce sont là des faits exceptionnels, on peut dire que presque toujours l'altération des globules blancs chez les anémiques se rattache plutôt à la maladie qui a déterminé l'anémie qu'à l'aglobulie elle-même. Aussi est-ce dans les anémies symptomatiques, la leucocythémie, les cachexies, qu'on rencontre presque exclusivement une altération notable des globules blancs.

Les hématoblastes subissent chez les anémiques des fluctuations considérables qui dépendent de la nature de l'anémie, de son évolution et de l'influence du traitement auquel sont soumis les malades. J'aurai à décrire ces faits très importants à propos de la rénovation du sang et des caractères particuliers de ce liquide dans les maladies qui s'accompagnent d'anémie. Actuellement, à propos de l'aglobulie considérée comme processus morbide, je dois me borner à énoncer quelques propositions ayant une portée générale.

Dans l'immense majorité des cas, quel que soit le degré d'aglobulie, les hématoblastes restent au moins aussi nombreux qu'à l'état normal. Souvent ils deviennent, à certains moments, remarquablement abondants. Jusqu'à présent je ne les ai vu diminuer, au contraire, sensiblement de nombre que dans les cas d'anémie extrême, lorsque les malades sont en danger de mort.

Nous verrons plus tard que ces fluctuations des hématoblastes dépendent d'une part de la production plus ou moins active de ces éléments, de l'autre de la facilité plus ou moins grande avec laquelle ils se transforment en hématies proprement dites.

Il est clair que, sans être produits en grand nombre, ils doivent néanmoins s'accumuler dans le plasma lorsque leur transformation en globules rouges est ralentie. C'est ce qui a lieu dans la plupart des cas dans les trois premiers degrés de l'aglobulie. Ils ne tendent à devenir moins nombreux que pendant les périodes où, sans être produits plus activement, ils se transforment plus facilement en hématies, soit sous l'influence d'une amélioration dans l'état des malades, soit par l'effet d'un traitement convenable. Aussi leur nombre est-il assez variable d'un jour à l'autre, particulièrement chez les malades en traitement. Mais leur augmentation de nombre peut tenir également à une production momentanément très active, à une tendance à la rénovation du sang qui se fait souvent, dans l'aglobulie chronique, par poussées successives, séparées par des intervalles plus ou moins longs. Il en résulte que les élévations brusques dans le chiffre des hématoblastes sont l'annonce d'une formation nouvelle d'hématies et, en général, bientôt suivies d'une élévation dans le chiffre de ces éléments. A cet égard, ces poussées d'hématoblastes sont d'un pronostic favorable.

Au contraire, quand, malgré la diminution parfois progressive et assez rapide des hématies, les hématoblastes deviennent également moins nombreux, on se trouve en présence d'une atteinte grave à la sanguification, d'un ralentissement extrême, peut-être même d'un véritable arrêt dans la formation des hématies.

Le nombre des hématoblastes peut alors descendre à 50 000, et cet état, s'il se prolonge quelques jours, est l'indice le plus certain de la gravité des cas; la sanguification paraît se tarir dans sa source. C'est ce qu'on observe dans certaines formes d'anémie spontanée et pendant la dernière période de l'anémie symptomatique.

A l'exception de ces derniers cas, c'est-à-dire toutes les fois que la transformation des hématoblastes en hématies est ralentie, le sang des anémiques devient riche en formes intermédiaires et acquiert ainsi un de ses caractères les plus intéressants.

On peut y voir facilement les types qui relient les hématoblastes les plus petits et les plus légitimes aux globules rouges adultes,

27*

et c'est surtout en étudiant avec soin le sang des anémiques que j'ai pu recueillir les preuves principales de l'opinion que je soutiens sur la formation des hématies par les hématoblastes.

Enfin, je rappellerai en terminant que, dans certains cas d'anémie intense et extrême, le sang peut contenir quelques globules rouges à noyau. Je discuterai ailleurs la signification de ce fait exceptionnel.

D. Processus de l'aglobulie. — L'anémie lente, chronique, caractérisée par la diminution des globules rouges, quel que soit d'ailleurs l'état, le plus souvent inconnu, de la masse sanguine, résulte de causes extrêmement diverses. Mais ces causes ne déterminent les altérations anatomiques qui nous sont actuellement connues que par un nombre limité de procédés.

En effet, l'aglobulie ne peut résulter que d'une diminution dans la formation des éléments du sang ou d'une destruction exagérée de ces éléments. Ajoutons que la coexistence de ces deux processus est d'ailleurs possible.

Dans certains cas, il y a un simple ralentissement dans la formation du sang. On ne trouve aucune preuve de destruction exagérée des hématies; mais ces éléments sont produits en moins grand nombre qu'à l'état normal. Je propose de désigner ce processus sous le nom d'*anémie ou aglobulie simple*.

Chez d'autres malades, il se fait une destruction d'hématies hors de proportion avec la quantité d'éléments formés. Parfois même il semble se produire plus d'éléments qu'à l'état sain, à titre d'effort compensateur ou réparateur. Ce genre d'anémie est obtenu, en quelque sorte artificiellement, par la méthode des saignées répétées. C'est l'anémie par *déglobulisation*, comprenant deux variétés : l'anémie par pertes sanguines, l'anémie par déglobulisation proprement dite ou intra-organique.

Enfin, qu'il y ait ou non déglobulisation exagérée, certains états morbides provoquent un arrêt dans la formation même des éléments du sang, et cette suspension plus ou moins complète de l'hématopoïèse devient la cause principale de l'anémie. Ainsi se trouve constituée l'anémie ou aglobulie par *anhématopoïèse*.

Ces distinctions ne seront bien comprises qu'à la fin de nos études sur la formation et la rénovation du sang. Je ferai cependant remarquer, dès à présent, que ces divers processus me paraissent avoir des rapports très étroits avec les divers degrés d'anémie que nous venons de décrire.

Le premier degré d'anémie résulte, en effet, d'un simple alanguissement dans la formation du sang, sans qu'il y ait rupture d'équilibre entre le processus de destruction et celui de rénovation.

Quand le processus de destruction prédomine sans que le pouvoir de former du sang soit affaibli, qu'il s'agisse de pertes sanguines ou de déglobulisation intra-organique, l'anémie prend les caractères que nous avons assignés au second ou même au troisième degré. Enfin, lorsque le processus de formation est sérieusement atteint, c'est-à-dire lorsqu'il y a anhématopoïèse, l'aglobulie devient rapidement grave et extrême.

SOUS-CHAPITRE II

PLÉTHORE.

On a longtemps admis par opposition à l'anémie un état désigné par le nom de pléthore. Il serait caractérisé par une richesse exagérée du sang. Le mot peut s'entendre dans le sens d'une abondance insolite de globules rouges et dans celui d'une augmentation anormale de la masse du sang. Dans aucun cas, pour qu'il y ait pléthore, l'augmentation des hématies ne doit pouvoir être rapportée à la déshydratation du sang et par suite à un épaississement du sang. Au contraire, on a souvent supposé qu'il y avait en même temps accroissement de la masse sanguine et augmentation du chiffre des globules.

Je me suis déjà prononcé sur la difficulté de considérer la richesse du sang en hématies comme un véritable état pathologique. Mais je serai plus réservé en ce qui touche l'augmentation de la masse du sang. Il est probable, en effet, que les individus robustes, à vaisseaux larges et nombreux, qui ont la face colorée et sillonnée de capillaires dilatés, les muqueuses très vasculaires et foncées, en un mot tous les attributs du tempérament sanguin, ont une masse sanguine plus considérable, relativement au poids du corps, que les individus ayant les attributs du tempérament nerveux ou même du tempérament lymphatique.

On peut objecter à cette opinion que nous n'en avons aucune

preuve directe. Mais le fait est rendu très probable par la facilité avec laquelle les individus présentant les signes de la pléthore supportent les pertes spontanées de sang ou les émissions sanguines, par le bien-être qui succède souvent à ces spoliations, même lorsqu'elles ont lieu en dehors d'une période de *molimen hemorragicum*, et enfin par la marche rapide de la réparation sanguine.

Les faits de cet ordre ont été observés trop fréquemment par des médecins attentifs pour qu'il soit possible d'en nier absolument la valeur (1).

SOUS-CHAPITRE III

FORMATION DES CONCRÉTIONS SANGUINES ET HÉMOSTASE.

§ 1. — CONCRÉTIONS SANGUINES.

Les nombreux efforts faits par les physiologistes et les chimistes pour éclaircir le mystère de la coagulation du sang n'ont pas uniquement un intérêt de curiosité scientifique.

En effet, le sang ne se coagule pas exclusivement lorsqu'il est issu du corps ou de ses voies naturelles ; il peut également former pendant la vie, et à l'intérieur des vaisseaux, des concrétions plus ou moins solides qui jouent un rôle important en pathologie.

Tantôt ces concrétions sanguines constituent par elles-mêmes des lésions graves, lorsqu'elles oblitèrent par exemple une artère terminale ; tantôt elles sont l'origine de désordres divers plus ou moins éloignés lorsqu'elles se fragmentent pour produire des embolies. Mais souvent, au contraire, elles concourent fort heureusement à un processus de préservation en déterminant l'arrêt d'hémorragies spontanées ou traumatiques, ou bien encore en obturant certaines poches anévrysmales, de manière à permettre la guérison d'une maladie redoutable.

(1) Dans les nombreuses expériences que j'ai pratiquées sur le chien à l'occasion de mes recherches sur les émissions sanguines et sur la mort par hémorragie, j'ai été frappé des différences individuelles assez grandes qu'on observe dans la résistance de ces animaux aux pertes de sang. Très évidemment ces différences sont dues à ce que la masse sanguine n'est pas dans un rapport constant et parfaitement fixe avec le poids du corps. Certains animaux et particulièrement ceux de race pure m'ont paru plus riches en sang que les animaux bâtardés, vulgaires ; en tout cas, ils se sont montrés remarquablement résistants aux pertes de sang.

A tous ces points de vue leur étude est une des plus intéressantes de l'anatomie pathologique. Aussi la plupart des auteurs
qui se sont occupés spécialement de cette branche de nos connaissances ont-ils donné des descriptions très exactes des concrétions
sanguines. On connaît leurs caractères anatomiques, leurs lieux
d'origine, leur mode d'extension, les transformations qu'elles subissent, les diverses causes qui peuvent les morceler et les rendre
migratrices ; en un mot l'histoire des thromboses et des embolies
est aujourd'hui une des plus complètes de l'anatomie pathologique.

Parmi les questions qui se rapportent à ce sujet, il n'en est
guère qu'une qui soit restée relativement obscure ; c'est celle de
leur mode de formation.

Quoi de plus naturel, puisque le problème de la coagulation n'a
pas encore reçu de solution complète ?

Je me suis appliqué à faire progresser cette question de physiologie pathologique, et c'est à ce point de vue que nous allons nous
occuper ici des concrétions sanguines.

On peut en distinguer sur le vivant trois variétés principales,
qui correspondent presque absolument à celles qu'on peut obtenir
par différents moyens à l'aide du sang issu de l'organisme ou
maintenu dans les segments vasculaires.

Ces trois variétés sont : 1° les *concrétions hématoblastiques* ou
par battage; 2° les *concrétions par stase*; 3° les *concrétions par
précipitation* (1).

A. **Concrétions hématoblastiques ou par battage.** — A propos
de la coagulation du sang (p. 222) nous avons rappelé les expériences déjà anciennes à l'aide desquelles on a démontré que les
corps étrangers introduits dans un segment vasculaire ou dans un
vaisseau dont la circulation n'est pas interrompue, deviennent
l'origine d'une concrétion sanguine. On avait remarqué que le
caillot, qu'on attribuait à un dépôt de fibrine, restait limité et qu'en
cas d'altération d'un point de la paroi vasculaire d'un segment, la
concrétion répondait uniquement à la portion lésée du vaisseau.

Ces faits très intéressants étaient restés incompréhensibles.
Nous avons vu qu'ils sont aisés à expliquer à l'aide des propriétés des hématoblastes. Nous allons en donner de nouvelles preuves

____

(1) LXIV, LXV, LXIX, LXX, LXXXII.

en reprenant l'étude détaillée de ce processus dans le sang circulant.

A l'aide d'une aiguille un peu courbe et fine, portant un fil d'argent ou de platine, on perfore la veine jugulaire externe d'un animal, d'un chien par exemple, de manière à faire pénétrer dans l'intérieur du vaisseau environ un centimètre de fil. Quand l'opération est bien faite, c'est à peine s'il suinte une goutte de sang aux orifices d'entrée et de sortie.

Au bout de deux à trois minutes (laps de temps suffisant chez le chien, dont les hématoblastes sont très vulnérables), on vide le segment veineux traversé par le fil à l'aide de deux ligatures, la première placée sur le bout périphérique, la seconde sur le bout central ; on détache immédiatement le tronçon de veine portant le fil, et on l'ouvre après l'avoir plongé immédiatement dans un liquide fixant les éléments du sang.

Déjà le fil est entouré d'une couche grisâtre, à peine rosée çà et là, composée d'innombrables hématoblastes, d'autant plus faciles à reconnaître que le fil est resté moins longtemps à l'intérieur du vaisseau.

Ces éléments sont plus ou moins modifiés et soudés entre eux par une matière qui paraît amorphe ou finement granuleuse. Ceux qui avoisinent le corps étranger et qui par conséquent se sont déposés les premiers sont toujours plus altérés et plus confondus en une masse commune que ceux des couches périphériques.

Ces éléments subissent d'ailleurs, dans ces conditions, exactement les mêmes modifications que dans le sang issu du corps. On reconnaît de plus, au microscope, qu'entre les amas d'hématoblastes et dans leur intérieur se trouvent emprisonnés d'autres éléments du sang, c'est-à-dire un nombre variable de globules blancs et de globules rouges.

Au premier abord, ces concrétions hématoblastiques paraissent dépourvues de fibrine filamenteuse. Il existe cependant presque toujours dans les couches superficielles de la concrétion quelques trousseaux fibrillaires qui réunissent entre eux divers amas ou semblent pénétrer à l'intérieur de leur masse granuleuse.

Les concrétions hématoblastiques étudiées pendant leur premier stade de formation sont donc constituées essentiellement par un dépôt d'éléments du sang et surtout d'hématoblastes ; mais elles ne sont pas dépourvues absolument de fibrine filamenteuse.

Lorsque le fil qui traverse le vaisseau reste en place plus long-temps, la concrétion sanguine qui l'entoure devient de plus en plus volumineuse, et au bout d'un certain temps, lorsque le vaisseau est de moyen calibre, elle finit par déterminer une obturation complète.

L'accroissement de cette concrétion se fait par le même procédé, c'est-à-dire par des dépôts nouveaux d'amas d'hématoblastes. Mais les dépôts se faisant d'une manière irrégulière et quelques-uns d'entre eux étant peut-être entraînés par le sang, la surface de la concrétion devient de plus en plus granuleuse et ressemble bientôt à celle d'un chou-fleur. D'autre part, entre ces amas il reste une certaine quantité de sang stagnant qui s'infiltre dans tous les interstices de la masse hématoblastique poreuse et lui donne une coloration de plus en plus rouge. Le microscope permet alors de reconnaître que les parties périphériques de la concrétion deviennent de plus en plus riches en fibrine et que toutes les parties rouges notamment sont traversées par des filaments fibrillaires. Enfin, lorsque la concrétion devient assez volumineuse pour gêner le cours du sang, elle se trouve bientôt complétée par une coagulation massive.

Ce processus de coagulation, qu'il est si facile de suivre autour d'un corps étranger, peut être provoqué par une lésion quelconque de la paroi des vaisseaux. En effet, toute lésion de la paroi vasculaire transforme en quelque sorte une partie plus ou moins étendue du vaisseau en corps étranger.

Voici comment on peut mettre en évidence ce mode de formation des caillots pariétaux.

On met à nu une artère (la carotide, par exemple) chez un chien vivant, et on la comprime fortement de manière à déterminer la rupture des tuniques interne et moyenne. Au bout de cinq minutes, après avoir isolé entre deux ligatures le tronçon artériel lésé, on l'excise et on le plonge immédiatement dans un liquide qui fixe les éléments du sang. Il est alors facile de s'assurer, à l'aide du microscope, que sur la partie lésée du vaisseau se trouve étalée une quantité innombrable d'hématoblastes réunis en amas qui, après avoir pénétré dans les interstices laissés entre eux par les éléments dissociés de la paroi vasculaire, forment à la surface de la rupture une couche de bourgeons plus ou moins volumineux. Entre ces amas sont emprisonnées des traînées de globules rouges, et, à leur périphérie ou dans leur masse, se voient quelques globules blancs parfaitement intacts.

Lorsqu'on a eu le soin de pratiquer l'excision de l'artère cinq minutes au plus après la blessure du vaisseau, on n'aperçoit encore aucune trace de filaments fibrillaires. Cependant, au bout de ce court laps de temps, les hématoblastes, arrêtés au passage par la partie blessée de la paroi et détournés ainsi du circuit sanguin, sont déjà tellement altérés qu'il faut, pour les reconnaître, avoir étudié préalablement les transformations que subissent ces éléments conglomérés pendant le processus de coagulation.

Aussi, pour rendre cette expérience plus démonstrative, ai-je cru intéressant de la répéter sur le cheval dont le sang moins coagulable contient des hématoblastes plus lents à se résoudre en une masse commune granuleuse. Exécutée à l'Ecole vétérinaire d'Alfort dans le service et avec le concours obligeant de M. le professeur Barrier, elle a donné le résultat auquel on pouvait s'attendre.

Les faits observés chez le cheval sont exactement les mêmes que chez le chien. Dès que la paroi vasculaire est lésée, elle agit sur le sang à la façon d'un corps étranger, et, sur toute la surface de la rupture, se déposent des amas d'hématoblastes. Mais, chez le cheval, ces éléments, au bout de dix à quinze minutes, sont encore facilement reconnaissables. Ils sont très fortement pressés les uns contre les autres, rétractés ou globuleux, mais bien distincts. Il serait absolument impossible de les confondre avec des globules blancs altérés. D'ailleurs, les globules blancs qu'on trouve au milieu ou à la surface des amas d'hématoblastes conservent leurs caractères normaux.

Lorsque l'on comprime une artère, de manière à déterminer la rupture des tuniques interne et moyenne, on produit forcément en même temps la déchirure de quelques *vasa vasorum*, et l'on se trouve, par conséquent, dans des conditions complexes.

Pour les simplifier, j'ai fait sur le cheval, avec l'aide de M. le professeur Barrier, l'expérience suivante :

Un segment de la carotide ayant été compris entre deux pinces à pression, placées de manière à le rendre exsangue, on introduit, par une collatérale, une petite tige métallique terminée par un grattoir à l'aide duquel on déchire dans une certaine étendue la paroi interne du vaisseau principal. Après avoir placé une ligature sur cette collatérale, on retire les pinces à pression et, au bout de quinze minutes, le segment vasculaire est enlevé et examiné.

Le grattoir soulève à la surface de l'artère de petits lambeaux intéressant la tunique interne et la couche la plus superficielle de la moyenne. Le résultat de cette lésion est le même que dans les expériences précédentes, c'est-à-dire qu'au niveau du point lésé on trouve une grosse concrétion hématoblastique.

Les hématoblastes du sang en circulation se sont arrêtés et

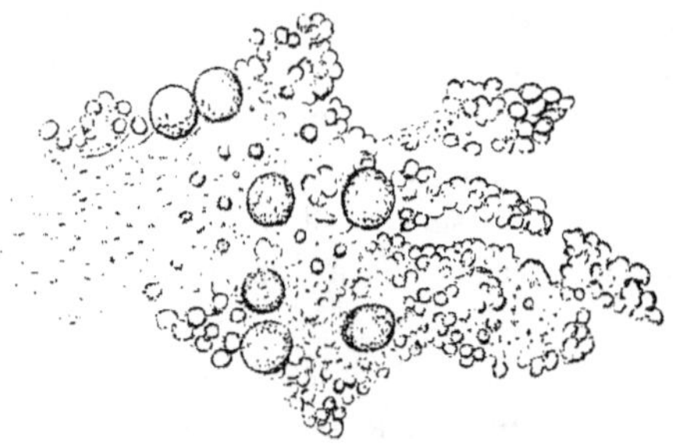

Fig. 74. — Concrétion hématoblastique formée au niveau d'une lésion artérielle (chien).

accumulés autour des lambeaux et, à la surface de tous les points dénudés du vaisseau, ils ont formé en s'agglutinant des bourgeons multiples auxquels sont venues s'adjoindre des mèches de fibrine mélangées avec des amas de globules rouges. La partie centrale et pédiculée de ces bourgeons est formée par une matière dense à peu près homogène, autour de laquelle adhèrent des amas d'hémato-blastes plus ou moins altérés et quelques globules blancs (fig. 74).

La concrétion sanguine greffée sur la paroi d'un vaisseau est donc formée à sa base, c'est-à-dire à son point d'insertion ou d'origine, par une accumulation d'innombrables hématoblastes.

Ces expériences, concourant à mettre en lumière le rôle important des hématoblastes dans la formation des concrétions sanguines, établissent en même temps d'une manière très nette la physiologie pathologique des caillots qui ont pour point de départ une altération d'un point quelconque de la surface cardio-vasculaire.

Il importe de bien se rendre compte des conditions générales

réalisées à cet égard par les maladies du cœur et des vaisseaux.
Le rapport entre l'état de la paroi vasculaire et l'intégrité des hématoblastes est tellement étroit que toute lésion intéressant l'endocarde
fait acquérir au point malade les propriétés d'un corps étranger. Dès
que la couche interne est lésée, les hématoblastes impressionnés
au passage s'arrêtent et la concrétion sanguine se forme.

C'est le sang qui par son mouvement incessant vient se battre
lui-même sur le point altéré; ce fait justifie la dénomination de
caillot par battage. Mais remarquons-le bien, il s'agit d'un mode
de battage tout particulier, le renouvellement du sang apportant
constamment de nouveaux hématoblastes.

Aussi, dans de telles conditions l'accumulation de ces corpuscules devient plus grande que lorsqu'on bat une quantité de sang
limitée dans un vase. Il y a plus, les hématoblastes, arrêtés par la
lésion pariétale et réunis en amas, s'altèrent et tendent à solliciter
la formation de la fibrine; ils agissent en ce sens sur le plasma
sanguin voisin; mais comme ce plasma est continuellement renouvelé tant que la circulation est active, la précipitation de la
fibrine est entravée.

On conçoit donc facilement que les concrétions par battage
puissent être formées essentiellement par des hématoblastes. Il
ne faudrait cependant pas en conclure qu'elles sont absolument dépourvues de fibrine. Les concrétions obtenues dans ces expériences
renferment toujours une petite quantité de filaments fibrineux.

Ce mode de formation des caillots par battage une fois bien
compris, on peut se demander comment le processus peut s'éteindre lorsqu'il a débuté, c'est-à-dire comment il arrive un moment
où le développement de la concrétion prend fin.

Les expériences montrent que dans les vaisseaux de petit calibre la concrétion par battage remplit au bout d'un certain temps
la lumière vasculaire et se complète bientôt en déterminant la
coagulation du sang arrêté au passage. Il est facile d'appliquer
ce résultat expérimental à la pathogénie de l'artérite et de la phlébite oblitérantes.

Mais nous savons depuis longtemps que dans le cœur et les
gros vaisseaux il se forme souvent des concrétions qui ne dépassent pas un certain volume, et que, après avoir atteint un maximum
de développement, ces concrétions reviennent ensuite plus ou
moins sur elles-mêmes.

La théorie précédente de l'altération des hématoblastes provoquée par la lésion et entraînant par contact l'altération d'autres hématoblastes ne paraît pas, au premier abord, permettre de comprendre que ce processus puisse avoir une limite, tant que le sang en circulation apporte des éléments nouveaux. Et de fait, on est obligé de faire intervenir une hypothèse pour expliquer l'arrêt dans la formation de la concrétion. Voici celle qui paraît la plus vraisemblable.

Les caillots pariétaux ont habituellement pour point de départ des altérations circonscrites à une partie restreinte de la paroi vasculaire. Ils ont donc un point d'implantation relativement étroit, et il leur faudrait acquérir des dimensions énormes pour arriver à remplir l'aire vasculaire.

Ce développement ne pouvant se faire que par l'adjonction de couches nouvelles d'hématoblastes, on peut admettre qu'à un certain moment l'influence de la partie malade de la paroi est amortie par un revêtement suffisamment épais d'éléments et que les derniers hématoblastes déposés perdent la propriété de retenir au passage de nouveaux éléments. La surface du caillot deviendrait ainsi au bout d'un certain temps aussi inactive que la paroi vasculaire saine.

Quoi qu'il en soit, ces caillots par battage sont, par le fait de leur constitution, par leur mode de production, par leur implantation dans les gros vaisseaux, éminemment favorables à la production d'embolies.

Ces embolies sont capillaires lorsqu'elles sont dues au détachement de petits amas d'hémoblastes lâchement unis à la masse principale; plus volumineuses et capables d'obturer des troncs d'un certain calibre lorsqu'elles proviennent du morcellement de la masse principale par l'effort qu'exerce sur elle le courant sanguin.

Ce morcellement est facilité par la forme pédiculée du dépôt, l'inégalité de sa surface et probablement par les altérations que subit le corps même de la concrétion.

Quelle est la nature de la substance qui forme cette concrétion?

L'examen histologique prouve que la fibrine filamenteuse n'entre que pour une minime proportion dans sa constitution. Les hématoblastes altérés qui représentent la majeure partie de sa masse sont semblables à ceux qui, dans une couche de sang étalée en couche mince, forment les carrefours du réticulum fibrineux. La matière des concrétions par battage représente donc une des parties de la fibrine normale du sang complet ; ce sera, si l'on veut, de la *fibrine hématoblastique*. Nous savons déjà que celle-ci est très rétractile et très altérable ; qu'elle subit rapidement une sorte de désagrégation granuleuse. Il est probable que le dernier terme de cette désagrégation est une dégénérescence graisseuse.

Il résulte de ces propriétés de la matière fournie par les hématoblastes précipités que les caillots par battage sont remarquablement rétractiles.

Après avoir acquis, au moment de leur formation, leur plus grand volume, ils se rétractent, ils peuvent ainsi diminuer de volume dans une proportion considérable. Il est probable que les plus petits peuvent ainsi disparaître presque absolument.

Mais lorsqu'ils sont très volumineux, ils tendent, après être revenus sur eux-mêmes, à se ramollir et à s'émietter ; lorsque leur surface est dense et fortement fibrineuse, le centre seul se ramollit, et c'est ainsi que prennent naissance certains caillots emboliques.

Rappelons brièvement les conditions pathologiques dans lesquelles prennent naissance les caillots par battage.

En premier lieu, nous trouvons les lésions du cœur et en particulier celles des valvules qui entraînent la destruction de l'endocarde, endocardite aiguë exfoliatrice ou bourgeonnante ; endocardite ulcéreuse, athérome.

L'endocardite dite végétante n'est souvent qu'une endocardite aiguë, proliférante, dans laquelle les parties irritées de l'endocarde se recouvrent de caillots par battage.

Viennent ensuite les mêmes altérations développées sur les gros troncs artériels, aorte et grosses branches qui en partent.

Dans les anévrysmes il ne peut guère se former de coagulums par battage que sur la surface altérée de la paroi dilatée et sur les aspérités du collet du sac.

Mais dans le sac lui-même les caillots par battage ne tardent pas à être noyés pour ainsi dire dans ceux qui proviennent de la stagnation du sang.

Les altérations des gros troncs veineux peuvent également

déterminer des caillots par battage. Mais les lésions circonscrites des veines sont rares et, comme le cours du sang se ralentit facilement dans ces vaisseaux dès qu'ils sont malades, les concrétions sanguines des veines, même lorsqu'elles ont pour point de départ un caillot par battage, se complètent rapidement par une coagulation du sang en masse. D'ailleurs les lésions très limitées des parois veineuses sont beaucoup plus rares que celles des artères.

Une fois formés, ces caillots par stase, dont nous allons bientôt nous occuper, constituent dans les vaisseaux de véritables corps étrangers qui sollicitent le dépôt des hématoblastes, et par suite, des coagulations par battage, toutes les fois que leur surface ou leur extrémité libre sont balayées par le sang.

Que l'extrémité d'un caillot veineux vienne, par exemple, se placer au débouché d'une collatérale, elle sera bientôt surmontée d'un caillot par battage plus ou moins volumineux, répondant à la tête de clou ou de serpent des caillots veineux prolongés.

Toutes les thromboses et embolies artérielles peuvent par le même procédé s'étendre, se propager plus ou moins loin de leur siège primitif.

Enfin les plaies vasculaires ne parviennent à s'obturer qu'à l'aide d'un caillot hématoblastique. Ce processus important sera étudié bientôt à propos de l'hémostase.

B. Concrétions ou caillots par stase. — Cette expression s'applique aux cas dans lesquels le sang arrêté dans un point quelconque du circuit vasculaire ou, tout au moins, très ralenti dans son cours, se coagule en masse comme il le ferait hors de l'organisme. Nous avons vu, dans le chapitre consacré à la physiologie, qu'à l'état normal le sang qui stagne dans ses cavités naturelles reste liquide. Lorsqu'il en est autrement, il faut qu'une cause coagulatrice intervienne. Or, nous savons que cette cause provient tantôt d'une altération de la paroi, tantôt d'une modification du sang lui-même.

Il est difficile d'admettre que le sang puisse rester longtemps arrêté dans un vaisseau sans qu'il se produise une altération, quelque faible qu'elle soit, de la paroi interne. Comme cette altération surviendra à la fois sur tous les points du vaisseau, elle donnera lieu à une prise du sang en masse et non à une concrétion limitée de nature hématoblastique. Mais les cas les plus intéressants et peut-être les plus fréquents sont ceux dans lesquels le sang stagnant devient coagulable par suite d'une altération du sang lui-même.

Il y a longtemps que, pour expliquer la formation des thromboses veineuses, auxquelles on a donné le nom de marastiques, on a éprouvé la nécessité de faire intervenir l'hypothèse de qualités spéciales du sang. Vogel a imaginé le mot *inopexie* pour désigner la disposition générale du sang à se coaguler; mais comme il n'a spécifié aucune des conditions qui la font naître, il n'a fait que poser une question sans la résoudre.

Les expériences dans lesquelles j'ai déterminé une coagulabilité anormale du sang stagnant démontrent le rôle actif que paraissent jouer les altérations du plasma dans ce phénomène (p. 235). Les injections de sérum emprunté à un animal de la même espèce sont particulièrement instructives à cet égard, car, à l'aide de substances qui proviennent directement du sang, on reproduit exactement ce qui se passe dans la formation des thromboses par stagnation, c'est-à-dire la prise en masse du sang arrêté dans un segment vasculaire, coïncidant avec la conservation de la fluidité du sang circulant. Il me paraît tout à fait logique de tirer de ces faits expérimentaux d'une grande netteté la théorie de la formation des caillots prenant naissance, dans certains cas, dans des vaisseaux non altérés. N'est-il pas permis, en effet, de penser que le plasma sanguin peut acquérir, dans les maladies où se montrent ces sortes de concrétions, des qualités coagulatrices analogues à celles du sérum du sang?

On sait que dans ces maladies la nutrition générale est en souffrance. Il peut en résulter une modification du plasma suffisante pour que les éléments anatomiques en soient impressionnés.

Dans l'hypothèse de cet état inopexique, dès que le sang s'arrêterait, même dans un vaisseau sain et pendant un laps de temps relativement court, il formerait un caillot massif comme dans le sang rendu stagnant entre deux ligatures, après une injection intra-veineuse de sérum.

— Les cas d'arrêt complet du cours du sang dans un segment de l'appareil vasculaire sont probablement assez rares. Lorsqu'il s'agit d'un obstacle mécanique produit, par exemple, par la compression exercée par une tumeur, il est probable que le sang conserve ses qualités normales et que la coagulation est la conséquence des modifications produites dans la nutrition de la paroi vasculaire par suite de la stase prolongée.

Peut-être même se produit-il, sous l'influence d'une dénutrition active, une accumulation dans le plasma sanguin de matières analogues à celles que Wooldridge désigne sous le nom de fibrinogènes des tissus. On se souvient, en effet, que ces matières albuminoïdes possèdent une action coagulatrice assez puissante pour faire coaguler en masse le sang circulant, et il est tout à fait plausible d'admettre que la régression de certains tissus puisse faire passer dans le sang des matières coagulatrices de cet ordre (Voir p. 253). Si donc il existe réellement, dans certains cas, un état inopexique du sang, cet état est comparable à celui qu'on obtient artificiellement à la suite d'injections intra-vasculaires capables, soit de rendre le sang stagnant anormalement coagulable, soit même de provoquer la coagulation du sang circulant.

Dans les cas de thromboses marastiques se formant dans les grosses veines des membres inférieurs, l'altération du sang n'est pas douteuse, mais il est difficile d'admettre qu'il y ait coagulation par stagnation complète du sang dans les vaisseaux oblitérés. On sait d'ailleurs depuis longtemps que ces thromboses ne se forment pas en un seul temps. Elles ont pour origine quelques-unes des veinules des extrémités dans lesquelles on peut supposer que le sang reste tout à fait stagnant, et elles se complètent peu à peu par des coagulations qui partent souvent, dans les grosses branches, du fond des nids vasculaires où le sang est resté immobile pendant un certain temps.

— Dans les cas où le sang est supposé avoir acquis la propriété de se coaguler par stase, il n'est peut-être pas nécessaire que la stagnation de ce liquide soit absolue pour que la coagulation ait lieu. Un ralentissement marqué et prolongé de la circulation est peut-être suffisant. Il l'est, en tout cas, certainement toutes les fois que les caillots par stagnation viennent se greffer, pour les compléter, sur des concrétions du premier genre, c'est-à-dire d'origine hématoblastique.

C'est ainsi que prennent naissance les *caillots mixtes*, qui sont de beaucoup les plus communs tant dans les affections chirurgicales que dans les maladies proprement dites.

On se souvient que dans l'expérience du fil métallique rapportée précédemment, lorsqu'on laisse ce corps étranger un temps suffisant dans un vaisseau de moyen calibre, on obtient une obturation complète par l'adjonction d'un caillot fibrineux au manchon hématoblastique recouvrant le fil.

Il est logique d'admettre que le caillot hématoblastique exerce autour de lui, dans une zone variable avec son importance, une action coagulatrice. Quand la circulation est rapide et l'action coagulatrice faible, le sang circulant autour du caillot reste liquide; mais il arrive un moment où la circulation est suffisamment ralentie et l'action coagulatrice du caillot assez puissante pour que le sang se prenne en masse.

Tel est, sans doute, le mécanisme de l'oblitération des vaisseaux dans la phlébite et l'artérite et dans toutes les circonstances où se forment des concrétions massives, fibrineuses, alors que la circulation, quoique fort ralentie, n'est pas complètement arrêtée.

La production des caillots dans les poches anévrysmales lorsqu'on traite les tumeurs par la compression indirecte se rattache probablement à ce processus. Ralenti dans son cours, le sang ne se coagule qu'au niveau de la paroi inégale et altérée du sac.

On observe également des caillots mixtes dans les maladies du cœur et dans les cachexies.

Les coagulations si communes des auricules peuvent avoir évidemment pour point de départ une altération de l'endocarde; mais elles se complètent par une coagulation massive lorsque les auricules se vident d'une manière incomplète.

Enfin, dans les cachexies, diverses lésions des vaisseaux peuvent coexister avec une altération du sang et un ralentissement de la circulation, de sorte qu'on peut trouver réunies toutes les conditions favorables à la formation des thromboses.

— Lorsque le sang se coagule en masse dans un vaisseau, le caillot par stase qui en résulte se comporte exactement comme le cruor du sang d'une saignée, c'est-à-dire qu'il se rétracte en laissant transsuder son sérum.

L'obturation complète du vaisseau n'est donc que temporaire. Bientôt décollé de la paroi, le caillot permet l'apport d'une nouvelle quantité de sang.

Dans les veines non enflammées le décollement du caillot est le plus souvent complet; le sang nouvellement amené dans le vaisseau entoure par suite le premier caillot à la façon d'un manchon, et, en se coagulant à son tour, il forme un caillot engainant le premier dans sa totalité. Le même fait peut se reproduire plusieurs fois à des intervalles plus ou moins longs, de sorte que la thrombose veineuse ressemble bientôt sur une coupe transversale à une sorte de tronc d'arbre à couches superposées et emboîtantes qui plus tard pourront subir diverses transformations bien connues.

Dans les artères, les caillots par stase ne se produisent que d'une manière tout à fait exceptionnelle; je ne connais guère que ceux qui concourent à la guérison des poches anévrysmales. Ici encore ces caillots se comportent à la façon du sang coagulé *in vitro*; mais, placés dans des conditions particulières, ils prennent ultérieurement une disposition qui leur est propre.

On remarquera tout d'abord qu'ils adhèrent à la surface malade et raboteuse du vaisseau dilaté. En se rétractant ils suivent donc la poche anévrysmale et ne sont battus par le sang que sur une de leurs faces.

En raison de la poussée sanguine qui est ici considérable, à la rétraction naturelle du caillot vient s'ajouter l'effet d'une compression incessamment renouvelée.

Le caillot abandonne alors non seulement son sérum, mais la plupart des éléments anatomiques retenus dans ses mailles, particulièrement les globules rouges; il est laminé comme on pourrait le faire à l'aide d'une presse, et bientôt il forme à la surface interne de la poche anévrysmale un gâteau de fibrine plus ou moins complètement décoloré.

Ce squelette de caillot par stase répond à ce que les auteurs ont appelé le *caillot actif*, expression tout à fait impropre et de nature à tromper sur l'origine réelle de la coagulation.

La partie malade et dilatée de l'artère doit primitivement être l'origine de concrétions hématoblastiques; mais celles-ci se recouvrent plus tard d'une couche de sang coagulé en masse qui, en se comportant comme nous venons de le dire, forme un premier feuillet fibrineux. Les caillots dits actifs proviennent donc surtout des transformations ultérieures des caillots par stase répondant, lorsqu'ils sont récents, à ceux qui ont été désignés sous le nom de *caillots passifs*.

C. **Concrétions par précipitation.** — Nous avons réservé ce nom aux coagulations qui se forment de toutes pièces dans le sang circulant et, par un procédé analogue à une précipitation d'ordre chimique. On peut les provoquer expérimentalement à l'aide de certaines injections intra-vasculaires.

Dans les expériences de Naunyn, Plósz et Gõrgyai, ainsi que dans celles de Wooldridge, il se forme de gros caillots, soit dans le cœur, soit dans les gros vaisseaux.

La coagulation par précipitation est alors en quelque sorte massive. Au contraire, certaines injections de sérum ou de sang étrangers déterminent de très petites concrétions et produisent un genre de précipitation qu'on pourrait désigner par l'épithète de *grumeleuse*.

Il y a donc *deux variétés* de concrétions par précipitation : les *massives* (ou en gros caillots), les *grumeleuses*. Toutes les deux ont ceci de commun, qu'elles se forment d'emblée dans le sang en circulation, brusquement, et qu'elles produisent immédiatement des obturations vasculaires. Les premières oblitèrent sur place de gros troncs et sont peu nombreuses; les secondes, nombreuses et très petites, sinon microscopiques, donnent naissance à des embolies capillaires et à des infarctus multiples.

La structure des concrétions massives n'a pas été étudiée; on suppose qu'elle est celle des caillots par stase. Cependant il est possible que le processus anatomique qui les provoque soit un peu particulier, surtout au début.

Les concrétions dites grumeleuses ont une constitution très analogue à celle des caillots par battage. En effet, bien qu'elles soient rouges et d'apparence cruorique comme les caillots par stase, elles ont toujours pour point de départ une précipitation des hématoblastes. Elles sont formées de deux parties : l'une centrale, incolore, hématoblastique; l'autre rouge, périphérique, composée d'amas globulaires fortement cohérents (1).

La partie centrale est constituée par un amas d'hématoblastes comprenant parfois plusieurs centaines d'éléments altérés, pressés les uns contre les autres et confondus en une masse commune. Cette masse est formée tantôt par des éléments encore reconnaissables, épineux ou vésiculeux, tantôt par un bloc de substance molle, chatoyante, presque homogène ou, au contraire, granuleuse, mais toujours remarquablement visqueuse.

Souvent sur le bord de cette masse, surtout lorsqu'elle est for-

(1) XCI.

mée depuis un certain temps, on voit des aiguilles ou des filaments de fibrine qui vont se perdre à une petite distance de l'amas.

Au sein de cette concrétion on reconnaît presque toujours d'assez nombreux globules blancs dont les noyaux deviennent visibles par addition d'acide acétique.

La partie périphérique de la concrétion ne mérite pas de description détaillée ; elle est formée par des amas compacts et très cohérents de globules rouges.

Ces éléments sont accolés si fortement les uns aux autres qu'à un examen peu attentif ils paraissent former à eux seuls ces sortes de précipités intra-vasculaires. Mais en opérant les examens du sang avec soin (à l'aide de la cellule à rigole), il est facile de s'assurer que les véritables caillots emboliques ont toujours pour point de départ une précipitation des hématoblastes. La substance qui adultère le sang et sous l'influence de laquelle cette précipitation a lieu paraît avoir en même temps une action particulière sur les globules rouges, et ce qui le prouve bien, c'est que souvent, dans les transfusions faites avec un sang étranger, une des deux espèces de globules en présence concourt seule à la formation de la couche périphérique des concrétions par précipitation. Il y a donc dans ces cas des modifications assez profondes de tous les éléments du sang. Je ne pense pas cependant que des amas de globules rouges puissent à eux seuls, dégagés des autres éléments, former des concrétions assez solides et persistantes pour jouer le rôle de corps obturateurs.

En tout cas, toutes les fois que le sang est adultéré de manière à ce que les globules rouges soient rendus visqueux, adhésifs et susceptibles de s'accumuler sous forme d'amas compacts, il existe des précipitations hématoblastiques, et celles-ci jouent le principal rôle dans la formation des concrétions.

Lorsque, à côté de celles qui ont pour centre un amas hématoblastique, il en est quelques-unes d'uniquement formées par des globules, cela est exceptionnel et de peu d'importance.

Les concrétions par précipitation, telles qu'elles viennent d'être décrites d'après les faits expérimentaux, sont certainement d'un intérêt capital au point de vue de la pathologie humaine.

Elles sont, en effet, le résultat d'une adultération du sang par des principes d'origine animale qui peuvent exister à l'état normal dans le sang ou y être déversés par suite des mutations chimiques intra-organiques.

Les expériences faites par Wooldridge avec les substances qu'il appelle fibrinogènes des tissus offrent un grand intérêt au point de vue de la pathogénie des thromboses, tandis que celles que nous avons pratiquées avec les sérums et sangs étrangers sont de nature à jeter un jour tout nouveau sur la pathogénie des hémorragies. Nous aurons à revenir bientôt sur les applications de ces faits expérimentaux.

Disons dès maintenant, pour montrer l'action des substances d'origine organique sur le sang, qu'il paraît y avoir dans le venin des serpents une matière toxique agissant de la même manière qu'un sérum ou un sang étrangers. On sait depuis longtemps que ce venin donne lieu à des hémorragies souvent considérables, siégeant dans les organes les plus divers et se formant souvent avec une extrême rapidité.

Récemment, un jeune confrère, M. Urueta, en faisant sa thèse dans mon laboratoire, m'a fourni l'occasion d'examiner ces lésions hémorragiques. Elles ont certainement une grande analogie avec celles qui résultent des concrétions par précipitation (1).

Dans l'un et l'autre cas on trouve des oblitérations capillaires multiples et étendues, ainsi que des infarctus hémorragiques.

§ 2. — PROCESSUS DE L'HÉMOSTASE.

Dans les cas de blessures non mortelles d'un vaisseau, l'hémorragie, rapide au début, se ralentit progressivement, puis s'arrête. Pour expliquer ce résultat favorable, on a invoqué la contraction de la paroi vasculaire. Elle est réelle et même énergique pour les artères de moyen et de petit calibre, moins intense pour les veines. Mais cette contraction ne peut, à elle seule, obturer la plaie. Il a paru simple et naturel de faire alors intervenir la coagulation du sang. Cependant un moment de réflexion montre qu'il y a dans cet arrêt du sang, par formation apparente d'un caillot, quelque chose de particulier dont il faut chercher le mécanisme. En effet, pendant l'hémorragie, le sang qui passe entre les lèvres de la plaie vasculaire est toujours nouveau ; que

____

(1) URUETA, Recherches sur l'action du venin des serpents (*Thèse de Paris*, 1884).

l'on recueille ce sang dans un vase, il ne se transformera en une masse gélatineuse qu'au bout de plusieurs minutes. Pourquoi donc se forme-t-il entre les bords de la plaie béante un bouchon solide qui est bientôt assez résistant pour s'opposer à l'issue de toute trace de sang?

Il est facile de se rendre compte du mode de formation de ce bouchon à l'aide d'expériences très simples.

Après avoir mis à nu la jugulaire externe d'un animal, d'un chien par exemple, on fait au vaisseau une petite plaie et l'on attend que l'hémorragie s'arrête spontanément; puis immédiatement on place une ligature sur le bout périphérique du vaisseau. On peut alors faire sortir de la petite plaie un caillot en forme de clou dont la pointe pénètre jusque dans la lumière vasculaire, tandis que la tête s'étale sur la paroi externe de la veine. En plongeant sans retard ce coagulum dans un liquide qui fixe les éléments du sang, on peut ensuite en examiner, à l'aide du microscope, les différentes parties. La pointe et la portion centrale sont grisâtres, visqueuses et composées d'une matière en partie granuleuse, en partie amorphe. Les granulations sont constituées par des amas énormes d'hématoblastes déjà altérés, mais encore très distincts les uns des autres, tandis que la matière amorphe résulte de la confluence en une masse commune et cohérente des hématoblastes les plus altérés. La tête du clou, qui est rouge à l'extérieur, contient au centre un prolongement de la matière visqueuse hématoblastique, et à la périphérie des mèches fibrillaires retenant une grande quantité de globules rouges. Dans toute la portion centrale, et à proprement parler obturante, on n'aperçoit que de très rares globules blancs.

Il est donc évident que la fibrine s'est surajoutée à un bouchon condensé, formé presque uniquement d'hématoblastes.

On peut suivre au microscope la formation de ce bouchon en se servant du mésentère de la grenouille.

Après avoir amené dans le champ du microscope une veinule d'un moyen calibre et à paroi bien transparente, on pratique une section incomplète de ce vaisseau à l'aide de la pointe d'un fin scalpel. Il se produit immédiatement une hémorragie abondante, et, pendant quelques secondes, on n'aperçoit au niveau de la plaie qu'un tourbillon rouge. Bientôt le flot sanguin se rétrécit et s'écoule plus lentement; il est enserré par une couronne d'éléments fortement accolés les uns aux autres et qui adhèrent à l'ouverture du vaisseau. Quelques instants après, l'orifice de la plaie est surmonté d'une sorte de champignon blanchâtre, à travers les éléments duquel les globules rouges s'insinuent péniblement. Loin d'être formé, comme l'ont dit plusieurs observateurs, par des globules blancs, ce champignon est composé par des hématoblastes qui ont été retenus au passage au fur et à mesure de l'écoulement du sang. Au moment où l'hémorragie cesse, ces éléments sont déjà notablement altérés et, en continuant l'observation, ils subissent sous vos yeux toutes les modifications caractéristiques décrites dans un des chapitres précédents.

Le bouchon obturateur hématoblastique ne retient qu'un nombre insignifiant de globules blancs. Ceux-ci sont sphériques, lisses à leur surface, nullement adhésifs ; car, en prolongeant l'observation pendant quelques minutes, on les voit, grâce à leur contractilité amœboïde, s'écarter de l'amas des hématoblastes, comme dans le sang recueilli entre deux lames de verre. Ils ne paraissent donc participer en rien à l'arrêt du sang, et ils possèdent encore leurs propriétés physiologiques et leurs caractères anatomiques normaux, alors que les hématoblastes du bouchon hémostatique sont déjà profondément modifiés.

Les hématoblastes, ainsi que les faits précédemment exposés pouvaient le faire prévoir, jouent donc un rôle actif et considérable dans le mécanisme de l'arrêt du sang. Ces éléments sont à ce point altérables, qu'en arrivant au contact des bords de la plaie ils deviennent adhésifs, comme lorsqu'ils rencontrent un corps étranger. En s'accumulant au pourtour de l'orifice béant du vaisseau, ils y forment d'abord un obstacle insuffisant ; puis les premiers hématoblastes arrêtés, retenant à leur tour ceux que l'issue du sang vient incessamment mettre en contact avec eux, l'orifice de la plaie se rétrécit de plus en plus, jusqu'à ce qu'un bouchon, solide et bien fixé, l'obture enfin.

Les autres éléments du sang et la formation de la fibrine ne participent à ce processus que d'une manière accessoire et secondaire.

Le sang porte donc dans son sein un agent hémostatique puissant, et, pour bien faire comprendre ma pensée, je dirai que, s'il était possible de supprimer dans le sang normal tous les hématoblastes, la blessure d'un vaisseau déterminerait une hémorragie qui n'aurait plus aucune tendance à s'arrêter spontanément

En un mot, le processus de l'hémostase n'est qu'un cas particulier de la production des concrétions sanguines par battage.

Mais ce n'est pas tout.

A côté de la question de l'hémostase spontanée se pose celle du mécanisme de l'action des hémostatiques.

Dans un grand nombre de cas les différents moyens mis en usage produisent leurs effets par l'intermédiaire du sang; de sorte que, sans faire ici l'exposé de cet intéressant problème thérapeutique, il me paraît utile de compléter notre étude de l'hémostase par l'énoncé des différentes conditions dans lesquelles on peut faire jouer un rôle aux modifications du sang lui-même dans l'arrêt des hémorragies sous l'influence des agents médicamenteux et des pratiques thérapeutiques.

a. Tous les agents qui déterminent soit directement, soit par action réflexe, le rétrécissement des vaisseaux et par suite celui de la plaie vasculaire, favorisent la production du bouchon hémostatique. On comprend, en effet, que l'orifice d'un vaisseau sera comblé par les hématoblastes arrêtés au passage, d'autant plus vite et plus complètement qu'il sera plus rétréci. C'est ainsi qu'agissent probablement les applications froides, bien que le froid soit un obstacle aux modifications des hématoblastes. Certains médicaments, l'ergot de seigle par exemple, exercent probablement leur action en faisant contracter les vaisseaux.

b. Pour que le bouchon obturateur soit solide, il faut que les hématoblastes adhèrent assez fortement à l'orifice du vaisseau blessé. Si la tension sanguine est considérable et l'écoulement du sang rapide, ce bouchon à peine formé sera incessamment repoussé au dehors. De là l'indication de ralentir le cours du sang et de faire baisser la tension vasculaire. Tel est sans doute le mode d'action de la saignée et des agents capables de déterminer la nausée.

c. Dans un grand nombre de cas l'action hémostatique est obtenue par l'application de moyens qui provoquent les altérations des hématoblastes dans les vaisseaux eux-mêmes ou dans le sang qui baigne la plaie.

Nous avons vu que les modifications des hématoblastes se produisent avec une extrême rapidité à une température qui dépasse celle du corps.

Depuis quelques années on a découvert précisément, d'une

manière empirique, que les irrigations d'eau chaude, à 50° C., sont d'une efficacité remarquable dans les hémorragies, et on s'en sert surtout par arrêter les pertes utérines.

D'après ce que nous savons actuellement des propriétés des hématoblastes, on peut dire qu'à l'action de l'eau, au contact de laquelle ces éléments s'altèrent, vient s'ajouter celle de la chaleur, et que, dans les tissus baignés d'eau chaude, les vaisseaux doivent se remplir de petites thromboses hématoblastiques. Cette action est d'ailleurs facilitée par les contractions réflexes qu'une température exagérée provoque presque aussi bien qu'une basse.

Quant à la pratique déjà très ancienne, qui consiste à appliquer à la surface des plaies des corps spongieux ou pulvérulents, son utilité s'explique aisément, puisque toute particule étrangère sert de point d'attache aux hématoblastes contenus dans le sang qui s'écoule au dehors, et que les corps étrangers semblent même avoir une influence analogue sur les générateurs de la fibrine, dissous dans le plasma.

d. Jusqu'à présent nous n'avons envisagé l'intervention de la médication hémostatique que dans des cas où le sang possède encore sa coagulabilité normale. Mais les hémorragies peuvent être entretenues, sinon produites, par une diminution plus ou moins considérable de la coagulabilité du sang. Les causes de cet état particulier sont encore imparfaitement connues, et plus tard, nous aurons à discuter les différentes hypothèses que l'on peut admettre en pareille circonstance. Toujours est-il que la médication hémostatique peut mettre à profit les résultats des expériences dans lesquelles a été mis en évidence le pouvoir que possèdent certaines injections intra-vasculaires de faire coaguler le sang stagnant (voir p. 235).

Voici la relation sommaire du fait clinique qui m'a permis de considérer la transfusion du sang comme un puissant moyen d'hémostase (1) :

Au mois de février 1882, je fus appelé à me joindre à mes collègues, MM. Gosselin, Perier et Dieulafoy, pour venir en aide à un malade qui, par suite d'épistaxis extrêmement multipliées et abondantes, était sur le point de mourir d'anémie.

Cet homme, âgé de cinquante ans, était depuis trente ans sujet à des acci-

____

(1) LXIX, LXXIV.

dents du même genre ; mais jusqu'alors les moyens hémostatiques généraux
et locaux avaient réussi à arrêter les hémorragies.

Au moment où je le vis, la perte sanguine durait depuis trois semaines et
se renouvelait dès que le tamponnement des fosses nasales, devenu très douloureux, était suspendu pendant quelques heures. L'anémie était intense, le
sang très pâle se coagulait lentement et donnait un caillot mou et imparfait ;
on pouvait craindre à chaque instant, sous l'influence d'une nouvelle perte
de sang, une syncope mortelle.

A l'examen du sang je fus frappé de la rareté des hématoblastes et de la
lenteur de leur altération hors de l'organisme.

Dans l'espoir de modifier l'état du sang plus encore que de combattre l'anémie, je proposai la transfusion de bras à bras et l'opération fut décidée. Il
était d'ailleurs urgent de prendre un parti.

On injecta au malade environ 120 grammes de sang complet, veineux, et
malgré cette faible dose l'épistaxis fut immédiatement et définitivement arrêtée. Quelques heures avant l'opération, il s'était encore produit un écoulement sanguin pour lequel on avait dû recourir au tamponnement. Après
l'opération, on put retirer les tampons, laisser de côté tous les moyens hémostatiques ; le malade ne perdit plus une goutte de sang.

Il a paru évident à mes éminents confrères, comme à moi, que
la transfusion avait agi immédiatement comme un moyen hémostatique des plus remarquables et que la guérison du malade devait
lui être attribuée.

En raison du haut intérêt de ce fait, il est important de bien
préciser les conditions dans lesquelles l'opération a été pratiquée.

Les épistaxis avaient pour origine, chez ce malade, un traumatisme ancien, un coup de poinçon, qui avait lésé la partie
supérieure des fosses nasales du côté gauche. Aussi l'écoulement
du sang se faisait-il toujours par la narine gauche. Frappé de ce
fait, M. Perier, après avoir constaté des altérations très étendues
de la muqueuse nasale de ce côté, a été amené depuis à pratiquer
à son malade des injections caustiques avec une solution de
chlorure de zinc au 12°, et depuis cette époque (18 mois) les
hémorragies qui s'étaient reproduites quelques mois après la
transfusion paraissent aujourd'hui complètement taries (1).

Les épistaxis n'étaient donc pas liées, chez ce malade, à un
état constitutionnel plus ou moins analogue à l'hémophilie ; elles
reconnaissaient une cause locale.

Mais la répétition des hémorragies amenait, comme cela est de
règle dans les cas du même genre, une altération du sang, dont

____

(1) Elles ont reparu encore en 1886 et ont nécessité de nouveau une injection
caustique.

un des caractères consistait en une diminution de la coagulabilité.
Il en résultait une sorte d'état hémophilique temporaire, post-
hémorragique.

Au fur et à mesure que les épistaxis se renouvelaient, l'état du
malade devenait de plus en plus périlleux, non seulement à cause
de l'anémie progressive, mais encore par suite de la difficulté
d'obtenir un coagulum sanguin.

C'est dans ces conditions que la transfusion s'est montrée d'une
utilité incontestable. Elle n'a pas sauvé le malade en fournissant
au sang quelques éléments globulaires ; elle a agi en modifiant
brusquement la coagulabilité du sang et en favorisant par suite la
production de bouchons obturateurs dans les vaisseaux qui étaient
la source de l'écoulement sanguin.

Au moment où j'ai proposé la transfusion pour ce malade, je
pensai que l'introduction dans ses vaisseaux de sang humain
normal, c'est-à-dire contenant des hématoblastes actifs, remé-
dierait à la diminution de la coagulabilité du sang.

Les expériences que j'ai faites depuis cette époque et qui ont
été rapportées précédemment conduisent à une autre interprétation. Elles permettent de considérer la transfusion comme un
moyen de produire l'hémostase en augmentant la coagulabilité du
sang stagnant ; mais, en même temps, elles font voir que le sang
complet est le moins actif de tous les liquides qui pourraient être
dans ce but injectés dans les vaisseaux. On pourrait donc, dans
des cas où la coagulabilité du sang paraîtrait plus effacée encore,
se servir de sang défibriné ou de sérum ; peut-être réussirait-on
parfaitement avec la solution chlorurée-sodique (à 0,70 p. 100) (1).

Par ces diverses espèces de transfusion on obtiendra immédiatement une augmentation considérable dans la coagulabilité du
sang, et je rappelle — ce qui est extrêmement important — que la
coagulation n'aura lieu qu'au niveau des points où le sang est
stagnant, c'est-à-dire précisément dans les vaisseaux du tissu
malade, où la compression, les applications hémostatiques locales
auront déterminé une stase plus ou moins étendue.

Depuis l'époque où j'ai recueilli la précédente observation, j'ai
eu l'occasion de voir un fait analogue avec mon collègue, M. Le-

---

(1) Un grand nombre de malades anémiques chez lesquels ces injections ont paru
produire une réparation du sang ont éprouvé simplement les effets hémostatiques
de ces opérations.

corché. On peut conclure de ces observations cliniques et des expériences sur les injections intra-vasculaires considérées dans leur rapport avec la coagulabilité du sang, qu'en semblables cas la transfusion est formellement indiquée.

Cette opération doit être certainement comptée au nombre des moyens hémostatiques les plus puissants.

CHAPITRE II

PROCESSUS DANS LESQUELS SONT IMPLIQUÉES DES MODIFICATIONS DU SANG.

§ 1. — PROCESSUS INFECTIEUX.

Les découvertes récentes et si remarquables de la bactériologie ont placé l'élément infection au premier rang des processus morbides. En faisant triompher la doctrine de la nature vivante des agents infectieux, elles ont conduit à concevoir l'infection, considérée en général, comme le résultat de la pénétration et de la pullulation des germes pathogènes dans l'organisme.

Mais il ne faudrait pas croire que ces germes soient par eux-mêmes la cause de tous les accidents morbides. La question est bien autrement complexe.

Dans la lutte pour l'existence, engagée entre ces innombrables petits organismes et les éléments anatomiques, de nombreux processus chimiques donnent naissance à des substances qui, charriées par le sang, produisent des intoxications plus ou moins violentes.

D'autre part, du moment où l'on fait entrer dans une même étude les désordres produits à la fois par le développement des germes et par l'action toxique des substances chimiques qui en proviennent, il faut être prévenu que l'organisme lui-même, en dehors de toute imprégnation par des germes, peut produire des agents analogues à ceux des infections pathogènes ; qu'il y a, en un mot, des auto-intoxications.

Pour le moment nous ne parlerons que des infections proprement dites.

La participation du sang à ces processus est considérable ; elle est à la fois d'ordre mécanique et chimique.

A. Rôle mécanique du sang. — Lorsqu'on considère uniquement le mode de pénétration des germes pathogènes dans l'organisme, les maladies infectieuses peuvent être distinguées en trois groupes : les maladies infectieuses locales ; les maladies primitivement locales se généralisant ou pouvant se généraliser; enfin les maladies d'emblée générales (1).

Dans les infections locales le processus est caractérisé par la pénétration des germes morbides dans l'épaisseur de certains tissus ou organes, où ils trouvent des conditions qui leur permettent de vivre et de se développer avec une énergie variable.

Cette pénétration se fait souvent par effraction, et il est probable que c'est dans le point même où a lieu leur introduction que les germes se fixent pour fructifier.

Aussi les infections locales siègent-elles dans les membranes de revêtement, la peau, les muqueuses, ou dans les organes en rapport avec l'extérieur, les cavités aériennes, le tube digestif.

Cependant la pénétration des germes à l'intérieur même des tissus ne paraît pas nécessaire pour qu'une maladie infectieuse soit constituée.

La pullulation de ces germes dans les cavités naturelles, leur accumulation dans ces cavités paraissent suffire à provoquer une maladie infectieuse bien caractérisée. Dans les diarrhées microbiennes, par exemple (telles que la diarrhée infantile), il ne paraît pas y avoir pénétration des germes dans la muqueuse du tube digestif.

Dans tous ces cas, le sang reste étranger au développement du processus. Il n'en est peut-être pas toujours ainsi. Certaines expériences qui ont consisté à introduire directement des germes pathogènes dans le torrent circulatoire ont été suivies de la production de lésions spécifiques au niveau de certains points d'élimination. L'absorption de germes morbides par le sang peut donc être l'origine de maladies infectieuses locales. C'est probablement ainsi, par exemple, que la méningite tuberculeuse apparaît souvent d'emblée comme première manifestation de la tuberculose.

Le sang joue donc parfois le rôle de vecteur des germes, même dans certaines maladies infectieuses localisées.

(1) On trouvera un exposé succinct de l'état de cette question dans mes leçons de thérapeutique de 1886 (*Les grandes médications*. Paris, Masson, 1887).

Dans un bon nombre de cas le processus morbide reste local et limité. Mais ce n'est pas là un fait régulier, et quelques maladies, d'abord localisées, vont parfois produire au loin des manifestations secondaires, connues sous le nom de *métastases*.

Ces métastases dont on a cité des exemples dans la dyssenterie, l'érysipèle, la pneumonie, etc., sont le résultat du transport des germes dans d'autres parties de l'économie.

Les microbes pathogènes développés au niveau du siège primitif de la maladie peuvent, en effet, pénétrer dans le torrent circulatoire.

Presque toujours les vaisseaux lymphatiques sont envahis et les germes sont conduits par eux dans les ganglions correspondants où ils rencontrent une barrière habituellement infranchissable. De là résulte l'engorgement ganglionnaire, bien connu des inflammations spécifiques (érysipèle, diphtérie, etc.). Mais il est fort probable que les vaisseaux sanguins livrent passage tout aussi aisément que les lymphatiques aux germes pathogènes. Fort heureusement ceux-ci rencontrent habituellement dans le sang un milieu où ils ne tardent pas à périr, ce qui assure d'une manière définitive la localisation du processus. Mais cette règle générale (dans les infections locales) souffre des exceptions. Les germes sont alors charriés par le sang et vont se fixer dans certains points d'élection où ils semblent trouver un milieu particulièrement approprié à leurs besoins. La blennorragie nous offre un des exemples les plus intéressants de manifestations de ce genre. En effet, cette maladie, qui reste localisée dans la majorité des cas, détermine parfois des inflammations particulières des gaines tendineuses et des séreuses articulaires, dans quelques cas même de l'endocarde. Comment pourrait-on comprendre ces manifestations sans admettre un transport des germes par le sang?

Dans d'autres cas ces germes, au lieu de pénétrer à l'état isolé dans le sang, sont transportés à l'intérieur des globules blancs qui s'en sont pour ainsi dire imprégnés au niveau de la partie malade, ou bien encore à l'intérieur des caillots formés dans les veinules de cette même partie.

Les lésions éloignées se produisent ainsi par le mécanisme de l'embolie sans qu'il soit nécessaire d'admettre une infection générale de l'économie. Le siège des localisations secondaires ne dépend plus dans ces circonstances de l'affinité des germes charriés par le sang pour certains tissus ; il résulte directement des conditions mécaniques de la circulation (par exemple, abcès du foie dans la dyssenterie).

Dans les maladies infectieuses locales se généralisant à une certaine époque de leur évolution (diphtérie, par exemple), il est difficile de déterminer le rôle respectif du sang et de la lymphe. Mais que les germes arrivent directement ou indirectement dans le sang, c'est toujours en définitive par l'intermédiaire de ce dernier liquide que se produit l'infection de tout l'organisme.

Quant au rôle évident du sang dans les infections d'emblée générales, il est trop indéniable pour qu'il soit utile d'y insister.

B. Dyscrasie sanguine. — Depuis longtemps, en médecine, le mot infection éveille l'idée d'une altération de tout l'organisme et en particulier du sang.

La plupart des maladies infectieuses, même chroniques, ont été considérées par les médecins et les malades eux-mêmes comme des maladies du sang. On a presque toujours dit des syphilitiques qu'ils avaient un sang vicié, et c'est probablement pour cette raison que dans le public les malades atteints de maladies de la peau, même locales, sont regardés comme entachés d'une altération du sang.

Ces croyances populaires ne sont pas toutes inexactes ; elles contiennent une part de vérité. Le sang est, en effet, modifié non seulement dans les maladies infectieuses chroniques, mais aussi dans les maladies infectieuses aiguës. Malheureusement cette partie de l'histoire de ces maladies est d'une grande complexité et, dans l'état actuel de nos connaissances, il est impossible d'en tracer un tableau même imparfait. Je serai donc obligé de me borner à indiquer les causes d'altération du sang dans ce grand groupe de maladies, sans pouvoir entrer dans des détails précis.

Ces causes sont de divers ordres et me paraissent pouvoir être rapportées à quatre chefs principaux : 1° altération du sang par la présence de germes pouvant pulluler dans le sang lui-même ; 2° altération du sang par suite des modifications chimiques que les germes font éprouver à leur milieu de culture (sang ou tissus) ; 3° altération du sang par des produits cellulaires formés sous l'influence des processus infectieux, soit par les germes eux-mêmes, soit par les cellules de l'organisme ; enfin 4° altération par le fait de spoliations subies au niveau des parties malades.

Les beaux travaux de M. Pasteur ont fait voir que le sang est un milieu de culture peu favorable. Dans la plupart des maladies microbiennes générales ou généralisées, les germes morbides n'y séjournent que pour aller se fixer dans des points multiples de l'économie, où ils trouvent des habitats de prédilection. Aussi les examens directs du sang ne font-ils reconnaître que dans un nombre relativement restreint de maladies la présence de microbes adultes ou à l'état de spores.

Cependant certains germes paraissent vivre exclusivement dans le sang, ou tout au moins s'y multiplier d'une manière particulière, tout en envahissant d'autres organes.

Les deux types principaux de maladies microbiennes hématiques sont représentés par la fièvre récurrente et la fièvre paludéenne, où jusqu'à présent les parasites pathologiques ont été trouvés exclusivement dans le sang.

Comme exemple de microbes se mutipliant en grand nombre dans ce liquide, tout en pullulant dans les autres organes de l'économie, on peut citer le charbon bactéridien, le vibrion septique, etc.

Mais il faut encore mentionner les cas dans lesquels le sang peut contenir fréquemment des germes morbides, tout en n'étant pas l'habitat principal ou ordinaire de ces germes. La syphilis, dont le microbe pathogène n'est pas encore nettement défini, est un exemple de ce genre. La preuve en a été trop souvent donnée par la syphilis d'origine vaccinale.

Il serait extrêmement intéressant de connaître exactement les divers microbes et organismes inférieurs capables de vivre dans le sang ou tout au moins d'y déposer une certaine proportion de spores.

La science bactériologique fait depuis quelques années des progrès si rapides que nous sommes en droit d'espérer prochainement, sur ce point, des renseignements nouveaux d'une grande valeur.

— Lorsqu'on cultive des microbes, en dehors de l'organisme dans des milieux appropriés, on voit que ces infiniment petits ont, comme tous les êtres vivants, la propriété de faire éprouver à ces milieux de profondes modifications. Ces altérations étant le résultat de la nutrition des germes ont une double origine : fixation, dans les microbes en voie de développement, de principes puisés dans le milieu nutritif, et rejet au dehors de principes élaborés dans ces organismes (1).

Dans un milieu aussi complexe que le sang, les altérations auxquelles peuvent donner naissance les microbes pathogènes, tous différents les uns des autres, doivent être extrêmement variables.

Des modifications du même genre, plus complexes encore peut-être, peuvent et doivent prendre naissance dans les organes où pullulent les germes morbides et provoquer la formation de principes qui, repris par résorption, passent alors dans la circulation.

De là résultent diverses altérations secondaires du sang, s'observant non seulement dans les infections générales, mais encore dans un grand nombre de processus locaux, qui retentissent ainsi sur tout l'organisme.

La multiplicité des phénomènes chimiques qui se produisent parfois dans un liquide de culture relativement simple, purement minéral, par exemple, montre assez clairement combien est complexe le problème chimique soulevé par le processus infectieux. C'est un des plus difficiles que puisse aborder la biologie.

Jusqu'à présent nous ne possédons à cet égard quelques renseignements précis que sur la question des *ptomaïnes*.

L'hypothèse de poisons morbides de nature chimique, fixes ou volatils, est fort ancienne. Mais de bonne heure aussi on sut distinguer les intoxications morbides des véritables empoisonnements. Cependant, à l'époque où l'on ne connaissait encore que les ferments chimiques, on crut pouvoir rapporter à des substances de cet ordre les phénomènes morbides dits « de putridité ».

Dès que les ferments organisés furent découverts, on se demanda s'ils n'étaient pas eux-mêmes la conséquence et non la cause de la putridité. Pendant que M. Pasteur déterminait leur véritable rôle comme agents des fermentations en dehors et au sein de l'organisme, quelques pathologistes s'efforçaient de faire intervenir dans la genèse des phénomènes morbides les produits solubles formés pendant la putréfaction. C'est ainsi que Panum eut le mérite d'isoler le premier un poison putréfactif auquel il donna le nom de *sepsine*, parce qu'il lui attribuait la principale part dans la production des accidents de la septicémie.

(1) Voir principalement sur la physiologie des organismes inférieurs l'ouvrage de E. DUCLAUX, *Le microbe et la maladie* (Paris, Masson, 1886).

La question importante soulevée par ces premières recherches est restée à peu près stationnaire, jusqu'au moment où les travaux de M. Gautier, de Selmi, de Nencki, firent voir que la fermentation putride s'accompagne de l'apparition de bases alcaloïdiques analogues à celles qui sont fabriquées par les végétaux.

Ce fait important avait été observé pour la première fois par M. Gautier, en 1870, dans une étude faite sur la putréfaction de la fibrine, lorsque Selmi, dans des recherches médico-légales, trouva des bases auxquelles il donna le nom d'alcaloïdes des cadavres. Nencki eut le mérite d'obtenir le premier une de ces bases à l'état pur. Depuis cette époque un grand nombre de ces corps, connus actuellement sous le nom de *ptomaïnes*, ont été isolés et définis.

On en a trouvé dans le sang, dans les urines, dans diverses sécrétions, dans les tissus pathologiques (1).

Un certain nombre de ces ptomaïnes obtenues à l'état de pureté ont pu faire l'objet d'expériences sur les animaux. Plusieurs d'entre elles sont toxiques et agissent sur l'organisme à la façon des alcaloïdes végétaux vénéneux, la muscarine par exemple. Il est donc parfaitement logique de leur réserver un rôle important dans la production des accidents généraux des maladies infectieuses. Et il est certain, en effet, comme l'avaient déjà remarqué les anciens, que nombre de ces accidents ressemblent à ceux des intoxications.

Les ptomaïnes pouvant se former au sein des tissus malades ou même dans les cavités envahies par des fermentations microbiennes, aussi bien que dans le sang lui-même, l'intoxication secondaire par ces produits peut, par suite, appartenir à l'une quelconque des maladies infectieuses, quel que soit le rang qu'elle occupe dans les groupes précédemment admis.

— Les ptomaïnes ne sont certainement pas les seules matières capables d'adultérer le sang pendant l'évolution des microbes dans l'organisme. Les éléments anatomiques du sang, les matières albuminoïdes doivent évidemment, d'une manière directe ou indirecte, être le siège de modifications importantes.

(1) A. Gautier, Ptomaïnes et leucomaïnes (*Bull. de l'Acad. de méd.* et broch. Paris, 1866. — Brieger, Microbes, ptomaïnes et maladies (traduct. franç. par Roussy et Winter, 1887).

Nous aurons à signaler celles qui se traduisent par des altérations morphologiques à propos des principaux résultats secondaires de l'infection : la fièvre et l'inflammation. Mais combien d'autres, de nature chimique, nous échappent encore !

En tout cas, dans les processus aigus, l'examen des urines démontre que maintes fois la nutrition des éléments anatomiques est troublée par le fait de l'infection et que les déchets organiques produits par les éléments anatomiques sont une nouvelle source d'adultération du sang.

Comme M. Gautier le dit avec raison dans son intéressant travail, on attribuera peut-être un jour aux matières extractives provenant de cette origine plus d'importance encore qu'aux ptomaïnes sur lesquelles l'attention est actuellement fixée.

Ces matières extractives sont en effet souvent très abondantes et leur toxicité est incontestable. Déjà, en 1871, j'ai cru pouvoir, à titre d'hypothèse admissible, leur faire jouer un rôle dans la production des hémorragies scorbutiques (1).

— Enfin il existe encore une autre source d'altération du sang. C'est celle qui résulte, au niveau de la partie malade, de l'extravasation, de l'issue au dehors des vaisseaux, des éléments anatomiques ou seulement des parties liquides du sang. Quelques-uns des processus infectieux provoquent l'issue du sang en nature et viennent prendre place parmi les maladies hémorragipares. Mais le plus souvent ils sont simplement l'origine, de la part des tissus malades, d'une réaction inflammatoire, et font sortir des vaisseaux une partie seulement des éléments constitutifs du sang pour former les divers exsudats dans lesquels on trouve en proportions variables des éléments figurés nageant dans un plasma plus ou moins modifié. Dans certains processus, cette spoliation sanguine acquiert une importance considérable et joue, par suite, un très grand rôle dans la symptomatologie morbide.

Le choléra nous offre un des exemples les plus remarquables à cet égard. Le microbe se développe dans l'intestin et, tout en y restant souvent localisé, il provoque une transsudation intestinale tellement abondante que le sang ne tarde pas à être très épaissi et profondément altéré. Il en résulte un proccessus complexe aboutissant au collapsus algide, sans qu'il soit nécessaire d'admettre,

(1) XVIII.

pour expliquer cet état morbide, une infection générale de l'organisme. La dyssenterie procède parfois d'une manière analogue : elle peut entraîner, par l'abondance des sécrétions intestinales, les désordres les plus graves et la mort, sans qu'il se soit produit une généralisation de l'infection.

§ 2. — Processus fébrile.

A. Participation du sang au processus fébrile. — Dans l'immense majorité des cas la fièvre a pour origine une altération du sang. Introduit dans ce liquide, un agent, que l'on pourrait appeler *pyrétogène*, impressionne le système nerveux, trouble le mécanisme de la régulation thermique de manière à produire l'élévation de la température centrale, seul caractère essentiel de la fièvre.

Le processus fébrile est donc en soi un trouble de la thermogenèse réglée par le système nerveux, et dans la grande majorité des cas pathologiques, l'état particulier du système nerveux relève de la dyscrasie sanguine. Qui dit fièvre dit donc, le plus souvent, altération du sang.

Quand cette altération du sang est passagère, le processus fébrile suit une marche rapide et s'éteint bientôt ; la fièvre prend le caractère d'une réaction organique, d'une sorte d'acte de défense contre une cause plus ou moins violente de perturbation ou de destruction.

Mais lorsqu'on prétend, comme l'a fait Finkler, que la fièvre a pour but précisément de détruire par l'excitation des combustions organiques les substances pyrétogènes, on émet une hypothèse impossible à démontrer (1). Ce qui est vrai, ce que l'expérience paraît avoir établi, c'est qu'il existe des altérations pyrétogènes du sang passagères et peu profondes, auxquelles correspondent une évolution rapide du processus et une tendance au rétablissement, soit que l'agent pyrétogène n'ait pénétré dans le sang qu'à faible dose, soit que de sa nature il se détruise rapidement dans le sang ou se laisse facilement éliminer.

D'où nous pouvons conclure que la marche du processus fébrile doit être en rapport avec celle des altérations du sang : dans

(1) D. Finkler, Ueber das Fieber (*Arch. f. die gesamm. Physiol.* Bd. XXIX, S. 93. 1883).

les fièvres d'accès les altérations du sang se renouvellent sans doute à des intervalles déterminés, tandis qu'elles sont entretenues d'une façon continue dans les pyrexies également continues.

Comme d'autre part le processus fébrile, quelque légitime que soit sa conception au point de vue nosologique, est en somme un élément morbide commun à un grand nombre de maladies très diverses, presque toutes, peut-être même toutes spécifiques, il est probable que la cause de la fièvre doit être originairement très variable. Mais chaque cause spécifique de maladie fébrile engendre-t-elle un agent pyrétogène spécial, ou bien n'existe-t-il, quelle que soit la multiplicité de ces causes, qu'un nombre restreint d'agents pyrétogènes? En un mot, quels sont les différents agents pyrétogènes?

Voilà une question éminemment intéressante à laquelle il ne nous est pas donné de pouvoir répondre encore d'une manière satisfaisante, mais que les recherches récentes sur les maladies microbiennes, dont un grand nombre sont fébriles, permettent d'envisager sous un jour nouveau.

En tenant compte des considérations précédemment énoncées à propos du processus infectieux, on peut attribuer le rôle d'agents pyrétogènes :

1° A certains agents pathogènes ayant pénétré dans le sang sous forme d'organismes inférieurs;

2° A des substances résultant de la présence et de l'évolution de ces germes dans l'organisme, que ces agents aient pénétré dans le sang, comme précédemment, ou bien qu'ils soient restés confinés dans quelques organes de l'économie;

3° A des substances résultant des troubles de la nutrition des cellules de l'organisme sous l'influence des causes pathogènes.

Examinons rapidement chacune de ces trois origines possibles de l'altération pyrétogène du sang.

Nous venons de voir précédemment que, parmi les microbes pathogènes, un fort petit nombre vivent dans le sang. Dans la plupart des maladies fébriles, telles que la fièvre typhoïde, les fièvres éruptives, la température s'élève à un haut degré sans qu'on soit encore parvenu à démontrer l'existence de microbes dans le torrent circulatoire. Le bacille typhique notamment, dont l'étude est actuellement très avancée, n'a encore été extrait que du sang de la rate; on n'a pas pu l'isoler en se servant du sang général.

Il serait donc impossible dans ces maladies de considérer les germes pathogènes comme cause directe de l'état fébrile. Cette prétention ne pourrait guère se soutenir qu'à l'égard des germes spéciaux de la fièvre récurrente et de la fièvre intermittente. Il paraît, en effet, exister dans ces fièvres d'accès un rapport étroit entre la présence des parasites dans le sang et l'apparition de la poussée fébrile.

Mais n'est-il pas évident que la constatation de ce rapport n'est pas suffisante en présence des faits si nombreux dans lesquels la fièvre est indépendante de toute altération microbienne du sang? Ces parasites du sang ne peuvent-ils pas produire la réaction fébrile par une voie détournée, en déterminant des altérations des éléments du sang ou du plasma? Les germes pathogènes ne paraissent donc pas être par eux-mêmes les agents de la fièvre. Alors même qu'ils vivent dans le sang ou y pénètrent, leur rapport avec le processus fébrile ne paraît pas être direct.

On peut admettre, au contraire, que tous les organismes pathogènes produisent des substances nuisibles dont la pénétration dans le sang peut être la cause de la fièvre. Mais ces substances sont-elles sécrétées directement par les parasites ou proviennent-elles des modifications chimiques des cellules animales dont elles altèrent la nutrition? C'est ce qu'il est difficile de décider.

Cependant, d'après quelques expériences faites avec les liquides de culture filtrés, débarrassés de germes, les matières pyrétogènes paraissent être des substances solubles produites par les modifications que les organismes font subir à leur milieu de culture. Elles résulteraient, soit des mutations chimiques suscitées dans ce milieu nutritif, soit plutôt encore d'une sorte de sécrétion ou d'excrétion des agents pathogènes en voie de développement.

Quant aux déchets cellulaires et particulièrement aux matières extractives accumulées dans le sang pendant le cours des divers processus infectieux, leurs qualités pyrétogènes paraissent plus que douteuses.

Dans l'état actuel de nos connaissances, les matières pyrétogènes auraient donc une origine analogue à celle des ptomaïnes; mais ce ne sont probablement pas ces ptomaïnes elles-mêmes, car dans les expériences faites directement à l'aide de ces substances, on a très rarement relevé la fièvre au nombre des phénomènes que leur introduction suscite dans l'organisme des animaux.

Quoi qu'il en soit de ces questions de chimie biologique, nous possédons quelques renseignements précis sur l'état anatomique du sang dans la fièvre.

B. Caractères du sang pyrétique. — Lorsqu'on étudie les fluctuations numériques des éléments du sang dans les fièvres, on constate que le processus fébrile entrave ou arrête même presque absolument la sanguification. Comme, d'autre part, il semble accélérer la destruction des globules rouges, il en résulte que la fièvre détermine toujours une usure du sang, une déglobulisation plus ou moins notable. Évidemment la cause pyrétogène agit à cet égard d'une manière variable suivant les cas; mais le fait est général et se retrouve quelle que soit l'espèce de fièvre. Dans nos climats la maladie pyrétique dont le type est le plus pur est évidemment la fièvre typhoïde. Dégagée de toute lésion inflammatoire un peu étendue, d'une durée en général longue, elle peut mieux qu'aucune autre se prêter à l'étude du sang pyrétique.

Or, dans cette maladie, quoique le sang s'épaississe par suite de la diète, on observe une diminution progressive dans le nombre des globules rouges et des hématoblastes. Ces derniers à peu près aussi nombreux que dans le sang normal, au début de la maladie, diminuent d'une manière irrégulière jusqu'à l'époque de la défervescence, où ils atteignent souvent un chiffre très bas. Cette diminution dans la production des éléments du sang ne reste pas limitée aux hématies, elle porte également sur les globules blancs.

Contrairement à ce qui est admis par la plupart des auteurs, toutes les fois qu'il n'y a pas de complication inflammatoire, leur chiffre s'abaisse d'une manière plus ou moins sensible, sinon dès le début de la maladie, au moins plus tard.

Cet état de souffrance ou d'arrêt dans le processus de la formation du sang prend fin au moment de la défervescence, et bientôt survient la période de réparation, de la convalescence, qui accumulera pendant un certain temps dans le sang des formes jeunes, incomplètement développées.

Les fluctuations dans la formation des éléments du sang ont de telles conséquences au point de vue de la physiologie générale du sang, que nous ferons plus tard une étude détaillée de la réparation sanguine. Inutile donc d'insister plus longuement sur ces variations numériques.

— Quand on recherche, d'autre part, les modifications qualitatives appartenant en propre à la fièvre, on n'obtient que des résultats négatifs. Pendant la période d'état de la fièvre, même lorsque celle-ci est d'une durée longue comme dans la fièvre typhoïde, les globules rouges conservent d'une manière presque parfaite leur pouvoir colorant, c'est-à-dire leur contenu en hémoglobine. Celui-ci ne diminue légèrement qu'à la fin de la maladie, et il faut arriver jusqu'à l'époque de la convalescence pour voir la valeur individuelle des globules s'abaisser sous l'influence de la formation de jeunes éléments.

Il en est à peu près de même dans les fièvres éruptives et dans les fièvres d'origine inflammatoire, même quand il s'agit d'inflammation tuberculeuse.

La fièvre elle-même ne paraît donc pas attaquer l'hémoglobine des hématies persistantes. Mais il peut se faire que certains principes pyrétogènes aient à cet égard des qualités spéciales.

De même, la destruction plus ou moins rapide des globules rouges peut dépendre soit de la nature de la maladie, soit de l'intensité plus ou moins grande des cas particuliers. La fièvre intermittente, où les germes morbides paraissent vivre aux dépens des globules rouges eux-mêmes, est à un haut degré destructive de ces éléments. Mais c'est un cas spécial qui doit être envisagé à part, et qui ne peut entrer en ligne de compte dans une étude générale du processus fébrile.

L'hémoglobine, tout en persistant à peu près en proportion normale dans les globules rouges, éprouve-t-elle une modification d'ordre physiologique? Perd-elle, en d'autres termes, sous l'influence de la fièvre, d'une manière plus ou moins notable, sa propriété d'absorber l'oxygène?

Nous n'avons rien à ajouter sur ce point intéressant aux considérations dans lesquelles nous sommes entré à propos de l'anatomie pathologique générale du sang (p. 369).

Les variations numériques des éléments du sang sont donc pour le moment les seules altérations anatomiques qu'on puisse rattacher avec certitude au processus fébrile.

Lorsqu'on examine le sang en couche mince dans la cellule à rigole, on n'observe aucune modification apparente soit des éléments, soit du processus de coagulation. On croirait que la préparation a été faite à l'aide de sang normal.

Mais dans tous les cas où il existe une lésion inflammatoire, que cette lésion appartienne en propre à la maladie, comme dans la variole, ou qu'elle survienne à titre de complication, on voit survenir les caractères du sang phlegmasique.

On peut donc facilement distinguer le sang pyrétique pur du sang phlegmasique.

De plus, en l'absence de caractères propres au processus fébrile considéré en général, on peut dire que toutes les fois qu'il existera chez un malade atteint de fièvre des lésions anatomiques particulières, celles-ci seront le fait de la cause pathogène ou d'une complication.

En résumé tout état fébrile entrave l'évolution du sang, ralentit ou suspend le processus de sanguification ; mais malgré son origine dyscrasique, il n'imprime pas au sang des caractères anatomiques propres.

L'anatomie pathologique du sang dans les maladies fébriles est donc essentiellement spéciale, conclusion intéressante à mettre en regard de l'origine spécifique de ces maladies.

§ 3. — Processus phlegmasique.

Dans l'état actuel de nos connaissances il est bien difficile de donner une définition irréprochable de l'inflammation. C'est qu'il n'est pas de processus aussi compréhensif, aussi protéiforme. Que de variétés et de nuances suivant la cause qui le fait naître et l'intensité avec laquelle elle agit, suivant le tissu où siègent les lésions, suivant les conditions générales de l'économie !

Cependant, malgré cette richesse dans ses modes d'expression, l'inflammation offre toujours un certain nombre de caractères communs et fondamentaux qui légitiment la conception générale du processus. On l'a comparée, dans son ensemble, à la série des troubles de la nutrition qu'on peut susciter artificiellement en irritant les tissus sans les détruire.

L'inflammation traumatique, provoquée par des procédés variables, est ainsi devenue le type complet auquel on rattache tous les autres et, en même temps, le procédé d'étude utilisé pour mettre en lumière le mécanisme même du processus. Il en résulte que l'expression d'inflammation éveille immédiatement dans l'esprit l'idée d'une sorte de réaction organique locale, succédant au dépôt ou tout au moins au passage à travers les tissus de principes ou de corps étrangers.

Cette réaction locale, cet acte limité, circonscrit, implique la mise en activité de tous les éléments de la partie malade, et il est d'autant plus complexe que celle-ci est elle-même d'une structure plus compliquée. Mais en même temps l'action locale retentit forcément sur l'ensemble par suite de ses rapports multiples avec le reste de l'économie, et naturellement cette action générale est elle-même variable suivant le siège, l'étendue, la nature, en un mot suivant la modalité de la lésion locale.

Nous savons aujourd'hui que cette réaction, dite inflammatoire, est le plus souvent suscitée par la pénétration des microbes dans les tissus. C'est le mode de défense le plus ordinaire de l'organisme contre l'envahissement de ces germes morbides.

Les organismes non spécifiques, dits *ubiquitaires*, sont essentiellement *phlogogènes* ou même *pyogènes*. Ils déterminent les phlegmasies banales, non spécifiques. Les inflammations spécifiques, telles que celles de l'érysipèle, de la diphtérie, etc., ont pour origine des organismes particuliers, représentant précisément l'élément spécifique de l'inflammation.

Le sang devient l'agent indirect de provocation du processus lorsqu'il transporte les germes dans le point où ils se fixent pour susciter la lésion inflammatoire. Il joue dans ce cas le même rôle que lorsqu'il va porter, par exemple, le cantharidate de sodium absorbé à la surface d'un vésicatoire jusque dans les glomérules du rein, où l'élimination de ce corps toxique devient l'origine d'une néphrite (néphrite cantharidienne).

Nombre de principes morbides, dont quelques-uns seulement sont connus (substances chimiques, dites irritantes ou toxiques, microbes, etc.), suivent la même voie pour parvenir dans certains tissus ou organes d'élection. Mais dans tous ces cas le sang joue seulement le rôle d'un simple vecteur, intermédiaire entre la cause pathogène et la partie frappée d'inflammation. Ce rôle, il nous suffit de le signaler; il est en quelque sorte contingent et particulier.

Mais dès que l'inflammation est réalisée, surviennent des troubles importants de la circulation, et le sang participe alors lui-même à la production des lésions et des phénomènes inflammatoires.

En même temps et comme conséquence du travail local, le sang de tout l'organisme est modifié et prend part à l'ensemble des phénomènes généraux.

L'étude du sang dans le processus inflammatoire comporte donc deux ordres de faits distincts :

1° Participation du sang au processus inflammatoire proprement dit, à la production et à l'évolution de la lésion locale;

2° Altération générale du sang dans le cours de l'inflammation.

A. Rôle du sang dans le processus local. — On sait depuis longtemps que les exsudats inflammatoires, notamment ceux qui contiennent de la fibrine, sont fournis par les vaisseaux rouges et blancs de la partie enflammée. Mais la théorie cellulaire, acceptée jusqu'à une époque relativement récente par la majorité des anatomo-pathologistes, faisait provenir des éléments des tissus les formes cellulaires contenus dans ces exsudats. Les faits nouveaux révélés par A. Waller, précisés et étudiés en détail par Cohnheim, sont venus montrer que les éléments figurés du sang sortent des vaisseaux pour concourir à la formation des exsudats inflammatoires, et que le pus a pour origine une diapédèse des globules blancs.

La suppuration s'est trouvée ainsi ramenée à l'une des formes de l'inflammation exsudative.

La diapédèse des globules blancs, vérifiée par un grand nombre d'observateurs et admise aujourd'hui par la majorité des anatomo-pathologistes, est donc l'origine du pus et un des phénomènes qui caractérisent le mieux le processus phlegmasique.

Dans un travail de vérification expérimentale que j'ai fait en 1869, dans le laboratoire et sous la direction de mon regretté maître, Vulpian, je me suis particulièrement appliqué à déterminer les conditions dans lesquelles cette diapédèse peut être aisément observée sur la grenouille. Il me paraît inutile de reproduire ici ces observations, qui sont venues confirmer celles de Cohnheim d'une manière presque absolue. Je me bornerai à rappeler quelles sont les modifications locales de la circulation pendant que s'opère l'issue des globules blancs à travers les parois des vaisseaux (veinules et capillaires).

Les phénomènes vasculaires le plus souvent réalisés sont :

1° Contraction et état moniliforme des artérioles;

2° Dilatation des capillaires;

3° Dilatation des veinules beaucoup plus prononcée que la contraction des artérioles;

4° En même temps, ralentissement plus ou moins marqué du cours du sang à travers la partie enflammée.

Autour du point irrité tous les vaisseaux sont élargis, la circulation est très active et probablement accélérée. Dans ces conditions il se produit une accumulation de globules rouges et blancs dans les capillaires et une stagnation des globules blancs le long de la paroi interne des veinules.

En vertu du nouvel état de la circulation et de la disposition des éléments à l'intérieur des vaisseaux, un très grand nombre de globules blancs ne sont plus soumis qu'à une seule impulsion; complètement arrêtés et comprimés latéralement, ils tendent à traverser la paroi vasculaire. Ils y parviennent effectivement, et leur issue est puissamment facilitée par les mouvements amœboïdes.

Dans les points où il y a stase capillaire, un certain nombre de globules rouges et blancs, fortement comprimés contre la paroi des vaisseaux, sont également sollicités à s'extravaser, et la malléabilité des globules rouges est suffisante pour qu'eux aussi puissent sortir des vaisseaux. C'est donc au niveau des capillaires, dans les points où les globules rouges sont arrêtés dans leur cours, qu'à l'exsudat inflammatoire purulent vient s'ajouter un nombre variable d'hématies.

L'étude des parois vasculaires faite à l'aide d'injections au nitrate d'argent m'a fait voir que les éléments du sang sortent, non pas par les stomates de von Recklinghausen, dont l'existence a été contestée, mais par les interstices qui séparent les cellules épithéliales et qui sont notablement agrandis par suite de l'élargissement souvent considérable des veinules et des capillaires.

Ainsi donc, la suppuration paraît liée à certaines conditions de la circulation de la partie enflammée. Il faut que le sang éprouve une difficulté notable à traverser le réseau capillaire de la partie malade, sans être cependant complétement arrêté dans son cours, auquel cas il y aurait non pas exsudation inflammatoire, mais œdème hydropique.

Il faut que la circulation languissante entraîne la formation d'une zone torpide de globules blancs dont quelques-uns franchiront la barrière qui les retient, tandis que le plasma s'exosmosera pour constituer la partie liquide de l'exsudat hydro-phlegmasique.

Parmi ces faits multiples, la condition la plus essentielle, celle qui tient le plus directement sous sa dépendance la formation de l'exsudation inflammatoire, consiste dans la difficulté que le sang éprouve à traverser le réseau capillaire (1).

Au premier abord les phénomènes qui frappent le plus dans l'évolution du processus sont les modifications dans le calibre des vaisseaux. Ces modifications paraissent avoir plusieurs origines.

L'irritation locale peut agir directement sur les artérioles de manière à provoquer la contraction des fibres lisses des parois de ces vaisseaux. Mais il est probable qu'elle détermine plutôt cette contraction par l'intermédiaire des nerfs. On a invoqué aussi l'irritation cellulaire des éléments du tissu enflammé qui peut provoquer un appel de sang dans la partie. Mais quelle que soit la cause des phénomènes vasculaires proprement dits et la part que peut prendre le système nerveux dans leur production, on doit reconnaître que par eux-mêmes ils sont incapables d'expliquer les autres particularités du processus.

Dans les expériences nombreuses qui ont été faites sur les nerfs vaso-moteurs, la provocation de modifications plus ou moins profondes dans les circulations locales n'a jamais abouti à l'inflammation ; elle n'a fait que modifier le terrain dans lequel l'irritation locale est venue s'adjoindre pour constituer l'inflammation, et celle-ci s'est trouvée par suite influencée dans sa marche et son intensité par le fait de troubles vaso-moteurs antérieurement suscités. Ce n'est donc pas dans l'action vaso-motrice directe ou réflexe qu'il faut chercher la condition essentielle et première qui préside à la formation de l'exsudat inflammatoire. Cette action peut rendre ce dernier acte plus ou moins intense et durable ; elle ne peut à elle seule l'engendrer.

Et, en effet, la contraction et la dilatation des vaisseaux peuvent faire varier le débit du sang dans une partie, augmenter ou diminuer la tension sanguine ; mais elles sont incapables, même en se combinant de différentes façons, d'arrêter en certains points les éléments du sang pour les préparer à la diapédèse. Il est indispensable qu'une autre condition mécanique vienne s'ajouter aux modifications du calibre des vaisseaux, et c'est cette condition

______

(1) V, VI, VII.

qui est précisément la plus importante et la plus caractéristique.
Elle consiste en un arrêt incomplet et irrégulier du sang dans des
points multiples et limités du réseau vasculaire. Cette particularité n'a échappé à aucun des observateurs qui ont étudié la
diapédèse sur les membranes transparentes des animaux ; mais
la cause du fait est restée jusqu'à présent méconnue. Nous allons
tâcher de combler cette lacune et de compléter ainsi cette étude
du mécanisme de l'inflammation.

Voici comment j'ai décrit, en 1869, les faits qu'on observe au
microscope du côté des capillaires, dans le mésentère de la grenouille, au moment de la diapédèse des globules blancs (1) : « La
circulation présente dans ces vaisseaux des fluctuations assez
grandes. D'une manière générale, elle est partout plus ou moins
nettement ralentie ; mais tandis qu'elle continue encore dans
beaucoup d'endroits, surtout lorsqu'on a le soin, en prolongeant
l'examen, d'empêcher la dessiccation de la membrane, çà et là,
et malgré ces précautions, la circulation s'arrête. Les globules
s'empilent les uns contre les autres et forment en divers points
des sortes de thrombus qui tantôt restent immobiles pendant plusieurs heures ou même pendant toute la durée de l'expérience,
tantôt se dissocient par la séparation des hématies accumulées et
leur entraînement par le courant sanguin pour se reformer plus
tard. Ces amas de globules sont constitués soit exclusivement
par des globules rouges, soit en quelques points par une accumulation de globules blancs, parfois encore par un mélange de ces
deux éléments ; mais dans tous les cas, lorsqu'on examine les
capillaires dans une certaine étendue, on y voit une bien plus
grande quantité de globules blancs qu'à l'état normal. Ces accumulations d'éléments qui gênent ou arrètent complètement le
cours du sang dans ces vaisseaux sont assez souvent séparées les
unes des autres par des espaces contenant du plasma dans lequel
nagent quelques éléments isolés et particulièrement des globules
blancs.

Dans chacune de ces circonstances on voit des phénomènes
variables. Au niveau des thrombus formés par les globules rouges,
quelques-uns de ceux-ci, fortement comprimés contre la paroi
du capillaire, s'insinuent à travers cette paroi sans qu'on puisse

____

(1) XV, p. 9.

distinguer l'orifice qui leur livre passage ; ils forment ainsi à l'extérieur du vaisseau une série de boutons rouges plus ou moins volumineux qui restent appendus par un pédicule très étroit à la paroi du vaisseau.

Quelques globules deviennent entièrement libres et contiennent un noyau caractéristique. Mais souvent, au moment où le torrent circulatoire désagrège le thrombus, les globules étranglés dans la paroi vasculaire se fragmentent, et la partie faisant déjà issue à l'extérieur devient seule libre tandis que l'autre est entraînée dans la circulation ou bien reste fixée, au moins pendant quelque temps, par un pédicule au niveau de l'orifice très étroit dans lequel le globule s'était engagé, et, agitée par le mouvement du sang, elle prend une forme de toupie ou de raquette.

Dans les endroits où siègent des amas de globules blancs, ceux-ci, animés de mouvements amœboïdes, percent par un de leurs prolongements la paroi du vaisseau et se dégagent au bout d'un temps variable par un procédé analogue à celui qui a été décrit précédemment à propos des phénomènes qui se passent dans les veinules.

La circulation vient-elle à se rétablir ou à s'accélérer au moment où les globules blancs sont engagés dans l'épaisseur de la paroi, on voit ces éléments tantôt être entraînés dans le courant sanguin, tantôt achever au bout d'un temps variable leur dégagement complet ; ils ne se fragmentent jamais à la manière des hématies. Pendant tout le cours de l'expérience, l'irrégularité de la circulation capillaire est telle que les conditions qui président à l'issue des globules sont modifiées presque à chaque instant. Il en résulte qu'il est impossible de décrire toutes les variations dans les phénomènes qui se déroulent sous les yeux. Mais on peut dire, d'une manière générale, que si les capillaires laissent passer à travers leur paroi quelques globules blancs et rouges, ce sont surtout les veines et les veinules qui sont le véritable siège de la diapédèse. »

On voit clairement par cette citation que, dans la partie enflammée, le sang rencontre au niveau des capillaires des obstacles disséminés irrégulièrement sur son parcours et que ces obstacles peu étendus ne sont pas absolument permanents, en ce sens que certains vaisseaux, un moment obturés, peuvent se déblayer pour s'obturer de nouveau plus tard. Ce sont très certainement ces obstacles qui produisent la stase inflammatoire, stase incomplète, limitée, fluctuante, ralentissant le cours du sang à travers l'ensemble du réseau capillaire, rendant pénible et presque impossible le passage des globules blancs dans le torrent circulatoire, passage toujours plus difficile que celui des hématies et entraînant, par suite, l'accumulation de ces globules le long de la paroi interne des veines.

On est donc conduit à se demander quelle est la cause de la formation de ces petits thrombus, dont le rôle est en quelque sorte primordial et prédominant.

Des observations ultérieures m'ont permis de répondre à cette question.

A l'époque de mes premières observations sur les membranes transparentes de la grenouille, je ne soupçonnais pas l'existence des hématoblastes, que je confondais alors, comme tous les autres observateurs, avec les globules blancs. Depuis j'ai vu que, dans le mésentère exposé à l'air, les hématoblastes s'altèrent assez rapidement à l'intérieur même des vaisseaux; ils se déforment légèrement, deviennent adhésifs et se portent dans la couche torpide externe au lieu d'être entraînés avec les globules rouges. En roulant ainsi le long de la paroi des veinules et des capillaires, ils ne tardent pas à se réunir plusieurs ensemble et à former un petit amas qui vient bientôt se bloquer dans un capillaire. Telle est l'origine des thrombus : dès que le petit amas hématoblastique est constitué par la confluence d'un nombre variable d'éléments, quelques globules blancs et rouges arrêtés au passage viennent compléter et étendre l'obstruction.

Les amas hématoblastiques ne subissent pas les transformations complètes que nous avons appris à connaître à propos du processus de coagulation ; les éléments qui les composent quand on peut les apercevoir nettement paraissent être devenus irréguliers et visqueux. On comprend dès lors pourquoi les bouchons obturateurs qui restent dépourvus de fibrine et n'ont pas cessé d'être cellulaires peuvent être désagrégés par le sang, pourquoi ils n'oblitèrent les vaisseaux que d'une manière partielle et souvent temporaire.

Ces observations sont fort délicates à faire sur la grenouille, car dès qu'un hématoblaste est déformé, il ressemble beaucoup à un globule blanc amœboïde. Il n'en est pas de même chez les mammifères dont les hématoblastes, même alors qu'ils sont réunis en amas, ne peuvent être confondus avec des globules blancs.

Or, chez les petits mammifères, et je recommande particulièrement pour cette étude le petit chat nouveau-né, il est très facile de
voir que, dans le mésentère exposé à l'air, le sang ne tarde pas à
charrier des hématoblastes déformés et conglomérés qui, en s'arrêtant dans les capillaires, deviennent la cause principale de la
stase inflammatoire.

Dans ce cas encore, les hématoblastes altérés ne paraissent pas
subir de modifications aussi profondes que dans le sang coagulé.

Ce sont donc les hémastoblastes qui, grâce à leur singulière
vulnérabilité, viennent donner l'explication du fait le plus intéressant du processus suppuratif.

A ce titre, le sang lui-même joue un rôle considérable et jusqu'à présent méconnu dans ce processus, rôle qui prime absolument celui des phénomènes vaso-moteurs. Mais est-il directement mis en cause par l'agent phlogogène, ou bien existe-t-il
entre ce dernier et le sang un facteur intermédiaire et nécessaire? Telle est la question qui se pose en dernier ressort.

On sait que Cohnheim, en s'appuyant sur d'ingénieuses expériences, a cru pouvoir considérer l'irritation des parois des vaisseaux comme le point de départ de l'inflammation.

Lorsqu'on expose le mésentère à l'air, la cause irritante peut
agir évidemment à la fois sur les vaisseaux et sur le sang qui les
parcourt; il en est de même quand on irrite un tissu en y déposant un corps étranger. Lorsque ce corps est liquide, il peut par
absorption pénétrer dans le sang; quand il est solide et insoluble,
il paraît agir par les microbes qu'il porte à sa surface et qui peuvent arriver jusque dans les vaisseaux. Mais le seul fait de la
localisation de l'inflammation dans le territoire irrité suffit pour
démontrer que la cause de l'altération du sang est fixe, et ne
s'exerce que pendant le passage de ce liquide à travers un certain
territoire vasculaire.

Néanmoins, il n'est pas démontré que les microbes soient
phlogogènes par eux-mêmes. Il est possible que l'envahissement
d'un tissu par des germes morbides s'accompagne d'une production de substances chimiques qui seraient la véritable cause de la
phlogose. Quoi qu'il en soit, l'analyse exacte des phénomènes
est favorable à la conclusion de Cohnheim. Mais la raison pour
laquelle l'irritation de la paroi vasculaire peut donner lieu à tous

les autres phénomènes de l'inflammation et en particulier à la formation de l'exsudat, avait échappé jusqu'à présent.

Elle paraît être mise hors de doute par l'influence qu'exerce sur les hématoblastes l'état des parois des vaisseaux.

Mais il y a plus : les modifications subies par ces éléments dans le cours du processus inflammatoire paraissent pouvoir expliquer les qualités particulières du liquide exsudé.

Les sérosités hydro-phlegmasiques diffèrent, en effet, notablement du plasma sanguin, ou plutôt elles sont constituées par un plasma altéré.

Nous avons vu que s'il était possible d'obtenir le plasma du sang tel qu'il circule dans les vaisseaux, c'est-à-dire complètement séparé des éléments anatomiques avant toute altération de ceux-ci, il serait probablement incoagulable. Les sérosités ou exsudats inflammatoires renferment, au contraire, tout ce qu'il faut pour donner naissance à de la fibrine, et celle-ci se dépose souvent dans les cavités ou dans la trame des tissus avant même que l'exsudat arrive au dehors.

Or, d'après ce que nous savons du rôle des hématoblastes dans l'acte de la coagulation, nous devons nous demander si la propriété de fournir de la fibrine, qui caractérise l'exsudat inflammatoire, n'est pas la conséquence des altérations de ces éléments pendant le cours du processus phlegmasique. Sans pouvoir l'affirmer, on doit considérer ce fait comme vraisemblable. Pendant la stase inflammatoire il paraît donc sortir des vaisseaux, outre des éléments du sang, globules blancs et hématies, un plasma modifié par la présence d'une ou plusieurs matières issues des hématoblastes.

On pourrait supposer aussi que quelques hématoblastes sont entraînés avec les autres éléments du sang ; mais cette hypothèse ne me paraît pas répondre aux faits observés. En examinant plusieurs fois au microscope du liquide pleurétique parfaitement frais, il m'a toujours été impossible d'y reconnaître des hématoblastes ; la fibrine formée était constituée par un lacis de longs filaments entre-croisés n'aboutissant pas, comme celle du sang, à des carrefours hématoblastiques.

On conçoit d'ailleurs que les amas hématoblastiques ne puissent pas facilement passer à travers la paroi des vaisseaux, tandis qu'il est logique d'admettre la transsudation de matières solubles provenant de leur altération.

En résumé, on voit que le sang prend au niveau de la partie irritée une part très large dans l'évolution des phénomènes inflammatoires et que cette participation du sang est le résultat de l'influence que les modifications de la paroi vasculaire exercent sur les éléments du sang et en particulier sur les hématoblastes.

B. Altérations du sang général pendant le cours de l'inflammation. — Dans tous les états phlegmasiques bien caractérisés le sang général est altéré. Cette altération porte sur le nombre et sur les qualités des éléments anatomiques, ainsi que sur le processus de coagulation.

1° *Variations numériques des éléments.* — a. *Globules blancs.* — On sait depuis longtemps que dans les phlegmasies ou mieux dans les maladies qui s'accompagnent d'une lésion inflammatoire, le nombre des globules blancs est sensiblement augmenté.

Considéré en soi, cet accroissement de nombre s'exprime par des chiffres très variables qui paraissent dépendre, en général, non seulement de l'étendue et de l'intensité de la lésion inflammatoire, mais encore de la nature même de cette lésion.

Les chiffres que j'ai recueillis oscillent de 7 000 (qui s'éloigne peu du chiffre physiologique) à 36 500. Le premier a été observé dans un cas très léger, presque apyrétique, d'érysipèle de la face, le second dans un cas de pneumonie caséeuse double avec cavernes et expectoration purulente.

Le plus souvent le nombre des globules blancs est de 15 000 à 20 000 ; il devient, par conséquent, trois à quatre fois plus élevé qu'à l'état normal.

Pour donner une idée générale du phénomène, je vais transcrire sous la forme d'un tableau quelques-uns des chiffres que j'ai relevés, chez divers malades atteints d'affections inflammatoires :

		Nombre des globules blancs.
	Lésion très limitée...................	8 000
	— —	8 000
	— peu étendue...................	13 640
Pn. lob. fibrineuse.	— assez étendue (chez un alcoolique).	15 000
	— —	15 000
	— —	20 000
	— — (chez un alcoolique).	21 600
	— double (symptômes typhoïdes)...	24 000

Rhumatisme articulaire.	Subaigu	8 200
	—	8 300
	—	6 000
	Moyenne intensité	17 000
	Franchement aigu	16 250
	—	19 000
	—	19 500
	—	25 500
Amygdalite		10 000 à 15 000
Embarras gastrique fébrile		13 000
Pleurésie		9 500 à 15 000
Pelvi-péritonite suppurée		14 500
—	—	17 700
—	—	21 000
Grippe		8 500
Rougeole avec catarrhe accentué		20 000
Variole	discrète, régulière au début de la suppuration	11 515
	— — — —	15 500
	— cohérente au moment de la suppuration.	28 000
	— hémorrhagique, mort le 5ᵉ jour	11 500
	— — mortelle avant suppuration.	32 000
Érysipèle de la face, léger		7 000
—	— —	8 000
—	— —	9 300
—	— moyen	11 600
—	—	15 000
—	— très étendu	31 000
Phlegmon suppuré		25 000
Néphrite albumineuse	subaiguë	21 000
	chronique (mal de Bright)	13 000
Entérite cholériforme		11 000
Ostéo-périostite chronique avec anémie		22 450
Péritonite puerpérale		25 700
Tuberculose.	Pneumonie avec méningite tuberculeuse	7 400
	Péricardite tuberculeuse	6 600
	Pleurésie	13 500
	Pneumonie.	11 000
	—	18 400
	—	18 700
	—	20 600
	— avec cavernes suppurées	19 300
	— —	36 500
	Abcès par congestion (sans fièvre)	12 500
	Tuberculose chronique —	10 000

L'augmentation des globules blancs suit, en général, une marche
parallèle à celle du processus inflammatoire. A cet égard, on peut
poser les conclusions suivantes :

α. L'élévation du nombre des globules blancs se produit dès le début de la maladie et atteint régulièrement ou par oscillations un maximum qui coïncide habituellement avec la période de maturité de la lésion, c'est-à-dire, par exemple, avec la suppuration, en cas d'inflammation suppurative.

β. Dans les phlegmasies en voie de décroissance, le nombre des globules blancs diminue progressivement où par sauts assez brusques, en suivant plus ou moins étroitement la marche de la maladie.

γ. Dans les inflammations suppuratives, ainsi que l'ont vu déjà divers observateurs, et entre autres M. Malassez, le nombre des globules blancs s'abaisse tout à coup au moment où le pus se fait jour au dehors, pour augmenter de nouveau lorsque cette issue est suivie d'une suppuration secondaire.

Voici deux exemples de ce singulier fait :

Dans un cas de pelvi-péritonite suppurée, on compte avant l'écoulement du pus 21 000 globules blancs ; la collection se fait jour au dehors, et en vingt-quatre heures, le nombre des globules blancs tombe à 9 300.

Un phlegmon suppuré de l'avant-bras fait monter le nombre des globules blancs à 25 000 ; on donne issue au pus et on ne compte plus le lendemain que 5000 globules blancs ; ceux-ci redeviennent ensuite un peu plus nombreux.

δ. Au commencement de la convalescence des formes franchement aiguës, on voit assez souvent, pendant un temps variable, mais court (un, deux, trois jours), le nombre des globules blancs s'abaisser sensiblement au-dessous du chiffre normal, avant d'atteindre définitivement la moyenne physiologique.

On remarquera dans le tableau précédent que l'augmentation du chiffre des globules blancs n'appartient pas exclusivement aux phlegmasies aiguës à évolution rapide. Si dans ces conditions elle atteint son plus haut développement, particulièrement dans les cas où la suppuration est active et étendue, elle n'en reste pas moins très accusée dans les phlegmasies subaiguës ou même chroniques, que celles-ci soient suppuratives ou même simplement parenchymateuses.

b. *Hématies.* — Les variations numériques des globules rouges pendant le cours du processus inflammatoire dépendent de conditions si diverses et sont par suite si peu régulières qu'il est difficile d'en donner une description générale. A cet égard elles appartiennent surtout à l'anatomie pathologique des différentes maladies.

La difficulté, en ce qui concerne l'étude anatomo-pathologique des processus, consiste à dégager les faits appartenant en propre à la lésion elle-même de ceux qui sont dus à l'action des causes pathogènes sur l'organisme tout entier. L'embarras est grand sous ce rapport depuis qu'on a démontré la nature spécifique des maladies qui autrefois étaient considérées comme des phlegmasies franches ou communes.

Ces réserves faites, on peut admettre que le processus inflammatoire exerce par lui-même, au moins lorsqu'il est aigu et fébrile, une action destructive sur les globules rouges.

Ainsi dans la pneumonie que je prends ici comme type, malgré l'abstinence, qui tend à faire monter le nombre des hématies par épaississement du sang, on observe en huit à dix jours une diminution de 200 000 à 1 million de globules rouges.

Dans les cas aigus de ce genre, c'est au moment de la défervescence de la maladie que le nombre des hématies atteint son minimum; il se relève irrégulièrement et d'une manière plus ou moins rapide pendant la convalescence.

Lorsque la phlegmasie est franchement aiguë et suivie d'une rapide guérison, le nombre des hématies redevient physiologique en quelques jours. Cette réparation numérique est plus lente à s'effectuer à la suite des phlegmasies graves et traînantes; enfin elle avorte quand à l'état aigu succède un état subaigu ou chronique. On peut même observer dans ces dernières circonstances une anémie de plus en plus accentuée.

Mais, somme toute, l'inflammation n'est par elle-même qu'une cause relativement peu active de déglobulisation.

c. *Hématoblastes.* — On peut répéter ici les observations qui viennent d'être faites à propos des globules rouges. Et cependant, il n'est pas douteux que l'existence d'une lésion inflammatoire n'exerce sur le nombre des hématoblastes une influence soumise à certaines lois générales.

Pendant le cours des phlegmasies aiguës, dites franches, les éléments sont en général un peu plus nombreux qu'à l'état normal; dans les cas graves et de longue durée, leur nombre tend à diminuer plus ou moins notablement, et c'est au moment où la phlegmasie touche à son terme qu'il atteint son minimum.

30**

Alors apparaît tout à coup une augmentation rapide et progressive des hématoblastes, fait capital et constant que nous étudierons plus tard en détail à propos de la crise hématique consécutive aux diverses maladies aiguës.

Dans les cas où la lésion inflammatoire a une évolution subaiguë ou lente, les fluctuations dans le nombre des hématoblastes sont irrégulières. En général, ces éléments sont plus abondants qu'à l'état physiologique.

2° *Altérations qualitatives.* — a. *Modifications des éléments.* — La multiplication des globules blancs porte à la fois sur les diverses variétés de ces éléments, de sorte que les proportions qui existent entre ces dernières restent normales. Individuellement les éléments ne paraissent pas altérés ; leurs caractères histologiques sont les mêmes qu'à l'état physiologique, leur contractilité amœboïde est intacte. Il se peut cependant que les leucocytes subissent une modification chimique n'altérant en rien leurs apparences. On ne pourrait émettre sur ce point que des hypothèses.

Dans les inflammations qui s'accompagnent d'une forte augmentation de fibrine, les globules rouges sont certainement sensiblement modifiés.

Mais, au point de vue anatomique, leur altération n'est appréciable que pendant les premières minutes de l'examen du sang fait à l'aide de la cellule à rigole.

Elle consiste en une simple exagération d'un fait normal, à savoir, dans l'augmentation de la confluence et de la cohésion des hématies pendant le court espace de temps qui précède la coagulation (voir p. 284).

Dans une préparation convenablement faite, les amas de globules rouges sont plus compacts qu'à l'ordinaire et ont une plus grande tendance à se souder entre eux, de manière à transformer les mers plasmatiques en lacs. En pratiquant une compression douce sur la lamelle au niveau de la rigole, on voit de plus que le réseau formé par l'ensemble des globules rouges présente une cohésion et une ductilité remarquables jusqu'au moment où apparaissent les filaments de fibrine. Cependant, dès que la coagulation est effectuée, à la moindre pression exercée sur la lamelle, les piles se rompent, se désagrègent, laissent leurs éléments dessoudés s'éparpiller au milieu du réseau épais du caillot.

Les globules rouges paraissent donc subir, dans les phlegmasies, une altération caractérisée par une augmentation de la matière qu'ils perdent pendant la coagulation et qui prend, dans les conditions que nous avons indiquées, la forme de corpuscules d'exsudation. On se souvient que cette matière est probablement une variété de fibrinogène, et par conséquent on peut admettre que l'altération des hématies est une des causes de l'augmentation de la fibrine.

Les hématoblastes éprouvent des altérations analogues : comme les globules rouges, ils sont plus visqueux, plus adhésifs les uns aux autres et par suite, ils forment des amas relativement volumineux. Lorsque leur nombre s'éloigne peu du chiffre physiologique, ces amas ne dépassent guère 10 à 20 μ de diamètre ; mais au moment où les hématoblastes sont plus abondants, les amas les plus volumineux peuvent atteindre 40 à 50 μ dans leur plus grand diamètre.

On trouve d'ailleurs toujours, dans une préparation de sang, tous les intermédiaires entre l'hématoblaste resté isolé et les accumulations volumineuses, constituées par la confluence d'un grand nombre d'éléments.

Cette viscosité des hématoblastes n'est également que l'exagération d'une propriété normale ; elle est en rapport avec l'augmentation dans la proportion de matière exsudée par ces éléments. Nous avons déjà eu l'occasion de signaler cette altération.

b. *Modifications du processus de coagulation.* — Les altérations qualitatives des globules rouges et des hématoblastes coexistent avec une altération du plasma et donnent lieu concurremment à une modification dans le processus de coagulation.

Les médecins ont depuis longtemps reconnu l'augmentation de la fibrine dans les maladies autrefois appelées *phlegmasies.* Maintes fois, à l'aide de l'analyse chimique, on a pu rattacher à une proportion surabondante de ce principe les caractères particuliers présentés par le caillot du sang extrait par la phlébotomie. Aujourd'hui, on a reconnu que les phlegmasies sont presque toujours des maladies spécifiques qui doivent prendre rang parmi les maladies microbiennes.

L'augmentation de fibrine n'appartient pas à tel ou tel groupe de maladies ; elle paraît dépendre uniquement de la nature de la lésion. C'est à ce point de vue qu'il faut se placer pour faire l'étude du sang fibrineux.

Il ne serait pas exact de dire que toute lésion inflammatoire, qu'elle soit primitive ou secondaire, détermine une augmentation dans la proportion de fibrine. Il y a, en effet, quelques exceptions ;

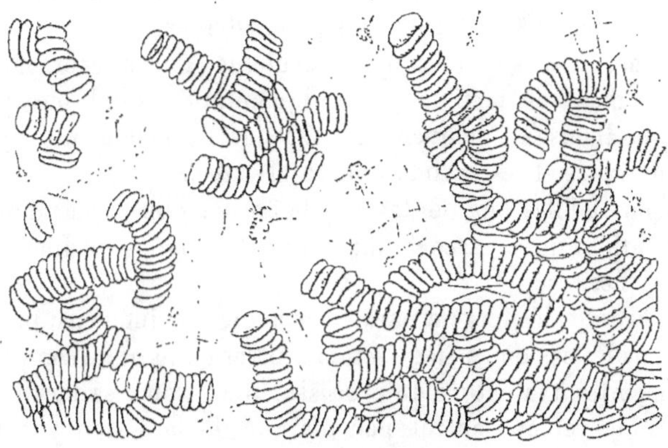

Fig. 75. — Sang normal coagulé.

mais celles-ci sont, en somme, assez rares (pneumonie typhoïde et certaines formes de broncho-pneumonie tuberculeuse).

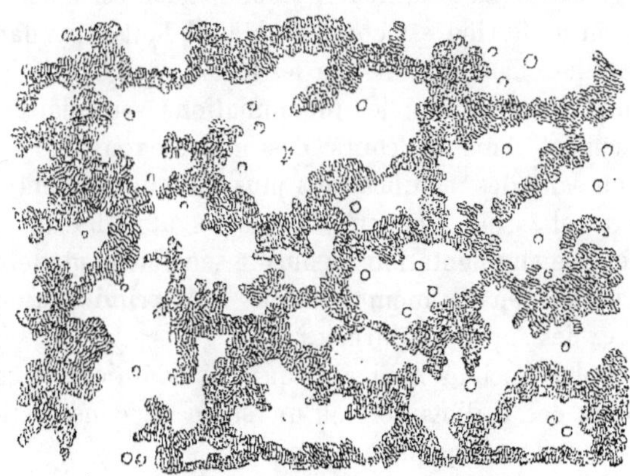

Fig. 76. — Pneumonie (période d'état). — Disposition des piles et des lacs vue à un faible grossissement.

La proportion de fibrine est en rapport à la fois, avec la nature du processus inflammatoire, et l'étendue et le siège des lésions. Elle atteint son maximum dans les inflammations à forme exsudative, lorsque l'exsudat peut se produire en abondance, soit qu'il s'accumule dans une ou plusieurs cavités, soit qu'il puisse sourdre au niveau d'une surface pour être éliminé. La proportion de fibrine est donc moins marquée quand l'exsudation est interstitielle et retenue à l'intérieur des parenchymes.

Ce sont les exsudats fibrino-purulents qui s'accompagnent habituellement de la plus forte augmentation de fibrine (pneumonie fibrineuse). Viennent ensuite les épanchements hydro-phlegmasiques et les exsudations catarrhales.

Les plus faibles augmentations de fibrine s'observent dans les inflammations dites parenchymateuses et dans les inflammations néoplasiques.

Le siège des lésions ne paraît pas avoir une influence prononcée. Dans les cas où ce siège semble entrer en ligne de compte, on doit rapporter à la nature du processus plutôt qu'à sa localisation spéciale, le retentissement peu marqué de la lésion sur l'état fibrineux du sang. Ainsi, dans les inflammations des méninges, si la proportion de fibrine dans le sang est peu exagérée, cela tient évidemment à ce que ces inflammations sont habituellement d'origine tuberculeuse.

Toutes choses égales d'ailleurs, plus la lésion est étendue, plus la proportion de fibrine est considérable. Il faut cependant tenir compte dans les effets produits par les lésions de l'état du malade.

D'une manière générale, les inflammations secondaires, celles qui surviennent dans le cours des maladies ayant déjà fait éprouver au sang des modifications plus ou moins accentuées, ou bien encore celles qui frappent des sujets affaiblis ou épuisés, provoquent une augmentation de fibrine sensiblement moins forte que dans les cas où les mêmes lésions sont primitives ou développées chez des sujets vigoureux.

L'opinion des anciens médecins qui considéraient la couenne inflammatoire des caillots comme un signe de conservation des forces, contient donc une part de vérité.

Le plus souvent, l'augmentation de la fibrine est proportionnelle à l'accroissement dans le nombre des globules blancs. Mais il n'y a pas toujours parallélisme entre ces deux caractères essentiels du sang phlegmasique.

Dans les inflammations secondaires, dans les processus néoplasiques et parenchymateux, le nombre des globules blancs peut être très élevé sans que la proportion de fibrine soit sensiblement anormale.

Dans tous les cas où il existe une augmentation dans la pro-

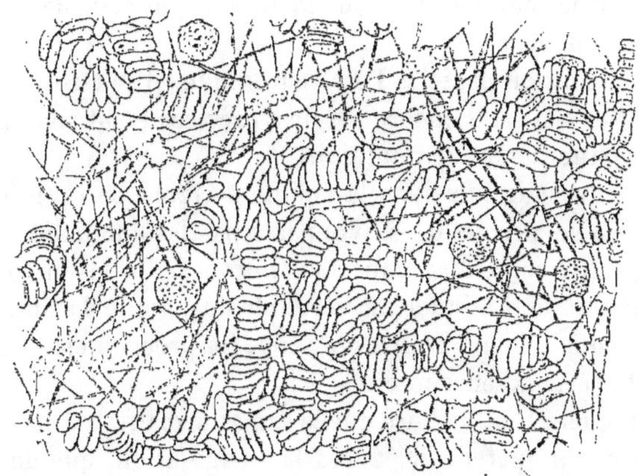

Fig. 77. — Pneumonie (même cas). — Préparation examinée à un plus fort grossissement. — Réticulum phlegmasique n° 1.

portion de fibrine, cette altération du sang suit la marche du processus. Elle débute, comme lui, d'une manière brusque et atteint d'emblée son apogée. C'est donc un caractère précoce qui, nous

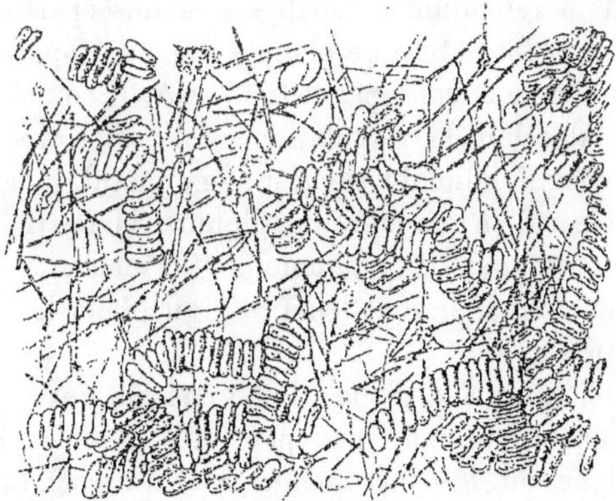

Fig. 78. — Embarras gastrique chez une chlorotique. — Réticulum phlegmasique n° 2.

le verrons, peut servir à faciliter le diagnostic. L'état fibrineux du sang persiste ensuite pendant toute la durée de la période d'état de la lésion inflammatoire, pour s'atténuer progressivement lorsque ce processus entre en résolution. Mais il ne s'éteint qu'a-vec lenteur, et dans les processus aigus, il reste encore très accusé pendant un temps assez long après la chute de la fièvre, suivant en cela plutôt la marche même de la lésion que celle des phéno-mènes réactionnels.

Quand cette lésion passe à l'état chronique, il persiste tout en s'atténuant, ce qui peut encore servir à préciser l'état anatomique des organes atteints d'inflammation.

L'examen du sang pur dans la cellule à rigole, fait d'une ma-nière convenable, permet de suivre pas à pas les fluctuations dans l'état du sang, c'est-à-dire dans l'évolution de la lésion inflam-matoire. Il sert à pratiquer un véritable dosage de la fibrine, et cela à l'aide d'une seule goutte de sang. Ce procédé est donc ex-trêmement précieux en clinique.

On remarquera tout d'abord que le sang normal, étalé en couche mince, ne laisse apercevoir, après la coagulation, que de rares fibrilles ne dessinant pas un réseau complet (fig. 75).

En prenant ce sang comme terme de comparaison et, en tenant compte des principaux caractères du sang énumérés (p. 392), on peut admettre trois principaux types de sang fibrineux :

Le premier type, qui pourrait s'appeler *fibrineux franc*, est celui qui a été précédemment décrit (p. 392). Il est caractérisé par l'apparition d'un réticulum à fibrilles à la fois épaisses et nom-breuses, et par la formation de plaques phlegmasiques très éten-dues lorsqu'on traite le sang par le liquide A. Il coïncide avec un retard très notable dans la coagulation, c'est-à-dire avec une dimi-nution de la coagulabilité du sang, et, en général, avec une aug-mentation très sensible du chiffre des globules blancs (fig. 76 et 77).

On le rencontre dans la pneumonie fibrineuse à la période d'état, dans le rhumatisme articulaire aigu, dans les inflamma-tions suppuratives, etc.

La figure 76 montre la disposition générale des amas globu-laires et la transformation de mers plasmatiques en lacs.

Le second type, ou *fibrineux atténué*, a pour caractère un réticu-lum à fibrilles épaisses, mais moins nombreuses et moins serrées que dans le précédent, une diminution moins notable de la coagu-labilité du sang (fig. 78 et 79). On l'observe dans le décours des phlegmasies franches, à la période d'état des phlegmasies peu éten-dues et de quelques phlegmasies symptomatiques ou secondaires.

Enfin un troisième type, ou *fibrineux à fibrilles grêles*, se distingue par l'abondance insolite de filaments de fibrine moins épais

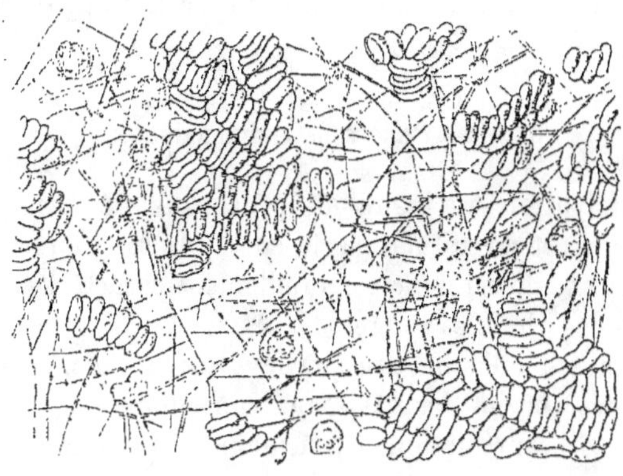

Fig. 79. — Pleuro-pneumonie à la période de défervescence. — Réticulum phlegmasique nᵒ 2 avec boule épineuse formée par un amas d'hématoblastes d'où partent des aiguilles fibrineuses.

que ceux des types précédents (fig. 80). Il appartient surtout aux phlegmasies parenchymateuses et se rencontre également dans

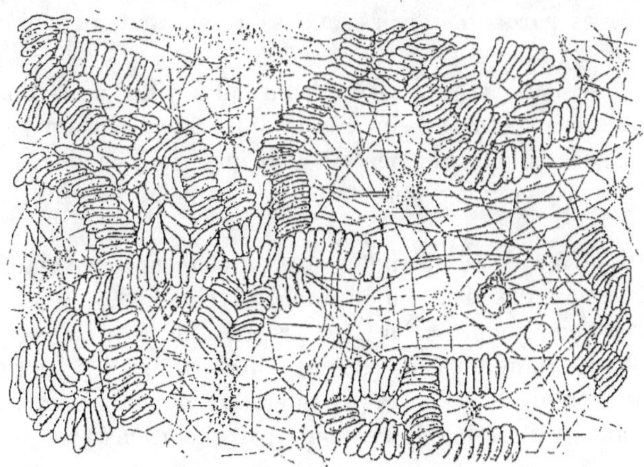

Fig. 80. — Scorbut (période d'état). — Réticulum phlegmasique nᵒ 3.

quelques cas de phlegmasies symptomatiques ou secondaires. En résumé, l'altération du sang général dans l'inflammation présente deux caractères principaux : augmentation dans le nombre des globules blancs, élévation du taux de la fibrine.

Le premier est le plus essentiel, car il ne fait jamais complètement défaut.

§ 4. — PROCESSUS HÉMORRAGIQUE.

A. Participation du sang au processus hémorragique. — L'hémorragie est constituée par la sortie du sang en nature hors des vaisseaux ; elle est donc essentiellement caractérisée par l'extravasation des globules rouges (1).

Il est impossible d'admettre que le sang ou au moins ses éléments colorés sortent des vaisseaux sans qu'il y ait un trouble mécanique de la circulation. On a même cru pendant longtemps que toute hémorragie impliquait la rupture de vaisseaux plus ou moins volumineux, car on ne concevait pas que le sang pût s'extravaser sans qu'il y eût une déchirure plus ou moins manifeste des parois des capillaires.

Les expériences de Cohnheim sur la stase et la diapédèse des éléments du sang ont rectifié sur ce point les opinions courantes, et on sait aujourd'hui que les globules rouges peuvent passer à travers les parois des vaisseaux sains ou tout au moins non rompus (2).

Il n'est donc pas nécessaire, pour qu'il y ait issue du sang hors des voies naturelles, qu'il se produise une déchirure des vaisseaux ; une simple augmentation de pression, combinée d'une certaine manière avec une stase plus ou moins prolongée, peut suffire.

Mais qu'il s'agisse de rupture ou simplement d'une diapédèse, toute hémorragie résulte d'un trouble dynamique.

Quand on remonte à l'origine première de ce trouble, on est conduit à distinguer trois espèces d'hémorragies : 1° les hémorragies d'origine vasculaire (par altération des vaisseaux); 2° les hémorragies d'origine dyscrasique (par altérations primitives du

---

(1) Cette définition rejette hors du cadre des hémorragies le phénomène connu sous le nom d'*hémoglobinurie*. Cependant il est évident que l'excrétion d'hémoglobine provenant de la dissolution des hématies est une variété d'hémorragie. Comme cette perte d'hémoglobine en nature se produit exclusivement par la voie rénale, nous ne l'étudierons qu'à propos des maladies hémorragipares.

(2) VI. XV.

sang); 3° les hémorragies d'origine nerveuse (par trouble vaso-moteur).

Ces distinctions toutefois n'ont rien d'absolu, plusieurs de ces causes pouvant, dans certains cas, être invoquées simultanément.

a. Les hémorragies d'*origine vasculaire* ne doivent pas nous arrêter longtemps, bien qu'elles soient certainement de beaucoup les plus communes.

Elles comprennent deux sous-divisions : les hémorragies traumatiques, les hémorragies par obstruction.

Parmi les causes des premières, on doit ranger non seulement les plaies et les déchirures résultant du traumatisme, mais aussi les ruptures d'anévrysmes et les déchirures par dégénérescence.

Les hémorragies par obstruction sont déterminées par les thromboses et par les embolies, ayant pour origine une altération d'une partie quelconque du système vasculaire.

Cette dernière section offre pour nous un intérêt particulier, car elle comprend certainement un bon nombre d'hémorragies qui assez récemment encore étaient considérées comme le résultat d'une altération du sang.

Je citerai comme exemple certains faits de purpura hemorragique qui paraissent se rattacher à une altération des artères périphériques, à une sorte d'artérite disséminée (1). Il est vrai qu'en pareil cas la lésion artérielle pourrait elle-même être occasionnée par une altération primitive du sang. Mais en réalité, nous n'en savons rien et l'obturation vasculaire est le seul fait nettement établi. L'hémorragie est en somme un infarctus.

b. Les hémorragies *dyscrasiques*, c'est-à-dire celles dont la cause première paraît être une altération du sang, sont les seules qui se rapportent directement à notre sujet. Ce sont malheureusement les moins bien connues.

Dans les maladies infectieuses, la nature microbique de certaines lésions permet de supposer que les colonies de microbes peuvent, en obturant les petits vaisseaux, donner lieu à des épanchements sanguins.

C'est ainsi que se produiraient, d'après Weigert, les suffusions sanguines de la variole hémorragique.

Les organismes inférieurs peuvent encore être une cause indi-

(1) IX.

recte de ces obturations, lorsqu'ils ont pénétré dans les globules blancs qui s'arrêtent plus tard dans divers capillaires à cause de leur altération. Les lésions de l'infection purulente (dont le caractère est parfois franchement hémorragique) ont souvent pour point de départ des obturations vasculaires déterminées par l'arrêt de leucocytes remplis de micro-organismes (1).

Quand les globules blancs sont très abondants et hypertrophiés, ils paraissent pouvoir, sans avoir subi d'autres modifications, s'accumuler dans les petits vaisseaux et devenir par eux-mêmes causes d'hémorragies.

On sait, depuis les recherches de MM. Ranvier et Ollivier, que c'est là le mécanisme des pertes sanguines ou des infiltrations hémorragiques des leucocythémiques.

Mais dans nombre de cas, la pathogénie de l'hémorragie nous échappe.

Que se passe-t-il par exemple dans le scorbut? On admet avec raison que le sang est altéré; mais en quoi consiste cette altération, et par quel procédé conduit-elle à l'hémorragie ? On peut en dire autant des cas de purpura indépendants de l'artérite.

C'est ici qu'il y a lieu d'appliquer les notions nouvellement acquises sur la coagulation par précipitation grumeleuse.

De toutes les altérations du sang invoquées jusqu'à présent, celle-ci est la seule qui puisse réellement expliquer les hémorragies multiples, dites spontanées, et peut-être aussi certaines hémorragies liées aux maladies infectieuses. On objectera que cette variété de coagulation n'a pas encore été observée sur l'homme malade; que la maladie hémorragique qu'elle détermine n'est pas absolument semblable à l'une des maladies de l'homme. Mais on peut opposer à ces objections de puissantes considérations en faveur de la légitimité de l'application des données expérimentales à la pathogénie des hémorragies dyscrasiques.

Les concrétions par précipitation sont d'une constatation difficile; à peine formées, elles vont s'arrêter dans des artérioles. Il ne serait donc pas aisé, même en les recherchant avec soin, de les trouver dans le sang d'un malade. On pourrait d'ailleurs les prendre pour de simples amas compactes de globules rouges. Par contre, on a assez souvent noté dans les maladies hémorragipares

____

(1) XIX.

une diminution plus ou moins sensible, parfois très remarquable, de la coagulabilité du sang. Or cette altération est une des conséquences de la formation des concrétions par précipitation.

Mais le fait le plus important, au point de vue de la pathologie, est celui qui concerne le mode de formation de ces concrétions. N'est-il pas, en effet, extrêmement curieux et instructif de voir que le sang d'une espèce animale renferme des substances qui sont, en quelque sorte, toxiques pour une autre. espèce, par suite de leur action particulière sur les éléments du sang étranger?

Ces substances chimiques ne peuvent provenir que des matières déversées dans le sang par les cellules animales ; ce sont des déchets nutritifs dont la toxicité est variable suivant les espèces. S'il en est bien ainsi, n'est-il pas permis de penser que dans certains cas le sang pourra être intoxiqué par une déviation quelconque des actes de désassimilation cellulaire? C'est précisément à cette cause d'adultération que j'ai été conduit à rattacher les hémorragies du scorbut (1). L'histoire toute récente des concrétions par précipitation grumeleuse vient donner à cette hypothèse une remarquable consécration. Semblables processus peuvent évidemment être mis en cause dans les purpuras d'origine dyscrasique et vraisemblablement aussi dans certaines maladies infectieuses.

Dans ces dernières, les agents provocateurs des concrétions par précipitation peuvent être fabriqués par les microbes eux-mêmes, aussi bien que par les cellules altérées de l'organisme.

On découvrira peut-être prochainement des substances chimiques d'origine organique, capables de déterminer des hémorragies.

Le siège exclusif ou tout au moins la prédominance des hémorragies dans certaines régions n'exclut pas l'hypothèse du processus de la coagulation par précipitation, car il est possible que le sang acquière des qualités particulières en traversant certains territoires vasculaires.

On voit donc que la plupart des hémorragies dyscrasiques paraissent se rattacher au processus de l'embolisme.

Dans certains cas l'altération du sang semble conduire à l'hémorragie par l'intermédiaire d'une dégénérescence des vaisseaux. C'est ce qui a lieu probablement, pour ne citer qu'un exemple, dans l'empoisonnement par le phosphore.

(1) XVIII.

Mais existe-t-il une modification des éléments du sang, quelque profonde qu'on la suppose, capable par elle-même de provoquer l'hémorragie, les vaisseaux restant intacts et la circulation libre? Il serait impossible d'en citer un exemple probant.

c. Au point de vue où nous nous sommes placé, il nous suffit de signaler les hémorragies d'*origine nerveuse*. Nous n'avons pas à en discuter le mécanisme, encore fort obscur. Tout au plus y a-t-il lieu de se demander si, dans certains cas, les troubles vaso-moteurs sont seuls en cause et si l'effusion de sang n'est pas facilitée par une altération de ce liquide.

Cette combinaison existe peut-être au début de certaines maladies infectieuses, au moment où se produisent les hémorragies nasales ou utérines dont la connaissance est devenue classique.

Mais s'il existe alors une dyscrasie quelconque, il est certain que, dans l'état actuel de nos connaissances, elle ne saurait être précisée.

B. Altérations du sang dans les maladies hémorragipares. — J'ai décrit en détail dans mes leçons sur les émissions sanguines, l'anémie posthémorragique. J'aurai encore l'occasion d'y revenir dans cet ouvrage. Il ne reste plus à indiquer ici que l'état anatomique du sang dépendant du processus hémorragique lui-même.

Ce processus se rapproche par certains côtés du processus inflammatoire, le trouble mécanique qui amène l'extravasation du sang tenant pour ainsi dire le milieu entre la stase simple, en quelque sorte hydropigène, et la stase inflammatoire. D'autre part, la cause de l'obstacle au cours du sang est parfois de nature irritative, et il faut ajouter que parfois aussi la lésion hémorragique a un caractère mixte, soit que d'emblée elle s'associe à des phénomènes inflammatoires, soit qu'elle ne tarde pas à en provoquer par elle-même. Il résulte de ces particularités que dans les maladies hémorragipares le sang est assez fréquemment fibrineux. Habituellement l'augmentation de la fibrine est modérée (type atténué n° 2 ou n° 3); plus rarement le réticulum devient presque aussi prononcé que dans une phlegmasie franche (certains cas de scorbut).

Mais lorsqu'il s'agit de pertes sanguines d'origine traumatique ou liées à un processus non irritatif (métrorragie par corps fibreux par exemple), le réticulum fibrineux n'est pas épaissi, du moins au début; il ne le devient qu'après plusieurs hémorragies successives et abondantes.

Les expériences sur les animaux ont d'ailleurs fait voir que la fibrine a une tendance à diminuer dans le cours d'une hémorragie unique, tandis que sa proportion augmente d'une manière très sensible à la suite d'hémorragies multipliées, séparées les unes des autres par un certain intervalle (1).

Outre ces modifications relatives à la proportion de la fibrine, le sang subit encore, après les hémorragies ou dans le cours des maladies hémorragipares, une altération plus intéressante au point de vue pratique, je veux parler d'une diminution plus ou moins notable de sa coagulabilité.

Cette altération dans les propriétés physiologiques du sang est habituellement un des principaux caractères des maladies hémorragipares d'origine dyscrasique. Elle est souvent temporaire, pour ainsi dire fugitive, et sensible seulement au moment de la poussée hémorragique. S'il se produit réellement dans ces cas, comme cela nous paraît probable, des concrétions par précipitation, la diminution dans la coagulabilité du sang doit être, tout au moins en partie, le résultat de l'altération des hématoblastes formant le noyau central de ces concrétions.

Une autre variété de diminution de la coagulabilité du sang se montre dans les hémorragies abondantes et répétées, pour constituer l'état hémophilique secondaire ou posthémorragique.

Lorsqu'un individu subit de fortes pertes de sang à des intervalles rapprochées, les hémorragies deviennent plus profuses et offrent plus de résistance à l'action des hémostatiques locaux. L'hémorragie appelle en quelque sorte l'hémorragie. C'est là un fait bien connu des praticiens et en particulier des chirurgiens.

Cependant nous venons de voir que les expériences faites sur les animaux montrent, dans ces conditions, une augmentation du poids de la fibrine.

L'état hémophilique posthémorragique n'est donc pas dû à une diminution de la fibrine. Il résulte plutôt de l'altération du sang qui se traduit par une diminution de la coagulabilité et par une modification importante de la fibrine. M. Frémy et Cl. Bernard ont vu qu'après des hémorragies multipliées la fibrine devient plus lâche, plus molle, moins rétractile et que, chauffée longtemps avec de l'eau, elle se dissout comme du jaune d'œuf. Cette fibrine abondante n'est donc pas normale ; elle provient de matières albuminoïdes non com-

(1) LIV.

plètement élaborées et ayant subi des modifications sur lesquelles nous sommes encore insuffisamment renseignés. En tout cas, en pareille circonstance, le sang devient plus aqueux, ses éléments anatomiques sont de moins en moins nombreux, et il est logique d'attribuer l'hémophilie posthémorragique à cette dyscrasie indéniable.

En est-il de même dans l'hémophilie dite constitutionnelle, chez les individus qui sont pris d'hémorragies abondantes à l'occasion des plaies les plus insignifiantes? Nous ne savons encore rien de précis sur cette singulière affection, dont les exemples parfaitement authentiques sont d'ailleurs très rares.

§ 5. — ICTÈRE ET UROBILINURIE.

On s'accorde à reconnaître que tous les pigments dérivent de la matière colorante du sang unie aux globules rouges, c'est-à-dire de l'hémoglobine.

Les uns restent fixés dans l'organisme et sont en quelque sorte des pigments de nutrition ou de rénovation. Les autres sont destinés à être éliminés au dehors et constituent les pigments d'excrétion. Ces derniers sont déversés par la bile dans l'intestin. Lorsqu'il survient des troubles dans cette fonction du foie, une partie des pigments, modifiés ou non, est éliminée par d'autres voies et principalement par les urines, en même temps qu'il se produit, lorsque les pigments ont des propriétés tinctoriales, une coloration anormale des tissus et des humeurs.

D'autre part, lorsque certains états pathologiques déterminent une augmentation notable des déchets globulaires, l'élimination des matières colorantes dérivées de l'hémoglobine peut également suivre, au moins partiellement, une voie anormale.

De ces déviations dans l'évolution et l'excrétion des pigments d'origine hématique résultent divers états pathologiques dont la pathogénie, à coup sûr fort intéressante, se rattache évidemment à nos études, car elle relève non pas uniquement des lésions des organes chargés de l'élaboration et de l'excrétion des pigments, mais aussi des variations dans la dénutrition du sang.

Avant tout, il est indispensable de passer rapidement en revue les principales données relatives aux pigments normaux et pathologiques d'origine hématique, et de bien définir les états morbides résultant du passage de ces pigments dans le sang.

A. Étude préliminaire. — 1° *Pigments biliaires.* —Les auteurs qui se sont occupés de chimie biologique décrivent sous le nom de pigments biliaires six matières colorantes différentes. Ce sont des corps quaternaires, dépourvus de fer; mais on ne connaît que que leurs formules brutes et non leur structure chimique.

Ces pigments biliaires sont la bilirubine, la biliverdine, la cholétéline, la bilifuscine, la biliprasine et l'hydrobilirubine ou urobiline.

La cholétéline, dérivée des deux premiers pigments, ne se rencontre pas dans l'organisme. La bilifuscine et la biliprasine n'ont été trouvées jusqu'à présent que dans les calculs biliaires. Voilà donc trois pigments sur six qu'il nous est permis de négliger. La bilirubine peut être considérée comme le pigment de la bile normale; elle existe en proportion relativement forte dans la bile fraîche, et on en a constaté la présence dans l'intestin et dans l'urine ictérique. Naumann l'aurait trouvée sous forme cristalline dans le sang d'un nouveau-né de trois jours, mort étouffé.

La biliverdine ne serait qu'un produit d'oxydation de la bilirubine. Son existence dans la bile normale est douteuse. En tout cas, elle se forme facilement, et on en a trouvé sur le bord du placenta du chien, ainsi que dans les urines ictériques.

L'hydrobilirubine ou urobiline est une matière colorante qui a été découverte dans les urines pathologiques; elle n'existerait pas dans la bile. Elle proviendrait de la réduction de la bilirubine ou de la biliverdine et ne se trouverait normalement dans l'organisme que dans l'urine.

Mon préparateur, M. Winter, n'est pas d'accord sur ce point avec les chimistes modernes. Il a effectivement constaté une certaine proportion d'urobiline dans tous les échantillons de bile fraîche qu'il a examinés (bile de bœuf ou bile humaine).

Tous les pigments étant originaires du sang, on a cherché à caractériser les réactions chimiques qui les rattachent à l'hémoglobine, et on a essayé de les reproduire *in vitro* à l'aide de l'hémoglobine ou de ses dérivés.

Lorsque le sang est épanché depuis un certain temps, sa matière colorante subit une réduction, et divers pigments encore peu connus prennent naissance. Parmi eux, il en est un qui forme les beaux cristaux rouges décrits par Virchow sous le nom d'hématoïdine.

D'après les formules :

$$\text{Hématoïdine} = C^{30}H^{34}Az^4O^6 \text{ ou } C^{29}H^{34}Az^4O^6,$$
$$\text{Bilirubine} = C^{32}H^{36}Az^4O^6,$$
$$\text{Hématine} = C^{32}H^{34}\overset{''}{F}eAz^4O^6,$$

l'hématoïdine et la bilirubine seraient homologues ou isologues, et la bilirubine dériverait de l'hématine par le remplacement de $\overset{''}{F}e$ par deux atomes d'hydrogène.

Dans ses études sur les extravasations sanguines, Langhans a constaté dans les foyers hémorragiques anciens la présence de la bilirubine (1). Quincke a fait la même observation (2). Mes recherches personnelles se sont bornées à l'examen des pigments contenus dans les épanchements hémorragiques.

A côté de l'hémoglobine, on trouve dans les liquides de ces épanchements (pleuraux ou abdominaux) une certaine quantité d'urobiline dès que leur formation est assez ancienne; mais, à moins que le malade n'ait eu de l'ictère, il n'y a pas de pigments biliaires. La transformation de l'hémoglobine en urobiline paraît se faire, dans ces conditions, sans que la matière colorante passe par l'état de bilirubine.

En opérant *in vitro* sur l'hémoglobine, il a été jusqu'à présent impossible d'obtenir de la bilirubine, et malgré les analogies signalées précédemment d'après les formules, on n'a pas mieux réussi en se servant d'hématine. Cependant lorsqu'on traite cette dernière matière par l'hydrogène naissant, dégagé à l'aide du zinc et de l'acide chlorhydrique, elle se décolore par réduction et passe par une échelle complète de coloration qui va du rouge au jaune le plus clair.

Pendant cette destruction artificielle descendante de l'hématine, M. Winter n'a pu encore saisir et isoler soit la bilirubine, soit l'urobiline. On ne connaît donc pas encore les produits qui prennent ainsi naissance; il n'en est pas moins certain qu'ils doivent avoir des rapports étroits avec les pigments biliaires et leurs dérivés.

Mais si l'on échoue en cherchant à transformer l'hémoglobine en bilirubine, il est facile au contraire d'obtenir avec le pigment sanguin de l'urobiline et de reproduire ainsi ce qui se passe dans l'organisme.

Hoppe-Seyler, en soumettant l'hémoglobine à des agents ré-

<hr>

(1) LANGHANS, Beobacht. über Resorption der Extravasate (*Virchov's Archiv.*, Bd XLIX, 1870).

(2) H. QUINCKE, Beiträge zur Lehre vom Icterus (*Arch. f. path. Anat. u. Phys.*, Bd CXV, Heft 1, S. 125).

ducteurs, a pu obtenir de l'urobiline. M. Winter a vu s'opérer cette transformation dans des conditions d'une grande simplicité. En conservant du sérum de bœuf coloré par des hématies et de l'hémoglobine à l'abri de la putréfaction, soit à l'aide du sulfate de magnésie, soit, mieux encore, du sulfate d'ammoniaque, et en l'abandonnant à l'air, l'hémoglobine se décolore peu à peu et laisse apercevoir à l'analyse spectrale, à un certain moment de sa destruction, les caractères distinctifs de l'urobiline.

D'après ces observations, l'urobiline serait donc le pigment le plus facile à obtenir par réduction de l'hémoglobine.

Il importe encore, pour bien comprendre les faits pathologiques, de s'inquiéter des rapports qu'affectent entre elles ces diverses matières colorantes.

La bilirubine déversée avec la bile dans l'intestin ne tarde pas à y subir une réduction qui aboutit à la formation d'une grande quantité d'urobiline.

Gerhardt, Quincke, et plus récemment MM. Kiener et Engel, ont admis que la bilirubine déposée dans les tissus, pendant le cours de l'ictère ordinaire, subit sur place la même transformation, ce qui faciliterait la disparition de la coloration ictérique (1). Cette opinion n'est qu'une hypothèse, car on n'a pas donné la preuve directe de cette réduction. Cependant il est tout à fait rationnel d'admettre que le pigment biliaire peut éprouver, dans les tissus, et peut-être même dans le sang, un processus de réduction. Nous aurons plus tard à discuter la part qu'on a attribuée à cette transformation dans la production de l'urobilinurie.

Toujours est-il qu'on a pu obtenir *in vitro* la réduction du pigment biliaire.

R. Maly est parvenu à transformer la bilirubine et la biliverdine en urobiline en traitant ces matières, à l'abri de l'air, par l'amalgame de sodium. M. Winter, en conservant la biliverdine en solution alcoolique, a vu que le pigment s'altère spontanément et se transforme en urobiline. D'autre part, il a constaté que l'oxydation des solutions de bilirubine aussi pure que possible par l'acide nitrique, ne donne pas d'urobiline, tandis que les solutions de bile, traitées par le même procédé, se transforment et finissent par donner un spectre analogue à celui de l'urobiline.

(1) Kiener et Engel, Sur les conditions pathogéniques de l'ictère et ses rapports avec l'urobilinurie (*Arch. de physiologie*, 15 août 1887, n° 6).

Celle-ci ne serait pas le dernier terme de cette réduction. D'après Disqué, lorsqu'on prolonge l'opération, les pigments biliaires et l'urobiline donnent naissance à une matière incolore, véritable chromogène, car, par une opération nouvelle, elle régénère l'urobiline, surtout en présence des acides. Cette matière est connue sous le nom de chromogène de l'urobiline (Jaffé) ou d'urobiline réduite (Disqué) (1). L'urine normale fraîche en contiendrait presque constamment une petite proportion, par suite de la résorption intestinale.

Les mêmes phénomènes se produisent dans la bile conservée ; au fur et à mesure qu'elle vieillit, elle devient plus riche en urobiline.

De même dans l'urine ictérique, les pigments biliaires se modifient peu à peu et se transforment en urobiline en passant par divers états intermédiaires.

Mais il est très important de faire observer que ces matières colorantes peuvent, après réduction, remonter l'échelle à l'aide d'oxydations nouvelles. Certains faits pathologiques resteraient, sans cette particularité, tout à fait incompréhensibles. Ainsi le chromogène de Jaffé (urobiline réduite de Disqué) reproduit au contact de l'air de l'urobiline ; de sorte que dans l'urine normale fraîche il est impossible d'observer, ainsi que le dit très justement Disqué, trace d'urobiline au spectroscope, tandis que bien souvent l'urine conservée à l'air donne la réaction spectroscopique de ce corps. Et, de même, il suffit d'ajouter à l'urine un peu d'acide acétique ou d'eau iodée pour faire apparaître de l'urobiline par oxydation du chromogène.

Dans les urines pathologiques renfermant une grande quantité d'urobiline, l'exposition à l'air développe d'autres pigments et en particulier du pigment rouge brun, analogue à celui qui prend naissance pendant le cours des phénomènes de réduction, quand on part de la bilirubine.

Lorsqu'on extrait l'urobiline de ces urines, les solutions de cette matière s'altèrent aussi très rapidement soit sous l'influence du contact de l'air, soit surtout lorsqu'on les soumet à l'évaporation à chaud.

Le résultat de cette altération est un pigment rouge brun im-

---

(1) Disqué, Ueber Urobilin (*Zeitschrift. f. phys. Chemie*, Bd II, 1878).

pur, caractérisé par son insolubilité partielle dans l'eau et par sa
faible décoloration en présence des agents réducteurs, tels que
l'hydrogène naissant. M. Winter, qui a fait ces observations, a
vainement tenté de séparer les divers produits formant ce mélange
de pigments; mais il a également constaté la production d'un mélange semblable dans les solutions de pigment biliaire (bilirubine
ou biliverdine) exposées pendant un certain temps au contact de
l'air. Les produits pigmentaires ainsi mélangés seraient analogues à ceux qui proviennent de la réduction de l'hématine et qui
existent dans certaines urines pathologiques.

En résumé, au point de vue chimique, les pigments excrémentitiels paraissent provenir de la destruction de l'hémoglobine dont
le dernier terme serait un chromogène incolore. Les produits de
cette destruction peuvent se compliquer de nouveau par oxydation.
Mais nous ne connaissons qu'une faible partie de ces transformations, et, dans les états pathologiques, nous nous trouvons souvent
en présence de principes non encore définis.

— La recherche des pigments biliaires dans les humeurs et dans
l'urine est décrite dans tous les traités spéciaux. Elle doit être
effectuée en clinique à la fois dans le sérum sanguin et dans l'u-
rine. On obtient le sérum à l'aide du procédé décrit page 58 et on
le soumet à l'examen spectroscopique, ainsi qu'à diverses réactions chimiques, en se servant particulièrement du procédé de
Gmelin pour la recherche du pigment biliaire. L'urine peut être
également examinée directement au spectroscope.

Pour rendre ces recherches rapides et parfaitement applicables
aux besoins de la clinique, on peut utiliser un petit spectroscope
à vision directe, donnant un spectre très suffisamment éclairé
lorsqu'on regarde le ciel (1).

Voici comment on procède pour les urines : on en verse une
petite quantité dans un tube à essai (d'un diamètre choisi toujours le même) et on place ce tube devant la fente du spectroscope. Il va sans dire qu'on prendra toujours certaines précautions
élémentaires. L'urine trouble sera soumise à la filtration; l'urine
alcaline sera acidifiée avec un peu d'acide acétique, la réaction
spectrale de l'urobiline étant toujours plus nette dans un milieu
acide que dans un liquide alcalin. Cette addition d'acide acétique

---

(1) LXXXVII. On trouvera, chez M. Nachet, une petite trousse portative contenant
les instruments appropriés à ces études.

suffit parfois pour oxyder le chromogène de l'urobiline, qui est souvent très abondant dans les urines pathologiques. Mais pour atteindre ce but, surtout lorsqu'il s'agit d'une urine déjà acide, on y ajoutera quelques gouttes d'eau iodo-iodurée. Dans nombre de cas, l'addition de ce réactif renforcera nettement la bande de l'urobiline ou la fera naître lorsqu'elle n'existe pas.

Je me suis assuré maintes fois qu'il est inutile pour les recherches cliniques de précipiter l'urobiline et de la recueillir. Dès que cette matière existe dans l'urine, même en faible proportion, elle est visible par l'examen direct au spectroscope. Ce procédé offre même l'avantage sur les procédés chimiques de permettre d'apprécier l'existence de l'urobiline libre et de son chromogène. Les moyens employés pour précipiter l'urobiline oxydent, en effet, ce dernier et donnent d'emblée à la fois l'urobiline et le produit de l'oxydation du chromogène.

En opérant toujours dans les mêmes conditions sur de l'urine fraîche, on arrive avec un peu d'habitude à faire un véritable dosage de l'urobiline par la simple détermination de l'intensité de la réaction spectrale de l'urine (1).

Dans la pratique on trouve des urines qui renferment exclusivement de l'urobiline, ou bien en même temps que cette matière colorante une certaine proportion de pigments biliaires.

Lorsque ces derniers sont à l'état modifié, ils ne donnent plus la réaction de Gmelin, tandis que l'analyse spectrale permet facilement de les reconnaître. C'est là encore un des avantages de la méthode.

Dans un spectre dont la raie D correspond au n° 100 de l'échelle micrométrique, la bande de l'urobiline en solution acide se trouve à peu près à cheval sur 140 (limite gauche du bleu). Elle s'étend à gauche et à droite de cette ligne, de 135 à 148, formant une bande d'absorption large et très nette, dont le maximum est situé entre 138 et 146, soit entre 500 et 485 longueurs d'onde (fig. 81, I).

Lorsque l'urobiline est en solution dans le chlorure de zinc am-

(1) Pour constater chimiquement dans une urine la présence de l'urobiline, on peut suivre le procédé de Méhu. On précipite les pigments de l'urine par le sulfate d'ammoniaque en liqueur acide et, après filtration, on épuise le précipité par le chloroforme, qui dissout l'urobiline et permet d'en constater les caractères. Les deux plus importants sont la réaction spectrale et la fluorescence verte que prend cette matière colorante au contact du chlorure de zinc ammoniacal.

moniacal, la bande est refoulée un peu à gauche. Elle s'étend des divisions 128 à 137, etc., en s'entourant d'une ombre qui peut atteindre d'un côté 125, de l'autre 140. Le maximum d'absorption correspond à 130-135, soit à 518-505 longueurs d'onde (fig. 81, III).

Les pigments biliaires ne forment pas de spectre à proprement parler ; à titre de matières colorantes, ils éteignent une certaine partie du spectre.

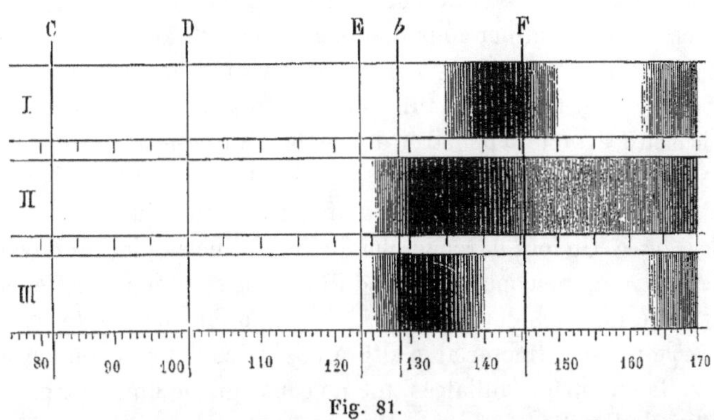

Fig. 81.

I. Spectre de l'urobiline dans l'urine acide ; II. Spectre des pigments biliaires dans l'urine III. Spectre de l'urobiline en solution dans l'urine traitée par le chlorure de zinc ammoniacal.

Cette action porte sur la portion droite. Lorsqu'ils ne sont pas très abondants dans l'urine, ils éteignent le violet et une partie seulement des rayons bleus. Dans ces conditions, lorsqu'il existe à la fois de l'urobiline et des pigments dans l'urine, on voit un fort renforcement de la bande d'absorption entre 140 et 145, et on aperçoit encore quelques rayons bleus entre cette bande et celle qui résulte à droite de la présence des pigments, que ceux-ci soient modifiés ou non.

Mais, au fur et à mesure que la proportion des pigments biliaires augmente dans l'urine, la partie couverte du spectre s'étale vers la gauche ; elle envahit la région de la bande d'urobiline et peut même la dépasser notablement (fig. 84, II).

Pour faciliter, en pareil cas, la détermination de l'urobiline, on se fonde sur la propriété qu'elle possède de diffuser beaucoup plus facilement que les pigments biliaires.

On verse avec précaution au-dessus de l'urine une couche

d'eau distillée de manière à éviter (grâce à la différence de densité) le mélange des deux liquides. Au bout de quelques minutes, l'urobiline diffuse dans l'eau et on en aperçoit la bande caractéristique dégagée de celle que produisent les pigments biliaires.

L'examen du sérum se fera par le même procédé. Lorsque ce liquide sera faiblement coloré, il sera nécessaire de le recueillir dans une petite éprouvette à fond plat, analogue à celle qui sert à faire le mélange pour la numération des éléments du sang, afin qu'on puisse l'examiner sous une épaisseur suffisante ; quand, au contraire, il présentera une coloration très foncée, on en mettra une petite quantité dans un tube à essai étroit de 3 à 4 millimètres de diamètre, et on fera pénétrer doucement au-dessus de la couche de sérum une petite quantité d'eau distillée, acidulée avec de l'acide acétique ou additionnée d'une très petite quantité d'eau iodo-iodurée. On fera la recherche de l'urobiline en plaçant devant la fente du spectroscope la partie du tube où commence à s'effectuer le mélange des deux couches. Cette matière colorante ayant un faible pouvoir tinctorial n'altère pas la couleur ordinaire du sérum. Les pigments biliaires, même ceux qui ne donnent pas la réaction de Gmelin, font prendre, au contraire, au sérum, une coloration jaune verdâtre qui permet déjà d'affirmer la présence de ces pigments avant tout examen spectroscopique ou chimique.

2° *Des ictères.* — L'ictère est un symptôme caractérisé essentiellement par une coloration anormale jaune, plus ou moins intense, de la peau et des tissus. C'est le sang qui va porter dans toute l'économie la matière tinctoriale. A une certaine époque, on admettait que cette matière provenait tantôt du passage de la bile ou tout au moins d'une partie de ses matériaux dans le sang, tantôt d'une production directe de pigment dans le sang par destruction et transformation de l'hémoglobine, et on distinguait deux variétés d'ictère : un ictère biliaire ou biliphéique et un ictère sanguin ou hématogène. Sous l'influence des idées de Gubler, ce dernier a été désigné généralement sous le nom d'ictère hémaphéique. On a admis, en effet, l'existence d'un pigment (hémaphéine) qui proviendrait directement de l'hémoglobine et dont l'accumulation dans le sang provoquerait un ictère particulier.

Plus tard, les chimistes ayant trouvé dans ce genre d'ictère une grande quantité d'urobiline dans les urines (Jaffé, Méhu, etc.), l'ictère hémaphéique de Gubler devint pour certains médecins (Gerhardt, Kunkel) l'ictère urobilique (1). Mais Quincke émit bientôt des doutes sur les propriétés tinctoriales de l'urobiline, et il regarda le pigment biliaire comme la seule matière colorante capable de produire l'ictère. Ses vues furent confirmées récemment par MM. Kiener et Engel.

Je pense avec ces auteurs que l'urobiline n'a pas une puissance de coloration sensible, et j'en ai trouvé maintes fois une quantité relativement abondante dans le sang, bien qu'il n'y eût aucune coloration anormale des téguments. Cependant il ne me paraît pas encore démontré que la bilirubine soit la seule matière colorante de l'ictère.

Il est parfaitement exact, ainsi que le disent MM. Kiener et Engel, que l'hémaphéine n'est pas une substance bien définie. Mais nous avons vu qu'il existe entre la bilirubine et l'urobiline des pigments intermédiaires qui sont précisément aussi mal définis. Quelques-uns de ces pigments paraissent avoir des propriétés tinctoriales intenses, en particulier le pigment rouge brun dont la présence dans les urines répond le plus complètement aux caractères de l'hémaphéine. Or, dans un certain nombre d'observations, on trouve à la fois dans le sérum et dans l'urine, à côté de l'urobiline, des pigments biliaires ne donnant pas la réaction de Gmelin. Ce sont ces cas qui correspondent surtout à l'ictère hémaphéique. Parfois, chez ces malades, il y a de petites poussées d'ictère ordinaire avec émission d'urine donnant la réaction de Gmelin ; mais les urines conservent d'une manière habituelle leurs caractères particuliers. MM. Kiener et Engel ont pu reproduire ces caractères en mélangeant avec de l'urine normale très concentrée ou une urine urobilique une certaine quantité de solution de bilirubine ou d'urine donnant la réaction de Gmelin. Le mélange permettait d'obtenir une intense réaction hémaphéique, mais il n'était plus possible d'y déceler la matière colorante biliaire ni par la réaction de Gmelin ni par l'action de l'iode.

Cette intéressante observation prouve bien que la réaction hémaphéique des urines est le résultat de la présence dans le

<hr>

(1) GERHARDT (*Wien. med. Wochenschrift*, 1877). — KUNKEL, (*Arch. f. pathol. Anat. u. Phys.*, Bd LXXIX, 1880).

même liquide de plusieurs matières colorantes et chromatogènes. Mais il n'en est pas moins vrai que dans certains cas d'ictère biliphéique franc, on trouve à la fois de l'urobiline et du pigment biliaire dans des urines donnant la réaction de Gmelin, tandis que certaines urines ne contiennent le pigment biliaire que sous une forme modifiée et répondant ainsi tout spécialement au type décrit par Gubler.

Toujours est-il que la bilirubine et ses dérivés les plus immédiats, allant probablement jusqu'à ce pigment mal défini de coloration rouge brun, sont seuls capables de teindre les téguments ou les tissus de manière à produire l'ictère. Celui-ci est donc toujours d'origine biliaire et les anciennes dénominations d'ictère biliphéique, hématique ou hématogène, hémaphéique, ne doivent pas être conservées.

A côté de l'ictère biliaire, il y a lieu d'admettre un état morbide dans lequel la coloration de la peau et des tissus est due au sang lui-même ou plutôt à l'hémoglobine. Ce serait là l'ictère auquel on pourrait, à bon droit, donner le nom d'hématique si cette expression n'avait pas été employée pour désigner le prétendu ictère biliaire d'origine hématique. On peut lui réserver le nom d'*ictère sanguin* ou *hémoglobique*.

La coloration que prend la peau sous l'influence d'une dissolution massive de l'hémoglobine est faible et ne rappelle que de loin celle de l'ictère; mais dans certains cas elle peut acquérir une assez grande intensité. En effet, les agents qui altèrent les hématies pour rendre l'hémoglobine soluble dans le plasma, déterminent souvent la transformation de cette matière en méthémoglobine dont le pouvoir tinctorial est plus considérable. L'ictère sanguin est alors *méthémoglobique*.

L'ictère sanguin paraît pouvoir se produire au moment de la résorption d'une grande quantité de sang diffusé dans des tissus sains. Le plus habituellement, il résulte de l'intoxication par un des agents destructeurs des hématies, et son histoire appartient presque en entier aux toxémies.

3° *Urobilinurie.* — A l'état normal les urines ne contenant pas d'urobiline libre, mais seulement des traces de chromogène, la présence d'une proportion notable de cette matière dans une urine fraîche constitue un fait pathologique. Ce fait se rencontre avec une fréquence extrême. Aussi trouve-t-on diverses variétés d'urines urobiliques. Voici l'énumération des principales : *a*, urobiline avec pigments biliaires normaux, donnant la réaction de Gmelin (type fréquent) ; *b*, urobiline avec pigments modifiés, ne donnant pas la réaction de Gmelin, même lorsque l'urine est examinée à l'état frais (type de l'ictère hémaphéique) ; *c*, urobiline seule avec quantité variable d'urochrome.

Quand il n'existe pas de coloration anormale des téguments, l'urobilinurie est pure, c'est-à-dire dégagée de toute trace d'ictère. Cette forme est commune et peut acquérir dans certains cas une très grande intensité. Souvent l'urine paraît contenir alors à côté de l'urobiline d'autres matières colorantes. Lorsqu'elle est très concentrée, sa coloration foncée peut être due à une forte proportion d'urochrome ; mais il peut y avoir en outre des pigments mal définis, couvrant comme les pigments biliaires une portion de la partie droite du spectre et ne donnant ni réaction de Gmelin ni coloration ictérique aux téguments. Dans quelques cas ces pigments proviennent d'une oxydation à l'air de l'urobiline ; ils n'existent pas lorsqu'on a soin d'examiner l'urine tout à fait fraîche. Dans d'autres, ils peuvent être constatés au moment même de l'émission des urines. On se trouve alors en présence de cas où les urines offrent la plus grande analogie avec celles de l'ictère hémaphéique, bien que les téguments et les tissus soient exempts de toute teinte ictérique.

On trouve donc, en clinique, entre l'ictère biliaire proprement dit et l'urobilinurie pure, toute une série d'états intermédiaires qui sont d'ailleurs parfaitement expliqués par les phénomènes de réduction et d'oxydation auxquels sont sujettes les matières colorantes dérivées de l'hémoglobine.

— Pour compléter ces renseignements, j'indiquerai ici sommairement les rapports qui existent entre l'état du sérum et des urines dans les cas d'urobilinurie simples ou complexes.

On rencontre à cet égard quatre combinaisons principales :

a. *Urobiline seule dans le sérum et dans l'urine.* — Le sérum est plutôt pâle que foncé, il présente une bande plus ou moins nette d'urobiline.

L'urine est assez franchement urobilique, parfois faiblement colorée, mais très nettement urobilique quand on y ajoute de l'iode.

L'urobiline ne paraît donc pas s'accumuler dans le sérum ; elle est très diffusible et, à ce titre, passe facilement dans les urines.

La peau ne présente habituellement pas de coloration ictérique ;
à moins que la combinaison en question ne s'observe dans le décours d'un des autres états dont nous aurons à parler (ictère biliphéique ou ictère hémaphéique). Les garde-robes n'ont rien de
caractéristique.

b. *Urobiline et pigments biliaires dans le sérum, urobiline seule
dans l'urine.* — Dès qu'il y a des traces de pigments biliaires dans
le sérum, ce liquide prend une coloration jaune-verdâtre caractéristique ; mais dans cette seconde combinaison, il est relativement peu foncé, la proportion des pigments biliaires restant faible.
Souvent même il s'agit de simples traces, appréciables seulement
lorsque le sérum est examiné sous une épaisseur suffisante.

L'urine offre la même coloration que dans la combinaison précédente, ou bien elle est un peu plus foncée.

Mais la peau et les conjonctives présentent, en général, une
légère coloration ictérique ou plutôt subictérique. Les garde-
robes ont des apparences variables ; elles ne sont pas décolorées.

c. *Pigments biliaires plus abondants dans le sérum et traces
d'urobiline ; urobiline dans l'urine, associée à des pigments biliaires
modifiés.* — Le sérum du sang présente une coloration ictérique
bien manifeste et la réaction spectrale des pigments biliaires y est
très nette, alors même qu'il est examiné en couche relativement
mince. Dans beaucoup de cas il donne une légère réaction de
Gmelin, alors que l'urine ne présente pas cette réaction. Dans ce
dernier liquide on reconnaît au spectroscope, à côté de l'urobiline,
une certaine quantité de pigments biliaires ; ce sont les pigments
modifiés, déjà plusieurs fois mentionnés.

Les malades sont plus ou moins nettement ictériques ; nous
nous trouvons dans les conditions habituelles de l'ictère hémaphéique de Gubler. Ici encore les garde-robes n'ont rien de caractéristique.

d. *Pigments biliaires dans le sérum et dans l'urine, avec ou sans
urobiline.* — Cette combinaison est celle qu'on rencontre dans l'ictère ordinaire confirmé. Le sérum du sang acquiert au plus haut
degré la coloration jaune-verdâtre due à la pénétration dans le
sang des pigments normaux de la bile. Il est parfois si foncé
qu'on dirait une dissolution peu étendue de bile. Naturellement il
donne aussi nettement que possible la réaction spectrale des
pigments biliaires et la réaction de Gmelin ; mais souvent, et c'est

G. Hayem. — *Du Sang.*   32

là un fait important, il contient une certaine quantité d'urobiline

Il en est de même pour l'urine. On y trouve presque toujours, outre les pigments ordinaires de la bile, une certaine proportion d'urobiline. D'ailleurs, quand l'ictère est intense et surtout lorsque l'urine n'est pas tout à fait fraîche, on reconnaît dans ce liquide la présence des pigments modifiés.

L'ictère ordinaire est la seule circonstance pathologique dans laquelle les garde-robes soient régulièrement décolorées, bien qu'on puisse y déceler encore une certaine quantité d'urobiline.

4° *Urohématinurie.* — Les matières colorantes dont nous venons de parler ne sont pas les seules qui puissent exister dans l'urine. On sait d'abord qu'elles diffèrent de la matière colorante en quelque sorte spécifique de l'urine à laquelle Thudicum a donné le nom d'urochrome, et que cet urochrome peut fournir d'autres dérivés. A l'état pathologique la quantité d'urochrome est variable, elle peut augmenter très sensiblement et donner à l'urine une coloration foncée sans que celle-ci renferme de l'urobiline ou d'autres pigments biliaires. Ce serait donc une erreur de croire, comme on le dit dans certaines observations cliniques, que les urines foncées en couleur sont toujours des urines urobiliques. L'urochrome de Thudicum n'a ni les réactions spectrales ni les réactions chimiques de l'urobiline ou de son chromogène et Jaffé a fait voir qu'après l'avoir précipité, on peut retrouver dans le liquide qui passe le chromogène de l'urobiline.

Dans d'autres cas, les urines sont d'une grande pauvreté en urochrome ; elles deviennent alors remarquablement pâles. Ce caractère n'est pas toujours la conséquence d'une augmentation d'eau, comme dans les diverses variétés de polyurie. Les urines peuvent être très pâles sans subir une augmentation de volume.

Il n'est pas rare dans ces urines pâles de constater la présence d'un chromogène dont nous n'avons pas encore parlé. Traitées par un acide, notamment par l'acide chlorhydrique, elles fournissent une coloration rose violacée plus ou moins intense, bien différente de celle due à l'indican.

On a donné à ce chromogène le nom d'*urohématine*. Harley s'est servi le premier de cette expression; mais dans un sens vague, en comprenant sous cette dénomination tous les chromogènes faisant prendre, en s'oxydant, une coloration plus ou moins intense aux urines. Gubler a précisé la signification de ce terme.

Mais dans l'état actuel de nos connaissances il est impossible de dire à quel corps se rapporte le nom d'urohématine. Cette matière n'est actuellement caractérisée que par la réaction que nous venons de signaler.

Résulte-t-elle d'une modification de l'urochrome, ainsi que pourrait le faire croire la pâleur insolite des urines qui en renferment, ou bien provient-elle d'une réduction très avancée des pigments d'origine hépatique? Les auteurs les plus compétents ne donnent sur ce point aucun renseignement précis.

C'est une lacune regrettable, car l'urohématine paraît avoir une significetion pathologique assez importante, ainsi que nous aurons l'occasion dé le voir à propos de l'étude des anémies et en particulier de la chlorose. Il existe, en effet, dans certaines maladies un état particulier, caractérisé par la présence habituelle ou fréquente d'urohématine en proportion variable dans l'urine. On pourrait, pour le distinguer de l'urobilinurie, lui donner le nom d'*urohématinurie*.

Dans les cas de ce genre l'urohématine existe seule comme chromogène anormal de l'urine, ou bien elle est associée avec l'urobiline et son chromogène ; d'autres fois encore les caractères de l'urine sont alternants, c'est-à-dire qu'après la présence de l'urobiline dans les urines pendant quelques jours, on constate celle de l'urohématine, et réciproquement. A l'analyse spectrale l'urohématine ne donnant aucune réaction se distinguera toujours aisément de l'urobiline ou de son chromogène.

B. Participation du sang à la production de ces différents états. — Après ce préambule, abordons la question qui se rattache directement à notre sujet, à savoir, celle de la part qui revient au sang dans la formation des pigments excrémentitiels. Nous avons dit, dès le début, que tous ces corps tirent leur origine du pigment sanguin. Mais il est clair que cette origine peut être directe ou indirecte, ou bien encore double, en partie directe, en partie indirecte. Or, au point de vue pathologique il est évidemment important de savoir quels sont les divers sièges de ces mutations du pigment sanguin; quelle est la part qu'on doit faire aux transformations que celui-ci peut éprouver dans le sang lui-même et celle qui revient aux organes d'élaboration et, en particulier, au foie. Cette question est depuis longtemps l'objet de discussions intéressantes. Comme elle soulève des problèmes assez obscurs de chimie biologique, on conçoit aisément que ces discussions soient encore loin d'être terminées.

1° *Ictère*. — Nous savons maintenant que la coloration ictérique est due à la bilirubine ou à ses dérivés les plus directs ayant encore une certaine puissance tinctoriale.

La présence de ces matières colorantes dans le sang ne peut être expliquée que par deux hypothèses, celle de la formation dans le sang lui-même par transformation directe de l'hémoglobine, celle de la résorption après formation des pigments par le foie.

Un certain nombre de physiologistes, en s'appuyant sur les anciennes expériences de W. Kühne et de L. Hermann, admettaient la transformation dans l'économie de l'hémoglobine en bilirubine, lorsque Tarchanoff fit paraître d'intéressantes recherches qui semblèrent établir définitivement ce fait important (1).

Mais, en réalité, ces recherches prouvent uniquement que le foie excrète avec une grande activité les pigments préformés introduits dans la circulation et que son activité fonctionnelle est très augmentée, au point de vue de la fabrication des pigments, lorsqu'on adultère le sang de manière à rendre libre dans le plasma une certaine quantité d'hémoglobine. Plus récemment, Stadelmann ayant repris l'étude de cette question pense qu'il n'est pas encore permis de dire si l'augmentation de la matière colorante biliaire, observée après les destructions globulaires, est due à une formation directe dans le sang ou à une formation indirecte dans le foie (2). Si l'on veut bien se servir des documents fournis par la clinique, il est impossible de rester dans cette incertitude, car celle-ci réalise des expériences du plus haut intérêt.

Rien n'est plus fréquent, en effet, qu'une altération des cellules hépatiques entraînant une insuffisance de sécrétion biliaire, et notamment une grande diminution dans la proportion de la bilirubine. Or, dans les états pathologiques, la destruction des globules rouges continue à s'effectuer dans l'organisme, elle est même parfois sensiblement accrue, ainsi qu'en témoigne l'anémie progressive des malades, et cependant, dans nombre de cas, il ne survient

---

(1) J. Tarchanoff, Ueber die Bildung von Gallenpigment aus Blutfarbstoff im Thierkörper (*Pflüger's Arch.* Bd. IX, S. 53 et 329, 1874).

(2) E. Stadelmann, Zur Kenntniss der Gallenfarbstoffbildungen (*Arch. f. exper. Pathologie u. Pharmacologie.* Bd. XV, S. 337).

pas d'ictère, ainsi que cela devrait se produire s'il y avait rétention dans le sang de bilirubine provenant de la transformation de l'hémoglobine.

D'autre part, j'ai constaté un grand nombre de fois que le sérum laqué, produit par la dissolution des globules rouges à la suite d'injections intra-vasculaires destructives de ces éléments, ne renferme pas habituellement de pigment biliaire.

Il peut donc exister une très forte dose d'hémoglobine en circulation dans le sang, sans que le plasma devienne ictérique. Chez les animaux, on peut pousser l'expérience jusqu'à l'apparition d'une hémoglobinurie. Chez l'homme, dans l'état morbide connu sous le nom d'ictère sanguin traumatique, on ne trouve pas de pigment biliaire (bilirubine ou biliverdine) dans les urines, bien que le sang renferme assez d'hémoglobine diffusée pour que les téguments prennent une coloration analogue à celle de l'ictère.

Le foie paraît donc bien fabriquer et non excréter un pigment, la bilirubine.

L'ictère biliaire ordinaire est par suite un ictère par résorption et non par rétention.

On sait que cette résorption est occasionnée par un obstacle au cours normal de la bile. Mais au point de vue des rapports qui nous préoccupent entre le sang et la fonction hépatique, nous devons nous demander si cette résorption ne peut pas résulter indirectement d'une déglobulisation exagérée.

— On ne sait pas encore si le foie emprunte les matériaux de la formation de la bilirubine directement aux globules rouges ou seulement à l'hémoglobine préalablement dissoute dans le plasma. Cependant certains faits d'ordre pathologique semblent démontrer que le foie peut détruire les hématies. On observe fréquemment, en effet, dans certaines formes d'anémie, une forte et rapide diminution du nombre des globules rouges, sans que la faible proportion d'hémoglobine dissoute normalement dans le sérum du sang augmente ; parfois même le sérum recueilli dans ces cas est beaucoup plus pâle que le sérum normal.

Quoi qu'il en soit, les expériences qui ont consisté à provoquer chez les animaux une active destruction globulaire produisent parfois un certain degré d'ictère.

Ces expériences ont été faites à l'aide de procédés très divers, et par conséquent les résultats qu'elles fournissent sont complexes.

On peut, en effet, introduire directement dans le torrent circulatoire de l'hémoglobine préalablement dissoute. ou bien provoquer la destruction des hématies de l'animal, soit à l'aide d'injections d'eau distillée simple, soit à l'aide de solutions d'agents toxiques, destructeurs des hématies.

Les solutions d'hémoglobine altèrent, on l'a vu, les propriétés physiologiques du sang et peuvent, par suite, déterminer des stases sanguines dans le foie. Quant aux injections de substances toxiques, la plupart d'entre elles, sinon toutes, sont capables d'altérer plus ou moins gravement le parenchyme hépatique, ainsi qu'Afanassiew l'a fait voir récemment pour quelques-unes d'entre elles (1).

Si donc on veut prendre connaissance des effets des destructions globulaires exagérées, dégagées de toute complication. il faut donner la préférence aux injections d'eau distillée. Tarchanoff a fait voir que ces sortes d'injections sont suivies d'une augmentation rapide et considérable des pigments biliaires dans la bile et de l'apparition dans les urines d'une certaine proportion de pigment biliaire.

Toutes les causes de destruction des globules rendent d'ailleurs la bile plus riche en matière colorante. Il est probable que cette bile épaissie s'écoule plus difficilement par les voies d'excrétion et qu'il en résulte un certain degré de résorption.

Dans les expériences de ce genre que j'ai faites sur un chien, avec le concours de M. Winter, chaque injection d'eau a été suivie d'une légère hémoglobinurie, puis d'une poussée passagère, mais très nette, d'urine ictérique.

Il n'est donc pas douteux qu'une destruction active des globules rouges puisse donner lieu, même en l'absence d'une altération du foie, à un ictère plus ou moins intense. Mais il est certain que ce processus est extrêmement rare en pathologie. Il n'offre guère qu'un intérêt théorique (2).

2° *Urobilinurie.* — L'urobiline diffère des vrais pigments biliaires par sa grande diffusibilité.

Il en résulte que lorsqu'il s'en forme dans un point de l'orga-

(1) M. AFANASSIEW, Ueber die pathologisch-anatom. Veränderungen u. s. w. (*Arch. f. path. Anat. u. Phys* Bd. XCVIII, Heft 3, S. 460).

2) L'ictère dit hémaphéique étant complexe, nous en reportons l'étude pathogénique après celle de l'urobilinurie.

nisme, même circonscrit, on peut en retrouver immédiatement partout. Mais cette propriété lui donne surtout l'avantage d'être plus facilement et plus rapidement éliminée. Il faut tenir compte de ces particularités dans la discussion des hypothèses relatives à ses diverses origines.

Ces hypothèses sont assez nombreuses. On peut, en effet, faire provenir l'urobiline d'une ou de plusieurs des sources suivantes : résorption intestinale, transformation du pigment biliaire, transformation de l'hémoglobine, et enfin formation dans le foie.

a. *Origine intestinale*. — Nous savons qu'à l'état normal la bilirubine se réduit partiellement dans l'intestin et que les selles renferment toujours une assez forte proportion d'urobiline. En raison de la diffusibilité très grande de cette matière, on a admis que, dans certains cas, elle pouvait être résorbée dans l'intestin et éliminée plus tard par les reins, après son passage dans le sang.

Cette source d'urobilinurie n'est guère admissible, car à l'état physiologique, malgré la présence d'une très grande proportion d'urobiline dans les fèces, on ne trouve pas, nous l'avons vu, d'urobiline libre dans les urines ; on ne rencontre dans cette excrétion qu'une petite quantité de chromogène. D'autre part, chez les malades atteints d'urobilinurie, ce phénomène est indépendant des fonctions du tube digestif; il peut coexister avec de la diarrhée aussi bien qu'avec de la constipation, avec des selles décolorées ou, au contraire, très riches en matières colorantes.

b. *Origine pigmentaire*. — Nous avons vu qu'un certain nombre d'auteurs admettent la réduction du pigment biliaire dans les tissus (p. 488). C'est cette source d'urobiline que nous rangeons ici sous l'épithète de pigmentaire. Quincke et après lui MM. Kiener et Engel ont établi que, pendant la période de décroissance de l'ictère ordinaire, les urines renferment de l'urobiline. Ces observations sont parfaitement exactes. Dans un grand nombre de cas d'ictère on trouve une petite proportion d'urobiline dans l'urine pendant la période d'état de la maladie; puis plus tard et, en général, au moment où les téguments commencent à se décolorer, la proportion d'urobiline semble augmenter, en même temps que l'urine perd la propriété de donner la réaction de Gmelin. Souvent on se trouve ainsi en présence d'un véritable ictère hémaphéique de décroissance, se terminant parfois par une période d'urobilinurie pure. C'est en semblables cas que cette matière colorante proviendrait de la transformation de la matière biliaire dans les tissus. Mais si les faits cliniques sont exacts, il n'en est peut-être pas de même de leur interprétation.

MM. Kiener et Engel, qui se sont faits surtout les champions de cette opinion, n'ont pu en fournir une preuve convaincante. On ne trouve pas d'urobiline dans les tissus des ictériques. Je l'ai fait rechercher par M. Winter dans la peau très fortement colorée d'un malade atteint depuis plus de six mois d'ictère hémaphéique et ayant rendu pendant la vie de grandes quantités de pigments biliaires divers (bilirubine, pigments modifiés, urobiline). Cette peau finement hachée fut traitée par l'alcool légèrement acidulé par l'acide chlorhydrique. On obtint une solution jaune, verdissant rapidement à l'air et donnant la réaction de Gmelin; mais, soumise à l'examen spectroscopique, elle ne présenta aucune trace d'urobiline.

On peut objecter que cela ne prouve rien contre la transformation pendant la vie du pigment biliaire en urobiline, car cette dernière matière, grâce à sa diffusibilité, peut être résorbée au fur et à mesure de sa formation. Mais on rencontre assez souvent dans des cas d'ictère très intense des urines dépourvues d'urobiline ou ne contenant que des traces de cette matière. J'ai observé plusieurs cas de ce genre. L'ictère dû à une obstruction des voies biliaires peut persister pendant des semaines ou même des mois sans urobilinurie. Gerhardt, Quincke et MM. Kiener et Engel eux-mêmes ont cité des faits semblables. Ces derniers pensent que la matière colorante biliaire déposée dans les tissus ne se transforme pas nécessairement en urobiline; qu'elle peut rentrer inaltérée dans la circulation et être reprise par le foie. Cependant, si les tissus possèdent une certaine activité réductrice, cette propriété doit s'exercer dans tous les cas et devenir évidente tout au moins dans les ictères chroniques, lorsque la matière biliaire imprègne les tissus depuis un temps relativement long. Il est illogique de supposer qu'elle puisse faire parfois totalement défaut et acquérir, au contraire, un haut développement dans d'autres circonstances. Ces considérations me conduisent à penser que ce n'est pas dans cette réduction du pigment biliaire par les tissus qu'il faut chercher la principale source de l'urobilinurie.

c. *Origine hématique.* — L'urobiline, avons-nous dit, est le seul pigment que l'on puisse obtenir directement *in vitro* à l'aide de l'hémoglobine. On en peut conclure que cette transformation doit se produire facilement dans l'organisme. Il y a lieu d'examiner sous ce rapport deux ordres de faits distincts : les transformations du sang extravasé ; celles du sang circulant.

Les faits signalés par Langhans et Quincke (p. 487) relativement à la production de biliburine dans les foyers d'extravasation sanguine ne prouvent pas qu'il puisse y avoir un ictère de cette origine. On ne trouve, en tout cas, dans ces foyers que des traces de matière colorante biliaire. Mais les faits cliniques que j'ai rappelés touchant la présence d'urobiline en proportion notable dans les épanchements hémorragiques chez l'homme peuvent être mis au nombre des causes productrices d'urobilinurie. Et, en effet, on trouve, dans ces circonstances, une quantité plus ou moins grande d'urobiline dans l'urine, sans qu'il y ait habituellement trace d'ictère (pleurésie hémorragique par exemple).

Le processus paraît simple dans les faits de ce genre. L'hémoglobine dissoute dans le liquide épanché se transformerait au bout d'un certain temps en urobiline qui passerait de là dans le sang, puis dans l'urine. Il est possible que chez l'homme certains épanchements de sang (foyers hémorragiques du cerveau ou des méninges) puissent donner lieu à un certain degré d'urobilinurie par un procédé analogue. Toujours est-il que dans les expériences chez les animaux on n'obtient rien de semblable ; mais on remarquera que chez eux — que l'injection soit faite dans une séreuse ou dans le tissu cellulaire sous-cutané — la plus grande partie du sang disparaît complètement au bout de quarante-huit à soixante-dix heures, tandis que les épanchements pathologiques de sang sont beaucoup plus lents à se résorber.

— Dans les nombreuses expériences qui ont été faites sur l'ictère d'origine hématique ou hématogène, il n'est guère question d'urobilinurie. Cependant Gubler n'avait pas hésité à invoquer la destruction exagérée des globules rouges pour expliquer certains cas d'ictère hémaphéique, devenu depuis l'ictère urobilique de certains auteurs.

Il y a donc lieu de se demander si réellement la destruction exagérée des globules rouges peut produire l'urobilinurie indépendamment de toute autre circonstance pathologique. C'est là une question qui peut certainement être abordée à l'aide de l'expérimentation ; mais à la condition que les expériences soient faites, comme pour l'ictère, dans des conditions simples, excluant toute altération du foie ou de la circulation hépatique.

A cet égard on ne peut guère utiliser que les injections sous-cutanées de sang ou bien encore les injections d'eau.

Les premières ont été employées par M. Poncet qui a eu l'idée de chercher à reproduire chez les animaux l'ictère sanguin traumatique dont il a fait une bonne étude clinique (1).

Nous trouvons dans ce travail 4 expériences.

Dans la première on a injecté sous la peau d'un chat du sang défibriné de chat ; les urines sont devenues plus foncées pendant la résorption du sang; elles ne contenaient pas de pigment biliaire, mais on n'y a pas recherché l'urobiline.

Mêmes remarques à faire à propos d'une seconde expérience reproduisant la première.

Dans les deux autres expériences, exécutées sur des chiens, on a trouvé de l'urobiline dans les urines, sans pigment biliaire. Mais ces expériences ne prouvent rien pour notre sujet, d'abord parce qu'on a omis de regarder si les urines étaient dépourvues d'urobiline avant d'opérer les animaux et ensuite parce qu'on a commis la faute grave de choisir, pour l'injection sous-cutanée, du sang d'une espèce étrangère. D'ailleurs les animaux sont morts rapidement comme s'ils avaient reçu le sang étranger directement dans les vaisseaux.

Pour arriver à un résultat d'une interprétation non douteuse, il faut choisir des animaux n'ayant pas d'urobiline ou de pigments biliaires dans les urines, et après les avoir soumis pendant deux ou trois jours à un régime identique, peu riche en matières azotées, leur injecter sous la peau une certaine quantité de sang défibriné provenant d'un animal de la même espèce. J'ai fait sur des chiens des expériences de ce genre. Le sérum du sang est devenu hémoglobique, mais les urines n'ont présenté aucun pigment anormal : elles ont pris simplement une coloration plus foncée pendant les premières vingt-quatre heures.

Les injections d'eau dans les veines des chiens sont suivies de résultats plus manifestes. Les urines deviennent, en effet, successivement hémoglobinuriques, puis ictériques et urobiliques. Mais il faut pour atteindre ce résultat que les injections soient faites à

____

(1) A. Poncet, De l'ictère hématique traumatique (*Thèse de Paris*, 1874).

hautes doses, de façon à ce qu'elles mettent en liberté dans le plasma une grande quantité d'hémoglobine. Lorsque la proportion d'eau injectée est peu considérable, le sérum du sang peut devenir fortement laqué sans qu'il se produise de modification très nette des urines. L'hémoglobinurie fait défaut, une certaine quantité de pigment biliaire apparaît et en général l'urine devient très foncée. Mais l'urobilinurie manque souvent et, lorsqu'elle se montre, elle est peu accusée et très passagère.

J'ai maintes fois constaté les mêmes résultats à peu près négatifs à la suite d'injections de sang défibriné ou de sérum fortement coloré par de l'hémoglobine. Et cependant Tarchanoff a vu que dans des conditions analogues l'activité du foie est considérablement augmentée, et j'ai observé moi-même, chez tous les animaux qui avaient une grande quantité d'hémoglobine à détruire, un épaississement remarquable de la bile avec augmentation de la matière colorante normale, mais non de l'urobiline (1).

En somme il est difficile de provoquer expérimentalement de l'urobilinurie lorsqu'on se préoccupe de l'intégrité du foie et, de l'ensemble des expériences faites sur cette question, on peut conclure qu'un foie normal élimine habituellement l'hémoglobine en nature ou sous forme de pigment biliaire et n'a pas de tendance marquée à la transformer en urobiline.

Néanmoins l'urobilinurie ayant pour origine une dissolution habituelle de l'hémoglobine dans le plasma n'est théoriquement pas contestable, et l'on doit la considérer comme une des conséquences possibles de l'hémoglobinhémie. Mais jusqu'à présent je n'ai observé aucun fait de ce genre. Chez mes malades atteints d'urobilinurie pure, je n'ai observé qu'un seul cas d'hémoglobinhémie et encore était-il permis de rapporter ce phénomène à une dissolution de l'hémoglobine dans le sérum au fur et à mesure de la séparation de ce liquide. Il existait d'ailleurs peut-être chez la malade une altération du foie, et dans les cas cliniques il sera toujours très difficile de supposer cet organe parfaitement sain. Or, nous allons montrer maintenant que l'urobilinurie relève presque toujours d'une altération du foie.

d. *Origine hépatique*. — Rien n'est plus fréquent en clinique

____

(1) Les expériences faites avec le sang dissous donnent des résultats plus nets au sujet de la production de l'urobilinurie. Mais je ne crois pas devoir en tenir compte à cause de l'action du sang dissous sur la circulation.

que l'urobilinurie pure, sans trace d'ictère. Dans certains cas cet état, après avoir été passager, accidentel, intermittent, devient permanent. Les urines, examinées au spectroscope ou par les procédés chimiques, renferment constamment une certaine proportion d'urobiline libre. Cette proportion peut varier d'un jour à l'autre suivant diverses circonstances; mais elle ne devient jamais nulle.

Lorsque les malades qui présentent cette urobilinurie habituelle succombent, on trouve à l'autopsie une altération graisseuse ou atrophique des cellules hépatiques et une bile altérée renfermant une notable proportion d'urobiline. Il est évident qu'en semblable cas, l'urobiline est fabriquée par le foie lui-même et non un simple produit d'excrétion, car on ne peut invoquer le plus souvent aucune autre origine à ce pigment. Impossible d'admettre une destruction globulaire, soit dans le sang, soit même dans le foie, car d'une part le sérum du sang est habituellement pâle et peu riche en hémoglobine dissoute, et d'autre part le chiffre des globules rouges reste sensiblement stationnaire. D'ailleurs, si la destruction des globules rouges était exagérée, on peut affirmer, d'après les expériences sur les animaux, que la bile serait très colorée et très épaisse, tandis qu'ordinairement elle est, au contraire, peu chargée en pigments, parfois même peu abondante et presque décolorée.

Il est vrai que certains malades atteints d'urobilinurie chronique s'anémient progressivement; mais ce sont des cachectiques chez lesquels la rénovation du sang est entravée. L'anémie n'est pas la conséquence d'une usure exagérée du sang, mais bien d'un arrêt ou tout au moins d'un ralentissement dans la formation des hématies.

MM. Kiener et Engel n'admettent qu'une seule origine à l'urobiline : cette matière proviendrait dans tous les cas de la réduction de la bilirubine. Il y aurait toujours nécessairement, dans toutes les circonstances pathologiques où s'observe l'urobilinurie, un faible degré de stase biliaire et d'ictère. C'est là une hypothèse toute gratuite, car l'urobilinurie peut durer pendant des mois entiers sans que les téguments prennent la moindre teinte ictérique, sans que les urines renferment d'autres pigments biliaires. Cette opinion exclusive est la conséquence de la manière dont ils conçoivent les rapports qu'affectent les pigments d'origine hématique entre eux et avec l'hémoglobine. Ils pensent que l'hémoglobine doit nécessairement passer par l'état de bilirubine avant de devenir de l'urobiline et que le foie ne forme pas d'autre pigment que la bilirubine. Nous avons déjà montré que la première de ces propositions est inexacte (p. 486) et que l'hémoglobine paraît, au contraire, se transformer plus facilement en urobiline qu'en bilirubine. Quant à la formation d'urobiline directement par le foie, elle est repoussée par ces deux habiles observateurs précisément en raison de leur vue théorique sur la formation de l'urobiline et aussi parce qu'ils n'ont pu trouver cette matière colorante dans la bile. Or, nous avons vu que la bile fraîche et normale en contient toujours des traces, et qu'à l'état pathologique elle peut en renfermer de très fortes proportions.

Cette altération de la bile coïncidant avec un état anatomo-pathologique du foie qui indique un affaiblissement dans les fonctions de la cellule hépatique, il nous paraît très probable que l'hémoglobine se transforme plus facilement dans le foie, aussi bien qu'*in vitro*, en urobiline qu'en bilirubine.

En d'autres termes l'urobiline est en quelque sorte le pigment du foie dégénéré.

Les nombreuses observations cliniques que j'ai recueillies sur ce sujet dans ces dernières années ne peuvent me laisser aucun doute sur ce point.

— L'urobilinurie habituelle peut s'observer dans un grand nombre de maladies. Toutes ces maladies ont pour caractère commun de provoquer une dégénérescence graisseuse ou une atrophie des cellules hépatiques.

Le phénomène urobilinurie chronique correspond donc à l'état gras ou à l'insuffisance fonctionnelle du foie; il a sous ce rapport une grande importance, tant au point de vue du diagnostic que du pronostic.

Il est probable que c'est grâce à sa diffusibilité que ce pigment passe dans le sang pendant sa formation intra-hépatique sans être accompagné par la bilirubine.

La proportion d'urobiline formée par le foie et par suite l'intensité de l'urobilinurie ne dépendent pas uniquement du développement plus ou moins avancé de la dégénérescence du foie; elles sont également influencées par l'activité variable de la destruction globulaire. Ainsi, dans l'alcoolisme chronique avec altération du foie ou dans la tuberculose, on observe souvent une urobilinurie habituelle, modérée. Survienne la plus petite cause de destruction globulaire, un léger mouvement de fièvre, une simple fatigue et immédiatement l'urobilinurie s'accentue. Les matériaux qui, par un foie sain, seraient transformés uniquement en bilirubine, forment en partie de l'urobiline.

L'apparition de grandes quantités d'urobiline dans l'urine sous des influences peu actives de déglobulisation indique donc déjà un mauvais état du foie.

Comme ce point offre un réel intérêt pratique, citons ici une observation clinique et une expérience de laboratoire. Un malade entre à l'hôpital avec une fièvre typhoïde confirmée; ses urines contiennent une forte proportion d'urobiline sans pigment biliaire, ce qui est assez rare dans cette maladie. La fièvre tombe, le malade entre en convalescence, et cependant les urines continuent à déceler chaque jour de l'urobiline en quantité notable, mais plus faible que pendant la période fébrile. Or, ce malade est un buveur; il fait depuis longtemps des excès de boissons qui ont dû très certainement altérer la nutrition du foie.

Dans le cours de mes recherches sur les effets produits par les injections d'eau distillée, j'eus l'occasion d'opérer un chien malade.

Exp. : Chien vieux n'ayant plus de dents, obèse, mangeant bien; au laboratoire depuis quelques jours; mais n'ayant pas encore subi d'expérience.

Poids, 24 kil., 500. Temp. rect. 38°,9.

L'urine est très limpide, légèrement ambrée, faiblement acide, nettement albumineuse, non urobilique, mais renfermant des traces de pigment biliaire.

16 *janvier* 1888, à 9 heures du matin. — On injecte par la saphène 230 grammes d'eau distilllée, stérilisée à l'aide de l'autoclave.

Après l'opération l'animal est affaibli; il reste couché et est pris de frissons forts et fréquents; la température monte à 39°,9 et on compte seize inspirations par minute.

La première urine recueillie à 2 heures de l'après-midi est fortement urobilique; elle renferme une plus grande quantité de pigment biliaire (réaction de Gmelin), de l'albumine et des traces manifestes d'hémoglobine.

Le lendemain 17, l'animal est bien remis; il mange avec appétit; température 39°,2. L'urine est neutre; elle contient moins d'urobiline et de pigment biliaire; elle reste albumineuse comme avant l'expérience, mais ne renferme plus d'hémoglobine.

Le 18. — Temp. 39°,1; bon état général; bon appétit; urine neutre, assez fortement urobilique, trace de pigment biliaire comme avant l'expérience, toujours albumineuse.

Le 19. — Temp. 39°,3. Urine neutre, urobiline, traces non douteuses d'hémoglobine, pas de pigment biliaire.

Le 20. — La température monte à 40°,7 bien que l'état général paraisse satisfaisant ; urine alcaline, renfermant des traces manifestes d'urobiline et d'hémoglobine.

Les 21, 22, 23, 24 et 25. — L'urine ne contient plus d'hémoglobine, mais renferme encore une quantité plus ou moins manifeste d'urobiline.

À l'autopsie du chien faite environ un mois plus tard, on a trouvé les reins dégénérés (gros reins blancs) et un état gras assez avancé du foie.

Pour bien montrer l'intérêt de cette expérience, il faut rappeler que les injections d'eau distillée faites à la même dose sur des chiens sains sont incapables de déterminer une urobilinurie notable.

Les traces d'hémoglobine trouvées dans l'urine à diverses reprises après l'expérience doivent être rapportées à l'affection rénale plutôt qu'aux effets de l'injection.

Les altérations du foie jouent, on le voit, un rôle considérable dans la production de l'urobilinurie. Mais ce phénomène ne peut avoir, à cet égard, une valeur diagnostique précise qu'à la condition d'être constant, habituel. Lorsqu'il persistera, sans présenter de grandes variations d'un jour à l'autre, dans des conditions où il sera impossible d'invoquer une augmentation dans la destruction des globules rouges, il indiquera, avec plus de précision que dans toute autre circonstance, une altération avancée du foie.

Mais nous ne croyons pas à l'origine exclusive de l'urobiline et nous avons déjà dit qu'en cas d'active destruction des globules rouges une partie de l'hémoglobine détruite forme de l'urobiline, même lorsque le foie paraît parfaitement sain. J'ai rencontré des cas de ce genre (nous en citerons des exemples à propos de la chlorose) dans lesquels l'urobilinurie était peu accentuée, mais parfois assez persistante, sans qu'il y eût en apparence la moindre altération du foie. Il est donc probable que lorsqu'un foie sain se trouve en présence d'une quantité considérable d'hémoglobine à transformer, il est incapable de la mener tout entière à l'état de bilirubine ; il est pour ainsi dire insuffisant et ce défaut d'activité se traduit par une formation plus ou moins abondante d'urobiline.

Toujours est-il que l'urobilinurie d'origine indirectement hématique ne paraît pas pouvoir atteindre l'intensité de celle qui est due à l'altération des cellules du foie. Il résulte, en effet, de mes observations cliniques que lorsque l'urobilinurie est très accentuée, alors même qu'il existe une cause de déglobulisation, on trouve à l'autopsie un foie dégénéré ou atrophié.

D'ailleurs, les expériences faites sur les animaux montrent qu'un foie parfaitement sain fabrique surtout de la bilirubine lorsqu'on lui livre un excès de pigment sanguin à transformer.

Si l'urobilinurie est si fréquente chez l'homme et probablement beaucoup plus facile à réaliser que chez les animaux, cette différence doit donc tenir surtout à l'état du foie. Nos animaux de laboratoire ont un foie remarquablement sain et actif, tandis que chez l'homme il est bien rare, en raison de la fréquence des écarts de régime, de ne pas rencontrer dans le foie des lésions cellulaires diminuant l'activité de cet important organe (1).

Il suffit, du reste, qu'il survienne des troubles dans la circulation hépatique, des stases sanguines plus ou moins étendues, pour que le fonctionnement du foie soit amoindri et que la production et la résorption de l'urobiline soient facilitées.

Ce sont ces conditions multiples qui nous permettront maintenant de comprendre les faits d'urobilinurie transitoire, si communément observés chez l'homme. Dans la majorité des cas, on peut invoquer à la fois une destruction exagérée des globules rouges et une lésion hépatique, si petite soit-elle.

Ainsi, par exemple, dans l'urobilinurie aiguë, passagère, des maladies fébriles (rhumatisme, pneumonie, grippe, etc.), ne peut-on pas admettre qu'à la destruction globulaire et à la congestion hépatique s'ajoute une modification nutritive des cellules du foie, produite par le passage dans l'organe de matières pyrétogènes et peut-être d'organismes pathogènes. Dans la fièvre intermittente l'urobilinurie apparaît surtout quelques heures après la cessation de l'accès, au moment de la plus forte élimination des globules rouges altérés; mais la nutrition du foie est loin d'être normale dans cette maladie.

Dans l'urobilinurie des maladies du cœur, la destruction exagérée des globules rouges n'est plus que sur un plan effacé; ce sont les troubles circulatoires et les dégénérescences cellulaires qui dominent.

Il est plus difficile d'expliquer l'urobilinurie tout à fait passagère, d'une durée de vingt-quatre à quarante-huit heures au plus,

---

(1) Théoriquement l'urobiline peut provenir de l'insuffisance fonctionnelle du foie ou bien de la réduction de la bilirubine en présence de la graisse contenue dans les cellules hépatiques. Le premier processus paraît plus vraisemblable en raison de la production de l'urobilinurie par destruction exagérée des globules rouges dans des cas où le foie paraît tout à fait sain. Mais au point de vue chimique l'un et l'autre de ces processus sont parfaitement soutenables.

survenant à l'occasion d'une fièvre éphémère, d'une courbature ou même simplement d'une sudation excessive.

Le processus doit toujours être le même : troubles dans la circulation hépatique et destruction exagérée de globules rouges; mais les faits de ce genre montrent bien avec quelle extrême facilité l'urobilinurie se produit chez l'homme. On remarquera toutefois que dans ces derniers exemples les urines sont rares, condensées, et que par suite les plus faibles traces d'urobiline y deviennent très apparentes.

3° *Ictère hémaphéique*. — Il va maintenant nous être très facile de comprendre la pathogénie de cet ictère. Nous admettons avec Quincke que toute coloration ictérique des téguments indique une résorption de pigment biliaire ; mais lorsque le même auteur conclut de ses recherches que l'ictère hémaphéique ou urobilique est simplement une forme atténuée de l'ictère ordinaire (biliphéique), nous croyons qu'il donne ainsi une idée tout à fait inexacte de l'ictère connu en France, depuis les travaux de Gubler, sous le nom d'ictère hémaphéique.

Cet ingénieux clinicien ne s'y était pas trompé. L'hémaphéisme indiquait pour lui une déviation fonctionnelle du foie ; l'hémaphéine était le pigment de l'insuffisance hépatique.

C'est exactement ce que nous venons de dire de l'urobiline, comme conclusion de nos recherches. Toutefois, Gubler croyait que l'hémaphéine était préformée dans le sang ; d'après lui, c'est à titre d'organe d'excrétion que le foie était insuffisant, tandis que nous pensons que la glande hépatique fabrique elle-même les pigments biliaires, modifiés ou non. D'après ses vues personnelles, Gubler admettait qu'une intense destruction globulaire était suivie d'une accumulation d'hémaphéine formée dans le sang par transformation de l'hémoglobine, et qu'il pouvait en résulter une variété d'ictère qui devenait ainsi le type de l'ictère sanguin ou hématogène. Dans cette conception, l'insuffisance hépatique était relative : le foie ne parvenait pas à éliminer tout le pigment qui lui était amené par le sang.

Nous pensons, au contraire, que c'est le foie lui-même qui produit les pigments provenant de la destruction des globules rouges et par suite nous attachons plus d'importance que Gubler à l'état de la glande hépatique.

Aussi dirons-nous, en un mot, pour bien faire saisir notre opinion : l'ictère hémaphéique de Gubler est l'ictère des malades dont le foie est altéré. C'est l'ictère particulier aux individus ayant habituellement de l'urobiline dans l'urine.

Qu'aux conditions de l'urobilinurie que nous venons d'étudier précédemment se joigne la plus petite cause de résorption biliaire, l'ictère hémaphéique sera constitué.

Il indique donc au même titre que l'urobilinurie chronique un mauvais état du foie et, par conséquent, il a une signification particulière des plus intéressantes.

Aussi le voit-on survenir dans tous les cas où la cellule du foie est lésée, non pas comme phénomène contingent; mais bien nécessaire. Du moment où l'ictère se produit, il ne peut être qu'hémaphéique, vu l'état du foie.

Citons comme circonstances pathologiques les cirrhoses, l'ictère grave, les intoxications (phosphore, plomb, alcool), les maladies infectieuses avec altération du foie et forte déglobulisation, les cachexies avec dégénérescence du foie (tuberculose, cancer), les maladies du cœur, etc.

Si nous comprenons bien la part prise par le foie dans la production de cette forme morbide, l'ictère hémaphéique, signalé pendant le décours de l'ictère ordinaire, résultera des désordres circulatoires et nutritifs qui auront pu se produire dans le foie pendant le cours même de l'ictère. Pour la même raison, certains malades, après avoir présenté pendant un temps variable les signes d'un ictère biliaire ordinaire, pourront être pris d'ictère hémaphéique lorsqu'à un certain moment de la maladie, le parenchyme hépatique, d'abord sain ou à peu près, aura subi un désordre nutritif plus accusé.

Nous devons nous rappeler qu'une des modifications les plus fréquentes de la bilirubine est représentée par un pigment rouge-brun dont la nature chimique n'est pas encore bien déterminée. Ce pigment est souvent le seul qu'on trouve dans le sérum du sang des malades atteints d'ictère hémaphéique et le seul aussi qu'on rencontre dans l'urine lorsqu'il existe dans ce liquide des proportions plus ou moins notables de pigment biliaire à côté de l'urobiline. Comme les téguments prennent, en semblables cas, une coloration ictérique, il est difficile de nier la puissance tinctoriale de ce pigment rouge-brun, de sorte que le type le plus net de l'ictère hémaphéique paraît être constitué par la résorption d'une bile pauvre en bilirubine et riche, au contraire, en pigment rouge-brun. C'est le mélange dans l'urine de ce dernier pigment, ne donnant pas la réaction de Gmelin, avec une proportion variable d'urobiline qui constitue le type de l'urine hémaphéique. Il serait donc inexact de désigner, avec certains auteurs, l'ictère hémaphéique sous le nom d'ictère urobilique.

L'hémaphéine de Gubler est en somme un mélange de pigments biliaires modifiés avec une certaine proportion d'urobiline, pigments capables de colorer les tissus, tandis que l'urobiline n'a aucune puissance tinctoriale.

Pour bien fixer les idées sur ce point, je vais rapporter brièvement un exemple d'ictère hémaphéique typique.

Jeune homme de dix-huit ans, atteint depuis plusieurs années d'insuffisance aortique, consécutive à une endocardite d'origine rhumatismale. Foie tuméfié, urine renfermant habituellement une petite proportion d'urobiline. Ce malade après avoir fait quelques excès de boissons et s'être fatigué en travaillant (il est terrassier) entre dans notre service en état d'asystolie.

Cœur très hypertrophié; foie volumineux; urine peu abondante, urobilique; dyspnée, infiltration légère des membres inférieurs.

L'état asystolique s'aggrave rapidement et il survient une teinte ictérique légère, généralisée. Les urines deviennent hémaphéiques : coloration rouge-brun, pas de réaction de Gmelin; elles renferment des pigments modifiés et de l'urobiline.

Au bout de deux jours, bien que l'ictère n'ait pas disparu, l'urine ne renferme plus que de l'urobiline.

Le sérum du sang est ictérique, mais moins foncé que dans l'ictère ordinaire; on y reconnaît au spectroscope la présence de pigments biliaires ne donnant pas la réaction de Gmelin et une proportion très faible (douteuse même) d'urobiline.

Le malade succombe bientôt aux progrès rapides de l'asystolie cardiaque.

A l'autopsie : cœur hypertrophié, énorme, orifice aortique insuffisant, foie assez volumineux, ayant très nettement les caractères du foie muscade.

Bile abondante, épaisse, brunâtre, filante; elle renferme une très petite proportion d'urobiline et de bilirubine; mais au contraire, une grande quantité de pigment rouge-brun. (Analyse faite par M. Winter.)

Voici donc un fait dans lequel la coloration ictérique des téguments s'est produite en l'absence de toute résorption appréciable de bilirubine. Dans d'autres cas, il peut y avoir passage dans le sang à la fois de pigment normal et de pigments modifiés, du moins à certains moments de l'évolution morbide. C'est ce qu'on observe habituellement lorsque la coloration ictérique est très intense (1).

Les urines de notre malade ayant présenté exclusivement de l'urobiline au moment où le sérum renfermait des pigments modifiés, ne donnant pas la réaction de Gmelin, on peut en conclure que ces pigments se transforment facilement dans l'organisme en urobiline. Ce fait n'est pas en contradiction avec les considérations développées précédemment (p. 503) à propos de l'origine pigmentaire de l'urobiline, les pigments modifiés s'éliminant par l'urine sous forme d'urobiline étant produits, comme cette dernière matière, par un foie plus ou moins profondément altéré.

— Notre but est atteint si nous avons réussi à établir que l'urobiline et les pigments modifiés (particulièrement le pigment rouge-brun) ont pour origine principale l'élaboration imparfaite de la bile, résultant d'une altération des cellules hépatiques et notamment de la dégénérescence graisseuse de ces éléments.

Que l'ictère soit biliphéique ou hémaphéique, il est dû au passage dans le sang des matières colorantes de la bile, et ces matières se retrouvent dans le sang telles qu'elles ont été fabriquées par le foie. Il est donc naturel que la forme sous laquelle se trouvent ces matières dans le sérum et par suite dans l'urine soit dans un rapport étroit avec l'état de l'organe qui les forme.

Ce même rapport existe, dans la grande majorité des cas, en ce qui concerne l'excrétion par les urines de l'urobiline seule, de telle sorte que les éliminations de pigments anormaux d'origine hépatique (pigments ne donnant pas la réaction de Gmelin et urobiline) permettent de faire des déductions importantes touchant l'état du foie et ont, à cet égard, une haute signification pathologique.

A. Altérations anatomiques du sang dues à la présence des pigments biliaires. — On sait que la bile attaque les globules rouges et les dissout, on pourrait donc s'attendre à trouver dans le sérum ictérique une forte proportion d'hémoglobine. Cependant, lorsque le sang a été recueilli avec les précautions convenables, le sérum ictérique ne renferme pas sensiblement plus de pigment sanguin qu'à l'état normal. J'ai constaté cette résistance des glo-

(1) Tout ce chapitre de l'ictère et de l'urobilinurie n'est que le résumé d'un grand nombre d'observations dans lesquelles nous avons fait parallèlement l'étude des urines, du sérum du sang et, à l'occasion, celle de la bile. Nous avons dû, pour ne pas l'allonger outre mesure, nous abstenir de publier ces observations cliniques.

bules rouges dans des ictères chroniques et même dans des cas où les urines contenaient des sels biliaires, c'est-à-dire où tous les éléments de la bile passaient dans le sang.

Lors donc que, dans un ictère chronique, on voit le sang s'appauvrir en hématies, il est impossible d'en conclure avec certitude que ce fait est la conséquence directe de l'action de la bile sur le sang. Il faut tenir compte, en effet, d'un grand nombre d'autres facteurs.

On peut en dire autant de toutes les autres altérations du sang, soit dans les diverses variétés d'ictère, soit dans l'urobilinurie. Ces états ne peuvent être considérés indépendamment des causes qui les produisent et dont la plupart sont capables par elles-mêmes d'altérer le sang.

Ainsi, on trouve souvent dans les ictères les caractères du sang fibrineux. Mais le fait n'est pas constant et on en arrive à rapporter l'augmentation de la fibrine à la cause productrice de l'ictère.

En un mot, il est impossible de dire quelles sont les altérations qui dépendent directement de l'adultération du sang par le passage dans ce liquide des pigments d'origine hépatique.

La présence de la bile en nature dans le sang, c'est-à-dire à la fois de matières colorantes et de sels biliaires est certainement plus nocive. Cet état tend à détruire les globules rouges ou à les rendre tout au moins plus vulnérables. Mais pareil fait se retrouve également dans les ictères chroniques légers, liés à une affection grave du foie, sans qu'il y ait passage de sels biliaires dans le sang.

Nous ne pouvons donc séparer la description des altérations anatomiques du sang dans les ictères et l'urobilinurie, des faits se rattachant aux maladies du foie dans lesquelles on rencontre ces états pathologiques.

§ 6. — ALBUMINURIE.

A. Rôle des altérations du sang dans la production de l'albuminurie. — La sécrétion urinaire est certainement celle qui tient le rang le plus important dans la dépuration incessante du sang. Le rein a pour fonction d'arrêter au passage avec une extrême vigilance tous les principes apportés par le sang et pouvant nuire

à l'organisme. Pendant ce travail actif et incessant l'organe rencontre assez souvent des matériaux qui l'irritent, l'enflamment à un
certain degré et pour un temps qui varie avec la nature des substances et la durée de leur élimination. De là l'origine dyscrasique
de certaines néphrites. Le plus souvent les matériaux nuisibles, destinés à être rejetés au dehors, sont accidentellement de
passage dans le sang, de sorte que la plupart de ces néphrites sont
temporaires; mais dans certains cas les matières sont formées par
l'organisme lui-même et renouvelées au fur et à mesure de leur
élimination. La néphrite peut alors devenir permanente et incurable.

Nous devons donc distinguer dans les altérations du sang, capables de produire l'albuminurie, celles qui résultent du passage
dans le sang de substances étrangères à l'organisme et celles qui
proviennent d'une altération proprement dite du sang, relevant le
plus souvent d'une déviation de la nutrition générale.

1° *Altérations du sang par des matières étrangères.* — Les albuminuries ayant cette origine sont nombreuses et incontestables.
Elles forment plusieurs groupes distincts.

Dans une première catégorie de faits on peut ranger celles qui
résultent de l'élimination de certaines matières toxiques ou médicamenteuses, qui ont la propriété d'irriter le rein en le traversant.
Un des types bien connus de ces substances est représenté par le
cantharidate de sodium provenant de l'absorption de la canthari-
dine au niveau d'une ampoule de vésicatoire. Ces faits sont bien
établis et relativement simples.

On sait également que certaines matières d'origine alimentaire
peuvent, en pénétrant dans le sang en proportion excessive, se
comporter comme les matières toxiques précédentes et provoquer
une albuminurie. Cl. Bernard et depuis d'autres expérimentateurs
ont vu survenir, par exemple, une albuminurie passagère après
l'ingestion d'une certaine quantité de blancs d'œuf.

Les faits de ce genre sont déjà moins simples, car l'albuminurie
paraît avoir dans ce cas une double origine. Elle provient, en effet,
d'abord de l'élimination de l'albumine d'œuf en nature et en second
lieu d'une perte d'albumine subie par le sang lui-même, en raison
de l'irritation rénale déterminée par ce travail d'élimination.

Dans un autre groupe de faits l'albuminurie paraît être provoquée par la présence dans le sang de certains produits morbides

qui doivent être rapprochés des substances étrangères destinées à être éliminées par les reins. Klebs et M. Bouchard ont admis que, dans les maladies infectieuses, les bacilles peuvent irriter les reins et déterminer par leur passage à travers ces organes une néphrite *particulière désignée actuellement sous le nom de néphrite infectieuse.* Mais la dyscrasie sanguine est tellement complexe dans les maladies infectieuses qu'il serait prématuré de rapporter toutes les albuminuries qui en dépendent à une seule cause. A côté de la néphrite bacillaire dont l'existence paraît incontestable, il peut y avoir des albuminuries provoquées par l'élimination de substances chimiques d'origine pathologique. Cette question est encore à l'étude.

2° *Altérations des principes normaux du sang.* — A côté de l'albuminurie produite par la présence dans le sang de corps ou de principes habituellement étrangers à ce liquide, viennent se placer des faits dans lesquels il est permis d'invoquer, pour expliquer le passage de l'albumine dans l'urine, une modification quantitative ou qualitative des principes constitutifs du sang lui-même. C'est à ce genre d'albuminurie qu'il faut réserver l'expression d'*hématogène*, improprement appliqué aussi à quelques-unes des albuminuries précédemment signalées.

Nous trouvons dans cette espèce d'albuminurie, comme dans la précédente, des faits bien distincts les uns des autres.

Sans entrer dans de grands détails, il nous paraît évident qu'il faut considérer à part les cas dans lesquels les altérations du sang portent sur les matières salines ou extractives et d'autre part sur les substances albuminoïdes.

La plus fréquente et la mieux connue des albuminuries du premier groupe est celle qui résulte de l'élimination de l'acide urique (néphrite goutteuse) (1). Elle se rapproche à bien des égards des albuminuries d'origine toxique ou médicamenteuse. Quant

(1) Ultzmann a signalé l'albuminurie produite, chez l'homme, par un état dyscrasique, caractérisé par la présence d'une quantité exagérée d'acides urique, oxalique, etc., dans l'urine. M. Lépine a publié un fait de ce genre (*Revue de médecine,* 1881), et Kinnicutt en a rapporté plusieurs (*Arch. of medicine,* 1882, febr. vol. II, et *Revue de médecine,* 1882, p. 626). (Citation empruntée aux notes de la traduction des *Maladies des reins* de Bartels, Paris, 1884.) J'observe en ce moment un goutteux qui rend des urines habituellement chargées, au moment même de l'émission, de cristaux d'acide urique et renfermant une petite quantité d'albumine. Quand les urines cessent d'être troubles et sédimentaires pendant quelques jours, l'albumine devient indosable.

aux albuminuries pouvant résulter d'une modification des sels du plasma, nous n'avons rien de précis à en dire. Si, dans un état morbide quelconque, on venait à démontrer une modification importante des matériaux salins du plasma, du chlorure de sodium notamment, et qu'il existât de l'albuminurie, il serait difficile d'attribuer ce phénomène à la composition saline du plasma plutôt qu'à une modification dans les qualités des matières albuminoïdes, qui certainement peuvent être influencées dans leur solubilité, leur diffusibilité et même dans la forme où elles existent dans le sang, par la proportion des matériaux salins du plasma (1).

Le glycose en s'éliminant par les reins détermine assez souvent de l'albuminurie. Or, on sait que dans le cours du diabète les épithéliums des canalicules peuvent subir une sorte de dégénérescence qui a été signalée par Armanni et attribuée par Ehrlich et notre collègue, M. Straus, à une infiltration de matière glycogène (2).

Enfin tout récemment M. Gaucher a attiré l'attention sur la possibilité de provoquer expérimentalement une dégénérescence épithéliale des reins, analogue à celle du gros rein blanc, en injectant sous la peau des animaux des solutions de matières extractives (leucine, tyrosine, créatine, créatinine, xanthine, hypoxanthine) (3). Il est donc permis de penser que les irritations des reins par accumulation dans le sang de produits provenant de troubles divers de la nutrition occupent un rang très important dans la pathogénie des néphrites.

Cependant dans ces dernières années on s'est surtout préoccupé des altérations que pouvaient subir les principes albuminoïdes eux-mêmes, et c'est sur ce point qu'ont porté plus particulièrement mes recherches (4).

— Dans les albuminuries chroniques, avec altération des reins, la lésion de ces organes est considérée par une certaine école comme primitive. Le passage de l'albumine dans l'urine proviendrait,

(1) M. Lépine a vu qu'une injection intra-veineuse de chlorure de sodium à la dose de 1 gramme par kilogramme de chien est toujours suivie d'une albuminurie de très courte durée (*loco cit.*).

(2) I. STRAUS, Contribution à l'étude des lésions histologiques du rein dans le diabète sucré (*Arch. de physiol.*, t. II, p. 323-350, et *Comptes rendus de la Soc. de biologie*, p. 541, 1885).

(3) E. GAUCHER, Pathogénie du mal de Bright (*Bull. et mém. de la Soc. des hôpitaux*, p. 7, 1888).

(4) XC.

pour les médecins ayant adopté cette opinion, des modifications
dans la structure et dans le fonctionnement des reins. Pour d'autres
médecins l'origine de ces albuminuries chroniques serait tout à
fait différente ; elle se rattacherait à une altération des matières
albuminoïdes du sang. Ces matières qui, à l'état normal, ne peuvent
franchir la barrière rénale, pourraient à l'état pathologique subir
des modifications rendant possible leur passage dans les urines.
Au bout d'un certain temps cette filtration anormale d'albumine
provoquerait des lésions rénales.

L'albuminurie brightique aurait, dans cette hypothèse, une
origine humorale ; elle représenterait le type ordinaire de l'albuminurie hématogène.

La théorie de l'albuminurie par altération des matières albuminoïdes du plasma présente d'assez nombreuses variantes. Gubler
a fait de grands efforts pour la rattacher à une augmentation relative de l'albumine du sang chez les brightiques. Son opinion
n'a pas prévalu. On doit accorder plus d'attention aux travaux très
intéressants de Semmola. Ce distingué confrère, dans une série de
publications dont la première remonte à 1850, a cherché à établir
que le mal de Bright est une « hémo-albuminurie dont la lésion
rénale n'est en quelque sorte que le post-scriptum anatomique » (1).
D'après Semmola l'albumine du plasma passerait à travers le
rein par suite d'une altération qualitative qu'il n'a pas pu caractériser autrement que par une augmentation dans son pouvoir de
diffusibilité.

C'est dans l'inertie fonctionnelle de la peau, déterminée par
l'impression du froid extérieur, qu'il faudrait chercher la cause
originelle de l'altération du sang.

Les troubles cutanés agiraient en amenant une sorte de déshar-
monie entre l'activité oxydante de l'organisme et les matières
albuminoïdes en circulation.

Tous les médecins qui admettent l'origine hématique du mal
de Bright s'appuient non seulement sur des faits cliniques, mais
aussi sur des expériences de laboratoire. Il existe, en effet, de très
nombreux moyens de provoquer une albuminurie temporaire en

---

(1) SEMMOLA, Nuove ricerche sull'albuminuria (*Comptes rendus de l'Académie mé-
dico-chirurgicale de Naples*, 1850. — Nouvelles recherches sur la pathogénie de l'albuminurie (*Bull. de l'Acad. de méd. de Paris*, 1861). — Pathogénie et traitement des
albuminuries (*ibid.*, 1867). — Sur le mal de Bright (broch. Paris, G. Baillière, 1880).
— Nouvelles recherches sur l'albuminurie brightique (Paris, Masson, 1885).

altérant la composition du sang à l'aide d'injections intra-vasculaires ou en faisant pénétrer dans le sang par d'autres voies des matières albuminoïdes. Ces expériences très variées, faites dans des conditions souvent mal précisées, ne me paraissent pas avoir toujours été interprétées d'une manière exacte.

J'ai eu l'occasion de répéter la plupart d'entre elles, et je crois utile d'en faire une sorte de revue critique, en cherchant à les grouper d'une manière méthodique et à assigner à chaque genre d'expériences sa véritable signification.

a. Il faut tout d'abord envisager à part les recherches dans lesquelles on a introduit dans la circulation générale des matières albuminoïdes étrangères au sang et d'une constitution tout à fait différente des albuminoïdes du plasma.

Ces sortes d'expériences ont été faites avec de l'albumine d'œuf, de la caséine ou du lait, de la gélatine. Calmettes, après avoir donné un bon résumé des faits connus en 1870, a entrepris quelques recherches nouvelles sur le lapin en utilisant le procédé de Vulpian qui permet de reconnaître dans l'urine l'albumine provenant du lapin et de la différencier de la matière albuminoïde injectée (1).

Voici les conclusions qu'il a formulées :

« Les substances organiques azotées, solubles, introduites dans les voies circulatoires par injection dans les veines tendent, en général, à sortir de l'économie par les voies ordinaires.

« Ce passage à travers le rein détermine une irritation passagère de l'organe.

« La conséquence de cette irritation est la présence dans l'urine, d'une manière passagère, de l'albumine du sang de l'animal, albuminurie qui peut persister encore quelque temps après l'élimination complète de la substance injectée. »

Ces matières étrangères à la constitution du sang se comportent donc comme les matières toxiques ou médicamenteuses dont le passage à travers le rein provoque un certain degré de néphrite temporaire.

L'albumine d'œuf paraît être moins bien tolérée que les autres matières albuminoïdes et son passage à dose suffisante à travers

---

(1) G. Calmettes, Recherches expérimentales sur l'albuminurie produite par l'injection de substances organiques azotées dans le sang (*Archives de physiol.*, t. III, p. 26, 1870). On pourrait également reconnaître l'albumine d'œuf dans l'urine d'après son pouvoir rotatoire. Il serait en moyenne de + 40, tandis que celui du sérum serait de + 62 (M. Béchamp).

le rein s'accompagne d'une néphrite plus ou moins intense qui entraîne parfois la mort de l'animal (1).

Il n'est pas nécessaire que cette albumine soit introduite directement dans la circulation pour que l'albuminurie survienne. Nous savons que l'ingestion d'une quantité suffisante de blancs d'œuf provoque chez l'homme une albuminurie passagère. L'injection d'albumine d'œuf dans le tissu cellulaire produit, même à faible dose, le même résultat.

Dans diverses expériences de contrôle que j'ai exécutées chez le chien avec de l'albumine pure, préparée par le procédé de Wurtz, j'ai toujours constaté de l'albuminurie temporaire. Il suffit d'injecter dans les vaisseaux 1 gramme de cette matière en solution dans un peu d'eau salée, chez un chien de 8 à 10 kilos pour que les urines deviennent albumineuses. Cette albumine se comporte exactement comme un corps étranger dont l'organisme cherche à se débarrasser hâtivement, car l'albuminurie apparaît presque immédiatement, au bout de 10 minutes à un quart d'heure. Elle est d'abord relativement abondante, puis diminue tout en persistant cependant habituellement environ quarante-huit heures. Quand l'injection est pratiquée dans le péritoine, l'albuminurie apparaît un peu tardivement, environ une demi-heure après l'injection.

Creite a constaté qu'après les injections d'albumine d'œuf la quantité d'albumine éliminée par les urines est moindre que la quantité injectée (2).

La plupart des autres observateurs sont d'accord sur ce point, qui a été également confirmé dans mes expériences. Dans un cas j'ai trouvé deux grammes d'albumine sur quatre injectés dans la saphène et, dans un autre, où la quantité d'albumine injectée dans le péritoine s'élevait à dix grammes (chez un chien de 11 kilos), la totalité de l'albumine urinaire n'a pas dépassé $2^{gr},09$. Dans plusieurs expériences il s'est produit une polyurie remarquable.

Que conclure de ces faits, sinon que les matières albuminoïdes

---

(1) Voir encore sur ce sujet : J. Béchamp et Baltus (*Comptes rendus de l'Acad. des sciences*, 1878) ; Grüztner (*Pflüger's Archiv.* Bd. XXIV, p. 441) ; Knipers (*Dissert. Amsterdam, an. in Centralblatt f. med. Wissens.*, 1882, p. 267).

(2) A. Creite, Versuche über die Wirkung des Serumeiweisses nach Injection in das Blut (*Henle's und v. Pfeufer's Zeitschr.*, XXXVI, 90-103 et *Centralblatt f. med. Wissens.*, 1869, p. 780).

sensiblement différentes des substances normales du plasma se comportent comme de véritables agents toxiques ?

On devrait évidemment dans la discussion de la pathogénie de l'albuminurie par altération des principes du sang laisser absolument de côté les expérieuces de ce genre et ne leur accorder aucune valeur.

b. Examinons maintenant les résultats obtenus avec les liquides albumineux extraits du sang ou avec les sérosités pathologiques.

La plupart des observateurs n'ont établi aucune distinction entre ces divers liquides. Nous ne suivrons pas cet exemple, car il nous paraît évident que les expériences de ce genre comprennent les trois variétés suivantes : injections de sérum sanguin emprunté à l'animal lui-même ou à un animal de la même espèce ; injections de sérum emprunté à un animal d'une espèce différente ; enfin injections faites avec des sérosités normales ou pathologiques n'ayant pas les propriétés coagulatrices du sérum.

— Cl. Bernard ayant produit une albuminurie passagère après avoir injecté du sérum de la même espèce explique le fait en disant que la substance albuminoïde qui existe dans le sang n'est pas la même après la coagulation que la substance qui, hors de l'organisme, constitue pour nous l'albumine.

Cependant, d'après l'analyse chimique, le sérum sanguin contient précisément les mêmes matières albuminoïdes que celles de l'urine albumineuse (sérum et paraglobuline). Mais le sérum du sang n'est pas simplement une dissolution saline de ces matières. Alors même qu'il est emprunté au propre sang de l'animal, il possède des propriétés particulières, et après sa réintroduction dans le torrent circulatoire, il modifie plus ou moins profondément le sang de l'animal transfusé. C'est là pour nous un fait de la plus haute importance.

Dans toutes les expériences de ce genre on doit tenir compte non seulement de la nature des matières albuminoïdes injectées, mais encore et peut-être surtout des altérations que le sérum peut faire subir au sang de l'animal mis en expérience. Nous savons maintenant que les injections de ce liquide rendent le sang stagnant immédiatement coagulable ; elles altèrent plus ou moins notablement les éléments figurés du sang et par suite elles changent non seulement la proportion des albuminoïdes du plasma, mais encore les propriétés du sang. Et cependant elles ne déter-

minent pas à coup sûr d'albuminurie. Pavy et d'autres expérimentateurs ont observé des faits négatifs, et, dans les expériences
que j'ai exécutées, ceux-ci ont été plus fréquents que les positifs.
De plus, en cas d'albuminurie, ce phénomène est toujours transitoire, et l'albumine éliminée ne représente qu'une très minime
partie de celle qui a été injectée.

— L'emploi d'un sérum emprunté à une espèce différente produit
dans le sang de l'animal transfusé des altérations bien autrement
grandes, ainsi que nous en avons eu la preuve dans les expériences faites avec le sérum de bœuf chez le chien. On peut prétendre d'abord qu'il introduit dans le sang des matières albuminoïdes en quelque sorte spécifiques et notablement différentes des
matériaux du sang de l'animal transfusé.

Ainsi, l'hémoglobine différant d'un animal à l'autre et présentant des caractères en quelque sorte spécifiques, on peut supposer qu'il en est de même des autres matières albuminoïdes, la
sérine et la paraglobuline. Cependant s'il existe réellement une
différence entre ces matières albuminoïdes, d'une espèce à l'autre,
nous verrons bientôt que ce facteur ne paraît pas pouvoir être
mis en cause. Il n'en est pas de même de l'altération que les éléments anatomiques du sang de l'animal transfusé éprouvent de la
part du liquide injecté.

On sait, en effet, d'après les recherches de Landois, que les
éléments figurés du sang sont très impressionnables au contact
d'un sérum étranger. A propos de mes recherches sur la transfusion péritonéale, j'ai cité des faits bien curieux sous ce rapport. J'ai vu, par exemple, les globules rouges du chevreau se
dissoudre presque immédiatement dans le sérum du sang du
chien, tandis que les globules rouges du chien se conservent pendant assez longtemps dans le sérum du sang de chevreau (1).
L'action d'un sérum d'une espèce sur l'autre n'est donc pas réciproque, et il faut s'inquiéter, dans chaque genre d'expérience, des
effets particuliers du sérum employé sur le sang de l'animal transfusé.

Enfin les sérums étrangers n'agissent pas uniquement en dissolvant plus ou moins rapidement les globules rouges, ils modifient la coagulabilité du sang et provoquent plus ou moins facile-

____

(1) LXXVI.

ment la formation de concrétions par précipitation. Ils paraissent devoir, tout au moins en partie, ces dernières propriétés à leurs effets sur les hématoblastes, et comme ces effets sont variables, le même sérum employé dans des conditions qui semblent identiques n'a pas toujours la même intensité d'action.

Les conditions expérimentales sont donc ici réellement très complexes; elles dépendent de facteurs multiples dont l'action varie suivant nombre de circonstances. Aussi les résultats qui ont été obtenus après les injections de sérums étrangers ont-ils été très variables.

Creite (1), qui a fait des injections sur le lapin avec des sérums de veau, de cochon, de chien, de mouton, de chat, de poule, de canard et d'oie, a obtenu tantôt des résultats négatifs, tantôt une albuminurie passagère, tantôt encore de l'hématurie et de l'albuminurie avec mort des animaux. Ce sont les sérums de poule et de chat qui lui ont paru les plus toxiques. Il pense que l'agent nocif est l'albumine du sérum, parce qu'après avoir fait coaguler l'albumine du sérum de poule par la chaleur, la partie restée liquide a été inoffensive. Mais ce raisonnement n'est pas justifié, car la chaleur dénature complètement le sérum.

Dans mes expériences, les résultats ont été tout aussi irréguliers, bien que j'aie toujours opéré sur le même animal, le chien, avec la même espèce de sérum, celui du bœuf.

Dans quelques cas, les urines n'ont pas été modifiées; dans d'autres, il s'est produit une albuminurie transitoire; dans d'autres encore, de l'hématurie; enfin, dans les cas graves, il est survenu de l'anurie complète.

La dissolution des globules rouges du sang dans le plasma ne détermine le passage de matières albuminoïdes dans les urines que dans les cas où la proportion d'hémoglobine libérée est tellement forte qu'elle est éliminée partiellement en nature par les reins.

Il se produit alors, non pas une albuminurie à proprement parler, mais une *hémoglobinurie*. Comme les injections de sérums étrangers donnent lieu souvent aussi à de l'hématurie véritable, je crois que, dans les cas où les urines deviennent rouges, ces liquides agissent sur les reins tantôt par hémoglobinhémie, tantôt par production d'embolies microscopiques.

____

(1) A. Creite (*loc. cit.*).

Le sérum sanguin emprunté à un animal de la même espèce tend aussi à provoquer de petites concrétions sanguines. S'il est moins actif qu'un sérum étranger, c'est qu'il altère beaucoup moins les éléments anatomiques du sang. Aussi peut-on, en général, en injecter une quantité assez grande sans produire d'albuminurie. Mais, en définitive, tous les sérums, sans en excepter même le sérum emprunté à un animal de la même espèce, sont capables, en altérant les éléments du sang, de provoquer de petites embolies microscopiques ou tout au moins des stases sanguines temporaires, et leur action sur les reins doit être rattachée à des troubles circulatoires. Il est donc permis de rapporter à la variabilité dans l'intensité et l'étendue de ces troubles circulatoires, la variabilité dans les résultats observés relativement à l'abondance et à la composition du liquide urinaire recueilli après les injections de ce genre.

— Pour apprécier convenablement l'action des liquides albumineux sur la sécrétion rénale, il faut se servir de liquides altérant le moins possible les éléments du sang de l'animal transfusé. Les sérosités hydropiques possèdent en général cette qualité ; ce sont à proprement parler de véritables liquides de dilution sanguine. Or, il résulte de mes expériences qu'ils peuvent être introduits dans le sang, même en très forte proportion, sans provoquer d'albuminurie. A l'époque où j'ai pratiqué ces sortes d'injections, je pensais qu'en employant de très hautes doses de matières albuminoïdes que je supposais sensiblement différentes — à cause de leur provenance étrangère — des matières albuminoïdes du plasma, on déterminerait de l'albuminurie au moins aussi sûrement qu'avec le blanc d'œuf. J'ai donc été étonné d'observer des résultats négatifs, et cependant je ne prenais pas la précaution de saigner préalablement mes animaux mis en expérience, comme on doit le faire lorsqu'on veut éviter les effets de l'augmentation de pression.

Parmi les nombreuses expériences de ce genre, je citerai les suivantes :

23 février 1883. — Chien de 5^{kil},200, injection de 216 grammes de liquide d'hydrocèle par la saphène ; pas d'albuminurie.

6 février 1884. — Chien de 9 kilogrammes, injection de 200 centimètres cubes de liquide d'hydrocèle par la saphène ; pas d'albuminurie.

28 mars 1884. — Chien de 14^{kil},100 ; injection par la saphène de 450 centimètres cubes de liquide d'ascite ; pas d'albuminurie.

15 *avril* 1884. — Chien de 10^{kil},200 ; injection par la saphène de 230 centimètres cubes de liquide d'ascite ; pas d'albuminurie.

24 *mai* 1884. — Chien de 10 kilogr. ; injection par la saphène de 225 centimètres cubes de liquide d'ascite ; pas d'albuminurie.

4 *octobre* 1884. — Chien de 11 kilogr. ; injection par la saphène de 350 centimètres cubes de liquide d'ascite provenant d'un malade atteint de mal de Bright et d'affection cardiaque ; pas d'albuminurie.

31 *mars* 1884. — Chien de 12^{kil},300 ; injection dans la cavité péritonéale de 300 grammes de liquide ascitique ; polyurie ; pas d'albuminurie.

23 *octobre* 1883. — Chien de 10^{kil},500 ; injection par la saphène de 80 centimètres cubes de liquide du péricarde du cheval, frais et filtré ; pas d'albuminurie.

Tous ces animaux ont été à peine éprouvés par ces sortes d'injections et ont survécu. Mais les résultats n'ont pas toujours été absolument négatifs. Dans deux cas des liquides du même genre ont produit une albuminurie passagère.

25 *juin* 1883. — Chien de 9^{kil},200 ; injection par la saphène de 300 grammes de liquide d'ascite.

L'opération est suivie pendant trois jours d'albuminurie qui n'a été très notable que pendant les vingt-quatre premières heures. L'animal est d'ailleurs malade et le liquide injecté n'ayant pas été immédiatement employé a dû subir, vu l'élévation de la température extérieure, un commencement d'altération.

8 *octobre* 1883. — Chien de 11^{kil},100 ; temp. 38°,9 ; injection dans la cavité abdominale de 400 centimètres cubes de liquide d'ascite.

Quelques heures après, temp. 39°,4. Les urines recueillies depuis l'opération et examinées le lendemain 9 renferment des traces nettes d'albumine. Temp. 39°,8.

Le liquide employé a laissé déposer une petite quantité de fibrine ; il renferme 59 p. 100 d'albumine desséchée. On a donc injecté au chien 23^{gr},6 de matières albuminoïdes.

Le 11. — Temp. 39°,3. L'urine renferme encore des traces d'albumine moins nettes qu'hier.

Le 12. — Temp. 39°,3. L'urine est encore très légèrement albumineuse.

Le 13. — Temp. 39°,3. L'urine ne contient que des traces à peine sensibles d'albumine.

Le 14. — Temp. 39°,2. L'urine est tout à fait normale.

Le 15. — Temp. 39°,4. On refait une seconde injection intra-péritonéale de liquide ascitique provenant du même malade. Ce liquide est trouble, il renferme quelques leucocytes et de petits filaments de fibrine. On porte la dose de liquide injectée à 500 centimètres cubes, jusqu'à ce que le ventre soit complètement tendu.

Une défécation et un vomissement ; ventre douloureux ; au bout de 2 heures temp. 39°,5.

Le lendemain, on ne trouve pas d'albumine dans les urines recueillies :

celles-ci renferment des pigments biliaires. Temp. 39°,4 ; le ventre n'est plus ni douloureux ni tendu.

Le 17. — Temp. 39°,1. L'urine renferme des traces douteuses d'albumine ; pigments biliaires.

Le 18. — Temp. 39°. L'urine est encore colorée par des pigments biliaires ; pas d'albuminurie.

Le liquide de cette seconde injection a donné lieu tardivement à une faible coagulation fibrineuse. Il ne contient plus que 30 p. 100 d'albumine (au lieu de 59 p. 100).

Le 19. — Temp. 38°,8. Le poids du chien, qui était descendu il y a quelques jours à 10^{kil},500, est remonté à 10^{kil},700.

L'animal paraît parfaitement bien remis. On lui injecte, toujours dans la cavité péritonéale, 205 centimètres cubes de liquide d'hydrocèle parfaitement clair et bien filtré.

Le soir, temp. 39°,4; pas d'albumine dans l'urine.

Le 20. — Temp. 39°,8; l'animal est un peu souffrant; il a de la conjonctivite catarrhale. Le liquide ayant servi à l'injection présente un caillot fibrineux (on sait qu'il y a, d'ailleurs, des liquides d'hydrocèle qui se coagulent). L'urine est normale.

Le 21 et le 22. — Temp. 38°,9; urine normale.

Le 23. — Temp. 39°,4.

Le 24. — Temp. 40°,1. Malgré cette élévation de la température, le chien mange de bon appétit et ne paraît pas malade. On le soumet, malgré cet état, à une nouvelle injection avec du liquide ascitique provenant de la troisième ponction faite au même malade.

Ce liquide est légèrement trouble et laisse déposer quelques flocons de fibrine. On le filtre avec soin et on en injecte 500 centimètres cubes. Presque immédiatement l'animal défèque et urine; il reste abattu.

Le soir, temp. 39°,6 ; impossibilité d'avoir de l'urine par la sonde.

Le 25. — Temp. 39°,6 ; urine normale ; le soir, temp. 39°,8.

Le 26. — Temp. 40°,2; poids de l'animal 10^{kil},600; les urines sont toujours normales.

Le 27. — Temp. 41°,1. L'animal est plus triste ; il a une diarrhée légèrement sanglante. Le ventre n'est cependant ni douloureux, ni tendu. Le liquide injecté paraît s'être résorbé rapidement, comme dans les opérations précédentes; la sécrétion urinaire est diminuée; mais les urines sont toujours dépourvues d'albumine.

Le 29. — Temp. 39°,6. L'animal va mieux. On pense qu'il a eu un peu de péritonite localisée.

L'animal reste souffrant jusqu'au 6 novembre. Il a succombé plus tard à la suite d'autres expériences, et on a constaté, à l'autopsie, un peu d'épaississement du péritoine viscéral, surtout au niveau du foie, et une induration des ganglions mésentériques; les reins paraissaient normaux; ils ont été examinés au microscope après durcissement et ne présentaient aucune lésion notable.

On voit donc que des doses énormes de liquides albumineux et même légèrement fibrineux n'ont provoqué chez ce chien qu'une

G. Hayem. — *Du Sang.*   34

albuminurie très légère et passagère. Et encore sur quatre injections successives de ce genre, cette albuminurie temporaire n'a-
t-elle été notée que deux fois.

De l'ensemble de ces faits expérimentaux, en y comprenant
même ceux qui ont donné des résultats positifs, il est permis
de conclure que les matières albuminoïdes en solution dans les
sérosités normales et se présentant sous une forme en quelque
sorte naturelle peuvent être supportées par l'organisme à des
doses relativement considérables sans provoquer l'albuminurie.

Comme ces sérosités ont été empruntés à des animaux d'une
espèce différente, les qualités spéciales des matières albuminoïdes
ne paraissent pas jouer de rôle actif dans la production de l'albuminurie. C'est là un fait très important, car il prouve bien,
ainsi que nous l'avons dit précédemment, que les propriétés
nocives des sérums sanguins ne se rattachent pas aux matières
albuminoïdes contenues dans ces liquides. Il permet de plus de
n'accepter qu'avec une grande réserve tout ce qu'on a dit relativement à l'influence des variations quantitatives et qualitatives
des matières albuminoïdes du sang sur la production de l'albuminurie.

En résumé, l'action de tous ces liquides albumineux de provenance sanguine, directe ou indirecte, dépend surtout des effets
déterminés sur le sang des animaux transfusés et notamment sur
les éléments anatomiques de ce sang. Les sérosités qui n'altèrent
pas sensiblement les éléments du sang (y compris les hématoblastes)
peuvent être introduites à haute dose dans l'organisme sans provoquer de troubles circulatoires. Les matières albuminoïdes
qu'elles renferment sont tolérées par les reins dont la circulation
n'éprouve aucun désordre.

Au contraire, les sérums du sang ou les sérosités d'origine
phlegmasique, capables de modifier les éléments anatomiques du
sang et de provoquer la formation de petites concrétions sanguines,
déterminent dans les reins des troubles circulatoires plus ou moins
étendus. Aussi n'est-ce pas seulement l'albuminurie qu'on peut
voir en pareil cas, mais l'hématurie et la suppression plus ou
moins complète de la sécrétion urinaire.

Dans ces dernières années deux élèves de M. Lépine, MM. Estelle
et Faveret, ont fait, sous la savante direction de leur maître, des
expériences très intéressantes dont les résultats paraissent con-

tredire, au premier abord, ceux que j'ai obtenus avec diverses sérosités.

Ils ont injecté dans les veines d'un animal, soit de la sérine, soit de la globuline en solution dans l'eau, c'est-à-dire une seule des matières albuminoïdes constituantes du sérum, et ils ont obtenu, dans le premier cas une *sérinurie*, dans le second une *globulinurie* (1).

Il me paraît évident que ces matières albuminoïdes, précipitées par des procédés chimiques, ont éprouvé une modification constitutive et se sont comportées comme les matières étrangères à l'organisme que nous avons fait entrer dans notre première série de substances albuminoïdes.

— Semmola, après avoir constaté, comme tous les autres observateurs, que les matières albuminoïdes des urines sont les mêmes que celles du plasma sanguin (sérine et paraglobuline), invoque une altération qualitative de ces corps, une diffusibilité anormale.

Il en résulterait que le sérum des brightiques introduit dans les vaisseaux d'un animal dont les reins sont sains produirait une albuminurie, tandis que le sérum normal pourrait à la même dose rester sans effet.

J'ai eu récemment l'occasion de soumettre au contrôle de l'expérimentation ce dernier point très important de la théorie de notre confrère italien.

Ayant à ma disposition un vieux chien atteint du mal de Bright et dont les urines renfermaient des flots d'albumine, il m'a paru intéressant de tenter de rendre un chien sain, albuminurique, en le transfusant avec le sang de l'animal brightique. Je voulais éviter dans cette expérience l'action nocive du sérum du sang, et employer un sang complet et en quelque sorte parfaitement vivant pour être à l'abri de toute cause d'erreur.

Je pris un jeune chien de 4^{kil},400, ayant des urines normales, temp. r. 39°.

23 janvier 1888. — Les deux chiens sont préparés pour une transfusion directe d'artère à veine.

Le transfusé est placé sur une bascule, afin qu'on puisse peser la quantité de sang soustraite et la remplacer par une quantité égale de sang provenant du chien brightique. On pratique alors par une des fémorales une saignée jusqu'à production des premières grandes convulsions générales.

(1) ESTELLE (*Thèse de Lyon*, 1880). — FAVERET (*Thèse de Lyon*, 1882). — LÉPINE Notes additionnelles de la traduction française du traité des *Maladies des reins* de Bartels, Paris, 1884).

Le chien perd ainsi en quelques minutes 220 grammes de sang (représentant le vingtième de son poids). On le transfuse immédiatement jusqu'à rétablissement de l'équilibre de la bascule. Toutefois, le chien reçoit 20 grammes de sang de plus qu'il n'en a perdu, soit 240 grammes de sang. Il se remet rapidement; puis, au bout de quelque temps, il tremble et est pris de fièvre. Temp. r. 39°,4.

Cinq heures après l'expérience, le chien n'ayant pas uriné, on le sonde. L'urine ne renferme pas d'albumine.

Le lendemain 24, la fièvre s'élève à 40°,2; les urines recueillies ne renferment pas d'albumine (examen avec acide acétique et chaleur); elles contiennent un peu de pigment biliaire.

Le 25. — La température s'élève à 40°,7, l'animal se remet à manger; pas d'albumine dans l'urine, petite quantité d'urobiline.

Le 26. — Même état. L'animal se rétablit complètement; il est suivi avec soin jusqu'au 3 février. Ses urines restent toujours dépourvues d'albumine.

3 *février*. — On refait exactement la même expérience. L'animal tombe dans le collapsus après une perte de sang de 205 grammes, et on lui restitue exactement la même quantité de sang prise toujours sur l'animal brightique.

Les résultats de cette seconde transfusion ont été exactement les mêmes, c'est-à-dire production d'une fièvre traumatique sans apparition d'albumine dans l'urine.

Je me disposais à faire une troisième transfusion lorsque notre chien brightique succomba le 26 février. A l'autopsie de cet animal on a constaté que les deux reins étaient hypertrophiés, blancs; ils présentaient tous les caractères se rapportant à la néphrite dite parenchymateuse. Nous nous étions donc placé dans des conditions éminemment favorables à l'étude des altérations dyscrasiques du sang dans le mal de Bright.

— Il résulte, en définitive, de cette étude critique et expérimentale que l'influence des modifications des matières albuminoïdes du sang sur la production de l'albuminurie et des néphrites chroniques est loin encore d'être démontrée.

Jusqu'à présent donc les seules néphrites d'origine hématique dont l'existence soit bien établie sont celles qui résultent de l'accumulation dans le sang de matières cristalloïdes capables d'irriter les reins au moment de leur élimination. C'est de ce côté, ainsi que l'a fait tout dernièrement M. Gaucher, qu'il faudra chercher les principales causes du mal de Bright. Si les troubles dans les fonctions de la peau ont la grande part qu'on veut bien leur accorder dans cette pathogénie, il est probable qu'ils retentissent sur les reins en augmentant la proportion des matières nocives éliminées par ces organes. Mais les maladies de la nutrition qui altèrent d'une manière habituelle et parfois très prononcée la crase du sang doivent avoir à cet égard une influence bien autrement grande. On remarquera que les proportions dans le sang d'un certain nombre de ces substances nocives sont sous la dépendance du régime alimentaire, et l'on comprendra ainsi l'intérêt de premier ordre qui s'attache au choix des aliments dans le traitement des néphrites.

Comme le mode d'action des altérations dyscrasiques est sensiblement le même que celui des substances toxiques ou médicamenteuses, on peut dire que l'obscure étiologie du mal de Bright par altération rénale primitive tend à céder le pas à une étiologie plus satisfaisante pour l'esprit, celle de l'irritation vasculaire et cellulaire déterminée par le passage, à travers l'organe, de substances agissant à la façon des toxiques, c'est-à-dire par leurs propriétés organoleptiques.

B. Altérations du sang dans les albuminuries. — Dans toute albuminurie d'une certaine durée, le sang est altéré. On sait, depuis les travaux de Becquerel, que la proportion d'albumine diminue. Il est probable qu'il existe d'autres modifications chimiques plus ou moins importantes.

Je n'ai pu tenir compte personnellement que des altérations anatomiques. Mais je dois répéter à cet égard ce que j'ai dit à propos de l'ictère.

Les altérations anatomiques du sang chez les albuminuriques sont si étroitement sous la dépendance de la maladie des reins qu'il serait illogique d'en faire une description spéciale, puisque nous aurons à nous occuper plus tard de l'état du sang dans ces maladies.

§ 7. — CACHEXIE.

Le mot cachexie s'applique à cet état de déchéance organique, de dénutrition générale, auquel conduisent peu à peu les maladies chroniques habituellement incurables. Dès le début de ces maladies la nutrition générale est modifiée; elle l'est déjà même dans les états diathésiques qui ne sont pas encore la maladie confirmée; mais en pathologie générale on s'accorde à dire qu'il y a cachexie alors seulement que les désordres nutritifs sont parvenus à une sorte de phase ultime dont le début est surtout marqué par une anémie avancée.

C'est donc l'altération du sang qui caractérise le mieux l'état cachectique ; elle tient sous sa dépendance la décoloration des téguments, les hydropisies, souvent aussi les oblitérations vasculaires qui constituent les symptômes habituels et communs aux diverses cachexies.

Profondément troublé dans sa rénovation, le sang éprouve à la fois des altérations d'ordre anatomique et d'ordre chimique, et, quel que soit leur point de départ, ces altérations s'affirment par un certain nombre de modifications communes qui légitiment la conception d'un *état cachectique du sang*. On comprend toutefois que, vu la marche lente des altérations, il est très difficile d'indiquer quels sont les signes qui annoncent le début de cet état. Lorsqu'il est nettement accentué, il existe toujours un degré avancé de déglobulisation.

L'anémie, d'abord peu accusée, atteint progressivement et plus ou moins vite un degré intense, puis extrême. Elle se traduit à la fois par une diminution dans le nombre des globules et par les modifications qualitatives que nous avons fait connaître. Dans quelques cas cette anémie symptomatique est remarquable par l'intensité des déformations globulaires (particulièrement dans le cancer de l'estomac) ; mais d'une façon générale elle ne diffère en rien des anémies protopathiques parvenues au même degré. Lorsque la marche de la maladie cachectisante est très lente, l'anémie peut atteindre un degré extrême et devenir ainsi la principale cause de la terminaison funeste. C'est dans ces conditions qu'on peut voir apparaître dans le sang, quelques jours avant la mort, un petit nombre de globules rouges à noyau. Mais le plus habituellement les malades succombent avant que l'anémie soit devenue extrême ; celle-ci conserve les caractères que nous avons assignés à l'aglobulie intense du troisième degré.

Pendant que les hématies diminuent de nombre, les hématoblastes subissent des fluctuations irrégulières. Le plus souvent pendant les premières périodes de la cachexie ils ont une tendance à s'accumuler dans le sang. Ils peuvent alors atteindre des chiffres très élevés et dépasser 7 à 800 000. En même temps les formes intermédaires entre ces éléments et les hématies, rares à l'état normal, deviennent nombreuses, circonstance qui rend ces cas favorables à l'étude de l'évolution des globules rouges. Évidemment, ainsi que nous le verrons par la suite, le processus de sanguification, quoique affaibli, n'est pas éteint, l'organisme continue à former des globules rouges nouveaux, mais ceux-ci, ne se trouvant pas dans des conditions favorables à leur développement, restent en partie dans le sang à l'état d'hématoblastes ou d'éléments intermédiaires.

Plus tard, quand l'état cachectique est très avancé, le nombre des hématoblastes diminue, l'organisme épuisé est incapable d'en reproduire la faible proportion qui s'est transformée en globules rouges, et ce fait d'une haute gravité peut être considéré comme le présage d'une mort prochaine.

Les globules blancs subissent également chez les cachectiques des variations de nombre assez notables; mais ces fluctuations numériques sont si étroitement subordonnées à la cause même de la cachexie qu'il est impossible d'en formuler la loi générale.

Le plus souvent ces éléments sont plus nombreux qu'à l'état normal parce que la cachexie est due, soit à une maladie inflammatoire chronique qui pousse à la multiplication des globules blancs, soit à une maladie organique qui par elle-même est souvent une cause de leucocytose. Mais dans les cachexies extrêmement avancées il se produit un phénomène analogue à celui que nous venons d'indiquer à propos des hématoblastes : quelques jours avant la mort, le nombre des globules blancs, même lorsqu'il a été précédemment très élevé, diminue pour tomber parfois au-dessous de la normale, comme si l'organisme avait perdu la faculté de produire des globules blancs. A ce moment ces éléments sont, de plus, altérés qualitativement d'une manière plus ou moins notable. Ils deviennent plus pâles, plus finement granuleux, leur protoplasma moins ferme, moins gonflé, se creuse facilement de vacuoles tout en ayant conservé sa contractilité amœboïde; enfin souvent les noyaux, devenus plus apparents par le fait de cet état du protoplasma, sont volumineux et parfois vésiculeux.

Enfin qu'il me suffise de rappeler que souvent la proportion des différentes variétés de globules blancs est modifiée et que quelques-uns de ces éléments peuvent contenir des traces d'hémoglobine.

Il est très probable que le plasma du sang cachectique n'est pas moins altéré que les éléments anatomiques. Mais les méthodes que nous mettons en usage ne peuvent nous renseigner que sur les modifications du processus de coagulation.

Lorsque la cachexie est le résultat d'une altération organique, non inflammatoire, l'examen du sang pur, même lorsqu'il y a

34**

augmentation du nombre des hématoblastes, ne laisse voir qu'un très petit nombre de filaments fibrineux. Dans les larges espaces plasmatiques qui séparent les piles de globules rouges, on aperçoit souvent des amas d'hématoblastes volumineux, contenant des éléments intermédiaires, colorés, qui s'altèrent à peine pendant le processus de coagulation. Ces amas deviennent granuleux et vacuolaires, et de leur bord de plus en plus sinueux partent quelques rares filaments de fibrine qui se perdent en s'effilant à une petite distance sans former entre eux de réticulum visible (fig. 72).

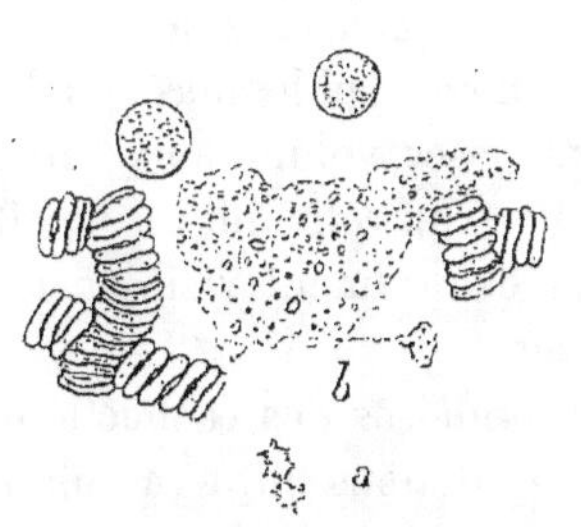

Fig. 82. — Cachexie syphilitique chez un enfant. Sang pur.

a, hématoblastes avant la coagulation du sang ; *b*, grande plaque granuleuse après la coagulation par fusion et altération d'hématoblastes ayant d'abord présenté les mêmes apparences qu'en *a*.

Dans d'autres cas, on voit seulement dans les espaces plasmatiques, rendus très larges par l'anémie, des amas d'hématoblastes volumineux qui se transforment après la coagulation en plaques granuleuses dépourvues de prolongements fibrillaires (fig. 82).

Dans ces divers cas les hématoblastes éprouvent une altération qualitative, car lorsqu'on traite le sang cachectique par le liquide A, il se forme habituellement des grumeaux que nous avons déjà décrits sous le nom de *plaques cachectiques* (p. 379). Les hématoblastes peuvent donc fournir une quantité surabondante de matière transformable en fibrine, sans que la fibrine concrète augmente d'une manière visible, ce qui ne peut guère s'expliquer qu'en admettant une modification portant principalement sur la constitution du plasma.

Lorsque l'état cachectique est lié à une affection chronique de nature inflammatoire, ou lorsqu'il se complique d'une lésion phlegmasique quelconque, ce qui est d'ailleurs fréquent, on voit survenir un épaississement plus ou moins notable du réticulum fibrineux et une augmentation dans le nombre des globules blancs. On rencontre cette particularité dans les affections chroniques des articulations (rhumatisme articulaire chronique, goutte chronique), dans la cachexie rénale, dans certains cas de cachexie cardiaque. Dans toutes ces circonstances le réticulum fibrineux est d'autant plus net que la phlegmasie est plus intense et plus étendue, ce qui permet de suivre aisément la marche irrégulière des lésions inflammatoires et d'apprécier l'état alternatif d'activité ou de silence de ces lésions. Mais il est rare que l'état du sang soit nettement fibrineux.

Le sang cachectique, dont les éléments anatomiques sont profondément altérés et dont les albuminoïdes du plasma doivent être également modifiés, ne paraît pas pouvoir réaliser franchement, nettement, une lésion qui semble exiger des conditions en quelque sorte plus saines, moins anormales. Le sang des malades cachectiques atteints de phlegmasies secondaires prend alors des caractères mixtes auxquels conviendrait bien le nom de phlegmaso-cachectiques. Les amas d'hématoblastes sont assez volumineux; ils se résolvent en fines granulations d'où part un réticulum à fibrilles grêles, relativement peu nombreuses et rarement visibles dans tous les points des espaces plasmatiques.

Je n'ai pas à revenir ici sur les thromboses des cachectiques, qui ont été étudiées à propos des coagulations intra-vasculaires (p. 431).

CINQUIÈME PARTIE

DÉVELOPPEMENT ET RÉNOVATION DU SANG.

Il est impossible de mettre en doute la rénovation continue du sang. Le jeu de la nutrition générale détermine non seulement l'usure des matières salines et albuminoïdes du plasma, mais encore celle des éléments figurés. Le renouvellement incessant des globules blancs est rendu évident par l'apport constant avec la lymphe et le chyle de cellules lymphatiques destinées à circuler dans le sang. L'usure des globules rouges n'est pas moins certaine, puisque toutes les matières colorantes, depuis celles de la bile jusqu'aux divers pigments fixes, proviennent de transformations de l'hémoglobine. Diverses recherches faites sur l'élimination du fer pendant l'inanition ou pendant la privation presque complète d'aliments contenant du fer (Dietl) plaident dans le même sens. Elles ont fait voir effectivement que l'économie perd alors plus de fer qu'elle n'en reçoit, et ce fer, on le sait, ne peut provenir que de l'hémoglobine.

Toutefois, à l'état sain, lorsque l'organisme complètement développé est dans une sorte d'équilibre stable entre les recettes et les dépenses quotidiennes, on peut prétendre que le mouvement de rénovation en ce qui concerne les globules rouges est peu considérable. Les fluctuations numériques que nous avons observées dans diverses circonstances physiologiques s'expliquent d'une manière suffisante par les variations dans le rapport du plasma aux éléments figurés. La résistance des globules rouges s'affirme également dans les expériences sur l'inanition, où l'on voit le nombre des globules rouges augmenter progressivement par épaississement du sang presque jusqu'au moment de la mort (voir p. 190).

Il ne faudrait pas croire cependant qu'à l'état physiologique les globules rouges ne se détruisent que dans une proportion presque négligeable. Mais nous n'avons jusqu'à présent aucune notion, même approximative, sur l'importance de cette destruction.

Quoi qu'il en soit, il est certain que le processus de sanguification est continu, et que l'organisme possède à tout âge de la vie le pouvoir de réparer les éléments du sang perdu ou détruit.

Cette faculté est mise en évidence par les faits pathologiques, notamment par les pertes sanguines qui sont suivies, au bout d'un certain temps, d'une restauration complète du sang.

L'étude de la rénovation du sang chez l'adulte se présente donc à nous comme une des questions les plus importantes dont nous ayons à nous occuper, et comme elle est surtout élucidée à l'aide de faits d'ordre anatomo-pathologique, elle vient bien ici à sa place à titre de complément et en quelque sorte de conclusion de nos recherches sur les altérations du sang.

A notre point de vue, ce qu'il importe de connaître, c'est le mode de rénovation des globules rouges après la naissance. Mais, dans le sang comme dans les autres tissus, les phénomènes de régénération des éléments ayant des liens étroits de parenté avec les faits de genèse ou de développement embryonnaire, nous commencerons par exposer sommairement ce que nous savons sur l'origine du sang pendant la vie intra-utérine.

CHAPITRE PREMIER

DÉVELOPPEMENT DES ÉLÉMENTS DU SANG.

§ 1. — PÉRIODE EMBRYONNAIRE ET FŒTALE.

A. Premiers éléments du sang du poulet. — La formation des premiers vaisseaux et des premiers éléments du sang est une des questions les plus difficiles de l'embryologie ; aussi compte-t-on sur ce point presque autant d'opinions que d'auteurs. Elle a été étudiée principalement sur l'œuf de poule ; mais comme il n'entre pas dans notre cadre de traiter cette question en détail, nous nous bornerons à rappeler brièvement les descriptions les plus récentes.

On sait que les vestiges des vaisseaux et du sang apparaissent vers la fin du premier jour d'incubation pour s'accentuer nettement le second jour. Ils se montrent dans la zone opaque ou aire vasculaire et dans les portions latérales et postérieures de la zone pellucide ou aire transparente. D'après Kölliker, dont la description diffère peu de celle de His, ils siègent dans la couche profonde du mésoderme, qu'il a désignée sous le nom de lame fibro-intestinale. Au début de leur formation ces vaisseaux se présentent sous l'aspect d'un réseau compact à mailles étroites, dans lequel on ne peut distinguer ni troncs ni branches. Ce réseau est coloré par places en rouge sous la forme de points arrondis ou ovalaires, connus sous le nom d'îles de sang ou îles de Wolff.

Ces premiers vaisseaux sont d'abord des tubes pleins ou cordons solides (tubes endothéliaux), destinés à devenir creux ultérieurement. Au moment où ils se creusent en entrant dans leur seconde phase d'évolution, leur paroi se remplit sur certains points d'amas volumineux de cellules dont la couleur d'abord jaune devient de plus en plus rouge; ce sont les îles de sang. Bientôt les cellules qui les constituent prennent l'apparence de globules rouges et se détachent des parois pour se disperser à l'intérieur du canal au sein du plasma déjà formé.

Ce phénomène continue jusqu'à complète disparition des îles de sang et, au fur et à mesure, les vaisseaux se remplissent de globules rouges.

On voit que vaisseaux et corpuscules sanguins ont une origine commune, ces derniers procédant des cellules qui n'ont pas été employées pour la formation de la paroi vasculaire. Accumulées d'abord dans cette paroi même, ces cellules, semblables à celles des rudiments des vaisseaux, sont rondes, nucléées, pourvues de granulations foncées. Elles sont d'abord très faiblement colorées, puis acquièrent peu à peu une coloration plus intense en perdant leurs granulations. En même temps elles deviennent ovalaires et se mettent à se multiplier, par division du noyau, puis du corps cellulaire en deux parties (Remak).

D'après ce dernier auteur, cette transformation des globules primitifs en éléments colorés est achevée le cinquième jour; à partir de ce moment on ne peut plus voir un seul globule primitif incolore, et jusqu'au sixième jour, mais surtout le troisième et le quatrième, ces éléments se divisent. Plus tard, les cellules en voie de scission disparaissent, et l'on voit réapparaître des cellules incolores plus petites que les premières, dépourvues de granulations, cellules dont on ne connaît ni la provenance ni la signification exacte.

M. Ranvier, qui a étudié cette question avec soin, à l'aide d'une technique particulière, est arrivé à des résultats sensiblement différents. Voici le résumé de ses observations (1).

Il faut, pour voir les premiers rudiments des vaisseaux et du sang, examiner la zone pellucide à une époque où le réseau vasculaire n'est pas encore nettement défini dans la zone opaque. On reconnaît alors dans cette zone, traitée convenablement par le sérum fortement iodé, puis le picro-carminate, un réseau capillaire constitué par des cellules qui s'unissent les unes avec les autres pour former des cordons pleins, anastomosés entre eux. Au niveau des points d'anastomose, points nodaux, le nombre des noyaux est relativement considérable. C'est là généralement que se produisent les premières cavités vasculaires et les îlots sanguins. Les cavités sont d'abord des espaces creux remplis de liquide, qui s'agrandissent et s'allongent pour canaliser les branches du réseau. Les noyaux et le protoplasma sont refoulés à la périphérie et constituent les premiers éléments de la paroi du vaisseau. Ceux-ci agissant à la façon d'éléments glandulaires sécrètent un liquide qui n'est autre que le premier plasma du sang.

Pendant que se fait ainsi la canalisation des cordons pleins, certaines cellules, mises en liberté dans leur intérieur, vont devenir l'origine des îlots sanguins. Ces cellules, peu nombreuses, sont sphériques et contiennent d'abord un seul noyau. Bientôt ce noyau se multiplie, et la *cellule formative* du sang se transforme en une boule dont tous les noyaux semblent se toucher.

Plus tard, toutes ces boules se désagrègent pour mettre en liberté leurs noyaux avec la faible quantité de protoplasma qui revient à chacun d'eux. Ce sont là les premiers corpuscules rouges du sang; ils sont presque entièrement nucléaires et se colorent avec intensité par le carmin.

On voit que l'opinion de M. Ranvier, touchant l'origine des premiers globules rouges du poulet, s'écarte sensiblement de

____

(1) Ranvier, *Traité technique d'histologie*, p. 639.

celle de His et de Kölliker. En représentant les premiers globules rouges comme des noyaux presque nus, elle se rapproche des vues de Balfour, qui fait provenir les corpuscules rouges de la multiplication des noyaux des premières cellules formatives des vaisseaux.

Enfin N. Wissozky, qui s'est servi le premier de la double coloration par l'éosine et l'hématoxyline après macération des parties dans le liquide de Müller, a émis sur cette question des conclusions qui s'éloignent de celles des précédents observateurs (1).

On sait que pour cet auteur les premiers vestiges des vaisseaux portent le nom d'hématoblastes. Ces hématoblastes seraient des masses protoplasmiques plus ou moins volumineuses et compliquées, douées de contractilité amœboïde et parsemées de noyaux. C'est dans le protoplasma de ces hématoblastes que se développeraient les premiers éléments du sang. Voici comment cette formation s'effectuerait dans l'allantoïde du poulet :

Une portion particulière des colonnes solides des hématoblastes se colore par l'éosine et donne naissance à des globules rouges. Ceux-ci se montrent d'abord sous la forme de fragments taillés à l'emporte-pièce dans le protoplasma et séparés par un espace incolore. La plupart des corpuscules ainsi délimités présentent un noyau et un nucléole ; parfois la place du noyau est indiquée seulement par un amas de granulations, de sorte que le noyau et le nucléole ne se forment probablement que postérieurement au protoplasma du corpuscule. Plus tard, la fluidification de la partie extérieure du protoplasma segmenté met en liberté les globules rouges, tandis que le cylindre plein est transformé en un véritable canal.

Puis, les canaux formés sur le trajet des hématoblastes se réunissent pour constituer les vaisseaux embryonnaires, en même temps que la couche périphérique non fluidifiée des bandes protoplasmiques devient la paroi de ces vaisseaux.

Les corpuscules ainsi libérés se perfectionnent bientôt par une différenciation plus nette du noyau et du nucléole ; ils se multiplient ensuite par scission ainsi, que l'ont admis, comme nous venons de le voir, Remak et Kölliker.

(1) N. WISSOZKY, Ueber das Eosin als Reagens auf Hämoglobin u. die Bildung von Blutgefässen u. Blutkörperchen bei Säugethier- u. Hühnerembryonen (*Arch. f. mikros. Anat.*, t. XIII, p. 479, 1876).

Pendant que se montrent ces premiers éléments à contenu hémoglobique, il se produirait, d'après Wissozky, des globules blancs embryonnaires. Dans les bandes protoplasmiques des hématoblastes, certains départements dépourvus d'hémoglobine résistent à la coloration par l'éosine. A ce niveau, on remarque de petites masses de protoplasma uniformément granuleux dans la plupart desquelles se trouvent des noyaux se colorant en violet par l'hématoxyline. Mais ces premiers globules blancs ne sont pas définitifs ; leur nombre diminue peu à peu, au fur et à mesure que se poursuit le développement embryonnaire par suite de leur transformation en globules rouges.

Les histologistes sont donc loin d'être d'accord sur le mode de formation des premiers globules rouges du sang. De plus, dans les recherches que nous venons de citer, on ne trouve aucun renseignement sur l'origine des premiers globules blancs ni sur l'époque d'apparition et le mode de formation des hématoblastes. Les globules blancs décrits par Wissozky ne sont, en effet, ainsi que nous venons de le voir, que des globules rouges primitivement dépourvus d'hémoglobine.

B. Premiers éléments du sang de la grenouille. — J'ai cherché, en 1878, à résoudre ces deux dernières questions sur le têtard de grenouille.

Malheureusement, la queue de ce petit être n'est pas assez transparente, au moment de la formation des premiers corpuscules rouges, pour qu'on puisse déterminer le lieu de leur formation. J'ai obtenu cependant quelques résultats dignes d'être rapportés sommairement.

Les premiers globules rouges du têtard sont des éléments absolument semblables aux autres éléments embryonnaires. Ce sont des corps irréguliers, d'une taille variable, remplis de volumineux grains vitellins qui tout d'abord masquent entièrement le noyau ; ils ne diffèrent des autres éléments de l'embryon que par la présence d'une petite quantité d'hémoglobine déposée autour du noyau et produisant une coloration orangé clair. La plupart de ces corpuscules sont ovalaires, quelques-uns arrondis, d'autres allongés ou rectangulaires (fig. 83, a, a).

Pendant un certain temps, il est impossible de reconnaître un seul globule blanc ni un seul hématoblaste.

Plus tard, au fur et à mesure que les grains vitellins deviennent moins gros, les éléments prennent une forme plus régulièrement ovalaire et acquièrent une quantité plus notable d'hémoglobine (*b, b*).

Les premiers globules blancs sont des éléments globuleux, de taille variable, remplis comme les rouges de grains vitellins, mais plus petits que dans ces derniers. Ils émettent de courts prolongements sarcodiques, sans se déformer ni ramper comme

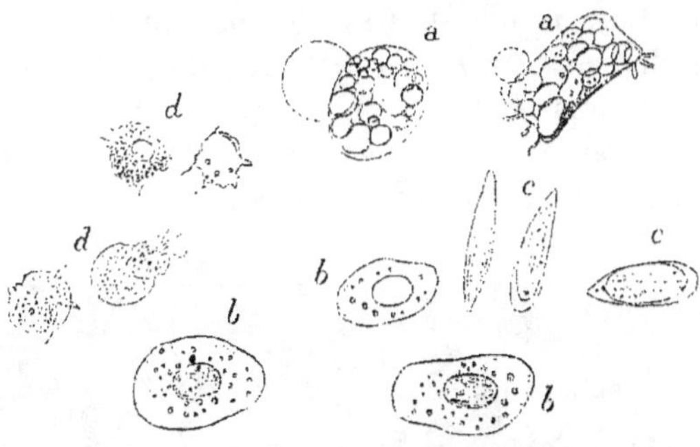

Fig. 83. — Éléments du sang de têtard examinés dans le sérum iodé.

a, a, premiers éléments, remplis de gros grains vitellins et laissant se former des boules d'hémoglobine et des prolongements vermiformes; *b, b*, globules rouges beaucoup plus développés, au moment où apparaissent les premiers hématoblastes *c, c*. Les globules blancs se présentent alors sous les apparences représentées en *d, d*.

les globules blancs amœboïdes. Lorsqu'ils ont perdu presque complètement leurs grains vitellins, quelques-uns laissent apercevoir des grains noirâtres qui paraissent différents des granulations des globules blancs ordinaires (*d, d*).

Au moment où il est possible de reconnaître des globules blancs, les préparations contiennent des éléments pâles, grisâtres, allongés, relativement volumineux, ayant les caractères des hématoblastes. Ils sont presque remplis par un noyau ovalaire, finement strié en long et ne renfermant ni hémoglobine ni gros grains vitellins; leur disque ne contient que quelques granulations pâles ou gris noirâtre (*c, c*).

On voit donc que pendant la première période de l'évolution du têtard le sang n'est représenté que par un seul élément embryonnaire, le globule rouge, et que plus tard (trois ou quatre jours après l'apparition des premiers corpuscules colorés), les globules blancs et les hématoblastes apparaissent simultanément.

C. Premiers éléments du sang des mammifères. — Si maintenant nous passons des animaux à globules rouges nucléés aux mammifères, nous nous trouvons encore en présence des mêmes affirmations contradictoires. On s'accorde cependant à reconnaître que les premiers globules rouges des embryons de mammifères sont nucléés comme ceux des vertébrés inférieurs.

Wissozky, auquel nous avons déjà fait quelques emprunts, s'est servi, dans ses recherches sur l'embryon du lapin, des plis que forment les membranes sur le bord du placenta, entre cet organe et le *sinus terminalis*. D'après sa description, les vaisseaux se développent en ce point relativement tard ; on en voit les premiers vestiges sur des embryons dont l'allantoïde possède déjà une circulation plus ou moins complète.

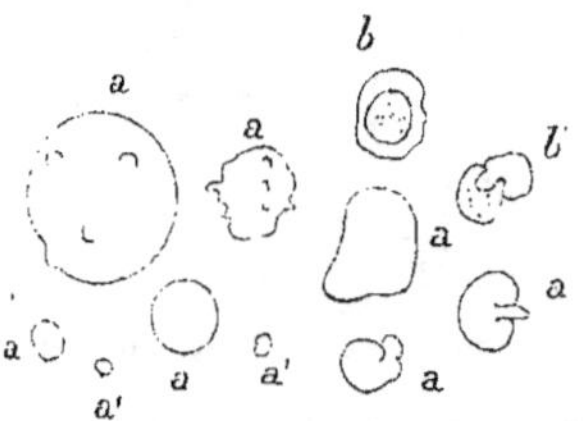

Fig. 84. — Sang pur d'embryon de lapin.

a, a, divers globules rouges sans noyau visible; *a', a'*, boules d'hémoglobine; *b*, globule rouge à noyau; *b'*, élément semblable sur le point de perdre son noyau.

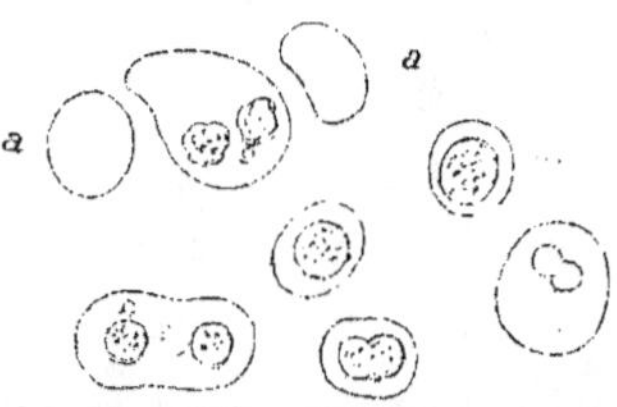

Fig. 85. — Embryon de lapin (sang pur); éléments vus dans une préparation faite par dessiccation. Divers types de globules rouges à noyau. Les éléments *a, a*, n'ont pas de noyau visible.

C'est dans ces plis que se montrent les éléments vaso-formateurs auxquels cet observateur a donné le nom d'hématoblastes. Lorsque ces hématoblastes ont acquis un développement suffisant, leur protoplasma subit les mêmes modifications que chez le poulet pour donner naissance aux globules rouges. Ceux-ci ne diffèrent de ceux du poulet que par l'absence de nucléole ; ils se multiplient également par division du noyau, qui prend une forme en biscuit, puis se dédouble, et à son tour le corpuscule lui-même se divise.

On observe rarement une division du noyau en trois parties.

D. Constitution anatomique du sang des embryons. — Examinons maintenant quel est l'état du sang chez les embryons. Nous avons fait nos études sur des embryons de lapin et sur des fœtus humains à divers âges.

1° *Embryons de lapin.* — Prenons d'abord comme exemple le

sang de jeunes embryons n'ayant que 20 à 22 millimètres.

Le sang de ces petits êtres est pâle, relativement pauvre en éléments figurés ; il se coagule plus lentement que celui de l'adulte en donnant naissance à un coagulum mou et pour ainsi dire incomplet. On y reconnaît au microscope des globules rouges nucléés, des globules rouges ordinaires dépourvus de noyau, des hématoblastes et des globules blancs. Tous les éléments hémoglobiques, disséminés dans un plasma relativement abondant, sont en général plus vulnérables et moins colorés que les hématies de l'adulte, et ils restent épars ou irrégulièrement groupés sans manifester cette tendance à former des piles qui est un des caractères des hématies ordinaires (fig. 84).

Les globules rouges à noyau doivent être étudiés, à l'aide des procédés que nous connaissons, dans le sang pur, dans les liquides conservateurs et à l'état sec, avec ou sans l'intermédiaire de substances colorantes.

Ce sont des éléments d'une taille très variable : les uns, très volumineux, sont d'un diamètre qui dépasse très notablement celui des plus grands éléments du sang de l'adulte (globules nucléés géants) ; les autres ont une taille moyenne.

Les globules géants à noyau sont en général discoïdes et excavés, plus rarement un peu irréguliers et plats ou subglobuleux ; ils deviennent d'ailleurs aisément crénelés ou mûriformes. Leur diamètre oscille habituellement entre 14 à 18 μ. ; on peut en trouver qui atteignent jusqu'à 24 μ.. Dans le sang pur leur noyau est masqué par l'hémoglobine ; il n'est mis en évidence que par l'action des réactifs ou par la dissolution d'une partie de l'hémoglobine dans le plasma.

Ce noyau, en général unique, est relativement petit et ne mesure que 4 à 5 μ. ; il est finement granuleux, sans nucléole visible et occupe tantôt à peu près le centre de l'élément, tantôt un point un peu excentrique (fig. 85).

Quelques rares éléments ont un noyau en voie de division ou même deux noyaux complètement séparés (fig. 85).

Les globules rouges nucléés de taille moyenne ne diffèrent pas des précédents uniquement par le diamètre. Ils s'en distinguent encore par leur forme moins excavée, par leur vulnérabilité plus grande, par leur noyau de taille relativement considérable, par leur pauvreté en hémoglobine. Ce sont des éléments presque sphériques ou irrégulièrement globuleux qui se déforment en général rapidement, même dans le sang pur. Si dans ces conditions, après avoir encadré les préparations avec de l'huile, on les observe sur la platine chauffante, on reconnaît qu'ils possèdent une contractilité amœboïde assez notable, se traduisant par des déformations actives. Les observations suivantes donnent une idée de ces phénomènes.

Le 29 janvier 1881, je recueille sur un embryon vivant de 23 millimètres une goutte de sang aussi pur que possible. La préparation est immédiatement encadrée d'huile et portée sur la platine chauffante, en ce moment à la température de 30°.

Les globules rouges sont très inégaux; ceux d'une taille moyenne se déforment rapidement et, en se plissant à la façon d'une bourse, quelques-uns expulsent un noyau qui se détache d'abord incomplètement, puis complètement de la partie hémoglobique. Celle-ci ne tarde pas à disparaître après s'être décolorée. La plupart des autres éléments s'altèrent moins profondément. Lorsqu'on porte son attention sur l'un d'eux, on voit qu'il change constamment de forme en poussant de petits bourgeons latéraux ou en se plissant irrégulièrement. En même temps, sous l'influence de ces mouvements, le corpuscule se déplace et tourne plus ou moins rapidement sur lui-même. En élevant la température au-dessus de 37° jusqu'à 38°, ces déformations deviennent plus actives; elles n'entraînent pas la reptation de l'élément. Au bout d'un temps variable d'une heure et demie à trois heures, l'intensité de ces mouvements diminue notablement; quelques éléments émettent cependant de petits prolongements pâles et mobiles, analogues à ceux que nous avons déjà observés dans d'autres circonstances.

Enfin, au bout de quatre à cinq heures, les corpuscules ont perdu toute contractilité; ils sont devenus irrégulièrement sphériques et beaucoup d'entre eux, presque complètement décolorés, laissent apercevoir un noyau qui primitivement était masqué par l'hémoglobine.

Il faut noter que la préparation contient, en outre, de grands corpuscules plats ou discoïdes, qui sont restés parfaitement immobiles.

Les globules rouges à noyau de moyenne dimension ont donc des propriétés cellulaires manifestes; ils sont en général sensiblement moins colorés que les globules rouges non nucléés, et cependant ils renferment souvent assez d'hémoglobine pour que le noyau ne soit pas apparent dans le sang pur. Ce noyau, presque toujours unique, plus rarement double, est sphérique, relativement volumineux (de 6 à 7 μ. de diamètre), assez fortement granuleux. Il est très rare, même après l'action des réactifs colorants, d'y voir une granulation ayant nettement les caractères d'un nucléole.

A côté des globules rouges à noyau, on voit déjà chez ces jeunes embryons une certaine proportion de globules rouges absolument semblables à ceux du sang de l'adulte : discoïdes, excavés, dépourvus de noyau. Il faut en faire une étude attentive pour s'apercevoir d'une légère différence, qui consiste dans la facilité avec laquelle ils perdent leur hémoglobine dans les réactifs qui conservent intacts les globules de l'adulte (fig. 86, a, a).

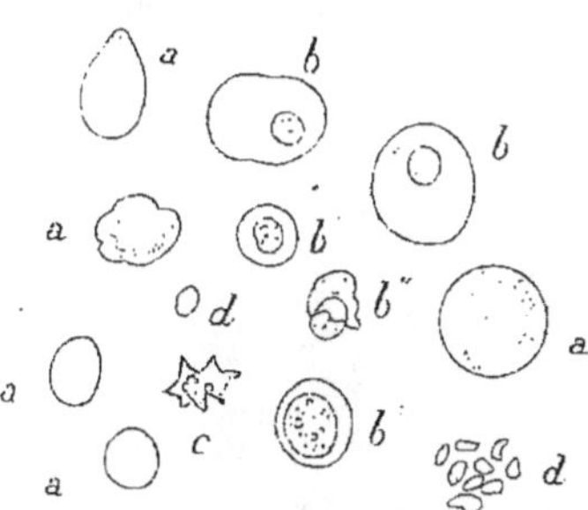

Fig. 86. — Sang d'embryon de lapin traité par le liquide A.

a, a, globules rouges non nucléés, de dimensions très diverses ; b, b, grands globules rouges à petit noyau rendu visible par l'action du réactif ; b', b', globule rouge nucléé ordinaire, l'élément b″ est sur le point de perdre son noyau ; c, élément rétracté et mûriforme après issue du noyau ; d, d, hématoblastes.

De même, on constate dans le sang de l'embryon un petit nombre d'hématoblastes et des globules nains se transformant facilement, comme dans le sang adulte, en éléments sphériques. Les globules blancs sont peu abondants ; ils appartiennent chez les jeunes embryons aux variétés 2 et 3, et ceux de la variété 2 à noyau contourné ou à noyaux multiples contiennent souvent une quantité fort appréciable d'hémoglobine.

La constitution anatomique du sang des embryons est, en somme, plus complexe que celle du sang de l'adulte. Elle est, de plus, variable suivant les phases du développement intra-utérin. Mais chez le lapin et les jeunes mammifères les modifications ne portent que sur le rapport relatif des divers types d'éléments avec lesquels nous venons de faire connaissance. Pendant que la proportion des globules rouges excavés, légitimes, non nucléés, augmente, celle des globules à noyau diminue ; les grands éléments deviennent de plus en plus rares, et on n'en trouve plus

qu'un fort petit nombre lorsqu'on approche du terme de la gesta-
tion. En même temps les corpuscules rouges à noyau double, ou
en voie de scission, sont de plus en plus rares. Enfin la proportion
des hématoblastes et des globules blancs s'élève.

2° *Embryons humains.* — Dans l'espèce humaine, le sang du
fœtus présente exactement la même constitution anatomique que
celui des mammifères. La description précédente, qui se rapporte
au lapin, lui est de tout point applicable (fig. 87 et 88). Mais
chez le fœtus humain la disparition des globules rouges à noyau

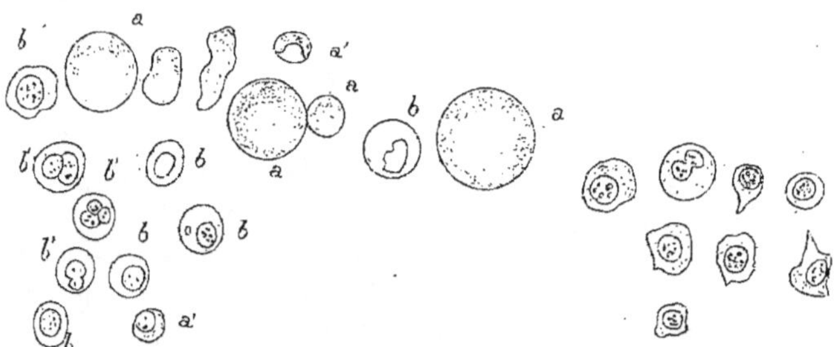

Fig. 87. — Fœtus humain d'environ 3 mois. —
Éléments colorés du sang pur.

Fig. 88. — Embryon humain
de 5 mois. Éléments vus
dans une préparation de
sang desséché. Divers ty-
pes de globules rouges à
noyau.

a, a, globules rouges sans noyau visible, de dimensions très
inégales; *a', a',* petits globules rouges nucléés sur le point de
perdre leur noyau; *b, b,* globules rouges à noyau. Dans les éléments *b', b'* les noyaux sont multiples ou en voie de division.

à lieu longtemps avant la naissance, tandis que chez le lapin on
retrouve encore quelques-uns de ces éléments dans les premiers
jours de la vie extra-utérine.

A quatre mois le sang du fœtus est déjà très riche en globules
rouges excavés légitimes; il ne contient plus qu'un nombre
restreint de globules à noyau de moyenne taille et seulement
quelques rares globules géants nucléés. Cependant, chez les fœtus
de six mois, on peut encore trouver dans le sang quelques très
rares globules rouges à noyau.

§ 2. — Développement du sang pendant les premiers jours
de la vie extra-utérine.

A. État du sang chez les jeunes mammifères. — Au moment
de la naissance, on trouve encore, avons-nous dit, dans le sang

du lapin quelques rares globules rouges à noyau. Il en est de même chez le chien, dont le sang général conserve une certaine proportion de ces éléments pendant environ quinze à trente jours, parfois même pendant plus longtemps encore.

En examinant le sang de cet animal à la sortie de la rate et de la moelle des os, il est facile de voir qu'en ces divers points les globules rouges à noyau sont plus abondants que dans le sang général. Chez les jeunes mammifères nouveau-nés, certains organes encore incomplètement développés paraissent donc fournir au sang des corpuscules rouges à noyau. Ce processus ne persiste pas plus tard; mais il est difficile de dire exactement à quelle époque il cesse; il serait intéressant de faire cette détermination pour un certain nombre d'espèces.

En tout cas, on n'observe rien de semblable chez l'homme. A partir de sept mois, le sang général du fœtus ne renferme plus que des globules rouges ordinaires, et il en est de même du sang qui sort de la rate, du foie ou des veines du rachis.

B. Développement du sang dans les cellules vaso-formatives. — Chez le nouveau-né humain l'état particulier du sang, dont nous avons déjà donné la description (p. 178), indique une active formation de globules rouges.

Cette époque de l'existence est marquée, chez les jeunes mammifères, par un phénomène important sur lequel nous ne saurions trop attirer l'attention. Il consiste dans la production de nouveaux vaisseaux et de globules rouges dans l'épiploon.

M. Ranvier en a donné une description excellente en prenant pour objets d'étude le lapin et le chat nouveau-nés.

Au sein des taches laiteuses du grand épiploon des lapins d'une à six semaines, il a reconnu la présence, au milieu de globules blancs et de corpuscules de tissu conjonctif, d'éléments analogues à ceux que nous avons décrits d'après Wissozky dans les membranes de l'embryon des lapins. Ces éléments, auxquels il a donné le nom de cellules vaso-formatives, sont destinées à former sur place d'une manière indépendante, de nouveaux vaisseaux. Ils contiennent dans leur protoplasma des globules rouges qui semblent y prendre naissance spontanément. Plus tard ces vaisseaux. après avoir formé un réseau plus ou moins compliqué, s'abouchent avec les vaisseaux antérieurement développés pour compléter la vascularisation de la membrane. M. Ranvier a trouvé des éléments analogues plus simples et moins abondants dans l'épiploon du chat nouveau-né.

Les recherches que j'ai entreprises sur ce point, en me servant du chat, du cochon d'Inde et du lapin (1), m'ont permis de reconnaître l'exactitude des faits décrits par M. Ranvier, et je ne saurais mieux faire que de renvoyer le lecteur pour les détails de ce point intéressant d'histologie aux travaux publiés par cet auteur (2).

C'est chez le chat nouveau-né qu'on observe le plus facilement les formes simples des cellules vaso-formatives. Ces éléments sont peu nombreux, mais bien isolés et non masqués en partie, comme dans les taches laiteuses de l'épiploon du lapin, par des corpuscules conjonctifs et des globules blancs. Ils ressemblent à de grosses cellules lymphatiques, en général à un seul noyau, qui ne tardent pas à prendre la forme d'une massue ou d'un fuseau. Dans la partie renflée du protoplasma, on voit un certain nombre de globules rouges qui paraissent souvent groupés dans un espace vasculaire.

Plus tard ces cellules s'allongent pour prendre l'apparence d'un cylindre à branches multiples, appelé *réseau vaso-formatif* par M. Ranvier, réseau qui reste chez le chat plus simple et plus dégagé que chez le lapin. Lorsqu'on suit la formation de ce réseau, on voit qu'il paraît constitué dans certains cas, non seulement par le développement de chaque cellule vaso-formative, mais aussi par la soudure latérale des pointes des cellules vaso-formatives voisines, d'abord isolées.

On retrouve également chez le cochon d'Inde le même mode d'accroissement, tandis que chez le lapin le réseau vaso-formatif paraît provenir, d'après M. Ranvier, du développement d'une cellule unique, d'où sortent latéralement et aux extrémités un certain nombre de prolongements protoplasmiques semblables aux pointes d'accroissement des vaisseaux.

A la surface de ces réseaux sont appliqués quelques corpuscules de tissu conjonctif. Mais le fait le plus important consiste dans la présence de globules rouges dans la partie protoplasmique qui deviendra plus tard le canal vasculaire.

M. Ranvier a reconnu qu'il s'agit de globules rouges non nucléés à côté desquels ou n'observe jamais de globules blancs.

(1) XLIII.
(2) Ranvier, *Traité technique d'histologie*, p. 628.

Schæfer a trouvé, dans le tissu conjonctif sous-cutané de jeunes rats, des cellules plus ou moins remplies de globules rouges (1). Ce mode de production des éléments du sang paraît donc très étendu. C'est bien, comme l'a vu M. Ranvier, une formation intra-protoplasmique ; mais le globule rouge n'apparaît pas d'emblée. J'ai pu, en effet, constater, dans le protoplasma des cellules vaso-formatives, à côté des globules rouges bien colorés et nettement développés, un certain nombre d'hématoblastes.

En examinant au microscope dans du sérum iodé (dont on a laissé évaporer l'excès d'iode) ou dans du liquide A un fragment d'épiploon pris sur un chat nouveau-né vivant, on aperçoit dans les éléments vaso-formatifs des globules rouges de diverses dimensions et, en outre, des corpuscules, d'aspect céroïde, plus volumineux et plus réfringents que les granulations protoplasmiques. Ces corpuscules ont exactement les mêmes caractères que les hématoblastes du sang général.

Dans les préparations faites par le procédé décrit p. 17, les hématoblastes prennent l'apparence de grains riziformes ou lenticulaires colorés en rouge-rubis, tandis que les granulations protoplasmiques sont colorées par l'hématoxyline en violet pâle (fig. 89).

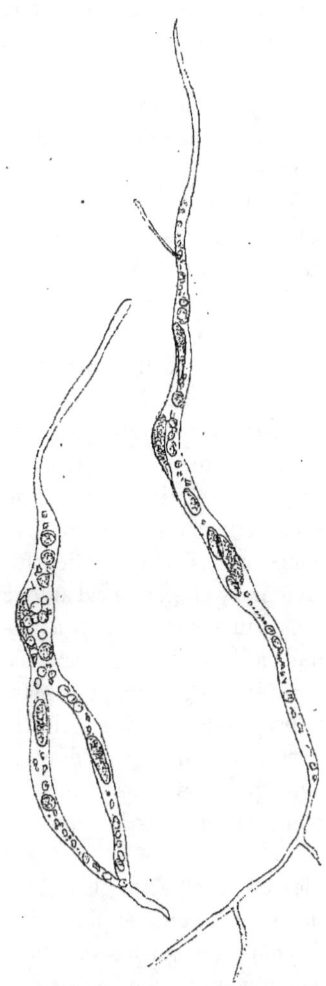

Fig. 89. — Cellules vaso-formatives de l'épiploon du chat nouveau-né. Préparation colorée par l'hématoxyline et l'éosine. Ces cellules renferment des globules rouges et des hématoblastes.

(1) SCHÆFER, Proceedings of the royal Society, 1874, n° 151.

Ainsi donc dans un élément complètement isolé, indépendant des vaisseaux déjà formés, on voit naître chez les jeunes animaux des hématoblastes et des globules rouges légitimes. C'est là un fait curieux et des plus importants (1).

C. Conclusion sur la formation du sang. — Si nous cherchons à résumer les données que nous avons acquises sur l'origine et la formation du sang, nous voyons que le point le moins discutable dans cette difficile question consiste dans la production simultanée des vaisseaux et des globules rouges à l'aide d'éléments spéciaux. Ces éléments (hématoblastes de Wissozky ou cellules vaso-formatives) sont le siège de deux modes distincts de formation des globules rouges. Dans les membranes de l'œuf une cellule nucléée en se chargeant d'hémoglobine se transforme en corpuscule rouge, tandis que dans les cellules vaso-formatives de l'épiploon des jeunes mammifères les hématoblastes et les globules rouges semblent prendre naissance spontanément au milieu du protoplasma. Mais si, parmi les descriptions relatives à l'origine des premiers globules rouges nucléés de l'embryon, on accorde la préférence à celle de Wissozky, ces deux modes de formation du sang deviennent semblables. On se souvient, en effet, que cet auteur fait provenir les globules rouges nucléés d'une sorte de segmentation du protoplasma de ses hématoblastes. Les globules, nucléés ou non, seraient toujours ainsi une production intra-protoplasmique. Certains éléments vaso-formateurs produiraient des cellules nucléées, d'autres des globules ordinaires. Ces derniers ne doivent pas tarder à apparaître chez l'embryon, puisque nous avons vu des hématoblastes et des globules non nucléés dans le sang de très jeunes embryons.

Quoi qu'il en soit, du moment où les hématoblastes et les globules rouges non nucléés prennent naissance d'emblée dans des éléments vaso-formatifs spéciaux, l'hypothèse qui les fait provenir de la transformation des globules nucléés perd à la fois son utilité et sa vraisemblance. Les globules rouges sont d'emblée

(1) L'emploi du liquide *A* pour fixer les éléments anatomiques et particulièrement les globules rouges, préconisé p. 17, ne convient pas seulement à l'étude des membranes transparentes. Je m'en suis servi très avantageusement pour préparer des organes sains ou lésés. On plonge un petit fragment de l'organe à étudier dans du liquide *A* pendant 4 à 8 heures avant de le soumettre aux procédés ordinaires de durcissement. Les coupes sont soumises à la double coloration par l'éosine soluble dans l'eau et par l'hématoxyline.

non nucléés, ou nucléés ; en d'autres termes, il existe deux variétés originairement distinctes de globules rouges : les globules rouges à noyau et les globules rouges ordinaires.

Nous devons maintenant nous demander si les différents types de globules rouges nucléés représentent les diverses phases de développement d'un seul et même élément, ou s'il y a, suivant leur lieu d'origine, deux variétés de globules nucléés. Il faudrait à cet égard entreprendre des recherches spéciales. Ce qui paraît certain, c'est que les uns et les autres se multiplient par division, probablement dans le sang lui-même jusqu'à une époque avancée du développement de l'embryon, car on trouve encore parmi les derniers globules nucléés des éléments à noyau en biscuit ou à double noyau.

On admet que certains organes participent à la fabrication de ces globules rouges nucléés. Le foie, la rate, la moelle des os prendraient surtout part à ce processus, non seulement pendant la vie intra-utérine, mais aussi chez les jeunes mammifères pendant les jours où l'on trouve encore après la naissance des globules nucléés dans le sang.

Ces vues sont confirmées par ce fait que le sang qui sort de ces différents organes est, comme nous l'avons vu, plus riche en globules nucléés que le sang général. Mais quel est le mode de formation de ces globules rouges ? Sont-ils produits par les éléments mêmes du parenchyme, ou bien résultent-ils là, comme ailleurs, du développement des vaisseaux ?

La première hypothèse est rendue vraisemblable par le fait de la présence dans le parenchyme de la moelle des os et de la rate, de cellules rouges nucléées ayant la plus grande ressemblance avec les globules nucléés du sang de l'embryon.

La participation du foie à la production de cette variété de globules rouges est plus douteuse. Cependant je n'ose rien affirmer sur un point que je n'ai pas étudié suffisamment ; mais on remarquera que dans l'espèce humaine le rôle de ces organes se poursuit beaucoup moins longtemps que chez les jeunes mammifères. A partir de sept mois, le sang qui sort de la rate ou des os ne renferme plus de globules rouges à noyau : tous les éléments nouveaux paraissent être d'origine hématoblastique.

CHAPITRE II

RÉNOVATION DU SANG CHEZ L'ADULTE.

Lorsque le sang a acquis sa constitution définitive, par quel procédé ses éléments se renouvellent-ils? Voilà la question qui intéresse le plus les médecins.

§ 1. — RÉNOVATION HÉMATOBLASTIQUE.

Nous avons déjà fait voir que dans le sang normal il existe des formes intermédiaires entre les plus petits hématoblastes et les hématies (p. 104 et 156). Ce fait est facile à constater chez tous les vertébrés, mais il devient beaucoup plus évident lorsque l'évolution des globules rouges est troublée, c'est-à-dire lorsque l'équilibre entre la production des hématoblastes et la transformation de ces éléments en globules rouges est rompu d'une manière quelconque.

Qu'on fasse subir à un animal une perte de sang. Au bout d'un certain temps cette perte sera complètement réparée. Cette rénovation ne pourra s'effectuer que par l'introduction ou la production dans le sang d'éléments nouveaux remplaçant ceux que l'écoulement du sang a soustraits à l'organisme. Les hémorragies s'offrent donc à nous comme un précieux moyen d'étudier le processus de la réparation sanguine. Elles nous ont permis de constater dans le sang un certain nombre de modifications très importantes qui doivent maintenant fixer notre attention.

Cette question doit être examinée chez les animaux à globules rouges nucléés et chez les animaux supérieurs à globules rouges dépourvus de noyau.

A. Réparation du sang chez la grenouille. — A l'exemple de Vulpian, nous avons tout d'abord choisi la grenouille pour exécuter la première partie de ces recherches.

Pour obtenir une perte de sang considérable, Vulpian fait l'amputation de la cuisse à sa partie supérieure. J'ai employé le même procédé et, de plus, afin d'étudier les effets d'une anémie moins prononcée, je me suis contenté, dans certaines expériences, de faire la désarticulation de la patte au niveau du genou ou une amputation immédiatement au-dessus de cette articulation. Il faut avoir soin, dans tous les cas, de conserver un manchon de peau assez long pour recouvrir la plaie après la section du membre, et d'isoler l'animal opéré dans un bocal au fond duquel on laisse une petite couche d'eau fraîche renouvelée deux fois par jour (1).

Dans les cas où l'hémorragie est peu abondante (section de la patte), le sang est en pleine réparation au bout de trois semaines; lorsque l'hémorragie est plus importante (section de la cuisse), il faut attendre quatre à cinq semaines avant de réexaminer utilement l'animal.

Au bout de ce laps de temps, on observe dans le sang pur les principaux faits suivants :

Outre les hématoblastes que nous avons décrits et qui se comportent comme à l'état normal, on aperçoit au milieu des autres éléments, notamment dans le voisinage des rosaces, des corpuscules qui diffèrent notablement des globules rouges normaux, mais qui ne se comportent plus comme des hématoblastes : ils

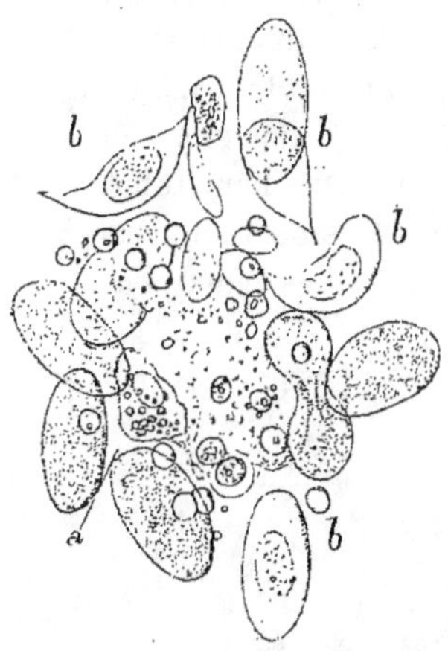

Fig. 90. — Sang pur de grenouille au moment de la réparation post-hémorragique. — Rosace vue plusieurs heures après la coagulation. Le centre de cette rosace est occupé par des hématoblastes très altérés et par un globule blanc *a*. Parmi les éléments qui la composent, on remarque de jeunes hématies, intermédiaires entre les hématoblastes et les globules rouges complètement développés, *b, b*.

ont perdu, en effet, la propriété de concourir à la formation du réseau fibrineux, et ils restent fixes, inaltérés comme les globules rouges eux-mêmes. Ce sont des corpuscules homogènes, de formes et de dimensions variables, pâles, à peine colorés par une faible quantité d'hémoglobine.

Les uns sont réguliers, arrondis ou ovalaires, ce sont souvent les moins nombreux, surtout quand la réparation du sang est encore peu avancée ; les autres ont une forme pointue variable,

(1) Vulpian, De la régénération des globules rouges du sang chez les grenouilles à la suite d'hémorrhagies considérables (*Comptes rendus de l'Acad. des sciences*, 4 juin 1877), XLIV (2º partie).

résultant évidemment de la déformation d'un type régulier par la
production d'une pointe plus ou moins déliée à l'un des pôles ou
aux deux pôles de l'élément (fig. 90).

Quelques-uns de ces corpuscules contiennent déjà une quantité
presque aussi grande d'hémoglobine que les hématies normales ;
le noyau est alors masqué par cette matière colorante. Mais dans la
plupart des autres, la proportion d'hémoglobine est tellement faible
que le noyau est parfaitement distinct. Il est à la fois plus volumineux et plus finement granuleux que dans les petits hématoblastes.
On reconnaît souvent que les granulations dessinent une sorte de
striation longitudinale comme dans les noyaux des hématoblastes.

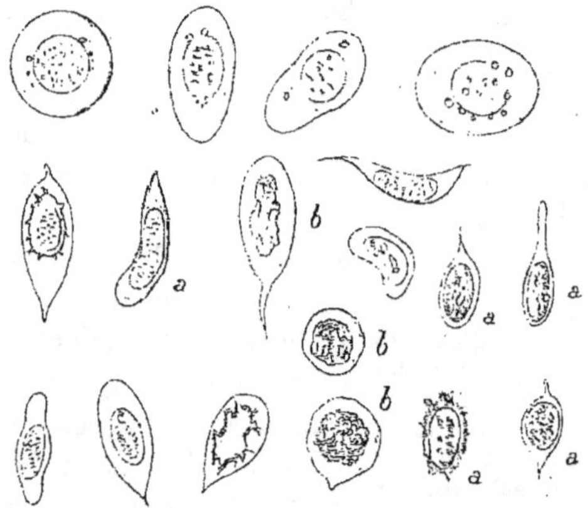

Fig. 91. — Éléments vus dans le sang d'une grenouille rendue anémique par
hémorragie, au moment de la réparation sanguine. Examen dans le sérum iodé.

a, a, hématoblastes peu modifiés ; tous les autres éléments représentés ici sont des globules rouges
imparfaits, intermédiaires entre les hématoblastes et les globules rouges ordinaires. On remarquera
l'apparence lobulée du noyau dans quelques-uns de ces éléments *b, b.* Les éléments de la première
rangée sont ceux qui se rapprochent le plus des globules rouges ordinaires.

Dans certains cas, on peut observer quelques éléments plus
intéressants encore, en ce sens qu'ils possèdent des caractères
intermédiaires entre les hématoblastes et les corpuscules en question. Après être restés intacts dans le sang pur pendant un certain
temps, ils s'altèrent à la façon des autres hématoblastes et, après
la coagulation du sang, on les retrouve encore au niveau des carrefours sous la forme de corpuscules plus volumineux et plus nets
que les hématoblastes proprement dits.

Lorsque l'hémorragie a été excessivement abondante (amputation de la cuisse à sa partie supérieure), les animaux profondé-

ment anémiés mettent un temps plus long à réparer leur sang. Au bout de cinq à six semaines, il est encore peu abondant, très pâle et formé presque exclusivement de corpuscules analogues à ceux que nous venons de décrire ; les globules rouges complètement développés et à contenu hémoglobique à peu près normal y sont relativement rares (fig. 94).

Vulpian, qui a observé le sang en réparation dans ces conditions, considère les nouveaux corpuscules, dont il donne une bonne description, comme tout à fait incolores. Je crois que, même dans les plus pâles, il existe toujours un peu d'hémoglobine qui donne à l'élément une légère coloration jaunâtre ou verdâtre ; mais dans certains éléments, ces traces de matière colorante ne sont rendues évidentes que dans les préparations faites par dessiccation. L'hémoglobine est déposée alors irrégulièrement le long du bord de l'élément et souvent aussi autour du noyau.

Quelques-uns de ces éléments nouveaux à peine colorés contiennent en outre, autour du noyau, des granulations ou vacuoles analogues à celles que renferment les hématoblastes.

L'intervention des réactifs complète utilement l'étude du sang pur.

Le sérum iodé permet d'étudier ces corpuscules et de reconnaître des formes intermédiaires entre les hématoblastes et les éléments qui commencent à ressembler aux hématies. Le noyau volumineux de ces jeunes éléments conserve son apparence striée en long ou prend un aspect trouble, comme nuageux ; le disque qui l'entoure possède déjà, dans les plus développés de ces corpuscules, les propriétés du disque des hématies, et on y voit se former sous l'influence du réactif les plis radiés partant du noyau, qui correspondent dans les hématies nucléées à l'état épineux ou mûriforme des hématies dépourvues de noyau.

Chez les grenouilles rendues ainsi anémiques, le nombre des globules blancs augmente pendant la période de suppuration ; plus tard, lorsque la plaie est cicatrisée, la proportion de ces éléments redevient normale.

Dans quelques expériences, la numération des éléments du sang a été faite au moment de la section du membre, puis, quelques semaines après, pendant la période de réparation.

Voici le résumé de trois expériences de ce genre :

Exp. I. — *Rana viridis* vigoureuse. — Amputation de la jambe à la partie supérieure du mollet le 3 novembre 1877, hémorragie assez abondante.

Nombre des hématies........................ 373 500
   —   des hématoblastes.......... .... 6 494
   —·   des globules blancs................... 5 487

Le 8 décembre la plaie est cicatrisée. — Sang pris dans le cœur.

Nombre des hématies........................ 318 500
   —   des corpuscules nouveaux ne prenant pas
        part à la formation du réticulum.... 45 000
   —   des hématoblastes...................... 6 482
   —   des globules blancs................... 3 144

On voit qu'en addionnant le nombre des globules de nouvelle formation avec celui des globules rouges, le sang s'était réparé d'une manière presque complète au bout de cinq semaines, au point de vue de la proportion des globules rouges. Il est loin d'en être ainsi dans les cas où l'hémorragie est plus copieuse. C'est ce que montrent les expériences suivantes.

Exp. II. — *Rana viridis* vigoureuse, capturée depuis peu de jours. Le 22 octobre 1877, section de la jambe dans le genou; hémorragie assez abondante.

Nombre des hématies........................ 326 812
   —   des hématoblastes.................... 7 471
   —   des globules blancs.................. 5 332

Le 30 novembre, la plaie est complètement cicatrisée. — Sang pris dans le cœur.

Nombre des hématies........................ 134 375
   —   des corpuscules jeunes ne participant pas
        à la formation de la fibrine........... 42 000
   —   des hématoblastes.................... 1 350
   —   des globules blancs.................. 4 750

Exp. III. — *Rana viridis* vigoureuse, prise depuis peu. Le 11 octobre 1877, section de la cuisse à la partie inférieure. Hémorragie assez abondante.

Nombre des globules rouges.................. 435 750
   —   des hématoblastes.................... 7 600
   —   des globules blancs.................. 10 000

Le 23 novembre (au bout de six semaines) la plaie est presque complètement cicatrisée. Dans le sang du cœur examiné à l'état pur, les hématoblastes peu nombreux forment de petits amas composés de 3,4,5 éléments; les rosaces sont maigres et ne s'accentuent un peu qu'au moment de la rétraction du coagulum; les corpuscules jeunes peu colorés sont très abondants.

Nombre des globules rouges.................. 118 675
   —   des corpuscules jeunes, ne participant
        pas à la formation de la fibrine....... 31 000
   —   des hématoblastes.................... 1 200
   —   des globules blancs.................. 6 085

En somme, chez les grenouilles amputées et à jeun la réparation du sang marche lentement et reste fort imparfaite. Au moment où on les sacrifie (au bout de trois à six semaines), on constate que la masse totale du sang est loin de s'être reformée ; elle est d'autant plus réduite que l'hémorragie a été plus abondante. De plus, les globules rouges de nouvelle formation sont presque tous incomplètement développés et surtout peu riches en hémoglobine.

Mais cette réparation du sang lente, pénible, a l'avantage de nous permettre de suivre mieux qu'à l'état normal les phases évolutives des corpuscules rouges.

Vulpian, dans le travail que nous venons de citer, ne se prononce pas sur l'origine des corpuscules de régénération ; il émet cependant comme probable l'opinion qu'ils proviennent d'une transformation ou d'un développement ultérieur des globules blancs. A l'époque où cet éminent physiologiste a fait son travail, on confondait les hématoblastes avec les globules blancs. Les formes de passage, les éléments intermédiaires, que Vulpian a cru voir entre ces derniers et les corpuscules rouges en évolution, proviennent d'un développement plus avancé des hématoblastes qui seuls, parmi les éléments du sang, sont en rapport avec la formation des globules rouges.

Voici, en effet, la manière dont on doit interpréter les résultats des expériences que nous venons de rapporter.

Après l'hémorragie consécutive à l'amputation, il ne reste plus dans le corps de la grenouille qu'une très faible quantité de sang. Pour se reformer ce sang doit acquérir, outre le plasma, des éléments nouveaux. Laissons de côté les globules blancs proprement dits dont le nombre augmente sous l'influence de la suppuration. Le fait principal consiste dans l'apparition au bout d'un certain temps de globules rouges imparfaits, presque incolores. Dès ce moment, on peut constater, soit en examinant le sang pur, soit en employant divers réactifs, que ces corpuscules proviennent du développement progresssif des hématoblastes. Le sang contient, en effet, des éléments intermédiaires, reconnaissables à leur forme variable, souvent irrégulière, à leur noyau plus volumineux que celui des hématoblastes, mais ayant les mêmes caractères, à leur vulnérabilité, qui leur permet, quand ils sont encore peu avancés dans leur développement, de concourir à la formation des carrefours du réticulum fibrineux.

Ce sont ces éléments qui deviendront plus tard, en se régularisant, en acquérant de l'hémoglobine et un noyau plus petit, des globules rouges proprement dits. Dans les conditions où se trouvent les grenouilles en expérience, un petit nombre seulement de ces éléments nouveaux arrivent à ce degré de perfection.

D'où la persistance même au bout de cinq à six semaines d'un sang pâle, composé presque uniquement d'hématies imparfaites, à peine colorées et présentant ces caractères avec d'autant plus de netteté que l'hémorragie a été plus abondante.

On remarquera que ces corpuscules de nouvelle formation dépassent de beaucoup le nombre des hématoblastes primitifs. D'autre part, la masse du sang augmente progressivement. Il faut donc que les hématoblastes transformés en jeunes hématies soient remplacés par d'autres. Lorsque l'hémorragie est peu abondante, cette production d'hématoblastes est assez active pour que le sang reprenne, au bout de cinq semaines, une constitution à peu près normale au point de vue de la proportion des corpuscules appartenant à la série des éléments rouges (hématoblastes, éléments intermédiaires, corpuscules jeunes à peine colorés, hématies) (voir exp. I). Au contraire, en cas d'hémorragie abondante, le sang est encore, au bout de six semaines, très imparfaitement réparé. Les hématoblastes se sont multipliés et transformés en corpuscules jeunes, mais dans une proportion insuffisante. Malgré l'abondance des éléments nouveaux, le nombre des corpuscules de la série des éléments rouges est très inférieur à la normale, et le chiffre peu élevé des hématoblastes indique que la formation des nouveaux éléments a dépassé, dans ces conditions, la production des hématoblastes (Exp. II et III).

Depuis mes premières recherches sur ce sujet (1877), j'ai répété ces expériences un grand nombre de fois et j'ai toujours obtenu des résultats concordants. Ils peuvent, en dernière analyse, se formuler ainsi :

Chez les grenouilles rendues anémiques par l'amputation d'un membre, les corpuscules rouges nouveaux qui concourent à la réparation plus ou moins complète du sang sont formés par les éléments auxquels j'ai donné le nom d'hématoblastes.

On observe exactement les mêmes faits chez les oiseaux soumis à des saignées plus ou moins abondantes. Au bout de quelques jours, le sang se remplit d'un grand nombre d'éléments intermédiaires entre les hématoblastes et les hématies.

Il s'agit d'ailleurs d'un fait de physiologie générale que nous avons pu étudier dans tous ses détails sur les animaux supérieurs.

B. Réparation du sang chez les chiens saignés. — Mes recherches expérimentales ont été poursuivies particulièrement sur le chien. Comme elles ont été publiées en détail dans mes leçons de thérapeutique expérimentale (1), je me bornerai à en présenter ici un court résumé.

Lorsqu'on fait subir à un animal supérieur, tel que le chien, une perte de sang, on suscite en même temps un effort de rénovation dont les effets se font sentir immédiatement.

Si l'hémorragie est abondante, la constitution du sang se modifie pendant le cours même de la perte et, dans tous les cas, la diminution de la tension sanguine appelle immédiatement à l'intérieur des vaisseaux rouges les sérosités dont le système lymphatique et les tissus peuvent disposer.

Le premier effet d'une saignée se traduit donc par la dilution du sang restant, et comme la reconstitution de la masse totale du sang ne peut être achevée qu'au bout d'un certain temps, cette dilution se poursuit pendant un nombre de jours qui varie nécessairement avec l'importance de la perte.

Pour estimer cette dilution du sang, c'est-à-dire cette transformation de l'anémie absolue (*ad vacuum*) en hydrémie (ou aglobulie), nous n'avons guère qu'un procédé pratique, c'est la numération des éléments du sang complétée par le dosage de l'hémoglobine.

Ce procédé nous montre que pendant les heures qui suivent une hémorragie le nombre des globules rouges diminue d'une manière progressive, pour atteindre un certain minimum et se relever bientôt. Ce minimum s'observe au bout d'un à sept jours, suivant l'abondance de la perte. Il ne coïncide pas avec l'achèvement de la reconstitution de la masse totale du sang, il marque le moment où la production de nouveaux éléments colorés commence à contrebalancer l'effet de l'augmentation du plasma (2).

(1) LIV.
(2) Pour calculer le temps que met la masse du sang à se réparer, il faudrait déterminer cette valeur par un procédé direct. Quelques essais de ce genre m'ont

L'effort de réparation du sang suscite effectivement l'apparition très rapide de nouveaux éléments qui bientôt vont se substituer à ceux qui ont été perdus.

On se trouve donc placé dans des conditions favorables pour porter un jugement sur la nature des éléments formateurs des globules rouges.

Or, que se passe-t-il dans ces conditions ?

Constamment, au début de la période de réparation du sang, la proportion des hématoblastes augmente d'une manière tout à fait remarquable. En quelques heures ces éléments, dont le nombre s'était d'abord abaissé sous l'influence de l'hémorrhagie, deviennent deux à trois fois plus nombreux. Mais bientôt après avoir atteint un maximum, leur proportion redevient progressivement normale. Il s'agit ici d'un phénomène passager, en général d'une grande intensité, mais d'une durée éphémère. Pour en saisir la signification, examinons les tracés de quelques-unes de nos expériences et comparons la courbe qui représente les fluctuations des hématoblastes H à celle des variations des globules rouges N (fig. 92).

Exp. XXXIII des Leçons sur les modifications du sang (nº LIV). Chien mouton de moyenne taille, bien portant, n'ayant encore subi aucune opération. Poids 12^{kg},500.

Saignée par la fémorale de 365 grammes $\left(\dfrac{1}{34,2}\right)$ du poids du corps, le 14 octobre 1880.

Les résultats des examens du sang sont représentés dans le graphique suivant (fig. 92).

Le premier chiffre de la courbe N (6 513 000) se rapporte au sang de l'oreille avant la saignée ; le second (6 150 500) au sang de la crurale à la fin de la saignée ; le troisième (5 465 000) au sang de l'oreille une heure environ après la saignée. A partir de ce moment tous les examens du sang ont été pratiqués à l'aide du sang de l'oreille.

On voit que la courbe des hématoblastes H présente trois parties principales : une ligne de descente qui suit celle des globules rouges, puis une ligne ascendante qui, en général, précède et annonce la multiplication des globules rouges, enfin une ligne de descente plus ou moins irrégulière, qui correspond au retour progressif à l'état normal.

fait voir qu'à la suite d'une forte hémorragie la masse totale du sang reste diminuée pendant plusieurs semaines.

Quand, au lieu de pratiquer à un chien une saignée unique, on lui fait subir des hémorragies multiples, mais coup sur coup, ces opérations déterminent le même résultat à peu près qu'une saignée unique très forte. Dans ce cas encore les fluctuations

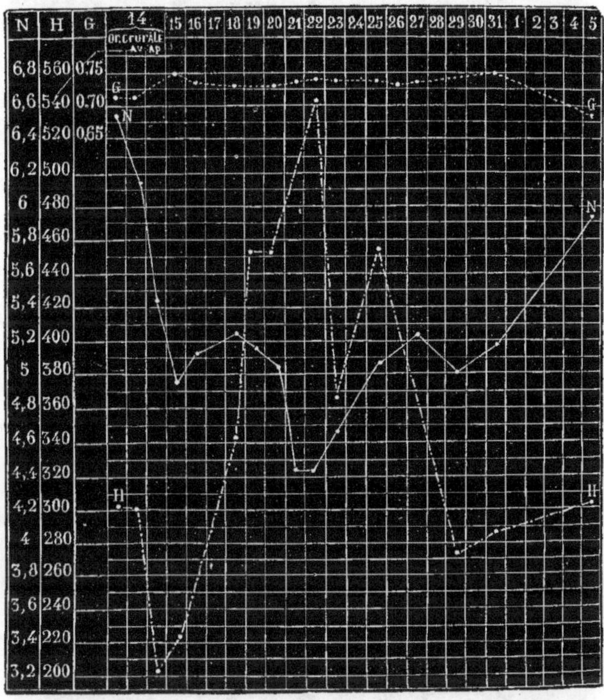

Fig. 92.

G, courbe de la valeur individuelle des globules, le globule humain étant pris comme étalon et considéré comme égal à I ; N, courbe du nombre des globules rouges ; H, courbe du nombre des hématoblastes. Les chiffres de la colonne N représentent des millions ; ceux de la colonne H des milliers.

des hématoblastes suivent la même marche. Le tracé (fig. 93) qui se rapporte à une expérience de ce genre reproduit d'une manière frappante les trois phases d'évolution du phénomène.

Exp. XXXVI (n° LIV). Griffon du poids de 15^{kg},500. Le 3 novembre 1880, saignée de 250 centimètres cubes ; le 4, saignée de 225 centimètres cubes ; le 5, saignée de 250 centimètres cubes ; le 9, saignée de 140 centimètres cubes, ce qui représente une perte de 1 075 centimètres cubes ou d'environ le quart du poids du corps en six jours.

La période de descente des hématoblastes n'est pas très accusée ;

elle atteint son point le plus bas avant que les globules rouges
soient tombés à leur minimum. Chaque nouvelle perte de sang

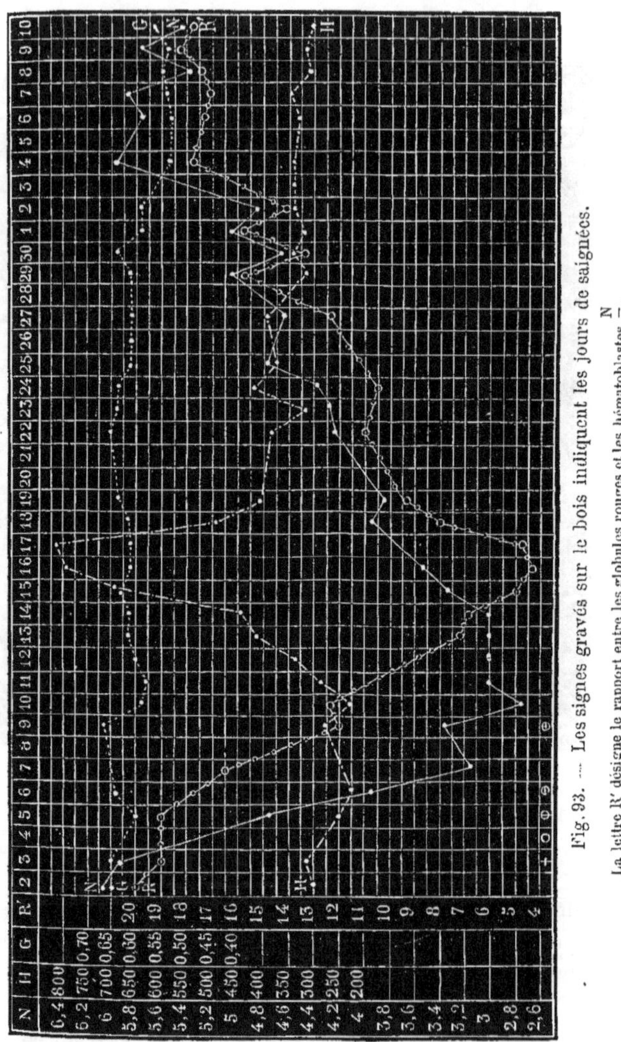

Fig. 93. — Les signes gravés sur le bois indiquent les jours de saignées.

La lettre R' désigne le rapport entre les globules rouges et les hématoblastes $\frac{N}{H}$.

fait d'ailleurs diminuer d'une manière plus ou moins sensible le
nombre des hématoblastes.

L'ascension de la même courbe H commence avant que les
globules rouges aient augmenté. Bientôt le nombre des hémato-

blastes devient considérable, le tracé présente une élévation subite et atteint un maximum qui représente près de trois fois plus d'éléments qu'à l'état sain.

A peine le chiffre des hématoblastes a-t-il atteint son maximum qu'il ne tarde pas à fléchir, et pendant la troisième période du phénomène le nombre de ces éléments redevient peu à peu normal.

On voit donc, en définitive, qu'il s'agit d'une production extrêmement active d'hématoblastes, d'une véritable accumulation de ces corpuscules au début de la période de réparation des globules rouges.

J'ai donné à ce phénomène le nom de *crise hématique* ou *hématoblastique*, et je l'ai retrouvé d'une manière constante au début de toutes les réparations sanguines. Il a donc à cet égard une valeur absolue : il annonce la mise en activité du processus de formation des globules rouges, et il est toujours accompagné ou suivi à bref délai d'une augmentation dans le nombre de ces éléments, augmentation d'autant plus significative qu'elle s'accentue à un moment où le sang est loin d'avoir atteint son maximum de dilution.

La réparation sanguine, et nous allons bientôt le prouver plus complètement, commence donc par une active production d'hématoblastes ; c'est la crise hématique. Le point le plus élevé de la courbe des hématoblastes, le sommet de la poussée hématoblastique, marque en quelque sorte le moment où la production de ces nouveaux éléments acquiert sa plus grande activité. La ligne ascensionnelle est remarquable par la brusquerie de son élévation ; elle justifie ainsi l'appellation de crise donnée au phénomène, qui représente en somme le début de la suractivité imprimée tout à coup au processus de sanguification. Quant à la ligne de descente, elle est traînante, et le même fait se retrouve dans toutes les observations analogues. Le retour à l'état normal est d'autant plus lent que l'hémorragie a été plus abondante.

Ces considérations sur les variations du nombre absolu des hématoblastes sont déjà très instructives. Mais pour arriver à une interprétation exacte de ces faits, il faut comparer avec soin les modifications quantitatives des hématoblastes à celles des globules rouges. C'est ce que j'ai fait dans un certain nombre de mes observations et en particulier dans celle qui est représentée par les courbes de la figure 93, page précédente.

Un quatrième tracé R′, exprime le rapport entre les hématies et les hématoblastes, soit $\dfrac{N}{H}$. Ce tracé va nous permettre de faire quelques remarques complémentaires sur la crise hématique.

A l'état normal le rapport entre les globules rouges et les hématoblastes est de 20, chez le chien comme chez l'homme, ce qui veut dire qu'il y a un hématoblaste contre vingt globules rouges.

La saignée trouble immédiatement ce rapport physiologique ; le nombre des globules rouges diminue immédiatement dans une proportion plus grande que celui des hématoblastes ; de sorte que pendant la période d'abaissement globulaire, bien que le chiffre absolu des hématoblastes diminue, le rapport R′ indique une augmentation relative de ces éléments. La crise hématique se trouve donc préparée de longue main. Son début est marqué par un défaut de proportionnalité entre les globules rouges et les hématoblastes, défaut qui s'accentue progressivement et arrive à son summum à peu près au moment où le chiffre absolu des hématoblastes est le plus élevé. La suractivité dans la formation des éléments du sang suit donc de près l'hémorragie ; elle devient sensible dès la première perte de sang lorsqu'on pratique, comme le montre la figure 93, des saignées multiples coup sur coup. Ce fait capital prouve la rapidité avec laquelle les phénomènes d'évolution sont suscités dans le sang par les hémorragies.

— Mais jusqu'à présent nous avons constaté seulement que la réparation sanguine débute par une active production d'hématoblastes. Nous ne sommes pas encore en mesure d'affirmer que ces éléments sont destinés à former des hématies ; nous ne pourrons le faire qu'après avoir examiné la crise hématique à un second point de vue, celui des modifications qualitatives des éléments du sang.

Pendant la période d'abaissement du chiffre des hématies qui suit toute hémorragie, les globules rouges conservent leurs caractères normaux. Mais dès que le nombre de ces éléments s'élève, la proportion des globules nains et des petits globules augmente. Les nouveaux globules formés sont donc plus petits que les adultes. Aussi, quand bien même la quantité d'hémoglobine contenue dans les hématies reste proportionnelle au volume des éléments, la valeur individuelle des globules s'abaisse. Chez les chiens bien portants, le pouvoir de sanguification est tel qu'une saignée même forte est facilement réparée. Au fur et à mesure qu'ils se forment, les nouveaux éléments trouvent facilement dans l'organisme les matériaux nécessaires à leur développement complet, et les globules nains ne s'accumulent pas dans le sang; ils ne tardent pas à acquérir les dimensions des globules ordinaires. Dans ces conditions la valeur individuelle des globules (G) ne diminue pas d'une manière très notable. Il n'en est pas de même quand la saignée est très abondante ou lorsqu'on a pratiqué des saignées coup sur coup. Alors les globules nains et petits deviennent plus abondants et éprouvent une certaine difficulté à se perfectionner; ils restent moins riches en hémoglobine, moins réguliers que les globules normaux et s'ils parviennent à augmenter de volume, ils se distinguent des anciens globules physiologiques par leur pâleur et souvent par l'irrégularité de leur forme. La valeur individuelle des globules est alors sensiblement abaissée, tant à cause de la diminution du diamètre moyen des éléments que de la pauvreté de ces nouveaux globules en matière colorante. En même temps les hématoblastes présentent des modifications de diamètre; les formes de grande taille, à contenu hémoglobique non douteux se multiplient. Il devient facile, dans les préparations faites au moment de la réparation, d'observer tous les intermédiaires entre l'hématoblaste le plus petit, le plus délicat et le plus pâle, et le globule rouge adulte, en passant par le globule nain.

Ces particularités, qui sont d'ailleurs d'autant plus accentuées que l'hémorragie a été plus abondante, sont rendues tout à fait saisissantes lorsque par la répétition des hémorragies on détermine une anémie chronique.

Si, après une première perte de sang, on en pratique une seconde au moment où la réparation est encore incomplète, puis une troisième et même une quatrième, on fatigue ainsi le pouvoir de sanguification, on empêche les éléments nouvellement formés après chaque perte sanguine d'acquérir un développement complet, on fait sortir de l'organisme une grande quantité d'hémoglobine qui ne peut être reproduite aisément, en un mot on suscite ainsi une aglobulie chronique souvent très persistante. Or, dans ces conditions où le sang se trouve encombré de formes jeunes et avortées, qu'observe-t-on?

De même que dans l'anémie chronique spontanée, le sang est remarquable par l'abondance des hématoblastes de toutes dimen-

sions, par la forte proportion des globules nains et petits, éléments qui restent pâles, déformés, vulnérables, incomplètement
développés (fig. 94).

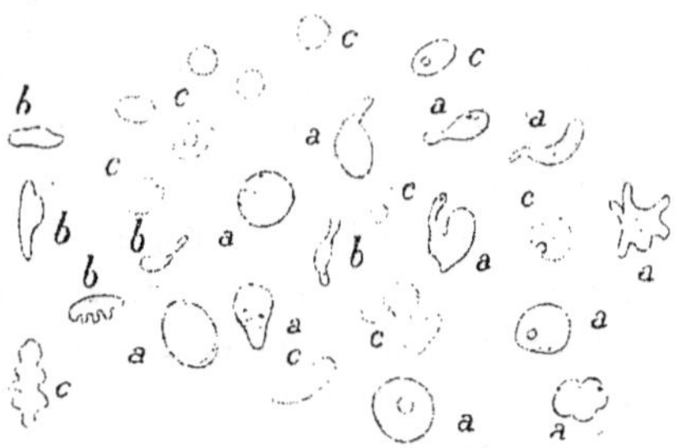

Fig. 94. — Sang d'un chien rendu anémique à l'aide d'hémorragies multiples. —
Préparation sèche. On a rapproché ici les divers types d'éléments disséminés
dans la préparation.

a, a, globules rouges plus ou moins déformés ; *b, b*, globules nains ; *c, c*, hématoblastes, la plupart
hypertrophiés.

C'est l'exagération des faits que nous avons déterminés à l'aide
d'une hémorragie unique.

Quand on étudie avec soin ce processus par les méthodes précédemment décrites, il est impossible de ne pas reconnaître que
l'anémie chronique post-hémorragique met en lumière d'une
manière frappante la filiation entre les hématoblastes et les globules rouges. Il est donc bien facile d'interpréter les résultats
numériques précédemment exposés.

La crise hématique, l'accumulation passagère d'hématoblastes
dans le sang, répond à la période pendant laquelle la production
d'éléments nouveaux dépasse en activité le processus de transformation de ces éléments en hématies.

C. Réparation du sang chez l'homme. — 1° *Après les pertes de
sang*. — Ces faits expérimentaux, recueillis sur les animaux à
globules nucléés et à globules non nucléés, sont confirmés par les
observations prises chez l'homme. La rénovation du sang obéit
aux mêmes lois générales chez tous les vertébrés.

L'hémorragie cataméniale, malgré sa faible abondance relative,
est suffisante pour qu'on puisse se rendre compte du mode de
rénovation du sang.

J'avais déjà remarqué en 1877 que, pendant la période menstruelle, le nombre des globules rouges ne diminue pas, que parfois même il augmente, mais que le sang renferme un assez grand nombre de petites hématies (globules nains) que je considère comme de jeunes éléments. Les observations de MM. Dupérié et Cadet ont confirmé les miennes sur ce point, et celles de ce dernier ont fait voir, de plus, qu'il existe en même temps une augmentation des hématoblastes.

L'hémorragie cataméniale étant une perte lente et progressive, se répare donc au fur et à mesure qu'elle s'accomplit. Elle permet cependant de reconnaître dans le sang les agents de cette réparation, c'est-à-dire de constater une suractivité dans la production des hématoblastes, suivie de la transformation de ces éléments en hématies d'abord petites, puis adultes.

En effet, dès le second jour de l'écoulement cataménial, les hématoblastes augmentent d'une manière sensible, et cette augmentation se maintient jusqu'à la cessation de l'écoulement. A ce moment, ces éléments reviennent à leur chiffre normal (Cadet). Parallèlement à cette augmentation, l'on voit apparaître un certain nombre de globules nains, et dès le lendemain le chiffre des globules rouges augmente. Cette augmentation s'accuse de plus en plus jusqu'à la fin de l'écoulement, et elle est suivie rapidement d'un retour au chiffre physiologique.

Comme l'augmentation des globules rouges tient surtout à la présence de globules nains dans le sang, il s'ensuit que la valeur individuelle du globule rouge s'abaisse d'une manière sensible et constante pour revenir bientôt à son taux normal après la période menstruelle.

Les hémorragies permettent de constater avec plus d'évidence encore des faits de même ordre.

Les courbes des figures 95 et 96 se rapportant à des cas de métrorragie d'abondance variable montrent nettement la poussée hématoblastique qui se produit après les pertes sanguines.

Observation I. — *Métrorragie abondante. — Anémie consécutive. — Crise hématoblastique.*

C. L..., vingt-quatre ans. Pas d'antécédents morbides. Après son mariage, qui eut lieu il y a quatre ans, elle resta trois mois sans voir, puis eut une perte très abondante qui dura sept semaines. Depuis lors, menstruation très irrégulière, avec caillots, mais sans douleurs, et état anémique croissant. Cinq semaines avant son entrée, qui eut lieu le 28 juin 1879, commença la perte qui dure encore. Signes d'anémie très nets. Rien d'anormal au toucher, traitement par l'ergotine, la glace, puis par le perchlorure de fer, enfin tamponnement le 4 juillet, qui arrête l'hémorragie.

Du 4 juillet au 24 juillet, perte beaucoup moins abondante; retour lent des forces. La malade se lève une heure le 14 juillet.

Le 21 juillet, amygdalite phlegmoneuse, qui s'ouvre spontanément le 25.

Depuis cette époque, retour progressif, mais lent, des forces jusqu'au 5 août, jour où elle est transférée dans un autre service.

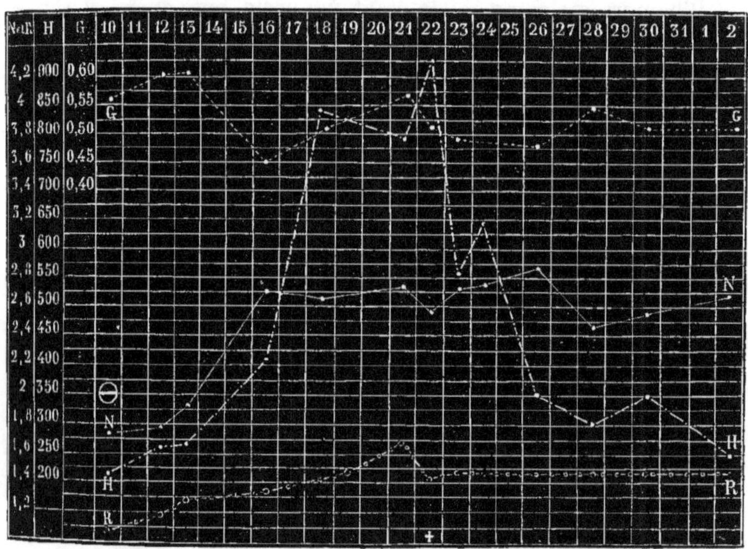

Fig. 95. — 10 juillet, fin de l'hémorragie.

On peut constater sur le tracé ci-joint l'augmentation considérable des hématoblastes qui se produit au moment où commence la réparation sanguine. On remarquera, de plus, que pendant la multiplication des hématies, le nombre des hématoblastes se rapproche de la normale.

— La seconde observation montre les mêmes faits; elle se rapporte à une métrorragie moins ancienne et moins abondante, survenue dans le cours d'une métrite chronique (fig. 96).

— Pendant la réparation du sang on voit apparaître, comme chez le chien, des hématoblastes d'une phase évolutive avancée et des globules nains et petits.

Dans le sang pur ces hématoblastes, intermédiaires entre ceux de la première phase et les globules nains, se reconnaissent facilement à leur résistance relative. Ils s'altèrent lentement, et lorsqu'ils font partie d'un amas, on les distingue encore longtemps

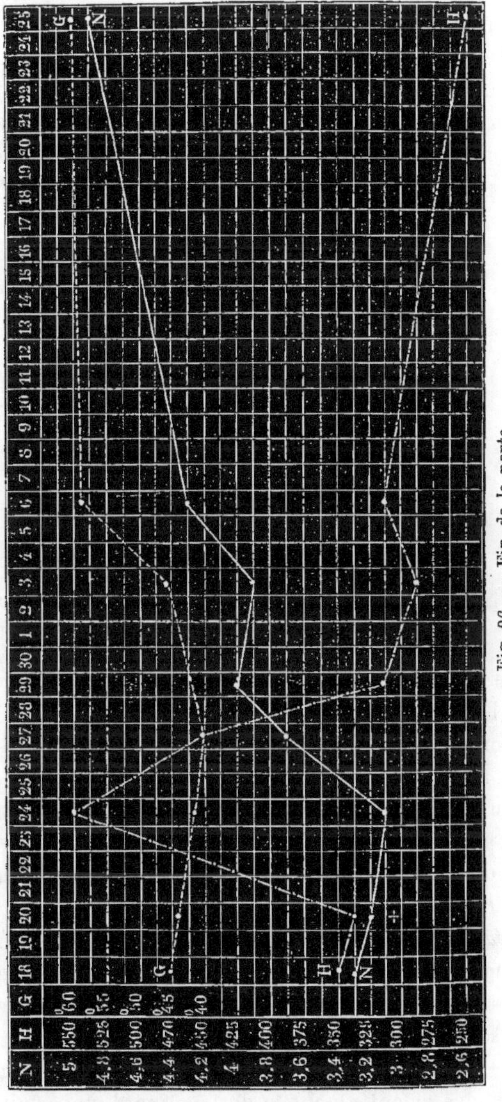

Fig. 96. — Fin de la perte.

après que les hématoblastes ordinaires sont déjà confondus en une masse commune granuleuse.

On peut voir ainsi, dans le sang pur, au moment de la crise hématique, des amas d'hématoblastes parfois considérables, composés de petits corpuscules ressemblant à de petites perles grisâtres, engluées dans une matière visqueuse. Ces petits corpuscules peuvent être étudiés après la coagulation du sang sur des préparations soumises au lavage à l'eau et à la coloration à l'aide de la fuchsine. On obtient ainsi des éléments analogues à ceux qui sont représentés fig. 97 et qui proviennent d'une prépara-

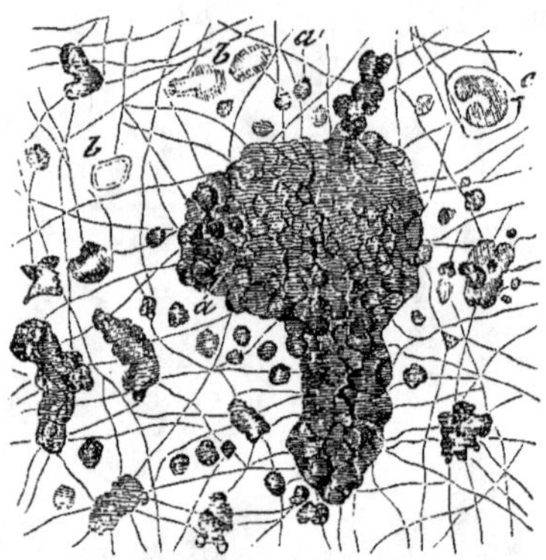

Fig. 97. — Préparation du réticulum le jour de la crise hématique (22 juil. obs. 1).

a, amas d'hématoblastes; *a''*, hématoblastes isolés; *b*, stromas de globules rouges; *c*, globule blanc.

tion faite le **22** juillet dans le cas de métrorragie dont nous venons de donner l'observation (n° 1).

Chez l'homme aussi, lorsque les hémorragies se répètent à des intervalles assez rapprochés pour qu'il soit impossible à chaque perte sanguine de se réparer complètement, le sang acquiert les caractères particuliers aux anémies chroniques et présente une accumulation de formes jeunes, irrégulières, incomplètement développées, qui toutes procèdent des hématoblastes.

2° *Rénovation du sang après les maladies aiguës*. — A côté de ces faits, nous placerons l'étude de la rénovation du sang dans la convalescence des maladies aiguës. Elle va nous faire assister à un processus semblable.

En effet, les maladies aiguës qui entravent la formation des globules rouges et entraînent la destruction d'un certain nombre de ces éléments sont suivies d'une période de réparation analogue à celle qui succède aux hémorragies. A cet égard, une maladie aiguë, comme une pneumonie, comme une fièvre éruptive, équivaut à une forte saignée, ou mieux, à une série de petites saignées faites coup sur coup. Or, dès qu'elle touche à sa fin, dès le début de la convalescence, survient une poussée d'hématoblastes qui précède la formation de nouveaux globules; c'est la crise hématique de la convalescence.

Maintenant que nous connaissons bien la signification des courbes représentées dans les graphiques concernant l'examen du sang, rien ne peut faire mieux ressortir les caractères de la crise hématique que les tracés résumant les résultats de nos observations. Que l'on considère ceux des figures 98 à 102, et l'on reconnaîtra deux types de crise hématique (1).

Le premier concerne les maladies à défervescence brusque, c'est la crise aiguë, passagère; le second se rencontre à la fin des maladies à défervescence par *lysis*, dont le type est la fièvre typhoïde; c'est la crise traînante, marquant lentement le début d'une réparation sanguine pénible, dont l'achèvement ne se fera qu'après une longue convalescence.

Les tracés (fig. 98, 99, 100, 101), représentant la crise aiguë des maladies à défervercence brusque, se ressemblent d'une manière frappante. Ils permettent par suite de préciser les caractères communs de ce mode critique. Remarquons d'abord que cette crise ne fait jamais défaut; elle est, de plus, si régulière dans son évolution qu'elle peut être mise à cet égard en parallèle avec la crise thermique.

Elle débute vers la fin de la maladie, en général, au moment où la température fléchit, et elle atteint presque toujours son fastigium le jour où la température redevient pour la première fois physiologique, c'est-à-dire dès que la défervescence est complète.

Dans les fièvres éruptives, telles que la scarlatine, la rougeole, lorsque, après la défervescence qui suit la période d'éruption, les malades conservent une température fébrile, la crise hématique atteint son acmé à la fin de la défervescence relative qui suit l'éruption.

Quand on calcule le rapport $\frac{N}{H}$ entre les globules rouges et les hématoblastes, rapport qui est en moyenne de 20 à l'état normal,

---

(1) Quelques-uns de ces tracés sont empruntés à l'excellente thèse d'un de mes élèves, M. Reyne : *De la crise hématique dans les maladies aiguës à défervescence brusque* (1881).

on voit qu'au moment de la plus forte accumulation des hématoblastes, il est représenté par un chiffre très inférieur, presque

Nº 18. — Saint-Louis. — Pneumonie aiguë franche très bénigne, mars 1880.

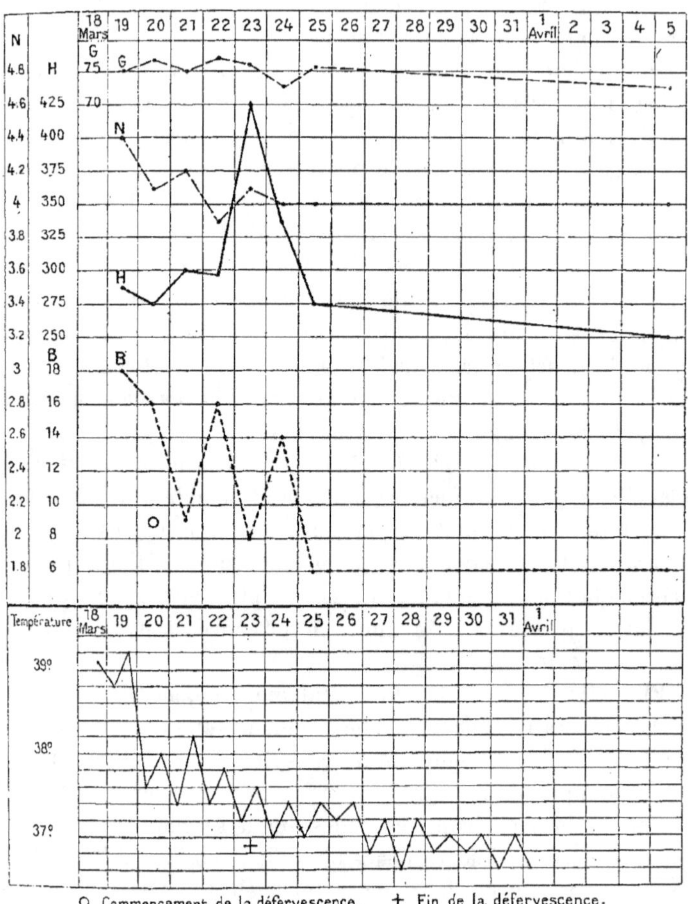

Fig. 98. — Les chiffres de la colonne N représentent des millions; ceux de la
colonne H et B des milliers; ceux de la colonne G des centièmes.

toujours le même. Il est en moyenne de 7 et il n'oscille que dans
d'étroites limites, comprises entre 8 et 6.

Ces fluctuations numériques présentent, on le voit, la plus
grande analogie avec celles qui succèdent aux pertes sanguines.

Les altérations qualitatives sont également les mêmes dans les deux cas.

N° 20. — Saint-Louis. — Pneumonie aiguë franche, juin 1881.

O Commencement de la défervescence.

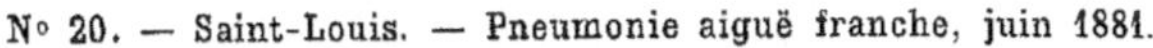

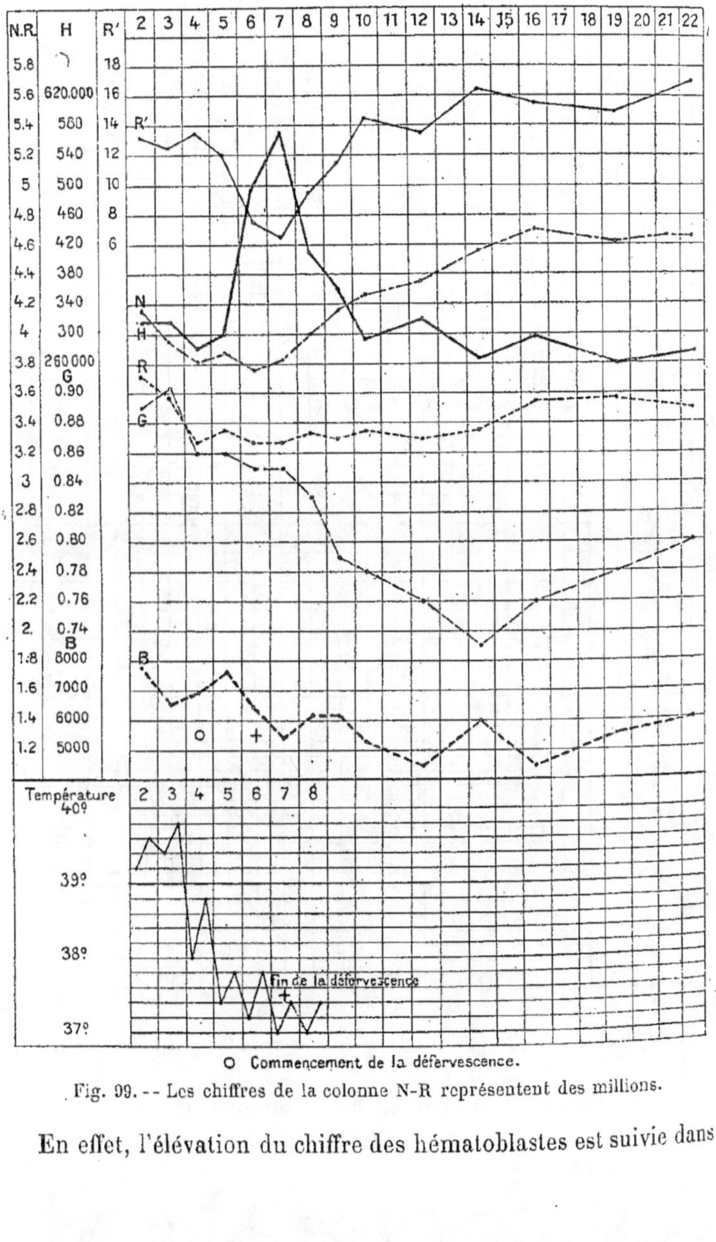

Fig. 99. -- Les chiffres de la colonne N-R représentent des millions.

En effet, l'élévation du chiffre des hématoblastes est suivie dans

les maladies aiguës, comme après les pertes de sang, d'une multiplication notable des globules rouges.

N° 5. — Sainte-Thérèse. — Scarlatine sans complication, juillet 1881.

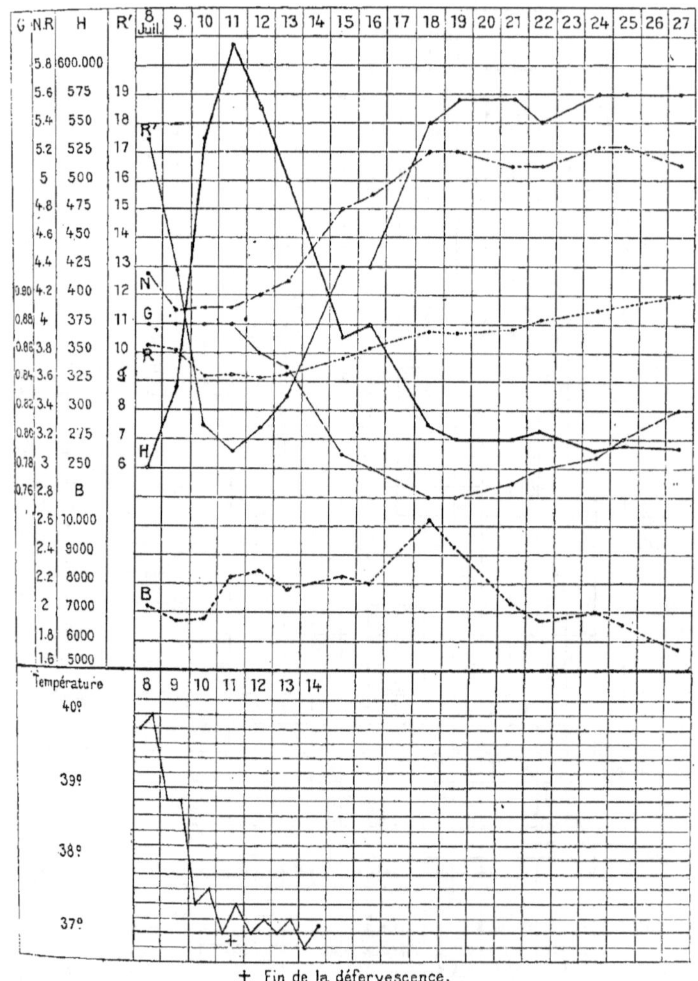

Fig. 100. — Les chiffres de la colonne N-R représentent des millions.

Ceux-ci atteignent, en général, leur minimum au début de la
crise hématique, à l'époque où les hématoblastes commencent à

s'accumuler dans le sang; puis ils se multiplient progressive-

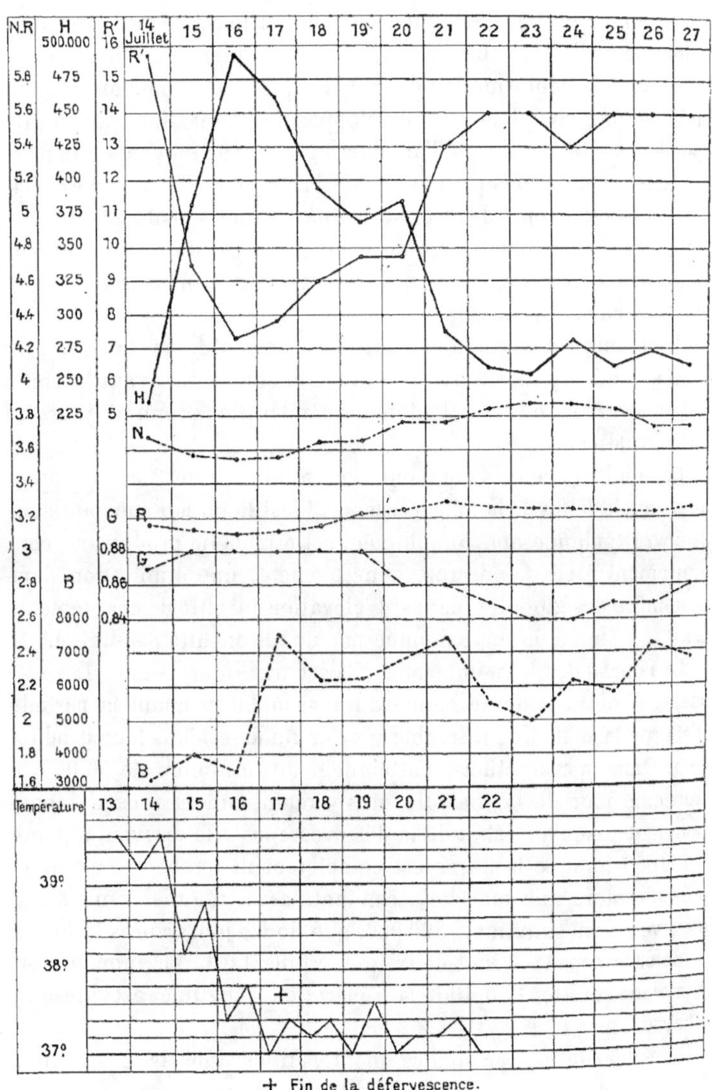

Nº 22. — Sainte-Thérèse. — Rougeole sans complication, juillet 1881.

Fig. 101.

ment pendant le cours même de la crise et surtout au fur et à mesure que les hématoblastes retombent à leur chiffre initial.

Mais ces globules rouges de nouvelle formation sont moins riches en hémoglobine que les hématies normales et adultes. Aussi la valeur globulaire (G), peu influencée pendant le cours de la maladie, diminue-t-elle assez brusquement d'une manière notable sous l'influence de la néoformation d'éléments qui restent pendant un certain temps incomplètement développés. Les altérations du sang répondent alors à celles de l'anémie légère ou de moyenne intensité et elles restent telles pendant toute la durée de la convalescence.

— Les caractères de la crise traînante sont sensiblement différents. Si nous prenons comme exemple le cas de fièvre typhoïde représentée par les courbes de la figure 102, nous remarquons les particularités suivantes.

Le nombre des globules rouges ne présente pas de variations très accentuées; après avoir atteint son minimum avant la chute de la fièvre, il se relève lentement pendant les premiers jours de la convalescence.

Les globules blancs tombent à un minimum de 3 600 quelques jours avant la fin de la défervescence. C'est là un fait constant dans la fièvre typhoïde non compliquée, cette maladie produisant, contrairement à ce qu'on croit généralement, une diminution dans le nombre des globules blancs. L'élévation insolite de ces éléments les 8 et 9 juin a été occasionnée par une bronchite passagère.

La courbe des hématoblastes (H) est très intéressante. Les éléments diminuent d'une manière remarquable pendant la période d'état de la maladie; il semble y avoir un arrêt dans leur production. Dans le cas actuel ils atteignent un minimum de 90 000 le treizième jour de la maladie et s'y maintiennent presque constamment jusqu'au début de la défervescence; ils arrivent à peine à 100 000 lorsque la fièvre est complètement tombée; leur ligne présente alors une marche ascendante assez régulière; mais elle n'arrive à son summum, 390 000, que douze jours après la fin de la défervescence. Vingt-deux jours plus tard, au moment où le malade quitte l'hôpital, la réparation sanguine est presque achevée.

Il résulte de ces profondes modifications dans la production des hématoblastes que la courbe R', exprimant le rapport $\frac{N}{H}$ des globules rouges aux hématoblastes, offre des caractères tout particuliers. Au moment de la période d'état ce rapport oscille de

Fièvre typhoïde. — N° 6. Magendie. — Entré le 31 mai 1885.
N ___ Globules rouges.
H ___ Hématoblastes.
B ___ Globules blancs.
G ___ Valeur individuelle des globules.
R' ___ Rapport des globules rouges aux hématoblastes.
(1) × Bronchite.   o Fin de la bronchite.   + Défervescence.

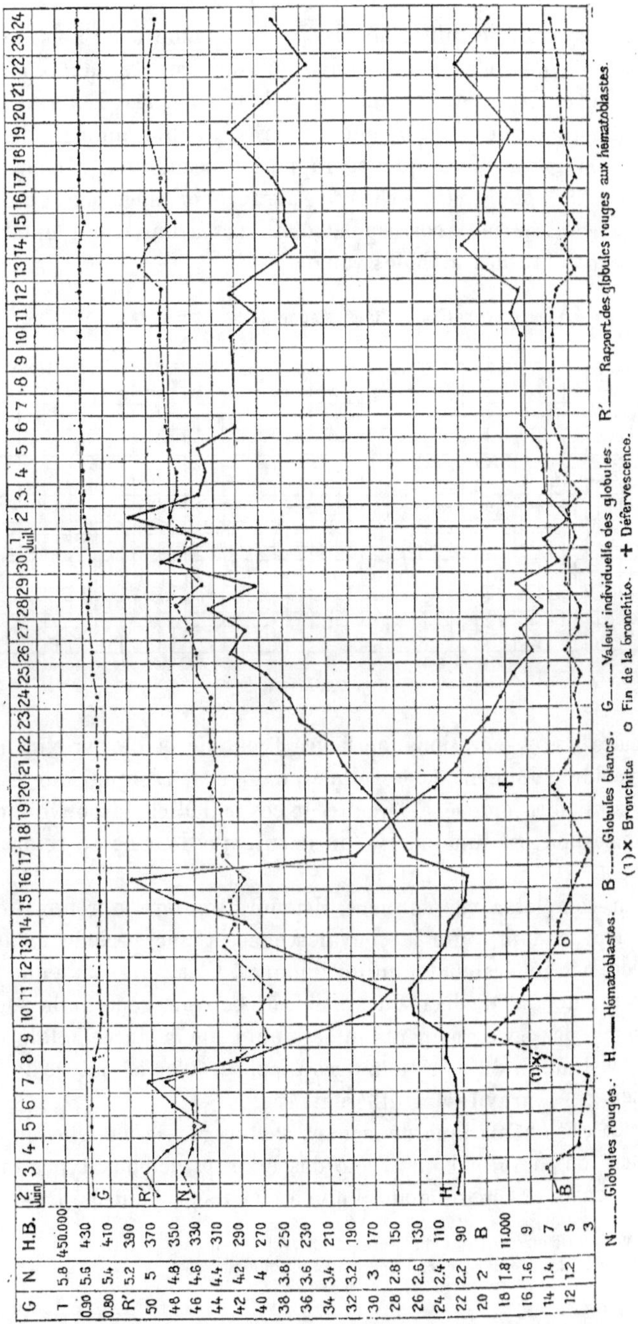

Fig. 102.

45 à 52 (20 étant le chiffre normal) et à l'époque de la plus forte
poussée d'hématoblastes il n'arrive qu'à environ 12, tandis qu'il
atteint les environs de 7 dans les maladies aiguës. Enfin, il ne
devient normal que vingt-cinq jours après la chute complète de la
fièvre. On remarquera que ce rapport descend tout à coup le
11 juin à 28,3 pour marquer la crise aiguë déterminée par la bronchite. Ce fait curieux correspond d'ailleurs à une chute notable
dans le nombre des globules rouges.

Fièvre typhoïde. — N° 6. Magendie. — 31 mai 1885.

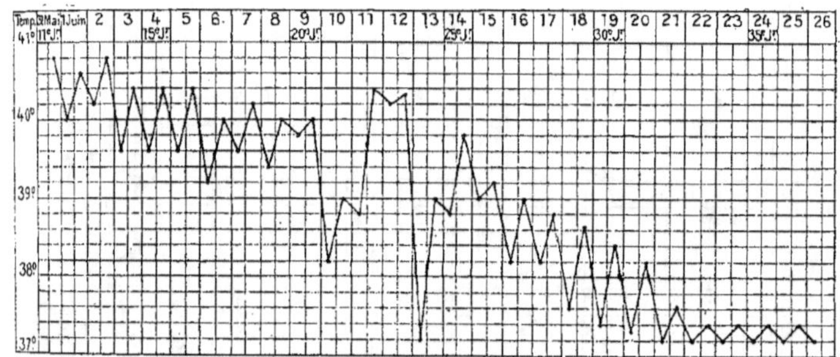

Fig. 102 *bis.*

Toutes les observations de fièvre typhoïde et de pyrexies de
longue durée donnent des résultats analogues. L'organisme reste
pour ainsi dire épuisé à la suite de ces maladies, le pouvoir de
sanguification est amoindri, d'où il suit que le sang se reforme
avec une extrême lenteur (1).

Pour compléter ces données, il faudrait suivre la rénovation
sanguine pendant toute la convalescence, à une période où les
malades ont généralement quitté l'hôpital. C'est une étude que je
recommande aux médecins des asiles de convalescents ; elle nous
fournirait des enseignements intéressants sur la durée totale de
la reconstitution du sang dans ses rapports avec la nature de la
maladie et la gravité des différents cas.

— La crise hématique dépendant surtout de la marche de la
maladie, on comprend qu'à côté des deux principaux types que
nous connaissons maintenant il doive en exister d'autres. L'étude

______

(1) Nous reviendrons sur l'état du sang dans les maladies aiguës dans la prochaine partie de cet ouvrage, consacrée à la pathologie.

de ces types plus complexes, tourmentés pour ainsi dire, montre toujours le même fait, à savoir l'augmentation plus ou moins brusque et intense des hématoblastes au moment de la régénération des globules rouges.

Voici, comme exemple, une observation de fièvre intermittente simple (1).

Fièvre intermittente tierce.

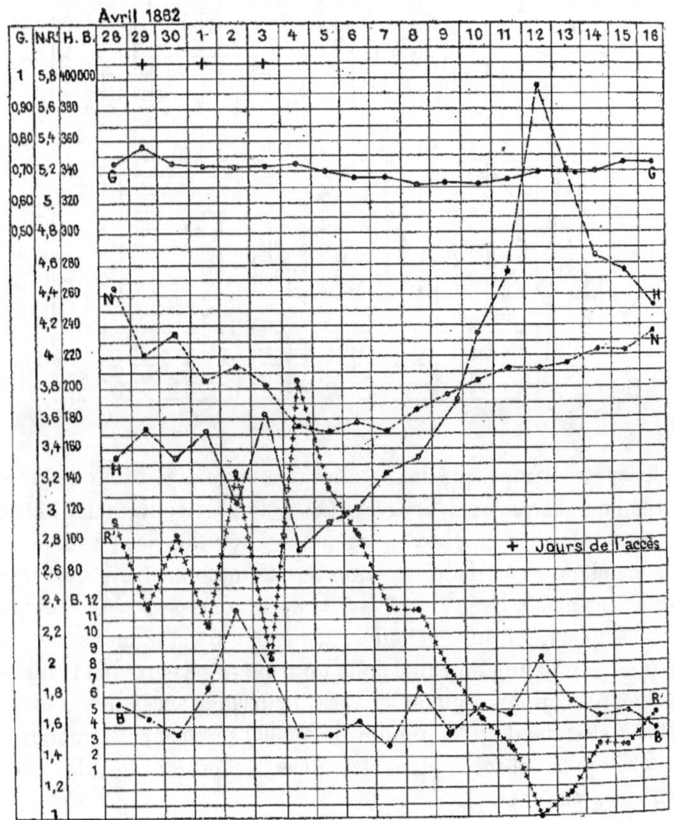

Fig. 103.

Les résultats numériques rapprochés de la courbe thermique (fig. 103 et 103 *bis*) présentent à considérer deux phases bien distinctes : la première correspond à la période d'état de la maladie

(1) LXVIII.

jusqu'à la cessation des accès; la seconde, à la période de convalescence.

Pendant la première phase, les chiffres relatifs aux globules rouges indiquent une anémie progressive. Déjà notable au moment de l'entrée du malade à l'hôpital, elle s'accentue à chaque accès.

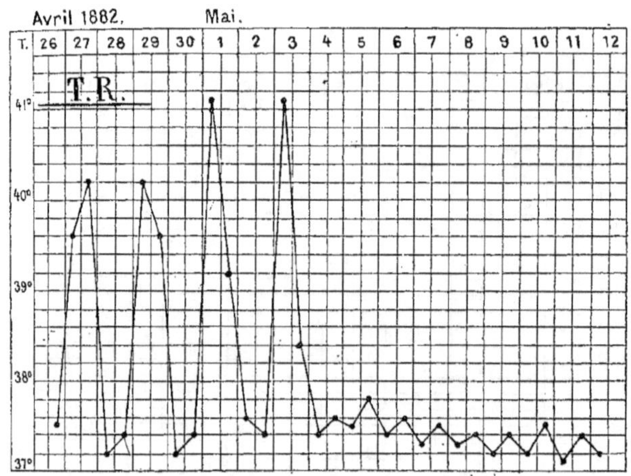

Fig. 103 *bis*.

En même temps que le nombre des hématies diminue, il se produit un abaissement progressif et notable du chiffre des hématoblastes. Avant l'entrée du malade à l'hôpital, sous l'influence des premiers accès, la proportion des hématoblastes s'était déjà sensiblement abaissée (le 28 avril, après sept accès, on compte 150 000 hématoblastes au lieu de 225 000, qui est la moyenne). La fièvre intermittente entraîne donc un trouble sérieux de l'hématopoïèse. A la fin de la maladie, après le dernier accès, les hématoblastes atteignent un minimum de 92 000 environ, fait analogue à celui qu'on observe dans les pyrexies prolongées, la fièvre typhoïde, par exemple.

On remarque, en outre, dans cette première phase, que les globules rouges et les hématoblastes subissent des fluctuations en rapport avec les accès. Le jour de l'accès le nombre des globules rouges est abaissé malgré la fièvre, tandis que le chiffre des hématoblastes est plus élevé; on note le contraire le jour de l'apyrexie. Ces fluctuations sont surtout mises en évidence par la courbe R', représentant le rapport $\frac{N}{H}$. Comment peut-on les interpréter?

Deux hypothèses sont possibles. Il peut se faire que le jour de l'apyrexie, la diminution dans le nombre des hématoblastes soit la conséquence de la transformation d'une partie de ces éléments en globules rouges ; mais on peut prétendre également que chaque accès tend à entraver la formation de ces éléments destinés à la réparation sanguine.

Il est probable que ces deux causes agissent en même temps ; le jour de la fièvre la destruction globulaire l'emporte sur la production d'ailleurs faible d'hématoblastes ; le jour de l'apyrexie la néoformation globulaire est plus active que la production des hématoblastes.

Le 4 mai, le lendemain du dernier accès, on note un chiffre d'hématoblastes peu élevé, malgré une diminution sensible des globules rouges, ce qui paraît bien prouver que la fièvre intermittente atteint l'hématopoièse dans sa source même.

La seconde partie de la courbe est non moins intéressante que la première.

Portons notre attention sur la ligne des hématoblastes (H). A partir du 4 mai, premier jour de l'apyrexie définitive, ces éléments se multiplient d'une manière continue et progressive, d'abord lentement, puis assez brusquement. En huit jours, ils passent du chiffre 92 000 à celui de 400 000 environ. Mais à peine le sommet de la courbe a-t-il été atteint par un dernier saut brusque, accompli du septième au huitième jour, que déjà le nombre des hématoblastes diminue : la ligne H, en redescendant, dessine ainsi une sorte de pic.

Or, pendant ce temps, que devient la ligne N des globules rouges ?

Pendant trois jours le nombre des éléments reste stationnaire ; l'anémie ne fait plus de progrès, la reconstitution du sang se prépare. En effet, à partir de ce troisième jour le nombre des hématies augmente d'une manière continue et progressive, manifestement en rapport avec la production des hématoblastes.

La fièvre intermittente imprime donc aux modifications du sang un cachet spécial ; mais lorsqu'elle est simple et de courte durée, comme dans le cas actuel, elle équivaut en somme à une maladie aiguë, et elle se termine par une crise hématique nette, à marche rapide.

Il ne doit certainement pas en être de même dans les formes

graves, traînantes, à récidives fréquentes, et il y aurait à cet égard
des recherches intéressantes à poursuivre.

— Les faits concernant l'état du sang dans les maladies compliquées et dans les maladies chroniques sont également propres à
mettre en évidence le mode de formation des éléments du sang.

Les observations que j'ai recueillies sur ce point intéressant
d'hématologie confirment encore d'une manière indéniable les
rapports étroits qui relient les hématoblastes aux hématies.

Ne parlons que des faits principaux.

Voici, par exemple, un malade atteint de pleurésie ou de pleuro-
pneumonie. Vers la fin de la maladie, il se fait une crise hématique, une néoformation active d'hématoblastes qui coïncide avec
la défervescence thermique. Cependant au bout de quelques jours
on s'aperçoit que le nombre des globules rouges augmente peu,
que les hématoblastes restent dans le sang plus abondants qu'à
l'état normal. La crise hématique est pour ainsi dire ébauchée, elle
ne se termine pas. C'est que je viens de choisir un cas de pleuro-
pneumonie tuberculeuse ; l'épanchement s'est résorbé, la période
aiguë est passée ; mais la lésion pulmonaire entre dans une nouvelle phase, et bientôt on va constater les signes d'un ramollissement du poumon. Nous n'avons pas affaire à un convalescent,
mais à un tuberculeux qui vient de franchir une certaine période
de sa maladie. Son sang reste définitivement riche en hématoblastes, en éléments intermédiaires ; les globules rouges petits
et imparfaitement développés deviennent plus nombreux ; en un
mot, nous avons sous les yeux un sang qui paraît être constamment en voie d'évolution. C'est là le caractère ordinaire du sang
dans les maladies chroniques cachectisantes.

En effet, examinons maintenant le sang d'un malade atteint depuis quelque temps déjà soit d'une affection cancéreuse, soit
d'une maladie de Bright à une période avancée, nous constaterons,
outre une déglobulisation plus ou moins notable, une grande richesse du sang en hématoblastes et en formes intermédiaires.

L'accumulation de ces éléments dans le sang ne se rencontre
donc pas exclusivement au moment de la crise hématique post-
hémorragique ou consécutive aux maladies aiguës. Mais il existe
une différence fondamentale dans la manière dont se comporte ce
phénomène suivant ces circonstances opposées. Tandis qu'à la
suite des maladies aiguës et des hémorragies, il est transitoire,

dans les maladies chroniques, au contraire, il est permanent.

De plus, dans ces dernières circonstances, le sang ne tarde pas à contenir des globules rouges irréguliers, pâles, inégaux et à présenter toutes les particularités anatomiques qui caractérisent l'anémie chronique.

Si l'on voulait, en se fondant sur cet état du sang dans les maladies chroniques, considérer avec quelques auteurs les globules nains comme des hématies en voie de régression ou d'atrophie, l'apparition de ces éléments toutes les fois que le sang se répare deviendrait incompréhensible. Tous ces faits s'expliquent, au contraire, aisément lorsqu'on admet la filiation entre les hématoblastes et les globules rouges.

Dans les maladies aiguës, il s'agit d'une poussée active d'hématoblastes qui bientôt se transforment en globules rouges; dans les maladies chroniques, d'une entrave plus ou moins définitive au développement normal de ces corpuscules.

Il est probable que dans les maladies chroniques l'élévation dans le nombre des hématoblastes est due surtout au ralentissement dans le processus de transformation de ces éléments en globules rouges. C'est du moins la seule manière dont on puisse comprendre la richesse du sang en hématoblastes chez des malades dont l'anémie suit une marche ascendante. Le nombre des hématoblastes ne donne donc pas la mesure de l'activité de la sanguification. Mais pour compléter ce que nous venons de dire relativement aux cachexies, il est important de savoir qu'il arrive un moment où les hématoblastes, après avoir été nombreux, finissent par diminuer de jour en jour et par tomber souvent bien au-dessous de la moyenne (voir p. 535). Il y a évidemment, en pareil cas, un arrêt presque complet dans la formation du sang, fait grave, ne s'observant que dans la période tout à fait ultime des maladies cachectisantes. On doit le considérer comme le présage d'une mort prochaine.

D. Conclusions. — En résumé, l'anatomie, la physiologie, l'expérimentation, l'anatomie pathologique, fournissent un ensemble de preuves des plus nettes et des plus convaincantes, en faveur de la transformation des hématoblastes en globules rouges. Comment ne pas être frappé de l'importance des faits que nous venons de rassembler et dont nous pouvons maintenant donner l'énumération ?

a. La structure des hématoblastes ne diffère pas sensiblement de celle des globules rouges. A l'état normal, ces deux éléments ne sont rattachés l'un à l'autre que par des formes intermédiaires assez rares. Mais dès que l'évolution du sang est troublée, ces formes intermédiaires deviennent abondantes et permettent de suiure l'évolution des hématies, depuis l'hématoblaste le plus petit et le plus délicat jusqu'au globule rouge adulte. Ce fait se retrouve chez tous les vertébrés, aussi bien chez ceux qui ont des hématoblastes et des globules rouges nucléés que chez les animaux à hématoblastes et à hématies corpusculaires.

b. Toutes les fois que le sang se *répare*, que le processus de sanguification acquiert une suractivité anormale, les hématoblastes se multiplient et s'accumulent dans le sang pendant un temps qui varie avec l'état de la nutrition générale.

Chez les convalescents dont l'organisme n'est pas épuisé, les hématoblastes trouvent facilement les matériaux nécessaires à leur complet développement; ils passent aisément à l'état de globules rouges. L'accumulation de ces éléments est donc passagère et marque le début d'une rénovation facile, bientôt complète du sang.

Chez les convalescents de maladies de longue durée, le pouvoir de sanguificatibn est affaibli, les hématoblastes sont produits moins rapidement, leur transformation en globules rouges demande un temps plus long et se fait d'une manière moins parfaite; la rénovation du sang est par suite traînante et ce liquide conserve pendant un temps souvent long les caractères qui appartiennent à l'anémie.

c. Enfin dans les maladies chroniques, l'évolution des éléments du sang reste ralentie et entravée d'une manière définitive, les formes jeunes, les éléments incomplètement développés, deviennent persistants.

E. Origine des hématoblastes. — L'histoire de la rénovation hématoblastique du sang doit être complétée par la recherche du lieu et du mode de formation des hématoblastes. C'est là une question des plus difficiles à cause de la vulnérabilité extrême des éléments du sang.

La formation intra-protoplasmique des hématoblastes et des globules rouges dans les cellules vaso-formatives, m'a conduit tout d'abord à examiner la possibilité de la production des hématoblastes, chez les animaux supérieurs, par les globules blancs de la lymphe et des organes hématopoiétiques. J'ai cru à un moment que ces éléments avaient la propriété d'émettre de petits corpuscules hématoblastiques. On voit, en effet, en se plaçant dans certaines conditions d'observation, sortir des globules blancs de la lymphe et des cellules lymphatiques de la moelle des os, de la rate, et des ganglions lymphatiques, des petits corps arrondis d'apparence protoplasmique, souvent colorés par une certaine proportion d'hémoglobine. Mais en poursuivant ces études j'ai reconnu que ces corpuscules n'ont ni la structure ni les propriétés des hématoblastes. D'ailleurs la lymphe et le chyle parfaitement purs ne renferment aucun hématoblaste.

Depuis j'ai observé des faits qui pourraient faire croire que les hématoblastes sont formés par les globules rouges eux-mêmes.

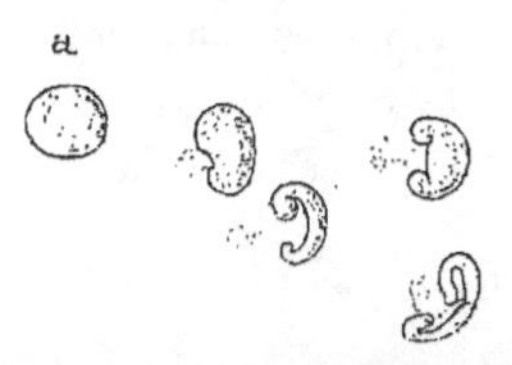

Fig. 104. — Chien rendu anémique par saignées multiples. Éléments vus dans le sang sec au moment d'une forte poussée d'hématoblastes.

a, globule rouge paraissant contenir un hématoblaste. Les autres éléments semblent avoir laissé sortir des hématoblastes.

Lorsqu'on a fait subir à un chien des saignées multiples de manière à produire une forte anémie, suivie d'une formation très active d'hématoblastes, on trouve dans les préparations de sang desséché des globules rouges qui paraissent contenir dans leur partie centrale des corpuscules ressemblant à des hématoblastes (fig. 104, *a*). De plus, à côté de ces éléments, on en voit d'autres, déformés en général en haricots, qui semblent avoir laissé exsuder un ou plusieurs hématoblastes retenus encore par un filament au niveau du hile de l'élément (fig. 104). Mais comme dans ces préparations les hématoblastes sont très nombreux, on doit se demander si ces apparences ne résultent pas de la rencontre fortuite entre un certain nombre de globules rouges et d'hématoblastes, c'est-à-dire si elles ne sont pas dues simplement à une juxtaposition ou à une superposition d'éléments.

Pour se former une opinion sur ce point, il faudrait pouvoir constater les mêmes faits dans des préparations exécutées par d'autres procédés. N'ayant pas encore trouvé une technique permettant de faire ces observations délicates, je ne puis me prononcer sur l'hypothèse de la production des hématoblastes par les globules rouges eux-mêmes.

Quoi qu'il en soit, il n'existe rien de semblable dans le sang des animaux à globules rouges nucléés.

Les hématoblastes; qui ont ici une forme cellulaire, ne sont certainement pas produits par les globules rouges. Ces éléments paraissent se former chez ces animaux dans les organes hématopoiétiques ; mais je n'ai pas eu le temps jusqu'à présent de poursuivre mes recherches sur ce sujet. Notons seulement, après ces considérations, l'opinion des auteurs qui se sont occupés le plus récemment de cette question.

D'après Mondino (1), les hématoblastes se multiplieraient dans le sang lui-même, aussi bien chez les vivipares que chez les ovipares, par division indirecte (kariokynèse). J. Denys, qui n'a encore publié que la partie de ses études concernant les oiseaux, me paraît avoir donné, avec Löwit, le nom d'érythroblastes aux éléments que j'ai désignés chez les ovipares sous celui d'hématoblastes. Chez les oiseaux saignés, ces érythroblastes se multiplieraient dans la moelle des os par le procédé de la kariokynèse (2).

§2. — RÉNOVATION DU SANG PAR LES ORGANES DITS HÉMATOPOIÉTIQUES.

L'opinion que je soutiens sur le rôle des hématoblastes est toute personnelle ; elle diffère absolument des théories qui ont cours dans la science, et il importe d'autant plus d'examiner ces théories que rien ne prouve jusqu'à présent qu'elles ne contiennent pas une part de vérité. Les globules rouges peuvent effectivement, chez l'adulte comme chez l'embryon, provenir d'éléments divers, avoir plusieurs origines.

Toutes les opinions émises par les auteurs sur le mode de formation des hématies chez l'adulte, quelque dissemblables qu'elles paraissent être au premier abord, se rattachent sans exception à une même conception générale ; toutes font, en effet, provenir le globule rouge d'un élément primitivement incolore et nucléé.

Le globule rouge serait donc toujours, à l'origine une cellule à noyau ; mais chez certains animaux cette cellule conserverait son noyau, chez d'autres elle le perdrait pour se transformer en corpus-

---

(1) C. MONDINO, *loco citato.*

(2) J. DENYS, La structure de la moelle des os et la genèse du sang chez les oiseaux (*La Cellule*, t. IV, 1er fascicule, 1888).

cule biconcave. L'accord des observateurs cesse d'exister lorsqu'il s'agit d'indiquer où prend naissance cette cellule incolore.

Pendant assez longtemps on a attribué aux petits éléments de la lymphe et du chyle le rôle de former les hématies. Depuis quelques années on tend généralement à réserver cette fonction à certains éléments de la moelle des os et de la rate. Enfin quelques opinions éclectiques sont venues encore compliquer cette partie si discutée, si controversée de l'histoire du sang.

Nous allons donc chercher à élucider successivement le rôle de la lymphe, du chyle et des organes lymphatiques; celui de la moelle des os et de la rate.

A. De la prétendue transformation des globules blancs en globules rouges. — A notre point de vue, il est inutile d'insister sur les légères différences qui distinguent le chyle de la lymphe. Ces deux liquides jouent un rôle de premier ordre dans la reconstitution du sang : ils lui apportent un plasma tout formé qui diffère peu du plasma sanguin, et ils tiennent en suspension des éléments anatomiques qui se mélangent et se confondent avec ceux du sang.

Il est indiscutable que ces éléments anatomiques servent au renouvellement des globules blancs; le seul point qui puisse être mis en doute, c'est la transformation d'une partie des cellules lymphatiques en globules rouges.

A propos de la question qui nous occupe, Kölliker (1) disait, il y a quelques années : « Je suis convaincu que la doctrine qui mérite le plus de confiance est celle qui admet que les globules rouges proviennent des petits corpuscules du chyle, lesquels perdraient leur noyau, s'aplatiraient et se chargeraient d'hémoglobine. » Cette doctrine ne compte plus cependant aujourd'hui qu'un bien petit nombre de partisans ; elle n'est plus guère invoquée par les auteurs modernes qu'à propos des animaux à globules rouges nucléés. Nous allons facilement en comprendre la raison.

Rappelons tout d'abord la constitution anatomique de la lymphe. Ce liquide tient en suspension des globules blancs plus ou moins abondants qui ressemblent à ceux du sang; on en distingue deux variétés.

Ceux de la première variété sont les mêmes que dans le sang.

____

(1) A. Kölliker, Handbuch der Gewebelehre des Menschen.

mais tandis qu'ils sont relativement rares dans ce liquide (1 sur 5 à 10 des autres), ils sont prédominants dans la lymphe, et c'est pour cette raison qu'on les nomme corpuscules de la lymphe ou du chyle.

Les éléments de la seconde variété relativement peu nombreux, ont également les mêmes caractères que ceux de la variété correspondante dans le sang. Cependant ils contiennent souvent une certaine quantité d'hémoglobine dont ils paraissent s'être presque toujours débarrassés dans le sang.

Ces éléments sont doués de contractilité amœboïde comme ceux du sang; mais leurs mouvements sont presque toujours un peu plus lents et les prolongements auxquels ils donnent naissance sont plus épais et moins nombreux. Ces prolongements ont souvent une forme en massue, à l'extrémité de laquelle se concentre l'hémoglobine sous la forme d'une boule plus ou moins nette. Ce sont là de légères différences.

Les globules blancs de la troisième variété, d'ailleurs peu nombreux dans le sang, me paraissent faire défaut dans la lymphe. Il est probable qu'ils résultent de modifications subies par les globules de la seconde variété dans le torrent circulatoire.

Nous savons que les éléments de la lymphe présentent comme les globules blancs du sang une constitution anatomique remarquablement uniforme chez tous les vertébrés. Qu'il s'agisse d'animaux à globules rouges nucléés ou d'animaux à globules rouges sans noyau, les globules blancs conservent, à côté de la mutabilité du type des hématies, une remarquable uniformité. Leurs dimensions sont relativement beaucoup moins variables que celles des hématies, de sorte que, pour prendre un exemple, malgré la différence considérable qui existe entre les globules rouges de l'homme et ceux de la grenouille, les globules blancs sont presque absolument les mêmes chez ces deux espèces si éloignées, surtout quand on considère les globules blancs de la première variété, qui sont à peine un peu plus gros chez la grenouille que chez l'homme.

Et, cependant, on prétend que ces globules blancs se transforment chez l'homme en éléments relativement petits, dépourvus de noyau, discoïdes, chez la grenouille en gros globules rouges nucléés, ovalaires.

Les arguments qu'on a fait valoir à l'appui de cette opinion sont d'ailleurs d'un bien faible poids. Kölliker a trouvé dans le sang du foie et dans celui de la rate chez de jeunes mammifères encore à la mamelle des hématies incolores et des cellules rouges à noyau. Or, nous verrons bientôt que ces éléments diffèrent à certains égards des corpuscules de la lymphe et qu'ils paraissent provenir du parenchyme des organes hématopoiétiques. Le même auteur avoue d'ailleurs n'avoir jamais vu de semblables éléments chez l'adulte ; ses observations ne peuvent donc s'appliquer qu'à cette période spéciale de la formation du sang chez le nouveau-né dont nous nous sommes déjà occupé.

Pour acquérir des notions plus précises sur ce point, j'ai fait l'examen de la lymphe du canal thoracique chez des chiens qui avait subi plusieurs saignées très abondantes. J'ai toujours trouvé dans ce liquide les mêmes éléments que chez les animaux non saignés. De plus, chez ces mêmes chiens, j'ai fait l'examen à l'aide de divers procédés des ganglions lymphatiques sans y rencontrer d'éléments anormaux ; d'ailleurs le sang de ces animaux ne contenait pas de formes intermédiaires entre les petits globules blancs et les globules rouges, même dans les cas où les hématoblastes et les globules rouges nains étaient très abondants.

Remarquons, en outre, que pendant le cours des réparations sanguines précédemment étudiées les fluctuations numériques des globules rouges sont indépendantes de celles des globules blancs, et qu'en aucun cas on n'observe une multiplication des globules blancs de la première variété.

Il est vrai qu'on trouve assez souvent dans le sang de l'homme et des animaux atteints d'anémie extrême des globules blancs surchargés d'hémoglobine ; mais ces éléments appartiennent presque toujours à la seconde variété ; ils sont faiblement colorés et il est impossible d'établir une filiation entre eux et les globules rouges.

Quant aux faits qui ont été invoqués chez les ovipares en faveur de la transformation des globules blancs en hématies, ils s'expliquent simplement par la ressemblance que les hématoblastes présentent chez ces animaux avec les globules blancs.

Malgré les différences que nous avons établies entre les hématoblastes et les globules blancs dans toute la série des vertébrés, les observateurs continuent à confondre sous un nom commun ces deux espèces d'éléments, et ils rapportent aux globules blancs les transformations qui appartiennent en propre aux hématoblastes.

Concluons donc que la prétendue transformation en hématies

des globules blancs de la lymphe et du chyle n'est démontrée pour aucune des espèces de vertébrés.

B. **Rôle des organes hématopoiétiques.** — Depuis les travaux de Neumann, qui a découvert dans la moelle des os un élément nucléé coloré par de l'hémoglobine, la plupart des histologistes ont abandonné la théorie que nous venons de discuter pour attribuer à certains organes, en particulier à la moelle osseuse, la fonction de former les globules rouges du sang chez l'adulte. Il a paru dans ces dernières années, surtout en Italie sous l'impulsion de Bizzozero, un grand nombre de travaux sur cette question qui mérite d'être examinée avec soin.

Au début de ses recherches, cet auteur avait attribué à la moelle des os un rôle hématopoiétique complexe. D'après lui, la moelle osseuse servait :

1° A la formation des globules blancs et des éléments lymphatiques ;

2° A la destruction des globules rouges ;

3° Enfin à la production des globules rouges en raison des transformations qu'y éprouvent les globules blancs.

Depuis cette époque son opinion paraît s'être modifiée relativement à cette dernière fonction, et dans un travail paru dernièrement cet auteur expose l'ensemble de sa doctrine (1).

Il existerait chez tous les vertébrés un globule rouge à noyau qui aurait la propriété de se multiplier par division indirecte. Ce globule rouge se trouverait, suivant les classes d'animaux et suivant l'âge des sujets, tantôt dans le sang en circulation, tantôt dans la moelle des os, dans la rate ou dans les reins, tantôt aussi dans plusieurs de ces parties.

La formation des globules rouges aurait lieu constamment d'après le même mode, depuis les premières phases de la période embryonnaire jusqu'à l'âge adulte ; le foyer de cette formation serait seul variable.

Chez les mammifères ces foyers seraient successivement le sang, le foie, la rate et enfin la moelle des os.

C'est dans ce dernier point que se localiserait définitivement chez l'adulte la fonction hématopoiétique, à laquelle cependant

(1) J. Bizzozero et A. Torre, De l'origine des corpuscules sanguins rouges dans les différentes classes des vertébrés (*Arch. ital. de biologie*, IV, p. 309, 1883 et *Appendice*, par Bizzozero).

la rate pourrait encore concourir dans des cas exceptionnels.

Chez les animaux à globules rouges nucléés l'évolution de ce processus serait variable suivant les espèces.

Chez les oiseaux la formation du sang suivrait les mêmes lois que chez les mammifères : les globules rouges se multiplieraient d'abord dans le sang, puis dans la rate (embryon de 10 à 11 jours pour le poulet), enfin et d'une manière définitive dans la moelle des os (14° jour).

Chez le triton et la salamandre, le processus aurait lieu d'abord dans le sang, puis dans la rate; chez la grenouille enfin, la multiplication des globules rouges se localiserait dans la moelle osseuse.

D'après cette théorie, la moelle des os serait donc le foyer définitif de la formation du sang chez les mammifères, chez les oiseaux et chez la grenouille. Elle contiendrait des globules rouges jeunes qui se multiplieraient suivant les besoins, à la suite des saignées, par exemple, et cette production s'effectuerait par le procédé de la division indirecte.

1° *Rôle de la moelle des os chez les mammifères.* — On sait que la moelle des os est constituée par un tissu très complexe dont la disposition histologique est variable suivant que certains éléments sont plus ou moins abondants.

Chez les mammifères adultes, à l'état sain, ce tissu se présente sous deux aspects principaux : la moelle jaune ou blanche, riche en vésicules adipeuses, la moelle rouge, dite encore fœtale, ayant une coloration plus ou moins semblable à celle du sang.

C'est dans cette dernière, que se voient les éléments à contenu hémoglobique, désignés par Neumann sous le nom d'hématoblastes et que j'appellerai, pour éviter toute confusion, *hématoblastes nucléés* (1).

Il est assez difficile de les étudier; car, d'une part, la moelle est tellement riche en cellules que, lorsqu'on en dilacère un fragment sous le microscope, on isole avec peine les cellules colorées; et, d'autre part, ces cellules sont tellement altérables, qu'elles perdent souvent dans les réactifs leur aspect normal et leur contenu en hémoglobine, alors même qu'on emploie comme véhicule le sérum du sang d'un animal de la même espèce. Aussi Ch. Robin, ayant traité la moelle osseuse par l'eau et par l'acide acétique, n'a-

_____

(1) LIV.

t-il pu voir ces cellules que sous une forme altérée ; elles constituent, très probablement, les éléments auxquels cet auteur a donné le nom de médullocelles (1).

Si nous prenons comme exemple de notre description la moelle du lapin, c'est dans le sérum du sang de cet animal que nous pourrons le mieux nous rendre compte de l'aspect naturel des hématoblastes nucléés. Ils se présentent sous l'apparence d'un globule sphérique ou légèrement irrégulier, nettement coloré par de l'hémoglobine, mais plus faiblement que les hématies. Tandis que ces dernières restent intactes dans le sérum ou deviennent

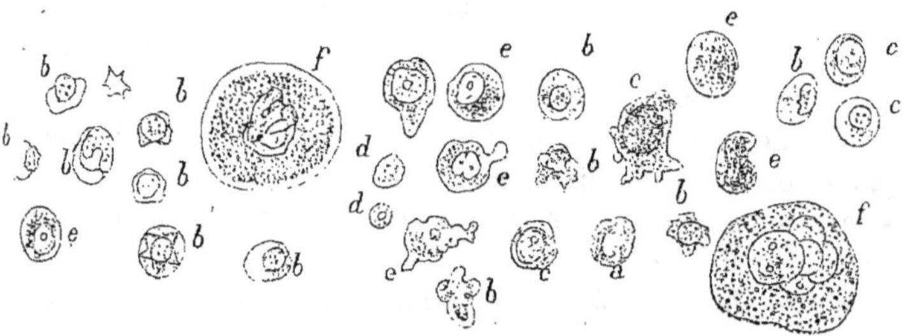

Fig. 105. — Lapin de 10 à 12 jours. Éléments de la moelle osseuse dilacérée dans du sérum de lapin.

a, globule rouge ordinaire ; *b, b*, globules rouges à noyau ; quelques-uns sur le point de perdre leur noyau ; *b'*, éléments à contenu hémoglobique ayant un noyau en bissac ; *c, c*, globules rouges à noyau ayant perdu leur hémoglobine ; *d, d*, noyaux devenus libres ; *e, e*, globules blancs ; *f, f*, grandes cellules à noyaux bourgeonnants.

muriformes, les hématoblastes nucléés s'altèrent assez rapidement. Ils semblent formés de deux parties : l'une, périphérique et colorée, se plisse, se rétracte et tend à énucléer la partie centrale, c'est-à-dire le noyau, entouré parfois d'une faible quantité de matière granuleuse. On dirait une cerise dont on exprime le noyau en comprimant le fruit entre les doigts (fig. 105).

D'autres éléments moins déformés pâlissent et, pendant qu'ils perdent une partie ou la totalité de leur matière colorante, ils laissent apercevoir un noyau relativement volumineux, sphérique, réfractant assez fortement la lumière, tantôt grisâtre ou à peine verdâtre, parfois nettement jaunâtre, comme si l'hémoglobine s'était réfugiée autour de lui. Ce noyau est souvent entouré de quelques granulations.

(1) Ch. Robin, article Moelle (*Dictionnaire encyclop. des sc. méd.*, 1875).

38*

On ne trouve, dans ce genre de préparation, qu'un très petit nombre d'éléments nucléés, non déformés, ou à peine altérés. Ce sont les plus riches en hémoglobine ; souvent ils sont assez colorés pour qu'il soit difficile d'y voir le noyau. Enfin, quelques noyaux sont devenus libres ou le deviennent sous les yeux de l'observateur, et ils constituent ainsi les éléments que Robin a décrits sous le nom de médullocelles de la variété noyau. Autour de ces noyaux paraissant libres, on aperçoit souvent une très petite quantité de protoplasma incolore ou légèrement teinté. Les noyaux vus dans ces conditions sont, en général, très réfringents, brillants, homogènes, ou très légèrement granuleux; ils ne laissent pas voir de nucléole.

Les hématoblastes nucléés ainsi étudiés ont à peu près les mêmes dimensions que les globules rouges, mais presque toujours ils sont plus petits (fig. 105).

Dans une préparation où les globules rouges mesuraient 7μ,5, les petits hématoblastes nucléés colorés avaient en moyenne 6μ,2 et les grands 7μ,25 ; le noyau mesurait de 4μ,5 à 5μ.

Cette rapide description montre que, même dans un milieu qui convient aux globules rouges, les cellules colorées de la moelle des os s'altèrent sensiblement.

Les altérations qui se produisent ainsi permettent de reconnaître qu'elles sont formées : 1° d'un corps protoplasmique dont la partie externe plus colorée et plus homogène tend à prendre l'aspect d'un stroma analogue à celui d'un globule rouge ; 2° d'un noyau relativement volumineux.

Ces éléments ressemblent donc évidemment à la petite variété des globules rouges nucléés de l'embryon. Comme eux aussi, ils sont légèrement contractiles ; examinés sur la platine chauffante, ils changent constamment de forme tant qu'ils ne sont pas profondément altérés. Ces déformations sont surtout actives entre 35 et 40°. Elles sont représentées (fig. 106) d'après une préparation faite avec la moelle osseuse d'un chien nouveau-né.

Pour acquérir une notion plus complète des hématoblastes nucléés, il est nécessaire de les soumettre à l'influence des réactifs.

Bizzozero recommande de les étudier en dilacérant la moelle des os, dans une solution de chlorure de sodium dont le taux doit varier suivant les espèces animales de 0,50 à 0,70 p. 100. Au moment de se servir de ce liquide, on y ajoute une petite quantité de solution concentrée et filtrée de violet de méthyle 5 B.

Ce procédé présente l'avantage de montrer les divers éléments cellulaires de la moelle des os à l'état isolé et d'en reconnaître assez facilement les noyaux qui prennent au bout de peu de temps une coloration bleuâtre.

Les hématoblastes nucléés se présentent dans cette solution sous l'apparence de corpuscules assez réguliers à peu près du volume d'un globule rouge, parfois plus gros, de forme sphérique. Ils renferment un noyau central ou un peu excentrique vésiculeux, souvent brillant avant d'être coloré et relativement volumineux. Leur corps protoplasmique est légèrement orangé, beaucoup moins coloré que les globules rouges et d'une coloration plus jaunâtre. Ces éléments doivent être examinés rapidement, car en général ils s'altèrent et se décolorent dans ce réactif au bout d'un temps assez court.

Le plus souvent les hématoblastes nucléés sont disséminés en petit nombre et isolés au milieu des autres éléments de la moelle des os ; mais parfois on observe des éléments juxtaposés par un côté et représentant pour Bizzozero des éléments en voie de scission indirecte. Chez le lapin, on trouve surtout ces formes dans la moelle rouge des jeunes animaux.

— Il m'a paru avantageux, pour étudier la moelle des os, d'employer la dessiccation qui permet de faire agir sur les préparations divers réactifs colorants. J'ai obtenu par ce procédé de bonnes préparations dans lesquelles on pouvait reconnaître facilement, même avant l'emploi de tout réactif, les plus faibles traces d'hémoglobine à l'intérieur des éléments desséchés.

Dans ces préparations, les hématoblastes nucléés paraissent souvent plus nombreux que dans les préparations humides faites par dilacération; en même temps, ils sont plus volumineux, mais leur disque cellulaire est toujours moins coloré que celui des globules rouges légitimes, non nucléés, qui sont mélangés avec eux. Le noyau de ces éléments est pâle, finement granuleux, parfois recouvert d'hémoglobine masquant les granulations, et il se trouve alors, en général, séparé du corps de l'élément par une sorte de fente circulaire ou de collier incolore (fig. 107).

On reconnaît dans ces préparations, mieux encore que dans les précédentes, que les hématoblastes sont disséminés d'une manière très irrégulière et très inégale, au milieu d'éléments incolorés, en général plus volumineux. Quelques-uns de ces éléments sont certainement des globules blancs. Mais il en est d'autres dont le volume est parfois considérable à l'état sec, et qui diffèrent notablement des globules blancs (fig. 106). Parmi

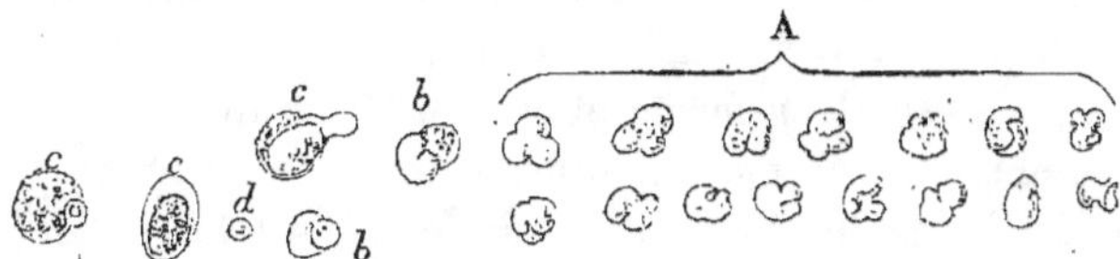

Fig. 106. — Éléments de la moelle osseuse du chien nouveau-né, dans le sérum du chien.

A, diverses formes prises par un hématoblaste nucléé pendant l'examen fait avec la platine chauffante; b, b, globules rouges nucléés sur le point de perdre leur noyau; c, c, éléments nucléés perdant au contraire leur hémoglobine; d, boule d'hémoglobine devenue libre.

ces grands éléments, les uns (ce sont les plus nombreux) ont un noyau volumineux, unique, plus rarement un noyau en bissac ou double ; mais jamais contourné en boudin, comme ceux des gros globules blancs. D'autres éléments, de volume variable, ont un

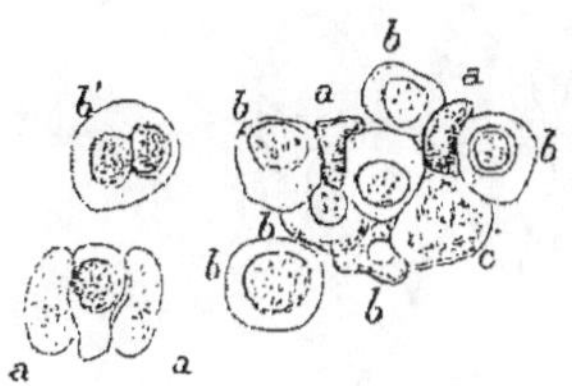

Fig. 107. — Moelle osseuse du lapin. Préparation sèche.

a, a, globules rouges ordinaires; b, b, hématoblastes nucléés de la moelle des os; b', un de ces derniers éléments à noyau double; c, globule blanc.

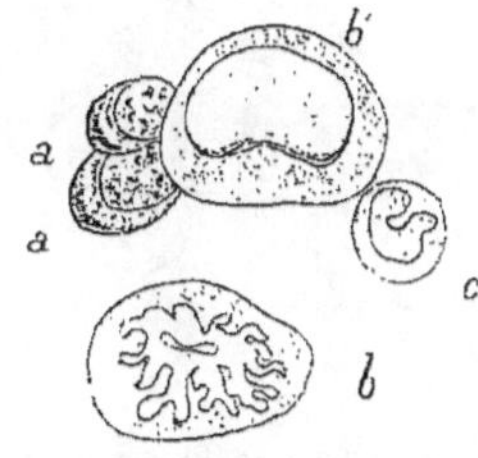

Fig. 108. — Moelle osseuse du lapin. — Préparation sèche colorée par l'eau iodo-iodurée.

a, a, hématoblastes nucléés de la moelle osseuse; b, grand élément à noyau lobulé; b', élément du même genre à noyau non lobulé; c, globule blanc.

noyau dont la forme est tout à fait spéciale : il est découpé en prolongements multiples partant du centre, prolongements élégamment sinueux ou dentés ou bien encore terminés par un petit renflement (fig. 108) (1).

(1) Les noyaux de ces éléments présentent donc les caractères de la karyokinèse. Je les ai décrits pour la première fois en 1881 (voir LIV). Les figures 107, 108, 109 sont empruntées à cet ouvrage. Les éléments qui y sont représentés comme ayant des rapports de parenté avec les hématoblastes nucléés me paraissent être les

L'emploi des réactifs colorants accentue ces distinctions.

Lorsqu'après la dessiccation on recouvre la préparation d'une lamelle sous laquelle on fait passer par capillarité une goutte d'eau iodo-iodurée suffisamment concentrée, on obtient une réaction très intéressante. Les éléments restent adhérents à la lame de verre, conservent leur forme et prennent, partout où il y a de l'hémoglobine, une coloration brun acajou caractéristique. Le noyau des hématoblastes nucléés se détache très nettement en clair et devient fortement granuleux (fig. 108).

Les globules rouges légitimes se colorent fortement et uniformément. Dans les globules blancs, les granulations deviennent foncées, presque noirâtres, tandis que les noyaux restent clairs et sont moins colorés par l'iode que ceux des hématoblastes nucléés. Les grands éléments distincts des globules blancs, à noyau dé-

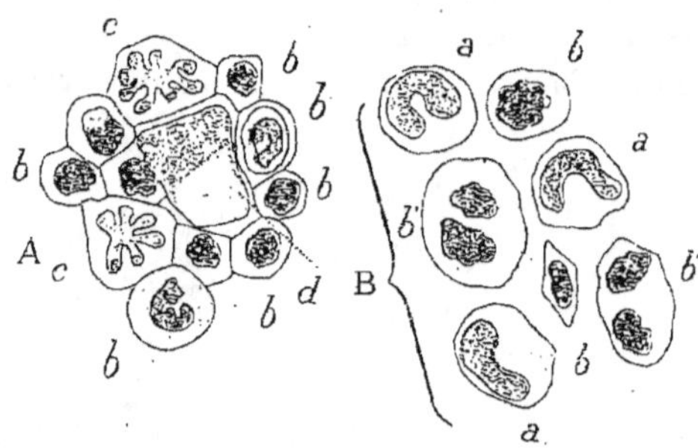

Fig. 109. — Éléments de la moelle osseuse d'un lapin nouveau-né. Préparation faite par dessiccation, lavage avec le liquide A, puis coloration par l'hématoxyline.

A, groupe d'éléments juxtaposés; B, éléments pris dans divers points de la préparation; *a, a*, globules blancs; *b*, hématoblastes nucléés bien caractérisés à noyau unique; *b'*, mêmes éléments à deux noyaux, paraissant en voie de division; *c, c*, hématoblastes nucléés dont le noyau est fortement lobulé; *d*, grand élément paraissant appartenir au groupe des hématoblastes nucléés.

coupé ou non, se colorent très faiblement en jaune : noyau et corps cellulaire restent presque complètement homogènes.

J'ai encore employé après la dessiccation la fixation par l'acide osmique ou le liquide A, suivie de la coloration des éléments à l'aide d'une solution aqueuse de carmin ou d'une solution alunée d'hématoxyline. Ce dernier réactif donne de très beaux résultats

mêmes que ceux qui ont été décrits depuis par Löwit sous le nom d'*érythroblastes*. Ueber die Bildung rother u. weisser Blutkörperchen (*Sitzb. d. K. Akad.* Bd. LXXXVIII, III, Abth., 1883).

bien que l'hémoglobine soit, en général, presque complètement détruite par ce mode de préparation.

Les noyaux des hématoblastes nucléés (fig. 109) se colorent d'une manière remarquablement intense et deviennent très granuleux. Les noyaux des globules blancs se colorent également, mais moins fortement et restent homogènes ; enfin les grands éléments, précédemment décrits, fixent très peu la matière colorante ; ils prennent une teinte diffuse et leur gros noyau unique devient rarement très apparent, à moins qu'il ne présente ces découpures multiples, caractéristiques de la karyokinèse. Ces noyaux karyokinétiques se colorent avec la même intensité que ceux des globules blancs.

— On sait qu'on trouve encore, dans la moelle osseuse, d'autres éléments anatomiques, tels que cellules géantes à noyau bourgeonnant, cellules à noyaux multiples ou myéloplaxes de Robin. Ces éléments, groupés dans certains points, ne paraissent avoir aucun rapport avec la destruction ou la formation du sang. Mais je dois rappeler encore la présence fréquente, dans toutes les parties de la moelle osseuse rouge, de grandes cellules renfermant des globules rouges ou des boules colorées par de l'hémoglobine. Parfois ces éléments sont irrégulièrement allongés et ressemblent à des cellules vaso-formatives. Le rôle de ces cellules à contenu hématique paraît être plutôt cependant (comme dans la rate) en rapport avec la destruction des hématies qu'avec leur formation.

Si la moelle osseuse, comme le pensent aujourd'hui de nombreux auteurs, joue un rôle actif dans la rénovation du sang, cela ne peut être que par l'intermédiaire des premiers éléments cellulaires précédemment décrits. Mais nous venons de voir que, dans les parties de la moelle rouge riches en cellules, les types d'éléments sont variés et assez nombreux. Quelle parenté existe-t-il entre ces divers types?

Neumann a considéré les éléments colorés de la moelle des os comme intermédiaires entre les cellules lymphoïdes et les globules rouges. La même opinion a été exprimée par Bizzozero. Il y aurait donc trois états successifs dans l'évolution des globules rouges. Le premier serait représenté par les globules blancs de la moelle ; dans le second, ces éléments seraient transformés en hématoblastes nucléés ; enfin, dans le troisième, le noyau de ces derniers aurait disparu et le globule rouge se montrerait avec ses caractères normaux. J'ai insisté, dans mon cours de 1884, sur la distinction des éléments incolores de la moelle des os en deux variétés distinctes.

Les éléments que nous venons de décrire à côté des globules blancs me paraissent correspondre aux médullocelles de la grande variété de Robin, et c'est à cet élément et non aux cellules lymphoïdes que se rapportent les formes karyokinétiques.

Les hématoblastes nucléés de Neumann proviennent sans doute de ces grandes médullocelles et non des cellules lymphoïdes.

L'existence dans la moelle osseuse d'un globule rouge à noyau, analogue à l'une des variétés des globules rouges de l'embryon, est donc indiscutable.

Il appartient particulièrement à la moelle rouge, mais on peut en trouver presque toujours quelques échantillons dans la moelle adipeuse.

Pour l'étudier facilement, on se sert de préférence des jeunes animaux dont la moelle fœtale est abondante, même dans les os longs et toujours riche en éléments colorés. Mais on en trouve également chez les adultes et chez les animaux âgés dans tous les points où la moelle est rouge, et, d'une manière générale, la coloration de la moelle est en rapport avec l'abondance des hématoblastes nucléés.

La description précédente, faite d'après la moelle osseuse du lapin, est applicable aux autres mammifères, tels que le chien et le cochon d'Inde. Cependant, chez ce dernier animal, la moelle osseuse m'a paru souvent plus riche en hématoblastes nucléés et en éléments en scission que celle du chien ou du lapin. Aussi Bizzozero s'est-il particulièrement servi du cochon d'Inde pour étudier ces éléments.

— Sans insister davantage sur ces faits anatomiques, nous pouvons examiner maintenant s'ils sont en rapport avec la formation du sang chez l'adulte.

Nous nous souvenons que, contrairement au sang du nouveau-né humain, celui des mammifères nouveau-nés renferme encore une petite quantité de globules rouges à noyau qui paraissent prendre naissance dans la rate et la moelle osseuse.

Bientôt ces éléments ne se retrouvent plus dans le sang, et on n'en voit jamais chez l'adulte, même lorsqu'on les cherche à la sortie des os. J'ai fait un certain nombre de préparations du sang de la veine nourricière du tibia chez le chien et mon ami, M. Barrier, a recueilli plusieurs fois le sang de la veine du canon chez le cheval. Dans aucune de nos préparations, on ne trouve un seul globule rouge à noyau.

Pour expliquer cette constitution du sang de l'adulte, Neumann a été obligé d'admettre que les hématoblastes nucléés perdent rapidement leur noyau en traversant le réseau capillaire de la moelle osseuse où on les trouverait en très grand nombre.

Depuis, tous les auteurs qui font naître les hématies dans la moelle osseuse ont adopté cette opinion et n'ont guère été en désaccord que sur le mode de disparition du noyau.

D'après les recherches de Rindfleisch (1), l'hématoblaste se déformerait en calotte, et le noyau serait expulsé avec une faible masse protoplasmique. Du redressement de l'hématoblaste résulterait la biconcavité du globule rouge.

Nous avons vu tout à l'heure que, lorsqu'on examine ces éléments dans du sérum, un certain nombre d'entre eux expulsent, en effet, leur noyau par un procédé analogue à celui qu'invoque Rindfleisch; mais c'est là le résultat d'altérations évidentes et profondes. Rien ne prouve qu'il s'agisse d'un processus normal, évoluant rapidement dans le court trajet des veines médullaires, et l'on peut se demander si l'on ne se trouve pas simplement en présence d'une hypothèse imaginée pour les besoins de la cause.

L'expulsion du noyau par la portion hémoglobique de l'élément, à laquelle j'ai souvent assisté, m'a toujours paru artificielle et je demanderai aux auteurs qui admettent la disparition rapide du noyau chez l'adulte, par quelque procédé que ce soit d'ailleurs, pour quelle raison ces éléments ne se comporteraient pas de la même manière à tous les âges. Dans le sang de l'embryon ou des jeunes animaux le noyau des globules rouges nucléés est persistant. Pourquoi disparaîtrait-il chez l'adulte avec une extrême rapidité dès que l'élément pénètre dans les vaisseaux?

Les propriétés générales des éléments ne se modifient pas ainsi. Si les organes formateurs du sang chez l'adulte produisaient des globules rouges à noyau, ces éléments resteraient tels et circuleraient dans le sang de l'embryon. C'est d'ailleurs ce qui a lieu

---

(1) RINDFLEISCH. Ueber Kuochenmark und Blutbildung (*Arch. f. mikrosc. Anatomie.* XVII. S. 1 et 21, 1880).

dans certains cas pathologiques (la leucocythémie par exemple).

— L'hypothèse de la disparition du noyau a conduit forcément les auteurs à négliger l'état du sang dans les rénovations sanguines, pour s'occuper exclusivement des prétendus organes formateurs, des éléments.

Ils ont cherché dans les modifications de la moelle elle-même les preuves de la participation de cet organe à l'hématopoièse. C'est surtout dans cette direction que Bizzozero et ses collaborateurs ont poursuivi leurs recherches.

Après avoir saigné un animal deux ou trois fois, ils l'ont sacrifié quelques jours après la dernière hémorragie et ils ont, disent-ils, trouvé une multiplication considérable des éléments colorés de la moelle des os. Ils en ont conclu que le processus de néoformation du sang a son siège dans le tissu médullaire. Pour réparer le sang, la moelle osseuse, dont la nutrition est comme engourdie à l'état normal, reprendrait une grande activité nutritive; elle passerait à l'état fœtal, même dans les points où on la trouve habituellement adipeuse chez les animaux non saignés.

Bizzozero n'invoque pas seulement à l'appui de sa théorie la multiplication des hématoblastes nucléés, il paraît attacher une importance au moins égale à la constatation d'un grand nombre de formes en scission. Chez les animaux saignés, on trouverait dans la moelle une proportion considérable d'hématoblastes nucléés en voie « de scission indirecte ». Ce sont des éléments que l'auteur représente dans ses dessins comme étranglés par une ligne équatoriale. L'étranglement porte à la fois sur le corps cellulaire et sur le noyau, et plus tard l'élément se divise en deux éléments semblables.

J'ai répété un grand nombre de fois les expériences de Bizzozero sur le chien, le cochon d'Inde et la grenouille, et je vais indiquer sommairement les résultats que j'ai obtenus.

a. *Chiens.* — Pour reconnaître si les hémorragies produisent une modification de la moelle osseuse, celle-ci étant variable suivant chaque os, il faut faire porter les examens sur le même os, pris comme terme de comparaison. J'ai fait choix du fémur, dont il est d'ailleurs souvent question dans les travaux des auteurs précédemment cités, et il m'a été facile de reconnaître que l'état de la moelle osseuse y est très variable.

Chez la plupart des chiens elle est, à l'état sain, d'un rouge intense dans toute l'étendue du canal médullaire. Cependant, au centre du canal, lorsqu'on écarte le manchon de moelle rouge périphérique, on trouve une petite colonne grisâtre ou jaunâtre de moelle graisseuse, et encore cette partie est-elle rarement distincte chez les animaux jeunes ou même chez les chiens adultes ou vieux de petite taille, ayant des os petits et étroits. Ce sont les chiens de grande taille, ayant de gros fémurs, qui ont le plus de moelle graisseuse ; celle-ci est habituellement localisée à la partie moyenne du corps de l'os, mais parfois répartie irrégulièrement dans toute la longueur du canal médullaire. L'âge avancé des chiens n'a pas une influence régulière sur l'état de la moelle fémorale ; j'ai trouvé, contrairement à mon attente, des chiens très âgés dont la moelle du fémur était aussi rouge que celle des jeunes chiens.

Ainsi, chez un vieux chien très gras, sacrifié en 1882 pour une expérience, j'ai trouvé la moelle osseuse très rouge dans les côtes, dans les fémurs, dans les vertèbres. Cette moelle était remplie d'hématoblastes à noyau plus nombreux que chez d'autres chiens saignés. La rate en renfermait également quelques-uns.

Il résulte de cette irrégularité dans l'état de la moelle osseuse d'un même os, que, lorsqu'on vient à comparer la moelle des animaux saignés à celle d'animaux non anémiés, on ne trouve aucune différence appréciable. La moelle osseuse des premiers n'est pas plus rouge que celle des derniers ; la prétendue transformation fœtale sous l'influence des hémorragies est impossible à constater d'une manière certaine. Au contraire, lorsqu'au lieu de faire uniquement deux ou trois saignées à un animal, on multiplie les hémorragies abondantes de manière à le faire tomber dans l'anémie chronique, la moelle du fémur devient pâle comme tous les autres tissus vasculaires.

Mais s'il n'y a pas de modifications dans les caractères macroscopiques de la moelle osseuse, à la suite des hémorragies répétées, le microscope indique parfois des différences de constitution assez notables.

Toutefois, pour que la structure histologique de la moelle osseuse soit sensiblement altérée chez le chien, il faut que les animaux aient subi des saignées multiples, considérables. On trouve, chez ces animaux, même lorsque la moelle est graisseuse, de petits foyers de moelle embryonnaire, d'apparence gélatineuse, au niveau desquels les hématoblastes nucléés sont très abondants. Ces éléments ont le plus souvent un noyau simple ; mais à côté d'eux on constate parfois d'assez nombreux éléments à noyau double ou en voie de scission. L'interprétation de ces faits est toujours difficile, car il est certain que les mêmes formes anatomiques existent dans la moelle des animaux non saignés. Aussi ai-je toujours fait parallèlement l'examen du sang et de la moelle osseuse.

Dans la grande majorité des cas, même chez les animaux très copieusement saignés, on ne trouve pas un seul globule rouge à noyau dans le sang. Mais lorsqu'on est parvenu à faire tomber les animaux dans un état d'anémie considérable, on peut retrouver dans les préparations du sang général et dans celui qui sort des os, particulièrement dans celui des veines rachidiennes, quelques globules rouges à noyau. Ces éléments sont toujours très peu nombreux, mais en somme parfaitement nets, quand on a soin de traiter le sang desséché par l'eau iodo-iodurée. Ils coïncident toujours avec la présence d'un certain nombre de globules blancs surchargés d'hémoglobine.

b. *Cochon d'Inde.* — Chez le cochon d'Inde, la moelle osseuse est toujours rouge, par conséquent il serait inutile d'y rechercher les modifications macroscopiques qu'elle peut subir sous l'influence des saignées.

En l'étudiant au microscope, on y voit facilement de nombreux hématoblastes nucléés, et souvent aussi d'assez abondantes formes dites « en scission indirecte » par Bizzozero (fig. 110). Il semble donc que chez le cochon d'Inde il soit plus facile de constater la multiplication post-hémorragique des éléments colorés de la moelle osseuse. D'ailleurs, on fait apparaître aussi plus facilement dans le sang de cet animal quelques globules rouges à noyau, notamment dans le contenu des veines rachidiennes. Mais ce qui complique cette question difficile, c'est qu'on peut observer les mêmes faits sur des animaux non saignés. Ainsi, ayant fait le même jour, le 30 septembre 1884, l'examen d'un cochon d'Inde tuberculeux et d'un autre cochon d'Inde ayant subi coup sur coup trois hémorragies abondantes, il m'a été impossible de trouver une différence sensible entre ces deux animaux, relativement à l'état de la moelle osseuse et du sang des veines rachidiennes. Ces dernières renfermaient quelques rares globules rouges à noyau, aussi bien chez l'animal mort de tuberculose que chez celui qui avait été saigné.

2° *Rôle de la moelle des os chez la grenouille.* — Chez la grenouille, la moelle osseuse semble être d'une constitution anatomique plus simple que chez les mammifères.

On n'y trouve pas nettement de myéloplaxes, et les grandes cellules à noyau bourgeonnant paraissent également y faire défaut. Mais j'ai été très frappé d'y voir des éléments cellulaires

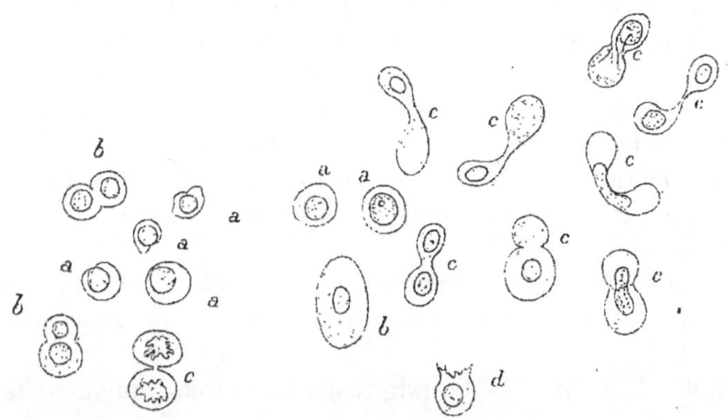

Fig. 110. — Hématoblastes nucléés de la moelle du cochon d'Inde. Préparation faite avec la solution de chlorure de sodium colorié par le violet de méthyle (*).

Fig. 111. — Sang et moelle osseuse de grenouille. Préparation faite avec la solution de chlorure de sodium et de violet de méthyle (**).

(*) *a, a,* hématoblastes nucléés isolés de diverses tailles ; *b, b,* hématoblastes nucléés paraissant sur le point de se séparer après division par scission indirecte ; *c,* éléments du même genre dont le noyau présente les caractères de la karyokinèse.

(**) *a, a,* éléments provenant de la moelle des os ; *b,* globule rouge non déformé ; *c, c,* éléments déformés par le réactif ; *d,* un de ces derniers éléments complètement sectionné.

absolument semblables à ceux de la moelle osseuse des mammifères, et entre autres des hématoblastes nucléés ne différant pas sensiblement de ceux de la moelle du lapin ou du cochon d'Inde. Ces mêmes éléments existent aussi dans la moelle osseuse des oiseaux, et, si réellement ils servent à former des globules rouges chez les ovipares, il faut tout au moins reconnaître qu'ils n'ont aucun rapport de forme et de dimensions avec les grands globules rouges nucléés de ces animaux. Je n'ai d'ailleurs pas vu chez la grenouille d'éléments à contenu hémoglobique en scission.

En poursuivant ces recherches, je me suis aperçu que le réactif employé par Bizzozero (bichlorure de sodium méthylique) détermine des altérations artificielles des éléments colorés et notamment des étranglements et même des divisions complètes portant sur le corps cellulaire et sur le noyau (fig. 111) (1).

Ces altérations artificielles se produisent surtout sur les éléments du sang, hématoblastes et globules rouges. Mais comme dans toutes les préparations de moelle osseuse il y a toujours un mélange d'éléments propres et d'éléments du sang, il me paraît certain que l'emploi de ce réactif a pu faire croire à une multiplication de corpuscules colorés qui n'existait pas en réalité.

Chez les grenouilles saignées, au moment où la réparation du sang s'affirme par une abondance considérable dans ce liquide de formes intermédiaires entre les hématoblastes et les hématies, la moelle osseuse reste graisseuse et ne présente aucune modification histologique notable.

La participation de la moelle des os à la rénovation du sang chez les animaux inférieurs me paraît donc loin d'être démontrée (2).

3° *Rôle de la rate.* — La rate renferme presque toujours chez les jeunes mammifères des hématoblastes nucléés très analogues à ceux de la moelle des os ; mais ils y sont peu abondants et d'une étude difficile. Ces éléments colorés paraissent passer dans le sang, car on trouve quelques globules rouges à noyau dans la veine splénique ou dans la veine porte. Cette fonction de la rate persiste parfois assez longtemps après la naissance, du moins chez quelques animaux, si bien que chez un chien d'environ un an, j'ai trouvé quelques rares globules rouges à noyau dans le sang de la veine splénique. C'est un cas exceptionnel. Habituellement la fonction hématopoiétique de la rate prend fin peu de temps après la naissance. En tout cas, rappelons-nous que chez l'homme la formation intra-viscérale de globules rouges à noyau cesse déjà pendant la vie intra-utérine. Ce processus est donc certainement beaucoup plus durable chez les jeunes mammifères.

Les saignées multiples ne déterminent pas, chez le chien adulte,

---

(1) LXXVII.

(2) Rappelons ici que chez les oiseaux saignés J. Denys (*loc. cit.*) a trouvé une multiplication des éléments que nous appelons hématoblastes nucléés et qu'il désigne, avec Löwit, sous le nom d'érythroblastes.

de modifications constantes de la rate. Cependant, chez les animaux qui ont été saignés plusieurs fois très copieusement, la rate renferme, plus souvent et en plus grand nombre, des hématoblastes nucléés, que celle des chiens non saignés. Mais la question des fonctions hématopoiétiques de la rate est certainement complexe. Dans nombre de cas, cet organe paraît être plutôt un centre de destruction active de globules rouges qu'un foyer de formation globulaire. Et, contrairement à toute attente, les traces de cette destruction d'hématies sont parfois très évidentes chez les animaux saignés. Ainsi, chez un chien qui avait subi en dix jours plusieurs pertes de sang considérables, la rate était petite, peu riche en hématoblastes nucléés ; mais elle renfermait un nombre considérable de grosses cellules granuleuses remplies de grains pigmentaires.

Chez les fœtus humains de moins de sept mois et chez les jeunes mammifères on constate souvent la présence de globules rouges à noyau dans le sang issu directement du foie. Mais je n'ai pas fait de recherches spéciales sur les fonctions hématopoiétiques que quelques auteurs ont attribuées à cet organe.

4° *Rôle des glandes lymphatiques.* — La participation des glandes lymphatiques à la production d'éléments colorés est douteuse. Cependant Löwit a trouvé dans ces organes des hématoblastes nucléés (érythroblastes). Ces éléments ne se chargeraient d'hémoglobine que dans les voies lymphatiques ou sanguines (1).

C. **Faits pathologiques observés chez l'homme.** — Pour compléter les données fournies par les modifications de la moelle, on a invoqué des faits pathologiques. Neumann le premier remarqua, à l'autopsie de sujets adultes morts d'une affection cachectisante, une teinte rosée de la moelle osseuse. Il en conclut que cet organe avait récupéré ses fonctions hématopoiétiques. L'altération qu'on trouve dans la moelle des os longs, chez les sujets cachectiques équivaudrait par conséquent à une lésion compensatrice.

Pour trancher cette question j'ai fait l'examen du fémur dans un grand nombre d'autopsies et j'ai constaté que dans cet os l'état de la moelle est très variable, sans qu'on puisse trouver la raison de ces différences.

Chez les sujets cachectiques, ce n'est pas un retour à l'état fœtal

---

(1) Löwit, Ueber Neubildung u. Zerfall weisser Blutkörperchen (*Sitzb. der K. Akad z. Wien.* Bd. 92, III Abth., 1885).

qu'on observe communément, mais une transformation gélatiniforme plus ou moins complète, conséquence du marasme, c'est-à-
dire de la résorption du tissu adipeux s'effectuant dans la moelle
des os comme dans les autres parties du corps.

Litten et Orth, Blechner, ont également trouvé dans leurs autopsies l'état de la moelle très variable. Mais plus récemment divers observateurs ont signalé, chez des malades morts à la suite
d'hémorragies abondantes, une multiplication des globules rouges à noyau dans la moelle des os. Les recherches que j'ai faites
sur ce point ne m'ont fourni jusqu'à présent que des résultats négatifs. On se souvient que, dans plusieurs cas pathologiques, j'ai
trouvé, comme d'autres observateurs, un certain nombre de globules rouges à noyau dans le sang général. Ces éléments apparaissent surtout dans le cours de la leucocythémie, lorsque les
organes hématopoiétiques, notamment la rate et la moelle des os,
sont remplis d'éléments embryonnaires. Cette particularité me
paraît avoir une grande importance au point de vue de l'interprétation des faits relatifs à la rénovation du sang.

Elle prouve tout d'abord que dans les cas où se forment de
nombreux hématoblastes nucléés dans les organes hématopoiétiques, ces éléments peuvent pénétrer dans le sang sans perdre
leur noyau et qu'ils persistent dans le sang général avec leurs
caractères propres, absolument comme chez l'embryon. J'ai donc
eu raison de faire des réserves relativement à l'hypothèse de
Neumann et d'autres auteurs touchant la disparition du noyau de
ces éléments avant leur pénétration dans le sang.

En second lieu, en dehors de la leucocythémie qui doit être
envisagée ici à part, l'apparition de globules rouges à noyau dans
le sang humain est un fait rare. Je ne l'ai observé que chez des
malades atteints d'anémie extrême, presque mourants, et jamais le
nombre des hématies nucléées n'a été notable. Ces éléments ont
toujours été peu abondants, et leur apparition a coïncidé avec une
aggravation dans l'état des malades; elle n'a jamais acquis la signification d'un effort de réparation sanguine.

Lorsque, chez un malade atteint d'anémie spontanée ou symptomatique, on parvient à distinguer dans le sang quelques rares
globules rouges à noyau, on peut porter le pronostic le plus
sombre et prévoir une mort prochaine. En serait-il ainsi si ces
éléments étaient destinés à la reconstitution du sang?

D. Conclusions générales. — On peut trouver chez l'adulte, comme chez l'embryon, deux variétés de globules rouges : la variété sans noyau, d'origine hématoblastique ; la variété nucléée, produite par les organes dits hématopoiétiques.

La première est la seule qui existe normalement dans le sang et la seule aussi qui se multiplie dans les cas ordinaires de réparation sanguine.

La seconde n'apparaît dans le sang que dans les anémies intenses et extrêmes et ne paraît prendre qu'une part très limitée à la régénération du sang.

Il n'y a pas lieu d'admettre que les hématies ordinaires proviennent de globules rouges nucléés, ayant perdu leur noyau avant de pénétrer dans le sang, puisque les hématies nucléées persistent dans le sang de l'adulte comme dans le sang de l'embryon. On n'est autorisé à considérer ces dernières comme partie constituante du sang que lorsqu'on peut constater directement leur présence dans ce liquide.

Chez l'homme, l'apparition de globules rouges à noyau dans le sang est toujours un fait rare, exceptionnel, ne se montrant que dans les cas d'une haute gravité. C'est un effort de rénovation sanguine en quelque sorte ultime et insuffisant. La véritable réparation du sang se fait toujours par l'intermédiaire des hématoblastes.

Toutefois, chez certains mammifères et notamment chez le cochon d'Inde, le processus de l'hématopoièse par production de globules rouges à noyau est plus accentué et plus aisément mis en jeu.

SIXIÈME PARTIE

PATHOLOGIE.

Lorsqu'on parle des maladies d'un organe, du foie, des reins, des poumons par exemple, on entend par là les affections dont ces organes sont atteints dans le cours de désordres plus généraux de l'économie qui sont les véritables maladies.

Les traités de pathologie sont donc divisés, sous ce rapport, plutôt d'après un plan anatomique que suivant les bases d'une nosologie systématique. On a trouvé dans ces divisions anatomiques le moyen de rendre les descriptions plus faciles et d'éviter de nombreuses répétitions. D'ailleurs, à l'époque où ces groupements ont été adoptés dans les traités classiques, la nosologie n'avait pas encore de fondements certains. En plaçant, par exemple, la pneumonie parmi les maladies inflammatoires des poumons, on ne savait pas qu'un jour viendrait où cette maladie entrerait dans le cadre des maladies infectieuses.

Aujourd'hui, bien que la nosologie ait fait d'incontestables progrès, on continue encore, dans les ouvrages les plus récents, à décrire les maladies des organes : celles du foie, des reins, du système nerveux, de la peau, etc.

Prenons, par exemple, la cirrhose vulgaire dont l'étude ressortit aux maladies du foie. Ce n'est évidemment, dans la grande majorité des cas, qu'une des multiples expressions de l'intoxication alcoolique.

Mais beaucoup d'autres causes peuvent occasionner une cirrhose et, quelle que soit l'origine de cette altération du foie, les désordres qui en résultent restent toujours sensiblement les mêmes. Bien plus, un certain nombre de cas de cirrhose ont une étiologie si obscure qu'on ne saurait guère en tenir compte si l'on ne réservait un chapitre particulier à l'étude de cette affection.

Le moment n'est donc pas encore venu de modifier les divisions ayant cours dans la science et de démembrer l'histoire des maladies d'un organe, d'un système ou d'un appareil, pour en reporter chacune des parties à la place qu'elle devrait occuper dans un cadre nosologique conforme à la conception générale de la maladie proprement dite.

Il suffit, pour faire la part de la théorie et des besoins relatifs aux descriptions cliniques, de bien s'entendre sur ce qu'on est convenu d'appeler « maladies des organes ».

A cet égard, le sang doit être considéré comme un organe. Il peut être atteint de maladies au même titre que les autres.

Par le rôle qu'il joue dans la nutrition générale, par les rapports que lui assure le système vasculaire avec toutes les autres parties de l'économie, par son renouvellement incessant, il est moins indépendant encore que tout autre organe et, par suite, il est impossible qu'une maladie quelconque, même localisée, n'entraîne pas quelque modification du sang.

La pathologie du sang embrasse donc, en quelque sorte, la pathologie tout entière, et si l'on voulait décrire toutes les altérations passagères ou plus ou moins durables du sang, il faudrait déterminer ce que devient ce liquide dans toutes les maladies sans exception. Ce serait évidemment très intéressant, et il serait à désirer qu'on pût le faire.

Dans le chapitre relatif à l'anatomie pathologiqne, j'ai tenté d'exécuter ce travail partiellement, au point de vue presque exclusif des modifications anatomiques. J'ai dû laisser de côté un grand nombre de questions d'ordre physico-chimique sur lesquelles nos renseignements sont encore peu nombreux.

Actuellement, nous devons nous placer sur un terrain différent et chercher à délimiter, au point de vue pratique, ce qu'on pourrait appeler les maladies du sang, correspondant aux autres maladies des autres organes ou systèmes.

Nous devons donc nous laisser guider par l'étiologie, la symptomatologie, l'anatomie pathologique, qui fournissent pour toutes les maladies d'organes les éléments de nos divisions.

On trouverait parmi les maladies infectieuses des maladies du sang. Nous avons rappelé, en effet, dans notre étude du processus infectieux, la part considérable qui revient au sang dans quelques-unes des grandes infections générales de l'organisme. Mais la classe des maladies infectieuses est trop naturelle pour qu'on cherche à en détourner un certain nombre de types au bénéfice de divisions nosologiques plus artificielles. On doit décrire les infections d'après leur pathogénie, sans se préoccuper de l'habitat principal des germes morbides, car on s'exposerait ainsi à les disséminer comme autrefois à travers toute la pathologie.

En écartant de notre sujet d'étude les maladies infectieuses, il ne reste plus au nombre des maladies du sang que les anémies et les toxémies.

Les toxémies sont des maladies artificielles entrant dans la classe des empoisonnements. Leur place dans les cadres nosologiques est tout indiquée. Il n'en est pas de même des anémies.

Nous connaissons l'anémie comme lésion, nous savons que cette lésion résulte d'une modification plus ou moins profonde dans la formation et l'évolution des éléments du sang. Si donc nous voulons bien comprendre les anémies, nous ne devons pas considérer le sang isolément et indépendamment des différentes parties du corps qui ont une influence constante et directe sur sa constitution anatomique.

Le sang est la partie la moins stable d'un vaste système organique fermé de toutes parts, qui traverse sur son parcours de nombreux organes où ses éléments subissent une évolution formatrice ou régressive.

Les maladies caractérisées essentiellement par un trouble dans l'évolution des éléments du sang ne peuvent donc être considérées que comme des maladies de ce système, c'est-à-dire du système hématopoiétique. Sous ce nom on comprend à la fois le sang lui-même, l'aire vasculaire dont les fluctuations ont des rapports étroits avec celles de la masse sanguine et toute la série des organes dits hématopoiétiques. On remarquera que parmi ceux-ci il faut compter les ganglions et les organes lymphatiques et que par suite, le système chylopoiétique et lymphatique forme une annexe complémentaire du système hématopoiétique proprement dit.

Le sang allant puiser dans les poumons l'oxygène de l'air indispensable à la constitution de l'oxyhémoglobine globulaire, on devrait également comprendre comme une annexe de ce même grand système organique, l'appareil hématosique du sang. Les anémies dites primitives ou spontanées ne peuvent se concevoir que comme la conséquence de lésions ou perturbations fonctionnelles de ce vaste complexus organique.

Dans tout un groupe d'entre elles, on ne trouve pas de lésions bien définies des différentes parties de ce système. L'altération du sang, bien qu'elle ne soit qu'une conséquence, est la seule altération bien déterminée. De là les anémies dites essentielles, il vaudrait mieux dire protopathiques. Nous verrons, cependant, que bien souvent on peut affirmer que dans les anémies il y a des modifications sensibles du système hématopoiétique et non pas seulement de simples troubles fonctionnels.

Nous aurons donc à décrire, en réalité, les maladies du système hématopoiétique.

Nous les diviserons de la manière suivante :

1° Maladies par troubles de l'hématopoièse, caractérisées essentiellement par l'anémie. — Anémies protopathiques.

2° Anémie par pertes de sang ou post-hémorragique.

3° Maladies résultant d'une lésion hyperplasique ou néoplasique des organes hématopoiétiques. — Pseudo-leucémie et leucémie.

4° Toxémies.

Enfin, pour compléter cette étude pathologique, nous donnerons un résumé de nos recherches sur les troubles de l'hématopoièse liés aux maladies les plus importantes.

5° Altérations de l'hématopoièse dans les maladies (anémies symptomatiques).

CHAPITRE PREMIER

ANÉMIES PROTOPATHIQUES.

SOUS-CHAPITRE I

CHLOROSE VULGAIRE OU DES JEUNES FILLES.

On sait que le terme de chlorose (chlorosis, de χλωρὸς, vert, ou qui tire sur le vert) fut introduit dans la science au commencement du dix-septième siècle par Jean Varandal, professeur à Montpellier (1). Ce médecin désignait ainsi une maladie dont on

______

(1) VARANDÆUS. De morbis et affect. mulierum. Monspel. 1620, lib. I, cap. I.

retrouve déjà l'indication dans Hippocrate, et dont le caractère extérieur le plus frappant consiste en une décoloration des téguments qui prennent la teinte verdâtre de la cire vieille. C'est donc se conformer à la tradition que de considérer l'anémie comme un des traits essentiels de la chlorose; celle-ci ne peut être qu'une certaine anémie, et il sera inutile de discuter l'existence d'une chlorose sans anémie.

Déjà avant Varandal on avait remarqué que cette maladie se rencontre particulièrement chez la jeune fille, ainsi qu'en témoignent les noms de *morbus virginæus* (J. Lange, 1520); *obstructio virginum* (Mercatus, Avicenne, F. Plater), et, depuis les descriptions du médecin de Montpellier, elle a été bien souvent encore désignée sous les noms de *cachexia virginum*, maladie des jeunes filles.

Cependant l'anémie spontanée de la puberté n'est pas exclusivement propre à la femme; elle se retrouve également chez l'homme. Mais il faut reconnaître que dans ce dernier cas elle se présente sous une forme atténuée.

De sorte que la chlorose, chez la jeune fille, empruntant aux conditions créées à la fois par l'âge et le sexe des traits cliniques particulièrement accentués, atteint l'apogée de sa personnification et constitue la maladie typique qui doit servir de base de description.

C'est ce que nous ferons, quitte à compléter le tableau des chloroses par une courte étude de la chlorose chez le garçon et de la chlorose tardive. Mais il s'en faut que ces deux caractères, la spontanéité de l'anémie, l'accentuation particulière de la maladie chez la jeune fille, puissent nous donner à eux seuls une idée suffisante de la chlorose et nous permettre de la définir.

La clinique nous présente des types très variables, qu'il est souvent difficile, sinon impossible, de faire entrer dans les cadres que nous traçons pour les besoins de nos descriptions nosologiques. Il en est surtout ainsi dans le groupe encore si obscur et si complexe des maladies de la nutrition. En général, c'est à l'étiologie que nous demandons les éléments de nos distinctions nosologiques; mais nous avons le tort de nous en tenir souvent à une étiologie superficielle, d'où résulte que la conception de la nature de la maladie varie selon le fait étiologique qui a frappé chaque auteur en particulier. Tel a été le sort de la chlorose dont on a fait tour à tour une maladie sexuelle par troubles de la menstruation, une dyscrasie ou une cachexie, une névrose, une maladie organique, etc.

C'est à la pathogénie de la maladie, à ce qu'on pourrait appeler sa physiologie, qu'il faut demander les caractères capables de la différencier des autres maladies ou états morbides voisins. Il ne peut y avoir d'hésitation que lorsque cette physiologie est encore obscure, incomplètement élucidée. A cet égard, il a été réalisé dans l'étude de la chlorose des progrès importants qui facilitent le groupement et l'interprétation des faits particuliers.

Nous chercherons à les mettre à contribution et à en tirer une notion aussi précise que possible de la physiologie pathologique et de la nature de la maladie; mais nous ne pourrons le faire qu'à la fin de notre étude clinique proprement dite.

§ 1. — SYMPTOMATOLOGIE.

Dans la chlorose confirmée l'anémie est manifeste, mais d'une intensité variable qui nous servira à distinguer plusieurs degrés de chlorose.

Presque toujours les téguments prennent une coloration pâle, d'un blanc mat ou légèrement jaune-verdâtre, un peu livide, qui a été, avec raison, comparée à celle de la cire vieille.

En même temps les muqueuses sont décolorées : les lèvres se confondent presque avec la peau voisine, les gencives, la paroi buccale, les conjonctives sont à peine rosées, et il en est de même de toutes les muqueuses accessibles à la vue.

Le pâle visage de la chlorotique prend une expression de langueur et de tristesse toute particulière : les yeux sont cernés et sans éclat, les paupières un peu gonflées, les traits amollis et mal dessinés.

L'aspect des malades a par suite quelque chose de spécial, qui permet au premier coup d'œil de reconnaître l'anémie chlorotique bien accentuée.

Cependant la coloration des téguments, quoi qu'on en ait dit, n'a rien de pathognomonique; elle ne saurait être différenciée d'une manière précise de celle qui succède aux hémorragies répétées chez les jeunes femmes non cancéreuses.

Lorsque l'anémie est peu prononcée, le teint conserve encore un certain éclat, la pâleur anormale est alors circonscrite aux plis naso-labiaux, aux parties latérales du nez, au milieu du front, aux muqueuses. Parfois, en pareil cas, les joues sont plaquées de rouge et restent très animées, ce qui a fait admettre à Wendt (de Breslau) une variété de chlorose qu'il a désignée sous le nom de *Chlorosis fortiorum, seu florida* (1).

A la décoloration des tissus se joignent assez souvent (dans un tiers des cas environ) des œdèmes partiels. L'œdème se montre surtout à la face, particulièrement le matin, parfois aux extrémités inférieures, autour des malléoles où il augmente vers le soir; plus rarement les mains sont par moments passagèrement tuméfiées; enfin l'œdème peut être généralisé. Mais il ne faut pas rechercher une infiltration permettant de produire l'empreinte nette des doigts. Les œdèmes aussi caractérisés sont rares et, en général, localisés aux extrémités inférieures. Au contraire, presque toutes les malades atteintes d'anémie un peu intense présentent une sorte de bouffissure des tissus qui n'est autre en somme qu'un genre particulier d'œdème.

Fred. Hoffmann, Gardien, M. Battle, ont fait remarquer avec raison que l'œdème chlorotique est élastique et ne conserve pas l'empreinte du doigt; il a le caractère des œdèmes aigus et diffère nettement de l'œdème cachectique.

L'anémie chlorotique s'accompagne de tous les symptômes vasculaires et nerveux qui caractérisent l'anémie chronique ou subaiguë plus ou moins accentuée. Ce sont là les conséquences sur les divers systèmes et appareils organiques d'un état particulier du sang dont il est aujourd'hui facile de se rendre compte cliniquement et qui, par suite, fait partie de la symptomatologie de la chlorose.

1° *État du sang*. — Après avoir exposé précédemment l'anatomie pathologique de l'anémie considérée en général, nous pourrons être bref dans la description des altérations du sang dans la chlorose.

On ne saurait trop recommander de faire l'examen du sang des chlorotiques. Il fournit des renseignements précieux qui facilitent le diagnostic et servent de guide pour le traitement. Cet examen doit être effectué très complètement à l'aide des procédés qui ont été précédemment décrits. Il faut faire trois genres de préparations : 1° une préparation de sang pur, dans la cellule à rigole,

(1) Joh. WENDT. Einige Bemerkungen über die Gicht, Rust's Magazin, S. 411, XLV, 1835.

qui permettra de relever les caractères généraux du sang; 2° une
ou plusieurs préparations sèches qui mettront surtout en évidence
les altérations globulaires et serviront à mesurer les dimensions
des globules rouges. Je conseille de traiter une de ces préparations
par une goutte d'eau iodo-iodurée lorsqu'on veut bien mettre en
évidence l'inégalité dans la coloration des globules rouges; 3° enfin,
on fera, avec les instruments appropriés, le dénombrement des éléments anatomiques et la détermination du pouvoir colorant du
sang.

Ces recherches multiples ne nécessiteront qu'une piqûre insignifiante du bout du doigt, à laquelle les malades se soumettront
toujours sans difficulté.

L'anémie chlorotique peut être légère, moyenne ou intense. En
laissant de côté les cas légers qui doivent être envisagés à part,
nous trouvons, sur 60 observations dans lesquelles le sang a été
examiné avec soin avant le traitement, 20 cas d'anémie du 2e degré (moyenne), 39 cas d'anémie du 3e degré (intense) et 1 cas
d'anémie du 4e degré ou extrême (1). Au moment où les malades
viennent réclamer des soins, les altérations du sang sont donc
presque toujours considérables.

Le sang des chlorotiques est remarquablement fluide et peu
coloré. Cependant il se coagule normalement. Je n'y ai rencontré
qu'une seule fois, sur plusieurs centaines d'examens, un excès de
fibrine non imputable à une maladie inflammatoire intercurrente,
et encore cet état ne persista-t-il qu'une quinzaine de jours. On
peut donc dire que dans l'anémie chlorotique la proportion de
fibrine reste normale. D'ailleurs les analyses chimiques n'ont fait
découvrir aucune autre altération que l'abaissement du chiffre des
globules.

La numération des globules rouges, faite parallèlement avec
le dosage de l'hémoglobine, fournit des renseignements très importants.

_____

(1) Voir degrés d'anémie, p. 407. Les observations qui vont me servir de documents
statistiques ont été recueillies de 1876 à 1886, époque à laquelle j'ai rédigé cet
article. Depuis, j'ai rassemblé d'assez nombreuses observations nouvelles sur la
chlorose. Il me serait donc facile aujourd'hui de faire porter mes renseignements
statistiques sur un plus grand nombre de cas; mais il m'a paru inutile de refaire
un très long travail pour arriver à des résultats qui eussent été probablement très
analogues. — Un certain nombre de mes observations et remarques personnelles ont
été utilisées en 1880 par M. Moriez dans sa thèse d'agrégation sur la chlorose.

Dans les vingt cas d'anémie du second degré cités précédemment, le chiffre moyen des globules rouges est de 4 089 000 ; le chiffre le plus élevé, de 5 352 000 ; le plus bas, de 3 019 000. Il n'y a donc pas une diminution considérable du nombre des éléments colorés. Mais ces éléments sont altérés et, en rapportant à un nombre équivalent de globules sains le pouvoir colorant du sang, c'est-à-dire en calculant ce que j'ai appelé la richesse globulaire, on trouve pour ces mêmes cas que la valeur moyenne de cette richesse est seulement de 2 679 000, ce qui représente pour la valeur individuelle d'un globule (G) 0,65. Le chiffre le plus élevé pour la richesse globulaire est de 3 620 000, le plus faible de 2 015 000. Pour la valeur globulaire G, nous trouvons : maximum 0,83 ; minimum 0,44.

Les résultats fournis par l'étude du sang dans les 39 observations d'anémie du 3° degré sont encore plus remarquables.

Le nombre des globules rouges s'élève en moyenne, malgré l'intensité de l'anémie, à 2 900 000. Le chiffre le plus élevé est de 4 419 000, le plus faible de 1 662 000. Cependant la richesse globulaire n'est en moyenne que de 1 507 000, ce qui constitue, on le voit, une très forte anémie. Le maximum est 1 989 000, le minimum 997 000.

Il en résulte que la valeur globulaire s'abaisse à 0,52 (maximum 0,92, minimum 0,36).

Enfin, dans le seul cas d'anémie extrême que j'aie observé dans la chlorose, la numération des globules rouges a fourni les résultats suivants :

$$N = 937\,360 : R = 796\,756 ; G = 0,85.$$

Les moyennes de nos déterminations donnent donc le tableau suivant :

Chlorose avec anémie du second degré :

		En chiffres ronds.
N = 4 080 000		4 000 000
R = 2 676 000		2 700 000
G =	0,65	0,65

Chlorose avec anémie du troisième degré :

N = 2 900 000		2 900 000
R = 1 507 000		1 500 000
G =	0,52	0,52

Dans aucune de ces soixante observations la richesse globulaire R et le nombre des globules N ne sont concordants. Il faut,
de plus, rappeler que ces chiffres ont été obtenus avant tout traitement. Chez les malades qui ont été suivies pendant le cours du
traitement, la différence entre le nombre des globules et la richesse
globulaire s'est accrue presque constamment au début de la période
de rénovation, de sorte que la valeur globulaire s'est abaissée parfois, mais rarement, il est vrai, au chiffre très inférieur de 0,30
que je considère comme un minimum.

Il ressort donc clairement de ces évaluations numériques que
l'anémie chlorotique est constituée à la fois par une diminution
dans le nombre des globules rouges et par un manque d'hémoglobine dans les éléments considérés individuellement. C'est là
un fait qu'on retrouve, avons-nous dit, dans toutes les anémies
chroniques ; mais, d'une manière générale, il est certainement plus
constant et plus prononcé dans l'anémie chlorotique que dans
les autres variétés d'anémie. Ainsi dans l'anémie du troisième
degré nous avons vu que, dans certains cas, par suite de l'abondance des éléments de grande taille, la valeur globulaire se rapproche de la normale et même la dépasse (p. 414). Dans la
chlorose, au contraire, ainsi que le montrent les chiffres précédents, cette valeur globulaire est encore plus faible quand la
maladie est intense que dans les cas d'anémie du second degré.

Ces résultats numériques expriment d'ailleurs, sous une certaine
forme, l'état anatomique du sang dont l'étude doit être complétée
par l'examen du sang pur. Je donne le conseil d'utiliser surtout
les préparations faites par dessiccation et d'avoir soin de comparer
le sang pathologique à un échantillon de sang sain. Il est facile
ainsi d'acquérir rapidement des notions sur la taille, sur la forme
et sur la couleur des éléments.

On verra par ce procédé que si les chiffres trouvés précédemment sont si expressifs, cela tient à ce que les lésions des éléments
colorés sont remarquablement prononcées. Ce sont celles que nous
avons déjà décrites en détail à propos de l'anatomie pathologique
de l'anémie chronique : inégalité dans le volume des éléments,
déformations diverses, sans perte de la biconcavité, décoloration
plus ou moins prononcée. Il ne nous reste plus ici qu'à faire ressortir les traits qui acquièrent dans l'anémie chlorotique une
accentuation particulière.

Un fait constant, dominant, consiste dans l'abondance extrême des petits globules surtout dans les cas d'intensité moyenne (globules petits et globules nains). Ces petits éléments sont en général les plus déformés, sinon les plus décolorés. Leur proportion est telle que, presque invariablement, la moyenne des dimensions globulaires est abaissée d'une manière très sensible. Cependant l'anémie chlorotique n'échappe pas à la loi que nous avons formulée au sujet de l'apparition des globules grands et géants, quand le nombre des globules rouges tombe à un chiffre très inférieur.

Presque toujours, en effet, lorsque l'anémie atteint le troisième degré, on trouve dans la chlorose comme dans les autres variétés d'anémie, une certaine proportion d'éléments de grande taille (grands et géants), mais ces éléments ne sont pas assez abondants pour que la moyenne des diminutions globulaires devienne supérieure à la normale ; on en compte au plus de 20 à 30 p. 100.

Enfin l'anémie chlorotique est remarquable par le degré de décoloration des hématies. A la petitesse des éléments se joint donc une grande diminution dans la proportion d'hémoglobine, et ces deux causes réunies amènent la valeur globulaire G à un taux très faible, bien rarement atteint dans les autres anémies chroniques.

Il y a quelques exceptions à cette règle générale, et dans une certaine proportion des cas, environ 10 p. 100, les dimensions globulaires et la coloration des éléments sont peu modifiées, de sorte qu'on pourrait distinguer deux types de sang chlorotique : le premier, le plus commun, dans lequel les altérations des globules sont très prononcées ; le second, beaucoup plus exceptionnel, à altérations globulaires faibles, caractérisé surtout par une diminution dans le nombre des éléments. Mais il importe de faire remarquer que ce dernier type se transforme rapidement pour prendre les caractères du premier dès que les malades, sous l'influence du traitement, se mettent à fabriquer des globules rouges. Leur sang se remplit de formes petites, incomplètement développées et reprend ainsi l'aspect anatomique qu'il offre le plus habituellement dans la chlorose.

Ces caractères anatomiques des globules rouges sont évidemment la conséquence d'un trouble profond dans l'élaboration des éléments du sang. Nous chercherons bientôt, à propos de la physiologie pathologique de la maladie, à définir ce vice de nutrition. Mais dès à présent nous pouvons dire que les altérations des globules rouges dans la chlorose seraient incompréhensibles si nous ne possédions pas la notion de la production de ces éléments par les hématoblastes. Et nous devons compléter notre description par l'étude des modifications de ces petits corpuscules. En général, les hématoblastes sont abondants dans la chlorose. Je ne me suis pas borné à en juger par l'examen du sang dans la cellule à rigole ou sur des préparations faites par dessiccation. Ces deux procédés sont expéditifs, mais peuvent induire en erreur. J'ai fait le dénombrement des hématoblastes en même temps que celui des autres éléments du sang et, dans certains cas, j'en ai suivi les fluctuations numériques pendant le cours du traitement.

Les chiffres que l'on trouve, à la période d'état, quand l'anémie atteint le deuxième et le troisième degré, sont presque toujours très supérieurs à la normale. Il se fait donc, dans ces conditions, une accumulation d'hématoblastes qui doit être due, au moins en partie, à un ralentissement dans la transformation de ces éléments, car entre les hématoblastes typiques de la première phase évolutive et les petits globules rouges, on trouve tous les intermédiaires. L'évolution des hématoblastes marche lentement, difficilement, et il n'y a pas de cas pathologiques qui permettent mieux de faire l'étude des formes anatomiques de passage entre les hématoblastes et les globules rouges.

Un autre fait très important m'a vivement frappé; il concerne les grandes fluctuations présentées d'un jour à l'autre par les hématoblastes et les rapports évidents de ces variations avec celles des hématies. Nous aurons l'occasion de revenir sur ce point intéressant à propos du traitement, car ces modifications se montrent surtout au moment de la réparation du sang.

Dans les cas où l'anémie chlorotique atteint un très haut degré, le nombre des hématoblastes diminue. Il reste encore, le plus souvent, très élevé relativement au chiffre des hématies, mais il peut être notablement inférieur à la normale. C'est ce que j'ai observé dans quelques cas d'anémie du troisième degré, très intense, alors que le chiffre des globules N était inférieur à 2 millions, ainsi que dans le cas d'anémie extrême cité précédemment. Dans ce dernier, le nombre des hématoblastes avant le traitement était de 131 540 (voir obs. III).

Il ne me reste plus, pour achever ce tableau de l'état du sang dans la chlorose, qu'à signaler l'absence très significative de toute modification du côté des globules blancs. Voilà, en effet, un fait important, absolument en désaccord avec les théories anciennes ou nouvelles, relatives à la prétendue transformation des globules blancs en globules rouges. Je dois ajouter encore que, dans aucun cas, quelle que fût l'intensité de l'anémie, je n'ai pu trouver dans cette maladie un seul globule rouge à noyau. Il y a quelques années, un certain nombre de pathologistes étrangers ayant affirmé qu'on rencontre assez fréquemment dans la chlorose des globules rouges à noyau, j'ai réexaminé sous ce rapport ma collection de préparations, en ayant soin de colorer les éléments, et le résultat de cette enquête fut absolument négatif.

2° *Symptômes cardio-vasculaires.* — Les troubles cardio-vasculaires méritent une attention particulière, car il n'y a pas de variété d'anémie où ils soient plus nombreux et plus intenses.

Dès que la chlorotique exécute des mouvements rapides comme ceux que nécessitent la montée d'un escalier ou une course, elle éprouve de l'oppression et des battements de cœur plus ou moins violents. Quand l'anémie atteint le troisième degré, tout travail manuel un peu dur est devenu impossible, la chlorotique ne peut plus guère exécuter que des travaux à l'aiguille.

Qu'on l'ausculte au moment où surviennent ces symptômes, on n'observera le plus souvent qu'une grande précipitation dans les battements du cœur. Mais on sera frappé en même temps de l'inégalité des contractions successives. Il ne faut pas confondre ce désordre avec l'arythmie véritable, phénomène que je n'ai jamais rencontré dans la chlorose simple. Les palpitations ne surviennent pas uniquement à l'occasion de mouvements, d'efforts ; ils paraissent souvent se produire spontanément par accès. Cependant, lorsque la chlorotique est couchée et tranquille, le rythme cardiaque est presque toujours normal, et les accès peuvent être rapportés à des causes occasionnelles, telles qu'une émotion plus ou moins vive, une digestion difficile, la perception de bruits subits ou de fortes odeurs. Parfois un rêve pénible sera la cause d'un accès de palpitations et réveillera la malade en sursaut.

Les palpitations dites spontanées sont donc, en somme, d'origine réflexe ; elles sont remarquables chez la chlorotique par la facilité extrême avec laquelle elles se produisent.

L'examen du cœur révèle encore d'autres phénomènes importants.

La pointe du cœur bat avec force contre la paroi thoracique, même en dehors des accès de palpitations, et dénote assez souvent une grande énergie des contractions. En même temps la matité cardiaque est souvent légèrement augmentée, aussi bien dans le sens longitudinal que dans le sens transversal, de sorte qu'il est permis d'admettre un certain degré d'hypertrophie. Mais ces signes d'hypertrophie, toujours peu accentués, ne sont guère nets que chez les malades maigres et jeunes dont la poitrine est encore peu développée. Il paraît exister plutôt une hypertrophie relative qu'une hypertrophie absolue.

A l'auscultation on entend presque toujours, sauf dans les cas où l'anémie est faible, un ou plusieurs bruits de souffle. Le souffle de la chlorose peut, en effet, siéger à la base et à la pointe; mais il est toujours systolique. Lorsqu'il n'existe qu'un souffle, il siège à la base et on admet avec raison qu'il présente son maximum au niveau du deuxième espace intercostal gauche, c'est-à-dire au foyer de l'artère pulmonaire. Cette règle souffre cependant quelques rares exceptions. Dans ces derniers cas, le souffle paraît aussi intense à droite qu'à gauche du sternum, parfois même il a son maximum à droite, au foyer de l'aorte, ou plutôt le souffle de la base présente deux foyers parfaitement distincts.

En tout cas, je n'ai jamais constaté un foyer unique siégeant à droite.

Le second souffle de la chlorose est celui de la pointe; il présente habituellement son maximum sur le bord gauche du sternum, entre la quatrième et la cinquième côte. Plus rarement on distingue deux foyers différents, l'un à la pointe même, l'autre à la base de l'appendice xyphoïdien. Enfin, exceptionnellement, il peut exister un souffle à la pointe seule. En somme les souffles du cœur droit s'observent beaucoup plus fréquemment que ceux du cœur gauche. Ceux de la pointe sont le plus souvent doux et filés comme dans l'endocardite récente; celui qui siège au foyer mitral peut être cependant assez fort et rude pour faire croire à une lésion valvulaire; mais il n'est jamais râpeux, ni en jet de vapeur. Il peut s'accompagner d'un léger frémissement cataire.

Le souffle de la base est d'une tonalité plus élevée; il présente parfois un léger timbre musical.

L'accélération des battements du cœur, quelle qu'en soit la cause, atténue toujours les souffles cardiaques et les supprime même parfois d'une manière passagère.

Chez quelques malades, outre le souffle systolique, il existe, d'une manière plus ou moins permanente, un dédoublement du deuxième bruit. Ce dédoublement est assez rare, il est plus fréquent d'entendre un claquement exagéré des sigmoïdes de l'artère pulmonaire et de sentir un soulèvement du deuxième espace intercostal gauche dû à un battement exagéré de l'artère pulmonaire.

— Divers auteurs ont décrit dans la chlorose des modifications importantes du pouls. Ces modifications n'ont rien de régulier ni de spécial. Dans un certain nombre de cas l'artère radiale est manifestement d'un faible calibre. Mais le plus souvent cette artère paraît avoir un volume en rapport avec la taille des malades et, en dehors des accès de palpitations, on trouve le pouls naturel et régulier. Il est parfois accéléré, surtout quand l'anémie atteint le troisième degré.

Il faut ajouter que les artères des chlorotiques peuvent présenter des battements, sorte de palpitations survenant comme celles du cœur sous diverses influences, et se montrant chez les personnes nerveuses. Elles sont surtout sensibles dans les carotides et m'ont paru coïncider avec les palpitations cardiaques. On les perçoit fréquemment aussi chez les personnes maigres au niveau du creux épigastrique.

La région du cou, riche en artères et en veines, doit être explorée avec soin. Pour cet examen, il faut choisir de préférence le côté droit.

En tournant la tête de la malade à gauche et en tendant ainsi assez fortement le sterno-mastoïdien droit, si l'on applique le pouce de la main gauche à 2 ou 3 centimètres au-dessus de l'extrémité interne de la clavicule, la paume de la main embrassant la nuque, on sent entre les deux corps du muscle un frémissement cataire plus ou moins intense. Il importe pour le bien saisir d'appuyer d'abord assez franchement avec le pouce, puis, en relâchant un peu le doigt, de diminuer la pression initiale. Ce frémissement vibratoire toujours continu, mais avec renforcement, correspond au bruit de rouet ou de diable que le stéthoscope permet d'entendre au même niveau sur le trajet de la jugulaire interne.

On peut dans certains cas le trouver également à droite; exceptionnellement, il existe à droite sans être perceptible à gauche. Il est dû à des vibrations sonores assez intenses et assez peu nombreuses pour que le toucher puisse en avoir conscience. Chez quelques malades il est d'une intensité remarquable; chez d'autres il est difficile à sentir; mais il est extrêmement rare qu'il fasse complètement défaut alors que le stéthoscope permet d'entendre un souffle continu avec renforcement.

Lorsque, dans cette même région, on applique fortement le stéthoscope sur le trajet des vaisseaux, le bruit veineux disparaît et on entend alors un bruit rude, râpeux, synchrone aux battements du cou. C'est le souffle diastolique de l'artère carotide.

En explorant maintenant le cou plus en dehors, on trouvera parfois la jugulaire externe un peu gonflée et le siège d'une stase intermittente. Au toucher on ne percevra aucun frémissement. Une fois seulement, sur plusieurs centaines d'examens de ce genre, j'ai trouvé un frémissement vibratoire au niveau de la jugulaire externe. C'était sur une chlorotique atteinte de tuberculose pulmonaire avec fièvre vive.

Dans l'immense majorité des cas la jugulaire externe permettra seulement de percevoir un souffle à tonalité élevée, ayant les caractères du bruit de mouche, et ce souffle se rencontrera également plus souvent à droite qu'à gauche. Pendant cette exploration de la jugulaire externe il sera bon de se rappeler que cette veine est parfois soulevée par les battements de la sous-clavière, qui déterminent alors une stase intermittente simulant le pouls veineux.

Enfin, il est encore fréquent de trouver un souffle artériel analogue à celui de la carotide en auscultant le creux sus-claviculaire à 2 centimètres au-dessus de la clavicule. Chez certaines personnes, dont l'artère transverse du cou est superficielle, on perçoit également un souffle artériel à quelques centimètres plus haut au sommet de ce même creux sus-claviculaire.

J'ai senti assez souvent chez ces malades les battements de cette artère transverse qui peut facilement être comprimée contre la colonne cervicale.

La région du cou est donc, en résumé, le siège de bruits artériels diastoliques qui naissent sous la pression du stéthoscope; de bruits veineux qui sont habituellement musicaux et à timbre élevé dans la jugulaire externe (bruit de mouche), continus avec renforcement et à timbre bas dans l'interne. Ce dernier bruit est perceptible au toucher et se traduit par un frémissement vibratoire ou cataire qu'il importe de rechercher avec soin.

Pour compléter ce tableau des troubles cardio-vasculaires, il faut ajouter que chez les chlorotiques la circulation capillaire est plus variable qu'à l'état normal. De même qu'il se produit facilement des palpitations du cœur par voie réflexe, de même le système vaso-moteur qui règle les circulations locales paraît atteint d'une grande impressionnabilité. De là les alternatives de coloration et de pâleur du visage, les variations brusques dans la circulation des diverses parties du corps et particulièrement des extrémités, la facilité relative avec laquelle se produit le phénomène du doigt mort (*digitus semi mortuus*).

3° *Troubles digestifs.* — La chlorose s'accompagne presque invariablement de troubles des fonctions digestives, de sorte que la dyspepsie, en conservant à ce mot son sens très général, vient prendre place immédiatement après l'anémie dans la symptomatologie de cette maladie. Mais l'état dyspeptique des chlorotiques est d'une intensité très variable : à peine notable ou même négligeable dans quelques cas, dans d'autres il acquiert un développement tel qu'il devient assez important pour donner à la chlorose une physionomie particulière.

Le plus souvent, dans la chlorose confirmée, on observe une diminution de l'appétit, d'autant plus frappante que les jeunes filles sont jeunes, c'est-à-dire à un âge où habituellement l'appétit est solide et soutenu. Plus rarement l'appétit est conservé, malgré une anémie assez prononcée. En même temps qu'il diminue, l'appétit présente un genre de perversion presque toujours le même, caractérisé par le dégoût souvent insurmontable qu'éprouvent les malades pour les aliments azotés et surtout pour la viande. On les voit rechercher d'une manière exclusive les aliments épicés et vinaigrés.

Aux modifications de l'appétit se joignent presque toujours des troubles de la digestion stomacale, et ceux-ci sont parfois même assez prononcés dans des cas où l'appétit est à peu près normal.

Le plus léger de ces troubles consiste en une lenteur insolite des digestions. Les malades se plaignent, même après le plus léger repas, d'un poids ou d'une gêne sur l'estomac, ou bien encore d'une sensation de tension ou de plénitude. Ces sensations persistent pendant des heures entières et parfois n'ont pas encore disparu au moment du repas suivant. Chez certaines malades, le ralentissement de la digestion stomacale s'accompagne de nausées plus ou moins accentuées qui augmentent lorsqu'on veut les obliger à manger des aliments pour lesquelles elles ont de la répugnance ; cependant elles ne vomissent pas. D'autres ont, au contraire, des vomissements plus ou moins abondants.

Les vomissements des chlorotiques sont, en général, alimentaires ; ils se montrent très irrégulièrement, et souvent sans être provoqués par une cause appréciable. Ils ont rarement, par leur abondance et leur persistance, le caractère d'un symptôme important. Je ne les trouve d'ailleurs notés que dans la proportion de 20 p. 100 des cas où la dyspepsie est signalée d'une manière particulière. Dans un cas seulement sur treize, les vomissements avaient lieu assez régulièrement le matin à jeun ; ils étaient composés de mucosités, d'une petite quantité de bile et de quelques parcelles d'aliments pris la veille. Dans tous les autres ils se montraient dans le courant de la journée, et à des intervalles irréguliers et assez éloignés. Dans sept cas les vomissements annoncés par les malades ne se sont pas reproduits à l'hôpital.

Quand on examine les matières vomies peu de temps après leur rejet, on les trouve rarement franchement acides ; souvent elles donnent une réaction neutre au papier.

Dans aucune de mes observations il n'est question de pyrosis ou de régurgitations. Mais on y trouve souvent notée la distension de l'estomac par des gaz.

Les sensations pénibles qui résultent du ralentissement de la digestion stomacale ne sont pas les seuls troubles de la sensibilité que nous ayons à signaler. La dyspepsie chlorotique revêt en effet assez souvent la forme gastralgique, soit à peu près dans le tiers des cas de dyspepsie bien accentuée. La gastralgie ou névralgie stomacale survient par accès plus ou moins intenses se succédant de la manière la plus irrégulière et se déclarant sans cause appréciable, que les malades soient à jeun ou viennent de manger. Je n'insisterai pas sur ses symptômes tant de fois décrits et si parfaitement connus. Mais je crois devoir faire remarquer que, dans la forme douloureuse de la dyspepsie des chlorotiques, on observe deux catégories de faits bien distincts. Dans la première il s'agit bien évidemment d'une gastralgie ; aussi les douleurs surviennent-elles nettement par crises, dans l'intervalle desquelles les malades ne souffrent pas ; ces crises peuvent coïncider avec d'autres troubles, tels que pesanteur après les repas, parfois même vomissements ; mais assez souvent aussi elles surviennent chez des malades qui ont conservé l'appétit et dont les digestions paraissent faciles. Enfin, dans quelques cas, l'ingestion des aliments calme les douleurs au lieu de les augmenter. Dans la seconde forme les douleurs peuvent encore s'exaspérer à certains moments, mais elles sont plus continues. Elles augmentent après les repas d'une manière notable et s'accompagnent d'une sensibilité plus ou moins vive à la pression du creux épigastrique. Quand elles sont très aiguës, elles ressemblent à celles de la gastrite ulcéreuse, et l'analogie est surtout frappante quand il existe en même temps des vomissements après les repas.

Ces phénomènes douloureux paraissent liés assez souvent à la dilatation de l'estomac ou tout au moins être exaspérés après les repas par suite de l'augmentation dans la distension d'un estomac habituellement dilaté.

En effet, la dilatation de l'estomac se rencontre fréquemment dans la chlorose ; mais, dans cette maladie aussi bien qu'en dehors d'elle, ce phénomène morbide est d'une importance difficile à apprécier.

Quand on parle de dilatation d'estomac, il n'est pas inutile de dire ce qu'on entend par ce terme. Tout le monde est d'accord lorsque la dilatation est prononcée, flagrante. Voici une malade qui a mangé très modérément à midi : elle a pris la moitié d'un œuf à la cuiller, sans pain et bu un bol de lait. Je l'examine à cinq heures et demie du soir. La région stomacale fait une saillie prononcée ; elle donne jusque dans la région ombilicale un son hydro-aérique, puis au-dessous de l'ombilic un son mat qui diffère du son plus clair qu'on obtient à deux travers de doigt au-dessous de l'ombilic. En imprimant de petites secousses avec la main le long de la grande courbure du côté gauche, on produit un bruit de clapotage qui se propage transversalement dans une grande étendue. En saisissant la partie supérieure de l'abdomen entre les deux mains et en imprimant au tronc des mouvements brusques de latéralité, on détermine un bruit de succussion hippocratique énorme, qui donne nettement l'impression d'une grande poche remplie de liquide et de gaz. On peut estimer certainement le contenu stomacal à plus d'un litre ; il est parfois supérieur à la quantité d'aliments ingérés au dernier repas. Le cas est typique ; il n'y a pas d'erreur possible, la dilatation stomacale est indéniable. Mais les faits de ce genre sont les moins nombreux.

Le plus souvent la dilatation stomacale est peu prononcée, ignorée des malades et elle reste douteuse pour le médecin.

Chez une jeune fille de dix-huit ans que j'examine à six heures du soir et qui n'a rien mangé depuis midi, le creux épigastrique ne fait aucune saillie anormale ; il n'est pas sensible à la pression. Il donne cependant un son hydro-aérique jusque dans le voisinage de l'ombilic. J'observe d'ailleurs que cette jeune personne, qui a la taille fine et allongée, a l'ombilic placé très bas. Je tire une ligne partant de l'ombilic et passant par le bord costal gauche, et le bruit de clapotage que je perçois s'entend au-dessus du milieu de cette ligne. Le bruit de succussion est cependant net et donne l'impression d'un contenu stomacal assez abondant. Deux jours après je revois la malade à deux heures ; elle a pris le matin à huit heures et demie une petite tasse de café au lait avec deux biscottes, et depuis est restée à jeun. Il m'est impossible d'obtenir un bruit de clapotage ou de succussion, l'estomac paraît s'être vidé. En faisant boire à la malade un demi-verre d'eau je retrouve à peu près les mêmes signes que lors de mon premier examen, c'est-à-dire un bruit de clapotage très net, mais s'entendant au-dessus de la ligne tirée de l'ombilic au rebord costal. Dira-t-on, dans ce cas, que l'estomac est dilaté, ou prétendra-t-on que le clapotage ne descend pas assez bas pour qu'on puisse affirmer la dilatation? Quant à moi, je ne vois pas pourquoi on n'accepterait pas la proposition de mon collègue M. Bouchard : « Tout estomac qui ne se rétracte pas quand il est vide est un estomac dilaté (1). » Mais alors la dilatation devient d'une extrême banalité et, au fur et à mesure qu'elle se vulgarise pour ainsi dire, sa signification pathologique s'atténue.

Le mot dilatation ne peut pas avoir de sens ambigu ; il est très clair. Il ne peut servir qu'à désigner un état physique de l'estomac tenant à des causes très diverses, et par suite la valeur du signe dilatation en pathologie, comme celle de tous les autres symptômes

(1) *Cours de la Faculté de médecine.* Citation de P. Le Gendre. Dilatation de l'estomac et fièvre typhoïde (Th. de Paris, 1886).

du même genre, dépend essentiellement des conditions qui le déterminent.

Je n'ai pas à m'occuper de la dilatation de l'estomac considérée en général, je veux me borner à examiner quelle est sa fréquence dans la chlorose.

Sur 71 cas de chlorose recueillis à l'hôpital, je ne la trouve signalée que dans 15 cas; mais ce chiffre n'indique certainement pas sa fréquence réelle, car la plupart de mes observations sont incomplètes à cet égard. La dilatation n'a été recherchée que chez les malades dyspeptiques, lorsque l'attention était éveillée sur l'état de l'estomac par l'existence de troubles dans les fonctions digestives.

Depuis que M. Bouchard nous a fait connaître la grande fréquence de la dilatation de l'estomac, j'ai examiné sous ce rapport systématiquement toutes les chlorotiques soumises à mon observation (1).

Sur 16 cas recueillis à l'hôpital, je compte 9 fois la dilatation à un degré plus ou moins accentué. Cette proportion déjà forte est plus élevée encore chez les malades de la ville. En effet, sur 21 cas je trouve 18 cas de dilatation, ce qui fait au total 27 cas de dilatation sur 37 chlorotiques, examinées tant à l'hôpital qu'en ville, à ce point de vue spécial.

Pour pouvoir apprécier les rapports de la dilatation avec l'intensité plus ou moins grande de la dyspepsie, j'ai dressé avec ces 37 observations les deux tableaux suivants :

Dilatation de l'estomac.		*Dyspepsie correspondante.*
Nulle..................	dans 10 cas.	Nulle ou très légère 9 fois; intense 1 fois.
Faible.................	— 6 —	Légère 4 fois; intense 2 fois.
Moyenne..............	— 18 —	Légère 4 fois; moyenne 7 fois; intense 7 fois.
Prononcée.....	— 2 —	Légère 1 fois; moyenne 1 fois.
Très prononcée........	— 1 --	Très intense.

Dyspepsie.		*Dilatation correspondante.*
Nulle..................	dans 1 cas.	Nulle.
Légère ou très légère...	— 17 --	Nulle 9 fois; moyenne 6 fois; prononcée 2 fois.
Moyenne..............	— 8 —	Légère 5 fois; moyenne 3 fois.
Intense...............	— 10 —	Légère 1 fois; moyenne 9 fois.
Très intense...........	— 1 —	Très prononcée.

(1) Bouchard. De la dilatation de l'estomac, etc. (*Mém. et bull. de la Soc. méd. des hôpitaux*, 1884).

En résumé, la dilatation de l'estomac est très fréquente dans la chlorose. Elle paraît plus commune en ville qu'à l'hôpital ; mais il faut bien savoir qu'elle est aussi extrêmement commune chez les jeunes filles et les jeunes femmes de la ville en dehors de la chlorose.

Il y a une certaine indépendance entre cet état de l'estomac et la dyspepsie. Aussi beaucoup de chlorotiques, malgré leur estomac dilaté, n'éprouvent-elles que des troubles digestifs légers, habituels à la chlorose ; on peut même observer une dilatation stomacale assez prononcée avec un état dyspeptique fort modéré. Inversement, la dyspepsie peut être intense sans que l'estomac soit dilaté, et beaucoup de cas de dyspepsie assez prononcée correspondent à des degrés légers de dilatation. Cependant, dans le cas où la dilatation était très prononcée, les troubles digestifs étaient également très accentués. Je n'ai rencontré qu'un fait de ce genre (1).

Bien que la chlorose soit considérée comme une des principales causes prédisposantes de l'ulcère de l'estomac, je n'ai pas eu encore l'occasion d'observer un seul exemple de cet état morbide dans le cours d'une chlorose confirmée.

D'ailleurs l'hématémèse est un fait rare ; je ne le trouve signalé que dans trois cas de chlorose observés chez des malades de la ville, et dans l'un et l'autre de ces cas, les vomissements de sang sont survenus dans des circonstances particulières qui me paraissent exclure le diagnostic de gastrite ulcéreuse.

La première observation concerne une jeune fille de vingt-trois ans présentant tous les signes d'une forte chlorose avec dyspepsie légère, caractérisée seulement par une diminution de l'appétit avec dégoût pour la viande, de la lenteur des digestions et une faible dilatation de l'estomac qui descend jusqu'à l'ombilic et reste clapotant pendant cinq à six heures après les repas. La maladie aurait débuté il y a quatre ans dans les conditions suivantes :

La malade souffrait depuis quelque temps de mauvaises digestions et prenait d'après le conseil de son médecin des préparations de pepsine, lorsqu'elle fit, ayant ses règles, un court voyage sur mer. Elle eut un violent mal de mer, accompagné de vomissements pénibles et abondants, après lequel les règles se supprimèrent. Trois jours après elle fut prise d'une très forte hématémèse. Le sang fut vomi à flots, sans toux, sans expectoration, et à ce moment il n'y avait ni vomissements alimentaires, ni douleurs au creux de l'estomac. C'est à la suite de ce vomissement de sang que la malade devint

____

(1) Depuis l'époque où ma statistique a été dressée j'ai observé trois autres cas dans lesquels un haut degré de dyspepsie a coïncidé avec une très forte dilatation de l'estomac.

profondément anémique, et elle resta dans cet état bien que la gastrorragie ne se reproduisît plus et ne fût suivie d'aucun dérangement sensible dans les fonctions digestives.

La deuxième observation offre avec celle-ci une certaine analogie. Mlle X..., âgée de vingt ans, présente au mois de février, lorsque je la vois pour la première fois, tous les signes d'une chlorose avec anémie intense et dyspepsie moyennement développée. L'estomac est distendu ; il descend 5 heures après le repas de midi un peu au-dessous de l'ombilic et est le siège d'un bruit de flot très marqué. L'appétit est faible, les digestions sont lentes, mais se font sans douleur, le creux épigastrique n'est pas sensible à la pression bien qu'il existe un point de névralgie intercostale au niveau de l'un des derniers espaces intercostaux du côté gauche. Les règles se sont établies à quinze ans régulièrement; mais la chlorose a débuté bientôt quelques mois plus tard. Cette première atteinte a été facilement guérie par l'usage de ferrugineux. L'année dernière, sans cause appréciable, les symptômes de la chlorose ont reparu et se sont accompagnés de signes de dyspepsie et de névralgie intercostale. La malade a été de nouveau mise à l'usage de préparations ferrugineuses, et ce traitement paraissait lui convenir lorsqu'en décembre, ayant ses règles, il lui arriva un accident de voiture qui lui causa une grande frayeur. Ses règles se supprimèrent, et deux jours après elle fut prise de vomissements. Elle rendit d'abord des matières alimentaires mélangées de bile, puis du sang pur en grande abondance, et à plusieurs reprises. Le lendemain elle vomit encore un peu de sang, puis ces phénomènes gastriques s'apaisèrent et la malade se retrouva dans son état antérieur, mais plus faible et plus anémique.

Le troisième cas d'hématémèse concerne une jeune fille qui, guérie depuis plusieurs années d'une chlorose de la plus haute gravité, fut prise, alors que son anémie avait depuis longtemps disparu, de vomissements de sang et de méléna. Je rapporterai plus loin ce cas intéressant à propos de la chlorose fébrile (obs. III).

Dans les deux premières observations l'hématémèse paraît avoir été supplémentaire de règles accidentellement supprimées, et dans un des cas au moins la malade était hystérique. La troisième malade était certainement aussi une hystérique. Je crois donc pouvoir rapporter ces vomissements de sang à la coïncidence de l'hystérie avec la chlorose. En dehors de ces faits, je n'ai jamais observé de gastrorragie chez les chlorotiques, non plus que la coloration noire, hématique, des garde-robes. Je ne crois donc pas que, même dans les cas où les douleurs stomacales sont vives et exagérées par l'ingestion des aliments ou bien encore accompagnées de vomissements, on puisse admettre l'existence d'un ulcère stomacal.

— Les troubles des fonctions intestinales ne sont pas rares. Le plus souvent ils consistent simplement en une constipation plus ou moins opiniâtre. La diarrhée peut se rencontrer accidentellement d'une manière passagère; elle peut être presque toujours rapportée à une irritation causée par le traitement ou le régime. Lorsque les malades ne prennent pas de fer, leurs garde-robes ont toujours une coloration ordinaire.

— Dans ces dernières années on a réalisé de réels progrès dans l'étude de la dyspepsie, en se préoccupant plus qu'on ne l'avait fait autrefois de ce qu'on pourrait appeler le *chimisme stomacal*, c'est-à-dire des modifications que peuvent subir les actes chimiques de la digestion stomacale. Parmi les travaux assez nombreux qui ont paru sur cette intéressante question, on trouve peu de documents précis touchant la dyspepsie des chlorotiques.

Beaucoup d'auteurs admettent théoriquement que l'aglobulie doit avoir pour conséquence une diminution dans la proportion d'acide chlorhydrique que le suc gastrique doit renfermer à un certain moment de la digestion. Cette opinion a paru être corroborée par là faible acidité des matières que rendent certaines malades atteintes de vomissements. Cependant les recherches qui ont été publiées récemment sur ce sujet montrent que ces vues hypothétiques sont loin d'être exactes. En voici un court résumé.

Ewald et Boas ont trouvé de l'acide chlorhydrique en proportion ordinaire dans divers cas de dilatation et de dyspepsie nerveuse comprenant des cas de « neurasthénie chlorotique » (1). Il s'agit dans leur travail de l'examen du chimisme stomacal par des méthodes d'une valeur discutable. D'autre part, les malades sur lesquelles ont porté leurs essais n'étaient peut-être pas de véritables chlorotiques.

Un peu plus tard, F. Riegel a examiné trois chlorotiques sur lesquelles il fit quinze analyses du contenu stomacal recueilli dans le cours de la digestion (2). Il trouva une réaction nette d'acide chlorhydrique et un bon pouvoir de peptonisation. Le liquide recueilli renfermait, en moyenne, une proportion d'acide chlorhydrique supérieure à la normale, soit dans un cas 0,22 à 0,26 p. 100;

(1) C. A EWALD et BOAS. Zur Diagnostik u. Therapie der Magenkrankheiten (*Berl. klin. Wochenschr.* S. 33-50-113. 1886).

(2) F. RIEGEL. Beiträge zur Diagnostik der Magenkrankheiten (*Zeitschr. f. klin. Med.* Bd. XII Heft V. S. 426. 1887).

dans un second, 0,23 à 0,30 p. 100 ; dans le troisième, 0,38 à 0,46
p. 100. Mais les recherches de cet auteur, faites également à
l'aide des réactifs colorants, laissent subsister un certain doute
sur la proportion exacte d'acide chlorhydrique libre.

Enfin, plus récemment encore, Ritter et Hirsch (3) ont fait quelques examens du contenu stomacal, mais d'une manière plus
complète, en se servant non seulement des réactifs colorants,
mais aussi du dosage de l'acide chlorhydrique par la méthode
chimique de Cahn et von Mering (filtration, distillation, traitement par l'éther). Ils recommandent, avec raison, de faire plusieurs analyses chez les mêmes personnes, de manière à obtenir
une moyenne pour chacun des cas. Malheureusement leur travail bien conçu ne contient que des renseignements fort imparfaits relativement à la chlorose.

Dans un premier cas de chlorose, nous trouvons deux analyses
par simple titrage du liquide filtré avec la solution normale de
soude au 10ᵉ ; résultats : 2,26 et 2,19 p. 1000. Dans un second cas,
un seul examen ; résultats : par le titrage précédent, 2 ; par la méthode de Cahn et von Mering, 1,37 p. 1000. Enfin dans un troisième
cas, on a fait cinq examens, mais en employant seulement le titrage
par la liqueur de soude ; résultats : 1,62 p. 1000 en moyenne. Des
analyses du même genre, plus incomplètes encore, ont été faites
dans quatre cas indiqués sous la rubrique « anémie ». Malgré l'insuffisance de cette étude, les auteurs n'hésitent pas à affirmer qu'il
y a une hypochlorhydrie dans la chlorose et dans l'anémie. Dans
le premier cas, elle serait très légère, dans le second plus accusée.

Il est de toute évidence que ces documents ne constituent qu'une
ébauche très imparfaite de l'étude du chimisme stomacal dans la
chlorose.

Aussi ai-je cru intéressant d'entreprendre de nouvelles recherches sur ce sujet avec l'aide de mon préparateur, M. Winter.

A cet effet, nous nous sommes procurés du liquide stomacal par
la méthode d'Ewald : repas d'épreuve, le matin à jeun, composé
d'un bol de thé, sans sucre ni lait, et de 60 grammes de pain blanc,
rassis ; évacuation une heure après du contenu stomacal pur à
l'aide du tube.

<hr>

(3) RITTER u. HIRSCH. Ueber die Säuren des Magensaftes u. deren Beziehungen
zur Magengeschwür bei Chlorose u. Anæmie (*Zeitchr. f. klin. Med.* Bd. XIII, S. 430-
452. 1888).

Au début, nous nous sommes contentés de soumettre les échantillons de liquide stomacal aux épreuves dites cliniques, comprenant les opérations suivantes : 1° dosage de l'acidité totale en
présence du tournesol neutre avec une solution titrée de soude;
cette acidité est chiffrée en poids d'acide chlorhydrique; 2° recherche qualitative de l'acide chlorhydrique à l'aide du violet de
méthylaniline et du réactif de Günzburg; 3° recherche de l'acide
lactique de la manière suivante : quelques centimètres cubes du
liquide stomacal sont évaporés au bain-marie; le résidu est
épuisé par l'éther; l'extrait éthéré est repris par l'eau; cette solution est enfin additionnée de perchlorure de fer très étendu ou
traitée par le réactif d'Uffelmann. Cette réaction est très sensible.

Mais nous n'avons pas tardé à reconnaître que cette étude est
tout à fait insuffisante, et nous avons ajouté aux opérations précédentes les divers procédés dont voici l'énumération : 1° *dosage
direct de l'acide chlorhydrique*. *a*. On commence par doser le
chlore total : 5 centimètres cubes de liquide sont saturés par un
excès de carbonate de sodium pur et exempt de chlore, évaporés
d'abord au bain-marie, puis chauffés doucement et progressivement jusqu'au rouge sombre, naissant. On reprend le résidu par
l'eau distillée — la solution doit être blanche; on neutralise exactement par l'acide azotique pur et on dose le chlore à l'aide d'une
solution titrée de nitrate d'argent en présence du chromate neutre
de potasse. *b*. Dosage du chlore libre : 5 centimètres cubes de
liquide sont évaporés à sec au bain-marie d'abord, puis maintenus pendant quelques minutes au-dessus d'un bec Bunsen. On
chauffe avec précaution jusqu'à ce qu'il commence à se dégager
des fumées blanches; on laisse refroidir et on ajoute un excès de
carbonate de sodium; on évapore de nouveau et on achève comme
ci-dessus. La différence entre les résultats de ces deux opérations
donne le poids de chlore libre (acide chlorhydrique) (1); 2° *recherche des peptones*. Un petit cristal de cuivre est placé au fond
d'un tube; on verse le liquide sur le cristal et on laisse couler le

(1) On s'est assuré à l'aide d'essais préliminaires qu'il est indispensable de chauffer
jusqu'à un commencement de calcination superficielle pour chasser tout l'acide
chlorhydrique libre, ce corps étant retenu assez fortement. Certains résultats
semblent même indiquer qu'une portion de cet acide est engagée dans des combinaisons organiques qui se détruisent déjà à cette température, ce qui explique pourquoi le poids d'acide chlorhydrique s'est montré supérieur dans quelques analyses
au chiffre exprimant l'acidité totale.

long des bords du tube quelques gouttes de lessive de soude. Dès
que la soude touche le cristal il se développe, en présence des
peptones, une coloration pourpre violacée, d'autant plus intense
que les peptones sont plus abondantes. On peut encore, à titre de
contre-épreuve, précipiter le liquide par le sous-acétate de plomb,
filtrer et verser ensuite du sous-acétate de plomb ammoniacal. Le
dépôt ainsi formé est en grande partie dû aux peptones ; 3° *recherche des propeptones*. Le liquide additionné de soude étendue
donne un précipité plus ou moins abondant (généralement très
faible) de syntonine. On sature par le chlorure de sodium cristal-
lisé pour achever la précipitation de la syntonine, on filtre et dans
la liqueur filtrée et chaude, on verse quelques gouttes d'acide
chlorhydrique ou d'acide acétique. Les propeptones précipitent. Il
est très rare de trouver des traces d'albumine coagulable dans les
liquides ; 4° *digestion artificielle*. Au début de nos recherches, la
digestion artificielle a été faite avec du blanc d'œuf coagulé ; puis,
à partir du moment où nous avons dosé directement l'acide chlorhydrique, cette digestion a été opérée avec de la fibrine humide et
exprimée dans un linge (4 grammes de fibrine pour 5 centimètres
cubes de liquide stomacal). Après une digestion d'une à plusieurs
heures à l'étuve (à la température de 35 à 40°), on examinait le
résultat obtenu.

Les renseignements que nous avons recueillis à l'aide de ces
procédés permettent de reconnaître que dans la chlorose les opérations chimiques de la digestion stomacale sont tantôt normales
ou à peu près, tantôt, au contraire, profondément modifiées. Nous
pouvons, à cet égard, diviser nos observations en deux catégories
bien distinctes. En présentant ici un résumé de ces recherches,
nous tiendrons compte des cas dans lesquels l'acide chlorhydrique
n'a pas été dosé directement, bien que ces faits soient beaucoup
moins probants que ceux où l'analyse chimique a été faite d'une
manière tout à fait complète.

I. *Première catégorie d'observations : chimisme stomacal intact
ou peu altéré.*

Obs. I. — Mlle L. F..., dix-huit ans. Première atteinte de chlorose franche,
sans complication, sans dilatation stomacale.

Examen du sang :

N = 2 015 000   G = 0,61   R = 1 246 600   B = 8 060.

Examen du liquide stomacal. — Liquide jaune verdâtre, sans odeur. Acidité totale, 0,339 p. 100; réaction de l'acide chlorhydrique nette; acide lactique en très petites quantités; peptones abondantes; réduction faible; digestion artificielle incomplète.

Guérison rapide par l'usage du fer, sans adjuvant.

OBS. II. — Mlle G..., vingt-trois ans. Chlorose ancienne, sans autre complication qu'une dilatation stomacale assez prononcée.

Examen du sang :

$$N = 3\,379\,000 \quad G = 0,46 \quad R = 1\,566\,800 \quad B = 3\,720 \quad H = 372\,000.$$

On a fait trois examens du liquide stomacal à quelques jours d'intervalle (2 ou 7) entre chaque.

1re *analyse*, liquide recueilli une heure après le repas d'épreuve. Liquide jaune pâle, très acide. Acidité totale, 0,35 p. 100; acide lactique, traces; réactions très nettes de l'acide chlorhydrique; peptones assez abondantes; réduction peu intense.

2e *analyse*, liquide recueilli cent dix minutes après le repas d'épreuve. Acidité totale, 0,264 p. 100; réactions très nettes d'acide chlorhydrique; traces d'acide lactique; traces d'acides gras; peptones abondantes; digestion artificielle incomplète.

3° *analyse*, liquide recueilli quatre-vingts minutes après le repas d'épreuve. Acidité totale, 0,33 p. 100; réactions très nettes d'acide chlorhydrique; traces d'acide lactique et d'acides gras; peptones abondantes; réduction très intense; digestion artificielle incomplète.

OBS. III. — Mlle C. M..., salle Moïana, n° 18, dix-sept ans.

Première atteinte de chlorose simple; pas de troubles digestifs.

Examen du sang :

$$N = 2\,542\,000 \quad G = 0,54 \quad R = 1\,385\,200.$$

Analyse de l'urine des vingt-quatre heures. — Vol. 900 centimètres cubes; densité, 1 016; réaction légèrement acide; pas d'albumine; pas de glucose; chlorures, 4,5; acide ph., 0,357; urée, 4,51; traces nettes d'urobiline et urohématine.

Examen du liquide stomacal. Acidité totale, 0,17 p. 100; réactions de l'acide chlorhydrique nettes; traces d'acide lactique.

Guérison rapide par l'usage du fer seul.

OBS. IV. — G. F..., n° 16, Moïana, dix-huit ans.

Première atteinte de chlorose simple; pas de dilatation stomacale.

Examen du sang :

$$N = 3\,131\,000 \quad G = 0.59 \quad R = 1\,847\,000.$$

Traces d'urobiline et d'urohématine dans les urines; pas d'albumine.

Examen du liquide stomacal, une heure après le repas d'épreuve. Acidité totale, 0,238 p. 100; réactions de l'acide chlorhydrique très nettes; pas d'acide lactique en quantité appréciable; peptones abondantes; digestion artificielle assez complète.

Guérison rapide par l'usage du fer seul.

OBS. V. — R. H..., n° 14, Moïana, vingt ans.

Rechute de chlorose; légère dilatation stomacale, sans troubles digestifs notables.

Examen du sang :

$$N = 3\,410\,000 \qquad G = 0,44 \qquad R = 1\,523\,700.$$

Analyse de l'urine des vingt-quatre heures. — Vol., 1 000 centimètres cubes; densité, 1 023; réaction acide; pas d'albumine ni de glucose; urée, 8,97; chlorures, 8,4; ac. ph., 2,62; traces d'urobiline et d'urohématine.

Examen du liquide stomacal, une heure après le repas d'épreuve. Acidité totale, 0,18 p. 100; réactions de l'acide chlorhydrique nettes; traces d'acides gras, lactates (ces derniers proviennent probablement de la salive); peptones et propeptones assez abondantes; acide chlorhydrique chimiquement dosé, 0,13 p. 100.

Guérison rapide par l'usage du fer seul.

Obs. VI. — M. C..., n° 15, Moïana, seize ans.

Première atteinte de chlorose simple, survenue sous l'influence du surmenage; pas de dilatation stomacale.

Examen du sang :

$$N = 2\,976\,000 \qquad G = 0,46 \qquad R = 1\,385\,000.$$

Analyse de l'urine des vingt-quatre heures. — Vol., 1 050 centimètres cubes; densité, 1 007; réaction légèrement acide; pas d'albumine ni de glucose; urée, 6,50; chl., 3,70; ac. ph., 0,257; petite quantité d'urobiline, pas d'urohématine.

Examen du liquide stomacal, une heure après le repas d'épreuve. Acidité totale, 0,148 p. 100; réactions de l'acide chlorhydrique très faibles; traces d'acides gras, pas d'acide lactique; acide chlorhydrique dosé directement, 0,164 p. 100. La malade prenait du fer depuis trois jours quand on a fait cette analyse.

Obs. VII. — E. B..., n° 4, Moïana, dix-huit ans.

Chlorose intense datant de dix-huit mois, légèrement fébrile; pas de dilatation stomacale.

Examen du sang :

$$N = 2\,573\,000 \qquad G = 0,35 \qquad R = 906\,600.$$

Nombreux hématoblastes.

Analyse de l'urine des vingt-quatre heures. — Vol., 1 200 centimètres cubes; densité, 1 010; réaction légèrement acide; pas d'albumine ni de glucose; urée, 6,41; chl., 7,59; ac. ph., 1,019; faible quantité d'urobiline et d'urohématine.

Examen du liquide stomacal, une heure après le repas d'épreuve. Acidité totale, 0,318 p. 100; réactions de l'acide chlorhydrique très intenses; acide chlorhydrique dosé directement, 0,25 p. 100.

On refait le même examen au bout de vingt-cinq jours, la malade ayant pris du fer pendant ce temps, mais étant encore loin d'être guérie.

Résultats. — Acidité totale, 0,180 p. 100; réactions de l'acide chlorhydrique peu nettes; traces très nettes d'acide lactique; faible proportion de peptones; dosage direct de l'acide chlorhydrique, 0,193 p. 100.

Obs. VIII. — E. G.... n° 13, Moïana, vingt-six ans.

Chlorose ancienne, avec légers symptômes gastriques, sans dilatation stomacale.

Examen du sang :

$$N = 2\,914\,000 \qquad G = 0,50 \qquad R = 1\,477\,500.$$

Urine des vingt-quatre heures. — Vol., 1 014 ; urée, 6^{gr},10 ; pas d'urobiline ;
faible quantité d'urohématine.

Examen du liquide stomacal, une heure après le repas d'épreuve. Acidité
totale, 0,339 p. 100 ; réactions de l'acide chlorhydrique moyennement nettes ;
réaction nette des acides gras ; pas d'acide lactique ; propeptones abondantes ;
peptones moyennement abondantes ; digestion artificielle se fait bien ; dosage
direct de l'acide chlorhydrique, 0,197 p. 100.

Obs. IX. — V. A..., n° 18, Moïana, trente-sept ans.

Chlorose ancienne, avec phlegmatia alba dolens ; pas de troubles dyspeptiques ; pas de dilatation stomacale.

Examen du sang :

$$N = 2\,697\,000 \qquad G = 0,52 \qquad R = 1\,402\,000.$$

Examen du liquide stomacal, une heure après le repas d'épreuve. Acidité
totale, 0,126 p. 100 ; réaction nette par le violet de méthyle, plus faible avec
le réactif de Günzburg ; pas d'acide lactique ; peu de peptones et de propeptones ; digestion artificielle très complète en moins d'une heure ; acide chlorhydrique directement dosé, 0,102 p. 100.

Obs. X. — M. B..., n° 1, Moïana, seize ans.

Première atteinte de chlorose, assez intense ; pas de troubles dyspeptiques ;
pas de dilatation stomacale.

L'urine des vingt-quatre heures renferme 8^{gr},44 d'urée et des traces nettes
d'urobiline et d'urohématine.

Examen du sang :

$$N = 3\,131\,000 \qquad G = 0,45 \qquad R = 1\,420\,000.$$

Analyse du liquide stomacal, une heure après le repas d'épreuve. Acidité
totale, 0,106 p. 100 ; réactions de l'acide chlorhydrique faibles ; pas d'acide
lactique ; pas d'acides gras ; pas de propeptones ; peptones assez abondantes ;
digestion artificielle presque complète ; dosage direct de l'acide chlorhydrique, 0,109 p. 100.

Dans cette première catégorie de cas, bien que la proportion
d'acide chlorhydrique soit en moyenne inférieure à la normale, le
chimisme stomacal est, en général, fort peu altéré.

II. *Deuxième catégorie d'observations : modification profonde du chimisme stomacal.*

Nous commencerons comme pour l'autre série par les cas dans
lesquels l'acide chlorhydrique n'a pas été dosé directement.

Obs. I. — Mlle C..., vingt et un ans. Chlorose grave ancienne, avec symptômes gastriques très intenses et divers troubles nerveux hystériformes.

Examen du liquide stomacal. — Acidité totale très faible, 0,035 p. 100 ; réactions de l'acide chlorhydrique peu nettes ; traces d'acide lactique et d'acides gras ; peptones presque nulles ; en somme, réactions à peu près négatives.

Obs. II. — M. C..., vingt-cinq ans. Chlorose ancienne, avec dyspepsie et dilatation de l'estomac.

Examen du liquide stomacal. — Acidité totale presque nulle ; réactions douteuses de l'acide chlorhydrique ; pas d'acide lactique libre ; traces d'acides gras ; peptones très peu abondantes ; réduction faible ; en somme, réactions presque négatives, comme dans le cas précédent.

Obs. III. — M. R..., n° 6, Moïana, quinze ans. Chlorose avec dyspepsie et léger état fébrile.

Examen du sang :

$$N = 2\,883\,000 \quad G = 0,54 \quad R = 1\,557\,000.$$

Analyse de l'urine des vingt-quatre heures. — Vol., 800 centimètres cubes ; densité, 1,018 ; réaction acide ; urée, 10^{gr},256 ; acide phosphorique, 1^{gr},636 ; chlorures, 7^{gr},44 ; urohématine ; pas d'urobiline.

Examen du liquide stomacal. — Acidité totale, 0,063 p. 100 ; réactions de l'acide chlorhydrique à peu près nulles.

Obs. IV. — G. T..., n° 6, Moïana, vingt ans. Chlorose avec dyspepsie peu prononcée.

Examen du sang :

$$N = 3\,038\,000 \quad C = 0,54 \quad R = 1\,650\,000.$$

Examen des urines. — Vol., 750 centimètres cubes ; densité, 1 023 ; réaction acide ; urée, 19^{gr},20.

Examen du liquide stomacal. — Acidité totale, 0,137 p. 100 ; réactions de l'acide chlorhydrique nulle avec le violet de méthyle, douteuse par le procédé de Günzburg ; peptones assez abondantes ; peu de propeptones ; digestion très incomplète, ne se fait entièrement qu'au bout de vingt-quatre heures ; pas d'acide lactique ; traces nettes d'acide acétique ; le dosage direct de l'acide chlorhydrique indique 0,18 p. 100, non décelable par les réactifs.

Obs. V. — F. V..., n° 17, Moïana, vingt-deux ans. Chlorose ancienne, avec dyspepsie.

Examen du sang :

$$N = 3\,875\,000 \quad G = 0,60 \quad R = 2\,325\,000.$$

Urines. — Vol., 700 centimètres cubes ; réaction faiblement acide ; densité, 1,025 ; urée, 13^{gr},461.

Examen du liquide stomacal. — Acidité totale, 0,08 p. 100 ; réaction très faible avec le violet de méthyle, nette mais peu intense par le procédé de Günzburg ; pas d'acide lactique, mais acide acétique nettement constaté ; peptones et syntonine abondantes ; digestion très incomplète ; quand on la fait avec HCl, elle est améliorée, mais reste encore incomplète ; dosage direct de l'acide chlorhydrique, 0,025 p. 100.

Obs. VI. — B. M..., n° 20, Moïana, vingt-huit ans. Chlorose constitutionnelle datant de douze ans, d'abord simple, puis compliquée de dyspepsie.

Examen du sang :

$$N = 4\,030\,000 \qquad G = 0,38 \qquad R = 1\,530\,000.$$

Urines. — Vol. 1,150 centimètres cubes ; densité, 1,019 ; réaction faiblement acide ; urée, 13^{gr},59.

Examen du liquide stomacal. — Acidité totale, 0,159 p. 100 ; réaction nulle par le violet de méthyle ; douteuse par le procédé de Günzburg ; pas d'acide lactique ; traces d'acides gras ; absence presque complète de peptones ; digestion très faible sans addition d'acide chlorhydrique, rapide après addition de cet acide ; on trouve alors la réaction très nette des peptones ; acide chlorhydrique dosé directement, 0,095 p. 100.

OBS. VII. — A. D..., âgée de vingt-deux ans. Chlorose à rechutes, d'abord simple, puis dyspeptique. La dyspepsie survit actuellement à la chlorose.

Examen du liquide stomacal. — Acidité totale, 0,031 p. 100 ; réaction de l'acide chlorhydrique nulle ; réaction nette de l'acide lactique ; digestion, sans addition d'acide, nulle ; après addition d'acide, très faible.

Deuxième examen, au bout d'un mois, après traitement par l'acide chlorhydrique, même résultat. Cependant on constate que la digestion artificielle, à peu près nulle sans addition d'acide, paraît se faire rapidement quand on ajoute de l'acide chlorhydrique. Mais dans le produit liquéfié on ne trouve que des propeptones.

Troisième examen, trois semaines plus tard, après traitement par l'acide lactique. Acidité totale, 0,08 p. 100 ; réactions de l'acide chlorhydrique nulles ; traces faibles d'acide lactique et nettes d'acides gras ; digestion sans addition d'acide, à peu près nulle ; après addition d'acide, digestion complète (peptones abondantes). Le dosage direct de l'acide chlorhydrique ne donne que 0,001 p. 100, c'est-à-dire une quantité négligeable.

OBS. VIII. — Mlle P..., vingt-deux ans. Chlorose d'emblée dyspeptique constitutionnelle, durant déjà depuis plusieurs années. Troubles dyspeptiques actuellement prédominants sur l'état anémique.

Examen du liquide stomacal extrait quatre-vingts minutes après le repas d'épreuve. Acidité totale, 0,054 p. 100 ; réactions de l'acide chlorhydrique faibles, mais nettes surtout avec le procédé de Günzburg ; faibles traces d'acide lactique ; petites quantités de peptones et de propeptones ; acide chlorhydrique directement dosé, 0,047 p. 100 ; au bout d'une heure de digestion artificielle, sans addition d'acide, la fibrine est liquéfiée presque complètement ; mais cette solution renferme une certaine proportion de syntonine et de propeptones.

Deuxième examen, après trois semaines de traitement par l'acide chlorhydrique et la pepsine. L'état de la malade n'est pas sensiblement modifié.

Résultats. — Acidité totale, 0,048 p. 100 ; réaction de Günzburg nette ; réaction par le violet de méthyle faible ; peptones moyennement abondantes ; un peu de syntonine et de propeptones ; digestion artificielle sans HCl, nulle, avec HCl, pas tout à fait complète ; avec HCl et pepsine, complète ; dosage direct de l'acide chlorhydrique, 0,029 p. 100 ; réaction faible de l'acide lactique, pas d'acide gras. L'excédent d'acidité serait donc dû à l'acide lactique, 0,046 p. 100.

OBS. IX. — Mlle B..., n° 9, Moïana, vingt-trois ans. Chlorose constitutionnelle d'abord simple, actuellement dyspeptique.

Examen du sang :

$$N = 3\,999\,000 \qquad G = 0,37 \qquad R = 1\,475\,000 \qquad B = 4\,500.$$

Urines des vingt-quatre heures. — Vol. 725 centimètres cubes; densité, 1,020; réaction acide; urée, 8^{gr},97; chlorures, 5^{gr},85; acide phosph., 1^{gr},41.

Examen du liquide stomacal. — Acidité totale, 0,064 p. 100; réactions de l'acide chlorhydrique nulles; réaction de l'acide lactique très nette; peptones et syntonine assez abondantes, peu de propeptones; le dosage direct de l'acide chlorhydrique donne un résultat négatif; l'acidité totale serait donc due à l'acide lactique, ce qui ferait 0,15 p. 100 de cet acide; digestion artificielle, sans addition d'acide, à peu près nulle; avec addition d'acide chlorhydrique, très imparfaite; plus complète, mais non totale, avec addition de pepsine et d'acide chlorhydrique.

Deuxième examen. — En raison de la présence d'acide lactique, en proportion assez notable, on pratique six jours plus tard un nouvel examen du liquide stomacal en faisant prendre comme repas d'épreuve du thé et un demi-blanc d'œuf cuit. On fait l'extraction par la sonde une demi-heure après ce repas. — Acidité totale, 0,042 p. 100; réactions de l'acide chlorhydrique nulles; le dosage direct de cet acide donne d'ailleurs un résultat négatif; digestion, sans acide chlorhydrique, à peu près nulle; avec addition d'acide chlorhydrique, à peine sensible; très incomplète encore après addition de pepsine et d'acide chlorhydrique; peptones très peu abondantes; pas d'acide lactique en proportion sensible; mais réaction des acides gras.

Un *troisième examen* fait au bout de quinze jours de traitement par le fer et l'acide chlorhydrique a donné les résultats suivants : acidité totale, 0,096 p. 100; réaction de Günzburg nette, mais peu intense; réaction nette par le violet de méthyle; peptones peu abondantes; syntonine et propeptones assez abondantes; réaction d'Uffelmann douteuse; le dosage direct de l'acide chlorhydrique donne 0,08 p. 100; digestion artificielle sans HCl presque nulle; avec HCl, liquéfaction rapide, mais peptonisation très incomplète; avec HCl et pepsine, digestion plus complète.

L'état de la malade est très amélioré; le sang est en voie de réparation rapide.

4° *Troubles nerveux.* — Les auteurs qui ont voulu faire de la chlorose une affection du système nerveux ont invoqué, entre autres arguments, la multiplicité et l'importance relative des troubles variés qu'on observe du côté de ce système. Les désordres nerveux que nous avons relevés chez nos chlorotiques nous ont presque toujours paru être la conséquence de l'anémie ou de la dyspepsie. Chez la chlorotique, comme dans tous les cas d'anémie chronique, l'irrigation insuffisante de l'encéphale provoque des étourdissements, des vertiges, parfois même, lorsque l'anémie est très intense, des lipothymies et des syncopes. Beaucoup de malades chez lesquelles l'anémie a suivi une marche lente progressive continuent à mener une existence assez active malgré une déglobulisation prononcée. Elles sortent, vont à leurs affaires et se livrent à un certain travail. Mais elles sont vite fatiguées et éprouvent en marchant des étourdissements. Les vertiges sont plus rares et paraissent dans certains cas pouvoir se rattacher à la dyspepsie. Lorsque l'anémie est plus intense ou a suivi une marche plus rapide, tout travail devient impossible. Les malades se tiennent difficilement debout, elles font quelques pas mal assurés en titubant, elles ont du tournoiement de tête et sont à chaque instant sur le point de se trouver mal. Parfois même elles sont prises de véritables syncopes et sont alors obligées de rester constamment couchées.

Du côté des organes des sens, on voit survenir quelques troubles plus ou moins marqués. La vue habituellement intacte peut être affaiblie, parfois les malades se plaignent d'avoir tout à coup et passagèrement une sorte de brouillard devant les yeux. Assez souvent aussi elles éprouvent, d'une manière assez persistante, des bourdonnements dans les oreilles, bien que l'ouïe ait conservé son acuité. Les souffles vasculaires, lorsqu'ils sont intenses, peuvent être perçus par les malades elles-mêmes, dont le sommeil est alors troublé par une sorte de bruissement plus ou moins fort.

On observe souvent aussi des cauchemars qui paraissent devoir être rapportés surtout à la dyspepsie.

A ces troubles s'ajoute la céphalalgie habituelle, qui est rarement très forte et dont la fréquence n'est pas aussi grande qu'on pourrait s'y attendre.

Viennent ensuite les névralgies.

Dans 52 observations prises à l'hôpital, en ne comptant pas les gastralgies parmi les névralgies, celles-ci sont notées 12 fois (21 p. 100).

Ces névralgies sont presque toujours intercostales (8 fois sur 12 cas), plus rarement elles siègent à la face (4 fois sur 12). Elles sont habituellement peu intenses, mais d'une assez grande fixité et, sans qu'on puisse attacher à cette particularité une certaine valeur, elles siègent plus souvent à gauche qu'à droite.

La névralgie faciale est également peu sévère et peu tenace; elle occupe presque toujours la branche ophtalmique. Parfois elle ne produit qu'une douleur vague, diffuse, siégeant dans la partie antérieure et latérale de la tête.

Évidemment, ces névralgies sont plus fréquentes dans la chlorose que dans les anémies symptomatiques ; il n'est pas douteux cependant qu'elles sont, au même titre que les autres symptômes énumérés précédemment, sous la dépendance de la lésion du sang.

L'âge et le sexe des malades y prédisposent d'ailleurs suffisamment pour que leur fréquence ne soit pas de nature à nous étonner.

On n'a peut-être pas tenu un compte suffisant de la coïncidence des névroses à l'âge où survient la chlorose, lorsqu'on a attribué à cette maladie le développement de certaines paralysies de la sensibilité ou de la motilité.

Que dire par exemple de ce passage de Sandras : « Dans la chlorose avancée les phénomènes nerveux plus ou moins graves ne manquent guère ; les paralysies plus ou moins étendues sont un des phénomènes qui se dessinent le mieux. On les rencontre fort souvent sous toutes les formes, et l'on peut s'attendre à les voir se modifier de la manière la plus singulière. Les paralysies chlorotiques sont d'ailleurs les moins graves de toutes. » Évidemment la chlorose est ici confondue avec l'hystérie.

Les chlorotiques ne sont pas à l'abri des névroses ; mais elles n'y sont peut-être même pas prédisposées ; car je ne compte que 5 cas de grande hystérie sur plus de 150 chlorotiques. Ici, comme dans beaucoup d'autres circonstances, il faut se méfier des coïncidences dans l'appréciation des rapports de la chlorose avec les névroses. On ne dira donc pas en s'appuyant sur les faits cités par Baillou et par Marshall-Hall que la chlorose conduit à l'aliénation mentale.

Il n'est pas exact, non plus, de prétendre que la chlorose s'accompagne presque toujours d'un état moral spécial caractérisé par de la tristesse, une grande irritabilité et parfois même de l'hypochondrie. Certes, quelques malades sont un peu préoccupées de leur état ; elles sont abattues, parfois apathiques ; d'autres deviennent capricieuses, bizarres surtout quand elles sont mal entourées ; mais ce sont là les effets ordinaires des maladies chroniques chez les jeunes femmes. Dans certains cas, la morosité et l'hypochondrie tiennent probablement plutôt à l'intensité de la dyspepsie qu'à celle de l'anémie.

5° *Troubles de la menstruation*. — La chlorose s'accompagne à peu près constamment de modifications importantes de la menstruation, qu'on a eu tort de considérer comme des causes de la maladie, car elles en sont très certainement la conséquence et une conséquence le plus souvent favorable. Dans presque tous les cas, en effet, les règles sont diminuées ou suspendues dès que l'anémie atteint un certain degré, et la malade se trouve ainsi à l'abri d'hémorragies qui ne pourraient qu'aggraver son état.

Trousseau a admis que, dans certains cas auxquels il a donné le nom significatif de chlorose ménorragique, les règles, loin d'être supprimées ou diminuées, sont au contraire plus abondantes. Kiwisch, Scanzoni, ont également observé la ménorragie chez les chlorotiques, et Virchow déclare que la chlorose ménorragique est la règle toutes les fois qu'il existe un développement exagéré des organes génitaux coïncidant avec une hypoplasie vasculaire. Les faits que j'ai observés ne peuvent laisser aucun doute sur la faible valeur de ces assertions.

En premier lieu, je dois faire remarquer que la chlorose nettement confirmée, accompagnée d'une forte anémie, ne se rencontre que chez les filles réglées. Quelques-unes, il est vrai, même lorsqu'elles sont âgées de dix-huit ans, l'ont été à peine; mais elles ont vu pendant quelques mois, et la suppression des règles a coïncidé avec l'invasion de la maladie. On peut observer cependant la chlorose chez des jeunes filles non réglées, aménorrhéiques et paraissant pubères; mais dans ces cas l'anémie reste presque toujours faible, et j'ai cru devoir faire de cette variété de chlorose une forme spéciale que je décrirai à part.

L'âge auquel la menstruation s'est établie chez les chlorotiques ne présente rien de particulier; il est, en moyenne, le même que chez les femmes non chlorotiques.

Je n'ai rien trouvé de particulier à noter au point de vue de la régularité plus ou moins grande des menstrues ou de l'abondance des pertes. Les renseignements que nous fournissent à cet égard les chlorotiques sont absolument semblables à ceux qu'on peut recueillir auprès de tout autre malade. Ainsi, sur 65 observations dans lesquelles les troubles de la menstruation ont été notés avec un soin suffisant, l'existence de pertes abondantes, ou plutôt plus longues qu'à l'ordinaire, n'est signalée que 4 fois.

Le fait le plus important consiste dans la diminution ou la suppression des règles pendant le cours de la maladie. Sur ces 65 cas, je compte 36 fois la diminution des règles et 24 fois leur suppression. Je pense même que dans les 5 cas où on n'a noté ni diminution, ni suppression de l'écoulement menstruel, il y a simplement à cet égard une lacune dans l'observation. Ce qui est certain, c'est l'absence complète de ménorragie proprement dite; dans une seule observation il est question de règles redoublées, survenant tous les quinze jours; mais elle se rapporte à une jeune femme chez laquelle la menstruation a toujours eu lieu de cette manière.

Je ne puis donc pas admettre la chlorose ménorragique; mais je dois dire que j'ai eu grand soin d'éliminer tous les faits dans lesquels il existait des lésions utérines.

Les troubles de la menstruation m'ont toujours paru être en rapport avec le degré d'anémie. Chez les jeunes filles très jeunes, réglées depuis peu de temps et encore d'une manière irrégulière, les menstrues se suspendent souvent dès le début de la chlorose.

Chez les jeunes filles plus âgées ou chez les jeunes femmes réglées depuis plus d'un an, la suppression complète de l'écoulement cataménial ne s'observe que dans les cas d'anémie intense; en général, lorsque celle-ci est seulement d'intensité moyenne, les menstrues persistent tout en diminuant notablement, soit sous le rapport de la durée, soit surtout au point de vue de la quantité de sang perdu.

Quant à l'opinion de Virchow, précédemment rappelée, elle est peut-être parfaitement fondée, mais elle s'appuie sur des faits de malformation qui doivent être d'une bien grande rareté, puisque je n'en ai pas rencontré un seul exemple dans l'espace de plus de dix ans.

Je vois, du reste, qu'il en est de même en Allemagne, d'après la statistique de Schultze, puisque cet auteur a trouvé que sur 64 chlorotiques, 3 seulement avaient des règles très abondantes, 5 avaient une menstruation normale, 4 n'avaient pas encore été menstruées, 7 avaient eu d'abord une menstruation normale, puis irrégulière, et 10 étaient complètement aménorrhéiques (1).

Il faut ajouter que le retour des règles, puis l'abondance plus grande des pertes sont des signes d'amélioration d'après lesquels on peut juger de l'influence du traitement.

On a signalé également chez les chlorotiques la fréquence de la dysménorrhée cataméniale et des accidents nerveux qui l'accom-

____

(1) H. Schultze, Ueber Chlorose (*Inaug. Dissert.* Berlin, 1868).

pagnent. C'est encore là une assertion peu conforme aux faits.

Il est, au contraire, parfaitement exact de considérer la leu-corrhée comme très fréquente. Les pertes blanches, en général peu abondantes quand il n'y a aucune lésion vaginale ou utérine, se retrouvent environ dans les deux tiers des cas; elles m'ont paru parfois entretenues ou tout au moins excitées par des habi-tudes solitaires.

L'influence de la chlorose sur la fécondité est peu connue.

Il est rare que les jeunes filles chlorotiques se marient en pleine période d'état de leur maladie, et s'il est assez commun de voir de jeunes mariées, manifestement chlorotiques à un certain degré, devenir enceintes, il n'en est pas moins vrai qu'une mala-die dans laquelle les règles sont diminuées ou supprimées doit être considérée d'une manière générale comme peu favorable à la fécondation.

Aussi suis-je étonné que Meissner ait pu prétendre que la gros-sesse est plus fréquente chez les chlorotiques que chez les femmes d'un tempérament sanguin (1).

6° *Troubles respiratoires.* — Lorsque les chlorotiques font un exercice un peu violent elles éprouvent, outre des battements de cœur, de l'oppression et quelquefois même une gêne notable dans la poitrine. Cependant, à l'état de repos, le rythme respiratoire ne paraît pas sensiblement modifié. Mais quand on compte le nombre des respirations dans les cas où l'anémie est très accusée, on le trouve toujours assez sensiblement accru. A l'auscultation, le murmure vésiculaire est pur dans toute l'étendue de la poi-trine, sauf cependant chez quelques malades au sommet des pou-mons. Par suite d'une certaine diminution dans l'énergie des muscles inspirateurs, la partie du poumon qui répond à la fosse sus-épineuse se déplisse incomplètement, et cet état est parfois plus marqué à droite qu'à gauche et accompagné à la percussion d'une diminution du son et de l'élasticité de la paroi thoracique. Il faut être prévenu de ces particularités qui pourraient jeter un peu d'inquiétude dans l'esprit et avoir soin de faire faire aux chlorotiques d'assez larges inspirations au moment où l'on en-treprend l'examen méthodique de leur appareil respiratoire. Enfin il n'est pas rare d'observer une petite toux sèche sans expectora-

____

(1) Meissner, Mitth. über d. Thätigkeit u. d. Verhandl. d. Gesellsch. f. Geburtsh. z. Leipzig (*Monatsschrift f. Geburtsk. u. Frauenkr.*, t. XVI, S. 84,, 1860).

tion, analogue à celle des hystériques ou de certaines dyspeptiques.

7° *Hypertrophie du corps thyroïde.* — *Scoliose.* — Dans un
certain nombre de cas on note une hypertrophie générale et assez
accusée du corps thyroïde sans relation évidente avec le lieu de
naissance des malades. Est-ce une simple coïncidence ou un des
effets des troubles cardio-vasculaires de la chlorose? Il me paraît
difficile de trancher cette question à laquelle il ne faudrait pas
attacher trop d'importance.

La chlorose accusant toujours en somme une évolution pubère
difficile, on ne doit pas s'étonner de la voir coïncider avec d'autres troubles de cette évolution. C'est probablement pour ce motif
que je trouve la scoliose assez fréquemment signalée chez mes
malades, c'est-à-dire dans la proportion de 12 p. 100. Il faut
ajouter que chez les sujets jeunes la poitrine est souvent aplatie
et encore peu développée.

8° *Température.* — La maladie est habituellement apyrétique.
« Théoriquement, dit avec raison Lorain, on devrait supposer que
la température s'abaisse chez les chlorotiques. Il semble, en effet,
que la diminution d'activité des phénomènes de réparation, de
nutrition, le défaut d'action musculaire, la tendance au repos, la
diminution du chiffre des éléments actifs du sang, doivent entraîner ce résultat. Cependant, jusqu'ici on n'a pas établi que dans
la chlorose confirmée il y ait un abaissement notable de la température. »

Depuis, on a trouvé des modifications de la température, mais
non dans le sens d'un abaissement : lorsque la température est
anormale, on observe effectivement une élévation thermique, la
chlorose est fébrile.

Nous ferons de la chlorose fébrile une forme particulière dont
nous donnerons plus loin la description.

9° *Troubles de la nutrition.* — Il serait très intéressant d'avoir
des renseignements précis sur l'état de la nutrition générale dans
la chlorose. Jusqu'à présent on ne s'est guère occupé à cet égard
que des modifications dans la composition des urines. Grâce aux
appareils qui ont été imaginés récemment pour l'appréciation chez
l'homme de la consommation d'oxygène, il serait très facile de
déterminer ce que devient cette importante fonction dans le cours
de la chlorose.

Herberger paraît être le premier auteur qui se soit occupé scientifiquement de l'état des urines (1). Il a constaté à la fois (en 1843) une diminution notable de l'hémoglobine dans le sang et de l'urée dans l'urine. Bien que les analyses de l'urée soient rapportées au titre d'urine et non à l'urine totale des vingt-quatre heures, les chiffres qu'il a trouvés paraissent, en outre, établir que sous l'influence du traitement ferrugineux la globuline (lisez hémoglobine) et l'urée ont augmenté parallèlement. Voici d'ailleurs ces chiffres :

> Avant le traitement, urée........... 7,04   7,00   7,12.
> Après le traitement, urée........... 25,84   27,36

Dans un travail récent, MM. Hanot et Mathieu ont fait des observations analogues en se servant des procédés modernes (2). Ils ont publié, en effet, trois cas de chlorose qui établissent un rapport entre le nombre des globules et la quantité d'urée excrétée. « Il suffirait, disent-ils, dans les maladies à manifestations anémiques, de suivre la progression de l'urée pour avoir par là même, toutes les fois que la fièvre n'intervient pas, la mesure indirecte de la réparation globulaire. »

Cette règle est peut-être vraie d'une manière très générale, mais il faut s'attendre à la trouver souvent en défaut à cause de l'influence considérable et prépondérante de l'alimentation sur le chiffre de l'urée.

On a encore signalé dans l'urine des chlorotiques diverses modifications qui sont toutes en rapport avec la diminution du mouvement nutritif, et notamment l'abaissement du chiffre des phosphates. Il y aurait en outre, d'après M. A. Robin, une augmentation parfois considérable de l'urohématine, par suite de la destruction exagérée des globules rouges (3).

Tels sont les principaux renseignements qu'on trouve dans les auteurs. Je vais maintenant donner un résumé rapide de ceux que j'ai recueillis de mon côté.

L'urine des chlorotiques est peu abondante (de 700ᶜᶜ à 1000ᶜᶜ dans les 24 heures), mais habituellement on observe une légère

(1) HERBERGER, Beiträge zur Kenntniss der Zusammensetzung d. Blutes u. Harnes .... bei Chlorosis (*Büchner's Repertorium*, t. XXIX, p. 236, 1843).

(2) HANOT et MATHIEU, Note sur un cas de phlegmatia alba dolens, dans le cours de la chlorose.... (*Archives gén. de médecine*, p. 676, déc. 1877).

(3) A. ROBIN, *Essai d'urologie clinique*, p. 20, 1877.

polyurie pendant le cours du traitement. Les malades rendent alors jusqu'à 2000 à 2500 centimètres cubes d'urine dans les vingt-quatre heures. La coloration de l'urine est variable. Le plus habituellement elle est pâle ; mais assez souvent elle devient légèrement jaune-rougeâtre, ce qu'il faut attribuer, nous allons le voir, à un excès d'urobiline.

L'urine des chlorotiques est d'une faible densité, sa réaction acide est peu prononcée. Elle renferme d'ailleurs une quantité plus faible de matériaux solides que l'urine normale. Mes recherches n'ont porté que sur l'urée, les phosphates, les chlorures et l'acide urique.

Dans la chlorose confirmée, il y a toujours une notable diminution de l'urée. Les chiffres exprimant l'élimination par vingt-quatre heures sont variables d'un jour à l'autre et, pour avoir une moyenne convenable, il faut la tirer des chiffres trouvés pendant cinq à six jours de suite. On voit ainsi, en général, que l'urée s'abaisse au tiers ou même au quart de la quantité normale. Cet abaissement paraît avoir un rapport plus étroit avec l'état des fonctions digestives qu'avec l'intensité de l'anémie.

C'est, en effet, chez les chlorotiques ayant perdu l'appétit et digérant mal qu'on relève les chiffres les plus bas, soit 7 à 8 grammes par vingt-quatre heures (au minimum 4,5 à 5). Lorsque sous l'influence du traitement l'appétit revient et que les malades s'alimentent largement, le chiffre de l'urée devient normal ou même excessif bien avant que l'anémie soit guérie. J'ai trouvé fréquemment 25 à 30 grammes d'urée chez des chlorotiques encore très anémiées mais dont l'appétit s'était notablement accru sous l'influence du traitement.

Le chlorure de sodium et l'acide phosphorique subissent le même sort que l'urée et en suivent à peu près les variations. L'acide urique est en général à peu près normal.

Mon attention s'est portée d'une manière spéciale sur les pigments urinaires dans l'espoir de trouver dans les variations de ces pigments des données intéressantes au point de vue de la physiologie pathologique de l'anémie. J'ai donc prié M. Winter, mon préparateur, de vouloir bien étudier avec soin, sous ce rapport, l'urine des chlorotiques dont nous examinions d'autre part le sang.

On trouve parfois dans l'urine des chlorotiques des traces d'in-

dican. Mais les deux pigments qui doivent y être avant tout recherchés sont l'urohématine et l'urobiline (voir sur ces matières
le chapitre consacré à l'ictère, pp. 486 et 498).

Lorsqu'on traite les urines des chlorotiques par l'acide nitrique
très légèrement nitreux, il s'y développe une belle coloration qui
varie du rouge violacé faible au rouge foncé ou grenat foncé.

On sait que Gubler a réservé le nom d'urohématine, employé
déjà par Harley, au chromogène qui avec les réactifs oxydants
donne ainsi naissance aux diverses teintes du rouge.

Bien que cette substance soit mal définie, nous croyons devoir
tenir compte de cette réaction que l'on retrouve, à des degrés
variables, mais d'une manière à peu près constante, dans tous les
cas de chlorose.

En outre de l'urohématine, on rencontre souvent une proportion
anomale et variable d'urobiline.

En se préoccupant du rapport de ces deux chromogènes entre
eux, on trouve que, presque invariablement, l'augmentation et la
diminution de l'urobiline dans l'urine s'accompagnent de modifications inverses dans la proportion d'urohématine.

De plus, en examinant chaque jour les urines des malades pendant le cours du traitement, on observe dans l'élimination des
matières colorantes une sorte de loi qui peut être ainsi formulée :

Les malades entrent à l'hôpital avec des urines généralement
très urobiliques et faiblement urohématiniques.

Dès la première semaine de séjour à l'hôpital, et parfois par le
fait seul du repos, le processus d'élimination des chromogènes
tend à changer.

L'urobiline diminue insensiblement, les urines pâlissent et l'urohématine augmente. Dans une troisième période, particulièrement
chez les malades soumises au traitement ferrugineux, l'urobiline
augmente, et souvent dans une très forte proportion, tandis que
l'urohématine diminue. A cette période, il n'est pas rare de trouver
simultanément des quantités assez notables d'urobiline et d'urohématine. Mais on observe souvent des variations assez grandes
d'un jour à l'autre ; elles consistent en une augmentation insolite
d'un des pigments, les diminutions ne sont jamais brusques.

Le plus souvent c'est l'urohématine qui devient ainsi surabondante sans cause apparente. Mais l'urobiline peut également augmenter par moment, et on reconnaît souvent à cette perturbation

une cause assez nette, telle que de l'insomnie, une fatigue plus ou moins grande subie la veille, un léger mouvement de fièvre. Enfin, lorsque les malades sont sur le point d'être guéries, l'urobiline et l'urohématine disparaissent. Cette dernière persiste toujours plus longtemps pendant la cure que l'urobiline.

— Pour achever ce tableau des troubles nutritifs présentés par les chlorotiques, il faut ajouter que la plupart des malades s'amaigrissent d'une manière très notable, sans tomber cependant dans cet état de marasme qui caractérise la véritable cachexie.

La plupart de mes malades ont été pesées avant et pendant le traitement, et toutes sans exception ont augmenté de poids, parfois de plusieurs kilogrammes pendant la période de réparation sanguine.

10° *Thromboses.* — L'altération du sang dans la chlorose doit être considérée comme une cause prédisposant à la production des coagulations massives. On trouve, en effet, dans la science une douzaine d'observations de thromboses survenues pendant le cours de la maladie. C'est là évidemment une complication rare, car, pour ma part, je n'ai encore eu l'occasion de l'observer qu'une fois (1). Il est probable que les auteurs ayant recueilli des faits de ce genre se sont empressés de les faire connaître, précisément à cause de leur rareté.

Presque toujours l'affection prend la forme d'une *phlegmatia alba dolens*, tantôt simple, tantôt devenant double, après avoir débuté d'un seul côté.

Cette *phlegmatia* siège, comme d'ordinaire, dans la crurale ou l'une de ses branches. Elle se termine habituellement par la guérison, même lorsqu'elle donne lieu, ainsi que M. Labat l'a observé, à des embolies pulmonaires (2).

Cependant, on trouve parmi les observations récentes trois cas de mort attribués à des thromboses d'origine chlorotique.

Dans l'observation de M. Rendu (3), la coagulation du sang a eu pour siège insolite la branche gauche de l'artère pulmonaire et ses ramifications. La thrombose paraissait tout à fait indépendante

(1) Il s'agit d'un cas récemment recueilli, de chlorose tardive, n'entrant pas dans ceux qui ont servi à établir ma statistique.

(2) LABAT, Phlegmatia alba dolens.... chez une chlorotique. Embolies pulmonaires. Guérison (*France médicale*, p. 66, 1879).

(3) RENDU, Thrombose spontanée de l'artère pulmonaire ayant déterminé la mort chez une chlorotique (*Soc. méd. des hôpitaux*, 8 avril 1887).

d'une altération des vaisseaux ; il n'y avait ni endartérite, ni péri-
artérite. La malade atteinte de chlorose très intense avait de la
dyspnée depuis plusieurs jours, lorsqu'elle mourut soudain en quelques secondes.

La malade de Bollinger succomba à une thrombose des sinus (1).
L'auteur n'a trouvé aucune cause locale capable d'expliquer la
coagulation du sang ; il admet une dégénérescence de l'endothé-
lium consécutive à l'altération du sang.

Enfin, dans la dernière observation, celle de M. Laurencin, de
Cluny, la malade atteinte de phlegmatia d'abord simple, puis
double, succomba après avoir présenté des signes nets d'embolies
pulmonaires (2).

Rappelons ici qu'une de nos expériences sur les effets des injections intra-vasculaires semble établir nettement que l'anémie
facilite la production des concrétions par solidification (précipitation massive) (voir p. 252).

§ 2. — ÉTIOLOGIE.

Nombre de jeunes filles traversent la période critique de la puberté en faisant face à toutes les dépenses de leur organisme en
travail, même en menant une vie active et pénible. D'autres, au
contraire, deviennent malades, chlorotiques, tout en vivant dans
des conditions en apparence excellentes. Elles ont apporté en naissant ou acquis d'une certaine manière une prédisposition à la
maladie.

Il paraît donc y avoir des causes prédisposantes et des causes
occasionnelles.

A. Causes prédisposantes. — Dans 50 p. 100 des cas que j'ai
recueillis, la maladie a éclaté sans cause déterminante bien nette ;
dans l'autre moitié, la cause à laquelle on a pu rapporter l'apparition
de la chlorose était presque toujours d'une médiocre puissance et
d'une grande banalité.

Les causes prédisposantes paraissent donc avoir une importance prédominante et, par suite, l'étude étiologique doit avoir

___

(1) BOLLINGER, Ein seltener Fall von Sinusthrombose (*Münch. med. Wochenschr.*
n° 16, S. 296, 19 avril 1887).

(2) LAURENCIN, de Cluny, Chlorose; *phlegmatia alba dolens* précoce bilatérale,
mort (*Lyon médical*, n° 41, p. 205, 7 oct., 1888).

pour but principal de mettre en relief les causes de la disposition constitutionnelle sans laquelle la maladie ne saurait se déclarer :

1° *Âge*. — La chlorose est une maladie de la puberté.

Il résulte néanmoins de circonstances diverses que l'âge auquel la maladie éclate est assez variable.

Sur 52 observations (prises à l'hôpital), l'époque de l'apparition des règles a été en moyenne chez les malades de 14 ans et demi. C'est précisément le chiffre qui représente la moyenne physiologique. Sur ces 52 cas, je compte 3 menstruations précoces : 1, à 10 ans et 2, à 11 ans et demi; 17 menstruations un peu tardives, après 15 ans : 7, à 16 ans; 6, à 17 ans; 4, à 18.

Chez ces malades la chlorose s'est déclarée, en moyenne, à 17 ans et demi, c'est-à-dire à peu près trois ans après la première menstruation. Une fois seulement elle a apparu un peu avant 14 ans, 6 fois à 14 ans; mais assez souvent elle s'est montrée à un âge relativement avancé, vers 19 à 20 ans, parfois plus tard encore.

Cependant, chez les chlorotiques que j'ai examinées pour la première fois à l'âge de 25 à 26 ans, la maladie remontait toujours dans les cas où elle était le plus tardive à 2 ou 4 ans. La chlorose survient donc très rarement après l'âge de 22 ans, et ce qui montre bien l'influence de la puberté, c'est le rapport qui semble exister entre le début de la chlorose et l'époque de la menstruation. Les cas de chlorose un peu tardive ont été, en effet, observés presque sans exception chez les femmes qui se sont formées après l'âge de 15 ans, tandis qu'au contraire, dans les cas précoces, l'apparition des règles avait eu lieu également de bonne heure. Enfin ce que nous allons dire tout à l'heure de la chlorose des aménorrhéiques établira que l'évolution pubère est une condition favorable à l'apparition de la chlorose nettement caractérisée.

Mais je dois prévenir dès maintenant que pour mettre un certain ordre dans l'étude des anémies, je laisse ici de côté les cas de chlorose survenant pour la première fois vers l'âge de 26 à 27 ans, pour en parler dans un chapitre spécial à propos des anémies spontanées tardives ou de l'âge adulte.

La chlorose typique des filles réglées, la seule qui acquiert un haut degré de développement et qui s'observe souvent dégagée de toute combinaison avec un autre état morbide, est donc l'anémie de la puberté, celle qui est liée étroitement à l'évolution organique si remarquable à cet âge.

2° *Maladies de famille.* — On doit placer immédiatement après les conditions organiques se rattachant à l'évolution pubère, les dispositions innées qui peuvent influencer le développement de l'organisme et qui font sentir leurs effets précisément au moment où ce développement traverse la phase importante de la puberté. Malheureusement ce point essentiel de l'étiologie de la chlorose est très difficile à dégager à cause de l'obscurité ou de l'insuffisance des renseignements fournis par la plupart des malades.

Marshall Hall, Nonat, M. Potain, ont observé des exemples de chlorose héréditaire.

« Les filles d'une femme chlorotique, dit M. Potain, sont souvent toutes chlorotiques, quelque excellentes que soient, du reste, les conditions où on les fait vivre, et, dans certains cas, les enfants du sexe masculin n'échappent pas eux-mêmes à la prédisposition (1). » Les conditions dans lesquelles j'ai recueilli la plupart de mes observations ne me permettent pas de me prononcer sur cette question de l'hérédité directe. Il est impossible de tenir compte à cet égard des cas relevés à l'hôpital. Or, sur 21 observations se rapportant à des malades de la ville, je n'ai noté qu'une seule fois la chlorose chez la mère. Cette personne que j'ai pu interroger paraît avoir été nettement chlorotique pendant plusieurs années à l'époque de son mariage. Elle a quatre filles et j'ai eu à donner des soins à trois d'entre elles atteintes de chlorose ; chez l'une d'elles la maladie a même été très intense et remarquablement rebelle. Il paraîtrait, de plus, que la quatrième fille que je n'ai pas eu l'occasion d'examiner a été également malade comme ses sœurs.

C'est le seul cas de ce genre que j'aie rencontré ; mais je ne suis pas certain de ne pas en avoir laissé échapper.

Ce que j'ai vu souvent, c'est la chlorose se développant chez plusieurs enfants d'une même famille.

Il me paraît également certain que dans les familles de chlorotiques les maladies diathésiques comptent de nombreux exemples.

Trousseau a indiqué la fréquence de la chlorose dans les familles où règne la tuberculose, et depuis, plusieurs autres auteurs ont signalé un rapport étroit entre ces deux maladies. Dans un

---

1) POTAIN, art. ANÉMIE, in *Dict. encyclop. des sciences méd.*

travail s'appuyant sur de nombreux faits, A. Lund considère l'hérédité indirecte comme une cause puissante de chlorose (1). Il signale chez les parents la phtisie, le cancer, l'alcoolisme, mais il attribue à la première une influence toute spéciale. Virchow croit également aux relations entre la tuberculose et la chlorose.

Enfin nous trouvons dans l'excellente thèse de M. Moriez que son maître, M. Combal, a fréquemment observé la diathèse scrofuleuse dans les familles de chlorotiques.

Mes observations personnelles confirment pleinement ces diverses opinions, en montrant toute l'importance qu'on doit attacher à l'hérédité indirecte.

L'organisme qui au moment d'atteindre un certain degré de développement réalise la chlorose est dans la moitié des cas environ affaibli et, en quelque sorte, atteint dans sa puissance évolutive par quelque germe morbide apporté en naissant.

Les maladies le plus souvent notées dans mes observations, soit chez les parents, soit chez les frères et sœurs, sont la scrofulose, la tuberculose, le rhumatisme, la goutte ou ses diverses manifestations, les maladies du système nerveux et en particulier l'hystérie, le rachitisme. L'influence du cancer, celle de l'alcoolisme ne sont pas sensibles dans les faits que j'ai rassemblés.

3° *Causes diverses.* — Que la chlorose survienne chez des individus d'une race déjà éprouvée, en quelque sorte dégénérée, ou chez des sujets appartenant à des familles exemptes d'affections diathésiques, il est assez souvent possible de rattacher la prédisposition morbide à l'action de causes personnelles qui ont pu intervenir pendant l'enfance ou pendant les premières années de la puberté et altérer la constitution des malades. Mais sur ce point intéressant de la prédisposition acquise, ou tout au moins exaltée, nous ne possédons que des données peu précises.

Il paraît évident que la transgression des lois de l'hygiène pendant l'enfance, la mauvaise alimentation et le manque d'air pur, sont des causes puissantes d'affaiblissement et d'anémie. Elles peuvent déjà chez l'enfant créer un état morbide qui pourrait être désigné sous le nom de chlorose de l'enfance, de sorte que certains sujets présentent simplement à l'âge de la chlorose

____

(1) Axel Lund, De la chlorose, de sa nature et de ses causes (*Nordiskt medic. Arkiv.* t. VII, n° 1, 1875).

de la puberté une aggravation d'un état pathologique déjà ancien.

Dans les grands centres il n'est pas rare de rencontrer des exemples de ce genre, soit dans les pensionnats, soit dans les maisons d'apprentissage ou dans les ateliers où l'on emploie des enfants.

On peut encore regarder comme certaine l'influence des maladies de l'enfance sur le développement de la disposition chlorotique.

Un grand nombre de mes malades ont été affaiblies par des maladies diverses au nombre desquelles les fièvres éruptives et la fièvre typhoïde tiennent le premier rang. Il n'est pas rare non plus de voir signalés parmi les antécédents personnels divers désordres nerveux se rattachant de près ou de loin à l'hystérie. Cependant l'hystérie bien caractérisée ne se trouve notée que 5 fois sur 71 dans mes observations. Enfin la dyspepsie prend souvent aussi une part importante à la préparation de l'organisme à la chlorose. Nous en parlerons bientôt à propos de la forme dyspeptique de la maladie.

J'arrive maintenant à certaines conditions particulières d'existence qui peuvent venir ajouter leurs effets aux causes précédentes.

Chez les filles du peuple il faut souvent incriminer l'hygiène défectueuse à laquelle sont soumis des organismes débiles. L'âge de la puberté approche et, en même temps, la dure nécessité de travailler pour vivre. La jeune fille, apprentie ou déjà ouvrière, travaille un grand nombre d'heures dans un atelier où l'air est confiné. Sa nourriture, souvent prise à la hâte, laisse beaucoup à désirer ; elle est parfois insuffisante. Son logement est étroit, mal aéré, sombre et trop souvent méphitique.

Quelques malades viennent de la campagne où, après avoir vécu au grand air, elles sont entrées en service à la ville comme bonnes à tout faire, domestiques ou cuisinières. Elles se sont trouvées ainsi placées tout à coup dans des conditions opposées à celles où elles s'étaient maintenues en bonne santé.

Il ne faudrait pas croire cependant que la chlorose épargne les campagnardes. L'influence favorable de la vie active au grand air n'en est pas moins évidente ; même à la campagne, la maladie frappe, en effet, de préférence les filles qui vivent à l'intérieur des habitations et ne participent que d'une manière accidentelle aux travaux des champs.

Un médecin italien, G. Cesare, a d'ailleurs bien établi l'influence de la lumière sur la nutrition générale et la part qu'on peut attribuer au séjour dans des réduits obscurs sur la production de la chlorose (1).

Je n'ai rien de net à dire touchant les professions ; aucune d'entre elles ne m'a paru prédisposer d'une manière plus particulière à la chlorose.

Chez les personnes de la classe aisée les conditions hygiéniques sont, d'une manière générale, infiniment meilleures. Il s'en faut cependant que l'éducation des jeunes filles soit toujours bien entendue. Aussi peut-on attribuer souvent une part d'influence à la vie molle, casanière que mènent certaines jeunes filles, aux écarts de régime qui préparent et sollicitent la dyspepsie chlorotique, à l'usage précoce et abusif du corset qui empêche la poitrine de s'élargir et repousse dans l'abdomen un estomac peu vigoureux, disposé à se dilater.

Toutes ces causes déterminent un affaiblissement plus ou moins prononcé de la constitution et, comme elles interviennent à une époque où le développement du corps n'est pas encore achevé, elles peuvent avoir pour conséquence un arrêt de développement de certains appareils. C'est pourquoi nous constaterons bientôt, à propos de l'anatomie pathologique, l'existence d'hypoplasies qui constituent, au moins dans certains cas, le *substratum* anatomique de la chlorose.

B. Causes occasionnelles. — Les causes prédisposantes jouent souvent en même temps le rôle de causes déterminantes.

Préparée lentement, parfois sourdement, la maladie se montre sans l'intervention d'un épisode nouveau. Cependant diverses causes occasionnelles sont signalées à peu près dans la moitié des cas.

Les plus fréquentes se rapportent à une sorte d'aggravation dans les mauvaises conditions hygiéniques. Au premier rang, dans la classe pauvre, se trouve la fatigue, le surmenage de jeunes femmes déjà prédisposées à la maladie. Ces causes sont notées d'une manière explicite dans 35 p. 100 des observations recueillies à l'hôpital. A la fatigue se joignent souvent d'autres causes, telles

(1) Gasca Giulio Cesare, Importanza della luce nella eziologia della clorosi (Torino, 1878).

que le séjour dans une atmosphère mal renouvelée, l'alimentation insuffisante ou défectueuse, et il est rare que plusieurs causes déterminantes de ce genre n'interviennent pas en même temps.

Un grand nombre d'auteurs ont fait jouer un rôle important aux troubles de la menstruation. Nous connaissons déjà le rôle de la fonction menstruelle comme cause prédisposante, c'est cette fonction qui explique en grande partie l'influence sexuelle. Il nous reste à examiner la part que peuvent avoir les désordres de la menstruation sur l'apparition de la maladie.

Pour que la jeune fille reste dans son équilibre physiologique, il faut qu'elle soit capable de réparer normalement et aisément le sang qu'elle est appelée à perdre périodiquement. Quand les premières menstruations surviennent chez des personnes déjà faibles et faisant difficilement les frais du développement pubère, l'organisme est fortement éprouvé par les moindres pertes de sang. Et, de fait, nous savons que la chlorose se déclare parfois à l'occasion des premières menstruations, quelque normales qu'elles soient. On sait aussi qu'à ce moment toute l'économie est en quelque sorte en travail et que l'établissement de la nouvelle fonction suscite des troubles nerveux qui peuvent exercer une certaine influence sur la formation du sang.

Lorsque cette période est franchie et que les règles se sont établies d'une manière plus ou moins régulière, on a invoqué tantôt l'abondance insolite du flux cataménial, tantôt sa suppression brusque. Sur 62 cas (hôpital) je compte, au moment où la maladie s'est déclarée, 36 menstruations régulières et 26 irrégulières, c'est-à-dire une proportion plus forte d'irrégularités qu'à l'état normal.

Ces irrégularités ont été dues le plus souvent à une menstruation s'établissant difficilement : les premières pertes étaient plus ou moins espacées, séparées parfois par des intervalles de plusieurs mois, puis elles avaient une tendance à se régulariser. Cependant, dans 20 cas sur 26, les époques sont restées irrégulières jusqu'au moment de l'apparition de la chlorose. Je compte dans ces 20 cas un fait de règles redoublées d'ailleurs peu abondantes et survenant régulièrement tous les quinze jours.

Les règles abondantes et durant longtemps (régulières ou irrégulières) ne sont signalées que 5 fois ; mais jamais elles n'ont eu le caractère de véritables pertes et souvent elles ont diminué ou disparu au moment où la maladie s'est nettement déclarée. Dans la chlorose ménorragique de Trousseau le flux menstruel acquérait, au contraire, une abondance excessive et d'autant plus grande que la maladie faisait plus de progrès. Je n'ai pas observé un seul cas de ce genre.

Divers auteurs, parmi lesquels on compte Mercatus, Cullen, Pinel, ont vu la chlorose se montrer à l'occasion d'une suppression brusque des règles.

Pidoux en a cité un exemple intéressant :

« Une belle jeune fille de quatorze à quinze ans, dit Pidoux, fraîche de teint, vigoureuse, bien développée, est réglée depuis quelques mois. A l'une de ses époques, en été, elle joue et court dans un parc avec une de ses compagnes. Échauffée, haletante, couverte de sueur, elle rencontre un bassin d'eau de source et, pour se rafraîchir, y plonge jusqu'aux coudes ses bras nus. Ses règles, en pleine activité, s'arrêtent. Colorée et sanguine la veille, elle me présentait le lendemain, sans aucun accident inflammatoire, l'ébauche évidente de tous les traits de la chlorose. Moins de huit jours après le tableau était complet. »

Les faits de ce genre doivent être rares, car je n'ai pas encore eu l'occasion d'en rencontrer.

En résumé, les troubles de la menstruation sont des effets de la maladie; je ne crois pas qu'ils jouent un rôle étiologique notable.

La plupart des auteurs considèrent comme des causes toutes puissantes de chlorose les perturbations du système nerveux. Trousseau, frappé de la fréquence des phénomènes qu'on observe du côté de ce système, mettait l'anémie sur un plan secondaire. Avant lui, Sydenham et Morton avaient déjà placé l'affection primitive de la chlorose dans le système nerveux.

Récemment Botkine, en adoptant cette opinion, a rapporté l'histoire d'une jeune fille dont la santé était parfaite et qui devint subitement chlorotique par suite de la frayeur qu'elle éprouva en laissant tomber un enfant dans l'eau. Elle fut prise immédiatement de céphalalgie, de palpitations du cœur, de dyspnée, etc. Au bout de deux jours elle était « méconnaissable » et présentait tous les symptômes de la chlorose. Le même clinicien a vu une jeune fille bien portante la veille, devenir chlorotique le lendemain, sous l'influence du chagrin produit par la mort de son père (1).

____

(1) Botkine, De la chlorose (*Ejened. klin. Gaz.*, nº 5, 1884).

Ces exemples de chlorose subite sont tout à fait exceptionnels, et il est bien difficile de les rapporter à une forte secousse nerveuse, quelque puissante qu'on la suppose. Évidemment l'ébranlement nerveux a dû porter, dans ces cas, sur des organismes préparés de longue date et d'une manière latente à la maladie par l'action de diverses causes prédisposantes.

Dans le seul fait analogue que j'ai recueilli (obs. III), la chlorose est survenue à la suite d'une forte frayeur, mais elle n'a pas mis moins de quinze jours à devenir sensible. La malade paraissait parfaitement bien portante au moment où elle fut vivement impressionnée ; mais on s'aperçut par la suite qu'elle était hystérique, et il est probable qu'elle était atteinte, en outre, de dyspepsie depuis un assez long temps.

Parmi les causes qui affectent le système nerveux, on a cité surtout les émotions morales tristes et dépressives, les préoccupations et les chagrins, la nostalgie, l'amour contrarié, les habitudes solitaires. Plus rarement, l'assiduité au travail, la fatigue intellectuelle résultant de la préparation à des examens, ont pu être mises en cause.

Enfin, à l'âge de la puberté, toutes les maladies, toutes les causes d'affaiblissement de l'organisme peuvent faire éclater la chlorose chez des sujets prédisposés. Lorsque la prédisposition est faible la maladie ne se déclare qu'après une lutte assez longue, à la suite de tout un concours de circonstances favorables. C'est ainsi que certaines jeunes femmes ne deviennent chlorotiques qu'après un ou plusieurs accouchements. En général ces chloroses relativement tardives sont moins accentuées, moins bien caractérisées que la franche chlorose de puberté, et il faut s'attendre, dans la pratique, à rencontrer des types intermédiaires entre la chlorose proprement dite et la chloro-anémie. Ces types deviennent de plus en plus fréquents à mesure qu'on s'éloigne de l'âge de la puberté, et ce fait est un de ceux qui mettent le mieux en évidence l'influence pathogénique de cette importante phase évolutive.

§ 3. — FORMES CLINIQUES DE LA CHLOROSE.

L'anémie, avons-nous dit, fait le fond de la maladie ; elle en constitue le symptôme essentiel. Après elle, les phénomènes les plus importants sont les troubles de la digestion, diverses manifestations nerveuses, les désordres de la menstruation.

Nous ne pouvons pas tirer des troubles de la menstruation une forme clinique particulière, puisque nous avons dû rejeter la forme ménorrhagique admise par Trousseau. De même, les phénomènes nerveux acquièrent rarement assez d'importance pour donner à la maladie un cachet particulier.

Parmi les symptômes qui accompagnent l'anémie, la dyspepsie est donc le seul qui puisse, lorsqu'il atteint un certain développement, servir à caractériser une forme clinique spéciale.

Mais ici se présente une difficulté. Bien souvent la dyspepsie paraît être, au moins en grande partie, indépendante de la chlorose et présenter par suite le caractère d'une complication.

Néanmoins, pour des raisons qui pourront être appréciées bientôt, nous ferons de cette association, chlorose et dyspepsie, une forme particulière de maladie que nous rattacherons à la description clinique des variétés de chlorose.

En tenant compte des éléments constitutifs de la maladie nous admettrons donc deux variétés de chlorose, la chlorose simple dans laquelle l'*anémie* seule domine, puis la chlorose avec dyspepsie ou plus simplement la *chlorose dyspeptique.*

Mais qu'elle soit simple ou dyspeptique, la maladie présente une intensité variable qui dépend du degré d'anémie auquel elle parvient à sa période d'état et en se fondant sur ces variations dans l'importance de l'anémie on peut admettre divers types cliniques, tels que la chlorose légère, la chlorose de moyenne intensité ou vulgaire, la chlorose forte ou intense. Parfois cette dernière se complique d'une fièvre plus ou moins prononcée et l'on a ainsi un type particulier auquel on peut donner le nom de chlorose fébrile.

Ces distinctions peuvent être représentées par le tableau suivant :

$$\text{Chlorose}\ldots\ldots\left\{\begin{array}{l}\text{simple.}\\ \text{dyspeptique.}\end{array}\right.\left\{\begin{array}{l}\text{légère.}\\ \text{moyenne.}\\ \text{intense — fébrile.}\end{array}\right.$$

Pour achever notre étude clinique, il nous reste donc à revenir sur la forme dyspeptique, à indiquer les particularités relatives aux différents types cliniques résultant de l'intensité plus ou moins grande de la maladie, en réservant dans l'histoire de la chlorose intense une place à part au type fébrile.

A. Chlorose dyspeptique. — *1° Causes.* — Telle que nous la comprenons la chlorose dyspeptique est une chlorose. Trois éventualités peuvent se présenter au moment où elle se réalise. Tantôt c'est une dyspeptique qui devient chlorotique ; tantôt la chlorose d'abord simple se complique de dyspepsie ; enfin dans certains cas, l'anémie et la dyspepsie se développent simultanément sous l'influence des mêmes causes et il est absolument impossible de reconnaître, des deux éléments morbides, celui qui est antérieur à l'autre.

La dyspepsie est extrêmement fréquente au moment de la puberté. Presque toujours elle est atonique et s'accompagne de dilatation de l'estomac. Souvent elle se traduit par des signes sensibles : lenteur des digestions, douleurs après les repas, tension du creux épigastrique, crises de gastralgie, constipation habituelle, vertiges, céphalalgie, cauchemars. Il est alors extrêmement facile d'établir d'après les renseignements fournis par les malades que la maladie d'estomac existait depuis un temps plus ou moins long avant l'apparition de la chlorose. Je possède quelques observations de ce genre. Mais la dyspepsie est parfois peu accusée, méconnue par les malades et leur entourage ; elle ne devient bruyante qu'au moment où elle s'accentue par le fait de la chlorose. Il en résulte que dans les cas assez fréquents où le médecin est consulté pour la première fois lorsque la chlorose est confirmée, l'antériorité de la dyspepsie n'est pas reconnue. C'est alors que la chlorose peut paraître éclater subitement à l'occasion de causes légères, tandis qu'en réalité ces causes ont exercé leur action sur un organisme déjà affaibli et malade. Beaucoup de circonstances étiologiques que nous avons précédemment signalées, telles que les défectuosités de l'hygiène individuelle, les préoccupations morales, les fatigues, etc., conduisent assez souvent à la chlorose par le chemin détourné de la dyspepsie.

La chlorose simple sans dyspepsie notable ou accompagnée de troubles dyspeptiques, uniquement liés à l'anémie, n'est cependant pas rare. Elle représente même très certainement la règle lors de la première atteinte de la maladie.

Cette chlorose d'emblée simple peut se transformer au bout d'un certain temps en chlorose dyspeptique.

C'est un fait fréquent, et auquel j'ai pu reconnaître deux causes principales. Quoique fort simple, le traitement de la chlorose est assez mal connu. On sait d'une manière générale que le fer doit être prescrit; mais au milieu des innombrables préparations ferrugineuses le médecin est pour ainsi dire perdu. Il ne sait guère à laquelle il doit s'adresser de préférence; les opinions sur ce point ont tant varié! Assez fréquemment il a la main malheureuse et la préparation qu'il prescrit est mal tolérée. Au bout de peu de temps la dyspepsie apparaît. S'il abandonne le fer, pour essayer l'arsenic, le résultat est encore le même.

Il est facilité par une alimentation substantielle, qu'on manque bien rarement d'imposer aux malades et qui se compose d'œufs, de viande, de matières azotées, que la chlorotique est incapable de digérer.

Souvent aussi on ajoute à cette alimentation intempestive l'usage de stimulants, tels que le vin pur, le vin de quinquina, qui contribuent pour leur part à irriter l'estomac toujours affaibli de la chlorotique.

C'est surtout chez les malades de la ville qui ont les moyens de se soigner très activement que j'ai pu observer le plus souvent les fâcheux effets des prescriptions erronées tant sous le rapport du choix des médicaments que du régime alimentaire.

Je signalerai encore ici l'influence évidemment nocive des bains de mer, notée dans plusieurs de mes observations. On croit communément que le séjour des chlorotiques au bord de la mer et l'usage des bains de mer est un excellent mode de traitement, et cette croyance, très enracinée dans les familles, est partagée par nombre de médecins. Lorsque le traitement habituel a échoué en ville, on envoie donc les malades faire une cure marine. Presque toujours cette prescription aggrave sensiblement leur état et transforme les cas simples en cas complexes avec dyspepsie.

Lorsque la mauvaise direction imprimée au traitement n'est pas en cause, la chlorose simple peut encore devenir dyspeptique par suite de l'évolution naturelle de la maladie.

Nous allons bientôt voir que la chlorose bien caractérisée est sujette à des récidives fréquentes. Il n'est pas rare que la maladie d'abord simple prenne par la suite, après un certain nombre de récidives, une forme nettement dyspeptique.

Chez les malades de l'hôpital, je crois qu'on peut l'attribuer souvent aux mauvaises conditions hygiéniques dans lesquelles vivent les malades. Quelques-unes d'entres elles luttent avec énergie au moment de leurs récidives, jusqu'à ce que leurs forces soient épuisées, et comme leur alimentation est presque toujours défectueuse, la dyspepsie, d'abord nulle ou peu prononcée, finit par s'accuser avec netteté. Mais parfois bien évidemment la maladie semble se modifier. Au fur et à mesure que les malades avancent en âge, elles ne s'anémient plus avec la même facilité, et les anciennes chlorotiques deviennent des dyspeptiques franches.

Enfin l'apparition de la dyspepsie dans le cours de l'évolution d'une chlorose d'abord simple peut être la conséquence de circonstances accidentelles diverses. Je trouve signalés dans mes notes les fatigues consécutives au mariage, les maladies utérines, les accouchements ou les fausses couches, les excès de divers genres.

On peut donc, en somme, entrer dans la chlorose par la dyspepsie, mais plus souvent encore dans la dyspepsie par la chlorose.

Les cas dans lesquels la chlorose et la dyspepsie marchent de front, c'est-à-dire où les deux états morbides paraissent être nés sous les mêmes influences, ne sont cependant pas rares, mais je n'oserais pas préciser la proportion dans laquelle ils s'observent.

Lorsqu'en effet on se trouve en présence d'une chlorotique ayant, en même temps qu'une anémie notable, des troubles dyspeptiques accentués, il est souvent à peu près impossible d'affirmer qu'il n'existait pas, antérieurement au développement de l'anémie, un état dyspeptique méconnu, en quelque sorte latent. Il est certain, en effet, que le développement de l'anémie peut aggraver notablement une dyspepsie qui jusque-là n'avait pas attiré l'attention.

2° *Symptômes et diagnostic.* — La chlorose dyspeptique ne diffère d'une chlorose ordinaire que par l'accentuation des phénomènes dus à la dyspepsie.

Nous avons précédemment insisté suffisamment sur les troubles digestifs dans la chlorose pour qu'il soit inutile d'y revenir ici. Comme nous admettons que dans certains cas ces troubles sont directement sous la dépendance de l'anémie, on peut se demander pour quelle raison nous décrivons une forme particulière de chlorose dyspeptique. Nous y avons été conduit par l'observation clinique, et nous montrerons bientôt, à propos du pronostic et du traitement, l'intérêt pratique considérable qui s'attache à cette distinction.

Nous verrons, en effet, que chez certaines chlorotiques le traitement de l'anémie suffit pour faire disparaître tous les symptômes de la maladie, y compris les manifestations dyspeptiques.

Que chez d'autres, au contraire, ce traitement ne produit qu'une amélioration passagère ou même ne peut être toléré à cause de la persistance ou de l'aggravation des troubles digestifs. D'où la nécessité de traiter à la fois la dyspepsie et l'anémie.

Il semble donc y avoir dans ces cas une indépendance relative entre la dyspepsie et l'anémie, indépendance qui est surtout mise en évidence par les effets du traitement.

Chez quelques malades cette pierre de touche ne sera pas nécessaire pour qu'on puisse saisir les caractères propres à la forme dyspeptique.

On observera d'emblée, avant toute tentative thérapeutique, un ensemble de phénomènes qui permettra d'établir le diagnostic de cette forme de chlorose particulièrement difficile à guérir.

— Lorsque les malades sont à la période d'état de la chlorose, il en est un certain nombre qui accusent simplement une diminution de l'appétit et une certaine lenteur des digestions. Ces malades ne sont évidemment pas dyspeptiques. Mais le plus souvent il existe des phénomènes plus accusés : dégoût pour les aliments solides et particulièrement pour la viande, pesanteur après les repas, nausées, distension de l'estomac et même, signes de dilatation. Cette forme de dyspepsie atonique est commune à la plupart des cas de chlorose un peu accentuée et, en quelque sorte, inéluctable. Elle paraît être la conséquence même de l'anémie.

Enfin, chez quelques autres, la dyspepsie atonique se complique de phénomènes surajoutés qui en modifient un peu la physionomie. Ainsi prennent naissance une forme nerveuse, lorsqu'aux signes d'atonie viennent se joindre des douleurs plus ou moins vives et des crises de gastralgie; une forme irritative, dans laquelle surviennent des vomissements qui semblent être provoqués par l'ingestion de matières que l'estomac ne peut plus tolérer.

Ces signes de dyspepsie plus accusée peuvent être encore sous la dépendance de la chlorose et ne suffisent pas toujours pour caractériser la forme dyspeptique.

Les phénomènes auxquels on accordera le plus de valeur sont la dilatation de l'estomac lorsqu'elle est très prononcée, la constipation opiniâtre, la sécheresse habituelle de la langue et l'aug-

mentation de la soif, l'existence de douleurs stomacales s'exagé-
rant après l'ingestion des aliments, les vomissements survenant
peu de temps après les repas, paraissant dus à une plénitude
exagérée de l'estomac ou à un état irritatif, les vertiges, les
bourdonnements d'oreilles. L'anorexie, la gastralgie, la lenteur
des digestions sans signes de dilatation très prononcée auront
une importance moins grande à cause de leur fréquence dans la
forme simple de la maladie.

La signification des troubles dyspeptiques sera d'autant plus
nette que l'anémie sera moins prononcée, mais on rencontrera
fréquemment des malades chez lesquelles l'anémie et la dyspepsie
auront acquis, l'une et l'autre, une grande intensité, et il sera
difficile de prévoir à l'avance le rôle que jouera la dyspepsie dans
la marche ultérieure de la maladie.

Aussi de tous les caractères de la forme dyspeptique les plus
importants sont-ils ceux qui sont fournis par l'analyse chimique
du suc gastrique.

Il y avait déjà plusieurs années que j'avais nettement distingué
la forme simple et la forme dyspeptique, lorsque l'étude du chimisme stomacal, que j'ai faite récemment avec M. Winter, est
venue démontrer d'une manière éclatante la justesse de cette distinction clinique.

En se reportant au tableau qui résume nos observations sur ce
sujet, on remarque qu'il est divisé en deux sections. La première
comprend les faits de chlorose simple ; la seconde, ceux de chlorose dyspeptique. (Voir p. 637.)

Dans les observations de la première série, on voit que, même
dans les cas où l'anémie est très accusée, les qualités du suc gastrique sont relativement peu altérées, parfois même sensiblement
normales. Les modifications principales dans ces faits simples
consistent en une diminution plus ou moins sensible de l'acide
chlorhydrique et en un affaiblissement, en général, peu prononcé
du pouvoir de peptonisation.

Il en est tout autrement dans les observations de la seconde
série. Ici, nous constatons les plus graves altérations du chimisme stomacal. L'acidité totale est presque nulle ; les réactions
de l'acide chlorhydrique font défaut et le dosage direct de cet
acide donne un résultat souvent négatif. En même temps, la peptonisation est très imparfaite et la digestion artificielle faite avec

le liquide stomacal ne peut même pas s'accomplir après addition
d'acide chlorhydrique et de pepsine.

Plus rarement, on trouve des traces de fermentation anormale,
caractérisée par la présence d'acides gras.

Dans les cas typiques d'hypochlorhydrie (obs. VII, VIII et IX
de la 2ᵉ série), les résultats de l'analyse chimique du suc gastrique
sont analogues à ceux qu'on trouve dans le cancer stomacal. On
remarquera cependant que, malgré l'absence d'acide chlorhydrique, le suc gastrique conserve un certain pouvoir de peptonisation qui ne peut être rapporté dans certains cas qu'à la présence
d'acide lactique.

Cette forme de dyspepsie, avec altération grave du chimisme
stomacal, s'accompagne de dilatation stomacale prononcée; il est
rare qu'elle soit douloureuse. Mais on rencontre des cas de dilatation avec un chimisme presque normal et il est certain, d'après
les faits que j'ai recueillis dans ces derniers temps, que l'examen chimique du suc gastrique est seul capable de donner au
diagnostic la précision désirable.

A côté des cas typiques d'hopochlorhydrie, on en trouve
d'autres où le suc gastrique est moins altéré et il n'est pas douteux
qu'entre la chlorose simple et la chlorose dyspeptique, il existe
des types intermédiaires. Aussi est-ce habituellement par étapes
et d'une manière progressive que la chlorose d'abord simple
devient plus tard dyspeptique. Mais jusqu'à présent je n'ai pas
encore rencontré un seul exemple d'hyperchlorhydrie. La dyspepsie des chlorotiques paraît donc être essentiellement caractérisée par les qualités négatives du suc gastrique.

B. Variétés tirées de l'intensité de l'anémie. — Que la
chlorose soit simple ou dyspeptique, comme nous en faisons
avant tout une anémie, les formes relatives à l'intensité de la maladie sont corrélatives de l'état du sang. En se guidant sur les
divers degrés d'anémie dont nous avons donné la description, on
admettra donc une *chlorose légère*, dans laquelle l'anémie ne
dépasse pas le premier degré, une *chlorose franche*, de moyenne
intensité, caractérisée par une anémie du second degré; une
chlorose forte ou *intense*, quand l'anémie atteint le troisième ou
même, ce qui est tout à fait exceptionnel, le quatrième degré.

Ce sont les chloroses franches et intenses ordinaires qui nous
ont servi de types pour notre description générale. Il nous reste

à faire connaître les particularités relatives à la forme légère, ainsi que la chlorose intense accompagnée de fièvre.

1° *Chlorose légère.* — Cette forme se montre dans deux circonstances différentes : chez des jeunes filles déjà réglées ou chez des aménorréiques.

a. *Chlorose légère des jeunes filles réglées.* — Un certain nombre de jeunes filles traversent l'époque de la puberté avec une certaine difficulté, sans devenir franchement malades. Elles sont en général assez robustes et bien constituées; mais presque toujours elles ont grandi rapidement et d'enfants sont devenues jeunes filles en quelques mois. Les premières menstruations, parfois douloureuses et assez abondantes, ont achevé de les fatiguer et de les abattre. L'appétit est devenu capricieux, les digestions moins bonnes, le sommeil moins réparateur. Souvent même il y a du dégoût pour les aliments et quelques troubles digestifs plus marqués, tels que gastralgie, prostration pendant la digestion, étourdissements ou même vertiges et signes non équivoques d'atonie stomacale avec ou sans dilatation. En même temps le caractère est devenu dificile, un peu sombre ou morose; les jeunes filles s'ennuient, rien ne léur plaît, elles sont nerveuses, agacées, difficiles, pleurent et rient facilement sans motifs sérieux; elles paraissent sur le point de devenir hystériques. Elles ont de fréquents maux de tête, de l'inaptitude au travail, leurs traits sont tirés, fatigués, leurs yeux cernés. Il existe évidemment un certain degré d'anémie : battements de cœur sous l'influence de tout exercice violent, essoufflement facile, décoloration plus ou moins marquée des téguments surtout autour de la bouche, légère décoloration des muqueuses. Cependant à l'auscultation il est rare de trouver un souffle cardiaque; quand il existe il est doux, faible et siège à la base et à gauche. Mais presque toujours on constate un léger frémissement cataire dans la jugulaire droite, correspondant à un bruit de rouet continu avec renforcement; exceptionnellement on ne trouve dans les vaisseaux du cou qu'un chant musical sans frémissement cataire.

L'examen du sang montre que l'anémie est peu prononcée. Le nombre des globules varie de 3 500 000 à 4 500 000 et la valeur globulaire oscille entre 0,85 et 0,70. Les altérations des globules rouges restent faibles.

En un mot, ces jeunes filles sont en quelque sorte menacées de chlorose. Il en est quelques-unes qui entrent ainsi peu à peu dans la maladie et présentent au bout de quelques mois, parfois même de quelques années seulement, tous les signes d'une chlorose confirmée. Ces faits s'observent surtout dans la classe pauvre, lorsque les jeunes filles continuent à travailler malgré leur état de santé précaire et se trouvent dans de mauvaises conditions hygiéniques. Mais dans la classe aisée il n'est pas rare de voir les jeunes malades s'arrêter pour ainsi dire définitivement sur le seuil de la vraie chlorose. Pendant plusieurs années, elles sont dans un état d'équilibre instable; à chaque instant la balance semble pencher du côté de la maladie; mais enfin cette maladie reste à l'état d'ébauche, elle ne se réalise pas franchement. Pour nous, médecins, il s'agit d'une véritable maladie, mais d'une forme légère et qui reste définitivement telle.

La plupart des jeunes filles qui ont été atteintes de chlorose légère sont devenues plus tard parfaitement bien portantes. La maladie débute vers l'âge de quinze à seize ans et se termine à l'âge de vingt à vingt-deux ans.

b. *Chlorose des aménorréiques.* — Cette forme de chlorose comprend diverses espèces de cas, mais dans tous, les jeunes malades ont dépassé l'âge moyen de la puberté sans voir apparaître leurs règles.

Chez les unes il s'agit d'un simple retard dans le développement des organes génitaux internes; la menstruation apparaîtra à un âge plus avancé encore; chez d'autres, en plus petit nombre, l'utérus et les ovaires ne se développeront pas, l'aménorrée sera définitive.

On peut placer dans le même groupe de faits les jeunes filles qui ont eu une ou deux ébauches de menstruation et dont les règles n'apparaîtront franchement que plus tard.

Tous ces faits se ressemblent, non seulement par l'arrêt de développement des fonctions génitales, mais encore par l'état du sang.

En effet, l'anémie reste légère, elle ne dépasse pas le premier degré.

Sur 6 cas dans lesquels l'examen du sang a été fait avant tout traitement, le nombre des globules rouges était en moyenne de 4 300 000 et la valeur globulaire de 0,85. Le nombre le plus bas de globules était de 3 496 000 et la plus faible valeur globulaire de 0,70.

Au point de vue des symptômes, cette forme de chlorose ne diffère pas de la chlorose légère des filles réglées précédemment décrite. Mais c'est à dessein que nous l'avons placée à part, pour bien mettre en évidence l'influence de la menstruation sur le développement de l'élément morbide le plus important de la maladie, c'est-à-dire l'anémie. Il semble, en effet, que l'engourdissement de l'appareil génital interne soit une sauvegarde contre la chlorose intense.

Lorsqu'elle est définitive par suite de l'agénésie des organes génitaux internes, la maladie n'est pour ainsi dire pas capable de dépasser le premier degré; lorsqu'elle est temporaire et due seulement à un retard dans le développement des fonctions sexuelles, on voit la chlorose, d'abord ébauchée, fruste, se caractériser pleinement à l'époque où les menstruations s'établissent normalement.

Cette règle générale peut présenter des exceptions, car je donne des soins en ce moment à une jeune fille non encore réglée, chez laquelle l'anémie dépasse le second degré. Voici le résumé de son observation :

Obs. I. — B., âgée de seize ans et neuf mois. Mère bien portante, père atteint de gastrite alcoolique ; une sœur scrofuleuse mais non chlorotique. Elle a eu dans son enfance des maux d'yeux qui ont occasionné une taie de l'œil gauche, mais n'a jamais fait aucune maladie grave. Il y a deux ans elle a grandi rapidement. Depuis cette époque elle a perdu ses forces, a pâli, a ressenti de l'essoufflement et de la fatigue au moindre effort. Elle n'est pas encore réglée et n'a jamais eu aucune hémorragie supplémentaire. Jamais d'œdème des malléoles.

Actuellement (19 novembre 1888) c'est une grande jeune fille, d'une intelligence au-dessous de la moyenne, au facies pâle, fatigué, aux yeux cernés. Le corps est maigre et les seins à peine développés. Les fonctions digestives se font normalement, bien que l'appétit soit souvent capricieux. D'ailleurs la malade a été assez mal nourrie dans ces dernières années. Les selles sont régulières. Il existe un souffle peu intense à la base du cœur et un frémissement cataire dans les vaisseaux du cou. L'état du sang est le suivant :

$$N = 3\,286\,000$$
$$G = 0,50$$
$$R = 1\,643\,000$$

Traitement ferrugineux (protoxalate de fer, 0gr,20) combiné avec l'administration d'acide chlorhydrique. Amélioration rapide. La malade se colore, reprend des forces, et ne ressent plus d'essoufflement pendant la marche. On la soumet à l'hydrothérapie froide à partir du 1er décembre.

5 *janvier* 1889. — État du sang :

$$N = 3\,658\,000$$
$$G = 0,60$$
$$R = 2\,194\,000$$

23 janvier. — L'amélioration continue lentement. État du sang :

$$N = 3\,875\,000$$
$$G = 0,64$$
$$R = 2\,480\,000$$

2° *Chlorose fébrile.* — Tous les auteurs avaient admis que la température des chlorotiques est normale lorsque M. H. Mollière attira l'attention, en 1882, sur l'élévation de la température centrale chez les chlorotiques. Il est revenu plus tard sur le même sujet, en 1885, et ses observations ont été également consignées dans la thèse de l'un de ses élèves, M. Leclerc (1).

C'est d'après ce dernier travail que nous résumerons les recherches de M. H. Mollière.

Deux tracés modèles pris chez deux femmes saines donnent en moyenne, pour la température rectale : premier sujet, matin, 37°,4, soir, 37°,3 ; deuxième sujet, matin, 37°,3, soir, 37°,4. Cela posé, il résulte de 30 observations de malades chez lesquelles la température a été régulièrement suivie, que, d'une façon générale, la température rectale gravite dans la chlorose autour de 38°, le maximum atteignant 38°,6, le minimum étant de 37°,8.

La marche de la température revêtirait deux formes principales. La première, qui est la plus commune, est celle d'un fébricule continu avec légères oscillations n'atteignant pas, en général, un degré, le tout formant un léger état fébrile habituel, stationnaire.

La deuxième forme, qui est la plus rare, est celle d'un fébricule avec exacerbations dans le cours duquel la température peut monter jusqu'à 39°,4 et même jusqu'à 39°,8.

C'est en 1880 (obs. II) que j'ai observé mon premier cas de chlorose avec fièvre. Je connaissais donc la chlorose fébrile lorsque le travail de M. H. Mollière vint attirer l'attention sur ce sujet. Mais depuis je n'en ai vu encore qu'un deuxième cas, ce qui fait, en tout, 2 cas sur 71 observations dans lesquelles la tempé-

---

(1) H. Mollière, De l'élévation de la température centrale dans la chlorose (fièvre des chlorotiques). *Soc. de méd. de Lyon* (*Lyon méd.*, n° 50, 10 déc. 1882 et n° 6, 8 févr. 1885).

Fr. Leclerc, De l'existence fréquente de la fièvre chez les chlorotiques (*th. de Lyon*, 1885).

G. Hayem. — *Du Sang.* 43

rature a été prise. J'ajoute qu'il m'a fallu dix années pour arriver
à ce maigre total (1). Force m'est donc de considérer la chlorose
fébrile comme une forme exceptionnelle. Elle appartient exclusivement aux cas dans lesquels l'anémie est intense. Sur ce point
je suis d'accord avec M. H. Mollière; mais il est bon de noter que
ce distingué confrère ne donne aucun détail sur l'état du sang de
ses malades et qu'il semble avoir pu recueillir en peu de temps
30 observations de chlorose intense, tandis que j'en compte seulement 19 dans ma statistique.

La fièvre de la chlorose ne s'explique par aucune complication.
Elle paraît être une des conséquences de l'anémie poussée à un
certain degré; mais ce n'en est pas une conséquence forcée,
puisque, sur 19 cas de chlorose intense avec examen du sang, je
ne puis relever que 2 cas de chlorose fébrile. Dans un d'entre
eux, la chlorose a atteint exceptionnellement le quatrième degré
et je suis porté à croire que dans les cas de ce genre la fièvre est
inévitable (obs. III).

Le travail de M. H. Mollière tend à établir non seulement l'existence d'une chlorose avec fièvre, mais encore la fréquence de l'é-
lévation thermique centrale dans la chlorose.

En consultant les courbes annexées à mes observations dans
les cas où l'anémie était du troisième degré, je trouve bien quelques températures anormales, mais elles s'expliquent toutes par
la coexistence de manifestations morbides passagères, telles
qu'angine légère, embarras gastrique, éruptions syphilitiques, etc.

Très exceptionnellement, chez des malades ne présentant aucune complication, je vois la température s'élever jusqu'à 37°,8
ou 38° dans le rectum, mais d'une manière tout à fait passagère
et souvent à la suite d'une fatigue. Dans la chlorose intense les
malades paraissent donc pouvoir devenir un peu fébricitantes sous
l'influence de causes légères; mais, d'après mes observations,
elles n'ont pas, d'une manière habituelle ou fréquente, une température supérieure à la normale physiologique.

Cependant, dans un assez grand nombre de cas, la température
de mes malades a été supérieure à la normale (dans le rectum)
pendant les trois ou quatre premiers jours de leur hospitalisa-
tion. Au bout de ce laps de temps elle est devenue physiolo-

____

(1) J'ai observé depuis tout récemment un troisième cas de chlorose légèrement
fébrile.

gique pour rester telle pendant tout le cours du traitement. Il
est bon de dire que j'ai l'habitude de faire garder à ces malades
un repos presque absolu au lit. D'après ces faits je suis porté à
croire que chez les chlorotiques qui se fatiguent ou simplement
vont et viennent comme à l'ordinaire, la température est supérieure à la normale quand bien même l'anémie n'atteint que le
second degré. Il n'y a donc peut-être qu'une divergence apparente entre mes observations et celles de M. H. Mollière.

En tout cas, la chlorose à proprement parler fébrile est rare.

On pourra en prendre une idée exacte en lisant les deux observations suivantes :

Obs. II. — M. D., dix-neuf ans, couturière, entrée le 2 novembre 1880, à
l'hôpital Saint-Antoine, salle Sainte-Thérèse, n° 12.

Pas d'antécédents morbides.

Croissance rapide. Réglée à seize ans.

Arrivée à Paris il y a un an.

Depuis six mois, suppression des règles, leucorrhée, décoloration de la
face et des téguments.

Depuis deux mois, malaise et fatigue.

Depuis deux jours, repos au lit, céphalalgie, vertiges, courbature, douleurs
dans la région épigastrique et dans les membres inférieurs.

*État actuel (**2** novembre, soir).* — Teint pâle et cireux. Au cœur, souffle
systolique avec deux maximums, l'un à la pointe, et l'autre au foyer d'auscultation de l'artère pulmonaire. Dans les vaisseaux du cou, murmure continu avec renforcement, frémissement cataire dans la jugulaire droite. Le
corps thyroïde est un peu plus volumineux qu'à l'état normal. Pas de toux;
rien à l'examen physique des poumons. La langue est blanche. Selles régulières. Temp. 38°,6. Pouls 120. Pas de troubles digestifs notables, mais perte
d'appétit. Bouillon, potages et lait.

4 nov., *matin.* — Tête lourde, bourdonnements d'oreille, vertiges. Pouls 108.

5 nov., *matin.* — Abattement marqué. Inappétence, ventre un peu ballonné
et sensible.

6 nov., *matin.* — La céphalalgie et le vertige se sont dissipés, l'appétit a
reparu, la langue est normale. Pouls 88. La fièvre persiste.

La malade est mise à 1 degré.

8 nov. — L'examen du sang, pratiqué avec la cellule à rigole, donne les
résultats suivants : les globules rouges constituent des piles très irrégulières
et peu solides; il existe un certain nombre de globules intermédiaires et de
globules nains; les hématoblastes forment quelques amas; la fibrine n'est
pas sensiblement augmentée, et donne naissance à un réticulum visible en
certains points, à peu près comme à l'état normal.

La fièvre a augmenté (*voir la courbe*, fig. 112).

9 nov. — Pouls 88.

Traitement. — Sulfate de quinine 0,50 centigrammes.

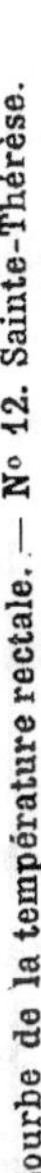

Courbe de la température rectale. — N° 12. Sainte-Thérèse.

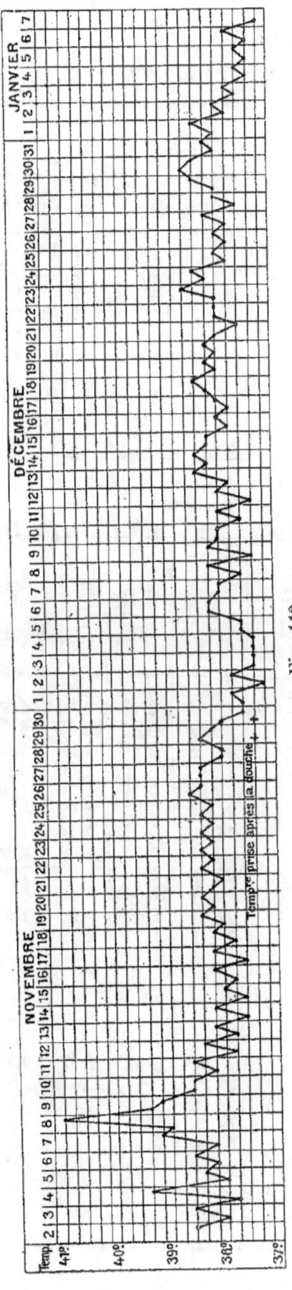

Fig. 112.

10 *nov.* — Pouls 108. *Traitement.* — Enveloppement dans le drap mouillé tous les matins pendant deux minutes.

18 *nov.* — L'état général est meilleur. L'appétit est bon. La malade demande à se lever. — *Traitement.* Une douche froide chaque matin.

19 *nov.* — Poids, 96 livres. Il était de 110 livres il y a deux mois.

20 *nov.* — Le sulfate de quinine est suspendu.

22 *nov.* — La température oscille autour de 38°. D. réclame deux portions.

26 *nov.* — Mêmes températures. D. mange quatre portions.

4 *déc.* — Depuis le 1ᵉʳ décembre la température est presque normale. On continue les douches, qui sont supportées sans trop de fatigue.

6 *déc.* — La température oscille de nouveau autour de 38°.

20 *déc.* — L'état général est très satisfaisant. L'appétit est bon. Les couleurs et les forces reviennent. La température se maintient toujours autour de 38°.

30 *déc.*, *matin.* — Inappétence, malaise, rougeur de la face. Temp. 38°6.

Examiné dans le liquide A, le sang montre de grands et nombreux amas de globules rouges.

31 *déc.*, *matin.* — S'étant levée pour se rendre au laboratoire la malade a perdu connaissance.

3 *janvier.* — La température est normale.

13 *janv.* — L'appétit renaît. D. peut se rendre à la douche, et se lever un quart d'heure dans la journée.

1ᵉʳ *février.* — D. se lève toute la journée. Ses forces sont revenues. Les règles supprimées depuis neuf mois ont réapparu, et ont duré quatre jours.

12 *fév.* — Poids 117 1/2 kil.

13 *fév.* — D. sort sur sa demande. Le jour de sa sortie, elle se plaint encore de battements de cœur qui apparaissent surtout quand elle monte les escaliers. A la pointe du cœur l'auscultation dénote l'existence d'un souffle systolique plus

intense qu'à la base. Les vaisseaux du cou font entendre un très léger murmure continu avec redoublement.

Tableau représentant l'état anatomique du sang.

DATES.	N.	B.	G.	R.
9 novembre 1880....	2.697.000	5.950	0,43	1.156.700
12 — —	2.559.000	»	0,40	1.080.625
20 — —	3.968.000	7.640	0,32	1.283.837
27 — —	3.410.000	»	0,47	1.621.685
7 décembre —	3.782.000	»	0,43	1.650.000
28 — —	4.650.000	»	0,39	1.825.000
7 janvier 1881	4.123.000	»	0,47	1.937.810
21 — —	4.030.000	»	0,53	2.135.900
29 — —	3.720.000	»	0,58	2.157.600
12 février —	4.433.000	»	0,53	2.349.490
18 mars —	4.823.000	»	0,70	3.376.520

Tableau de l'examen des urines.

DATES.	QUANTITÉ.	RÉACTION.	AZOTE.	URÉE.	ACIDE URIQUE.	ACIDE PHOSPHORIQUE.	CHLORE.
	cc.		gr.	gr.	gr.	gr.	gr.
10 novembre	1000	Acide.	8,84	18,94	0,98	1,16	4,89
11 —	1000	—	5,04	10,81	0,85	0,65	3,79
12 —	1500	—	9,84	21,08	0,64	1,36	5,04
14 —	1550	—	8,68	18,64	0,79	1,36	5,84
16 —	1500	—	8,83	18,92	0,74	1,36	7,35
18 —	1750	—	7,88	16,90	0,65	1,22	6,20
21 —	1025	—	6,35	14,32	0,71	1,44	4,30
23 —	2000	—	13,56	29,10	0,79	1,32	9,11
28 —	1500	—	9,45	20,18	0,86	1,53	7,80
29 —	1525	—	10,97	23,51	1,04	1,48	6,71
3 décembre	2000	—	9,68	21,11	1,00	1,60	7,22
6 —	2000	---	13,15	28,11	1,77	2,59	9,15
10 —	1500	—	9,47	20,50	»	»	»
22 —	1525	—	8,91	19,10	»	»	»
3 janvier........	1500	—	11,58	24,82	»	»	»
12 —	1600	—	10,80	23,15	»	»	»
18 —	1250	—	16,39	35,13	»	»	»
20 —	1500	—	11,94	25,60	0,81	1,97	6,28
25 —	1750	—	9,73	21,22	»	»	»
26 —	1250	—	8,95	19,18	»	»	»
30 —	1000	—	8,58	18,38	»	»	»
31 —	1000	—	9,36	20,10	»	»	»
7 février	1200	—	10,34	22,10	»	»	»
10 —	1500	—	11,40	24,08	»	»	»
11 —	1250	—	12,14	26,02	»	»	»

18 mars. — D. a quitté l'hôpital pour aller à la campagne servir comme bonne. Son travail est peu fatigant. Elle prend par jour 8 dragées Rabuteau.

Ses forces sont revenues. Elle n'a pas eu de syncope depuis sa sortie de l'hôpital. Son visage et ses muqueuses sont plus colorés. Elle présente dans les vaisseaux du cou un murmure continu peu intense avec redoublement, et au cœur un souffle systolique manifeste à la fois à la pointe et à la base.

Juillet 81. — La malade revient dans le service avec une rechute caractérisée, bien qu'elle ne soit pas aussi malade que la première fois. Elle sort au bout de quelques jours, améliorée par un traitement ferrugineux.

On remarquera que cette malade a été soumise à l'hydrothérapie seule pendant son premier séjour à l'hôpital. (J'étudiais à ce moment les effets de ce mode de traitement.) Le nombre des globules rouges a augmenté de 1 736 000, mais la richesse globulaire ne s'est accrue que de 1 193 000, et il a fallu, pour atteindre ce résultat, un peu plus de trois mois. Au contraire, au bout d'environ un mois de médication par le chlorure ferreux, bien que le nombre des globules n'ait augmenté que de 400 000, la richesse globulaire s'est élevée de plus d'un million par suite du perfectionnement des globules de nouvelle formation (élévation de la valeur de G de 0,53 à 0,70).

Obs. III. — C. A..., âgée de dix-neuf ans, employée des postes, entre le 27 octobre 1884, salle Grisolle, n° 18.

Antécédents. — Père bien portant. Mère dyspeptique, de santé générale bonne. Une sœur plus jeune actuellement bien portante, mais qui a eu une attaque de chlorose assez intense et à développement rapide à l'occasion de ses fiançailles.

Gourmes dans les cheveux pendant l'enfance. Jamais de maux d'yeux ni d'oreilles. Pas de ganglions. Rougeole à l'âge de dix ans ; aucune autre maladie. Réglée depuis l'âge de treize ans et demi, toujours régulièrement. Jamais de flueurs blanches.

La malade habite Montlignon avec ses parents. Elle mène une vie sédentaire, bien que très occupée. Elle est obligée de manger vite, surtout au second déjeuner et doit se mettre au travail immédiatement après ses repas.

Sa santé était pourtant restée satisfaisante jusque dans ces derniers temps. Son visage était normalement coloré, l'appétit était bon, les forces très suffisantes, le système nerveux peu excitable ; les digestions étaient seulement un peu lentes et la constipation habituelle.

Début. — Il y a cinq semaines environ, revenant un soir de son travail avec sa sœur, elle fut apostrophée par des ouvriers ivres et rentra chez elle tremblante de frayeur. Elle avait eu ses règles quelques jours auparavant. Elle se remit assez bien de cette émotion et ne ressentit aucun malaise pendant les quinze jours qui suivirent. Elle paraît cependant avoir eu moins d'appétit et moins d'entrain. Il est probable aussi qu'elle se décolora.

Il y a trois semaines elle se sentit mal à l'aise toute la matinée, mangea peu à son déjeuner, et fut prise, le soir, au moment du dîner, d'une syncope qui se renouvela à trois reprises successives. Elle prit alors le lit et ne le quitta plus. Son teint avait pâli brusquement, les forces l'avaient abandonnée, l'appétit avait disparu. Elle put se nourrir encore de potages pendant deux ou trois jours, mais fut bientôt prise de vomissements incoercibles ; la moindre gorgée de liquide était rejetée. L'affaiblissement devint extrême. Bientôt la malade n'eut plus la force de respirer l'oxygène de l'appareil Limousin. L'alimentation était impossible. Une tentative de gavage détermina une grande attaque d'hystérie à la suite de laquelle la malade resta dans un état syncopal des plus graves. Le médecin qui lui donnait ses soins fut dans la plus grande inquiétude et me fit demander, croyant la transfusion nécessaire. Je décidai la famille de la malade à la faire entrer dans mon service.

État actuel (28 *octobre* 1884). — La malade a été vivement impressionnée par son entrée à l'hôpital.

Aujourd'hui elle est abattue et semble indifférente à tout ce qui se passe autour d'elle. On a peine à la tirer de son engourdissement et à en obtenir des réponses satisfaisantes.

Sa faiblesse est extrême. Le moindre effort amène une coloration fugitive des pommettes. Elle est incapable de se retourner ou de s'asseoir dans son lit sans l'aide de l'infirmière. La position assise cause de l'étourdissement et une tendance à la syncope.

La face présente la teinte de la cire vieille. Les lèvres, les gencives, les conjonctives palpébrales sont complètement décolorées. Les téguments du reste du corps ont pris une coloration pâle jaunâtre, uniforme.

Il n'y a pas d'amaigrissement apparent. Toutefois la malade, si l'on en croit sa mère, a certainement perdu de son embonpoint depuis le début de l'affection.

L'appétit est nul. Le dégoût pour les aliments est absolu, mais la langue est bonne, les vomissements ont cessé. Il n'existe ni dilatation de l'estomac ni aucun phénomène gastralgique. Le ventre est libre. Légère tendance à la constipation. Pas de troubles de la sensibilité.

L'auscultation du cœur fait découvrir deux bruits de souffle systoliques peu intenses, localisés l'un à la pointe, l'autre à la base, au niveau de la troisième articulation chondro-sternale gauche.

A l'origine des jugulaires on trouve un frémissement cataire très prononcé, surtout à droite, et un bruit de souffle continu avec renforcement.

Le pouls est plein, rapide (120 pulsations à la minute). La température du corps prise dans le rectum est légèrement fébrile (voir la courbe thermique).

Tous les autres organes sont sains.

Il n'y a pas de toux ; la respiration est normale.

Le foie, la rate, ne sont pas augmentés de volume.

Les urines ne contiennent ni sucre ni albumine ; la quantité d'urée éliminée est inférieure à la normale.

Traitement. — Repos le plus absolu. Bouillon. Lait. Viande crue. Je dis doucement à la malade que si elle refuse de manger, je serai obligé d'employer la sonde dont elle a peur.

Enveloppements froids d'une minute et demie matin et soir.

29 *octobre.* — Faiblesse toujours grande. Pas de syncope. L'anorexie persiste. La malade a repoussé la viande crue, mais a pris sans vomir du bouil-

lon et du lait. Le pouls est rapide (136 pulsations à la minute). La malade a
de la fièvre le soir (voir la courbe fig. 113).

31 *octobre*. — La malade prend un demi-litre de lait par jour, du bouillon
et 40 grammes de viande crue.

On commence l'administration du fer. — 40 centigrammes de protoxalate
de fer tous les jours en deux fois avant les repas.

1er *novembre*. — L'appétit est toujours médiocre. La malade se force pour
prendre sa viande crue. Elle se trouve cependant beaucoup mieux. Elle peut

Courbe de la température rectale.

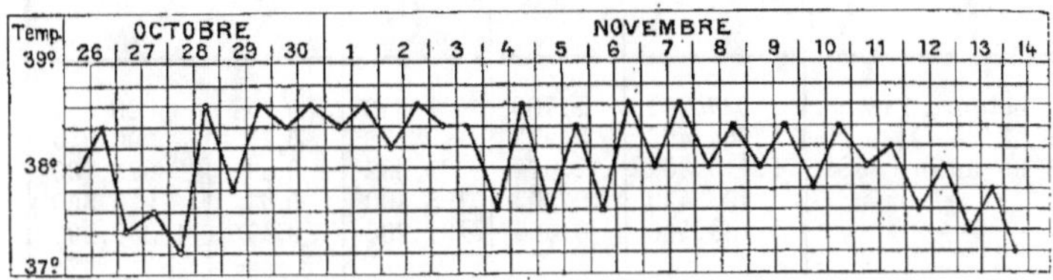

Fig. 113.

rester assise sans avoir d'étourdissements et se tenir debout sur la balance.
(Poids 51 kilos, 55.)

La fièvre persiste. Un peu de toux. Pas de râles de bronchite. L'augmentation brusque du nombre des globules blancs (voir le tableau des examens
du sang) reste inexpliquée. On ne constate aucun signe d'hystérie; mais la
malade parle peu, elle est très impressionnable et toujours triste.

4 *novembre*. — Le dégoût des aliments est moins prononcé. La viande
crue est bien supportée. La malade prend des potages. Même traitement.

7 *novembre*. — L'état de la malade est plus satisfaisant. Les forces ont
encore augmenté, mais les téguments ont conservé leur teinte jaune verdâtre et les muqueuses sont toujours décolorées. L'alimentation est toujours
la même, aussi le poids de la malade est-il resté le même qu'à la dernière
pesée (102 livres). Même régime.

12 *novembre*. — L'appétit n'est pas meilleur. Cependant la malade a pris
sans interruption 40 grammes de viande crue par jour. Son poids a un peu
augmenté (107 livres et 50 grammes).

Pas de toux. Rien dans la poitrine. Mêmes bruits de souffle au niveau du
cœur et des vaisseaux du cou que lors du premier examen. Le pouls est régulier, rapide (126 pulsations à la minute). Même traitement. On ajoute à l'alimentation : poudre de viande 30 grammes.

13 *novembre*. — La température est retombée à la normale ; on cesse les
enveloppements froids.

22 *novembre*. — La malade pèse 114 livres ; les forces reviennent. Même
régime. Même traitement.

4 *décembre*. — La malade commence à manger un peu de pain (1 portion)
et une côtelette. Elle prend toujours sa viande crue.

10 *décembre*. — Amélioration notable. Les téguments de la face se colorent
légèrement. L'appétit augmente. La malade se lève et peut marcher. L'aus-

cultation du cœur permet de constater les mêmes bruits de souffle, toutefois un peu moins intenses.

15 *décembre*. — Le facies est légèrement rosé. L'appétit est bon. La malade se sent forte, marche facilement et n'a plus de palpitations que quand elle marche vite ou monte les escaliers. L'amélioration est telle que ses parents la réclament avec instance. La guérison est pourtant loin d'être complète.

Tableau représentant l'état anatomique du sang.

DATES.	N.	B.	H.	G.	R.
28 octobre 1884...	937.362	2.700	131.540	0,85	526.557
30 — ...	1.064.462	5.973	192.872	0,75	798.346
1er novembre 1884.	1.115.302	12.074	205.582	0,83	925.700
4 —	1.493.430	10.333	198.400	0,63	940.860
6 —	1.458.400	6.696	192.200	0,69	1.006.296

Le sang examiné chaque fois à l'état pur, dans la cellule à rigole, et le sang sec ont présenté les caractères habituels du sang chlorotique. On a noté l'existence de quelques globules blancs chargés d'hémoglobine. Il n'y avait pas de globules rouges à noyau (1).

Urines.

DATES.	QUANTITÉ en 24 heures.	COULEUR.	RÉACTION.	URÉE p. litre.	URÉE totale.	ACIDE PHOSPHORIQUE par litre.	CHLORURE DE SODIUM par litre.	ALBUMINE.	SUCRE.	INDICAN.	HÉMAPHÉINE.	URO-HÉMATINE.
29 oct.	1500	jaune rouge.	acide.	3,80	5,70	0,98	7,11	0	0	traces.	0	L'acide azotique donne nettement la color. rose.
31 —	1500	—	—	8,15	12,22	0,98	6,22	»	»	—	»	
1er nov.	1200	jaune foncé.	—	14,09	16,90	0,95	7,30	»	»	—	»	Augmentation.
2 —	1200	—	lég. ac.	11,52	13,82	0,91	4,30	»	»	augment.	»	—
3 —	1100	jaune pâle.	—	12,2	13,42	0,71	5,30	»	»	traces.	»	Diminution.
4 —	1600	—	—	10,2	16,32	0,505	6,10	»	»	augment.	»	Diminut. très grande.
5 —	1200	—	neutre.	8,3	9,95	0,505	7,2	»	»	?	»	À peine sensible.
6 —	800	—	—	7,2	5,76	0,59	9,3	»	»	traces.	»	Quantité nulle.
7 —	800	—	—	8,6	6,88	»	»	»	»	—	»	—

— La malade retourne à la campagne et continue son traitement (protoxa-

(1) A partir du 6 novembre, les examens de sang, que j'avais pu faire jusqu'alors, ont été continués par un élève du service; mais ils n'offrent pas une suffisante garantie d'exactitude pour être publiés. Toujours est-il que la malade s'est rétablie avec une grande rapidité et qu'à sa sortie du service la réparation du sang était en très bonne voie.

late de fer, bon régime alimentaire). Elle revient me voir le 10 et le 17 janvier 1885 ; son état est satisfaisant. Coloration normale des téguments, digestions toujours lentes.

24 *mars* 1885. — Mlle A..., se plaint de digestions difficiles, de pertes de l'appétit, de manque de sommeil. Elle éprouve une sensation pénible sans douleur vive au niveau de l'estomac et parfois un sentiment d'oppression et d'étouffement. L'estomac est distendu ; on y produit facilement le bruit de clapotage bien qu'aucun aliment n'ait été ingéré depuis cinq heures et demie. Malgré ces phénomènes dyspeptiques, la malade n'a pas maigri et a conservé bonne mine. Il existe encore un bruit de souffle à la base du cœur, mais rien dans les jugulaires. Le traitement ferrugineux est abandonné depuis trois semaines.

26 *octobre* 86. — La guérison s'est maintenue. Mlle A..., est très colorée, et se sent très bien portante. Elle reste cependant légèrement dyspeptique.

— La sœur de Mlle A..., qui avait présenté, comme cela a été dit plus haut, des signes de chlorose à l'occasion de ses fiançailles, s'est mariée depuis et a eu un enfant qu'elle a nourri. Prise de fièvre typhoïde pendant sa nourriture, elle est en convalescence depuis trois mois, mais ne peut se rétablir entièrement. Elle est extrêmement amaigrie, présente tous les signes d'une anémie avec souffle au cœur et dans les vaisseaux du cou, phénomènes dyspeptiques et dilatation de l'estomac. Sous l'influence de l'acide chlorhydrique et du protoxalate de fer il se produit une amélioration rapide et la malade se trouve guérie dès le mois de décembre.

— 22 *septembre* 1888. — Mlle A... entre à l'hôpital Saint-Antoine, salle Moïana, lit n° 16. Elle a été prise les jours précédents d'hématémèse et de melæna. Les vomissements de sang ont cessé au moment de l'entrée, mais les selles restent noires jusqu'au 24 novembre. A la suite de cette hémorragie la malade tombe de nouveau dans un état d'anémie considérable : teinte cireuse des téguments, souffle au cœur et dans les vaisseaux du cou. Le nombre des hématies descend à 1302 000 la valeur de G, étant de 0,71.

Sous l'influence du régime lacté et du fer, les accidents s'arrêtent et la malade se rétablit rapidement. Le 23 déc. elle est bien portante quoique toujours dyspeptique à un certain degré.

Il me paraît inutile de transcrire ici plus en détail l'observation de cette rechute d'anémie due en grande partie aux vomissments de sang. Mais il importe de noter que ces accidents sont survenus à la suite de fatigues exagérées et de préoccupations morales ; que de plus, le 24 décembre, l'anémie étant presque totalement guérie, on a voulu faire un examen du liquide stomacal pour se rendre un compte exacte de l'état dyspeptique et qu'au moment même où l'on a introduit le tube la malade a été prise d'une grande attaque d'hystérie convulsive. La malade ressent d'ailleurs depuis longtemps une douleur qui siège plutôt dans l'œsophage que dans l'estomac. On pourrait dire que l'œsophage est chez elle le siège d'une zone hystérogène. Toujours est-il que la malade n'a présenté aucun signe net d'ulcère stomacal et que je crois devoir considérer les vomissements de sang comme nerveux et les rattacher à la combinaison de l'hystérie avec la chlorose.

Dans le cours de cette rechute la température est restée un peu supérieure à la normale pendant une semaine.

La chlorose ne prend une forme fébrile que dans les cas où la richesse globulaire, exprimée en globules sains, est inférieure à un million et demi.

La fièvre n'est pas proportionnelle à l'anémie. En effet, la malade chez laquelle l'anémie a atteint le quatrième degré n'est pas celle dont la fièvre a eu le plus d'intensité.

Le type fébrile est subcontinu, avec température du soir en général nettement plus élevée que celle du matin. Il est régulier et oscille autour ou un peu au-dessus de 38°. Cependant on note parfois des exacerbations passagères, ne s'expliquant par aucune particularité saisissable. Ainsi dans l'observation II, la température s'est élevée le troisième jour à 39°,4 et, après être redescendue à 38—38°,4, elle s'est de nouveau élevée, quatre jours après, à un maximum de 41° le soir, pour redescendre progressivement au bout de trois jours à une température oscillant autour de 38°. Dans l'oservation III, le type fébrile a été plus régulier, il n'y a pas eu d'exacerbations.

La durée de la fièvre dépend évidemment du résultat du traitement. Dès que le sang se répare, la fièvre tend à disparaître, mais il est facile de comprendre qu'à cet égard on observera des différences individuelles sensibles.

Malgré l'état fébrile, on ne trouve dans le sang ni augmentation de la fibrine ni augmentation dans le nombre des globules blancs. En d'autres termes, le sang conserve, dans la chlorose fébrile, les caractères qu'il offre dans les formes ordinaires, non pyrétiques, de la maladie.

§ 4. — MARCHE; DURÉE; TERMINAISONS.

Le début de la maladie est presque toujours lent, si bien que la plupart des malades sont incapables de dire exactement depuis quel moment leur santé est troublée. Elles pâlissent, perdent l'appétit, se sentent fatiguées et cependant n'en continuent pas moins à travailler et à mener parfois une vie assez active. Quelques-unes sont déjà malades depuis six mois, un an et plus, lorsqu'elles se décident à consulter un médecin ou à entrer à l'hôpital.

Quelques observateurs, nous nous en souvenons, ont vu cependant la maladie se déclarer parfois subitement, presque du jour au lendemain, et acquérir dans l'espace de moins d'une semaine un développement considérable.

Nous avons dit ce qu'il fallait penser de ces subites apparitions. Préparée de longue main, insidieusement, ou existant déjà à un faible degré, conciliable avec une santé en apparence satisfaisante, la chlorose s'accentue tout à coup sous l'influence d'une cause accidentelle jetant une profonde perturbation dans une ou plusieurs grandes fonctions. Ces faits sont exceptionnels.

Début lent, accentuation progressive de l'anémie et des principaux symptômes, absence de fièvre, tels sont les caractères de la chlorose ordinaire.

Une fois confirmée, cette maladie (sauf dans la forme légère des filles réglées ou non) est essentiellement chronique et de longue durée ; mais elle se compose d'accès successifs, séparés par des intervalles pendant lesquels la santé est relativement bonne.

Ces accès n'ont pas, comme ceux de la goutte ou du rhumatisme par exemple, une tendance naturelle à guérir au bout d'un certain temps. Lorsque les malades ne suivent pas un traitement convenable, la maladie traîne en longueur et souvent même s'aggrave, comme nous avons eu déjà l'occasion de le signaler en parlant de la transformation de la forme simple en forme dyspeptique.

Au contraire, sous l'influence d'un traitement approprié, la maladie peut se terminer favorablement en six semaines ou deux mois. Malheureusement, après avoir recouvré une santé en apparence parfaite, les malades retombent assez fréquemment au bout d'un temps variable, parfois assez court, dans leur état antérieur.

S'agit-il d'une récidive ou d'une rechute ?

Le nouvel accès semble être séparé du précédent par un intervalle de complète guérison. Mais à l'aide de l'examen du sang il est facile de s'assurer que la plupart des récidives apparentes ne sont que des rechutes. Au moment où la malade se croit guérie, alors que le médecin lui permet d'ailleurs de reprendre sa vie ordinaire, il existe encore un certain degré d'anémie qui pourra s'accentuer à la moindre occasion. En pareil cas le nombre des globules rouges est presque toujours normal : l'état pathologique du sang est uniquement caractérisé par un affaiblissement plus ou moins notable de la valeur globulaire (G). C'est là un point très important. On possède, en effet, dans l'examen du sang un précieux moyen de déterminer avec certitude l'époque de la guérison définitive. En le mettant à profit, il m'a été facile d'éviter nombre de fois les rechutes ; il m'a suffi pour cela de maintenir le traitement jusqu'à la reconstitution de l'état physiologique du sang.

Je rappellerai ici que chez quelques malades le frémissement cataire de la jugulaire et le bruit de rouet correspondant persistent en général aussi longtemps que l'abaissement de la valeur globulaire. On pourra donc, dans quelques cas, soupçonner ainsi l'imperfection de la guérison sans recourir à l'examen du sang.

La maladie est donc chronique, et elle se manifeste encore par des signes appréciables dans l'intervalle des accès bien caractérisés. On peut cependant obtenir une guérison complète, et, si les malades s'y prêtent, rendre cette guérison durable, mais cela n'est possible que dans un nombre limité de cas.

A cet égard la chlorose présente deux formes distinctes : l'une temporaire, dont on peut facilement obtenir la guérison définitive ; la seconde remarquable par la facilité des rechutes et la presque impossibilité de guérir d'une manière complète. La première est fort heureusement de beaucoup la plus commune. Elle devrait toujours être de courte durée, mais comme cette durée dépend de circonstances très diverses, on ne sera pas étonné que j'aie vu guérir très rapidement un certain nombre de jeunes filles qui avaient été soumises inutilement à divers traitements pendant plusieurs années. Quelques-unes d'entre elles étaient arrivées à un degré d'anémie intense et cependant la guérison a été définitive.

Comme j'ai eu soin de suivre ces malades pendant plusieurs années, je puis être très affirmatif sur ce point.

La seconde forme, la chlorose persistante, à rechutes incessantes, pourrait être désignée sous le nom de *constitutionnelle*. Beaucoup de médecins pensent qu'elle est d'une grande fréquence. Il ressort cependant de mes observations qu'elle est exceptionnelle et que, le plus souvent, la maladie ne résiste pas à un traitement convenable, suffisamment prolongé. La chlorose constitutionnelle est caractérisée par cette particularité que, quel que soit le traitement, on ne peut parvenir à faire disparaître complètement un certain fond chlorotique, appréciable tout au moins par l'état du sang. Les malades se sentent bien ; elles abandonnent toute médication et redeviennent bientôt plus ou moins profondément anémiques.

En général, les premières atteintes peuvent être simples et sont caractérisées essentiellement et avant tout par de l'anémie. Plus tard, d'autres éléments morbides se surajoutent à cette anémie ; la chlorose devient complexe.

Elle revêt alors le plus souvent la forme dyspeptique dont la durée est toujours longue. Les malades tournent pour ainsi dire dans un cercle vicieux, dont on les fait difficilement sortir : l'anémie chlorotique aggrave la dyspepsie et celle-ci à son tour, survivant à l'anémie, ne tarde pas à en provoquer le retour.

La durée des accès dépend toujours essentiellement du traitement mis en usage. Mais naturellement, dans les cas d'anémie intense, ces accès ont généralement une durée plus longue que dans ceux où l'anémie est légère. Cependant il n'en est pas toujours ainsi. De même que certaines malades se déglobulisent avec une grande rapidité, quelques-unes, après être tombées dans un état d'anémie grave, réparent leur sang avec une promptitude remarquable, tandis que certaines chlorotiques faiblement anémiées restent dans une sorte d'état stationnaire et fabriquent difficilement des globules rouges normaux.

La durée totale de la maladie est extrêmement variable. Elle dépend de conditions très diverses et particulièrement du développement plus ou moins accentué de la disposition constitutionnelle sous l'influence de laquelle la maladie se développe et s'entretient. Cette disposition disparaît à la longue avec l'achèvement du développement corporel et les attaques successives de chlorose deviennent plus rares et moins profondes à mesure que les malades avancent en âge. C'est environ de vingt-huit à trente ans que s'efface habituellement cette disposition constitutionnelle à l'anémie chlorotique. Elle peut persister cependant plus longtemps encore.

— Dans l'immense majorité des cas la chlorose est curable et se termine par la guérison. Peut-elle entraîner la mort au moment d'un de ses accès ?

Divers auteurs anciens parmi lesquels on compte Marshall Hall ont cité des cas de chlorose mortelle, et depuis quelques médecins contemporains en ont rapporté des exemples plus probants.

A propos de la symptomatologie nous avons signalé des observations de thromboses suivies de mort. Dans d'autres cas la terminaison fatale est survenue sans complication par le fait de la cachexie progressive. Mais les faits de ce genre, d'ailleurs très rares, n'ont pas été bien étudiés au point de vue de l'état du sang (1).

Dans le cas le plus intense que j'aie observé (obs. III) la malade est restée réellement pendant quelque temps en danger. Elle a pu fort heureusement sortir de cet état, et elle a guéri assez rapidement. Je n'ai donc pas à enregistrer une seule terminaison fatale et je crois que celle-ci ne peut guère survenir que chez des malades tout à fait misérables, restant pendant un temps fort long privées de soins éclairés. On remarquera que, dans cette observation, l'anémie avait atteint un degré extrême, exceptionnel dans la chlorose, et que par suite ce cas pathologique se rapprochait sensiblement de l'état auquel on a donné, dans ces dernières années, le nom d'anémie pernicieuse progressive.

Nous aurons donc à nous occuper plus tard des rapports qui peuvent exister entre la chlorose simple ou dyspeptique et l'anémie dite pernicieuse progressive à laquelle nous devons consacrer un chapitre distinct.

— Beaucoup de malades ayant été chlorotiques conservent une santé débile ou sont atteintes secondairement d'une autre maladie bien caractérisée. Il y a donc lieu de rechercher quelles sont les maladies auxquelles peut prédisposer la chlorose prolongée.

Nous savons déjà à quoi nous en tenir au sujet de la dyspepsie ; nous devons encore nous préoccuper ici de l'hystérie, de la scrofule et de la tuberculose.

La recherche des causes de la chlorose nous a fait voir que cette maladie est assez fréquente dans les familles de névropathes; que la disposition à la chlorose se rattache par certains liens à la disposition aux névroses et en particulier à l'hystérie. Aussi n'est-il pas rare de rencontrer certains symptômes d'hystérie

____

(1) Comme exemple de chlorose mortelle, voir l'observation rapportée par L. LE-WINSKI, Die Störungen im Circulationsapparat Chlorostischer u. die functionelle Mitralinsufficienz (*Arch. f. path. Anat. u. Phys.*, Bd. LXXVI, S. 292, 1879).

chez les chlorotiques, de même que quelques hystériques ont un fond chlorotique indéniable. Cependant la chlorose confirmée se complique très rarement d'hystérie. Presque invariablement, quand j'ai rencontré ce complexus pathologique, — hystérie et chlorose, — l'hystérie existait à un certain degré comme manifestation antérieure. On peut donc dire que la chlorose n'engendre pas l'hystérie ; que l'hystérie peut lui être associée et évoluer en même temps qu'elle, mais n'en est pas à proprement parler une complication. Je crois pouvoir employer la même formule à propos de la scrofulo-tuberculose. Une dizaine de mes chlorotiques ont présenté dans leur enfance des manifestations scrofuleuses et cinq d'entre elles étaient atteintes d'adénite cervicale non suppurée au moment de l'apparition de la chlorose. Les deux maladies ont marché de pair, et si l'on devait attribuer à l'une d'elles une influence sur le développement de l'autre, c'est la scrofule dont les manifestations sont plus précoces, qu'il faudrait incriminer.

Ce sont surtout les rapports de la chlorose avec la tuberculose pulmonaire qui ont attiré l'attention des pathologistes. Nous en avons déjà dit quelques mots à propos de l'étiologie de la chlorose.

Ici, nous devons examiner si la chlorose confirmée engendre la tuberculose ou plutôt crée un terrain favorable au développement de cette maladie.

Pour mettre de l'ordre dans cette question, il est indispensable de faire des distinctions cliniques qui n'ont pas toujours été respectées.

La tuberculose apparaît fréquemment au même âge que la chlorose, et lorsqu'elle atteint des individus prédisposés à cette dernière maladie, elle engendre un état morbide complexe que je décrirai avec les chloro-anémies sous le nom de *chloro-anémie tuberculeuse.*

Si nous rejetons tous les cas de ce genre pour les envisager à part, nous nous trouvons alors en présence de chlorotiques vraies et nous avons à nous demander si ces malades ont une tendance manifeste à devenir tuberculeuses.

Pour résoudre cette question, il importait de pouvoir suivre les malades pendant un assez grand nombre d'années et tout au moins jusqu'à la guérison complète de la chlorose. Je possède une quarantaine de cas de ce genre, dans lesquels les malades ont été soumises à mon observation pendant une période qui a varié de cinq à quinze ans (22 malades de l'hôpital et 18 de la ville).

Sur ces quarante cas, je ne compte que deux tuberculisations secondaires. La première malade, que je connais depuis plus de quinze ans, est actuellement âgée de quarante ans; elle est devenue chlorotique à l'âge de dix-sept ans et bientôt la maladie a pris une forme dyspeptique.

La tuberculisation n'est survenue qu'au bout de dix-huit ans de maladie; elle date aujourd'hui de cinq ans et a pris la forme d'une phtisie pulmonaire à marche lente. Elle est caractérisée par un ramollissement limité au sommet droit.

Chez la seconde malade la chlorose, qui a revêtu également la forme dyspeptique, était nettement accusée depuis quatre ans quand est survenue une première hémoptysie, à la suite de laquelle se sont développés des signes évidents de ramollissement du sommet droit. Il y a aujourd'hui environ trois ans que ces premiers accidents de tuberculisation pulmonaire ont débuté, et cependant la malade est encore dans un assez bon état général. Les lésions tuberculeuses marchent également chez elle avec une remarquable lenteur.

La chlorose confirmée ne peut donc pas être considérée comme créant une prédisposition à la phtisie pulmonaire; elle paraît même constituer un terrain peu favorable au développement des lésions tuberculeuses du poumon.

Mes observations sont confirmatives à cet égard de celles de la plupart des médecins français, parmi lesquels on peut citer Trousseau, Pidoux, M. G. Sée, MM. Hérard et Cornil, qui ont admis une sorte d'antagonisme entre la phtisie pulmonaire et la chlorose franche.

Mais il existe fréquemment chez les personnes prédisposées à la tuberculose un fond chlorotique qui devient manifeste dès la première poussée tuberculeuse, et c'est ainsi que prend naissance l'une des formes les plus intéressantes de la chloro-anémie (voir plus loin la description de la chloro-anémie tuberculeuse).

§ 5. — ANATOMIE PATHOLOGIQUE.

A. Lésions des artères et des organes génitaux. — Rokitansky (en 1846) paraît être le premier auteur qui ait signalé certaines anomalies des vaisseaux et de l'appareil génital ayant pour conséquence « un état chlorotique habituellement très prononcé et à peine curable (1) ».

Cette question attira spécialement l'attention des anatomo-pathologistes allemands et Virchow, après avoir à diverses reprises signalé l'hypoplasie vasculaire et les anomalies des vaisseaux chez les chlorotiques, publia en 1870 un travail d'ensemble sur ce sujet (2).

Les lésions trouvées par cet auteur sont de deux ordres : elles consistent en un arrêt de développement qui se combine parfois avec des anomalies importantes, et en altérations de structure. Voici celles que l'on rencontre du côté de l'aorte.

Cette artère est rétrécie et généralement à un tel degré que la lumière du vaisseau admet à peine le petit doigt, tandis qu'à l'état normal on peut facilement y introduire le pouce.

Virchow la compare à l'aorte d'un enfant. Le rétrécissement est général et Rokitansky a vu l'aorte abdominale n'avoir, en pareil cas, que le calibre de l'artère iliaque ou même de la carotide.

Les tuniques du vaisseau sont loin d'avoir leur épaisseur normale ; leur élasticité n'est cependant pas amoindrie, elle est, au contraire, exagérée et l'aorte se laisse étirer comme du caoutchouc.

Les anomalies portent ordinairement sur la distribution des branches de l'aorte descendante. Si on incise ce vaisseau, on constate que les origines des intercostales, au lieu de présenter deux rangées symétriques, sont groupées irrégulièrement en un point et manquent sur les autres.

Les altérations de structure consistent parfois dans la transformation réticulée de la surface interne du vaisseau. La tunique interne boursouflée se soulève par traînées qui circonscrivent entre elles des dépressions et fait prendre à la surface du vaisseau ouvert l'aspect d'un crible ou d'un filet. Cette altération règne d'ordinaire dans l'aorte abdominale ; on peut également la rencontrer dans l'aorte thoracique.

Le plus souvent il existe une dégénérescence graisseuse de la tunique interne. Elle se présente habituellement sous l'aspect

(1) Rokitansky, *Handb. der path. Anat.*, 1846. — *Lehrb. der path. Anat.* 1856.
(2) Virchow, *Gesammelte Abhandl.* 1856, p. 494. — Ueber die Chlorose u. die damit zusammenhängenden Anomalien im Gefässapparate, insbesondere über endokarditis puerperalis (*Beiträge zur Geburtsh. u. Gynäk.* Bd. I, S. 323-357, 1870-1872).

d'îlots arrondis ou de stries longitudinales qui s'étendent le long de la paroi postérieure de l'aorte entre les orifices des artères intercostales. Plus rarement la stéatose s'étend également à la tunique moyenne de l'aorte.

Le mémoire de Virchow ne renferme que 10 observations ne se rapportant pas toutes nettement à la chlorose; mais on admet généralement en Allemagne que les lésions qu'il a décrites sont fréquentes. En France, l'angustie de l'aorte a été retrouvée par M. Gilly sur une chlorotique morte dans un état cachectique. Le vaisseau était très étroit, mais sain et ne présentait aucune anomalie au point de vue de la naissance des collatérales (1). Depuis, on ne trouve dans la science qu'un très petit nombre d'observations de chlorose mortelle avec autopsie. Dans les cas publiés par Bollinger et M. Rendu, il n'est pas question d'angustie de l'aorte; mais cette lésion était très prononcée dans le cas de Lewinski; elle était également très manifeste dans un fait de chlorose mortelle que vient de recueillir mon ancien interne, M. Tissier (obs. IV).

Pour mon compte, n'ayant jamais eu l'occasion de faire l'autopsie d'une chlorotique morte d'anémie, je n'ai pu constater l'*aortis chlorotica* que dans quelques cas de chloro-anémie tuberculeuse et une fois aussi, mais à un faible degré, chez une jeune fille morte de fièvre typhoïde et qui pendant la vie avait présenté les signes d'une chlorose peu intense.

Chez les jeunes tuberculeux l'angustie de l'aorte m'a paru indépendante de la chlorose. Je l'ai rencontrée, en effet, aussi fréquemment dans les cas où les malades avaient présenté simplement de l'anémie symptomatique que dans les cas où il existait manifestement une combinaison de la chlorose et de la tuberculose. Aussi est-elle à peu près aussi fréquente chez les garçons que chez les filles, remarque déjà faite par divers auteurs et en particulier par Beneke. On sait d'ailleurs que chez les tuberculeux adolescents l'évolution de la puberté avorte pour ainsi dire : non seulement le système vasculaire reste peu développé, mais aussi l'appareil génital est arrêté dans sa croissance et en quelque sorte rudimentaire (infantilisme de Lorain). Or, chez les chlorotiques, il existe parfois également une hypoplasie de l'appareil sexuel.

(1) E. Gilly, Recherches sur une forme pernicieuse de la chlorose (*thèse de Montpellier*, 1876).

Rokitansky, après avoir noté à la fois l'hypoplasie de cet appareil et celle des vaisseaux, avait subordonné cette dernière lésion à la première. Virchow a reconnu l'indépendance de l'hypoplasie vasculaire qui serait régulière d'après lui dans la chlorose, tandis qu'on rencontrerait coïncidemment un état variable des organes génitaux.

Il a ainsi établi trois catégories de faits :

a. Chlorose avec hypoplasie vasculaire sans changement notable de l'appareil sexuel;

b. Chlorose avec hypoplasie vasculaire et développement excessif de l'appareil génital;

c. Chlorose avec hypoplasie vasculaire et défaut de développement de l'appareil génital.

Virchow a examiné séparément l'utérus et les ovaires; ces derniers doivent être considérés en première ligne.

Dans un cas, chez une jeune fille de vingt ans, les ovaires étaient très petits et tout à fait comparables à ceux d'une petite fille non encore pubère; ils contenaient un très petit nombre de vésicules de de Graaf.

Dans un autre cas, ils étaient très gros et présentaient un volume triple des ovaires normaux et une richesse folliculaire correspondante.

L'utérus, dans le cas d'hypoplasie des ovaires, était resté dans l'état infantile.

On sait que chez les enfants le col est plus grand que le corps de l'utérus. Au moment de la puberté, le corps se développe et c'est le col qui, au contraire, est moins considérable. Or, la disposition infantile peut persister pathologiquement jusqu'à trente et quarante ans et le corps utérin rester très petit, ce qui entraîne la stérilité. Virchow a pu constater cette disposition dans un cas.

On voit donc que l'état des organes génitaux est très variable, aussi ce dernier auteur, comme nous l'avons dit, fait-il dépendre la chlorose de l'hypoplasie vasculaire.

Cependant Fränkel a publié un cas de chlorose dans lequel il y avait une atrophie de l'appareil génital sans lésion de l'appareil cardio-vasculaire et, sans pouvoir s'appuyer sur l'examen de pièces anatomiques, il a cru cependant être autorisé à soutenir que l'aplasie sexuelle peut à elle seule créer la chlorose et être considérée comme le *primum movens* de cette maladie (1). C'est revenir, comme on le voit, à l'opinion de Rokitansky.

Dans les observations tout à fait récentes on trouve bien peu de renseignements. Dans le cas de M. Gilly, les ovaires étaient petits ; dans celui de M. Rendu ils étaient volumineux et l'un d'eux présentait un petit kyste. Enfin, dans l'observation de M. Tissier (Obs. IV), les organes génitaux étaient normaux. L'état de ces organes paraît donc, en somme, variable.

Je n'ai observé pour ma part qu'un cas d'arrêt de développement de l'utérus et probablement des ovaires. C'était chez une jeune fille, un peu nerveuse, qui ne présentait que des signes peu accusés d'anémie et qui se trouvait dans les conditions des chlorotiques aménorrhéiques. Elle est aujourd'hui âgée de vingt-trois ans et toujours non réglée, mais mariée et fort bien portante, bien qu'elle soit tourmentée par un violent désir de devenir mère. Il est extrêmement probable que son système vasculaire est normal.

B. Lésions des autres organes. — L'état du cœur chez les chlorotiques est également variable. Meckel, Rokitansky, Virchow ont signalé tantôt l'atrophie simple, un véritable arrêt de développement comme celui des vaisseaux, tantôt l'atrophie avec pigmentation, désignée sous le nom d'atrophie brune. Cette variété d'atrophie se retrouve dans toutes les cachexies ; elle n'a rien de spécial. Depuis, on s'accorde généralement à reconnaître que le cœur est le plus souvent petit et même parfois d'un volume extraordinairement réduit, sauf au niveau du ventricule droit qui serait relativement dilaté. Cependant dans certaines observations il a été trouvé hypertrophié. Quelques auteurs ont admis l'hypertrophie en se fondant uniquement sur les signes physiques constatés chez les malades, d'autres l'ont reconnu à l'autopsie. Elle était très notable dans le cas de Lewinski où elle coïncidait avec une grande étroitesse de l'aorte. Chez la malade de M. Gilly le volume du cœur était normal, il était plutôt amoindri chez celle de M. Rendu.

Lorsque les chlorotiques sont mortes à la suite d'une longue maladie et après avoir présenté tous les signes d'une cachexie avancée, on a trouvé en général dans la couche interne du myocarde les petites taches jaunâtres indiquant la dégénérescence

---

(1) E. Fraenkel, Ueber die Combination von Chlorose mit Aplasie der weiblichen Genitalorgane (*Arch. f. Gynäkol.*, t. VII, S. 465, 1875).

graisseuse des fibres musculaires. C'est là une des conséquences de l'anémie extrême, quelle qu'en soit la cause.

Il est regrettable de ne posséder aucune donnée précise sur l'état de l'estomac dans la chlorose. D'après les faits cliniques il est probable qu'il doit y avoir, dans les cas de dyspepsie, une altération des glandes à pepsine et peut-être un défaut de vigueur de la tunique musculaire.

Nous manquons également de renseignements sur les lésions du foie ainsi que sur celles des organes hématopoïétiques (rate, moelle des os, ganglions lymphatiques).

Pour compléter ce chapitre je suis heureux de pouvoir encore y annexer un court résumé de l'observation de M. Tissier. On y trouvera des détails intéressants sur le foie et sur la secrétion biliaire.

Obs. IV résumée (1). — C. B., dix-huit ans, entrée le 2 mars 1889, à l'Hôtel-Dieu, dans le service de M. le professeur Proust.

Pas d'antécédents héréditaires ; — a toujours été pâle ; — réglée à treize ans régulièrement, mais peu abondamment ; à l'âge de six ans, affection pulmonaire ; à dix ans, fièvre typhoïde. La maladie actuelle a débuté il y a quelques semaines : impossibilité de tout effort, lassitude, affaissement profond ; dyspnée légère, palpitation ; œdème des jambes depuis plusieurs mois ; récemment légers frissons, douleur dans le côté droit, anorexie.

3 mars. — Malade de taille moyenne, d'une pâleur mate, cireuse ; muqueuses décolorées.

Pouls régulier. — Souffle systolique interne au niveau du foyer de l'artère pulmonaire ; frémissement cataire des deux côtés du cou ; sensibilité à la pression des apophyses épineuses dorsales. Perte de l'appétit ; pas de dilatation de l'estomac ; diarrhée ; affaissement considérable. Quelques râles fins à la base droite. Urine non albumineuse, très légèrement urobilique. Température : hier soir 38°,4. Aujourd'hui 37°,6 — 38°,4.

4 mars. — Prostration considérable, température 39°,2 — 39°,8 ; œdème des jambes plus étendu.

5 mars. — Ventre ballonné, douloureux, diarrhée ; râles à la base droite. Température 39°,3 — 39°,4.

6 mars. — Langue saburrale. Dans le sang pur on voit se former un fin réticulum n° 3. La richesse globulaire n'est que de 407 000 ; on n'a pas pu faire de numération ; les hématoblastes nombreux ; pas d'augmentation appréciable des globules blancs. Température 39°,2 — 39°,4.

7 mars. — Adynamie de plus en plus prononcée ; aspect typhoïde. Température 38°,4 — 39°,8.

8 mars. — Urine non albumineuse, légèrement urobilique.

9 mars. — Pouls petit, régulier. Température 39°,4 — 40°,4.

____

(1) Tissier, *Bull. de la Soc. anatomique*, mars 1889.

10 *mars.* — Température 40o,2 — 39o,4. — Mort.

Autopsie. — *Poumons :* splénisation du lobe inférieur droit avec quelques noyaux de broncho-pneumonie ; quelques tubercules caséeux, enkystés au sommet gauche.

Reins. — Substance corticale d'une pâleur remarquable, poids 110 grammes chacun.

Foie. — Congestionné, graisseux ; poids 980 grammes ; on trouve dans la vésicule un liquide incolore, peu abondant.

Rate. — Pèse 65 grammes.

Estomac d'apparence normale.

Intestins. — Plaques de Peyer et follicules clos saillants colorés par la bile ; les plaques de Peyer de la terminaison de l'intestin grêle sont très saillantes, congestionnées, non ulcérées. Le gros intestin est distendu par des gaz, très congestionné.

Organes génitaux. — Les ovaires et l'utérus sont de dimension normale. L'utérus mesure 6 centimètres de long et 4 centimètres de large à sa partie supérieure. Hymen intact.

Cœur et vaisseaux. — Poids du cœur avec les vaisseaux de la base, 190 grammes. Cœur petit ; dépôts graisseux sous-péricardiques assez abondants, surtout au niveau du sillon coronal, à la pointe, le long du bord droit et à la face postérieure.

De l'infundibulum de l'artère pulmonaire à la pointe du ventricule, on mesure 10 centimètres. L'épaisseur des ventricules à leur partie moyenne est à gauche d'un centimètre, à droite de 3 millimètres. Les valvules sont saines ; la circonférence de la mitrale est de 8c,5. Le myocarde est très pâle, mais ne présente pas de taches graisseuses.

L'aorte est très étroite. Elle mesure au niveau de l'orifice 5 centimètres de circonférence ; à 3 centimètres au-dessus 4c,5 ; à l'union de la crosse et de l'aorte thoracique 3 centimètres ; à 1 centimètre au-dessus de sa terminaison 2 centimètres. Les origines des intercostales sont petites et très irrégulières.

Le tronc brachio-céphalique mesure, à	
5 mill. de son origine..................	18 mill. de circonf.
L'artère carotide primitive gauche........	12 — —
L'artère sous-clavière gauche............	13 — —
Les artères iliaques primitives, à 1 centi-	
mètre de leur origine..................	14 mill. —

Les parois artérielles sont minces, extensibles et présentent des plaques graisseuses irrégulières, peu saillantes, surtout marquées autour des orifices des intercostales dans l'aorte thoracique et au niveau de l'orifice aortique.

Les veines des membres inférieurs ne contiennent pas de caillots.

Le liquide de la vésicule a une réaction neutre ; il ne donne ni la réaction de Gmelin ni celle de Pettenkofer. A l'examen spectroscopique il présente une légère bande correspondant à celle de l'urobiline.

Examen microscopique.

Le foie est infiltré de grosses gouttelettes de graisse intra-cellulaire. Les cellules du rein sont saines ; il en est de même des fibres cardiaques.

§ 6. — Diagnostic et pronostic.

Le diagnostic de la chlorose se tire des conditions étiologiques dans lesquelles la maladie survient, c'est-à-dire du fait de l'apparition, chez une jeune fille, d'une anémie plus ou moins intense, en dehors de toute perte sanguine ou de toute affection organique capable de l'expliquer.

Elle ne peut être confondue qu'avec les anémies symptomatiques de la dyspepsie ou de la tuberculose. Quand la dyspepsie chlorotique est à peu près nulle ou peu intense, le diagnostic ne présente pas de difficulté. Mais lorsque la dyspepsie est prononcée il y a lieu de rechercher les éléments d'un diagnostic différentiel entre l'anémie symptomatique de la dyspepsie et la chlorose proprement dite. En raison de l'opinion d'un certain nombre de pathologistes sur l'origine dyspeptique de la chlorose, cette question soulève presque un point de doctrine sur lequel nous ne nous prononcerons définitivement que dans le chapitre où nous discuterons la nature de la maladie.

Pour le moment nous nous bornerons à opposer les caractères de l'anémie symptomatique de la dyspepsie à ceux de l'anémie chlorotique. J'ai examiné avec soin l'état du sang dans les diverses formes de la dyspepsie. Ces recherches m'ont conduit, non pas à mettre en doute l'anémie symptomatique de cet état morbide, mais tout au moins à considérer comme fort exagérée l'opinion de Beau et des médecins qui considèrent la dyspepsie comme une cause puissante d'anémie.

J'ai constaté, en effet, que, dans la dyspepsie pure, l'état anatomique du sang est à peine modifié. En voici quelques exemples:

1° M. M..., âgé de trente-neuf ans, dyspepsie atonique avec dilatation de l'estomac, datant de trois ans, amaigrissement notable, faciès terreux, pas de bruits vasculaires (3 nov. 1877).

$$N = 4\,898\,000 \qquad G = 0,90.$$

2° M. S..., médecin, dyspepsie flatulente et douloureuse depuis un an; en onze mois, le poids du corps est tombé de 200 livres à 142; teint jaunâtre, plombé; muqueuses colorées; pas de bruit anormal au cœur; souffle diastolique dans la carotide; souffle continu avec renforcement, légèrement musical, dans la jugulaire interne, sans frémissement cataire (2 décembre 1877).

$$N = 5\,022\,000 \qquad G = 1.$$

3° M. C..., médecin, trente-cinq ans, dyspepsie intense, avec dilatation moyenne de l'estomac, remontant à plus de dix ans; légère teinte subictérique; pas de bruits vasculaires (1er décembre 1877).

$$N = 4\,526\,000 \qquad G = 0,91.$$

4° M. L..., trente-neuf ans, dyspepsie sans caractères précis datant de huit mois (12 février 1879).

$$N = 4\,850\,000 \qquad B = 7\,300 \qquad G = 0,89.$$

5° Madame M..., âgée de trente-sept ans, dyspepsie avec dilatation stomacale datant de trois ans; amaigrissement notable; teint blafard; figure fatiguée; souffle doux avec renforcement dans la jugulaire interne, rien au cœur (7 mai 1881).

$$N = 3\,700\,000 \qquad B = 9\,600 \qquad G = 0,95.$$

6° M. S..., quarante ans, dyspepsie avec dilatation considérable de l'estomac datant de plus de deux ans; légère tuméfaction du foie; mobilité du rein droit; faciès terreux; amaigrissement notable; pas de bruits vasculaires (juillet 1884).

$$N = 4\,654\,008 \qquad B = 2\,700 \qquad G = 0,82.$$

On voit donc que dans la dyspepsie ancienne s'accompagnant de troubles dans la nutrition générale, le nombre des globules rouges est encore très élevé. Il est même normal dans les cas précédents cinq fois sur six.

Mais il n'en est pas toujours ainsi, et dans quelques faits de dyspepsie, particulièrement chez les neurasthéniques, la déglobulisation peut atteindre un plus haut degré. Je citerai à cet égard le cas suivant, où j'ai observé le chiffre le plus faible de globules rouges.

7° M. P..., garçon de bureau, cinquante ans. Dyspepsie atonique avec dilatation considérable de l'estomac, datant d'environ six mois. Amaigrissement, décoloration de la peau et des muqueuses; neurasthénie et hypochondrie.

$$N = 3\,317\,000 \qquad G = 0,79.$$

On remarquera que dans tous ces faits, y compris le dernier, les altérations gobulaires sont nulles ou à peine sensibles. Il y a donc, à cet égard, une différence essentielle entre la dyspepsie et la chlorose.

Les résultats fournis par l'auscultation du cœur et des vaisseaux sont en rapport avec ce fait anatomique. Malgré les phénomènes dont se plaignent les malades et qui ressemblent à ceux de l'anémie, tels que céphalalgie, vertiges, étourdissements, palpitations, essoufflement, etc., les bruits du cœur restent normaux et les vaisseaux du cou ne font entendre que des murmures faibles ou musicaux. Ces phénomènes stéthoscopiques sont très précieux, même en l'absence d'examen du sang.

Le diagnostic de la dyspepsie pure sans anémie ou avec anémie symptomatique est donc facile. Mais on remarquera que les observations précédentes se rapportent, à l'exception d'une seule, à des hommes d'un certain âge, n'ayant pas de prédisposition à la chlorose. Chez les jeunes filles et chez les jeunes femmes, il est beaucoup plus fréquent de rencontrer avec la dyspepsie une altération prononcée du sang. Mais dans un grand nombre d'autres cas la dyspepsie ne provoque pas plus d'anémie que chez l'homme. D'autre part, dans le complexus anémie et dyspepsie, lorsqu'à la suite d'un traitement approprié l'anémie guérit, la dyspepsie lui survit souvent. On peut alors constater un trouble sérieux des digestions pendant des mois et des années sans modifications très sensibles du sang, ce qui semble bien établir que la dyspepsie seule n'est pas une cause puissante d'anémie. Lors donc qu'on constatera chez une dyspeptique des altérations anatomiques marquées du sang, en même temps que des signes stéthoscopiques caractéristiques, on en conclura qu'il existe un certain degré de chlorose. On n'objectera pas que, dans ces cas, la dyspepsie a déterminé un degré d'anémie plus intense que celui qu'elle provoque habituellement, parce que c'est précisément à cette disposition particulière de l'économie qui donne naissance à l'anémie chronique avec altérations globulaires que convient le nom de chlorose. Je ne vois qu'une circonstance dans la dyspepsie qui puisse provoquer une anémie symptomatique aussi prononcée que celle de la chlorose, c'est lorsque l'affection stomacale étant ulcéreuse, une anémie post-hémorragique vient se greffer sur la faible anémie symptomatique de la dyspepsie.

Toutefois, il est probable que nous ne connaissons pas encore, d'une manière suffisamment précise, tous les rapports de la dyspepsie avec les anémies. On comprend d'ailleurs, sous le nom général de dyspepsie, des états morbides très variables, tant sous le rapporte de leur origine que de leur gravité. Aussi les considérations précédentes ne sont-elles applicables qu'aux formes ordinaires de la dyspepsie. A côté d'elles, il en existe peut-être d'autres plus graves et capables de provoquer une anémie symptomatique considérable. Nous aurons l'occasion de reprendre cette intéressante question à propos de l'anémie dite pernicieuse progressive.

— Le diagnostic de la chlorose peut offrir de réelles difficultés lorsque cette maladie survient à l'occasion de la tuberculose. Les signes caractéristiques de la phtisie pulmonaire peuvent, en effet, rester douteux pendant un certain temps, alors que l'anémie chlorotique est manifeste. Nous reviendrons sur ce point, très important pour la pratique, à propos de la chloro-anémie tuberculeuse.

— Il est encore une circonstance où le diagnostic présente une certaine difficulté. C'est lorsqu'il s'agit de décider, en présence de signes stéthoscopiques très prononcés du côté du cœur, s'il existe ou non une lésion cardiaque. On a publié un certain nombre de cas d'hypertrophie du cœur avec ou sans insuffisance mitrale fonctionnelle dans la chlorose (Gerhardt, Lewinski). Cette maladie peut donc à elle seule donner lieu à un certain nombre de signes appartenant en général aux maladies mitrales.

D'autre part, chez les sujets jeunes, atteints d'affection cardiaque, il n'est pas rare de trouver un degré assez prononcé d'anémie, c'est-à-dire un complexus pathologique dont nous aurons à tenir compte dans l'histoire de la chloro-anémie. Enfin, il importe de savoir que les affections cardiaques, même chez l'adulte, peuvent produire par elles-mêmes une anémie assez intense (anémie cardiaque symptomatique). Mais je n'ai rencontré jusqu'à présent cette anémie cardiaque avec lésions globulaires, que dans les affections aortiques et particulièrement avec un rétrécissement de l'aorte.

Ces derniers faits seront d'autant plus faciles à distinguer de la chlorose qu'ils concernent des sujets ayant souvent dépassé notablement l'âge de cette dernière maladie. Les affections mitrales d'origine rhumatismale ou autre produisent, au contraire, rarement une altération notable des globules rouges. Chez les malades présentant les signes locaux d'une insuffisance mitrale l'existence d'une anémie notable et surtout de fortes lésions globulaires permet d'affirmer la chlorose; mais il sera parfois difficile de décider si les souffles cardiaques sont purement fonctionnels ou, au contraire, organiques, c'est-à-dire s'il s'agit d'une chlorose proprement dite ou d'une chloro-anémie cardiaque.

Dans les cas où la chlorose s'est accompagnée d'un souffle à la pointe simulant une affection mitrale, j'ai toujours constaté la disparition du souffle pendant le cours de la réparation sanguine, et je suis convaincu qu'il n'existait pas d'affection cardiaque proprement dite.

— Lorsque la chlorose est reconnue, le diagnostic de la forme offre rarement des difficultés. L'examen du sang permettra facilement de déterminer l'intensité de la maladie d'après le degré d'anémie. En cas de fièvre, l'absence de caractères phlegmasiques du sang et de toute détermination locale, le développement très prononcé des lésions globulaires, empêcheront de commettre toute erreur. Quand il y aura des phénomènes dyspeptiques accentués, on ne se hâtera pas de se prononcer sur l'importante question de savoir si la dyspepsie est simplement symptomatique de la chlorose ou bien un élément morbide surajouté et jusqu'à un certain point indépendant. Nous avons suffisamment insisté sur cette difficulté du diagnostic en décrivant la forme dyspeptique de la maladie. Rappelons simplement ici que l'examen du chimisme stomacal tranchera toute difficulté.

Il serait important de pouvoir distinguer la forme passagère, rapidement curable, de la chlorose résistante, à rechutes fréquentes. Aucun signe clinique ne permet de faire à coup sûr cette distinction.

Aussi le pronostic de la chlorose doit-il toujours être réservé, On s'exposerait à de grands mécomptes et on compromettrait sa réputation si, dans un cas quelconque de chlorose bien caractérisée, on portait à la légère un pronostic bénin. Il ne faudrait pas cependant alarmer inutilement une famille, lorsqu'il s'agit d'une maladie qui peut guérir en quelques semaines. On ne se hâtera donc pas de se prononcer. Si la chlorose est simple et que, sous l'influence du traitement, les altérations globulaires disparaissent rapidement, si surtout on peut obtenir un retour complet du sang à l'état physiologique, le pronostic sera des plus favorables. Au contraire, on devra faire des réserves relativement à la possibilité des rechutes lorsque le traitement sera incapable de restituer au sang ses caractères normaux.

Nous verrons bientôt que dans la forme dyspeptique il est fréquent de voir les troubles gastriques s'amender en quelques jours sous l'influence du traitement ordinaire de la chlorose. Mais rien ne pouvant faire prévoir à l'avance cette heureuse circonstance, on se méfiera des difficultés thérapeutiques que la dyspepsie pourra susciter et, dans ce cas encore, on attendra quelques semaines avant de se prononcer sur la marche ultérieure de la maladie.

§ 7. — TRAITEMENT.

A. Traitement de la forme simple. — Dans toute question de thérapeutique, il y a deux choses bien distinctes : le fait, c'est-à-dire le résultat obtenu chez les malades, puis l'interprétation de ce résultat, autrement dit la théorie du mode d'action du traitement. Pour le moment, nous nous occuperons exclusivement du fait, tel qu'il ressort de nos observations cliniques ; la discussion touchant le mode d'action du traitement ne pourra venir en temps utile qu'à la fin du chapitre suivant, où nous tâcherons d'établir la physiologie pathologique de la maladie et d'en déterminer la nature.

Le fait est celui-ci : le fer est le médicament par excellence et, en quelque sorte, le spécifique de la chlorose. Mes observations cliniques me permettent d'être absolument net et précis sur ce point, qui me paraît être aujourd'hui un des moins contestables de la thérapeutique.

L'usage du fer dans la chlorose n'est pas nouveau ; de tout temps il a fait la base du traitement de cette maladie. Il était même vulgaire bien avant que la chlorose ne fût nettement définie et mise à sa place dans le cadre nosologique. Cependant la valeur de ce médicament a été diversement appréciée et bon nombre de médecins modernes ou contemporains ont été frappés de l'inégalité des résultats qu'ils en ont obtenus. Quelques-uns même, après avoir éprouvé de nombreux échecs avec les préparations martiales, ont été conduits à considérer le fer comme un médicament infidèle ou même inférieur dans la chlorose à d'autres moyens thérapeutiques, tels que le quinquina, l'arsenic, l'hydrothérapie.

Malgré l'antique réputation du fer, la proposition que je viens
d'émettre présente donc, dans sa simplicité, un certain cachet de
nouveauté, en faisant du fer, dans tous les cas sans exception et
sans restriction, le médicament spécifique de la chlorose. C'est
qu'il existe un nombre considérable de préparations ferrugineuses
et qu'il n'est pas, tant s'en faut, indifférent de se servir d'une
quelconque de ces préparations. Tout est là.

Lorsque, dans un certain cas, après avoir essayé nombre de préparations martiales sans obtenir de résultat, on déclare, de guerre
lasse, l'inutilité du fer, c'est qu'on a passé à côté de la bonne préparation, de sorte que le cas prétendu incurable par le fer peut être
guéri en quelques semaines par un autre médecin faisant appel
à une préparation ferrugineuse non encore utilisée.

Il y a quelques années, sous l'influence des idées professées par
Trousseau et Pidoux, on donnait la préférence, tout au moins au
début du traitement, à des préparations métalliques, d'une digestion difficile. Le fer devait agir comme tonique et excitant direct
de l'estomac, et par conséquent, il fallait le prescrire sous une forme
qui permît son contact prolongé avec la muqueuse de cet organe.
De là, des insuccès fréquents, dus à l'irritation que produisent
presque toujours ces préparations dans l'estomac déjà souffrant et
très excitable des chlorotiques, ainsi qu'à la non digestion du
médicament.

Il est, au contraire, parfaitement certain que le fer doit être
absorbé et assimilé ; il faut donc le prescrire sous une forme dont
la digestion soit facile. La pratique m'a montré qu'on doit accorder
la préférence aux protosels de fer. Voilà un premier point qui me
paraît indiscutable lorsqu'on reste, comme je le fais pour le moment, sur le terrain de la clinique. Mais les protosels sont nombreux ; ont-ils tous la même valeur ?

C'est là une question de la plus haute importance et, je l'avoue,
assez embarrassante. Ce n'est pas qu'il me soit difficile d'indiquer
ceux qui me servent le plus généralement et qui m'ont rendu le
plus de services. Mais ne les ayant pas étudiés tous avec le même
soin, je ne voudrais pas recommander les uns au détriment des
autres.

Ces réserves faites, je dois déclarer que, parmi les préparations
que j'ai essayées, celle qui m'a donné les meilleurs résultats est
le protoxalate de fer. Je ne mettrai qu'en seconde ligne les

autres protosels, le protochlorure, le lactate, le protoiodure, etc.

Pour quelle raison le protoxalate est-il plus actif et mieux toléré que les autres protosels? Je n'en sais rien et crois pouvoir dire que tout ce qu'on a écrit jusqu'à présent sur la valeur comparative des préparations martiales, en se fondant sur des considérations chimiques, n'a qu'une importance pratique médiocre.

Je répète donc encore une fois que la meilleure préparation ferrugineuse, quelle que soit sa constitution chimique, est celle que l'estomac tolère, digère et absorbe, et que l'expérience clinique m'a enseigné que cette préparation doit être choisie parmi les protosels.

Il faut que les malades la prennent sans répugnance, qu'elle ne trouble pas la digestion et ne produise ni gastralgie, ni éructations, ni constipation. Le choix fait, reste la question des doses.

Pour fixer les idées sur ce point, il est intéressant de connaître le déficit de fer existant dans le sang des chlorotiques.

Je suppose pour un instant que la médication martiale n'ait pas d'autre but que de combler ce déficit. Il est bon de savoir jusqu'à quel point il est considérable et bien supérieur à ce qu'on croit généralement, quand on met en doute la nécessité de fournir directement du fer à l'organisme.

A cet égard, les recherches hématologiques fournissent des renseignements précieux.

On compte chez un adulte environ 3 grammes de fer dans la masse totale du sang. Par conséquent, d'après les chiffres concernant la richesse globulaire dans la chlorose, la quantité de fer descend au moins à la moitié, lorsque l'anémie est de moyenne intensité, et au tiers et même au quart lorsque l'anémie atteint le troisième degré, ce qui est fréquent. Comme la chlorose n'est guérie, au moins passagèrement, qu'au moment où le sang est réparé complètement, la quantité de fer que les globules doivent fixer est de $1^{gr},50$ dans les cas ordinaires; de $1^{gr},75$ à $2^{gr},25$ et même $2^{gr},50$ lorsque l'anémie est intense.

Voilà des chiffres fort instructifs qu'il ne faut pas perdre de vue. Ils expliquent bien des insuccès et, de plus, le faible bénéfice qu'on retire de l'emploi des eaux minérales ferrugineuses. Sydenham plaçait ces eaux en tête des médicaments de la chlorose et aujourd'hui encore beaucoup de praticiens les croient préférables aux préparations pharmaceutiques. C'est là encore une erreur qui n'est d'ailleurs pas partagée par les médecins de stations.

La chlorose ne figure pas, en effet, dans les traités spéciaux, parmi les maladies justiciables des eaux minérales ferrugineuses.

Il est intéressant de se rendre compte des motifs de cette impuissance.

M. Caulet, à l'époque où il pratiquait à Forges, une des principales stations ferrugineuses, a été conduit par ses observations à considérer l'absorption du fer comme la condition essentielle de tout résultat thérapeutique chez les anémiques.

Pour faciliter les effets des eaux et éviter la décomposition du principe ferrugineux pendant le travail de la digestion, il avait le soin de faire ingérer l'eau minérale à jeun. Malgré cette précaution, il a observé, du côté de la tête, des phénomènes de congestion qui ont nécessité parfois l'emploi des révulsifs. Cependant l'appétit a été souvent excité jusqu'à apparition de boulimie, les urines ont augmenté et les selles ont conservé leur coloration.

Ces derniers signes indiqueraient, d'après cet observateur, la digestion complète du fer.

Chez les buveurs qui, au contraire, n'ont pas digéré le médicament, il est survenu de la pesanteur d'estomac, un état saburral de la langue et de la constipation. Les selles ont pris et gardé une coloration noire caractéristique, et, dans ces cas, la cure a échoué. Les eaux de Forges, et d'une manière générale les eaux fortement ferrugineuses, ne sont donc pas aussi facilement tolérées qu'on le croit généralement.

Et, cependant, la dose de principe ferrugineux ingérée chaque jour dépasse à peine en moyenne 5 centigrammes, représentant environ 2 centigrammes de fer métallique.

Admettons que, dans les cas favorables, cette dose de fer soit, en totalité, absorbée par le tube digestif et fixée par le sang, et reportons-nous aux données relatives au déficit de fer dans le sang des chlorotiques.

Nous voyons, chiffres en mains, qu'il ne faudrait pas moins, à Forges, de soixante-quinze jours de traitement dans les cas les plus simples, de moyenne intensité, pour que la réparation sanguine pût se faire d'une manière complète à l'aide du fer médicamenteux.

Or, on sait qu'il est absolument impossible de faire supporter le traitement minéral plus de vingt-cinq à trente jours. M. Le Bret, dans un traité spécial où se trouvent fidèlement résumées les ob-

servations des médecins exerçant dans les stations d'eaux minérales ferrugineuses, énonce sur ce point le jugement suivant :

« Si ces eaux peuvent remédier à l'appauvrissement du sang
en favorisant le remontement de la constitution chez les chlorotiques, elles n'ont pas de prise sur l'état diathésique... » Ce n'est pas
là ce qu'il faudrait dire. La cure ferrugineuse, comme toutes les
cures du même genre, produit une excitation générale de la nutrition, et par suite une amélioration de l'état apparent des chlorotiques, mais le bénéfice qu'on en obtient est incomplet et passager
parce que la lésion du sang persiste, l'eau minérale étant incapable
de faire pénétrer, pendant la durée de la cure, une dose suffisante
de fer dans l'organisme.

Voilà pourquoi il est indispensable de s'adresser à une préparation pharmaceutique et de prescrire des doses de fer que ne
peuvent fournir les eaux minérales.

En 1882, j'eus l'occasion de donner des soins à une jeune fille
de dix-huit ans, atteinte de chlorose depuis trois ans. Au début de
sa maladie on lui fit prendre diverses préparations ferrugineuses
qui, n'ayant produit qu'un médiocre résultat, furent supprimées et
remplacées par l'usage de préparations arsenicales. Plus tard, on
essaya l'hydrothérapie, les inhalations d'oxygène, les toniques et
cependant l'anémie, faisant toujours des progrès, finit par devenir
inquiétante. On envoya alors la malade à Spa où elle resta environ
six semaines. Elle y éprouva une amélioration marquée et surtout
une augmentation des forces.

Mais, à peine de retour à Paris, cette jeune fille retomba dans un
état de faiblesse extrême. Sa mère, inquiète, découragée, deman-
dait ce qu'elle pouvait faire en attendant le moment de retourner à Spa. Elle était absolument persuadée, après tant d'essais
thérapeutiques, que sa fille ne pourrait retrouver la santé que dans
une station d'eau minérale.

Cette jeune fille était dans un état d'anémie extrêmement prononcé ; elle ne pouvait rester debout sans éprouver des vertiges ou
même sans perdre connaissance, l'anorexie était complète ; mais les
digestions n'étaient pas mauvaises ; l'estomac n'était ni douloureux ni distendu et la malade n'avait éprouvé jusqu'à présent des
symptômes de gastralgie légère qu'au moment où on la gorgeait
de vin de quinquina et d'autres toniques irritants.

En l'absence de dyspepsie et de phénomènes nerveux, malgré

l'intensité de l'anémie, je crus devoir porter un pronostic favorable, tout en faisant mes réserves sur la possibilité de rechutes.

Quand je dis à la mère que mon traitement consisterait simplement en l'administration d'un ferrugineux, je faillis la désespérer complètement tant elle avait perdu confiance dans ce mode de traitement.

Je cite ce cas, parmi un certain nombre d'autres du même genre, parce que j'ai rarement vu une métamorphose plus rapide et plus complète. Au bout de quinze jours, la malade était méconnaissable ; elle avait repris des couleurs, l'appétit était revenu, le poids s'était sensiblement accru ; d'abord triste et affaiblie, elle était devenue vive, gaie, et ressentait une véritable joie à se sentir renaître.

En cinq semaines, la guérison de l'anémie fut aussi complète que possible. Bientôt le développement corporel un peu retardé prit de l'essor ; la jeune fille devint fraîche et vigoureuse et, au moment de la bonne saison, il ne fut plus question d'aller à Spa. Depuis, tout en continuant à se bien porter, elle a éprouvé plusieurs années de suite, pendant l'été, une légère rechute qui fut rapidement enrayée par la reprise du traitement ferrugineux. Actuellement elle est mariée, mère de famille et probablement guérie à tout jamais de la chlorose.

Le fer médicamenteux doit donc être considéré comme la base du traitement de la chlorose et ce fer doit être donné à une dose relativement élevée.

On commence par 20 centigrammes en deux fois, au début des deux principaux repas et, au bout de quelques jours (5 à 7), si le médicament est bien toléré, on en porte progressivement la dose à 30, puis à 40 centigrammes. Il est inutile de dépasser cette dernière dose.

En même temps, on prescrit un régime alimentaire un peu spécial. C'est là un point assez important. On a la fâcheuse habitude de faire prendre aux chlorotiques des préparations de quinquina et surtout du vin de quinquina, du vin pur, de la bière forte, on bataille avec elles pour leur faire accepter des aliments succulents, principalement de la viande, pour laquelle elles ont une grande répugnance. Il est rare qu'on ne détermine pas ainsi une aggravation de la dyspepsie ou qu'on ne suscite pas l'apparition de cette grave complication alors qu'elle n'existe pas encore.

Je me suis bien trouvé au contraire de supprimer tout d'abord les boissons stimulantes, le vin, la bière, le café et le thé et d'attendre, avant d'insister sur une alimentation fortement réparatrice, que l'appétit se développe sous l'influence de l'emploi du fer.

Au lieu d'eau rougie ou de vin pur, je fais boire aux repas du lait pur non bouilli en quantité modérée, c'est-à-dire au plus 1/3 de litre par repas, et lorsque je rencontre une répugnance marquée pour le lait, je donne la préférence à l'eau pure sur toutes les autres boissons.

Les aliments solides, pris d'abord en petite quantité et sous une forme simple, se composent de viandes de boucherie, de volaille, d'œufs, de poissons à chair maigre, de légumes verts et de fruits cuits. Je restreins considérablement l'usage du pain et des féculents et recommande aux malades de manger à leur appétit, en ayant soin de boire peu et de se reposer dans la position horizontale pendant un quart d'heure ou vingt minutes après chaque repas.

Relativement à l'hygiène générale des malades, je dois faire encore une remarque. Dans la persuasion que le grand air, l'exercice, sont favorables aux chlorotiques, on condamne souvent des jeunes filles qui ont de la peine à se tenir longtemps debout à de longues courses à pied, parfois même on leur fait faire de la gymnastique.

Sans parler de celles qui s'exténuent à travailler pour gagner leur vie, avant de se décider à entrer à l'hôpital, j'ai vu nombre de chlorotiques de la classe aisée littéralement épuisées de fatigue par suite des prescriptions qui leur avaient été faites.

C'est là une faute à éviter : la chlorotique qui mène une vie active se consume, s'amaigrit et sa constitution primitivement bonne peut en éprouver une atteinte profonde et durable. Elle doit donc agir selon ses forces, se reposer quand elle est fatiguée, éviter toute cause d'épuisement. On supprimera donc, tout au moins au début du traitement, les longues promenades, la gymnastique, les dîners en ville, les soirées, le théâtre, le travail intellectuel assidu, voire même les exercices prolongés au piano. C'est un moment difficile à passer. Mais dès que les forces reviennent, les jeunes filles se hâtent d'en profiter et font, avec plaisir, ce qui leur coûtait auparavant un pénible effort.

Dans le plus grand nombre des cas ce traitement suffit. Après

avoir essayé beaucoup d'autres médicaments, je crois pouvoir
dire qu'aucun d'eux ne peut remplacer le fer; qu'il n'y a pas
lieu, par conséquent, de s'occuper des prétendus succédanés de
ce médicament. Mais on sait que tous les praticiens ont rencontré des cas dans lesquels le fer était inefficace, et l'on peut se
demander par quel médicament il doit être alors remplacé?
Je répéterai donc, ici, que le fer n'est jamais inefficace; mais
que parfois il n'est pas facilement digéré. Ces cas sont rares, et
bientôt, à propos du traitement de la forme dyspeptique, j'indiquerai le moyen de faire face à cette petite difficulté. Il y a donc
des adjuvants du traitement ferrugineux, sinon des succédanés
du fer, et encore, la nécessité de leur intervention ne s'impose-
t-elle que dans un nombre limité de cas.

— Le traitement de la chlorose pour être complet doit être poursuivi jusqu'à ce qu'on obtienne un sang physiologique, tant sous
le rapport du nombre que de la qualité des globules rouges.
L'examen du sang est non seulement utile, mais indispensable.
On ne s'en tiendra pas à l'étude d'une préparation de sang pur à
l'état humide ou sec; il faut compter les éléments et faire la
détermination de leur pouvoir colorant, car la proportion d'hémoglobine peut être abaissée de 20 à 25 p. 100 sans qu'il y ait d'altération du sang appréciable par les procédés d'examen direct.

Les malades ne peuvent cependant pas prendre du fer pendant
un temps indéfini.

Au bout de six semaines à deux mois, le médicament commence à être moins bien toléré; il fatigue l'estomac, détermine
de la lourdeur de tête et parfois des troubles intestinaux. On
en fera donc suspendre l'usage pendant une dizaine ou une
quinzaine de jours pour le faire reprendre ensuite. J'ai pu donner
ainsi du fer pendant une année entière en le faisant interrompre
toutes les cinq ou six semaines sans produire de phénomènes
d'intolérance. Dans quelques cas il m'a semblé utile de varier la
nature de la préparation. Lorsque l'effet d'une préparation prise
depuis longtemps paraît devenir nul, une autre préparation peut
encore exercer une action sensible.

Ce procédé permet d'éviter les rechutes chez des malades qui
paraissent déjà parfaitement guéries au bout de six semaines à
deux mois.

B. Réparation du sang chez les chlorotiques. — Quand on a prescrit à une chlorotique le traitement qui lui convient, on assiste à un des faits thérapeutiques les plus remarquables.

L'appétit renaît au bout de peu de jours, les phénomènes dyspeptiques loin de s'aggraver s'amendent, en même temps les joues et les lèvres se colorent pour ainsi dire à vue d'œil, les forces reviennent, le caractère change. Lorsque la maladie était ancienne et avait jeté de l'inquiétude dans l'entourage de la malade, la joie renaît dans la maison, au découragement succèdent les plus vives espérances. La chlorotique revient pour ainsi dire à elle, il n'est plus nécessaire de la pousser à manger ; elle est insatiable ; loin d'être indolente, elle a repris, avec sa bonne humeur, de l'entrain et de la vigueur ; elle fatigue les siens à la promenade et aux jeux.

Quand on assiste à cette résurrection s'accomplissant avec une merveilleuse promptitude, il est impossible de ne pas être convaincu de la valeur du fer. Les recherches hématologiques prouvent d'ailleurs qu'elle est la conséquence d'une réparation sanguine active, pendant laquelle il se produit une quantité vraiment considérable d'hémoglobine.

Je vais résumer d'une manière sommaire les principaux faits résultant de mes observations sur ce point.

Pour étudier le processus de rénovation du sang dans la chlorose, sous l'influence du traitement par le fer, j'ai fait à la fois le dénombrement des globules rouges et des hématoblastes, en même temps que la détermination du pouvoir colorant du sang. J'ai suivi ainsi les modifications anatomiques du sang chez un certain nombre de malades à des intervalles réguliers et parfois tous les jours. De l'ensemble de ces recherches, on peut tirer un certain nombre de lois générales.

Le processus de rénovation du sang comprend deux phases distinctes : la première pourrait être désignée sous le nom de période de *multiplication* des hématies, la seconde sous le nom de période de *perfectionnement* des éléments nouveaux.

a. *Première période ou période de multiplication des hématies.* — Dans la chlorose confirmée le sang renferme, en général, un nombre très élevé d'hématoblastes. Cette règle ne souffre guère d'exception que dans les cas où l'anémie atteint une intensité insolite. Chez quelques malades, j'ai pu compter deux ou trois fois plus d'hématoblastes qu'à l'état sain (jusqu'à 750 000 au lieu de 225 000). Dès que sous l'influence du traitement l'état des malades s'améliore, cette accumulation d'hématoblastes diminue. Les résultats des numérations sont variables d'un jour à l'autre; mais, en prenant des chiffres moyens, on voit que le nombre des hématoblastes tend à diminuer et à se rapprocher de la normale, tout en présentant parfois de grandes fluctuations. Pendant cette période il n'est pas rare d'observer des minima, plus ou moins notablement inférieurs à la moyenne physiologique (fig. 114).

Pendant le même temps les globules rouges se multiplient soit d'une manière irrégulière, par poussées successives, soit, au contraire, d'une manière continue et assez régulière. Dans le premier cas, les chiffres les plus élevés de la courbe des hématies correspondent aux minima de celle des hématoblastes, de sorte que le sang paraît être le siège d'une série de petites crises hématiques, indiquant une activité formatrice des plus remarquables.

Le sang est alors rempli de formes jeunes à tous les degrés d'évolution et cette circonstance est particulièrement favorable à l'étude des transformations des hématoblastes en globules rouges.

Les nouveaux globules rouges formés sont petits, peu colorés, souvent déformés, un certain nombre restant à l'état de globules nains. Lorsque l'anémie est intense et que le sang renferme des globules grands et géants, ces éléments disparaissent rapidement; de sorte qu'au début de ce processus la richesse globulaire reste stationnaire ou augmente relativement peu, malgré l'accroissement notable du chiffre des hématies. Souvent même cette valeur globulaire diminue notablement dans le cours de cette première période.

b. *Deuxième période ou période de perfectionnement.* — Lorsque le nombre des globules rouges a augmenté déjà de un à trois millions et que par suite il commence à se rapprocher de la normale, les fluctuations numériques des hématoblastes et des hématies deviennent plus faibles, les globules se régularisent et acquièrent une plus grande richesse en hémoglobine, en un mot, la valeur globulaire augmente sans que les globules rouges se multiplient notablement. Nous entrons ainsi progressivement, sans transition brusque, dans la seconde phase pendant laquelle le sang va reprendre peu à peu et complètement ses caractères physiologiques.

Déjà, à ce moment, les malades se sentent considérablement améliorées ; quelques-unes, se croyant guéries, abandonnent le traitement et ne tardent pas à retomber dans leur état antérieur. Il est probable que le plus souvent, lorsque malades et médecins sont désespérés par la fréquence des rechutes, le traitement suivi n'a pu produire que cet état de fausse guérison, dans lequel la lésion du sang est encore très accentuée malgré la multiplication dans le nombre des hématies.

Tous les traitements qui ont été proposés dans la chlorose pour remplacer le fer, c'est-à-dire l'arsenic, les toniques, les eaux minérales, les inhalations d'oxygène, la limonade chlorhydrique, déterminent tous plus ou moins rapidement les heureuses modifications que nous venons de décrire comme caractérisant la première phase de la réparation sanguine. Mais presque invariablement, sauf dans les cas de chlorose légère avec anémie du premier degré, ces moyens thérapeutiques sont incapables de provoquer le retour complet du sang à l'état physiologique.

D'après mes observations, seul le fer a permis d'obtenir ce résultat et, par conséquent, on peut dire que la seconde phase de la rénovation du sang caractérise, d'une manière plus spéciale, l'action propre du fer.

Pendant cette seconde phase, le fait essentiel consiste en une amélioration progressive de la valeur globulaire (G), qui peu à peu se rapproche de la normale. Il est vrai que, dans les cas d'anémie intense, cette valeur est parfois assez élevée par suite de l'abondance des globules rouges de grande taille. Mais alors le nombre des globules rouges est extrêmement réduit, et dès que les malades sont soumises au traitement, les grands éléments disparaissent, les petits se multiplient et la valeur globulaire s'abaisse. Celle-ci aura donc toujours été sensiblement inférieure à la normale lorsque se montrera la seconde phase de réparation du sang dans la chlorose.

Au début de cette période le nombre des globules rouges augmente encore chez la plupart des malades ; mais d'une manière plus lente et plus progressive que dans la première phase. Parfois la multiplication des hématies est si active que le chiffre des globules rouges dépasse la normale, et il est destiné à diminuer au moment de la guérison définitive.

Quoi qu'il en soit de ces fluctuations numériques, les hématies nouvelles acquièrent maintenant un développement de plus en plus parfait. De jour en jour leurs déformations s'atténuent, leur taille devient moins variable et se rapproche de la normale, en même temps que leur contenu en hémoglobine augmente. En un mot les hématies pathologiques sont remplacées peu à peu par des globules sains ayant des caractères physiologiques de plus en plus parfaits.

Il en résulte que la richesse et la valeur globulaires (R et G) augmentent progressivement, d'une manière sensible, malgré la faible élévation ou même la diminution dans le chiffre des globules rouges. Voilà pourquoi je propose de désigner cette période sous le nom de phase de perfectionnement du sang.

Les deux observations ci-jointes donneront une idée des modifications produites dans l'état anatomique du sang, pendant le cours du traitement ferrugineux. Les malades qui en font l'objet ont eu le tort d'abandonner l'hôpital avant leur guérison complète, de sorte que les courbes annexées à ces observations ne représentent qu'une partie du processus. Les premières sont surtout remarquables par les grandes fluctuations des chiffres concernant les hématoblastes.

OBS. V RÉSUMÉE. — La nommée C. G..., âgée de dix-sept ans, journalière, née de parents sains, a toujours eu une bonne santé. Elle est réglée normalement depuis l'âge de quinze ans.

A la suite de privations et d'une alimentation insuffisante elle s'est amaigrie, a perdu ses forces, a ressenti des palpitations et a été prise d'éblouissements et de vertiges. Les règles se sont supprimées depuis environ trois mois.

Actuellement (18 février 1881), son teint est pâle, cireux, les muqueuses sont décolorées. Elle se plaint de céphalalgie. Elle a presque totalement perdu l'appétit, ressent du dégoût pour la viande, est prise de nausées après les repas. Elle a depuis trois jours une diarrhée assez abondante, accompagnée de coliques.

Elle ne tousse pas ; ses poumons sont sains.

Elle présente un souffle à la base du cœur, au premier temps et au point d'auscultation de l'artère pulmonaire.

Dans les vaisseaux du cou existent un frémissement cataire et un souffle continu avec redoublement.

Son poids est de 102 livres. Le sang est examiné; il présente tous les caractères qu'il prend dans la chlorose. Traitement par le chlorure ferreux.

La malade vient tous les huit jours faire examiner son sang. Elle présente une amélioration progressive; son teint se colore, ses forces reviennent, son poids augmente. Le 18 mars les règles reparaissent. Le poids du corps est de 105 livres. Il n'y a plus de souffle au cœur. Le frémissement cataire et le souffle persistent dans les vaisseaux du cou (fig. 114).

Résultats numériques des examens du sang.

DATES.	N.	H.	B.	G.	R.
18 février............	1.985.550	748.650	4.000	0,59	1.135.760
25 —	2.473.800	175.750	5.100	0,59	1.459.542
4 mars............	2.734.200	162.750	8.900	0,68	1.850.000
11 —	3.287.500	673.550	3.000	0,75	2.493.344
19 —	3.873.000	525.000	5.000	0,79	3.059.670
1er avril............	4.127.300	169.000	4.000	0,85	3.459.600

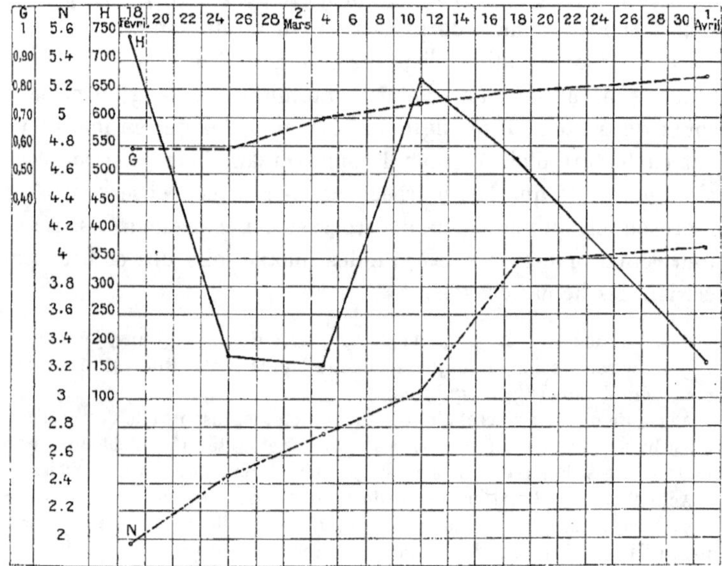

Fig. 114.

Obs. VI. — La nommée C. R..., âgée de dix-neuf ans, brunisseuse, entre le 26 octobre 1881 à l'hôpital Saint-Antoine, salle Grisolle, lit n° 22.

Bonne santé habituelle. Réglée depuis l'âge de quatorze ans, normalement.

Il y a six mois, à la suite d'un refroidissement, la malade commença à tousser. Elle eut une bronchite qui se guérit assez rapidement, mais elle perdit ses forces, fut prise de fréquents maux de tête, de vertiges, de bourdonnements d'oreilles, de faiblesse et quelquefois de tremblement. Elle éprouva une douleur persistante entre les deux omoplates et souffrit de névralgies intercostales. Enfin ses règles s'arrêtèrent pour ne plus reparaître il y a un mois.

26 *octobre*. — Décoloration complète des téguments, des muqueuses et des conjonctives.

Appétit conservé. Digestions assez bonnes. Quelques nausées le matin. Jamais de vomissements. Selles régulières.

Palpitations au moindre effort. Souffle systolique à la base au point d'auscultation de l'orifice pulmonaire.

Frémissement cataire et souffle musical continu, au niveau des vaisseaux du cou.

La malade ne tousse plus. Poumons sains.

Le foie est normal.

Les urines sont pâles, non albumineuses.

29 *octobre*. — Même état. Poids : 65 kilos. Traitement : douches froides. Protoxalate de fer.

3 *décembre*. — Poids : 70 kilos. A eu ses règles le 27 novembre; elles n'ont duré qu'un jour.

10. — Diminution sensible du souffle dans les vaisseaux du cou. Le frémissement cataire a disparu. Poids : 71 kilos.

26. — Boutons de varioloïde sur la face et les avant-bras. Fièvre. Céphalalgie, douleurs rachialgiques.

31. — Poids : 70 kilos. Plus de souffle, plus de frémissement cataire dans les vaisseaux du cou. Les pustules sont sèches; la malade est en convalescence et recommence à manger depuis hier. Pendant toute la durée de la maladie (depuis le 26 décembre) le protoxalate de fer a été suspendu.

21 *janvier* 1882. — Poids : 73 kilos.

Exeat le 26 janvier (fig. 115).

Résultats numériques des examens de sang.

DATES.	N.	H.	B.	G.	R.
29 octobre 1881....	2.356.000	523.900	1.250	0,55	1.189.200
5 novembre......	2.821.000	434.000	6.000	0,60	1.556.000
12 —	3.472.000	372.000	9.000	0,62	2.240.765
19 —	3.751.000	403.000	4.340	0,71	2.659.567
26 —	3.937.000	279.000	5.580	0,77	3.047.421
3 décembre........	4.154.000	248.000	5.890	0,77	3.199.792
10 —	4.485.000	266.600	5.580	0,74	3.328.909
17 —	4.007.000	294.000	3.410	0,87	3.500.000
24 —	4.123.000	186.000	5.340	0,90	3.723.394
31 —	4.278.000	231.000	9.300	0,87	3.723.394
8 janvier 1882....	4.309.000	341.000	7.750	0,82	3.546.090
21 —	4.123.000	279.000	5.580	0,91	3.560.000

Examens du sang sec.

29 *octobre*. — Globules rouges inégaux. Beaucoup de petits globules. Peu de grands globules.

12 *novembre*. — Globules rouges très inégaux. Grands globules assez nombreux. Hématoblastes intermédiaires.

10 *décembre.* — Les globules rouges sont plus réguliers.
21 *janvier* 1882. — Globules sains.

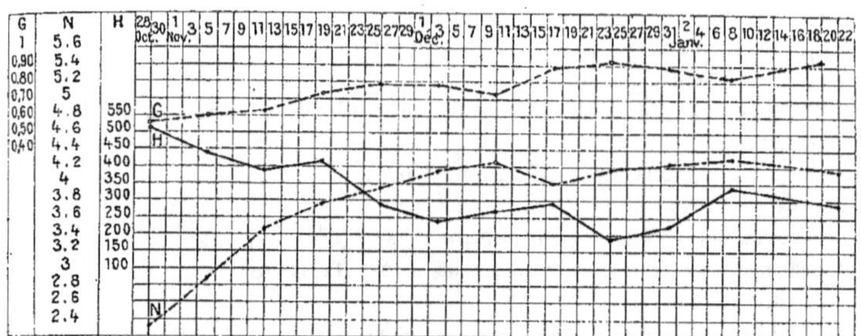

Fig. 115.

Pour que la guérison soit complète et durable, il faut que le
sang recouvre aussi entièrement que possible ses caractères anatomiques normaux.

Je ne saurais trop insister sur ce point et je rappellerai de
nouveau la nécessité de pratiquer un examen méthodique du sang
pour s'assurer que ce but a été atteint.

Dans les cas où l'anémie est moyenne, il faut environ quinze
jours à trois semaines pour atteindre le début de la seconde phase.
Celle-ci est plus longue à franchir. Cependant, dans les cas favorables, lorsque la chlorose est simple, en quatre ou cinq semaines
la seconde phase est parcourue à son tour. Le traitement ferrugineux a duré alors six à huit semaines.

Au point de vue de la fixation du fer par le sang, cela signifie
que dans l'espace de quarante-deux à soixante jours le sang a
gagné au moins 1^{gr},50 à 2 grammes de fer métallique. Comme
pendant les premiers temps du traitement une certaine proportion
des globules rouges nouvellement formés continue encore à se
détruire d'une manière exagérée, il faut donc qu'une quantité
de fer notablement supérieure à 2 grammes ait passé par les
globules rouges du sang.

Ces chiffres rendent raison de la supériorité du fer dans la
chlorose ; ils seraient plus éloquents encore si nous considérions
ce qui se passe, dans les cas d'anémie du troisième degré, alors
que la richesse globulaire R tombe aux environs de un million.

— Les modifications qui se produisent dans la nutrition sous
l'influence du traitement sont également fort intéressantes.

Nous savons déjà que, du côté des urines, on observe de remarquables éliminations de pigment. En comparant ces pertes en
matière colorante avec les diverses phases de la réparation sanguine, on obtient des renseignements importants.

En général, je commence par soumettre les malades à un repos
complet avant de prescrire le fer. Au moment où elles entrent à
l'hôpital leur urine renferme une petite quantité d'urobiline. Sous
l'influence de ce repos le nombre des globules rouges tend déjà
à augmenter, et les urines ne renferment plus que de l'urohématine.

Dès que le traitement ferrugineux est institué, certaines malades se mettent à éliminer de nouveau, en outre de l'urohématine,
une proportion plus ou moins grande d'urobiline.

Cette tendance à l'élimination d'une quantité variable d'urobiline persiste pendant toute la première phase de la réparation
sanguine ; puis, au moment où l'on entre dans la seconde, ou période de perfectionnement, les pigments urinaires disparaissent,
et l'urine reprend sous ce rapport ses caractères normaux en
même temps que le sang redevient physiologique. Souvent, tant
que la constitution anatomique du sang reste imparfaite, on voit
apparaître par moments, dans l'urine, de l'urobiline et de l'urohématine ; de sorte que l'examen des pigments urinaires, si l'on
a soin de le pratiquer plusieurs jours de suite en recueillant les
urines des vingt-quatre heures, peut servir à juger de la perfection et de la solidité de la guérison.

En même temps que l'élimination des pigments subit ces variations, le poids spécifique des urines s'élève, et au fur et à mesure que l'appétit se développe, l'urée, le chlorure de sodium et
l'acide phosphorique augmentent d'une manière notable.

Il n'est pas rare, chez les malades qui ont un très fort appétit,
de voir pendant le cours du traitement, le chiffre de l'urée devenir très grand et atteindre 30 à 35 grammes par jour à un
moment où l'anémie est encore très prononcée.

Aussi, quand on approche de la guérison, voit-on souvent le
chiffre de l'urée d'abord exagéré redevenir normal, c'est-à-dire
tomber à 20 ou 25, après s'être élevé pendant quelque temps à
30 et au-dessus.

Enfin, je rappellerai que pendant le cours du traitement il se
produit une polyurie très notable, de 800 à 1000 centimètres

cubes, la quantité d'urine s'élève à 1 500, puis 2 000, et souvent 2 500 centimètres cubes.

La nutrition générale est également influencée : toutes mes malades sans exception ont engraissé d'une manière très sensible pendant la cure.

C. Traitement de la forme dyspeptique. — Le traitement qui vient d'être tracé s'applique particulièrement à la forme simple de la chlorose.

Il me reste à indiquer les modifications qu'on doit lui faire subir dans les autres formes de la maladie.

Dans un très grand nombre de cas de chlorose dyspeptique, le fer est parfaitement supporté malgré la dyspepsie, et l'on a la satisfaction de voir disparaître à la fois l'anémie et les troubles gastriques. J'attribue cet heureux résultat au choix d'une préparation ferrugineuse facile à digérer, et à la prescription d'un régime approprié. Ce régime doit être, dans certains cas, plus sévère et en quelque sorte plus antidyspeptique que celui dont il a été précédemment question.

Lorsqu'en effet le pouvoir digestif de l'estomac est très diminué, que les digestions sont lentes, pénibles et s'accompagnent de sensations douloureuses ou bien encore lorsqu'il existe des vomissements, on est obligé de faire prendre exclusivement pendant quelques jours du lait pur, des potages au lait et de la viande crue, tout en administrant une préparation de fer à dose modérée.

Presque toujours, au bout de quelques jours, les digestions s'améliorent, l'appétit se développe, les vomissements, les douleurs stomacales disparaissent et bientôt on peut permettre de nouveaux aliments, tels que de la croûte de pain légèrement grillée, des œufs, du poisson à chair maigre, une petite quantité de viande rôtie ou grillée, et enfin des légumes verts ou farineux, réduits en purée et accommodés au bouillon, au jus ou à la crème.

On fait marcher de pair, en un mot, le traitement de l'anémie et celui de la dyspepsie, ce dernier consistant simplement en un régime alimentaire spécial.

Chez quelques malades ayant des vomissements et un dégoût persistant pour la viande, j'ai employé avec succès les inhalations d'oxygène. Presque toujours elles seront rendues inutiles par le choix d'un régime convenable.

Mais chez les chlorotiques dyspeptiques, on ne doit pas se

borner à administrer du fer, bien que, dans un certain nombre de cas, il soit bien supporté sous la forme de protoxalate, sans l'intervention d'un autre médicament. Il faut en faciliter la digestion et l'absorption, et on y parvient très facilement en suppléant à l'insuffisance de la production d'acide chlorhydrique par l'estomac.

Je prescris cet acide sous la forme d'une solution à 1 p. 100, dont je fais prendre une cuillerée à bouche dans un quart de verre d'eau sucrée, une demi-heure après les deux principaux repas (soit 2 cuillerées à bouche par jour).

Grâce à ce procédé, je n'ai pas encore rencontré une seule malade n'ayant pu supporter le fer.

Aussi, après avoir constaté les résultats remarquables obtenus par la combinaison de ces deux moyens — fer avant les repas, acide chlorhydrique après — ai-je pris l'habitude, depuis trois ans, de prescrire l'acide chlorhydrique à toutes les chlorotiques, dans le but de hâter la guérison et de prévenir la dyspepsie engendrée parfois par un traitement ferrugineux prolongé. J'ai été conduit empiriquement à cette pratique bien longtemps avant d'avoir constaté scientifiquement la diminution de la sécrétion d'acide chlorhydrique dans la chlorose. Nous nous rappelons d'ailleurs que cette altération du chimisme stomacal n'acquiert un caractère véritablement morbide que dans les cas de chlorose dyspeptique.

Dans ces dernières circonstances, l'emploi de l'acide chlorhydrique doit être considéré comme indispensable, tandis que dans la chlorose simple il n'est qu'un adjuvant ou un moyen prophylactique propre à prévenir la dyspepsie secondaire.

On peut faire continuer l'usage de la solution acide pendant trois à quatre semaines sans aucun inconvénient. Lorsque cet agent provoque au bout de ce temps un peu de fatigue d'estomac ou un léger pyrosis, il suffit d'en suspendre l'administration pendant quatre à cinq jours pour faire disparaître ces phénomènes. Je l'ai prescrit souvent avec avantage pendant quatre à cinq mois, en ayant soin d'en suspendre l'usage pendant une semaine chaque mois.

Grâce à ce mode de traitement, le fer est supporté par toutes les malades sans exception, et l'on devient ainsi maître de l'anémie, aussi bien dans la chlorose dyspeptique que dans la chlorose simple.

Dans un certain nombre de cas, surtout lorsqu'il s'agit d'une première atteinte encore récente de chlorose, la dyspepsie disparaît en même temps que l'anémie. La maladie est guérie, au moins pour un certain temps. Malheureusement, il n'en est pas toujours ainsi : la dyspepsie peut persister après la guérison de l'anémie, comme état morbide en quelque sorte indépendant. Cette particularité fâcheuse s'observe surtout chez les malades qui ont eu plusieurs atteintes successives de chlorose, traitées d'une manière inconsidérée.

On s'est beaucoup préoccupé de la dyspepsie comme cause de chlorose, et certains médecins n'ont voulu voir dans cette dernière maladie qu'une des nombreuses conséquences de la dyspepsie. Cependant il est fréquent dans la pratique d'observer précisément l'inverse, c'est-à-dire des états dyspeptiques prononcés et même difficilement curables, consécutifs à une ou plusieurs attaques de chlorose.

Qu'on interroge avec soin les malades présentant tous les signes de la dyspepsie atonique avec hypochlorhydrie, et l'on reconnaîtra que bon nombre d'entre elles ont été tout d'abord atteintes de chlorose simple.

J'ai eu d'ailleurs trop souvent l'occasion, en suivant mes malades pendant plusieurs années, de voir cette dernière maladie aboutir à la dyspepsie pour pouvoir conserver le moindre doute sur une filiation pathologique dont les termes ont dû être souvent renversés par les pathologistes qui ont exagéré l'influence pathogénétique de la dyspepsie.

La dyspepsie qui survit à l'anémie est toujours de forme atonique et accompagnée d'hypochlorhydrie. Elle a exactement les mêmes caractères que la dyspepsie chlorotique, bien que le sang soit plus ou moins complètement réparé et parfois presque absolument physiologique. Tantôt à la moindre occasion de fatigue ou de négligence dans le traitement, l'anémie reparaît et l'on se trouve de nouveau en présence du même complexus pathologique : chlorose dyspeptique. Tantôt la dyspepsie persiste seule et dure longtemps sans qu'il survienne de nouvelle déglobulisation.

Dans ce dernier cas, il devient inutile de prolonger l'administration du fer.

Les malades doivent être alors traitées comme des dyspeptiques simples.

L'acide chlorhydrique, après avoir été remarquablement utile au moment de l'usage du fer, devient moins utile ou inactif. Il semble que ce médicament n'agisse que chimiquement en facilitant la digestion du fer et qu'il soit impropre à modifier d'une manière notable et suffisante l'état morbide de l'estomac. En suppléant, en quelque sorte artificiellement, à l'hypochlorhydrie gastrique par l'emploi de l'acide chlorhydrique en nature, on ne remplit pas d'ailleurs la principale indication. Le but qu'il faut atteindre consiste, en effet, à rendre normale la sécrétion stomacale, altérée dans ses qualités physiologiques, et l'usage de l'acide chlorhydrique est loin de souscrire dans tous les cas à cette indication formelle.

On réussit parfois beaucoup mieux en prescrivant de l'acide lactique qu'on fait prendre en solution convenablement diluée dans de l'eau sucrée, à la dose de 1 ou 2 grammes immédiatement après les repas.

Chez quelques malades l'emploi du képhir n° 2, c'est-à-dire de ce lait fermenté, contenant à la fois de l'acide lactique, de l'alcool et de l'acide carbonique, m'a rendu de réels services. Ce médicament-aliment agit probablement surtout, dans ces cas, par sa richesse assez grande en acide lactique.

Lorsque la dyspepsie est très rebelle et que les malades peuvent, pendant l'été, s'éloigner de Paris, je les soumets à une cure qui m'a donné dans ces dernières années d'excellents résultats dans divers cas de dyspepsie atonique.

C'est une cure de montagne avec exercices réglés et progressifs. Je choisis un lieu de séjour situé à une altitude d'environ 1 000 mètres, pouvant servir de centre d'excursions multiples. Après quelques jours d'acclimatement les malades commencent leurs courses quotidiennes dans la montagne. Au début et suivant leur état, la marche ne devra durer qu'une heure ou une heure et demie. On augmente progressivement la durée des courses et bientôt les malades peuvent exécuter sans fatigue des marches quotidiennes de sept à huit heures.

Pendant les premiers jours, le régime alimentaire habituel doit être continué ; mais il est rare qu'au bout d'une quinzaine de jours l'appétit ne se développe pas à un point tel qu'il devient impossible aux malades de s'astreindre à leur régime. Ils digèrent d'ailleurs avec une rare facilité et une rapidité de plus en plus grande.

Pour produire des effets persistants et une guérison durable
de la dyspepsie et de la dilatation stomacale, cette cure doit être
suivie pendant au moins cinq à six semaines. Je la considère
comme le meilleur traitement adjuvant qu'on puisse prescrire
dans les cas de chlorose dyspeptique avec dilatation prononcée
de l'estomac.

D. Chlorose fébrile. — La chlorose fébrile ne comporte pas de
traitement particulier. La fièvre n'est pas assez forte pour compliquer sérieusement l'état des malades. Je signalerai simplement le
bénéfice que j'ai tiré de l'usage des enveloppements froids. D'ailleurs, dans toutes les chloroses intenses, lorsqu'il y a tendance
aux lipothymies et aux syncopes, lorsque les malades sont profondément affaiblies et abattues, l'enveloppement dans le drap
mouillé paraît incontestablement utile.

Je le fais intervenir à titre de révulsif énergique, de manière à
produire une action névrosthénique et non à titre de moyen ré-
frigérant. Les malades sont enveloppées une ou deux fois par jour
dans le drap mouillé et chaque séance se compose d'un seul enveloppement de deux minutes de durée.

— En résumé, le traitement de la chlorose est des plus simples.

Il comprend le repos et un régime alimentaire convenable, en
rapport avec l'état du tube digestif des malades, et l'administration, à dose suffisante, d'un protosel de fer facilement digéré.

Dans certains cas il est nécessaire d'ajouter à ce traitement
l'usage de l'acide chlorhydrique, particulièrement destiné à faciliter la digestion de la préparation ferrugineuse.

Enfin, dans les formes intenses et notamment dans la chlorose
avec fièvre, le maillot froid humide appliqué une ou deux fois
par jour pendant un temps court rend service en produisant une
action névrosthénique.

E. Rechutes et récidives. — Voici la chlorotique guérie; l'anémie a disparu, les couleurs sont vives, les forces sont revenues.
Comment doit-on se comporter en prévision des rechutes ou des
récidives auxquelles elle est exposée ?

C'est à ce moment qu'on se préoccupera de tous les procédés
capables de consolider la constitution et de parfaire une évolution
organique encore incomplète. On s'adressera dans ce but à l'hydrothérapie, à la gymnastique, aux exercices en plein air, tout
en surveillant avec soin le régime, surtout si la chlorose a revêtu

la forme dyspeptique. Mais dans l'emploi de ces moyens il faudra toujours user d'une certaine modération.

La chlorotique reste souvent pendant longtemps délicate, peu résistante; on arrive très aisément à la surmener. On doit donc éviter de lui faire supporter de véritables fatigues. Les stimulants trop énergiques ne lui conviennent pas et c'est peut-être pour cette raison que le séjour au bord de la mer et les bains de mer produisent souvent des rechutes. Je proscris donc la cure marine aux chlorotiques, même quand elles paraissent guéries depuis plusieurs mois.

La disposition aux récidives, sous l'influence de toute cause un peu active de dépenses, se voit manifestement chez les malades traitées à l'hôpital. Dès que ces malades nous quittent, elles sont obligées de travailler pour vivre, et souvent, dans ces conditions, elles ne tardent pas à retomber dans leur état antérieur. Les asiles de convalescents sont précieux sous ce rapport et permettent d'éviter ces récidives immédiates. Malgré leur secours les reprises de chlorose sont néanmoins beaucoup plus fréquentes dans la clientèle hospitalière que dans celle de la ville.

Outre la nécessité de consolider la guérison par une bonne hygiène, il faut encore, lorsqu'il y a la moindre tendance à l'anémie, revenir à l'usage du fer.

Souvent on m'a demandé s'il fallait de temps à autre le reprendre par mesure préventive.

Je n'en ai jamais donné le conseil dans la crainte de fatiguer inutilement l'estomac ou de produire une sorte d'assuétude qui aurait diminué la sensibilité de l'organisme à la médication martiale au moment où l'on en aurait eu réellement besoin.

§ 8. — PHYSIOLOGIE PATHOLOGIQUE. — NATURE DE LA MALADIE.

Après avoir décrit la chlorose avec nos observations sous les yeux et sans nous préoccuper des questions théoriques, nous allons chercher maintenant, à l'aide des renseignements cliniques et scientifiques que nous avons recueillis, à nous rendre compte du mode de production des principaux symptômes et particulièrement de l'anémie. Cela nous conduira tout naturellement à formuler une opinion touchant la nature de la maladie.

A. **Signes cardio-vasculaires.** — Les phénomènes importants signalés du côté du cœur et que révèlent la percussion et l'auscultation permettent-ils d'admettre une lésion du cœur dans la chlorose ? Un grand nombre de médecins ont répondu par l'affirmative. Signalée par Beau, en 1845, la dilatation du ventricule gauche a été admise par Stœrck et un grand nombre d'autres praticiens. Pour Pearson Irwine les signes physiques seraient souvent absolument démonstratifs. Sans vouloir nier d'une manière absolue l'existence d'un certain degré de dilatation du cœur gauche, surtout lorsqu'il existe une étroitesse de l'aorte, je ferai seulement remarquer combien il est difficile de faire la part des phénomènes d'ordre purement nerveux chez des sujets jeunes et impressionnables. J'attirerai également l'attention sur l'état de fausse hypertrophie résultant fréquemment d'un défaut de proportionnalité entre le développement du cœur et du thorax : le cœur est à l'étroit dans une poitrine mal développée et paraît hypertrophié. Cette disposition s'observe plus fréquemment encore chez les jeunes gens que chez les jeunes filles.

Le mode de production des souffles cardiaques a été également un sujet de discussion. Une des opinions qui compte le plus de partisans rattache les bruits de la pointe à une insuffisance fonctionnelle. Celui dont le maximum s'entend parfois au foyer de l'orifice mitral serait dû à une insuffisance mitrale (Gerhardt, Lewinski), le souffle le plus communément perçu, celui du bord du sternum, serait le résultat d'une insuffisance tricuspidienne (Parrot). Ces insuffisances s'expliqueraient par la dilatation des ventricules et par suite des orifices.

Le cœur habituellement petit a d'ailleurs été trouvé hypertrophié dans certaines autopsies et on admet que les fibres musculaires sont altérées par l'état du sang, de sorte que le cœur peut être dilaté et les orifices insuffisants sans qu'il y ait hypertrophie. La coexistence fréquente du claquement exagéré des sigmoïdes de l'artère pulmonaire, en démontrant l'augmentation de tension dans ce vaisseau, plaide en faveur de l'insuffisance tricuspidienne.

On n'objectera pas à cette théorie que les mêmes souffles s'entendent dans l'anémie post-hémorrhagique, car cet état peut déterminer aussi bien que l'anémie chlorotique un relâchement des fibres du cœur et une dilatation des orifices. On se souvient, du reste, que Beau a trouvé le cœur dilaté chez des chiens rendus anémiques par des saignées.

Il faut toutefois faire remarquer que les souffles cardiaques disparaissent rapidement pendant le cours de la réparation sanguine et, d'autre part, qu'on n'observe jamais de pouls veineux ou même de stase intermittente dans la jugulaire, comme il devrait s'en produire s'il existait réellement une insuffisance tricuspidienne prononcée.

Le souffle de la base est d'un mécanisme plus obscur. Pour l'attribuer à l'angustie de l'aorte trouvée dans quelques autopsies, il faudrait évidemment qu'il siégeât à l'orifice aortique. Or, très certainement dans l'immense majorité des cas, il présente nettement son maximum au foyer de l'artère pulmonaire. G. Balfour a proposé de le rattacher à la dilatation de.l'auricule gauche. Il invoque, comme arguments, les rapports intimes de l'auricule avec la paroi thoracique, la matité au niveau du deuxième espace intercostal, la faible tendance du souffle à se propager dans les vaisseaux (1).

Quoi qu'il en soit de ces théories, l'observation clinique paraît démontrer que l'altération du sang a une influence très nette sur la production et sur l'intensité des souffles cardiaques. Ceux-ci ne sont guère prononcés, en effet, que dans les cas où les lésions globulaires sont très accentuées et ils s'atténuent souvent rapidement dans le cours du traitement, bien avant que la maladie soit guérie.

Nous allons voir ces mêmes altérations du sang jouer un rôle au moins aussi important en nous occupant maintenant des conditions de production des souffles vasculaires.

Pendant plusieurs années j'ai examiné systématiquement les phénomènes vasculaires présentés par un grand nombre de malades, en ayant soin de relever parallèlement l'état du sang. J'ai poursuivi, d'autre part, ces recherches chez des individus bien portants.

Ces études m'ont fait reconnaître que le bruit de rouet de la jugulaire interne, perceptible au toucher sous forme de frémissement cataire, est un signe très fréquent, pouvant se rencontrer dans des états pathologiques assez variés et même chez des individus des deux sexes parfaitement bien portants. Mais dans ce dernier cas ce phénomène n'est, en général, perceptible que chez les très

---

(1) G. Balfour, Arguments in favour of the theory of dilatation of the heart as the cause of cardiac hæmic murmurs (*Brit. med. Journ.*, p. 352, vol. II, 1882).

jeunes sujets de huit à vingt ans, et seulement lorsqu'on a soin de faire tourner la tête assez fortement du côté gauche, de manière à tendre les vaisseaux du cou. Chez les individus plus âgés, le frémissement cataire n'est plus guère perceptible, même dans ces conditions, que dans divers états morbides. Il acquiert alors une véritable signification pathologique, surtout lorsqu'il offre un certain degré d'intensité, tout à fait exceptionnel à l'état physiologique. C'est dans la chlorose confirmée qu'il atteint son plus haut degré de développement et qu'il peut alors être perçu non seulement dans la jugulaire droite, mais aussi dans la gauche.

Toutefois il n'est pas particulier à la chlorose : on le retrouve dans un grand nombre de cas d'anémie. Il coïncide toujours avec des altérations globulaires plus ou moins prononcées et indique par conséquent une anémie chronique, ou tout au moins déjà d'une certaine date.

Souvent, alors même que l'anémie est très prononcée, que les globules rouges sont très altérés, il fait complètement défaut. En examinant ces cas particuliers on voit qu'ils se rapportent, soit à des anémies récentes, soit à des anémies chroniques symptomatiques de la tuberculose, du cancer, d'affections organiques diverses. Or, dans tous ces faits on peut admettre une diminution absolue ou relative de la masse totale du sang et par suite un défaut de tension du système vasculaire, tandis que chez les chlorotiques les vaisseaux restent pleins et turgides.

Il est donc probable qu'outre l'altération du sang il faut qu'il y ait un certain état de la circulation, et particulièrement une tension suffisante du sang, pour que les murmures anémiques se produisent, entre autres le bruit de diable de la jugulaire interne.

Le système nerveux intervient-il, comme nombre d'auteurs le pensent, dans la réalisation des conditions physiques favorables à la production de ces bruits?

Tout ce que l'on peut dire sur ce point, c'est qu'un certain état de tonus vasculaire, naturellement sous la dépendance du système nerveux, paraît nécessaire pour assurer ou plutôt pour faciliter le frottement du sang dans les vaisseaux.

Telle est peut-être la raison pour laquelle ces bruits sont plus fréquents et plus intenses chez les sujets jeunes, à réaction nerveuse bien franche, à système vasculaire bien rempli et peut-être relativement étroit?

Lorsque ces dernières conditions sont bien réalisées, comme cela a lieu communément chez ces sujets, il suffit d'une altération relativement très légère du sang pour que le frémissement de la jugulaire interne devienne perceptible ou plus intense lorsqu'il existait antérieurement à l'anémie.

Plusieurs de mes malades paraissant complètement guéries, se sentant tout à fait bien, ont conservé un bruit de rouet dans la jugulaire interne et un frémissement vibratoire correspondant.

Le nombre des globules rouges était redevenu normal; mais ces globules n'avaient pu acquérir la proportion d'hémoglobine qu'ils doivent contenir.

Dans ces cas la valeur globulaire atteint 0,75 à 0,80, les globules rouges paraissent sains au microscope, mais le sang n'est pas physiologique et cela suffit pour que les signes vasculaires ne disparaissent pas. Rien ne peut retenir à l'hôpital ces malades qui se sentent en somme bien portantes, et au bout de peu de temps elles éprouvent une rechute qu'il était facile de prévoir par l'examen de la jugulaire.

Cet examen est donc, au moins dans certains cas, d'une valeur réelle dans la recherche des signes de guérison.

B. Troubles secondaires divers. — Les rapports qui existent entre la constitution du sang et la régularité des principales fonctions sont trop évidents pour qu'on puisse mettre en doute le caractère secondaire de la plupart des manifestations de la chlorose. Elles résultent particulièrement de l'influence exercée par l'anémie sur les fonctions du tube digestif et sur celles du système nerveux.

Du côté de l'estomac l'anémie a pour conséquence une altération dans la sécrétion des glandes gastriques, dont l'irrigation sanguine est devenue insuffisante. De là dans bien des cas la diminution dans la production de l'acide chlorhydrique et peut-être du suc gastrique. On peut admettre en outre que l'anémie de la paroi musculaire provoque un relâchement des muscles, et facilite par suite la production de la dilatation stomacale.

Les autres glandes, annexées au tube digestif, le pancréas, le foie ne peuvent évidemment pas, non plus, fonctionner normalement lorsque l'anémie atteint un certain degré; leur sécrétion doit être à la fois peu abondante et moins riche en certains principes provenant du sang. Il est donc extrêmement facile de comprendre la fréquence de la dyspepsie atonique dans la chlorose.

Les nombreux troubles nerveux, tels que névralgies, vertiges, abattement, morosité, bizarreries dans le caractère, tendance à la syncope quand l'anémie est très prononcée, etc., sont d'une interprétation tout aussi facile. On voit d'ailleurs disparaître tous ces phénomènes morbides avec les progrès de la réparation sanguine.

C. Mode de production de l'anémie. — Nous abordons maintenant la question la plus importante.

Tout d'abord, en raison des hypoplasies dont nous avons parlé à propos de l'anatomie pathologique, doit-on faire de la maladie une conséquence de ces lésions, une sorte d'anémie qui, malgré son apparence spontanée, serait cependant symptomatique?

Éloignons en premier lieu les hypothèses relatives à la prétendue influence de l'état anatomique de l'appareil sexuel sur le développement de l'anémie. Nous avons suffisamment insisté sur l'irrégularité et l'inconstance des lésions trouvées, pour qu'il soit utile d'y revenir. Examinons donc surtout si la chlorose doit être considérée comme une anémie symptomatique d'une hypoplasie vasculaire.

On désigne depuis longtemps, en Allemagne, dans le protocole des autopsies, sous le nom d'*aortis chlorotica*, l'étroitesse de l'aorte avec amincissement des parois. Déjà, en 1864, pendant mon séjour à l'Institut pathologique de Berlin, cette appellation était employée couramment par les assistants de Virchow. Depuis j'ai eu l'occasion d'en retrouver à Paris d'assez nombreux exemples. C'est donc une lésion d'une certaine fréquence. Comment les anatomo-pathologistes ont-ils procédé pour en apprécier la signification? Ils ont remarqué cette lésion dans les cadavres de jeunes filles succombant à la fièvre typhoïde, à la tuberculose ou à toute autre maladie et ils ont retrouvé dans leurs antécédents des signes plus ou moins évidents d'anémie. Ils ont fait ainsi l'histoire de l'hypoplasie artérielle et non de la chlorose. En se plaçant pour un moment à ce point de vue, il importe de faire remarquer que l'hypoplasie vasculaire ne coïncide pas uniquement avec la chlorose. On la trouve, avons-nous dit, assez fréquemment chez des tuberculeux des deux sexes n'ayant pas été nettement chlorotiques. Elle est même signalée un certain nombre de fois comme lésion absolument indépendante, soit de la chlorose, soit de la tuberculose.

On peut citer à cet égard les observations de Kulenkampff (1), de Knoevenagel (2), de B. Küssner (3), dans lesquelles l'étroitesse probablement congénitale du système aortique n'a déterminé aucun signe de chlorose. Il est vrai que ces observations concernaient des hommes ; mais elles n'en ont pas moins une certaine valeur. D'ailleurs il résulte d'un travail récent de von Hösslin (4), dans lequel on trouve un grand nombre de mensurations des vaisseaux, que les anomalies vasculaires sont loin d'avoir l'importance pathogénique admise par Virchow et par un certain nombre d'autres auteurs.

Enfin nous avons dû remarquer que l'étroitesse de l'aorte n'est pas toujours notée dans les autopsies des chlorotiques (obs. de M. Rendu, de Bollinger). Il est donc bien établi que l'hypoplasie artérielle peut exister sans entraîner l'anémie chlorotique et que celle-ci peut se développer en l'absence de toute hypoplasie vasculaire.

D'ailleurs, quand on part de l'observation clinique, et non du cahier d'autopsie, il est tout à fait évident que la chlorose se déclare dans nombre de cas sans qu'il y ait aucun signe d'hypoplasie vasculaire. Et quand nous voyons quelques chlorotiques guérir complètement en cinq ou six semaines, sans présenter plus tard de récidives ; quand, d'autre part, des jeunes femmes complètement développées depuis plusieurs années sont atteintes, de vingt-cinq à vingt-sept ans, de chlorose tardive, sans avoir jamais présenté de symptômes du côté de l'appareil circulatoire, nous sommes en droit de mettre hors de cause dans tous ces faits cliniques l'hypoplasie des vaisseaux.

En résumé, il n'existe pas dans la chlorose de lésions constantes et pathognomoniques qui puissent permettre de faire de cette maladie une anémie symptomatique ; mais il est certain,

(1) Kulenkampff, Ueber regelwidrige Enge der Aortensystems (*Berlin. klin. Wochens.*, S. 39, 1873).

(2) Knoevenagel, Ein Fall vom angeborener Enge d. gesammt. Aortensystems mit Consec. bedeut. Vergrösserung des Herzeus (*Berlin. klin. Wochenschr.*, 1878).

(3) B. Kuessner, Zwei Fälle von angeborener Enge der Aorta (*Berlin. Klin. Wochenschr.*, S. 8, 1879).

(4) Von Hösslin, Ueber den Zusammenhang von Constitutions anomalien... (*Arbeit. a. d. path. Inst. zu München.* in *Berlin. klin, Wochens.* S. 870, 1886).

cependant, que la chlorose coïncide assez fréquemment avec des anomalies de développement, portant particulièrement sur le système artériel et sur l'appareil sexuel. Ces anomalies paraissent constituer les traits caractéristiques d'organismes faibles, arrêtés dans leur essor et par suite favorables à la réalisation de certaines maladies, notamment de la chlorose et peut-être tout aussi bien de la tuberculose. C'est une des manières dont se traduit l'influence des maladies diathésiques si fréquentes dans les familles de chlorotiques et en quelque sorte la signature anatomique de la déchéance organique de certains individus.

Il est très probable, d'après nos observations, que l'hypoplasie vasculaire existe particulièrement dans la chlorose récidivante, presque impossible à guérir, qui représente une véritable maladie constitutionnelle. Mais nous savons que cette forme est relativement rare. Dans les cas où la maladie a une longue durée, il peut y avoir également un certain degré d'hypoplasie vasculaire non persistante. Il n'est pas impossible qu'une aire vasculaire relativement étroite s'agrandisse au bout d'un certain temps, car nous observons assez fréquemment dans d'autres systèmes des développements également tardifs.

L'hypoplasie vasculaire, quand elle existe, peut donc être tantôt durable, tantôt passagère.

La lésion constante est celle du sang. Nous pouvons l'expliquer par deux processus qui ne s'excluent d'ailleurs pas l'un l'autre : ralentissement ou diminution de la formation globulaire et destruction globulaire exagérée.

Examinons quelle part peut revenir à chacun d'eux.

Le sang des chlorotiques est parfois pauvre en hématoblastes ; on peut en conclure qu'il existe alors un ralentissement dans la formation hématoblastique du sang. Mais cet état n'est guère accentué et durable que dans les cas graves, lorsque l'anémie est portée à un haut degré. Il suffit de placer les chlorotiques dans de bonnes conditions hygiéniques et de les soumettre au repos pour voir augmenter à la fois le nombre des globules rouges et celui des hématoblastes. Ces derniers éléments s'accumulent alors dans le sang en nombre parfois considérable. Cette particularité pourrait être regardée, si elle était persistante, comme la preuve d'un arrêt dans la transformation de ces éléments en globules rouges ; mais elle se produit, nous l'avons vu, par poussées successives, précédant les augmentations dans le nombre des globules rouges et par conséquent elle indique, au contraire, une active formation globulaire. Il est même probable que dans certains cas les abaissements dans le nombre des hématoblastes sont dus précisément à la transformation de ces éléments en globules rouges.

Nous savons aussi que le traitement suscite facilement et dès les premiers jours des poussées d'hématoblastes et de jeunes globules rouges qui indiquent une grande activité dans la formation des hématies.

Quand les chlorotiques ont conservé leurs règles, elles luttent contre la perte sanguine, comme les femmes non chlorotiques, par une production d'éléments nouveaux : hématoblastes et globules rouges.

Enfin tous les traitements, quelque imparfaits qu'ils soient, font augmenter le nombre des hématies. Sous leur influence quelques malades acquièrent autant d'éléments, parfois même plus, que les personnes bien portantes. Les chlorotiques fabriquent donc énergiquement des globules rouges, et l'on peut exciter aisément chez elles ce processus. Mais les globules nouveaux restent imparfaits, incomplètement développés. Ce qui est réellement difficile, c'est de rendre à ces éléments leurs caractères normaux, physiologiques. Il y a donc plutôt dans cette maladie un défaut dans l'évolution des hématies qu'un ralentissement ou un arrêt dans leur production. C'est là un des traits caractéristiques de la chlorose des jeunes filles.

Nous sommes donc amené à accorder une attention toute particulière à la déglobulisation comme cause de l'anémie chlorotique.

Les preuves d'une usure exagérée du sang dans la chlorose sont nombreuses et paraissent de nature à entraîner la conviction.

Il y a quelques années j'ai cherché à produire expérimentalement une lésion du sang analogue à celle de la chlorose. Dans ce but je faisais perdre à des chiens une certaine quantité de sang.

Je fus assez étonné au bout de deux ou trois mois d'essais, après avoir peu à peu augmenté le nombre des saignées et accru leur importance, de n'obtenir que des résultats très imparfaits. Les animaux réparaient leur sang avec une grande facilité et les globules conservaient sensiblement leurs caractères physiologiques. Ces expériences m'ont montré tout d'abord que les animaux bien portants ont un remarquable pouvoir de sanguification et que, par suite, ils sont capables de réparer des pertes sanguines relativement très abondantes. Mais je parvins cependant à épuiser cette puissance de rénovation du sang. J'y réussis en pratiquant de très fortes saignées, séparées par des intervalles assez courts pour que la nouvelle perte de sang eût lieu avant la réparation complète de la précédente.

Dans ces conditions le type des globules rouges s'altère et le sang prend les mêmes caractères que dans la chlorose.

Il faut donc que l'organisme perde une quantité considérable d'hémoglobine pour que les hématies, tout en continuant à se former assez abondamment, restent imparfaitement développées et sensiblement modifiées dans leur type anatomique.

Ce que peuvent difficilement faire des pertes sanguines espacées se trouve sans doute réalisé au bout d'un certain temps par des destructions globulaires plus faibles relativement à ces pertes, mais incessantes, quotidiennes, continues pour ainsi dire.

Quoi qu'il en soit, le type anatomique de l'anémie chlorotique peut être reproduit à volonté à l'aide de soustractions considérables et multipliées de globules rouges.

Voilà déjà un premier fait favorable à l'hypothèse d'une destruction globulaire exagérée dans la chlorose.

Nous trouvons d'autres arguments dans les particularités concernant les modifications du sang dans le cours de la maladie et pendant la durée du traitement.

Les fluctuations dans le nombre des globules rouges sont beaucoup plus accentuées d'un jour à l'autre chez les chlorotiques qu'à l'état physiologique. Si nous y avons vu tout à l'heure la preuve d'une active formation globulaire, il faut aussi en conclure qu'il y a destruction exagérée d'éléments, puisque ces fluctuations peuvent s'observer au moment où l'anémie est stationnaire ou même en progrès.

Dans certains cas, on voit l'anémie survenir ou tout au moins s'accentuer avec une rapidité extrême. En quelques jours les malades sont décolorées et perdent autant de globules que si elles étaient atteintes d'hémorragies multiples et abondantes. On ne connaît pas, en général, le nombre initial des hématies; mais il est probable qu'il se rapproche de la normale et quand, dans l'espace de quinze jours à trois semaines, on le voit descendre à deux millions ou même au-dessous, il est impossible d'expliquer un pareil fait sans admettre une cause de destruction globulaire. Enfin, pendant le cours de la maladie ou du traitement, toute fatigue un peu insolite produit immédiatement un abaissement du nombre des globules rouges, de sorte que le processus de destruction, si actif au début de la maladie, paraît persister pendant son cours ou tout au moins s'accuser sous l'influence de dépenses organiques un peu intenses.

Aux preuves déjà énoncées viennent encore s'ajouter, croyons-nous, les renseignements fournis par l'examen des urines et notamment ceux qui concernent l'élimination des pigments.

On se souvient que ces pigments sont l'urobiline et l'urohématine. Je n'ai plus à revenir ici sur le premier, que nous avons étudié précédemment à propos de l'urobilinurie.

Le second est encore mal connu, mais j'ai cru cependant devoir en tenir compte parce qu'il n'existe pas dans l'urine normale et qu'il acquiert une importance réelle dans la chlorose. L'un et l'autre sont des pigments d'origine biliaire et proviennent par conséquent de l'hémoglobine.

Nous avons vu que l'urobilinurie avait pour origine soit une dégénérescence du foie, soit une augmentation considérable dans la quantité d'hémoglobine éliminée par cet organe. L'hypothèse d'une altération du foie au début de la chlorose n'étant guère acceptable et l'urobilinurie n'ayant pas d'ailleurs, dans cette maladie, les caractères cliniques de l'urobilinurie habituelle et accentuée, symptomatique des maladies du foie, on doit admettre que l'urobilinurie de la chlorose est indirectement d'origine hématique.

D'ailleurs, on se souvient que les examens d'urines que nous avons faits, M. Winter et moi, pendant l'évolution de la maladie et pendant le cours du traitement, ont établi une sorte de concordance entre les décharges urobiliques et l'intensité de la destruction globulaire.

L'urohématine se montre plutôt à la période d'état de l'anémie, lorsque la destruction des globules est plus lente et compensée par la formation d'éléments nouveaux.

On ne saurait donc mettre en doute, dans la chlorose, l'usure exagérée des globules rouges. Ce processus suffit à lui seul pour expliquer l'anémie et les caractères anatomiques particuliers du sang.

Quel peut être le siège de cette destruction d'hématies? Sur ce point intéressant nous manquons de renseignements précis. Cependant il est certain, d'après l'état du sérum, que les globules rouges ne se dissolvent pas dans le sang en circulation.

D. Etats de la nutrition dans la chlorose confirmée et accentuée. Fièvre. — Les considérations précédentes s'appliquent surtout à la période de production de la maladie. Dès que la chlorose est confirmée et l'anémie bien accentuée, il est possible que la déglobulisation fasse encore des progrès lorsque la maladie ne reste pas stationnaire; mais il ne peut s'agir que d'une déglobulisation relative. Le mouvement de nutrition du sang est, en effet, ralenti, les nouveaux éléments produits ne se transforment plus en globules rouges qu'avec lenteur et quand bien même la proportion des éléments détruits reste relativement exagérée, la quantité absolue d'hémoglobine transformée ne peut être qu'inférieure à la normale.

C'est alors que le sérum du sang devient pâle comme dans toutes les anémies chroniques et cela d'autant plus que l'aglobulie est plus prononcée. L'organisme ainsi appauvri en hémoglobine active et circulante se trouve dans des conditions toutes particulières au point de vue de la nutrition générale. Il est impossible que les mutations intra-organiques puissent rester normales. Aussi voit-on les matériaux solides de l'urine et notamment l'urée tomber à un minimum rarement atteint dans les autres maladies. D'ailleurs dans les cas graves et mortels on trouve des lésions importantes. L'observation de M. Tissier (obs. V) est particulièrement instructive à cet égard. Elle met bien en lumière l'étendue des métamorphoses des tissus et montre que la graisse envahit non-seulement la tunique interne des vaisseaux, mais aussi le parenchyme hépatique. Elle fait voir également que le sang peut être appauvri au point de ne plus pouvoir fournir les matériaux de la sécrétion biliaire. On peut en conclure que le foie des chlorotiques ne reste probablement pas normal lorsqu'une forte anémie a persisté pendant un certain temps. Comme on peut encore dans ces circonstances observer un certain degré d'urobilinurie, ce phénomène paraît être, à une époque avancée de la maladie, une des conséquences de l'altération du foie. Il reste cependant encore indirectement lié aux oscillations de la destruction globulaire. Alors qu'un foie sain fabrique des pigments normaux à l'aide du pigment sanguin, le foie altéré des chlorotiques produit de l'urobiline et, alors même que la proportion absolue de l'hémoglobine est très inférieure à la normale, la quantité d'urobiline excrétée subit des variations en rapport avec les fluctuations de la destruction globulaire.

— On voit, en résumé, que l'anémie chlorotique conduit peu à peu à un état général de ralentissement de la nutrition. Cependant c'est au moment où la déglobulisation est très accentuée que la maladie devient fébrile.

Au premier abord cette relation entre l'anémie et la fièvre paraît en contradiction avec l'idée que nous nous formons du processus fébrile.

Le plus habituellement, en effet, la fièvre s'accompagne d'une augmentation des oxydations et il nous paraît très difficile d'admettre un pareil phénomène dans des cas où la circulation d'oxygène est certainement très diminuée.

Mais il n'est pas nécessaire pour qu'il y ait fièvre que les oxydations intra-organiques soient augmentées, bien qu'en général elles le soient réellement pendant le cours du processus fébrile. Il suffit pour que la température centrale s'élève qu'il y ait des modifications importantes dans la répartition du calorique, une rétention de la chaleur, et telle est, sans doute, la seule condition réalisée dans la fièvre des chlorotiques.

Il serait donc très intéressant d'étudier chez ces malades la consommation d'oxygène et l'excrétion de l'acide carbonique dont les variations peuvent être jusqu'à un certain point indépendantes de l'excrétion de l'azote.

D'autre part, le thermomètre nous renseigne uniquement sur la température des cavités internes, c'est-à-dire sur la température du sang ; il ne nous indique pas dans quel état se trouve la calorification. Il serait donc nécessaire également de pouvoir mesurer la déperdition de chaleur à l'aide de la calorimétrie totale.

En l'absence de renseignements sur ces points importants, il est difficile d'affirmer que la fièvre des chlorotiques, et d'une manière générale des anémiques, constitue un type particulier et exceptionnel ; mais cela est fort probable. Quoi qu'il en soit, les troubles dans la répartition du calorique sont évidents chez les chlorotiques.

Quelques médecins, parmi lesquels je citerai M. Cazin et Battle, ont noté un refroidissement des parties périphériques. J'ai observé le même fait dans tous les cas d'anémie intense et particulièrement dans ceux où la température centrale était exagérée : les mains ou plutôt les doigts, les orteils, parfois aussi le bout du nez, les lobules de l'oreille et même les lèvres peuvent être très refroidis au moment même où le thermomètre indique une élévation de la température du sang.

Dès qu'on découvre les membres la peau devient ansérine, la résistance des malades à l'air froid paraît diminuée.

Il est donc probable, sans qu'on puisse toutefois l'affirmer, que la fièvre des chlorotiques ne s'accompagne pas d'une augmentation dans la production de chaleur et qu'elle est plutôt le résultat d'une rétention du calorique.

Comme dans tous les cas de fièvre pathologique, sans lésion directe du système nerveux, il faut remonter jusqu'à l'altération du sang pour trouver la cause première du processus. Mais l'anémie considérée comme cause pyrétogène semble susciter dans les centres de la régulation thermique des modifications fonctionnelles qui portent plutôt sur la répartition du sang que sur les actes d'oxydation intra-organique.

Nous savons, en effet, que chez les chlorotiques, l'excrétion de l'azote est diminuée d'une manière très notable. Ce fait important se retrouve aussi bien chez les malades atteintes de fièvre que dans les cas où la température centrale reste normale.

Il est vrai que, dans une de nos précédentes observations, celle de M. D. (obs. II), les chiffres se rapportant à l'excrétion de l'azote sont assez élevés; mais ils sont, au contraire, très faibles dans notre observation III, de même que chez une malade atteinte de chlorose fébrile, actuellement en traitement dans notre service. Comme M. D... a été soumise à un long traitement hydrothérapique, il est possible que l'excrétion d'urée ait été excitée par cette médication. Toujours est-il que, chez les chlorotiques, toute cause de fatigue élève la température centrale et augmente les déperditions azotées.

E. **Nature de la maladie.** — Les conditions étiologiques qui ont été relevées dans un précédent chapitre ont servi de thème aux nombreuses opinions exprimées sur la nature de la maladie. D'après les considérations dans lesquelles nous venons d'entrer nous aurons surtout à tenir compte des causes plus ou moins actives de déglobulisation. C'est à ce point de vue surtout que nous examinerons les principales théories des auteurs.

Un assez grand nombre de médecins, parmi lesquels je citerai Gardien, Desormeaux, Blache, Beau, ont considéré l'anémie chlorotique comme une conséquence des mauvaises digestions. Aujourd'hui encore, cette opinion compte de nombreux défenseurs.

Il est cependant très important pour la pratique de dégager nettement la chlorose du domaine si envahissant de la dyspepsie. Rappelons donc un certain nombre de faits sur lesquels nous avons déjà attiré l'attention.

Nous avons vu que la dyspepsie atonique, même ancienne, même sérieuse, n'entraîne, en général, qu'un degré peu prononcé d'anémie. Que, d'autre part, il y a d'assez nombreux cas de chlorose, surtout au début, dans lesquels la dyspepsie est peu notable ou, en tout cas, incontestablement sous la dépendance de l'anémie chlorotique.

Lorsque les prescriptions thérapeutiques s'adressent à la dyspepsie seule, comme nous avons souvent tenté de le faire, on n'obtient qu'une amélioration dans l'état des malades et non une guérison, souvent même cette amélioration, très superficielle, est suivie d'une rechute immédiate dès qu'on abandonne le traitement. De même, dans les cas où la dyspepsie est bien caractérisée et jusqu'à un certain point indépendante de la chlorose, le traitement de l'anémie chlorotique qui fait disparaître à merveille les troubles dyspeptiques, symptomatiques de cette maladie, ne suffit plus, la dyspepsie exige un traitement particulier.

L'anémie et la dyspepsie sont donc, en quelque sorte, deux états morbides parfaitement distincts.

Lorsque la dyspepsie est antérieure à la chlorose et qu'elle paraît en être la cause principale, ce qui ne représente qu'une partie des cas, on devra toujours se demander pourquoi toutes les dyspeptiques ne deviennent pas fatalement chlorotiques.

Nous ne pouvons donc pas admettre que la chlorose soit simplement une anémie par dyspepsie et nous n'en ferons pas plus une conséquence de la dilatation stomacale (Bouchard) qu'une maladie symptomatique de la constipation [Duclos, de Tours (1),

____

(1) Duclos, de Tours, De l'origine intestinale de la chlorose (*Revue gén. de clin. et de thérap.*, 6 oct. 1887).

A. Clark (1)]. Il est certain, cependant, qu'une dyspepsie antérieure peut favoriser la production de la chlorose en fournissant au sang des matériaux insuffisants ou mal élaborés, et en affaiblissant, d'une manière quelconque, le processus de sanguification.

— La physiologie nous permet de considérer comme certaine l'influence du système nerveux sur la nutrition du sang. Ce système règle à la fois la circulation générale, les circulations locales, les sécrétions et, dans une certaine mesure, la nutrition des tissus. Il peut donc exercer, d'une manière indirecte, une certaine action sur l'évolution des éléments du sang. Est-ce une raison suffisante pour faire de la chlorose, à l'exemple de certains médecins, une véritable névrose? Je n'attacherais pas une réelle valeur à cette opinion si elle n'avait pas été récemment soutenue par Botkine (2). Il est difficile, en effet, de ne pas reconnaître, quand on a réuni un grand nombre d'observations, que les cas dans lesquels la maladie a éclaté à l'occasion d'un choc nerveux sont exceptionnels. Le plus souvent, quand un trouble nerveux intervient dans l'étiologie de la chlorose, il est question d'émotions morales, tristes et dépressives, de préoccupations, de chagrins, d'amour contrarié. Ces causes ne sont-elles pas en quelque sorte banales dans l'étiologie des maladies chroniques?

D'ailleurs, pour qu'une perturbation dans le fonctionnement du système nerveux, quelque violente qu'on la suppose, puisse devenir cause occasionnelle ou déterminante de la chlorose, il est nécessaire que la personne qui l'éprouve soit dans des conditions particulières, car la même modification nerveuse sera incapable de faire éclater la maladie chez les autres. Or, cette condition, la seule qui puisse expliquer la déglobulisation massive sous l'influence d'un trouble nerveux, est précisément la cause prochaine, celle qui doit nous servir à caractériser la nature de la maladie.

Dans le seul cas où nous ayons vu la chlorose survenir assez rapidement à la suite d'un ébranlement du système nerveux, la malade était manifestement hystérique (obs. III). Cette circonstance nous paraît très intéressante à noter, car il est possible qu'elle explique les faits de chlorose subite à l'aide desquels on a voulu faire de cette maladie une névrose. Dans ce cas, la névrose

(1) A. CLARK, On fœcal anæmia (*Med. soc. of London*, 14 nov. 1887).
(2) BOTKINE, *loc. cit.*

préexisterait à la chlorose et créerait simplement un terrain favorable à sa réalisation.

— La plupart des autres causes citées en grand nombre parmi les conditions étiologiques, qui président au développement de la maladie, semblent agir en excitant la déglobulisation. Les fatigues de toutes sortes, les diverses déperditions, telles que les règles, la leucorrhée, comptent au nombre des plus importantes. Ces dernières nous paraissent expliquer en grande partie l'influence sexuelle. Mais il en est quelques autres qui retentissent probablement sur l'état du sang en affaiblissant les fonctions de nutrition, et par suite l'hématopoïèse. Outre la dyspepsie qui peut agir dans ce sens, on peut compter encore le manque d'air et de lumière, la vie sédentaire ou le défaut d'exercices corporels, l'alimentation défectueuse ou insuffisante, etc. On ne fera cependant pas de la chlorose une maladie de surmenage ou d'inanition.

— Toutes les causes que nous venons de passer en revue jusqu'à présent sont donc insuffisantes pour expliquer le développement de la maladie lorsqu'on les considère individuellement.

Aussi pour quelques auteurs leurs effets ne peuvent-ils se comprendre que par suite des conditions organiques créées par l'âge des malades. C'est ainsi qu'a pris naissance l'opinion faisant de la chlorose une maladie d'évolution.

Ashwell paraît être le premier qui ait regardé la chlorose comme relevant d'un arrêt de développement de la constitution par défaut d'hématose (expression prise ici dans le sens d'hématopoïèse) (1). Grisolle, Monneret, et à leur exemple M. G. Sée, ont fait de la chlorose une anémie ne pouvant se distinguer des anémies symptomatiques que par son origine spéciale (2). Ce dernier la considère comme le résultat d'une disproportion entre les forces de développement et l'énergie des moyens réparateurs.

Il se produit, en effet, au moment de l'évolution pubère, des modifications organiques qui occasionnent une grande dépense de matériaux divers et par suite de sang, et cette circonstance est, sans aucun doute, en rapport avec l'influence de l'âge sur le développement de la chlorose. Mais le plus habituellement la poussée pubère s'effectue sans qu'il en résulte d'appauvrissement du sang.

(1) ASHWELL, *Mémoire sur la chlorose et ses complications* (an. in *Gaz. méd.*, p. 341, 1838).

(2) G. SÉE, *Du sang et des anémies*, Paris, 1866.

Pourquoi n'en est-il pas ainsi dans tous les cas? C'est ici que peuvent être invoqués les résultats de l'hypoplasie vasculaire dans les faits où elle existe.

Il est possible que cette hypoplasie puisse être, parfois par elle-même, une cause d'anémie. J'ai observé, en effet, chez plusieurs malades atteints de rétrécissement aortique, d'origine inflammatoire, un état du sang ressemblant absolument à celui de la chlorose. Cette maladie est, parmi les diverses affections organiques du cœur, celle qui retentit le plus profondément sur la constitution anatomique du sang. Quel peut être le mécanisme par lequel le rétrécissement aortique détermine l'aglobulie chronique? Est-ce en diminuant le volume de l'ondée sanguine et par suite l'irrigation des principaux organes? Il serait impossible pour le moment de répondre à cette question. Toujours est-il que, dans la chlorose, il y a non seulement un rétrécissement de l'aorte, mais encore une diminution de l'aire vasculaire et par suite très probablement une réduction plus ou moins sensible de la masse du sang relativement au poids du corps. Il est donc permis de supposer que cette masse est insuffisante pour les besoins de l'organisme et que toute usure globulaire, d'origine nutritive, peut être très sensible et devenir facilement excessive au moment des emprunts exagérés faits au sang par un organisme en plein développement et parvenu à l'époque où s'établissent les pertes menstruelles.

Ce sont les conditions dans lesquelles prend naissance la chlorose constitutionnelle, à rechutes fréquentes, presque impossible à guérir et ne s'atténuant qu'avec les progrès de l'âge.

Mais quand l'hypoplasie vasculaire est à peine marquée ou même nulle, quelle est la cause prochaine de la déglobulisation?

Nous ne pouvons nous dispenser d'admettre une sorte d'affaiblissement de tout le système hématopoiétique rendant l'évolution des globules plus difficile et produisant peut-être aussi une vulnérabilité plus grande de ces éléments. Si l'on veut bien comprendre les vaisseaux dans l'ensemble du système hématopoiétique, il y aurait donc toujours dans cette maladie un état de faiblesse de cet appareil se traduisant parfois entre autres faits par une hypoplasie des artères.

Dans son *Traité de la chlorose,* Nonat (1) a donné une for-

____

(1) Nonat, *Traité théorique et pratique de la chlorose.* Paris, 1864.

mule exacte de la pathogénie de la maladie. Après avoir rappelé que Bouillaud déjà avait rattaché la chlorose à une prédisposition native originelle, aussi réelle que difficile à définir, il ajoute que cette prédisposition est liée à un affaiblissement des fonctions de la sanguification.

En nosologie, une telle disposition dont la conception s'impose, mais qu'il est impossible de préciser, dont on saisit nettement les effets sans pouvoir atteindre la cause première, caractérise la diathèse.

Nous croyons devoir admettre l'existence de cette diathèse dans tous les cas d'anémie spontanée. La chlorose des jeunes filles réglées que nous avons prise pour type de notre description n'est qu'une des nombreuses expressions de cette diathèse et certainement une des mieux individualisées au point de vue des espèces nosologiques.

— En résumé, la chlorose ou anémie spontanée de la puberté est une anémie ayant pour origine un excès de déglobulisation sur la formation des globules rouges. C'est une maladie de l'appareil hématopoiétique, probablement commune à toutes les anémies spontanées, de sorte qu'il y a des chloroses et non une chlorose.

La chlorose des jeunes filles pubères, ou chlorose proprement dite, est préparée, en quelque sorte, par un état de faiblesse de l'appareil hématopoiétique auquel se joignent, dans certains cas, des vices d'évolution, notamment une hypoplasie vasculaire, qui paraît être plus particulièrement en rapport avec la forme récidivante et en quelque sorte constitutionnelle de la maladie.

Les causes prédisposantes de la maladie agissent en épuisant ou en affaiblissant l'appareil hématopoiétique; les causes occasionnelles ou déterminantes sont celles qui dans ce terrain particulier suscitent, à l'aide de procédés divers, la déglobulisation.

L'état organique qui prédispose à la chlorose peut être considéré comme diathèse originelle ou acquise, durable ou passagère. De là, la parenté de la chlorose avec les autres diathèses existant chez les parents, et capables, en affaiblissant le germe, de susciter chez l'individu procréé des arrêts de développement et une débilité de certains appareils.

§ 9. — MODE D'ACTION DU TRAITEMENT FERRUGINEUX.

Pour qu'on puisse regarder la chlorose comme guérie, il faut que l'état du sang soit redevenu physiologique, que le système vasculaire ait achevé de se développer, que les fonctions concourant à l'hématopoièse se soient régularisées et perfectionnées.

Les premières indications thérapeutiques à remplir sont : 1° arrêter la déglobulisation ; 2° fournir à la réparation sanguine les matériaux qui lui sont nécessaires.

Nous avons établi que la réparation sanguine exige l'introduction dans l'organisme d'une quantité de fer supérieure au déficit à combler, le processus de destruction globulaire se poursuivant encore pendant les premiers temps du traitement, ainsi que le prouvent les variations numériques des hématies et les excrétions de pigments.

Lorsqu'on approche du moment où l'anémie guérit, la déglobulisation s'arrête. Ce résultat peut être la conséquence de la formation d'une hémoglobine plus résistante ou d'un arrêt du processus de destruction globulaire par suite d'une modification de la nutrition.

Ces deux mécanismes peuvent être en cause et concourir simultanément au même but.

La théorie indique donc que le rôle du fer est considérable dans la guérison de l'anémie chlorotique. Elle est d'accord avec l'expérience clinique qui nous donne la preuve directe de la valeur du fer, en nous permettant de constater les rapides succès obtenus à l'aide de ce médicament.

A ces preuves, viennent s'en ajouter d'indirectes, tirées des insuccès relatifs fournis par les autres médications.

Un grand nombre de médecins ou de physiologistes pensent que les aliments introduisent dans l'organisme une quantité largement suffisante de fer, quelques-uns soutiennent même que ce fer est le seul qui soit absorbé et puisse servir à la rénovation du sang. D'ailleurs, à la suite des hémorrhagies abondantes, la rénovation sanguine peut s'effectuer sans l'intervention du fer médicamenteux. Il paraît donc logique, au premier abord, de penser qu'en excitant l'appétit et le mouvement général de la nutrition, il doit être aisé de guérir la chlorose.

Il faut donc répéter encore que cette maladie n'est pas comparable à l'anémie simple post-hémorragique.

Chez un individu d'ailleurs bien portant, une perte de sang considérable peut d'un seul coup produire un appauvrissement du sang en fer aussi notable que celui de la chlorose moyenne ou

intense. Mais cet organisme primitivement sain possède probablement une réserve d'hémoglobine, c'est-à-dire de fer, et a conservé intact le mécanisme complexe présidant à la rénovation du
sang. Ce n'est pas tout, chez l'individu qui vient de subir une
hémorragie, toutes les hématies nouvelles sont persistantes et
concourent efficacement à la réparation de la perte ; elles ne
sont pas supprimées avant l'achèvement de leur évolution par
une déglobulisation exagérée.

Les conditions sont bien différentes dans la chlorose, puisqu'ici,
sans qu'il y ait eu perte de sang, l'anémie a pu se produire par
destruction globulaire ; la réserve hémoglobique est épuisée, le
pouvoir de former des globules complètement développés et résistants est affaibli et souvent, à ces conditions, vient s'ajouter une
absorption insuffisante du fer alimentaire, par suite de l'alanguissement des fonctions digestives.

Il en résulte que les moyens capables de stimuler les fonctions
digestives et de provoquer l'absorption d'une proportion plus
grande de fer alimentaire sont incontestablement utiles dans la
chlorose, mais insuffisants.

J'ai essayé successivement les inhalations d'oxygène qui augmentent l'appétit et facilitent les digestions, l'acide chlorhydrique
qui réussit parfois encore mieux à soulager la dyspepsie, et grâce
à ces moyens j'ai pu faire absorber aux chlorotiques une grande
quantité d'aliments réparateurs et riches en fer.

Dans tous les cas j'ai obtenu une amélioration plus ou moins
notable dans l'état des malades, amélioration plus lente à se produire qu'avec le fer, mais je n'ai pas réussi à obtenir une véritable
guérison. Nous avons précédemment décrit deux phases de réparation sanguine pendant la cure. Il suffit de dire, pour bien faire
comprendre le résultat produit par le régime alimentaire intensif,
que ce régime n'a pas été capable de faire entrer le sang dans la
seconde phase.

Les expériences que j'ai faites avec mon excellent collègue
M. Regnauld, en 1877, ont démontré, de plus, qu'une préparation
ferrugineuse inassimilable par l'organisme, le ferrocyanure de
potassium, ne facilite en rien la réparation sanguine (1).

Enfin mes recherches sur le protochlorure de manganèse, sur

(1) XLV.

l'arsenic, sur l'hydrothérapie, ont établi qu'aucun autre moyen thérapeutique ne réussit aussi bien que le fer (1).

— Je n'ai pas la compétence nécessaire pour aborder la question chimique et suivre les modifications qu'une préparation ferrugineuse doit subir successivement depuis le moment de son ingestion jusqu'à celui de la fixation du fer dans l'hémoglobine globulaire. Je désire rester sur le terrain de la clinique. Or, il découle clairement de mes observations que le fer médicamenteux concourt à la rénovation globulaire, et qu'après avoir arrêté le processus de déglobulisation, il permet aux hématies d'acquérir leur parfait développement.

Il atteint ce but rapidement et mieux qu'aucun autre moyen thérapeutique (2).

Mais l'action sur le sang et sur le processus de nutrition des

(1) LV, LVI.

(2) On remarquera qu'il est peut-être possible d'expliquer chimiquement le résultat de mes observations cliniques. Celles-ci démontrent, en effet, qu'on doit faire usage d'un protosel de fer qui sera mis en présence d'un liquide contenant de l'acide chlorhydrique. N'est-il pas vraisemblable que toutes les préparations de fer doivent être attaquées par l'acide chlorhydrique et donner naissance à un protochlorure qui sera probablement absorbé à l'état naissant? Dans cette hypothèse on a proposé d'administrer d'emblée du protochlorure de fer. Ce médicament est évidemment un des plus recommandables; mais il n'est pas démontré qu'il ne doive pas comme les autres subir l'action du suc gastrique et reformer du protochlorure à l'état naissant. S'il en est ainsi, il n'est pas étonnant que d'autres protosels donnent, dans bien des cas, des résultats plus favorables que le protochlorure médicamenteux.

D'après une théorie récente de G. Bunge (Ueber die Assimilation des Eisens, *Zeitschrift f. phys. Chemie*, Bd. IX, S. 49) il en serait tout autrement. Voici le résumé de cette théorie, à titre de renseignement. Le fer serait contenu dans nos aliments sous la forme d'une combinaison organique à laquelle l'auteur donne le nom d'*hématogène* et qu'il considère comme le produit d'un processus vital dans la plante. C'est sous cette forme seulement que le métal serait absorbé et servirait à la formation de l'hémoglobine. Le fer médicamenteux serait destiné uniquement à prévenir le dédoublement de l'hématogène et à lui conserver la propriété d'être résorbé. Ce dédoublement serait provoqué par les sulfures alcalins. Dans la chloro-anémie, le suc gastrique aurait perdu son action désinfectante et le contenu de l'intestin subirait une fermentation anomale avec formation d'acide butyrique. Il en résulterait une décomposition des sulfates alcalins en sulfures. L'hématogène, demandant un milieu alcalin pour être dissous et résorbé, ne trouverait ces conditions que dans l'intestin grêle. Dans la chloro-anémie les sulfures alcalins décomposeraient l'hématogène dès son passage dans l'intestin et il se formerait du sulfure de fer insoluble. Ce processus ne se produirait pas lorsqu'il y a dans le canal intestinal une somme de combinaisons de fer inorganique suffisante pour neutraliser le soufre des sulfures alcalins. Ainsi s'expliquerait l'effet favorable des fortes doses de fer médicamenteux.

On peut objecter à cette théorie chimique que tous les fers médicamenteux sont loin d'avoir la même valeur.

hématies n'est pas la seule qu'il faille exercer dans la chlorose. Il est nécessaire que le système vasculaire achève de se développer lorsqu'il est en état d'hypoplasie, que l'organisme tout entier se fortifie.

Ce dernier but est atteint lorsque le sang est réparé et par suite capable de présider à des échanges nutritifs normaux et réguliers.

L'achèvement du développement du système vasculaire est surtout affaire de temps et certainement, lorsqu'il est possible, le bon état du sang et de la nutrition générale ne peuvent que le hâter et le faciliter.

Dans certains cas, après la guérison de l'anémie, l'emploi de l'arsenic m'a paru produire une action favorable sur le développement corporel.

C'est également à ce moment que l'hydrothérapie peut intervenir utilement.

SOUS-CHAPITRE II

CHLOROSE DES GARÇONS.

L'anémie d'apparence spontanée n'est pas rare chez les enfants ; mais je ne possède pas assez de matériaux sur ce sujet pour aborder la description de cet état morbide. Je me bornerai à rapprocher de la chlorose des jeunes filles et des jeunes femmes celle des garçons et des jeunes gens.

Pour les médecins qui rattachent la chlorose à quelque particularité anatomique ou fonctionnelle de l'appareil génital, la maladie serait propre à la femme. Nous n'avons pas accepté cette conception clinique. Cependant nous ne croyons pas que Grisolle, Nonat et récemment A. Lund (1), aient eu raison d'affirmer que la chlorose est aussi fréquente dans les deux sexes. Elle est certainement beaucoup plus rare chez les garçons. Et ce qu'il faut dire avant tout, c'est qu'elle n'est jamais, dans le sexe masculin, aussi caractérisée ni aussi intense que dans le sexe féminin.

C'est là une conséquence de la fonction menstruelle, plutôt que du sexe, car la chlorose des garçons ressemble à celle des femmes aménorrhéiques.

____

(1) A. Lund, *loc. cit.*

A. Étiologie. — La chlorose des garçons présente quelques particularités étiologiques propres.

Elle est plus fréquente dans la classe aisée que dans la classe pauvre, les causes qui la provoquent exerçant leur action plus souvent chez le riche que chez l'ouvrier.

L'homme a besoin d'air et de mouvement, et les enfants d'ouvriers, même mal nourris, se trouvent à cet égard, d'une manière générale, dans de meilleures conditions que les jeunes gens faisant leurs études. Il faut en excepter les jeunes apprentis qui s'étiolent dans certains ateliers.

L'internat dans les pensionnats et les lycées, les études sédentaires qui privent les jeunes gens d'air, d'exercice, et souvent les surmènent au point de vue cérébral, sont les causes les plus puissantes de la chlorose. Bien souvent elles suffisent à elles seules pour faire éclater la maladie chez les individus prédisposés. Elles y mettent un temps plus ou moins long suivant les sujets et peuvent d'ailleurs être favorisées dans leurs effets par diverses circonstances adjuvantes.

Immédiatement après ces causes importantes, il convient de placer l'onanisme, dont l'influence m'a paru évidente dans un assez grand nombre de cas.

Sur dix-huit observations, je compte douze onanistes. Comme malheureusement cette fâcheuse habitude commence parfois de bonne heure, quelques-uns de mes malades n'avaient que huit à dix ans.

Ces conditions étiologiques sont évidemment des causes de fatigue, d'épuisement et de déglobulisation. Mais il serait intéressant de savoir s'il existe chez l'homme comme chez la femme une hypoplasie plus ou moins prononcée du système vasculaire. Dans certains cas, on note un manque de proportionnalité entre le développement du cœur et celui de la cage thoracique, d'où résulte que le cœur paraît hypertrophié ; mais cette disposition ne peut être considérée comme la principale cause de l'anémie, car on la rencontre assez fréquemment en dehors d'elle. L'influence héréditaire s'est traduite dans plusieurs de mes observations par l'apparition de la maladie chez tous les garçons d'une même famille. Ces enfants n'avaient pas de sœur.

B. Symptômes. — Chez les garçons chlorotiques l'anémie est toujours relativement peu prononcée ; elle ne dépasse guère le premier degré. Elle est caractérisée par une diminution peu notable du nombre des globules rouges, qui ne descend pas au-dessous de 3 500 000, ainsi que par une valeur globulaire rarement inférieure à 0,65. Cela veut dire que les altérations globulaires sont beaucoup moins accentuées que dans la chlorose ordinaire des jeunes filles.

Aussi les autres symptômes sont-il moins accentués.

Les malades sont pâles, mais rarement verdâtres, leurs yeux sont cernés et sans éclat, ils sont apathiques, sujets aux maux de tête, incapables de se livrer à un travail soutenu, parfois, mais assez rarement dyspeptiques. Ils se plaignent également assez souvent de palpitations, d'essoufflement en courant ou en montant les escaliers; mais ces derniers phénomènes sont moins marqués que chez les jeunes filles.

Les symptômes nerveux ne font pas complètement défaut. Il se joint fréquemment à ceux que nous venons de citer un changement dans le caractère, une certaine irritabilité, parfois du découragement, de la morosité ou encore des pleurs sans motifs.

Du côté du cœur les souffles anémiques sont rares; lorsqu'il en existe, on constate simplement un souffle assez doux au premier temps, dont le maximum siège au niveau du foyer de l'artère pulmonaire. Mais le plus souvent on constate un frémissement cataire assez intense dans la jugulaire, correspondant à un bruit de rouet.

Il serait intéressant de faire quelques recherches sur l'état de la nutrition générale, sur la composition des urines et d'examiner notamment s'il se produit, comme chez la femme, une excrétion anormale de pigments.

La chlorose des garçons est d'un pronostic bénin. Elle guérit fréquemment sans l'intervention du fer, sous l'influence d'un changement dans les mauvaises habitudes hygiéniques. Plusieurs de mes malades lycéens, assidus et sédentaires, ont été guéris par le régime du volontariat.

Chez d'autres j'ai obtenu d'excellents effets de l'hydrothérapie et de la gymnastique.

Lorsque l'anémie était persistante, l'emploi de l'arsenic m'a paru préférable à celui du fer, ce qui me porte à croire que, dans la chlorose des garçons, il y a un affaiblissement simple du processus de sanguification sans déglobulisation exagérée.

SOUS-CHAPITRE III

CHLOROSE TARDIVE.

La chlorose appartient-elle en propre à l'âge de la puberté ?

Cette question est résolue par la signification que nous donnons au terme chlorose. Nous croyons, en effet, devoir faire entrer dans le cadre de cette maladie tous les cas d'aglobulie ne pouvant s'expliquer ni par des déperditions sanguines ni par une maladie caractérisée, et en élargissant ainsi le cadre de la chlorose nous sommes conduit à y faire entrer tous les cas d'anémie protopathique, quels que soient l'âge et le sexe des malades. Cependant nous distrairons de l'histoire des chloroses l'anémie pernicieuse progressive qui, même lorsqu'elle paraît se développer sans cause appréciable, n'est pas simplement une chlorose grave ou extrême.

Nous tâcherons plus tard de préciser les différences qui séparent cette dernière maladie des chloroses vulgaires. Mais comme la nature de l'anémie pernicieuse progressive n'est pas encore bien connue, nous pouvons dire dès à présent que cette distinction reposera surtout sur des considérations d'ordre clinique.

La maladie que nous désignons sous le nom de chlorose tardive est donc l'anémie spontanée des adultes, ressemblant par les altérations dans l'évolution du sang et les principaux symptômes à la chlorose de puberté.

A. Étiologie. — La chlorose est tardive lorsqu'elle se déclare pour la première fois vers l'âge de vingt-huit à trente ans, à un moment où le développement corporel est en général achevé. Elle est tardive également lorsque les malades qui ont été atteints de chlorose à l'âge de la puberté, après être restés complètement guéris pendant plusieurs années, sont repris d'anémie spontanée.

Il ne faut donc pas confondre cette maladie avec la chlorose prolongée, se perpétuant jusqu'à un âge avancé en raison le plus souvent de quelque défaut de constitution.

Ainsi définie, elle est assez rare, l'âge adulte étant celui des anémies liées à des pertes de sang ou symptomatiques d'une maladie organopathique. Cette particularité met bien en relief l'influence de l'évolution pubère sur le développement de l'anémie chlorotique. Elle paraît être propre à la femme. En effet,

tandis que j'ai rencontré assez souvent des exemples nets de chlorose de puberté chez les garçons, je n'ai observé chez l'homme, à partir de vingt-huit à trente ans, que des anémies symptomatiques
ou bien encore des exemples d'anémie pernicieuse progressive.

Cette chlorose tardive se montre soit chez des jeunes filles ou
jeunes femmes réglées, de vingt-huit à trente-cinq ans, soit chez
les femmes arrivées à l'âge de la ménopause, au moment où les
règles viennent de disparaître.

Dans le premier cas, elle reconnaît les mêmes causes que la
chlorose vulgaire et il est probable que dans nombre de cas elle
n'est que l'accentuation d'un état qui jusqu'alors était resté à l'état
d'ébauche. Il est peu probable qu'il y ait dans ces cas une hypoplasie vasculaire, car on ne comprendrait guère pourquoi la maladie aurait tardé à s'accuser nettement. Cependant on doit
admettre chez ces malades une prédisposition organique, car la
maladie éclate à l'occasion de causes banales, telles que la vie
sédentaire, les défectuosités de l'hygiène, le travail dans l'air confiné des ateliers, les fatigues de tout genre, la dyspepsie.

Certains auteurs, et entre autres M. G. Sée, ont admis une
chlorose puerpérale, qui devrait venir prendre place ici. Elle résulterait de la grossesse ou de la lactation (1).

Dans notre manière de comprendre la chlorose, ces deux actes
qui constituent l'état puerpéral n'interviennent que comme des
causes occasionnelles de la chlorose ou comme des causes d'anémie pouvant venir compliquer la chlorose et former avec elle un
de ces états complexes que nous rangerons bientôt sous le terme
générique de chloro-anémie.

A l'état normal, en effet, la grossesse et la lactation ne déterminent qu'une anémie légère n'ayant jamais le caractère de l'anémie chlorotique franche. Pour qu'elles deviennent causes de
chlorose, il faut que les femmes soient constitutionnellement prédisposées à cette maladie. Ce ne sont même pas des causes provo-
catrices puissantes de chlorose, car il n'est pas rare de voir des
jeunes filles chlorotiques, ayant même eu une chlorose très intense avant leur mariage, supporter parfaitement, sans rechutes
d'anémie chlorotique, la grossesse et même la lactation. Mais il
n'en est pas toujours ainsi, et je n'irai pas, comme l'ont fait quel-

_____

(1) G. Sée, *loc. cit.* 253.

ques médecins, jusqu'à proposer le mariage pour guérir la chlorose. J'estime, au contraire, pour des raisons multiples, qu'on doit éloigner du mariage toute jeune fille en état de chlorose, surtout lorsqu'il s'agit d'une chlorose constitutionnelle difficilement curable. Mais lorsque la chlorose est guérie depuis un certain temps, la grossesse suivie même d'une lactation sera souvent parfaitement supportée. Toutefois, ces faits favorables ne s'observent qu'en cas de grossesse normale et d'absence de toute complication au moment de l'accouchement ou après les couches.

Les accidents de la grossesse et particulièrement les vomissements incoercibles, les hémorragies puerpérales, les septicémies de même origine, sont, en effet, très redoutables pour les femmes prédisposées à la chlorose et par conséquent pour celles qui ont déjà éprouvé une ou plusieurs atteintes de cette maladie. C'est ainsi que prennent souvent naissance les formes les plus graves de la chloro-anémie.

— La chlorose des femmes adultes n'est qu'une chlorose vulgaire, en retard pour ainsi dire au point de vue de son époque d'apparition. Dans quelques cas, elle survient au moment où la fonction menstruelle est sur le point de cesser, pour constituer une forme particulière qui peut être désignée sous le nom de *chlorose de la ménopause.*

L'influence de la suppression des règles est très difficile à comprendre.

M. G. Sée, qui a étendu le domaine de la chlorose, mais en le limitant à tous les faits d'anémie résultant de l'évolution des fonctions, considère cependant l'anémie de la ménopause comme symptomatique. Il fait à ce sujet les remarques suivantes : « La ménopause est pour les femmes une cause très ordinaire de débilitation ; les accidents qui se développent alors sont le fait de l'anémie et non de la chlorose ; ils ont une durée généralement très limitée, subordonnée à celle des pertes qui en sont la cause ; à cet âge, en effet, il y a des ménorrhagies abondantes, des hémorrhoïdes, souvent aussi des affections cardiaques ; il n'en faut pas davantage pour expliquer ces phénomènes » (1).

Cette manière de voir me paraît contredite par les faits dans lesquels l'anémie survient et atteint même un assez haut degré sans

(1) G. Sée, *loc. cit.*, p. 259.

qu'on puisse la rapporter à des pertes de saug. On voit cette anémie s'accuser parfois, au contraire, pendant la suppression des
règles chez des femmes antérieurement largement menstruées.
Dans quelques cas, elle constitue une sorte de retour vers la chlorose, à l'occasion de la ménopause, chez des femmes ayant été
atteintes de cette maladie à l'époque de la puberté.

B. Symptômes. — Les symptômes de la chlorose tardive sont
absolument les mêmes que ceux de la chlorose des jeunes filles.
Je n'ai donc plus à y revenir. Mais je dois insister ici sur la rareté
de la forme simple. Nous avons vu que la chlorose récidivante des
jeunes filles finit presque toujours par revêtir la forme dyspeptique. Lorsque la chlorose survient pour la première fois à un âge
relativement avancé, elle débute d'emblée, dans la majorité des
cas, par une attaque à forme dyspeptique. Les troubles digestifs
sont encore dans ces circonstances caractéristiques de la dyspepsie
stomacale atonique, avec dilatation plus ou moins prononcée de
l'estomac et presque toujours aussi avec constipation plus ou moins
rebelle. Sur 22 cas de chlorose tardive, je compte seulement deux
cas de chlorose simple sans troubles dyspeptiques notables.

C'est à la forme dyspeptique que correspondent mes observations de chlorose de la ménopause. Cette maladie présente quelques traits caractéristiques.

Les malades ont des digestions lentes, difficiles, accompagnées
de météorisme ; l'estomac est dilaté, la constipation est habituelle.
En même temps elles pâlissent et perdent leurs forces, et bien
que l'anémie soit, en général, moins prononcée que chez les jeunes filles, quelques-unes prennent un teint blanc-jaunâtre ou verdâtre qui rappelle celui de la chlorose vulgaire.

En général à ce moment déjà les règles sont devenues irrégulières ; elles se suppriment pendant plusieurs mois, mais elles
n'ont pas encore définitivement disparu, et tout à coup elles reviennent avec une certaine abondance.

Comme chez la jeune fille cet état s'accompagne de troubles
nerveux divers et particulièrement de changements dans le caractère. Les malades sont préoccupées, irascibles, moroses ; plus rarement elles manifestent quelques phénomènes hystériformes.
Dans un certain nombre de cas on voit survenir un œdème assez
intense, souvent généralisé, qui n'est pas en rapport avec l'état
du sang et qui ne s'explique pas non plus par la composition des

urines. Enfin chez trois malades j'ai observé des noyaux d'induration mammaire qui ont fait redouter l'apparition d'un cancer,
mais qui fort heureusement ont disparu au bout de quelques
mois.

Chez deux de ces malades l'induration était unilatérale, chez la
troisième les deux seins étaient atteints, mais à des degrés différents. Dans les trois cas il existait de petits ganglions durs et
volumineux sur le bord antérieur de l'aisselle.

C. Marche, durée, terminaisons, diagnostic, pronostic. — La
chlorose tardive reste rarement pure, Les causes d'anémie symptomatique sont tellement fréquentes à l'âge adulte, que le plus
souvent elle ne tarde pas à se transformer en un état complexe.
Il est donc impossible d'assigner une durée précise à la maladie
ou d'indiquer tous ses modes variables de terminaison.

Le plus souvent, lorsqu'elle ne se complique pas, elle est passagère et moins sujette à récidives ou à rechutes que la chlorose
de puberté. Quelques mois de traitement suffisent pour la faire
disparaître. Celle qui est liée à la ménopause tend naturellement
vers la guérison dès que la période critique est passée et que les
règles ont définitivement disparu. Mais il n'est pas rare de voir
ici, plus fréquemment peut-être encore que dans la chlorose de
puberté, la dyspepsie survivre à l'anémie comme état morbide en
quelque sorte indépendant.

Le diagnostic ne peut offrir aucune difficulté. En interrogeant
avec soin les malades on ne confondra pas une chlorose tardive
avec une chlorose ayant débuté à l'âge de la puberté pour se per-
pétuer jusqu'à un âge relativement avancé. L'erreur de diagnostic n'aurait pas d'ailleurs la moindre importance. A l'aide de
l'examen du sang, on distinguera facilement l'anémie symptomatique de la dyspepsie de la chlorose proprement dite, et le diagnostic offrira un réel intérêt, car nous pouvons répéter ici ce que
nous avons dit à propos de la chlorose de puberté. En s'adressant
à la dyspepsie seule, on ne guérira pas la chlorose, tandis qu'au
contraire assez souvent la dyspepsie disparaît sous l'influence du
traitement de l'anémie chlorotique. Et c'est précisément à cause
de ces particularités importantes pour la pratique et dont nous
avons observé maints exemples, que nous avons tenu à séparer
nettement la chlorose dyspeptique de l'anémie purement symptomatique des troubles digestifs.

Le pronostic de la chlorose tardive est favorable ; la maladie cède assez rapidement au traitement de la chlorose à forme dyspeptique.

CHAPITRE II

CHLORO-ANÉMIE.

La chlorose étant une maladie de longue durée se complique souvent, à un moment quelconque de son évolution, d'une maladie capable par elle-même de produire un certain degré d'anémie.

D'autre part, on peut voir survenir la chlorose à l'occasion ou dans le cours de diverses maladies. De là résultent des états pathologiques complexes dans lesquels il est parfois difficile de faire la part de la chlorose.

Ces chloroses complexes, états pathologiques fréquents, surtout à l'âge adulte, et assez souvent d'une très haute gravité, méritent de fixer l'attention. Je propose de les désigner sous le nom de *chloro-anémie* que quelques auteurs ont employé comme synonyme du mot chlorose.

Nous ferons donc de l'expression chloro-anémie un terme générique s'appliquant à des états variables, mais qui font en quelque sorte partie intégrante de la pathologie des chlorotiques.

Au point de vue clinique il est impossible de méconnaître la légitimité de ces distinctions lorsque dans le cours d'une chlorose antérieurement manifestée il survient un autre état morbide plus ou moins durable qui se combine pour ainsi dire avec la chlorose et exerce sur elle une influence plus ou moins marquée.

On pourrait plutôt mettre en doute l'existence de la chloro-anémie, dans laquelle l'évolution pathologique suit une marche inverse.

Voici sous ce rapport ce qu'on observe.

Dans le cours de maladies diverses, habituellement à marche lente ou même nettement chronique, maladies ne déterminant pas habituellement d'anémie ou seulement une anémie légère, certains malades tombent dans un état anémique prononcé, parfois considérable, hors de proportion avec la maladie organopathique dont ils sont atteints. Il semble que, dans ces cas, la maladie se soit développée chez des sujets en quelque sorte prédisposés à l'anémie. Il ne s'agit pas à proprement parler d'une anémie protopathique, puisque cette anémie est suscitée par un état morbide concomitant ou même antérieurement manifesté; mais cette anémie acquiert un degré exagéré et parfois considérable en raison d'une sorte de disposition constitutionnelle du sujet qui caractérise la chlorose.

Ce sont là pour nous les vraies chloro-anémies, les précédentes n'étant que des chloroses compliquées.

Dans l'un et l'autre cas le fond chlorotique existe, et il importe d'en tenir compte, et de distinguer ces formes morbides de l'anémie symptomatique.

Les états secondaires venant compliquer la chlorose, capables d'aggraver la maladie et d'être par eux-mêmes causes d'anémie, sont extrèmement nombreux.

Cependant les chlorotiques ne sont pas plus exposées que les individus sains aux atteintes des maladies. Il semble même que la chlorose bien franche constitue un terrain peu favorable au développement de quelques-unes d'entre elles. Nous avons vu, en effet, que la tuberculose secondaire a été d'une rareté remarquable dans les observations que nous avons recueillies. Mais nous citerons comme des complications fréquentes et des causes de chloro-anémie les maladies chroniques du tube digestif, les maladies utérines, la syphilis, les névroses et en particulier l'hystérie, les flux hémorragiques.

Parmi les maladies auxquelles se surajoute la chlorose, nous trouvons, au contraire, en première ligne la tuberculose; puis viennent les autres états morbides précédemment cités à titre de complications.

Doit-on parmi ces dernières ranger, sans hésiter, les flux hémorragiques, tels que les métrorragies et les hémorragies puerpérales?

Il est extrêmement difficile, pour ne pas dire impossible, de distinguer l'anémie chronique post-hémorragique de l'anémie chlorotique. Et, cependant, il résulte d'observations cliniques assez nombreuses que certaines malades sont tombées après des pertes sanguines relativement faibles, particulièrement après des hémorragies puerpérales, dans des états anémiques graves. Il est donc permis de se demander si ces femmes, tout en ayant paru bien portantes jusque-là, n'étaient pas des chlorotiques. Je sais que parfois ces états graves post-hémorragiques se sont développés chez des personnes épuisées, misérables, ayant eu une mauvaise grossesse, et que l'accouchement n'a fait qu'aggraver une situation fort précaire.

Mais il n'en est pas toujours ainsi et dans l'histoire des hémorragies dues au cancer, aux corps fibreux, on trouve des faits analogues. Il est donc très probable que la gravité de certaines hémorragies, relativement peu abondantes, est due à la disposition chlorotique des malades. Dans certains cas la maladie prend les allures, non de la chlorose-anémie, mais de l'anémie dite pernicieuse progressive.

— La chloro-anémie est la forme de chlorose qu'on rencontre le plus fréquemment à partir de vingt-huit à trente ans. Dans cette combinaison pathologique, les cas cliniques sont nécessairement très variables. Certains types se font remarquer par leur fréquence relative. Il n'y en a pas de plus commun que l'association de la dyspepsie et de la chlorose, que la dyspepsie soit antérieure à la chlorose ou qu'elle lui survive comme état morbide bien constitué. Déjà nous savons que dans la chlorose constitutionnelle, plus les malades avancent en âge, plus la dyspepsie tend à s'individualiser, de sorte qu'à un certain moment, leur maladie est réellement complexe. Il y aurait donc lieu de mettre en tête de la description des principaux types cliniques de chloro-anémie, la *chloro-anémie dyspeptique*. Mais après avoir étudié avec la chlorose la forme à laquelle nous avons donné le nom de chlorose dyspeptique, nous n'avons plus à revenir sur ce sujet. Il nous reste à décrire les autres formes de chloro-anémie, en accordant une place spéciale à la plus importante d'entre elles, la chloro-anémie tuberculeuse.

SOUS-CHAPITRE Ier

CHLORO-ANÉMIE TUBERCULEUSE.

Presque tous les médecins qui se sont occupés de la tuberculose ont été frappés de la fréquence de l'anémie chez leurs malades. Trousseau a remarqué que cette anémie semble disparaître avec les progrès des lésions pulmonaires et, depuis, nombre de cliniciens admettent l'existence d'une anémie spéciale au début de la phtisie. Est-ce cette anémie que nous désignons sous le nom de chloro-anémie tuberculeuse? En aucune façon. Dans l'immense

majorité des cas la grande pâleur que présentent les tuberculeux
dès le début de leur affection, surtout lorsque celle-ci porte sur
les poumons, et souvent pendant tout le cours de la maladie, n'est
autre qu'une anémie symptomatique. Nous la décrirons plus tard
à propos des lésions du sang chez les tuberculeux. C'est elle que
divers médecins ont, avec raison, distinguée de la chlorose sous le
nom de pseudo-chlorose (MM. Hérard, Cornil et Hanot, par exemple). Mais ce que les auteurs ne paraissent pas avoir reconnu,
c'est qu'il existe dans certains cas une véritable association de la
chlorose avec la tuberculose, distincte de l'anémie symptomatique
ordinaire.

A. Étiologie. — Bien que la chlorose franche, typique, se complique rarement de tuberculose, il est assez fréquent de voir les
deux maladies se développer simultanément. Presque toujours il
s'agit d'une tuberculose pulmonaire, plus rarement d'une tuberculose ganglionnaire ou péritonéale.

J'observe chaque année, dans mon service d'hôpital, une dizaine
de cas très nets de chloro-anémie tuberculeuse. Comment donc
expliquer cette sorte d'opposition apparente entre la rareté de la
tuberculose consécutive à la chlorose et la fréquence de la chloro-
anémie tuberculeuse ?

Il est probable qu'il existe deux catégories distinctes de malades.

Dans la première ceux-ci offrent une grande disposition à la
chlorose, sans être prédisposés à la tuberculose. La chlorose survient à l'occasion d'une des causes que nous avons énumérées et,
dans ces cas, la chlorose étant franche, bien caractérisée, la tuberculose secondaire est rare, le terrain chlorotique paraissant peu
favorable au développement du germe de la tuberculose.

Dans une seconde catégorie de faits, la prédisposition à la tuberculose domine; mais il existe en même temps un fond chlorotique et la tuberculose devient la cause occasionnelle, déterminante
de la chlorose.

Disons toutefois, pour bien préciser les rapports entre les deux
maladies, que dans les cas où la chloro-anémie tuberculeuse se
déclare chez la femme après trente ans, on retrouve assez souvent
dans les antécédents des malades la chlorose pure ou une forme
quelconque de chloro-anémie. Je n'ai pas tenu compte de ces faits
quand j'ai dit que la chlorose confirmée se complique rarement

de tuberculose ; je n'ai parlé que des malades chez lesquelles j'avais constaté moi-même la chlorose et que j'ai pu suivre long-temps.

Les renseignements fournis par les malades sont parfois si vagues qu'il me serait impossible de dire dans quelle proportion on compte la chlorose comme maladie antérieurement manifestée, chez les malades atteintes de chloro-anémie tuberculeuse tardive.

— Les causes de cette maladie sont à peu près celles de la chlorose et de la tuberculose. Les deux affections étant communes chez les adolescents, la puberté constitue une époque favorable, et en quelque sorte prédisposante, à la production de cette hybridité morbide.

Cependant la chloro-anémie tuberculeuse n'appartient pas en propre à l'âge de la puberté ; elle peut se développer exception-nellement chez l'adulte et même à un âge assez avancé. Elle peut se montrer aussi bien chez l'homme que chez la femme, mais elle est naturellement plus souvent observée chez cette dernière.

Nous savons déjà que la chlorose est fréquente dans les familles de tuberculeux ; dans ces mêmes familles on peut observer la forme complexe, résultant de l'association des deux maladies. Ainsi une de nos jeunes malades, dont le père était mort de phtisie pulmonaire, devint, à la fois, au moment de sa formation, franche-ment chlorotique et phtisique. Dans d'autres cas, l'influence héré-ditaire est douteuse ou même nulle, la chloro-anémie se développe sous l'influence de causes analogues à celles que nous avons no-tées à propos de la chlorose ordinaire.

Description succincte. — Dans la majorité des cas, les malades entrent de plain-pied dans la chloro-anémie tuberculeuse. Ils présentent, à la fois, des symptômes évidents d'anémie chloro-tique et des signes de tuberculose pulmonaire. Plus rarement l'anémie chlorotique ne s'accuse nettement qu'à une époque où les manifestations pulmonaires sont déjà d'une grande netteté.

Aussi n'est-il pas rare de voir les symptômes de la chlorose dominer pendant un certain temps la scène morbide. Cela tient à ce que, le plus habituellement, l'anémie chlorotique se déclare et s'accentue rapidement dès le début de la maladie sous l'influence d'une évolution tuberculeuse dont les signes peuvent rester dou-teux pendant un certain temps. Parfois, la tuberculose siège uni-quement soit dans une articulation, soit dans les ganglions, soit

encore dans le larynx au moment où la chlorose est déjà manifeste, et plus tard seulement les localisations pulmonaires surviennent.

Dans un assez grand nombre de cas la chloro-anémie tuberculeuse revêt la forme dyspeptique. Cette observation est conforme
aux remarques faites récemment par M. Marfan dans son étude
de l'état gastrique initial de la tuberculose (1).

En laissant de côté toute théorie, il résulte des observations de
Pidoux, et depuis d'un grand nombre d'autres cliniciens, qu'au
début de la tuberculose pulmonaire on observe souvent, outre une
grande pâleur et divers signes d'anémie, un état gastrique particulier que M. Marfan désigne sous le nom de syndrome gastrique
initial. Cet ensemble me paraît correspondre, au moins dans certains cas, à la chlorose dyspeptique évoluant avec la tuberculose
pulmonaire et le travail de cet auteur aurait gagné en valeur et
en netteté si l'examen du sang de ses malades avait été pratiqué,
car on est parfois fort étonné de constater que chez des tuberculeux qui paraissent très anémiques l'état du sang indique simplement une aglobulie du premier degré, sans altérations globulaires ou avec altérations faibles, telle qu'on la rencontre dans
tous les cas symptomatiques.

— Une fois déclarée, l'anémie chlorotique présente une intensité
variable qui n'est pas forcément en rapport avec l'étendue et la
gravité des lésions pulmonaires. Parfois, en effet, l'anémie chlorotique après la première poussée du début reste stationnaire et
ne dépasse pas le second degré, tandis que les lésions pulmonaires
font des progrès assez rapides. Chez d'autres malades, la chlorose
s'accentue et peut provoquer une anémie du troisième ou même
du quatrième degré, quelle que soit d'ailleurs la marche de la
tuberculose.

Ces derniers faits sont exceptionnels.

Il résulte de la grande variabilité des cas cliniques que l'influence de la chlorose sur la marche de la tuberculose n'est pas
nette, pas plus que celle de la phtisie sur l'intensité de l'anémie.
D'ailleurs dans cette association pathologique on peut observer
toutes les formes de la phtisie pulmonaire. Il semble donc que la
chloro-anémie tuberculeuse soit constituée par deux maladies qui

____

(1) MARFAN, Troubles et lésions gastriques dans la phtisie pulmonaire (*Thèse de
Paris*, 1887).

évoluent en même temps, mais d'une manière presque indépendante.

L'état anatomique du sang est exactement le même que dans la chlorose. Les lésions dépendent de l'intensité de l'anémie; en général elles sont caractéristiques d'une anémie chronique du second degré.

Lorsque la tuberculose évolue assez rapidement et s'accompagne de fièvre, l'anémie, après avoir été très manifeste, paraît parfois rétrocéder ou même diminuer bien que l'état cachectique fasse des progrès. Il m'a semblé que, dans la plupart des cas, cette amélioration n'était qu'apparente ou relative et qu'elle devait être rapportée à la diminution de la masse totale du sang, résultant de la consomption.

Plus tard, lorsque la maladie, très avancée dans son évolution, touche presque à son terme, l'anémie s'accentue souvent de nouveau et atteint alors le troisième degré. Elle le dépasse rarement.

J'ai cependant eu récemment l'occasion d'observer un cas d'anémie extrême avec des lésions globulaires absolument semblables à celles de l'anémie dite pernicieuse progressive.

Les globules rouges étaient d'un diamètre très inégal, les grands éléments et les géants prédominaient. Mais à côté d'eux, comme dans tous les cas de ce genre, on en voyait beaucoup de petits et de nains, plus ou moins déformés. Il n'y avait pas de globules rouges à noyau.

Les hématoblastes formaient des amas assez volumineux, d'où partaient des filaments de fibrine épaissis. Beaucoup d'entre eux étaient volumineux et à peine modifiés après la coagulation.

Le nombre des globules blancs était assez élevé; mais sensiblement inférieur à celui qu'on trouve dans les préparations de sang phlegmasique chez les individus moins anémiques. Ceux de la variété 1 étaient plus abondants que les autres.

Quelques jours avant la mort le nombre des globules rouges était seulement de 620 000. La valeur globulaire G atteignait le chiffre de 1,31.

— Les signes stéthoscopiques, cardiaques ou vasculaires, sont au début aussi nets et aussi prononcés que dans la chlorose vulgaire. Plus tard, au moment où les malades ont des lésions étendues et un notable amaigrissement, ces signes deviennent moins nets ou disparaissent même entièrement. J'attribue également cette particularité à la diminution de la masse totale du sang et par suite à la faible tension du sang dans les vaisseaux.

Cependant, il n'est pas rare, surtout chez les femmes, de voir les souffles vasculaires et même le frémissement cataire de la jugulaire persister pendant tout le cours de la maladie jusqu'au dénouement fatal.

Les urines présentent les mêmes caractères généraux que dans la chlorose. On y trouve fréquemment, au début de la maladie, de l'urobiline en excès, plus rarement un mélange d'urobiline et d'urohématine.

Dans quelques cas, surtout lorsqu'on n'a pas assisté à la première phase de la maladie, on n'observe dans les urines que des décharges de ce dernier pigment.

Mais l'urobilinurie, lorsqu'elle a momentanément disparu, réapparait habituellement pendant la période ultime de la tuberculose et acquiert même parfois une très grande intensité.

Au début de la maladie l'urobilinurie peut être rapportée à la destruction exagérée des globules rouges; mais lorsque la tuberculose a produit un état cachectique, le foie est en dégénérescence graisseuse et ce sont les faits de ce genre qui s'accompagnent de l'urobilinurie la plus prononcée.

La part de l'altération du foie doit être alors prédominante, car on observe le même fait dans la tuberculose pure sans chlorose lorsque le foie a subi une dégénérescence graisseuse.

A l'autopsie, outre les lésions de la tuberculose pulmonaire ou généralisée, on trouve fréquemment, du moins chez les femmes, une hypoplasie vasculaire. J'ai constaté l'*aortis chlorotica* chez des femmes qui avaient dépassé trente ans; mais je ne l'ai jamais rencontré nettement chez l'homme adulte. L'aorte est cependant assez souvent très étroite chez les individus du sexe masculin qui meurent de tuberculose à l'âge de la puberté.

Mais ces jeunes gens ont en même temps une aplasie testiculaire, un faible développement du thorax; ils présentent, en un mot, tous les traits de l'état d'infantilisme si bien décrit par Lorain.

Diagnostic et pronostic. — Le diagnostic de la chloro-anémie tuberculeuse est loin d'être facile, surtout au début. En s'aidant d'un examen méthodique du sang, la chlorose ne passe pas inaperçue, ce sont plutôt les signes de tuberculose qui, pendant un certain temps, peuvent rester douteux.

Les malades ont une toux sèche, quinteuse, une expectoration peu abondante, parfois nulle. Le sommet droit respire mal ; mais on y n'entend pas encore de craquements. L'examen des crachats est impossible ou ne fournit que des résultats négatifs. On se demande donc s'il ne s'agit pas tout simplement d'une chlorose ordinaire, ou dyspeptique avec toux gastrique, d'autant que dans cette maladie il y a parfois de l'affaiblissement du murmure vésiculaire au sommet des poumons.

La netteté des signes stéthoscopiques relevant de l'anémie, et en particulier l'intensité du frémissement cataire de la jugulaire interne, les altérations sensibles du sang ne sont pas des raisons suffisantes pour repousser l'hypothèse de la tuberculose.

Chez quelques malades on constatera un amaigrissement assez rapide, hors de proportion avec l'état chlorotique qui détermine toujours une moins grande émaciation que la tuberculose. Mais il y a des malades chez lesquels la tuberculose ne provoque pas plus d'amaigrissement, au moins pendant quelque temps, que la chlorose pure et la persistance d'un certain embonpoint ne permettra pas d'écarter à coup sûr tout soupçon de tuberculose. On sera également frappé, dans bon nombre de cas, de l'intensité des troubles digestifs ; l'appétit sera presque nul, les digestions lentes, pénibles, l'estomac nettement dilaté. Ces phénomènes étant également fréquents dans la chlorose ne permettront pas de faire pencher la balance du côté de la chloro-anémie tuberculeuse. Parfois donc, on traversera une période pendant laquelle le diagnostic restera en suspens, la tuberculose ne devant être affirmée en pareil cas que lorsque les signes d'auscultation ne laissent plus de doute.

Le pronostic de la chloro-anémie tuberculeuse est celui de la tuberculose et non de la chlorose. Il ne m'a pas paru être aggravé en raison de la coexistence de la chlorose. En tout cas, lorsque la tuberculose est bien localisée et marche lentement, non seulement une longue survie est possible, mais encore la guérison peut être espérée.

Traitement. — Les observations de Trousseau relativement au danger du fer s'appliquent à l'anémie tuberculeuse qu'il rangeait parmi les fausses chloroses. On sait que ce grand clinicien reprochait à la médication martiale de provoquer des hémoptysies et de faire prendre à la phtisie pulmonaire une marche rapide (1).

(1) Trousseau, *Clin. méd.*, t. III, p. 492.

Il avait remarqué que chez les personnes qui, par leurs antécé-dents héréditaires, semblent prédisposées aux tubercules, on ne doit pas guérir l'anémie et il avait coutume de maintenir ces malades dans un état de débilité relative. En prescrivant la médication martiale dans ces conditions, Trousseau a vu survenir plusieurs cas de phtisie galopante qu'il ne rapporte pas exclusivement à l'emploi du fer, mais en même temps à la guérison de l'anémie. Cet état prévenait, d'après lui, la tuberculose restée latente.

Depuis, des faits analogues ont été observés par d'autres cliniciens et le fer a été généralement considéré comme dangereux au début de la tuberculose.

Telle que Trousseau la pratiquait, la médication martiale provoque, en effet, des phénomènes d'excitation assez vive. L'emploi des protosels que j'ai recommandé ne présente pas à un aussi haut degré ces inconvénients.

D'autre part, on a dû confondre souvent avec la chlorose, lorsqu'on a fait ces observations sur l'influence du fer, l'anémie symptomatique de la tuberculose. Celle-ci est très accusée chez les malades de vingt à trente ans; elle n'est pas toujours facile à diagnostiquer et il est parfaitement exact que dans la plupart des cas de ce genre le fer est plutôt nuisible qu'utile (1).

Il résulte de mes observations que, dans la véritable chloro-anémie tuberculeuse, plus la chlorose est prononcée et prédominante, mieux le fer est toléré. Mais que dans les cas où l'anémie chlorotique n'a pas nettement atteint ou dépassé le second degré, le fer paraît pouvoir provoquer des hémoptysies et hâter l'évolution des lésions tuberculeuses. Toutefois je n'ai jamais observé, après l'administration d'un traitement ferrugineux convenable, les formes rapides, galopantes, dont parle Trousseau.

La question que nous devons nous poser est celle-ci. Lorsque, dans la chloro-anémie tuberculeuse, la chlorose est nettement accentuée et incontestable, les malades peuvent-ils retirer un avantage quelconque de la guérison de leur anémie chlorotique à l'aide du fer? En d'autres termes, les chances de guérison ou de survie sont-elles plus grandes, lorsqu'on s'applique à modifier le fond chlorotique des malades que lorsqu'on le néglige pour diriger exclusivement ses efforts contre la tuberculose elle-même?

(1) Voir pour l'anémie symptomatique de la tuberculose le chapitre des anémies symptomatiques.

Si la chlorose se présentait à nous avec les caractères d'un terrain favorable au développement de la tuberculose, il n'y aurait pas d'hésitation possible. Nous avons vu qu'on observe précisément le contraire et les remarques de Trousseau sur le danger de la guérison de l'anémie nous paraissent conserver toute leur valeur, bien que nous pensions devoir rapporter en partie les mauvais effets du fer à l'usage des préparations insolubles préconisées par ce grand clinicien.

Il est donc préférable, au début de la chloro-anémie tuberculeuse, de s'abstenir des préparations martiales. On prescrira de préférence les agents de la médication reconstituante et particulièrement l'arsenic s'il est bien supporté.

Mais lorsque les lésions pulmonaires entreront dans la phase de ramollissement, si l'anémie fait également des progrès et diminue la force de résistance des malades, on ne devra pas hésiter à recourir aux protosels de fer. Il ne faut pas perdre de vue que, dans certains cas, l'anémie atteint le troisième degré, qu'elle peut même devenir extrême comme dans le cas précédemment cité. Dans ces circonstances l'état des malades est certainement aggravé par l'anémie, tandis que, d'autre part, les préparations ferrugineuses sont parfaitement tolérées.

SOUS-CHAPITRE II

CHLORO-ANÉMIE DE DIVERSES ORIGINES.

Les principales maladies qui, par leur association avec la chlorose, donnent naissance aux divers types de la chloro-anémie sont, avons-nous dit, après la dyspepsie et la tuberculose, les maladies utérines, les affections puerpérales, les névroses et particulièrement l'hystérie, la syphilis. On pourrait à cette liste ajouter la plupart des maladies aiguës qui par elles-mêmes sont des causes d'anémie.

Il est inutile d'entreprendre la description des nombreux types cliniques pouvant résulter de ces associations, parfois très complexes. Qu'il me suffise de rappeler qu'elles sont caractérisées par ce fait, que l'anémie est toujours hors de proportion avec la maladie organopathique à laquelle on pourrait la rapporter.

Ainsi l'hystérie n'est pas par elle-même une cause très puissante d'anémie. Cependant il n'est pas rare de voir des hystériques atteintes d'anémie très intense et ce ne sont pas toujours celles dont les attaques sont les plus fréquentes et les plus violentes. Il n'est pas douteux que les deux états morbides coexistent parfois pour constituer une chloro-anémie hystérique. J'en dirai autant de la syphilis qui devient assez fréquemment chez les jeunes gens des deux sexes, mais particulièrement chez les jeunes femmes, une cause déterminante de la chlorose. Dans les cas de ce genre, on voit généralement, comme dans certains faits de chloro-anémie tuberculeuse, l'anémie chlorotique prendre pour ainsi dire les devants sur les manifestations syphilitiques, et lorsque la lésion primitive a échappé — ce qui n'est pas rare — les éruptions caractéristiques surviennent pendant le cours du traitement institué contre la chlorose. J'ai recucilli plusieurs observations de ce genre. Quand la syphilis est reconnue d'emblée et qu'on institue un traitement mercuriel sans recourir au fer, le mercure diminue l'anémie sans la guérir complètement, et l'on peut ainsi se convaincre de l'existence des deux maladies, car il est de règle que l'anémie syphilitique disparaisse sous l'influence de la médication spécifique.

— Dans la chloro-anémie les combinaisons pathologiques sont souvent assez complexes pour échapper à toute description régulière, aussi bien qu'à un diagnostic précis.

Voici par exemple une femme de la campagne qui s'est toujours bien portée. Elle vient à Paris à l'âge de vingt-neuf ans, se met couturière, tombe dans la misère, se nourrit mal et bientôt est atteinte de chlorose dyspeptique. En même temps surviennent de petites attaques d'hystérie.

Au moment où je la vois, cinq ans après le début de sa maladie, je constate une anémie prononcée, atteignant presque le troisième degré, avec œdème de la face et des membres inférieurs, de la dyspepsie stomacale, de forme atonique, accompagnée d'une légère dilatation de l'estomac, une métrite chronique déterminant à certains moments des ménorragies, de l'hystérie légère et enfin un peu de submatité dans la fosse sus-épineuse droite avec affaiblissement de la respiration et retentissement exagéré de la voix.

Ces derniers signes ne se sont pas accentués et la malade est sortie à peu près complètement guérie après avoir suivi un traitement local dirigé contre la métrite, en même temps qu'un traitement ferrugineux.

Mais le diagnostic de chloro-anémie était-il légitime et n'aurait-on pas pu ranger tout aussi bien ce cas pathologique dans les anémies symptomatiques?

Je rappellerai encore ici qu'on doit se guider, en pareille circonstance, sur l'état du sang et particulièrement sur l'abaissement de la valeur globulaire, qui est très rarement aussi prononcée dans les anémies symptomatiques que dans la chlorose; qu'on doit tenir compte également de l'intensité des souffles vasculaires et des décharges de pigment par les urines.

Mais en réalité, dans les cas qui sont en quelque sorte intermédiaires entre l'anémie symptomatique et la chloro-anémie, il est inutile d'attacher à la précision du diagnostic une importance qu'elle ne peut avoir, pourvu qu'on reconnaisse la nécessité de soumettre à la médication ferrugineuse les malades présentant des altérations globulaires prononcées.

CHAPITRE III

DE L'ANÉMIE DITE PERNICIEUSE PROGRESSIVE.

Il n'est pas très rare de rencontrer des malades qui tombent assez rapidement dans un état d'anémie grave et qui succombent sans avoir présenté les signes d'une maladie bien caractérisée. Divers faits de ce genre ont été signalés par Andral, Addison, Wilks, Trousseau et par quelques autres grands cliniciens du commencement de ce siècle (1), mais ils étaient restés peu connus et n'avaient pas attiré suffisamment l'attention, lorsque Biermer, dans une première communication faite sur ce sujet, en 1868, assigna à ce genre d'anémie grave quelques caractères anatomo-pathologiques particuliers. Bientôt après, en 1872, il compléta sa première communication et il proposa de grouper les faits dont il donna la relation, sous le nom d'*anémie pernicieuse progressive* (2).

Il s'agissait, en effet, de cas d'anémie profonde, allant presque toujours en s'accentuant jusqu'à la mort, cas dans lesquels cette ter-

---

(1) Voir pour l'historique et le résumé des premières observations, R. Lépine, Revue critique sur les anémies progressives (*Rev. mens. de médecine et de chir.*, I, 1877) et H. Eichhorst, Die progressive perniziöse Anämie, Leipzig, 1878.

(2) A. Biermer, *Tageblatt der 42° Versamml. deutsch. Naturforscher u. Ærzte in Dresden*, n° 8, IX° section, S. 173, 1868. — *Correspondenzblatt f. schweiz. Ærzte. Jahrg.* II, n° 1, 1872.

minaison funeste ne pouvait s'expliquer que par la dégénérescence
graisseuse de certains organes, particulièrement des organes vasculaires. La dénomination d'anémie pernicieuse progressive, assez
mal choisie d'ailleurs, laissa croire généralement que Biermer
avait admis l'existence d'une maladie particulière, nettement définie. En réalité, cet auteur ne l'a appliquée qu'à un syndrome assez
complexe qu'il a le premier bien étudié; il a compris dans un
même cadre les faits d'anémie primitive aussi bien que ceux d'anémie secondaire.

Peu d'années plus tard, Immermann (1) a présenté la question
sous un autre jour, en cherchant à faire de l'anémie pernicieuse
progressive une véritable entité morbide. A dater de ce moment
les opinions furent partagées, et aujourd'hui encore, après la publication d'un assez grand nombre de mémoires et d'observations,
les auteurs les plus compétents sont loin d'être d'accord sur l'existence et la nature de l'anémie pernicieuse progressive.

Peu après l'apparition du travail d'Immermann, on rassembla
de divers côtés les observations pouvant se rapporter à cet état
morbide et on émit sur sa nature les opinions les plus diverses.

De nouveaux faits, plus complètement observés que les anciens,
permirent bientôt à plusieurs médecins de faire paraître sur l'anémie pernicieuse progressive des mémoires plus étendus ou de
véritables monographies. Nous citerons parmi ces récentes publications celles de Quincke (2), d'H. Müller (3), de Sörensen (4),
d'Eichhorst (5), de Laache (6), de Warfwinge (7).

Eichhorst, qui a rassemblé et commenté toutes les observations
connues jusqu'en 1877, en a formé deux groupes distincts. Dans
un premier, il range les cas d'anémie essentielle, primitive ou idiopathique. Il n'en compte que 17 observations, auxquelles il ajoute
7 observations personnelles. Le second groupe comprend les cas

(1) H. Immermann, Ueber progressive perniziöse Anämie (*Deuts. Arch. f. klin. Medicin*, mai 1874, Bd XIII, S. 209-244).

(2) H. Quincke, *Klinische Vorträge*, n° 100, 1876. — *Deutsch. Arch. f. klin. Medicin*,
Bd. XX, 1877. — *Deuts. Arch. f. klin. Med.*, Bd. XXV, 1880.

(3) H. Müller, Die progressive perniziöse Anämie, Zürich, 1877.

(4) S.-T. Sörensen, Contribution à l'étude de l'anémie pernicieuse progressive
(*Nord. med. Arkiv*, IX, n° 25, 1877).

(5) *Loc. citato.*

(6) S. Laache, Die Anämie, Christiania, 1883.

(7) Warfwinge, Du traitement par l'arsenic de la leucémie, de la pseudo-leucémie et de l'anémie pernicieuse progressive, avec quelques considérations sur les
rapports mutuels de ces maladies (*Nord. med. Arkiv.*, XV, n° 7, 1883).

d'anémie pernicieuse progressive secondaire ou deutéropathique au nombre de 50. Enfin, dans une catégorie spéciale, il range 32 cas douteux, sans autopsie.

Dans la forme secondaire ou deutéropathique, Eichhorst place l'anémie pernicieuse progressive consécutive à la grossesse (29 cas), à l'accouchement (10 cas), aux affections du tube digestif (24 cas), aux pertes de sang (7 cas), à une mauvaise hygiène (7 cas).

L'anémie essentielle serait donc pour lui celle qui survient tout à fait spontanément, sans que rien puisse l'expliquer. Cette opinion n'a pas été acceptée par tous les observateurs, et, depuis 1877, on a continué à publier sous le même titre d'anémie pernicieuse progressive les cas les plus disparates. Nous aurons l'occasion de citer ceux d'entre eux qui présentent le plus d'intérêt.

Dans l'état actuel de nos connaissances, l'anémie pernicieuse progressive se présente donc à nous comme un état morbide caractérisé par une anémie extrême, dont on meurt le plus souvent. Cet état morbide est intéressant à étudier au point de vue de ses causes, de son expression symptomatique, des lésions qui l'accompagnent. Nous aurons, de plus, à rechercher s'il n'existe pas, comme le pensent Immermann, Eichhorst et quelques autres pathologistes, une maladie particulière, essentiellement constituée par cet état morbide.

A. Étiologie. — Quelles sont les maladies bien définies, organopathiques, capables de faire tomber progressivement les malades dans un état d'anémie extrême ? Voilà un premier point qui mérite d'être élucidé.

Dans les conditions où je suis placé à Paris, je n'ai observé l'anémie extrême que dans un nombre restreint de maladies : les hémorragies répétées, le cancer de l'estomac et la chloro-anémie tuberculeuse. Nous étudierons bientôt dans un chapitre spécial l'anémie post-hémorragique, et nous dirons alors qu'il est assez rare de lui voir atteindre le quatrième degré, caractérisant l'anémie extrême. Cette éventualité n'est pas non plus fréquente dans les affections cancéreuses, et pour ma part je n'en ai vu des exemples que dans la phase tout à fait ultime du cancer de l'estomac. J'élimine, bien entendu, ici les cas où le cancer est intervenu dans la production de cet état anémique en provoquant des hémorragies.

Enfin, bien que la chloro-anémie tuberculeuse ne soit pas rare, je n'ai recueilli que deux cas d'anémie extrême dans cet état morbide. On comprend d'ailleurs facilement que le cancer et la tuberculose puissent enlever les malades avant que l'anémie ait atteint un degré assez élevé pour mettre par elle-même la vie en danger.

Examinons s'il n'y a pas lieu de joindre à ces maladies d'autres affections signalées dans quelques-unes des observations publiées sous le titre d'anémie pernicieuse progressive.

Un certain nombre de faits de pseudo-leucémie myélogène, sans hypertrophie des ganglions lymphatiques ont présenté au point de vue clinique la plus grande analogie avec l'anémie pernicieuse progressive, et plusieurs d'entre eux (Fede (1), Pepper (2), J. Cohnheim (3), etc.) ont d'ailleurs été publiés sous ce titre.

La pseudo-leucémie, sans leucocythémie, paraît donc pouvoir donner naissance à une anémie extrême. Mais les observations sur lesquelles on pourrait s'appuyer pour soutenir cette opinion ne contiennent que des renseignements insuffisants de l'état du sang. Il y est dit simplement que le nombre des globules blancs ne paraît pas augmenté; la numération des globules rouges n'a pas été pratiquée.

Nous trouvons cependant dans une observation récente de R. Geigel un renseignement sur ce point (4). Chez un enfant de douze ans qui paraissait atteint de pseudo-leucémie ganglionnaire, le nombre des globules rouges était, deux mois avant la mort, de 2 500 000 environ. Ce chiffre est tombé à 1 200 000 pendant les jours qui ont précédé la terminaison fatale. Il n'y avait pas d'augmentation dans le nombre des globules blancs. Ces chiffres sont encore loin de ceux qu'on trouve dans l'anémie pernicieuse progressive.

Reyher (de Dorpat) a publié sous le titre d'anémie pernicieuse treize observations tendant à établir que cette maladie peut être due

<hr>

(1) F. Fede, Di un caso di anemia perniciosa progressiva con speciale anzi nuova patogenesi in rapporto delle singolare alterazioue del fegato, della milza e della midolla di tutte le osso (*Movimento med. chir.*, VII, n°s 17, 18, 1875).

(2) W. Pepper, Progressive pernicious Anæmia, or anæmatosis (*Amer. Journ. of the med. sciences*, LXX, p. 313, oct. 1875).

(3) J. Cohnheim, Erkrankung des Knochenmarkes bei perniciöser Anämie (*Virchow's Archiv*, Bd. LXVIII, S. 209, oct. 1876).

(4) R. Geigel, Verhalten der rothen Blutkörperchen bei der Pseudoleucämie (*Deutsch. Arch. f. klin. Medic.*, Bd. XXXVII, Heft 1 et 2, S. 59, 1885).

à la présence dans l'intestin du *botriocephalus latus* (1). Tous les malades ont été rapidement guéris après l'expulsion du parasite.

Runeberg (2), Lichtheim (3) ont signalé des cas analogues.

Mais les malades n'ont pas été soumis à un examen suffisant au point de vue de l'état du sang pour qu'on puisse affirmer qu'il s'agissait d'anémie extrême.

Dans l'anémie du Saint-Gothard, due à l'ankylostome duodénal, Bozzolo et Toma ont trouvé, chez le plus anémique de leurs malades, 1 465 000 globules rouges. Cette maladie ne produit donc pas une aglobulie extrême (4).

Si donc, les parasites intestinaux paraissent pouvoir provoquer une anémie très intense, il serait cependant prématuré d'affirmer que cette anémie peut atteindre un aussi haut degré que celle de l'anémie dite pernicieuse progressive.

On a encore signalé l'anémie extrême dans la maladie connue sous le nom d'anémie des tropiques (chlorose d'Égypte, géophagie, etc.).

Cette maladie se rapproche de la précédente par ce fait que quelques médecins la considèrent également comme la conséquence de la présence d'ankylostomes dans l'intestin (Griesinger, Wucherer).

Mais ici encore les renseignements sur l'état du sang font défaut.

Parmi les maladies des pays chauds il faut encore citer les entérites chroniques (dysenterie, diarrhée dite de Cochinchine, etc.) comme pouvant peut-être produire l'anémie extrême.

Enfin la cachexie paludéenne peut déterminer une anémie prononcée, sans qu'on puisse dire, à cause de l'insuffisance des renseignements sur les lésions globulaires, si cette anémie peut atteindre le quatrième degré.

Nous ne connaissons donc jusqu'à présent qu'un petit nombre de maladies où l'on ait constaté d'une manière certaine une anémie pouvant se rapprocher par son développement extrême, de celle de l'anémie pernicieuse progressive. On voit même que, dans des

(1) Gustav Reyher (de Dorpat), Beiträge zur Ætiologie u. Heilbarkeit der perniciösen Anämie (*Deutsch. Arch. f. klin. Medicin*, Bd XXXIX, S. 31, 1886).

(2) Runeberg, Ueber perniciöse Anämie u. Botryocephalus latus (*Berl. klin. Wochenschr.*, n° 40, S. 687, 1886).

(3) Lichtheim, Congrès de Wiesbaden, 1887.

(4) Consulter Ed. Bugnion, L'ankylostome duodénal et l'anémie du Saint-Gothard (*Rev. méd. de la Suisse romande*, mai et juillet 1881).

travaux récents on a eu le tort de publier un peu à la légère
sous cette rubrique des observations d'anémie qui n'offrent
aucune ressemblance avec cette maladie.

Quoi qu'il en soit, il est bien évident que tous les faits dont nous
venons de parler appartiennent à l'histoire des anémies secondaires ou deutéropathiques. Après les avoir éliminés, il reste un assez
bon nombre de cas d'anémie pernicieuse progressive, d'origine
protopathique, dans lesquels la maladie est survenue en quelque
sorte spontanément sans qu'on ait pu la rattacher à une lésion organique ou même à une maladie bien constituée, antérieurement
manifestée.

Dans cette catégorie de faits qui doivent être envisagés à part
il y a lieu de distinguer ceux où l'on peut rattacher l'origine de
la maladie à des causes morbides d'une certaine puissance, et ceux
où l'étiologie est remarquable par son insignifiance.

1° *Causes d'une certaine importance.* — Une des principales est
la grossesse répétée.

Depuis les faits signalés par Gusserow (1), où l'influence de la
grossesse est évidente, on en a publié beaucoup d'autres analogues.

Les conséquences de la parturition sont prononcées surtout chez
les femmes mal nourries, vivant dans des conditions misérables
et devenant enceintes à un moment où elles sont plus ou moins
anémiques. Elles sont surtout accrues et aggravées par les troubles
dyspeptiques, parfois sérieux et persistants, qui compliquent certaines grossesses, et en particulier par les vomissements incoercibles.

En général, les femmes qui sont tombées dans l'anémie extrème
après l'accouchement n'étaient pas des primipares; elles avaient
eu des grossesses répétées à de courts intervalles, et leur situation
avait été parfois aggravée par une ou plusieurs lactations épui-
santes. Cependant on peut voir la maladie survenir à l'occasion
d'une première grossesse.

Dans les observations de Gusserow et de quelques autres l'anémie s'est développée en général dans le cours même de la gesta-
tion et en a abrégé la durée. Dans d'autres cas la grossesse est
parvenue à son terme normal, et l'anémie n'a atteint une haute

____

(1) A. GUSSEROW, Ueber hochgradigste Anämie Schwangerer (*Arch. f. Gynäkolog.*,
Bd. II, Heft II, S. 218, 1871).

gravité qu'après la délivrance. Les hémorragies puerpérales sont venues rarement compliquer cette étiologie.

Immédiatement après la puerpéralité et la lactation, vient se ranger l'alimentation insuffisante. Nous venons de dire d'ailleurs que les deux causes ont souvent existé simultanément.

L'alimentation insuffisante est seule signalée dans un assez grand nombre de cas. Je citerai entre autres la plupart des observations de Quincke, quelques-unes de Biermer, d'Eichhorst, d'H. Müller, etc.

Il s'agit de malades qui, tout en continuant à travailler ou à être soumis à certaines fatigues, ont été astreints pendant des mois ou des années à un régime absolument insuffisant, surtout au point de vue de la qualité des aliments. Ainsi les malades de Quincke se nourrissaient exclusivement de pommes de terre et de café de mauvaise qualité. D'autres faisaient uniquement usage de pain et d'eau.

Un malade dont je rapporterai plus tard l'observation ne mangeait que du pain et des légumes mal préparés.

Le plus souvent, à l'action de l'inanition relative vient s'ajouter celle d'une hygiène déplorable, et particulièrement l'effet du séjour habituel dans un logement insuffisamment aéré et éclairé.

Le sédentarisme et le défaut d'aération sont parfois seuls invoqués.

Enfin, pour achever cette liste il suffit de citer les fatigues excessives, les chagrins et les préoccupations. Et il est inutile d'ajouter qu'assez souvent plusieurs de ces causes se combinent pour provoquer la maladie.

2° *Causes insignifiantes.* — Lorsqu'on élimine tous les faits où l'une au moins de ces causes est signalée, il ne reste plus qu'un nombre assez restreint d'observations dans lesquelles la maladie semble être survenue sans aucune raison apparente. Eichhorst, Laache ont cité des cas de ce genre, presque tous terminés d'une manière fatale et qui paraissent avoir été placés avec raison dans le cadre de l'anémie pernicieuse. Dans quelques-uns d'entre eux la chlorose est signalée parmi les antécédents morbides (obs. de H. Müller et de Laache). Mais cette éventualité est assez rare. Souvent, au contraire, les individus atteints s'étaient toujours bien portés et paraissaient même assez robustes.

Je serais assez disposé à croire, d'après les détails donnés dans plusieurs observations, qu'un bon nombre de ces malades étaient atteints depuis un temps plus ou moins long de dyspepsie méconnue lorsqu'ils ont présenté les symptômes caractéristiques de l'anémie pernicieuse progressive.

D'autre part, il faut être prévenu que l'anémie à marche lente, chronique, peut exister pendant longtemps et atteindre même une grande intensité sans que la santé soit sensiblement troublée, et que par suite l'aggravation d'un état déjà ancien, sous l'influence de causes en apparence insignifiantes, peut être facilement prise pour le début d'une maladie nouvelle (1). L'ancien militaire dont j'ai cité l'observation (p. 332) avait une richesse globulaire inférieure à un million de globules sains, et cependant il était dans un état de santé assez satisfaisant pour faire à l'hôpital temporaire, le métier d'infirmier. Un état d'anémie déjà très considérable est donc conciliable avec une vie assez active.

En résumé, l'existence d'une anémie grave, souvent mortelle, protopathique, au moins, en apparence, ne saurait être mise en doute. D'après Eichhorst et quelques autres pathologistes, on ne devrait rattacher à cette maladie que les cas dans lesquels l'étiologie a été absolument insignifiante, et par conséquent il faudrait en distraire tous ceux où l'une des causes précédemment signalées (puerpéralité, inanition relative, etc.) peut être invoquée. Nous allons voir bientôt que cette distinction n'est pas conforme à l'observation clinique et que tous les cas d'anémie protopathique se ressemblent à tous égards et forment une espèce nosologique suffisamment bien définie.

3° *Causes prédisposantes générales.* — Il est remarquable que cette variété d'anémie ait été plus fréquemment observée à l'étranger qu'en France. Biermer et Quincke en Suisse, Sörensen à Copenhague, Eichhorst à Berlin, Warfwinge à Stockholm, ont pu en recueillir en quelques années un nombre de cas relativement élevé. Cette prédominance dans certains pays se rapporte-t-elle à une question de race ou de climat? Cela est peu probable. En effet cette maladie frappe presque exclusivement la classe peu fortunée; par suite, l'influence locale paraît se rapporter à la manière de vivre des habitants. Ce sont les pays pauvres, misérables, ceux où l'alimentation est insuffisante, surtout en principes azotés, qui sont

____

(1) XXXII.

les plus éprouvés. Les causes générales qui prédisposent à la maladie agissent donc en déprimant et en épuisant le processus de sanguification.

La plupart des cas ont été observés chez des adultes, ou chez des personnes âgées (une de mes malades avait soixante-deux ans (obs. I), une autre soixante-sept ans, et dans un des cas de Laache le malade avait soixante-treize ans) (1).

A partir d'un certain âge le processus de sanguification paraît donc pouvoir s'épuiser plus facilement que dans l'adolescence. Cette circonstance doit éveiller l'attention des médecins et les pousser à combattre le plus tôt possible l'anémie chez les personnes ayant dépassé trente à quarante ans.

La maladie n'appartient pas cependant en propre à l'âge adulte. La règle générale présente à cet égard des exceptions, car on a pu observer l'anémie pernicieuse dans l'enfance. Une des observations de Quincke concerne une jeune fille de onze ans. A. Kjellberg (2) a observé la maladie chez un enfant de cinq ans, et M. Ménétrier a bien voulu me communiquer un fait se rapportant à un enfant de treize ans.

L'influence du sexe est difficile à établir, les bonnes observations étant encore trop peu nombreuses. Qu'il nous suffise de faire remarquer qu'à l'inverse de la chlorose la maladie est loin d'être rare chez l'homme et que le tableau clinique est absolument le même dans les deux sexes.

B. **Symptomatologie.** — Pour prendre une idée exacte de la maladie, il faudrait rassembler toutes les observations se rapportant sans conteste à la forme protopathique, et relever d'une manière systématique les symptômes signalés dans ces cas. Ce travail m'a paru difficile à tenter à l'aide des observations actuellement connues. Si l'on voulait rejeter toutes celles dans lesquelles l'examen du sang est insuffisant, on se priverait de documents importants dont il vaut mieux tenir compte. D'ailleurs les observations récentes et plus complètes où l'examen du sang est venu confirmer le diagnostic ont fait voir que les descriptions cliniques des premiers observateurs étaient d'une grande exactitude. Néanmoins

----

(1) J'en ai observé tout récemment un nouveau cas chez une femme de soixante-quatre ans.

(2) ADOLPHE KJELLBERG, Anémie pernicieuse chez un enfant de cinq ans (*Nord. med. Arkiv. Comptes rendus anal.*, n° 13, XVI, p. 1, 1884).

nous prendrons surtout en considération les faits les plus probants
et les plus complets, en écartant ceux qui se rattachent incontestablement à l'histoire des anémies symptomatiques. Commençons
tout d'abord par rapporter nos propres observations.

Obs. I. — La nommée J..., âgée de soixante-deux ans, originaire de
Bruxelles, sans profession, entre à l'hôpital Saint-Antoine, salle Grisolle,
lit n° 11, le 2 décembre 1881.

Son père s'est noyé. Sa mère est morte du choléra. Elle-même a eu une
entérite à l'âge de dix-huit ans et le choléra quelques années plus tard.
En 1874 elle a été prise d'une maladie d'estomac qu'elle compare à l'affection qui l'amène actuellement à l'hôpital : cette maladie était caractérisée
par de violentes douleurs au niveau du creux épigastrique et par une décoloration assez marquée des téguments. Elle n'a du reste jamais été très colorée.
Elle ne semble pas avoir été chlorotique. Elle a eu six enfants, dont le dernier
en 1855. La menstruation établie d'une façon précoce a toujours été régulière. La ménopause s'est effectuée à l'âge de cinquante-cinq ans, c'est-à-dire
en 1874.

La maladie a débuté il y a trois semaines sans cause appréciable. La malade, qui n'avait été soumise à aucune privation et qui n'avait pas été sur-
menée, fut prise alors de faiblesse généralisée, de douleurs vives au creux
épigastrique et d'une diarrhée qui offrit à diverses reprises une coloration
noire comme de l'encre. En quelques jours les téguments se décolorèrent et
l'amaigrissement fit des progrès très sensibles.

12 *décembre*. — Décoloration excessive de la peau et des muqueuses. Les
téguments ne présentent ni la teinte de la cire vierge que l'on rencontre
dans la chlorose, ni la teinte jaunâtre que l'on observe dans les cachexies,
mais ils sont d'une pâleur extrême. Il y a du vertige et des bourdonnements
d'oreilles dans la station verticale. La malade a encore assez de force pour
faire quelques pas avec l'aide de l'infirmière. Les extrémités sont froides
ainsi que le nez.

Une piqûre faite à la pulpe du doigt ne donne d'abord pas de sang, puis
livre passage à un sang de couleur gris sale, fluide et dont on arrête difficilement l'écoulement.

L'auscultation du cœur décèle la présence d'un souffle au premier temps,
au niveau du deuxième espace intercostal gauche.

Le doigt appliqué sur les vaisseaux du cou, au niveau de l'origine de la
jugulaire, perçoit un frémissement cataire assez prononcé, surtout quand la
malade est assise. A l'examen stéthoscopique on entend un souffle diastolique dans le tronc artériel et un souffle continu avec redoublement dans le
tronc de la jugulaire.

Douleurs vives à l'épigastre. La pression exercée à ce niveau est un peu
douloureuse. L'estomac est légèrement dilaté et descend jusqu'à l'ombilic.
L'appétit est assez bon. Tous les aliments sont également supportés. La malade accuse seulement un peu de difficulté pour avaler la viande. Elle n'a du
reste jamais été forte mangeuse. Elle semble par contre avoir de longue date
contracté l'habitude de boire copieusement; elle réclame du vin dès son
arrivée à l'hôpital.

Le ventre est souple; la diarrhée est arrêtée depuis quelques jours. Le lobe gauche du foie déborde un peu les fausses côtes et empiète sur la région épigastrique.

Les poumons sont sains.

Les urines sont normales comme qualité et comme quantité.

20 *décembre.* — État stationnaire. Un peu de diarrhée.

Inhalations d'oxygène. Peptone Chapotteaut.

28 *décembre.* — La diarrhée a augmenté les jours passés. Les selles examinées à plusieurs reprises n'ont montré aucun caractère particulier.

La malade s'affaiblit progressivement; elle ne peut plus se lever. Elle a un dégoût absolu pour tous les aliments et refuse la peptone. Il n'y a pas de vomissements.

On continue les inhalations d'oxygène. On prescrit du fer.

31 *décembre.* — Un peu d'œdème des membres inférieurs et des avant-bras. La malade ne prend plus aucune nourriture.

5 *janvier.* — Au matin. La malade est très abattue et se plaint de douleur dans la poitrine. La langue est humide, mais le thermomètre monte à 39° dans le rectum. Il y a de l'oppression et de la toux sans expectoration. L'examen de la poitrine décèle l'existence de submatité, de souffle tubaire et de râles sous-crépitants dans la moitié inférieure de la poitrine en arrière et des deux côtés avec prédominance de tous ces signes à droite.

Le soir. Délire furieux. Température de 40° dans le rectum.

Morte le 6 janvier à 5 heures du matin.

Autopsie. — Pratiquée trente-six heures après la mort.

Plèvres et poumons. — Les cavités pleurales contiennent une assez grande quantité de liquide citrin. La plèvre viscérale qui tapisse la face postérieure du poumon gauche est couverte d'une couche de fibrine récemment déposée. Les deux poumons présentent des lésions semblables. Aux sommets on trouve des cicatrices fibreuses et des masses crétacées, vestiges de tubercules anciens. Aux lobes inférieurs existe de la pneumonie hypostatique; un fragment de parenchyme pulmonaire détaché de ces régions plonge au fond de l'eau.

Cœur. — Le cœur est gros. L'hypertrophie porte surtout sur le ventricule gauche. Surcharge graisseuse assez notable. La fibre cardiaque a une coloration feuille morte. La valvule mitrale présente à sa base quelques plaques calcaires de peu d'étendue. La fibre cardiaque dissociée et colorée par le picro-carmin apparaît partout striée; elle présente un léger degré d'atrophie pigmentaire et contient même par places quelques granulations graisseuses très fines.

L'aorte est saine et a son calibre normal.

Péritoine et organes abdominaux. — A l'ouverture du péritoine s'écoule une petite quantité de sérosité citrine. Le lobe gauche du foie dépasse le rebord des fausses côtes, empiète en dedans sur le creux épigastrique et descend en bas jusqu'à deux travers de doigt au-dessus de l'ombilic. L'organe entier pèse 1 850 grammes; sa surface est lisse. Sur une coupe son tissu présente un aspect légèrement graisseux; pas d'épaississement des travées conjonctives. La vésicule biliaire est distendue par une bile jaune claire abondante et muqueuse.

L'*estomac* est petit, revenu sur lui-même. Sa muqueuse est pâle, sillonnée de quelques arborisations vasculaires.

L'*intestin* est sain.

Les *ganglions mésentériques* sont petits. Leur parenchyme est rouge.

La *rate* pèse 280 grammes. Sa pulpe est molle, de couleur foncée.

Le *rein droit* est petit, bosselé. La capsule se détache assez bien. Les substances corticale et médullaire semblent normales.

Le *rein gauche* est plus gros, également bosselé, avec de petits kystes à sa surface.

Le *pancréas* est sain.

L'*utérus* est sain.

Le *cerveau et les méninges* également.

La *moelle du fémur* est rouge dans ses deux tiers supérieurs; elle se confond insensiblement en bas avec la moelle graisseuse, qui occupe le tiers inférieur de l'os. Cette moelle présente la structure de la moelle fœtale. Elle contient de nombreux globules rouges et ne présente pas de multiplication des globules à noyau.

Résultats numériques des examens du sang.

23 décembre 1881.	30 décembre.
N = 1 010 600	N = 868 000
H = 40 300	H = 24 800
B = 1 860	B = 2 790
G = 1,09	G = 1,1
R = 1 108 153	R = 1 000 000

Examens du sang pur et du sang sec.

22 *décembre* 1881. — *Préparation de sang pur*. — Les globules rouges ne forment pas de piles de monnaie. Ils sont disséminés par petits amas ou isolés dans le champ de la préparation. Leurs dimensions sont des plus variables; on trouve des globules nains, des globules de moyennes dimensions et des globules géants qui ont jusqu'à 12 à 14 μ de diamètre. Tous sont irréguliers et déformés, et d'inégale coloration.

Les hématoblastes sont très peu nombreux. Les globules blancs sont rares. Il n'y a pas trace de réticulum fibrineux.

Préparation de sang sec. — Mêmes altérations.

L'inégalité des dimensions des globules rouges est très considérable. Les globules nains et les globules géants sont en nombre égal et forment la presque totalité de la masse globulaire. Les déformations sont plus prononcées sur les globules nains que sur les globules géants.

Traitée par l'eau iodurée, cette préparation permet de constater, sur une couche de sang de 2 centimètres de longueur, la présence de six globules rouges à noyau. Ces globules ont des dimensions supérieures à tous les autres. Le noyau occupe leur centre. Il est volumineux, granuleux, inégalement coloré par l'iode, sans nucléole visible. Il a un contour arrondi ou ovalaire, présente même quelquefois un double contour. Le disque de substance globulaire qui entoure le noyau est très étroit.

6 *janvier* 1882. — *Sang pur*. — Mêmes caractères que le 22 décembre.

Pas de réticulum phlegmasique. Hématoblastes très peu nombreux.

Sang sec. — Formation de cristaux abondants autour des hématies.

Pas de globules rouges à noyau. Quelques globules blancs contenant de l'hémoglobine.

Obs. II. — La nommée M. E..., Alsacienne, âgée de vingt ans, femme de chambre, entrée le 24 octobre 1883 à l'hôpital Saint-Antoine, salle Grisolle, lit n° 15.

Antécédents. — Mère morte de pneumonie. Père mort de chagrin (?) un an après. Un frère mort à vingt ans d'une affection de poitrine. Deux autres frères et une sœur en bonne santé.

Rougeole dans l'enfance. Névralgie faciale gauche très rebelle il y a un an. Pas d'autre maladie. Santé généralement bonne. Réglée depuis l'âge de treize ans, toujours régulièrement.

Début. — Devient enceinte au mois de février 1883. Dès les premiers jours de la grossesse elle est prise de vomissements répétés, perd l'appétit, voit son teint pâlir et ses forces l'abandonner. La faiblesse s'accentue graduelle-ment, et dans les trois semaines qui précèdent la délivrance, sous l'influence d'une diarrhée très abondante (20 selles par jour), elle devient telle que la malade ne peut plus monter les escaliers, que ses jambes se dérobent sous elle et qu'elle tombe en syncope à trois reprises successives. L'accouchement a lieu le 11 octobre (il y a 17 jours) à huit mois et demi; l'enfant est bien por-tant; il est du sexe féminin.

État actuel. — Décoloration complète de la peau et des muqueuses. Les téguments du visage présentent une teinte jaune cireuse. Faiblesse extrème. Vertiges dans la station verticale. Céphalalgie frontale gauche persistante. Fièvre légère : 38°,2 le matin, 38°,4 le soir (fig. 116).

La langue est humide, étalée, blanchâtre. L'appétit est nul, la soif vive. Il y a de fréquentes nausées, mais pas de vomissements.

La région épigastrique n'est pas sensible à la palpation.

Le ventre est souple, indolore.

Tous les viscères de l'abdomen sont sains. Rien de particulier du côté des organes génitaux. Urines normales.

Au cœur existe un souffle léger au premier temps, à la base, au foyer d'auscultation de l'orifice pulmonaire. Dans les vaisseaux du cou on constate la présence d'un bruit de rouet. Les poumons sont sains.

30 *octobre*. — Analyse des urines.
- Densité, 1019.
- Urée 16^{gr},11 par litre.
- Acide phosphorique, 1^{gr},80 par litre.
- Acide urique, 0,42.
- Ni sucre ni albumine.

1er *novembre*. — Même état. La fièvre persiste. Enveloppements froids. Sulfate de quinine 1 gramme.

3 *novembre*. — Protoxalate de fer, 0,20 centigr.

8 *novembre*. — L'anémie s'accentue. Les signes stéthoscopiques restent les mèmes au niveau du cœur et des vaisseaux du cou. On constate l'existence d'un frémissement cataire très net à l'origine de ces derniers. Céphalalgie frontale très intense. Le protoxalate de fer est mal supporté et provoque des nausées. On prescrit de la viande crue, de la pepsine avant chaque repas et des inhalations d'oxygène.

9 *novembre*. — Diarrhée abondante (cinq selles dans les 24 heures). La tem-

pérature s'est élevée depuis trois jours. Le thermomètre marque 40°,6 ce matin. Sulfate de quinine 1ᵍʳ,50.

Nº 15. — Grisolle. — Température rectale.

Octobre 1883.

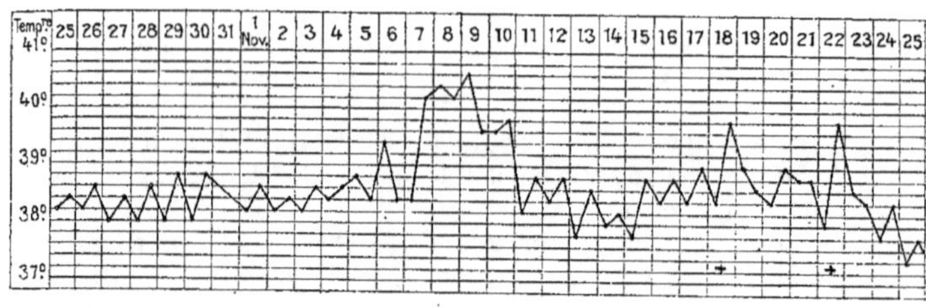

+ Transfusions.

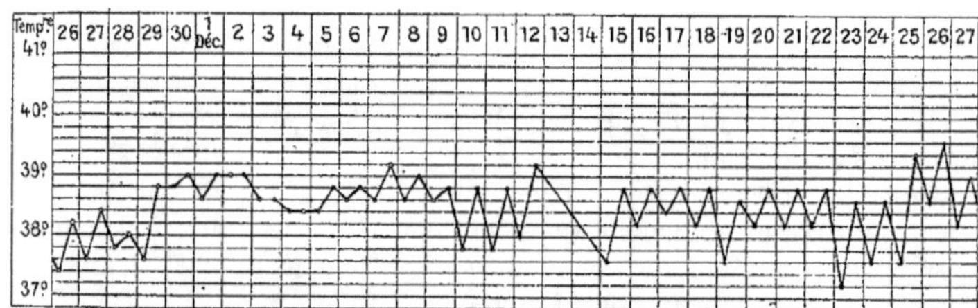

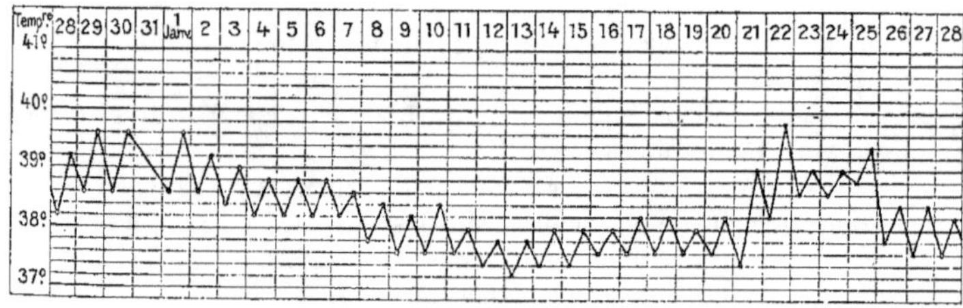

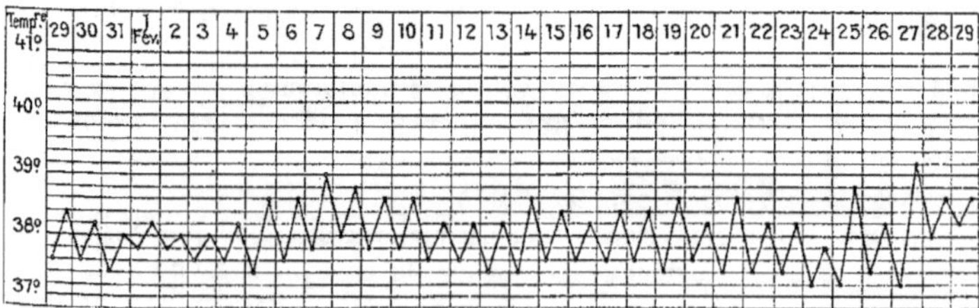

Fig. 116.

Du 9 au 18 novembre l'état de la malade ne s'améliore pas. La diarrhée persiste malgré l'administration de sous-nitrate de bismuth et de lavements laudanisés. La poudre de viande est prescrite, mais elle provoque des vomissements. On a dû remplacer le protoxalate de fer qui était mal toléré par des dragées de chlorure ferreux. La température se maintient au-dessus de 38° ; le pouls bat 120 à la minute.

18 *novembre.* — On pratique une transfusion avec l'appareil Collin. 210 grammes de sang fournis par le nommé Louis Blanc, garçon de bureau, sont injectés dans la veine médiane céphalique du côté droit.

L'opération s'effectue sans accident. La malade n'éprouve aucune douleur, mais elle est prise presque immédiatement de vomissements porracés. A deux heures de l'après-midi elle ressent un petit frisson et la température s'élève à 39°,8.

19 *novembre.* — L'état est sensiblement le même. Toujours de la diarrhée. Même traitement.

20 *novembre.* — La malade se sent un peu plus forte. Elle a pu s'asseoir sur son lit. L'appétit est un peu meilleur. Les vomissements et la diarrhée persistent.

21 *novembre.* — Légère hémorragie nasale. L'examen ophtalmoscopique ne révèle aucune lésion du côté des yeux. Léger nuage d'albumine dans les urines, qui sont très peu abondantes.

22 *novembre.* — Nouvelle tranfusion dans la veine médiane céphalique gauche avec 300 grammes de sang fournis par Jean Gräff, garçon de la salle Magendie. Une heure et demie après l'opération la malade est prise d'un grand frisson et la température s'élève à 41°. On lui fait prendre 1ᵍʳ,50 de sulfate de quinine. A 5 heures du soir la température est redescendue à 39°,8 et l'on compte 132 pulsations.

23 *novembre.* — A la visite du matin la température est de 38°,4, et le pouls bat 96 fois par minute. La malade se plaint d'une légère douleur au niveau du pli du coude gauche.

Du 24 au 29 novembre il y a un mieux sensible. La malade peut s'asseoir sur son lit sans éprouver de vertiges. Elle mange deux biftecks et prend deux potages dans les vingt-quatre heures. Il n'y a plus ni vomissements ni diarrhée. La fièvre est moindre, le thermomètre ne dépasse pas 38°.

Le pouls bat en moyenne 94 fois par minute. Les urines sont toujours peu abondantes (500 grammes par 24 heures). Elles contiennent 7ᵍʳ,50 d'urée et présentent toujours un léger nuage d'albumine.

Le 29 novembre on prescrit de nouveau du protoxalate de fer. Plus d'albumine dans les urines. Urée 10ᵍʳ,75.

Dans les premiers jours de décembre la fièvre augmente et la diarrhée réapparaît. Les selles répétées amènent la production d'excoriations au pourtour de l'anus. On panse ces excoriations avec des mèches cératées. On administre du sous-nitrate de bismuth contre la diarrhée.

Le 10 *décembre.* — On remplace le protoxalate de fer par de la liqueur de Fowler (IV gouttes).

14 *décembre.* — La diarrhée a cessé. La malade prend X gouttes de liqueur de Fowler.

17 *décembre.* — Liqueur de Fowler XII gouttes. L'amélioration est telle que la malade veut se lever et aller jusqu'au laboratoire pour se faire peser. Elle a une syncope pendant le trajet.

18 *décembre.* — La diarrhée reparaît. Sous-nitrate de bismuth, 4 grammes.

20 décembre. — Frisson hier soir. Une seule selle dans la journée; on supprime le bismuth. Les urines sont rouges; le dépôt examiné au microscope contient beaucoup de globules blancs et quelques globules rouges.

23 décembre. — Depuis hier midi le membre inférieur droit est douloureux et tuméfié. Il est le siège d'une phlegmatia alba dolens.

24 décembre. — La malade a été prise dans la journée d'hier d'éblouissements et de faiblesses. Elle a eu de fréquentes nausées. L'avant-bras gauche est à son tour le siège d'un œdème blanc douloureux.

25 décembre. — Température 37°,6 le matin, 39°,4 le soir. Pouls 132. Vomissements alimentaires dans la soirée. Le membre inférieur droit est toujours gonflé et douloureux; le membre supérieur gauche est moins tuméfié.

29 décembre. — L'avant-bras gauche est en voie de guérison. La jambe droite reste volumineuse. La malade perd l'appétit. Elle n'a mangé qu'un bifteck dans la journée d'hier. Liqueur de Fowler XVI gouttes.

30 décembre. — Les téguments se décolorent rapidement. La pâleur est extrème. L'appétit est presque nul. La malade n'a pris que du bouillon et une boulette de viande crue. La nuit a été mauvaise. Lavement de chloral à 2 grammes le soir.

31 décembre. — Suppression de la liqueur de Fowler.

2 janvier. — Douleurs vives dans les mollets. L'œdème de la jambe droite remonte jusqu'au pli de l'aine. Les veines superficielles de cette dernière région sont dilatées et donnent sous le doigt la sensation de petites cordes tendues. La jambe gauche s'est prise à son tour et l'œdème y est presque aussi marqué que de l'autre côté.

5 janvier. — Les membres inférieurs ont un peu diminué de volume, mais la malade est très affaiblie. Liqueur de Fowler IV gouttes.

15 janvier. — La diarrhée reparaît. L'appétit est meilleur. L'œdème des jambes diminue progressivement.

20 janvier. — Il y a toujours de la diarrhée, surtout la nuit. L'appétit est assez bon, mais capricieux. Acide chlorhydrique X gouttes.

26 janvier. — Le sacrum est rouge et commence à s'ulcérer. La diarrhée diminue.

29 janvier. — Même état. Phosphate de potasse et de chaux. Dragées de chlorure ferreux.

5 février. — L'œdème a presque totalement disparu aux jambes. La diarrhée redouble d'intensité.

9 février. — Poudre de viande deux cuillerées à café matin et soir.

15 février. — Examen des urines. Quantité : 1 500 grammes dans les vingt-quatre heures.

Acide phosphorique, 0^{gr},668, par litre.

Urée, 7^g,20, id.

Albumine 0,07 centig., id.

26 février. — La malade s'amaigrit et s'affaiblit tous les jours. L'appétit est presque nul. La diarrhée persiste. 4 granules d'arséniate de soude à 0,001 milligr.

L'examen ophtalmoscopique est renouvelé. On constate dans l'œil droit la présence de deux taches noires, circulaires, situées dans l'hémisphère inférieur et se détachant vivement sur le fond rouge de la rétine. Dans l'œil gauche existe une tache semblable mais plus large et de forme triangulaire.

28 février. — Faiblesse extrême. La malade ne peut plus se retourner seule dans son lit. On doit l'aider pour se soulever et pour manger. L'haleine exhale une odeur d'une fétidité très marquée qui incommode les voisines. La diarrhée est toujours aussi abondante; incontinence des matières fécales.

29 février. — Émaciation. Somnolence continuelle dont on a peine à la tirer.

Mort sans secousse le 1ᵉʳ mars 1884.

Autopsie. — 1° *Viscères thoraciques.* — Poumons décolorés, pâles, comme lavés. Emphysème. Légère congestion œdémateuse au niveau des bords postérieurs, principalement dans le poumon droit.

Cœur mou, s'affaissant sur lui-même. Surcharge graisseuse surtout le long du sillon antérieur. Dégénérescence graisseuse assez prononcée du myocarde, qui est moucheté de taches jaunes, affectant une disposition losangique à la surface interne d'une partie du ventricule gauche. Les valvules sigmoïdes et auriculo-ventriculaires sont saines.

L'aorte est très étroite tant au niveau de sa crosse que de ses portions thoracique et abdominale. Elle mesure :

7 centimètres de circonférence au niveau des valvules sigmoïdes.

5 centimètres et demi à 3 centimètres et demi au-dessus du cœur.

4 centimètres à la terminaison de la crosse.

4 centimètres près des bronches.

3 centimètres et demi à son passage à travers le diaphragme.

2ᶜ,6 de circonférence à la partie moyenne de la portion abdominale.

2ᶜ,5 de circonférence près de sa bifurcation.

2° *Viscères abdominaux.* — *Appareil digestif.*

L'estomac contient une bouillie verdâtre d'odeur acidule. Par le lavage on dégage une muqueuse très amincie principalement sur la paroi antérieure. Cette muqueuse n'offre plus de plis, elle a perdu son aspect velouté et toute sa surface est lisse.

La muqueuse duodénale est légèrement congestionnée. Près du pylore on trouve un ganglion hypertrophié, assez dur.

Dans le reste de l'intestin grêle la muqueuse est recouverte d'un mucus catarrhal et présente une légère congestion qui tranche sur l'anémie des autres organes.

Les ganglions du mésentère sont un peu rouges et augmentés de volume.

Le gros intestin est anémié dans sa presque totalité. Quelques points congestionnés disséminés. Le cœcum et l'appendice iléo-cæcal sont sains. Les appendices épiploïques ont leur aspect normal.

Le foie pèse 1 560 grammes. Sa surface extérieure et sa coupe offrent simplement un degré assez marqué de décoloration. Pas de dégénérescence amyloïde.

Le pancréas est sain. Il pèse 75 grammes.

La rate pèse 105 grammes. Son tissu est pâle, dur, scléreux.

Appareil urinaire.

Le rein droit pèse 117 grammes. Il se laisse facilement décortiquer. Sa surface extérieure est incolore.

Sur une coupe la surface corticale présente une légère congestion au niveau de la base des pyramides de Malpighi.

Le rein gauche pèse 120 grammes. Il a le même aspect que le précédent.

A sa partie centrale on trouve quelques pyramides mal limitées dont la base se confond avec la substance corticale.

Les capsules surrénales pèsent 8 à 10 grammes. Elles semblent normales. L'une d'elles présente à son centre un foyer d'hémorragie.

3° *Organes encéphaliques.* — Le cerveau est extrèmement pâle mais sain.

4° *Système veineux.* — A l'origine de la veine cave inférieure on trouve un caillot en forme de clou dont la tige se prolonge dans les veines iliaques et leurs branches des deux côtés, et descend jusque dans les veines poplitées.

5° *Système osseux.* — Le sternum présente sur une coupe une coloration pâle. La moelle, au lieu d'y être franchement rouge, possède seulement une teinte rosée.

La moelle du fémur est rosée dans la moitié supérieure du canal médullaire, et jaunâtre dans la moitié inférieure.

La moelle des côtes est décolorée.

6° *Appareil de la vision.* — L'œil droit présente trois petits ilots hémorragiques à la face postérieure de la rétine.

Les muscles moteurs des globes de l'œil sont jaunâtres et dégénérés. Ils ont une couleur tout à fait différente des autres muscles de l'économie, qui sont simplement décolorés.

Examen microscopique des organes.

Estomac. — La région du cardia paraît saine.

Au niveau des faces et dans la région pylorique, principalement dans cette dernière, on trouve des lésions assez prononcées qui portent sur les trois couches de l'organe.

La couche muqueuse est atrophiée. Les glandes n'ont pas les dimensions ordinaires. Les éléments cellulaires des culs-de-sac sont atrophiés. Les altérations portent particulièrement sur les conduits excréteurs des glandes; la partie moyenne de ces conduits a disparu et leur extrémité stomacale n'est plus en communication avec les culs-de-sac.

Cette atrophie semble être la conséquence de la prolifération des cellules de la couche celluleuse. On trouve en effet dans cette couche des agglomérations de cellules lymphoïdes fortement colorées par le carmin qui poussent des prolongements entre les glandes de la muqueuse jusqu'à la surface de l'estomac, entourent les culs-de-sac et souvent se réunissent au-dessus d'eux en étouffant la partie moyenne des tubes excréteurs.

La couche musculaire n'est atteinte qu'au niveau du pylore. Il semble que les cellules lymphoïdes aient envahi cette couche en suivant les vaisseaux sanguins. Les muscles colorés en jaune par le picro-carmin présentent un semis de points rouges dû à la présence de cellules rondes.

Duodénum. — Légère hypertrophie des travées celluleuses qui délimitent les acini des glandes de Brünner. Prolifération des cellules lymphoïdes.

Foie. Pancréas. Rein. — Semblent sains.

Muscle cardiaque. — Léger degré de dégénérescence graisseuse. Sclérose périvasculaire assez marquée. Quelques ilots de cellules embryonnaires disséminées.

Tableau des résultats numériques.

DATES.	GLOBULES ROUGES. N.	HÉMATO-BLASTES. H.	GLOBULES BLANCS. B.	VALEUR GLOBULAIRE G.	RICHESSE GLOBULAIRE. R.
2 novembre 1883..	1.760.000	»	6.200	0,63	1.108.153
3 —	1.240.000	»	»	0,89	1.108.153
7 —	1.209.000	»	»	0,91	1.108.153
10 —	797.475	136.710	3.906	1,12	890.000
13 —	716.100	97.650	3.255	1,15	»
14 —	801.465	81.000	3.580	1,10	»
15 —	641.235	163.750	6.510	1,22	784.944
16 —	686.805	377.580	7.380	1,03	712.384
17 —	657.510	358.050	5.205	1,02	672.785
18 { matin	599.155	283.185	5.530	1,03	623.336
18 { Transfusion. soir........	880.625	»	6.835	0,97	831.114
19 novembre......	904.890	315.735	5.000	0,97	877.287
20 —	911.400	231.105	2.600	1,01	923.460
21 —	826.770	137.960	4.030	1,05	877.287
22 { matin	810.495	107.415	2.925	1,08	877.287
22 { Transfusion. soir........	1.666.560	304.930	3.580	0,96	1.315.931
23 novembre......	1.474.515	156.240	6.580	0,96	1.424.768
24 —	1.376.865	100.905	2.275	1,00	1.385.191
25 —	1.516.830	91.140	2.600	0,91	1.385.191
26 —	1.660.050	65.100	3.580	0,87	1.454.450
27 —	1.562.409	55.335	5.530	0,88	1.385.191
28 —	1.562.400	61.375	3.100	0,88	1.385.191
29 —	1.441.965	61.845	3.905	1,00	1.454.450
30 —	1.350.825	74.875	7.665	1,00	1.454.450
1er décembre.....	1.223.880	107.415	4.780	1,07	1.315.931
2 —	1.406.160	208.320	2.610	0,95	1.315.931
3 —	1.269.450	169.260	5.850	1,03	1.355.931
4 —	1.149.015	»	5.205	1,08	1.246.682
5 —	1.188.075	»	5.850	0,93	1.108.153
6 —	1.224.350	»	4.880	0,85	1.052.745
7 —	1.237.000	97.650	3.505	0,89	1.108.153
8 —	1.236.900	»	2.275	0,89	1.108.153
10 —	1.266.195	»	4.230	0,96	1.218.968
12 —	1.269.450	390.600	3.255	0,96	1.218.968
13 —	1.321.530	162.750	2.600	0,89	1.663.560
16 —	1.194.585	162.750	6.510	0,91	1.108.153
18 —	1.210.860	»	3.580	1,00	1.218.968
20 —	1.224.350	»	4.500	0,90	1.108.153
22 —	1.282.470	»	8.135	0,86	1.108.153
24 —	1.149.015	»	9.935	0,96	1.108.153
4 janvier 1884....	738.730	»	12.084	1,25	877.287
16 —	781.200	»	10.720	1,01	923.460
19 —	834.250	89.250	1.937	1,32	1.108.153
23 —	868.006	78.420	2.480	1,23	1.015.807
2 février........	723.260	113.217	2.100	1,60	1.663.560
7 —	680.050	93.000	1.947	1,51	941.933
25 —	292.500	121.000	7.402	1,70	498.668

Examens du sang pur et du sang sec.

10 *novembre* 1883. — *Sang pur*. — Type d'anémie prononcée. Quelques fibrille de fibrine épaissies, mais pas de réticulum fibrineux complet.

Sang sec. — Globules géants, globules nains, globules intermédiaires, tous déformés. L'eau iodo-iodurée ne permet de constater la présence d'aucun globule rouge à noyau.

18 *novembre*. — Après la transfusion, il est impossible de distinguer les globules rouges transfusés des autres.

30 *novembre*. — Globules géants dont les plus volumineux ont 12 et 15 μ de diamètre.

4 *janvier* 1884. — Dans la préparation faite avec le liquide 16 on trouve quelques plaques cachectiques. Sur une préparation de sang sec fixée par l'acide osmique et colorée par l'iode, on voit pour la première fois un globule rouge à noyau. Le noyau est irrégulier, presque triangulaire; le disque de substance globulaire est comme chiffonné.

11 *janvier*. — *Sang pur*. — Amas d'hématoblastes assez volumineux. Nombre plus considérable des globules blancs que dans les examens précédents. Globules géants remarquables par leurs dimensions. L'un d'eux atteint 16μ,17 de diamètre.

2 *février*. — Pas de globules rouges à noyau. Les globules rouges ont des dimensions énormes en rapport avec la valeur de $G = 1,60$.

OBS. III. — La nommée C..., âgée de soixante-sept ans, couturière, entre le 14 mars 1887 à l'hôpital Saint-Antoine, salle Moïana, lit n° 5.

N'a jamais fait de maladie sérieuse. Ne se souvient pas d'avoir été chlorotique. A eu trois enfants; le dernier il y a trente-trois ans; les couches ont été normales. Ménopause à l'âge de cinquante ans; sans retentissement sur la santé générale.

Depuis un an environ, sans cause apparente, sans qu'elle ait eu à supporter aucune privation, la malade a vu ses forces diminuer progressivement. Elle a perdu l'appétit, a été prise de dégoût pour la viande, et depuis six mois s'est nourrie presque exclusivement de café au lait. L'amaigrissement a fait des progrès rapides, l'œdème s'est montré aux malléoles, puis aux jambes, et la malade, qui s'occupait encore de son ménage, a dû, il y a un mois, prendre définitivement le lit.

Depuis trois semaines se sont déclarés des vomissements alimentaires qui apparaissent deux ou trois heures après les repas.

15 *mars* 1887. — Teint jaunâtre de la peau tirant sur le vert clair, plus vert que le teint cancéreux et que le teint chlorotique, avec un fond de pâleur extrême, cadavérique. Conjonctives oculaires légèrement œdémateuses et verdâtres.

Faiblesse extrême. Bourdonnements d'oreilles, étourdissements et vertiges dans la station verticale. Une épistaxis peu abondante le jour de l'entrée. Pas de fièvre.

Langue bonne. Anorexie. Soif vive. Dégoût pour la viande. Vomissements alimentaires deux ou trois heures après les repas. Sensation de pesanteur et de constriction au creux de l'estomac, mais pas d'accès douloureux à la suite de l'ingestion des aliments, pas de point xyphoïdien ni dorso-épineux. La pression est sensible au niveau de l'épigastre. Pas de bruit de clapotage.

Ventre souple, non douloureux. Constipation habituelle.

Souffle léger au premier temps et à la pointe du cœur.

Pouls régulier, petit. Battements visibles dans les vaisseaux du cou. Frémissement cataire et souffle avec renforcement dans les jugulaires.

Pas de toux. Rien dans les poumons.

Foie normal.

Urines urobiliques. Ne donnant pas la réaction de Gmelin.

Traitement : viande crue, 200 grammes.

Solution d'acide chlorhydrique, 0,40.

18 *mars*. — Un peu de fièvre (voir la courbe des températures, fig. 117).

Pas de vomissement depuis l'entrée de la malade à l'hôpital. Diarrhée

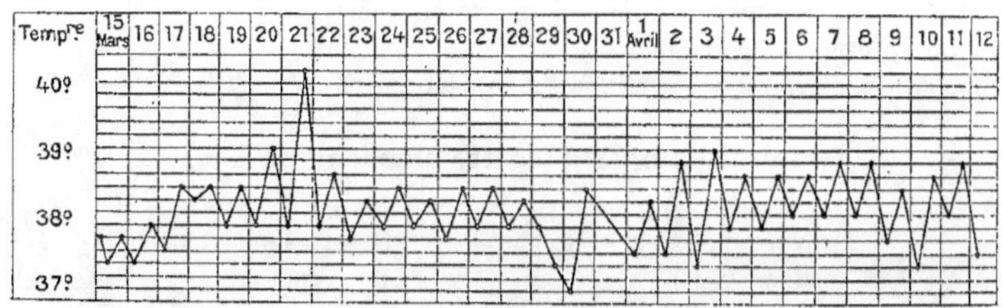

N° 5. — Moiana. — Température rectale.

Fig. 117.

(cinq selles dans les vingt-quatre heures). L'alimentation consiste exclusivement en bouillon et lait.

20 *mars*. — La diarrhée a cessé. Même état gastrique ; digestions lentes et pénibles.

Pepsine, 1 gramme. Protoxalate de fer, 0,40.

25 *mars*. — La diarrhée reparaît. L'état général reste le même. Un seul vomissement il y a deux jours à la suite du repas du matin.

Urines rougeâtres contenant de l'urobiline, pas de pigments biliaires. -

2 *avril*. — L'anorexie est absolue. La malade ne prend plus aucune nourriture. L'ingestion du moindre aliment, celle des médicaments, déterminent des vomissements. Faiblesse extrême. Aspect cadavérique.

5 *avril*. — Diarrhée très abondante. La malade laisse aller sous elle.

10 *avril*. — Depuis deux jours vomissements porracés. Affaissement.

Diarrhée continuelle. Temp. 37°,4 le matin, 38°,8 le soir.

11 *avril*. — La malade est dans un état de torpeur dont il est impossible de la tirer. Elle ne répond pas aux questions qu'on lui pose.

Mort le 12 avril.

Autopsie. — Les poumons sont sains ; ils présentent seulement un peu d'emphysème de leurs bords antérieurs. Les ganglions bronchiques, la trachée, les bronches sont sains.

Le péricarde contient un peu de sérosité citrine. Le cœur présente sur la face antérieure une légère surcharge graisseuse, mais ses parois, ses cavités, ses orifices offrent leur aspect normal.

L'orifice aortique mesure 61 millimètres de circonférence. Quelques traces d'athérome à la surface interne des artères.

La cavité péritonéale est libre.

Le foie pèse 1 300 grammes. Il est un peu mou, de couleur brune. La vésicule biliaire renferme une bile muqueuse et brunâtre à reflet vert qui à l'examen spectroscopique donne la réaction de l'urobiline mélangée aux pigments biliaires.

La rate est saine.

L'estomac est légèrement dilaté. Sa muqueuse est mince, pâle, décolorée, mais n'offre pas trace d'ulcération. Les deux orifices de l'organe sont libres.

Pas d'altération de l'œsophage.

Les intestins sont sains. Les ganglions mésentériques ne sont pas tuméfiés. Les reins sont normaux.

Un peu d'athérome des artères de la base du cerveau.

Pas d'altération des rétines.

Examen microscopique.. — Ne fait rien découvrir.

Résultats numériques des examens du sang.

15 mars.	22 avril.
N = 1 054 000	N = 1 147 000
B = 24 80	B = 30 84
G = 0,70	G = 0,60
R = 738 708	R = 692 595

Examens du sang pur et du sang sec.

15 *mars.* — *Sang pur.* — Les piles d'hématies sont peu volumineuses. Les grandes hématies sont en nombre considérable.

Pas de réticulum fibrineux.

8 *avril.* — *Sang sec.* — Grande inégalité des globules rouges.

Le dénombrement de ces éléments donne environ 9 p. 100 de grands globules, 57 p. 100 de globules moyens, et 43 p. 100 de petits globules. Cette extrême inégalité et la prédominance des globules moyens et petits expliquent comment la valeur de G reste inférieure à 1 malgré la présence d'un certain nombre de grands globules.

Les hématoblastes sont rares. Il n'y a pas de globules rouges à noyau.

11 *avril.* — *Sang sec.* — Mêmes caractères.

Quelques hématoblastes très volumineux, non colorés, plus plats et plus granuleux qu'à l'état normal, ayant un aspect brillant.

A ces observations suivies d'autopsie, je crois devoir annexer celle d'un malade qui me paraît avoir été atteint d'anémie dite pernicieuse progressive ; mais chez lequel la maladie, encore peu avancée dans son évolution, a pu rétrocéder sous l'influence du traitement.

Malheureusement cette observation est restée incomplète parce qu'il m'a été absolument impossible de retrouver ce malade après sa sortie de l'hôpital.

Obs. IV. — Le nommé B. M..., âgé de cinquante-deux ans, tailleur, entre le 6 avril 1881 à l'hôpital Saint-Antoine, salle Saint-Louis, lit n° 13.

Antécédents. — Pas d'antécédents héréditaires.

De dix-sept à vingt-quatre ans s'est livré à des excès vénériens et alcooliques. Fièvre typhoïde compliquée d'hémorragie intestinale grave à l'âge de vingt et un ans. Bronchites pendant les mois d'hiver; jamais d'hémoptysie.

Début. — La santé du malade est restée bonne jusqu'au mois de novembre dernier. A cette époque, il a commencé à tousser, à vomir ses aliments mélangés de bile, en même temps que s'établissait une diarrhée qui a persisté depuis presque sans interruption. Les vomissements et les selles n'ont jamais présenté les caractères de l'hématémèse ni du méléna.

Le malade a eu encore à supporter pendant ces derniers mois de grandes privations; il a dû se nourrir exclusivement de pain et de légumes.

Ses forces l'ont abandonné peu à peu, il a été pris de bourdonnements d'oreilles, de surdité et de légères transpirations la nuit.

État actuel. — Teint bistré, rappelant la coloration brune de la maladie d'Addison. Sur la figure, surtout au niveau du front et sur le cuir chevelu, taches brunâtres, irrégulières, analogues à celles que l'on rencontre quelquefois chez les phtisiques plutôt qu'à celles qui se montrent dans la maladie bronzée.

La langue est blanche, les gencives sont saines, sans liséré bleuâtre. L'appétit est perdu. Les vomissements et la diarrhée persistent. L'ingestion des aliments n'amène aucune douleur, mais les digestions s'accompagnent de flatulences. Il n'y a de dégoût ni pour la viande, ni pour les matières grasses.

Le creux épigastrique semble tendu. Le foie et la rate ont leur volume normal.

Les poumons sont sains. La toux s'est calmée. Le premier bruit du cœur est un peu sourd.

Fièvre légère, 37° le matin, 38° le soir.

Léger œdème au niveau des malléoles. Faiblesse générale.

Bourdonnements d'oreilles. Surdité. Un peu de douleur en urinant.

Régime mixte. Lait. Pain.

15 avril. — La diarrhée persiste.

Légère élévation de la température 37°,4 le matin, 38° le soir.

$$\left.\begin{array}{l}\text{Diascordium}\\\text{Bismuth.}\end{array}\right\} \bar{a}\bar{a} \text{ 4 grammes.}$$

4 mai. — On constate l'existence d'un souffle diastolique dans les carotides.

5 mai. — Pèse 114 livres.

9 mai. — Amélioration considérable. L'appétit revient, mais les vomissements continuent. Inhalations d'oxygène.

23 mai. — N'a pas vomi depuis qu'il respire de l'oxygène. Appétit excellent. Mange quatre portions. L'œdème des jambes a disparu.

31 *mai*. — On supprime l'oxygène. 8 dragées Rabuteau.

3 *juin*. — Demande à sortir.

Le malade rentre de nouveau à la salle Saint-Louis, lit n° 33, le 9 juin. Il a voulu travailler depuis sa sortie, mais les forces lui ont manqué.

10 *juin*. — Pèse 117 livres. 8 dragées Rabuteau.

14 *juin*. — Léger souffle au cœur à la pointe et au premier temps. Bruit de mouche dans les jugulaires.

21 *juin*. — Pèse 120 livres. Bain sulfureux tous les deux jours.

1er *juillet*. — Sort sur sa demande.

Tableau des numérations.

DATES.	N.	H.	B.	G.	R.
7 mai............	1.757.700	187.000	1.264	1,24	2.179.548
10 —	1.790.000	227.800	3.000	1,21	2.165.900
17 —	1.953.000	227.800	3.600	1,25	2.460.250
24 —	2.173.000	208.320	2.300	1,15	2.498.950
21 juin............	2.962.000	143.220	1.550	1,19	3.424.780

Examens du sang sec et du sang pur.

9 *avril*. — *Sang pur*. — Caractères de l'anémie intense. Les piles d'hématies sont formées de deux, trois à vingt éléments au maximum. Les globules rouges isolés sont déformés et inégaux.

Les hématoblastes sont assez volumineux, mais peu nombreux et ne se présentent pas réunis en amas.

Les globules blancs ne paraissent pas augmentés en nombre.

Réticulum visible seulement sur quelques points de la préparation et formé de nombreuses fibrilles fines.

5 *mai*. — Le sang est remarquable par le nombre élevé des globules de grandes dimensions.

On en compte soixante-quinze contre vingt-cinq moyens et petits.

Ces globules géants mesurent de 9μ,09 à 12μ,12.

Sur les préparations sèches, traitées par l'iode, on ne trouve aucun vestige de globule à noyau.

17 *mai*. — Les globules géants et les gros globules sont toujours prédominants, mais il y a une proportion plus considérable de petits globules et de globules nains.

Dans les préparations sèches on trouve des hématoblastes intermédiaires en voie de transformation globulaire.

Un certain nombre de globules blancs contiennent de l'hémoglobine.

24 *mai*. — Le nombre des globules nains augmente toujours. Hématoblastes de passage.

21 *juin*. — Diminution sensible de la moyenne des dimensions globulaires. Les globules petits sont en plus grand nombre, mais les grands globules prédominent toujours.

— Après avoir subi pendant un temps variable quelques dérangements vagues dans leur santé, les malades deviennent pâles, éprouvent de la faiblesse et presque toujours aussi des troubles digestifs.

Ces premiers signes d'anémie s'accentuent progressivement, et il arrive un moment où les malades sont incapables de quitter leur lit : la pâleur est extrême, la station debout presque impossible et cependant l'embonpoint est relativement conservé, l'œdème ca chectique peu prononcé.

Dans la plupart des cas, les troubles dyspeptiques du début s'aggravent; il survient des vomissements et de la diarrhée.

Assez souvent aussi, vers la fin de la maladie, se montrent diverses suffusions sanguines et notamment des hémorragies rétiniennes. La maladie suit une marche continue, progressive, ou bien encore reprend son cours après une ou deux rémissions assez courtes. Elle est habituellement apyrétique au début et accompagnée plus tard d'une fièvre à type irrégulier. Presque toujours elle se termine d'une manière fatale, lorsque l'anémie a acquis un développement extrême, de sorte que les malades, devenus absolument exsangues, succombent d'une manière très évidente à l'anémie.

Le tableau de la maladie est donc d'une grande simplicité. Néanmoins cet aperçu sommaire n'est pas suffisant; il nous faut revenir sur les principaux symptômes.

La décoloration de la peau et des muqueuses atteint un degré remarquable. Les téguments sont, en général, d'un blanc mat qui diffère de la couleur verdâtre de la chlorose et de la teinte jaune du cancer; c'est la pâleur de la mort. Mais, on le sait, ces colorations pathologiques présentent toujours quelques variétés, elles n'ont rien de bien régulier. Dans l'anémie protopathique extrême, on a signalé une teinte sub-ictérique, comme chez notre malade (obs. III).

Dans d'autres cas, on a noté des taches pigmentaires ou même une coloration bronzée de la peau comme dans la maladie d'Addison (Laache).

Malgré l'évidence de la cachexie et l'apparition d'œdèmes qui restent en général peu prononcés, les malades conservent un embonpoint relatif; ils ne deviennent pas squelettiques comme dans les maladies organiques. C'est là un fait que nous retrouvons dans toutes les anémies dites spontanées, et qui a, par suite, une réelle valeur. Il y a cependant quelques exceptions. Elles concernent particulièrement les malades qui ont été alimentés pendant longtemps d'une manière insuffisante, ou qui étaient dyspeptiques depuis des mois ou des années, avant de tomber dans l'anémie extrême.

— La description de l'état du sang mérite de fixer toute notre attention bien que nous connaissions déjà les caractères de l'anémie du quatrième degré (voir p. 415).

Les premiers observateurs ont noté simplement la pâleur excessive du sang, son extrême fluidité et parfois sa coloration jaunâtre sale. Depuis on a admis que le sang est peu coagulable. Lorsqu'on fait une petite plaie aux malades pour obtenir du sang, on produit un écoulement relativement abondant, le sang paraît avoir perdu sa plasticité, l'hémostase spontanée tarde à s'opérer. En un mot il y a un certain degré d'hémophilie. C'est une particularité fréquente dans toutes les anémies extrêmes.

Dans quelques-unes des premières observations, on a également soumis le sang à l'examen microscopique, mais on s'est borné à constater approximativement que le nombre des globules rouges avait subi une grande diminution, tandis que celui des blancs paraissait normal. M. Lépine employa le premier les nouvelles méthodes de numération et indiqua dans son observation une chute des globules rouges jusqu'à 378 000 (1).

Mais je crois que la première description complète du sang est celle que je fis, à la même époque, à l'occasion de l'observation publiée par M. Ferrand (2). Voici la note que j'ai rédigée et que notre collègue a annexée à son travail :

Les diverses opérations auxquelles j'ai soumis le sang sont les suivantes :
1° Étude des caractères histologiques des globules et mesures micrométriques de ces éléments.
2° Numération des globules et détermination des proportions dans lesquelles les divers globules sont mélangés dans le sang.
3° Appréciation du pouvoir colorant.
Le 6 octobre, la malade avait 500 000 globules rouges et 3 882 globules blancs par millimètre cube de sang.
Le 10 octobre un examen complet m'a donné : N = 414 062 — B = 1 367

(1) R. Lépine, Sur un cas d'anémie grave dite essentielle (*Bull. Soc. des hôpitaux*, uillet 1876, p. 185).
(2) A. Ferrand, Sur un cas d'anémie grave dite essentielle. Transfusion; insuccès (*Ibid.*, nov., p. 349).

— R $= 0,0833$ (1 indiquant la valeur normale de la richesse globulaire maximum). — G $= 1,34$ (1 indiquant la valeur colorante moyenne des globules sains).

Le 11 octobre, la malade étant mourante, on lui pratiqua une transfusion de 120 grammes de sang veineux complet. Avant la transfusion, je trouve N $= 444\,465$ — B $= 1\,957$ — R $= 0,0995$ — G $= 1,34$.

Le résultat immédiat de la tranfusion a été le suivant : N $= 625\,000$ (soit une augmentation de 180 535) — B $= 2\,062$ — R $= 0,125$ — G $= 1,20$.

Ces chiffres indiquent d'abord que, dans ce cas d'anémie, la richesse du sang en hémoglobine était tombée à 1/10ᵉ de la quantité normale et à 1/12ᵉ de la quantité maximum.

Ils établissent, en outre, que les rares globules de ce sang anémique, considérés individuellement, avaient une valeur supérieure (d'environ un tiers) à celle des globules du sang normal, puisque 100 globules du sang de la maladie avaient un pouvoir colorant équivalent à celui de 134 globules sains.

Cette particularité importante était nettement expliquée par l'étude des caractères histologiques des globules : le sang contenait, en effet, une proportion relativement très grande de globules hypertrophiés (de 20 à 25 p. 100). Les globules moyens étaient eux-mêmes plus volumineux que ceux du sang normal, tandis que les très petits globules étaient peu nombreux. Il résultait de ces modifications une augmentation très notable des dimensions moyennes des globules rouges ; et, comme, d'autre part, ces éléments étaient, presque sans exception, d'une coloration normale, le pouvoir colorant du sang était très sensiblement plus élevé que ne le comportait le nombre des éléments colorés.

Pour expliquer la coloration normale des globules, il est important de faire remarquer que, au moment où j'ai examiné son sang, cette malade était soumise depuis longtemps à l'usage du fer. Je pense que, sous l'influence du traitement ferrugineux, ses rares globules étaient devenus aussi riches que possible en hémoglobine ; car j'ai déjà noté souvent que, dans le cas où ce médicament ne détermine pas une augmentation dans le nombre des globules, il peut néanmoins améliorer le contenu de ces éléments en hémoglobine.

Parmi les chiffres trouvés après la transfusion, j'attirerai spécialement l'attention sur celui qui exprime la diminution très notable de la valeur moyenne des globules (G) en hémoglobine. L'addition des globules sains, d'une valeur moindre en volume, et par suite en matière colorante, que ceux du sang de la malade, devait nécessairement faire baisser la valeur moyenne des globules, considérés individuellement.

Depuis l'époque où j'ai publié ces premiers renseignements sur l'état du sang dans l'anémie dite pernicieuse progressive, divers auteurs ont rendu compte de leurs observations personnelles, et j'ai eu, de mon côté, l'occasion de compléter les miennes.

Examinons successivement les opinions émises sur les altérations histologiques des éléments, puis sur les variations numériques.

Quincke (1) a trouvé un état variable des globules rouges. Il attache une importance capitale aux déformations globulaires qu'il a désignées sous le nom de poïkilocytose. Ces déformations sont les mêmes que celles que j'ai décrites·dans l'anémie chronique (2). Elles sont parfois plus prononcées dans les cas de moyenne intensité (2ᵉ et 3ᵉ degrés) que dans l'anémie extrême et, par conséquent, elles se rencontrent particulièrement dans la chlorose, dans l'anémie chronique post-hémorragique et dans les anémies symptomatiques avancées. C'est dans le cancer, et notamment dans celui de l'estomac, qu'elles acquièrent, en général, leur plus haut développement et, par conséquent, elles ne sauraient en aucune façon caractériser l'état du sang dans l'anémie dite pernicieuse progressive.

D'après Eichhorst (3), il existerait dans la forme spontanée de cette maladie une altération spéciale du sang. Elle consisterait dans la présence, à côté des gros éléments auxquels j'ai donné le nom de géants, de globules petits, très colorés, de forme arrondie, mesurant de 3 à 4 μ de diamètre. Ces éléments très résistants ne s'empilent pas, et sont faciles à reconnaître au milieu des amas formés par les autres hématies. On verrait, en outre, dans quelques cas, des corpuscules rouges, brillants, analogues à des gouttes d'huile, et n'ayant qu'un μ de diamètre.

Cette description nous paraît se rapporter incontestablement aux éléments désignés par Masius et Van Lair, sous le nom de microcytes, ou bien encore à des globules fragmentés. Il y a toujours dans l'anémie chronique des éléments arrêtés dans leur évolution et subissant facilement les altérations artificielles que nous avons décrites (p. 66).

Dans son très intéressant mémoire sur l'anémie, Laache a confirmé les observations que j'ai faites, en 1876, sur le sang de la malade de M. Ferrand.

De ses nombreux examens, il conclut que le caractère principal des hématies dans l'anémie pernicieuse progressive consiste en une hypertrophie, d'où résulte une augmentation de matière colorante dans les globules considérés individuellement.

Sörensen a également constaté l'hypertrophie des globules

<hr>

(1) QUINCKE, Mémoire de 1877 (*Deutsches Archiv f. klin. Med.*, Bd XX).
(2) XXX.
(3) EICHHORST, *loc. cit.*

rouges, qui d'après lui atteindraient le diamètre de 12 μ. Laache
indique comme diamètre ordinaire des globules géants 11 à 13 μ ;
il en a vu parfois de 15 μ. Ce sont précisément les chiffres que j'ai
indiqués.

Il est utile de rappeler ici qu'il faut distinguer les grands
éléments, ne dépassant pas le volume des plus grandes hématies
du sang normal, et les globules géants proprement dits, qui appartiennent exclusivement au sang pathologique.

Lorsqu'on pratique un examen complet du sang, on devrait
faire cette distinction et indiquer la proportion des grands globules et des géants. On verrait alors que ces derniers éléments ne
sont jamais très nombreux, et que l'élévation du diamètre moyen
des hématies est due principalement à l'accumulation des grands
éléments ne dépassant pas 10 μ.

Cette hypertrophie des hématies n'est pas particulière à l'anémie
dite pernicieuse progressive ; elle existe dans toutes les aglobulies
intenses et, dans mes premières publications sur l'état du sang
dans les anémies, j'ai fait remarquer plusieurs fois que le volume
des hématies est en raison inverse de leur nombre. Cependant, on
peut rencontrer de grands éléments et des globules géants avec
un chiffre relativement élevé de globules rouges. J'en ai déjà
rapporté un exemple (obs. IV), et j'aurai l'occasion de signaler
d'autres cas du même genre.

Cet état du sang constitue une lésion toute particulière ; mais
on va voir pour quelles raisons il m'est impossible de lui attribuer,
quant à présent une valeur pathognomonique.

L'augmentation de la valeur globulaire (G) serait également,
d'après Laache, un caractère essentiel du sang dans l'anémie progressive. Cet observateur, en calculant cette valeur globulaire
par un procédé analogue à celui dont je fais usage, l'a trouvée
constamment supérieure à la normale. Elle atteignait dans une
de ses observations jusqu'à 2,31. Je suis obligé d'émettre un
doute sur l'exactitude des renseignements qu'il a publiés sur ce
point (1).

____

(1) Laache (*loc. citato*) a le mérite d'avoir recueilli un certain nombre d'observations personnelles, riches en examens méthodiques du sang. Mais malheureusement, il s'est servi, pour faire la numération des globules rouges, d'une solution
de sulfate de soude à 5 p. 100, c'est-à-dire d'un liquide qui dissout toujours une
proportion variable d'éléments. De plus, au lieu de calculer la valeur de G d'après
la détermination du pouvoir colorant du sang en nombre de globules sains, il a pris

Il est certain que les grands globules rouges et les géants ont assez souvent une coloration normale ou presque normale. Ils doivent donc renfermer une quantité d'hémoglobine sensiblement proportionnelle à leur volume. En calculant la moyenne du contenu hémoglobique des hématies pour la rapporter à un globule fictif, représentant le globule sain, cette valeur sera d'autant plus élevée que la proportion des grands éléments sera elle-même considérable. Mais il y a toujours, à côté des éléments de grande taille, des globules petits et nains qui diminuent considérablement le diamètre moyen des hématies et font baisser la valeur globulaire.

Il en résulte que dans un sang contenant des globules grands et géants, la valeur globulaire peut être inférieure à la normale, lorsque les petits éléments sont très abondants (obs. III), ou bien encore lorsque tous les éléments sont faiblement colorés.

Dans l'anémie progressive la proportion des grands éléments est en général suffisante pour que la valeur globulaire soit augmentée. L'état que j'ai constaté chez la malade de M. Ferrand paraît donc être la règle. Le chiffre le plus élevé noté dans mes observations est celui de 1,70 (obs. II).

L'accumulation dans le sang d'hématies de grande taille me paraît être la conséquence d'un fait extrêmement important, dont l'énoncé complétera mes anciennes descriptions. Je veux parler de la diminution habituelle et parfois progressive du nombre des hématoblastes. Ainsi, tandis que dans la chlorose le chiffre de ces éléments n'est amoindri que d'une manière temporaire pour devenir à certains moments très supérieur à la normale, dans l'anémie dont nous nous occupons ici il est toujours abaissé et parfois même d'une remarquable faiblesse (voir les chiffres indiqués dans les observations). On peut en conclure qu'il y a un ralentissement ou un arrêt dans la formation des hématoblastes, c'est-à-dire un épuisement plus ou moins complet du processus normal de sanguification.

Il est inutile d'insister sur l'intérêt d'une semblable constata-

comme point de départ de ses estimations une richesse globulaire fictive. Ces deux causes d'erreur réunies me conduisent à penser que les chiffres représentant, dans ses observations, la valeur G, sont exagérés. Je trouve, par exemple, $G = 2,09$ avec 1 159 000 globules rouges ; dans un autre cas $G = 1,50$ avec 3 684 400 globules rouges, après guérison (obs. VII). Bien que l'auteur ait soin de dire que les globules étaient volumineux et d'en donner les dimensions, ces résultats me paraissent inexacts.

tion, dont les conséquences sont faciles à saisir. La rareté des hématoblastes entraîne la disparition des formes petites et jeunes (globules nains et petits) si abondantes dans le sang de l'anémie chronique ordinaire, et les éléments du sang ne se renouvelant plus, il est facile de comprendre la diminution progressive des globules rouges et l'augmentation du diamètre moyen des éléments persistants.

Vers la fin de la maladie on voit apparaître assez souvent quelques globules rouges à noyau.

Cohnheim est le seul auteur qui ait signalé, dans un cas qui avait présenté cliniquement les traits de l'anémie dite pernicieuse progressive, des globules rouges à noyau. Il les a trouvés à l'autopsie dans le sang coagulé des vaisseaux; mais comme il existait une altération caractéristique de la moelle des os, on a considéré avec lui son observation comme un exemple de pseudo-leucémie myélogène. Mais le sang contient parfois, dans l'anémie pernicieuse progressive, des globules rouges à noyau pendant la vie, sans qu'on puisse trouver sur le cadavre une altération appréciable de la moelle osseuse. Cette particularité a dû échapper à divers observateurs, car elle n'est guère nettement reconnaissable que sur des préparations faites par dessiccation et coloration.

Elle n'existe pas dans tous les cas, puisqu'elle a fait défaut chez notre malade de l'observation III. Et, précisément, il n'y avait dans ce cas ni globules géants ni augmentation de la valeur globulaire G.

L'état anatomique du sang dans l'anémie dite pernicieuse progressive nous paraît donc être la conséquence d'un trouble profond de l'hématopoïèse, caractérisé par l'affaiblissement ou la suspension du processus normal de sanguification par les hématoblastes, ainsi que par le réveil, au moins dans certains cas, à titre d'effort compensateur, d'un processus embryonnaire ayant pour siège les éléments rouges nucléés des organes hématopoïétiques.

Cette conception nous permet de comprendre toutes les particularités révélées par l'examen anatomique du sang et la variabilité même des caractères du sang.

Mais il importe de faire observer que ces modifications de l'hématopoïèse ne sont pas particulières à la forme dite protopathique ou essentielle de l'anémie pernicieuse progressive. Je les ai retrouvées dans toutes les anémies extrêmes, quelle qu'en fût l'origine.

Dans tous les cas de ce genre (anémie post-hémorragique, anémie par cancer, etc.), les lésions sont les mêmes : diminution considérable du nombre des hématies, augmentation dans la proportion des grands éléments et apparition de globules géants, augmentation de la valeur globulaire, diminution dans la proportion des hématoblastes, apparition de globules rouges à noyau (1).

Je publierai plus loin un cas d'anémie symptomatique d'une maladie du foie, dans lequel il existait une si forte proportion de grandes hématies, que la valeur globulaire était très sensiblement supérieure à la normale.

Toutefois, dans les anémies nettement secondaires ou deutéropathiques, le sang n'acquiert ces caractères particuliers qu'à une époque où le nombre des globules rouges est au-dessous de un million et à un moment voisin de la terminaison fatale.

Pendant longtemps le processus de l'hématopoièse par les hématoblastes conserve une certaine activité et remplit le sang de formes jeunes, incomplètement développées, tandis que les globules géants font défaut ou sont extrèmement rares ; en un mot, dans ces circonstances, les caractères particuliers du sang que nous venons de décrire sont ultimes. Il n'en est pas de même dans l'anémie pernicieuse protopathique ou essentielle.

Dans la plupart des cas, lorsque les malades entrent à l'hôpital, l'anémie est extrèmement intense et le nombre des globules rouges est déjà voisin de un million. Il est impossible de savoir, dans ces conditions, à quelle époque le sang a pris les caractères particuliers que nous constatons. Chez le seul malade (obs. IV) où nous avons pu exceptionnellement faire l'examen du sang à une époque beaucoup moins avancée de la maladie, le diagnostic est malheureusement resté douteux, à cause de l'absence de renseignements nécroscopiques. Ce fait me paraît avoir cependant une certaine valeur, car je n'en ai jamais observé de semblables dans les anémies duement symptomatiques (2). Il m'autorise à admettre que l'affaiblissement du processus de sanguification par les héma-

(1) Ll.
(2) J'ai eu, depuis, l'occasion d'observer un nouveau cas du même genre.

toblastes doit être plus précoce dans les formes protopathiques de l'anémie progressive, que dans les anémies secondaires.

— Tous les médecins qui ont regardé le sang au microscope ont remarqué que le nombre des globules blancs ne paraissait pas augmenté. C'est encore dans la note que j'ai rédigée à propos de l'observation de M. Ferrand que se trouvent les premiers renseignements numériques sur ce point. Ils sont complétés par les chiffres notés dans les précédentes observations.

Le chiffre absolu des globules blancs, loin d'être augmenté, est le plus souvent un peu diminué. Il paraît donc y avoir également un ralentissement dans la formation de ces éléments. Ceux-ci sont d'ailleurs presque toujours altérés. Dans quelques cas les petits éléments de la première variété sont plus nombreux qu'à l'état normal ; mais on peut également trouver, au contraire, des leucocytes de la seconde variété plus ou moins nettement hypertrophiés. On note aussi parfois un certain état de mollesse et d'amincissement du disque protoplasmique, qui peut être creusé d'espaces vacuolaires. J'ai remarqué encore que, dans certains cas, quelques globules blancs renferment une petite proportion d'hémoglobine, particularité qui s'observe d'ailleurs dans toutes les anémies extrêmes (1).

Enfin j'attirerai l'attention sur une observation faite par Litten ; chez deux jeunes femmes il a vu survenir une leucocytose intense, mais passagère, dans le cours de l'anémie pernicieuse progressive (2).

Les préparations de sang pur dans la cellule à rigole présentent un aspect très caractéristique sur lequel il n'est plus nécessaire d'insister (fig. 73, p. 417).

Dans les mers plasmatiques, les hématoblastes sont clairsemés et ne forment que de petits amas d'où partent des filaments de fibrine rares et ténus, ne dessinant jamais un réseau complet. Il n'y a donc pas d'augmentation de fibrine et il est possible que la faible proportion des hématoblastes soit la principale cause de la diminution de la coagulabilité du sang au niveau des petites plaies vasculaires.

Il existe certainement, en outre, une altération plus ou moins prononcée du plasma ; mais jusqu'à présent il n'a été fait, que

____

(1) LI.
(2) M. Litten, Zur Pathologie des Blutes (*Berlin. klin. Wochenschr.*, nº 27, S. 465, 1883).

nous sachions, aucune analyse chimique du sang. Le sérum m'a
paru d'une coloration normale, et Sörensen, après avoir fait la
même remarque, s'est assuré qu'il n'exerce pas d'action dissolvante sur les globules sains.

— Aux signes généraux d'anémie tirés de la pâleur des téguments et de l'état du sang viennent se joindre habituellement tous
les autres phénomènes vasculo-cardiaques caractéristiques. Au
niveau du cœur, on entend parfois un bruit de souffle systolique,
tellement intense qu'on a pu croire à une affection valvulaire. Les
bruits vasculaires du cou et le frémissement cataire de la jugulaire
ont été également fréquemment notés. Dans quelques cas on a
signalé des battements plus ou moins violents sur le trajet de la
carotide ou des pulsations de la jugulaire. Cependant, d'une manière générale les signes sthéthoscopiques cardio-vasculaires sont
moins constants que dans la chlorose, surtout lorsque la maladie
est arrivée à son apogée. A ce moment, la masse totale du sang
est certainement diminuée, par conséquent une des conditions
nécessaires à la production des souffles anémiques, c'est-à-dire un
certain degré de tension sanguine, fait défaut.

Les conséquences de l'anémie sont multiples et variables.

Parmi les plus communes, on doit ranger les signes d'anémie
cérébrale : les étourdissements, les vertiges, la tendance aux syncopes lorsque les malades se mettent debout ou simplement sur
leur séant.

En même temps surviennent diverses suffusions séreuses.
Le plus ordinairement les malades étant confinés au lit, l'œdème
reste limité et peu prononcé. Il siège habituellement à la partie
inférieure des jambes (chevilles, cous-de-pied); plus rarement il
envahit toutes les parties déclives comme l'œdème cachectique.
L'ascite, les suffusions pleurales sont rares et presque exclusivement signalées dans des cas d'un diagnostic douteux.

Biermer a attiré l'attention sur la fréquence des petites hémorragies, et en particulier des hémorragies rétiniennes, et depuis on
admet qu'à la période terminale de la maladie la diathèse hémorragique fait rarement défaut. Il est exceptionnel d'observer des
épistaxis d'une certaine importance ; souvent on note seulement
quelques ecchymoses de la peau, ou des muqueuses, ou bien de
petites nappes sanguines des membranes internes qu'on découvre
à l'autopsie.

L'examen ophtalmoscopique du fond de l'œil révèle dans la rétine de petites extravasations sanguines ne troublant que très rarement la vue. Au centre de ces petits épanchements, on aperçoit habituellement une sorte de point blanc, sur lequel Manz a le premier attiré l'attention (1). Ces lésions rétiniennes ont été considérées comme presque constantes, sinon comme caractéristiques. Elles n'existent cependant pas dans tous les cas, et, d'autre part, on peut en trouver de semblables dans les anémies extrêmes secondaires. On en a signalé dans le *purpura hemorragica*, et E. Hansen en a noté dans deux cas d'ulcère de l'estomac avec vomissements de sang (2).

Les troubles dyspeptiques font rarement défaut, au moins à une certaine époque de la maladie ; ils paraissent moins accusés dans la forme dite essentielle que dans les anémies secondaires. Ainsi, d'après Eichhorst, les vomissements seraient rares dans la première, tandis qu'ils sont fréquemment notés dans la seconde.

Dans la plupart des observations publiées par ce médecin, nous trouvons cependant signalés, au début de la maladie, divers phénomènes gastriques et en particulier la polyphagie. Quoi qu'il en soit, il arrive un moment où l'état du sang paraît s'opposer absolument au fonctionnement du tube digestif. Les malades ont un profond dégoût pour les aliments, surtout pour la viande ; ils ont des vomissements alimentaires et bientôt une diarrhée rebelle, incessante, colliquative.

On ne trouve des renseignements sur la sécrétion stomacale que dans un travail de Cahn et von Mering. Dans un cas d'anémie pernicieuse progressive, avec troubles digestifs prononcés, trois mois avant la mort, l'acide chlorhydrique faisait complètement défaut, l'acide lactique s'élevait à la proportion de 2,19 p. 1000 (3). Nous avons vu qu'on peut constater un état semblable dans la chlorose dyspeptique.

—Indépendammeut des phénomènes nerveux résultant directe-

---

(1) W. Manz, Veränderungen in der Retina bei Anämia progr. pernic. (*Centralbl. f. d. Med. Wiss.*, n° 40, 1875). Les hémorragies rétiniennes sont parfaitement décrites par M. Ruc, dans un cas publié sous le titre de *purpura hemorrhagica* (*Union médicale*, 3e série, t. IX, p. 680, 1870).

(2) Eiler Hansen, Un cas d'anémie dite pernicieuse progressive, suivi de guérison (*Nord. med. Arkiv*, XII, n° 1, 1880).

(3) A. Cahn et J. von Mering, Die Säuren die gesunden u. kranken Magen (*Deutsch. Arch. f. klin. Med.*, Bd. XXXIX, Heft 3-4, S. 233, 1886).

ment de l'anémie, il peut survenir des troubles cérébraux divers. Laache insiste particulièrement sur certains phénomènes apoplectiformes et paralytiques assez insolites qu'il a observés au moment où l'état du sang s'améliorait; aussi leur accorde-t-il la signification d'une crise. Eichhorst a noté quelques phénomènes convulsifs qui ont été également rencontrés par Laache. Enfin, vers la fin de la maladie, lorsque les malades sont épuisés et littéralement exsangues, on voit apparaître habituellement du délire, et en dernier lieu un état comateux avec relâchement des sphincters.

La maladie reste apyrétique pendant la plus grande partie de son évolution. Puis, lorsque l'anémie est extrême, la fièvre s'allume et présente un type irrégulier, subcontinu, analogue à celui de la chlorose fébrile.

Cependant, pas plus que dans cette maladie, la fièvre n'est une conséquence nécessaire de l'état du sang. On a observé assez souvent des températures normales pendant tout le cours de la maladie, et dans quelques cas même, au lieu de la fièvre terminale, on a noté de remarquables abaissements thermiques. Dans l'observation de M. Lépine la température vaginale est tombée à 34°,7. Un des malades d'Eichhorst (obs. IV) a présenté également une basse température. Mais c'est dans un des cas publiés par H. Müller que l'hypothermie terminale a été la plus remarquable. Le thermomètre est tombé jusqu'à 24°,8.

Dans mes observations la fièvre a été constante; la température s'est élevée le soir à 38 ou 39°, rarement au-dessus, et s'est abaissée le matin souvent d'un degré, sans jamais cependant descendre au-dessous de 37°. Le type fébrile s'est montré subcontinu et irrégulier, comme dans la chlorose accompagnée d'anémie très intense.

Les urines ont fait l'objet de quelques recherches ; mais leurs modifications ne sont pas encore suffisamment connues. La présence de l'albumine a été rarement signalée; celle des peptones n'a guère été notée que par Laache. Relativement à l'urée, les renseignements sont contradictoires. Tandis que pour Eichhorst et Quincke ce principe est augmenté, il serait diminué si l'on s'en rapporte aux chiffres donnés par Müller et Schepelern.

Dans notre deuxième observation, la seule qui contienne quelques renseignements sur ce point, le taux de l'urée a été progressivement en décroissant.

La proportion de chlorure de sodium est en général diminuée.

L'acide urique a été trouvé le plus souvent augmenté. Les pigments n'ont pas été étudiés d'une manière suivie. Quincke a
attiré un des premiers l'attention sur la fréquence de l'urobilinurie,
qu'il rapporte à une destruction exagérée des globules rouges.
Nous avons nous-même constaté de l'urobiline et de l'urohématine, et il nous a semblé que l'urobilinurie allait en s'accentuant
au fur et à mesure que la maladie faisait des progrès. Aussi
pensons-nous que cette élimination de pigment ne peut être rapportée à une destruction exagérée des globules rouges qu'au début
de la maladie. Plus tard, lorsque la cachexie est avancée et que
le foie est dégénéré, il est probable que cet état de la glande hépatique est, de même que dans la chloro-anémie tuberculeuse,
la principale cause de l'urobilinurie.

La destruction globulaire doit être d'ailleurs bien faible,
lorsque les malades ne peuvent plus rien digérer et que le sang ne
renferme plus qu'un dixième ou même un douzième seulement
de la proportion normale d'hémoglobine. C'est cependant parfois à ce moment que les pertes en urobiline sont le plus prononcées.

On a encore signalé dans l'urine une augmentation d'indican
(Müller, Senator, Rokitansky); de l'acide lactique et de la créatinine (Hoffmann); de la leucine et de la tyrosine (Laache).

— Pour compléter cette énumération des principaux symptômes, il ne reste plus qu'à signaler quelques-uns des phénomènes
surajoutés dans certains cas, au tableau clinique habituel.

On a noté dans quelques observations (Eichhorst, Laache) une
teinte ictérique passagère accompagnée ou non de douleurs dans
la région hépatique ; plus souvent encore une teinte subictérique
plus ou moins persistante.

Laache a signalé, comme phénomène critique, la formation
d'abcès ou la production d'une otite.

On a constaté aussi la tuméfaction passagère de quelques ganglions lymphatiques, et divers autres phénomènes morbides qui
ne paraissent pas avoir une grande importance, car dans la plupart des cas on peut mettre en doute la valeur des observations
qui les mentionnent.

On remarquera que, chez notre malade de l'observation II, il
s'est produit une phlegmatia alba dolens siégeant non seulement

au niveau des membres inférieurs, mais aussi à l'un des bras. Cette complication rare ne paraît pas être en rapport avec l'état puerpéral, l'accouchement ayant eu lieu plus de deux mois avant son apparition. Néanmoins, il est intéressant de noter qu'elle s'est montrée dans un cas où l'anémie était post-puerpérale.

Marche, durée, terminaisons. —Il n'est pas possible, à l'aide des documents que j'ai rassemblés ou consultés dans les auteurs, de se former une idée exacte de l'évolution de la maladie. Évidemment il serait de la plus haute importance de savoir à quel moment le sang présente des caractères particuliers, car, avant d'admettre une forme dite essentielle, il faudrait avoir constaté, dans un certain nombre de cas, la précocité des lésions du sang.

Malheureusement la maladie se déclare d'une manière lente et insidieuse, et les phénomènes morbides si importants du début ne sont connus que par les renseignements anamnestiques relevés par le médecin à une époque où la maladie est souvent très avancée.

Nous avons suffisamment parlé des circonstances étiologiques dans lesquelles surviennent les cas d'anémie progressive protopathique, pour n'avoir plus besoin d'insister ici sur la variabilité très grande que peuvent présenter les premiers phénomènes morbides. J'attirerai simplement l'attention sur la fréquence des signes de dyspepsie dans les cas où l'étiologie a paru le plus insignifiante, dans ceux où, sans cause appréciable, les malades sont devenues faibles et anémiques.

Le plus souvent on apprend qu'ils ont éprouvé, en même temps qu'ils pâlissaient, des troubles de la digestion. Cependant il n'en est pas toujours ainsi, et l'anémie semble précéder, dans certains cas, l'apparition des phénomènes gastriques.

Une fois nettement déclarée, la maladie tend à faire des progrès assez rapides. Addison, Biermer et les premiers observateurs l'ont décrite comme ayant une marche régulièrement progressive. Depuis, on a vu que l'état morbide, après s'être accentué d'une manière continue, s'atténue parfois, sans cause appréciable, pour rétrocéder. Le plus souvent ces améliorations inespérées ne sont que temporaires; bientôt une rechute survient et se termine par la mort. Ce type discontinu serait considéré par Runeberg comme caractéristique (1).

(1) Cité par Laache, *loc. cit.*

La durée de ces périodes d'amélioration est de deux à trois mois au plus, et la maladie tout entière parcourt habituellement son cycle dans l'espace de moins d'une année. Les cas exceptionnels de durée plus longue paraissent se rapporter à l'histoire des anémies symptomatiques.

Pour Addison et Immermann, la forme dite essentielle serait caractérisée à la fois par son origine spontanée et par son issue funeste. Cependant Quincke, Hansen, Laache et quelques autres ont publié des cas de guérison qui semblent se rapporter sans conteste à la même maladie.

C. **Anatomie pathologique.** — En laissant de côté toutes les observations d'anémie secondaire, les altérations cadavériques assez nombreuses qui ont été signalées peuvent être considérées comme la conséquence de l'anémie.

Les cadavres sont presque vides de sang. Celui-ci, imparfaitement coagulé, est souvent d'une coloration anormale et ressemble à une sérosité louche, jaunâtre ou brunâtre. Les organes sont d'une extrême pâleur, comme lavés. La diminution du calibre de l'aorte (*aortis chlorotica*) est rarement signalée.

Dans divers points de la peau, des muqueuses et des séreuses, existent de petits épanchements sanguins. Il en est de même dans la rétine. Parfois on trouve un piqueté hémorragique dans les parties profondes du cerveau ou bien une pachyméningite hémorragique peu développée. Biermer avait cru que ces petites hémorragies étaient la conséquence d'une dégénérescence graisseuse des capillaires. H. Müller et Eichhorst n'ont pu retrouver cette altération, et je l'ai vainement cherchée de mon côté.

Mais il est assez fréquent de trouver des dégénérescences graisseuses de divers organes.

Le cœur est petit plutôt que gros, il est friable et présente souvent, surtout dans le cœur gauche, sur les muscles papillaires, les taches jaunes caractéristiques de la dégénérescence graisseuse. Il peut être à la fois jaune et brunâtre. Au microscope un grand nombre de ses fibres ont subi la dégénérescence granulo-graisseuse. Cette altération fréquente du cœur n'est pas une des conséquences inévitables de l'anémie, car elle a manqué dans certains cas. La rate a été trouvée gonflée et molle dans quelques observations, sans toutefois que son hypertrophie ait dépassé un degré très ordinaire. Elle a même été trouvée petite dans quelques autopsies.

Le foie est pâle, rarement volumineux, le plus souvent légèrement infiltré de graisse. Il n'a été examiné au microscope que dans un nombre très restreint de cas. Dans une observation toute récente, MM. Hanot et Legry ont trouvé dans les lobules hépatiques des îlots plus ou moins étendus de cellules ayant à peine le tiers ou le quart du volume normal, mais présentant la même constitution protoplasmique que les autres éléments du foie. Le noyau de ces cellules résistait presque toujours complètement à l'action des réactifs colorants (1).

Le tube digestif n'a pas non plus éveillé une attention suffisante. Il a été souvent déclaré sain ou à peu près normal, sans examen approfondi. Outre diverses ulcérations superficielles ou catarrhales siégeant particulièrement dans le gros intestin, on a trouvé une dégénérescence graisseuse des épithéliums glandulaires. On a vu que dans une de nos observations un examen de la paroi stomacale nous a révélé des lésions importantes qui auraient pu passer inaperçues (obs. II).

Récemment, M. Sasaki a signalé une sorte d'état atrophique de l'intestin, portant non seulement sur les éléments glandulaires et musculaires, mais aussi sur les éléments nerveux des plexus d'Auerbach et de Meissner (2).

Il n'est pas bien démontré que de semblables lésions ne puissent se rencontrer dans tous les états cachectiques.

Les ganglions lymphatiques sont habituellement normaux. Un certain nombre d'entre eux et particulièrement ceux du mésentère peuvent cependant être tuméfiés (Eichhorst).

Les reins, pâles comme les autres organes, sont atteints en général, comme le foie, d'une légère infiltration graisseuse.

Dans plusieurs cas publiés sous le nom d'anémie pernicieuse progressive, la moelle des os a été trouvée lésée. Très évidemment plusieurs de ces faits se rattachent à l'histoire de la pseudo-leucémie (Fede, Pepper, Cohnheim); mais dans d'autres cas qui semblent bien appartenir à l'anémie pernicieuse progressive, il

(1) V. Hanot et T. Legry, Contribution à l'étude de l'anémie pernicieuse progressive (*Arch. gén. de méd.*, janv. 1889). L'observation contenue dans ce travail intéressant concerne peut-être un fait de chlorose grave. En tout cas, l'anémie avait atteint le quatrième degré.

(2) M. Sasaki, Ueber Veränderungen in der nervösen Apparaten der Darmwand bei pernic. Anämie u. bei allgemeiner Atrophie (*Arch. f. path. An. u. Phys.*, XCVI, Heft 2, S. 287).

existait aussi des productions embryonnaires dans la moelle osseuse.

La proportion de ces faits est difficile à établir. Toujours est-il que, dans plusieurs autopsies récentes faites avec soin, la moelle des os a été trouvée simplement gélatineuse, comme dans nos propres observations.

Enfin H. Quincke a signalé dans les cellules du foie et dans les vaisseaux de cet organe des dépôts de matière ferrugineuse qui proviendraient de la désassimilation exagérée des globules rouges. Dans un des cas qu'il a observés, il existait des dépôts semblables dans l'épithélium rénal et dans celui du pancréas (1).

D. Nature de la maladie. — L'homme présente une résistance tout à fait remarquable à l'anémie chronique.

Lorsque les organes essentiels à la vie sont sains, il faut que cette anémie soit portée à un point vraiment extraordinaire pour qu'il en résulte une terminaison fatale. Alors même qu'il existe une lésion organique, pourvu qu'elle soit limitée à une partie du corps et ne se généralise pas, les malades ne succombent qu'après être tombés dans un état d'anémie extrême. Pour qu'il se produise une anémie lente, progressive, dont on meurt, il faut donc qu'il existe une cause bien puissante d'altération du sang.

Il est nécessaire d'examiner tout d'abord si les faits en apparence protopathiques ne se rattachent pas à une maladie définie et ne sont pas, au fond, purement symptomatiques.

En présence des lésions importantes de l'estomac trouvées à l'autopsie de la malade qui fait l'objet de l'observation II, j'ai pensé que l'anémie pernicieuse progressive pouvait être rattachée à une affection grave du tube digestif.

J'ai donc recherché avec soin dans les auteurs des observations analogues. S. Fenwick (2) a décrit en 1870, sous le nom d'atrophie de l'estomac, une maladie qui s'accompagne d'une profonde anémie. Il est revenu plus tard sur ce sujet et a fait connaître en tout cinq cas de cette affection. Malheureusement, il s'est borné à faire, chez ses malades, un examen très sommaire du sang. On peut adresser le même reproche à Ponfick (3) qui, dans un travail sur

<hr>

(1) H. Quincke, Ueber Siderosis (*Deutsch. Arch. f. klin. Medic.*, Bd XXV, S. 567 et Bd XXVII, S. 193).

(2) S. Fenwick, On atrophy of the stomach (*The Lancet*, 16 july, p. 78, 1879). — Lecture on atrophy of the stomach (*Ibid.*, 7 july, 1877).

(3) Ponfick, Ueber Fettherz (*Berl. klin. Wochenschr.*, nos 1 et 2, 1873).

la dégénérescence graisseuse du cœur, admet une forme anémique
qu'il rapproche de la maladie de Biermer. Il a trouvé constamment les glandes de l'estomac en dégénérescence graisseuse.
Schuman (1) a reconnu des altérations analogues chez un malade
anémique, mais qui présentait en même temps une augmentation
notable des globules blancs. Dans une des observations de
H. Quincke (2), il existait également un amincissement de la
muqueuse gastrique avec raréfaction des glandes, et l'auteur
ajoute que l'anémie pernicieuse était peut-être, dans ce cas, la
conséquence de la lésion stomacale. Dans un mémoire sur ce
sujet, Nothnagel (3) distingue trois ordres d'altérations de l'estomac : 1° atrophie des glandes sans cirrhose ; 2° cirrhose sans
atrophie des glandes; 3° lésions mixtes. Il cherche à établir la
relation de ces états pathologiques avec l'anémie dite pernicieuse
progressive. Mais dans tous ces travaux l'état du sang est insuffisamment décrit. On trouve sur ce point très important de la question des renseignements plus précis dans le récent mémoire de
F. P. Henry et W. Osler (4). Le malade qui fait l'objet de cette
communication était âgé de quarante-deux ans; il a succombé
dans un état d'anémie extrême, la dernière numération indique
315 000 hématies de valeur normale. A l'autopsie, on a reconnu
une atrophie considérable de la muqueuse stomacale avec destruction complète des tubes sécréteurs dans la plus grande partie
de l'organe. Brabazon (5) a publié une observation semblable et
plus récemment encore Nolen (6) a rapporté deux cas analogues.

Ces différents faits semblent donc établir que, dans certains cas
d'affection stomacale grave, les malades peuvent succomber dans un
état anémique, sinon semblable à l'anémie pernicieuse progressive,
tout au moins analogue. Mais de là à conclure que l'anémie perni-

(1) Schuman, Ueber ein Fall von perniciöse Anämie (Inaug. Dissert. Friburg, 1875).

(2) H. Quincke, Ueber perniciöse Anämie (Volkmann's Sammlg. klin. Vorträge,
n° 100, S. 797, 1876).

(3) H. Nothnagel, Cirrhotische Verkleinerung des Magens und Schwund der Lab-
drüsen unter dem klinischen Bilde der perniciöse Anämie (Deuts. Archiv f. klin.
Med., Bd. XXIV, S. 354, 1879).

(4 Frederick P. Henry et William Osler, Atrophy of the stomach, with the cli-
nical faetures of progressive pernicious Anämia (The am. Journ. of the med. sciences,
t. XCI, p. 498, avril 1886).

(5) Brabazon, Case of general atrophy of the stomach.... (Brit. med. Journ., p. 134,
27 july 1878).

(6) W. Nolen, Bijdrage die Studie der progress. pern. Anämic (Nederl. Bijdschr.
v. Genessk. Amst. 1882).

cieuse progressive est simplement symptomatique d'une maladie
de l'estomac, il y a loin. D'abord, l'amincissement de la muqueuse
gastrique avec atrophie ou disparition plus ou moins complète des
glandes — lésion qui est le plus souvent signalée dans les observations précédentes — peut fort bien être secondaire et non primitive. L'atrophie et la dégénérescence des épithéliums glandulaires est une altération analogue à celles qu'on observe dans tous
les états cachectiques ; elle peut être mise sur le même rang que
la dégénérescence graisseuse des parois du cœur ou des vaisseaux
et n'offre par elle-même rien de caractéristique. D'autre part, si
l'anémie pernicieuse progressive avait pour substratum anatomique une maladie de l'estomac, celle-ci devrait avoir un caractère
de constance absolue ; elle existerait dans tous les cas et non dans
quelques-uns seulement. Or, il résulte de recherches faites dans
cette direction par d'autres auteurs que la muqueuse des voies
digestives est le plus souvent normale ou simplement atteinte
d'infiltration graisseuse, limitée à une partie des épithéliums
glandulaires. Dans les 5 cas publiés par V. Schepelern, entre
autres, la muqueuse de l'estomac était saine, bien que les malades aient présenté des symptômes gastriques. Il ne serait donc
pas possible dans l'état actuel de nos connaissances de considérer
l'anémie pernicieuse progressive comme symptomatique d'une
maladie spéciale et bien caractérisée du tractus gastro-intestinal.

Mais ne pourrait-on pas supposer l'existence dans le tube digestif et dans ses annexes d'altérations non démontrables par les
procédés ordinaires ?

L'examen du liquide stomacal indique l'absence d'acide chlorhydrique et un pouvoir peptonisant à peu près nul comme dans
le cancer de l'estomac. Il est probable que la sécrétion biliaire est
aussi pauvre que celle de l'estomac et il en est peut-être de même
des sécrétions pancréatique et intestinale.

On pourrait donc admettre comme cause première de la maladie une inertie fonctionnelle du tube digestif, une sorte de suspension ou de ralentissement dans les sécrétions qui prennent
part à l'élaboration des matières alimentaires.

L'anémie pernicieuse progressive serait, dans cette hypothèse,
l'anémie des faméliques, si l'on veut bien comprendre sous ce
terme, non pas simplement les inanitiés, mais ceux qui tout en
recevant une alimentation convenable sont devenus incapables de

l'élaborer et d'en extraire les matériaux nécessaires à la réparation sanguine.

Mais bon nombre d'objections peuvent être faites à cette manière de comprendre la pathogénie de la maladie. L'absence d'acide chlorhydrique dans le liquide stomacal est loin d'être particulière à l'anémie pernicieuse progressive. On retrouve le même fait dans la chlorose dyspeptique, dans le cancer et même, ainsi que j'ai pu m'en assurer récemment, dans certains cas de dyspepsie atonique.

Dans ces divers états pathologiques et notamment dans le cancer stomacal, l'anémie peut atteindre un très haut degré et parfois devenir extrême (voir plus loin la description de l'anémie cancéreuse) ; mais les altérations du sang sont sensiblement différentes, ainsi que nous allons le faire ressortir à propos du diagnostic. D'ailleurs, à l'époque où l'on constate, dans le cours de l'anémie pernicieuse progressive, les signes d'une dyspepsie grave, rendant impossible l'alimentation des malades, l'état anémique est déjà depuis longtemps très accentué, de sorte que cette dyspepsie paraît être, au moins dans certains cas, le résultat plutôt que la cause de l'anémie.

Rien n'autorise donc pour le moment à considérer les cas protopathiques de l'anémie pernicieuse progressive comme étant simplement l'expression d'une forme particulière de dyspepsie.

Après le lamentable siège de Paris, j'eus l'occasion d'observer un grand nombre de maladies engendrées par une alimentation insuffisante, tant sous le rapport de la quantité que de la qualité. Ces maladies ont revêtu deux types principaux, celui du scorbut et celui d'une gastro-entérite grave le plus souvent mortelle (1). Aucun malade n'a présenté les signes d'une anémie pernicieuse progressive. Évidemment l'inanition, la misère peuvent susciter des maladies différentes les unes des autres suivant certaines conditions encore mal précisées ; mais il ne faut pas confondre les circonstances étiologiques avec la cause prochaine des maladies et, tout en reconnaissant l'influence de ces causes dans le développement de certains cas d'anémie pernicieuse progressive, il serait illogique d'en conclure que cette maladie est une anémie d'inanition. Elle se développe d'ailleurs chez certains malades qui n'ont jamais été ni misérables, ni insuffisamment nourris.

(1) Relation d'une épidémie de gastro-entérite ulcéreuse, observée à la Charité à la fin du siège de Paris (*Comptes rendus des séances de la Soc. de biol.*, p. 7, 1871).

— Dans ces dernières années, on a voulu en faire une maladie microbienne.

M. Bernheim (1), dans un cas d'anémie progressive puerpérale, avait signalé dans le sang du cadavre la présence de bâtonnets appartenant au genre *bacteridium* de Davaine. Mais il était impossible d'attribuer une grande importance à cette observation, lorsque, plus tard, Frankenhäuser attira l'attention sur de petits organismes visibles dans le sang pendant la vie (2).

Dans une série de cas observés chez des femmes enceintes à Zurich, il remarqua dans les préparations de petits corps arrondis, très mobiles, atteignant le 1/10ᵉ du diamètre d'un globule rouge, corps munis d'une queue (*flagellum*) difficile à distinguer. Il existait, en même temps, des éléments plus longs, moins mobiles et sans queue. Dans un cas, ces organismes inférieurs ont été vus à la fois dans le sang de la mère et dans celui du nouveau-né, bien que les globules rouges fussent d'un volume normal chez les deux. A l'autopsie, ces micrococci se trouvaient en grand nombre dans le foie, notamment dans le lobe gauche.

Peu après Petrone retrouva dans un cas des éléments semblables qu'il inocula à deux lapins (3); les animaux furent malades et tués le vingtième jour par section du bulbe.

Leur cadavre était pâle, mais le foie hyperémié contenait un grand nombre de micrococci.

Évidemment ces descriptions et ces expériences sont encore insuffisantes pour qu'on soit autorisé à ranger l'anémie pernicieuse parmi les maladies microbiennes.

L'observation récente de M. Henrot est loin d'avoir apporté des éclaircissements sur ce point. On y trouve, en effet, la description de lésions tout à fait différentes de celles que nous venons de signaler d'après Frankenhäuser et Petrone. D'après l'auteur les globules rouges contiendraient des granulations parasitaires au nombre de six à dix par élément et le plasma renfermerait de petits amas de granulations analogues (4).

<hr>

(1) BERNHEIM, Observations d'anémie pernicieuse progressive puerpérale (*Soc. méd. de Nancy, Revue méd. de l'Est*, p. 687, 1879).

(2) FRANKENHÄUSER, Ueber die Aetiologie der perniciösen Anämie (*Centralbl. f. die medicin. Wissenschaft*, S. 49, 1883).

(3) LUIGI M. PETRONE, Sulla natura infettiva dell' anemia perniciosa di Biermer (*Lo sperimentale*, t. LIII, p. 239, 1884).

(4) H. HENROT, Contribution à l'étude de l'anémie pernicieuse progressive (*Assoc. française pour l'avancement des sciences*, 2ᵉ partie, p. 755, Nancy, 1886).

J'ai observé dans l'anémie extrême des cancéreux, notamment dans un cas qui sera signalé plus tard, des lésions globulaires singulières, donnant lieu à des apparences de parasites dans le sang. Évidemment, de semblables altérations, qui sont le résultat de l'intensité de l'anémie, peuvent aussi se retrouver dans l'anémie pernicieuse progressive. Il se pourrait donc que les prétendus parasites décrits par Frankenhäuser fussent tout simplement des globules rouges nains, déformés et agités de mouvements (voir plus loin l'*anémie cancéreuse*).

— Une dernière hypothèse, plus rationnelle peut-être que les précédentes, consiste à ranger l'anémie pernicieuse progressive parmi les maladies du système hématopoiétique.

Pour certains auteurs, ce serait une forme de pseudo-leucémie, une pseudo-leucémie myélogène.

Cette opinion exprimée, pour la première fois, je crois, par Pepper, s'appuie à la fois sur certains rapports révélés par les observations cliniques entre l'anémie pernicieuse progressive, la pseudo-leucémie et la leucocythémie, et sur les résultats des recherches nécroscopiques. Dans divers cas, où pendant la vie on avait cru à l'existence d'une anémie essentielle, on a trouvé à l'autopsie la moelle rouge dans certains os et souvent même, sans faire un examen approfondi de cette moelle d'apparence embryonnaire, on s'est tenu pour satisfait de cette trouvaille. Nous sommes cependant ici en présence de bien des obscurités.

Cohnheim, qui a publié une des meilleures observations de ce genre, fait remarquer avec raison combien il est difficile d'admettre que les cellules dites de transition (globules rouges à noyau de la moelle des os) puissent se développer, contrairement à ce qu'on observe à l'état normal, aux dépens de globules rouges bien formés. Depuis quelques années on s'efforce de démontrer la participation de la moelle rouge à la production des éléments du sang et, par une contradiction singulière, on n'hésite pas à rattacher la plus intense des anémies à un retour à l'état embryonnaire et actif de la moelle osseuse. En réalité, la maladie qu'on désigne sous le nom de pseudo-leucémie est très imparfaitement connue, et dans la variété dite myélogène l'examen du sang a presque toujours été fait d'une manière insuffisante, de sorte que nous n'avons même pas pu affirmer que cet état morbide fût une cause d'anémie extrême, analogue à celle qu'on observe dans l'anémie dite pernicieuse progressive. Mais si l'on admettait que le fait fût démontré, il n'en serait pas moins certain que dans un bon nombre de cas, parfaitement typiques, de cette dernière maladie, la moelle des os a été trouvée normale ou simplement gélatineuse, comme dans toute cachexie. On ne pourrait donc pas faire entrer la totalité des observations d'anémie pernicieuse progressive, d'apparence protopathique, dans le cadre de la pseudo-leucémie myélogène.

Rappelons-nous d'ailleurs que les lésions de la moelle osseuse sont loin d'être caractéristiques, et qu'elles ont été rencontrées dans un assez grand nombre de maladies très différentes les unes des autres.

Il en est de même de la pénétration dans le sang de globules rouges à noyau, lésion qui peut être considérée comme le résultat de néoformations embryonnaires dans les organes hématopoiétiques. Nous devons nous rappeler que cette altération du sang peut exister dans toutes les anémies extrêmes et que, dans nos expériences sur les animaux, nous l'avons constatée chez les cochons d'Inde tuberculeux.

Récemment, Rindfleisch (1) a signalé chez l'homme diverses lésions qui jettent un nouveau jour sur ces productions néoplasiques secondaires.

Chez un jeune garçon de treize ans, ayant succombé à une arthrite tuberculeuse du genou qui avait duré des années, la rate, de couleur normale et manifestement hypertrophiée, n'était pas amyloïde ; tous les os contenaient une moelle rouge vif, riche en hématoblastes, et les ganglions iléo-cæcaux et cervicaux avaient le double de leur volume habituel. Ils offraient une coloration framboisée et renfermaient de nombreux hématoblastes nucléés ainsi que les lymphatiques émergeant de leur hile.

La même formation métaplasique avait envahi le hile d'un des reins.

De semblables faits permettent de penser que les lésions de la moelle des os, signalées dans quelques-unes des observations d'anémie pernicieuse progressive, sont plutôt secondaires que primitives. Et ce que nous disons de la moelle osseuse peut s'appliquer également au gonflement de la rate ou des ganglions

---

(1) RINDFLEISCH, Ueber Blutbildung in Lymphdrüsen (*Berlin. klin. Wochenschr.*, S. 807, déc. 1884).

lymphatiques. Voilà pourquoi les altérations des organes hématopoiétiques sont contingentes et non nécessaires.

Warfwinge a si bien saisi cette difficulté que, tout en rapprochant l'anémie pernicieuse progressive de la pseudo-leucémie et
de la leucocythémie, il fait de ces trois maladies une sorte d'infection pouvant revêtir des formes variables.

— En présence de ces diverses assertions non démontrées et de
l'imperfection de nos connaissances sur les maladies des organes
hématopoiétiques, nous devons nous en tenir à la formule précédemment énoncée, c'est-à-dire à la simple constatation de ce
fait qu'il existe une anémie due à l'épuisement du processus
normal de sanguification. Cet état est le plus souvent secondaire
et, en quelque sorte, l'aboutissant de divers états anémiques reconnaissant, au début, d'autres causes.

Il peut exceptionnellement venir rendre incurables et mortelles
les anémies par déglobulisation que nous avons décrites sous le
nom de chloroses. Plus souvent, il se montre comme un des
modes de terminaison des diverses variétés de chloro-anémie. Le
même processus se retrouve à la période ultime des anémies
deutéropathiques ou post-hémorragiques.

Mais dans certains cas il se montre d'une manière précoce pour
constituer d'emblée une forme d'anémie protopathique qui prend
assez rapidement des caractères graves, les éléments formateurs
les plus importants du sang ne se produisant plus qu'en proportion tout à fait insuffisante.

Il paraît donc exister une anémie protopathique distincte des
diverses variétés de chlorose ou d'anémie et, pour indiquer le
processus auquel elle se rattache, je propose de la désigner sous
le nom d'anémie par anhématopoièse (1).

On peut admettre que, dans quelques cas, cet état débile du
processus normal de sanguification provoque dans les organes dits
hématopoiétiques une sorte d'irritation sous l'influence de laquelle prend naissance un processus compensateur. Cet effort de
réparation sanguine, qui peut se traduire par des productions de
tissu embryonnaire dans la rate, dans la moelle des os, dans les
ganglions lymphatiques, est insuffisant, en quelque sorte inutile;

____

(1) Pepper s'est servi du terme anhématose. Mais le mot hématose signifiant en
physiologie l'oxygénation du sang, le terme d'anhématopoièse me semble bien
préférable.

il ne peut empêcher l'aglobulie de faire d'incessants progrès.

E. Diagnostic et pronostic. — La gravité de la maladie est telle qu'il serait de la plus haute importance de pouvoir en faire le diagnostic dès le début. Ce résultat devrait pouvoir être facilement atteint à l'aide d'un examen méthodique du sang. Laache accorde la plus grande valeur à l'hypertrophie des hématies et à l'augmentation de leur pouvoir colorant. Ce critérium aurait conduit infailliblement à une erreur de diagnostic dans le cas que nous avons rapporté (obs. II), puisque la moyenne des dimensions globulaires n'était pas augmentée et que la valeur de G était inférieure à la normale. Mais ce fait paraît être exceptionnel. Dans les cas où ces caractères existent nettement, peut-on les considérer comme pathognomoniques ?

Lorsque les malades ont déjà atteint un degré d'anémie extrême, et que le nombre des globules rouges est inférieur à un million, l'hypertrophie des éléments et l'augmentation de la valeur globulaire n'ont pas de signification précise, puisque le même type de sang peut se retrouver dans nombre de cas d'anémie symptomatique. Mais ces particularités acquièrent une grande valeur lorsque le nombre des globules rouges est encore relativement assez élevé, et c'est pourquoi nous avons rangé à côté de nos observations suivies d'autopsie celle du 13 Saint-Louis (obs. IV), bien qu'il nous soit impossible d'affirmer que le malade fût atteint d'anémie protopathique. D'autre part, il est possible que ce même type de sang à gros éléments et à valeur globulaire exagérée puisse se rencontrer dans d'autres affections anémiantes. Et, en effet, je l'ai observé récemment chez un individu atteint de maladie d'Addison. Aussi, tout en lui accordant une grande valeur dans les cas où les malades ne sont pas exsangues, j'attache cependant plus d'importance encore à la constatation de l'arrêt ou du ralentissement dans la formation des hématoblastes.

Comme il est difficile de dire à quel moment de la maladie se montre la diminution habituelle et durable du chiffre de ces corpuscules, je suis obligé de considérer le diagnostic de l'anémie pernicieuse progressive comme entouré encore d'une certaine obscurité.

Cependant on peut déjà à l'aide de ces données arriver à un diagnostic à peu près certain.

A l'époque où M. Ferrand me pria d'examiner la malade dont

j'ai décrit précédemment l'état du sang (p. 789), un autre de mes collègues, M. Rigal, avait dans son service une malade extrêmement anémique qui paraissait être aussi dans une situation grave.

Je fus frappé de la différence remarquable entre les caractères du sang dans ces deux cas en apparence fort analogues. Chez la malade de M. Rigal, bien qu'il y eût de grands globules rouges, le nombre des globules moyens et petits était très élevé et par suite les dimensions globulaires étaient, en moyenne, au-dessous de la normale.

On comptait 820 400 globules rouges ; la valeur globulaire G était de 0,87 et la richesse exprimée en globules sains, de 722 700. Dans le sang pur on remarquait, entre les piles irrégulières et peu volumineuses d'hématies, des amas d'hématoblastes relativement considérables et de nombreux globules rouges jeunes, déformés.

Or, tandis que la malade de M. Ferrand n'a pas tardé à succomber, celle de M. Rigal a guéri très rapidement. Chez la première il y avait arrêt dans la formation de nouveaux éléments par les hématoblastes, tandis que chez l'autre le sang était manifestement en voie de rénovation. Chez la chlorotique de l'observation III (p. 678), les hématoblastes ont été comptés. Ils étaient peu nombreux (131 540), au moment de l'entrée à l'hôpital ; mais on voyait à côté d'eux d'abondants globules jeunes déformés et bientôt le chiffre des hématoblastes subissait une sensible augmentation. Bien que le chiffre des globules rouges fût de 937 362, la valeur globulaire était seulement de 0,85.

Ce cas de chlorose a donc failli aboutir à l'anémie pernicieuse progressive ; mais l'affaiblissement de l'hématopoïèse par les hématoblastes n'a été que passager et le sang n'a pas tardé à reprendre franchement les caractères qu'il a dans la chlorose

Dans les anémies symptomatiques, qui peuvent le plus facilement être confondues avec la forme protopathique de l'anémie pernicieuse progressive, les altérations du sang indiquent parfois une anhématopoïèse, caractérisée par la diminution dans le nombre des hématoblastes et par l'apparition de grands globules rouges anormaux faisant monter la valeur globulaire au-dessus de la normale. Mais, ainsi que j'ai déjà eu l'occasion de le faire remarquer, cet état du sang est tout à fait ultime. Souvent quand les malades sont déjà très cachectiques, profondément émaciés et complètement décolorés, on est étonné de trouver le nombre des globules rouges au-dessus de un million. On voit, de plus, dans le sang de nombreux hématoblastes et des globules rouges petits, déformés, manifestement en voie d'évolution. Il me paraît donc possible de distinguer l'anémie symptomatique, celle du cancer entre autres, de l'anémie pernicieuse progressive protopathique.

Ainsi, tout récemment, en me fondant sur les considérations relatives aux caractères du sang dans les diverses variétés d'anémie intense, j'ai cru devoir diagnostiquer une anémie pernicieuse progressive chez une malade de la ville, âgée de soixante-quatre ans.

L'étude du sang donna les renseignements suivants :

$$N = 1\ 457\ 000 - H = 155\ 000 - B = 6\ 800 - G = 1,03 - R = 1\ 523\ 700.$$

Globules rouges de dimensions très inégales, assez grand nombre de globules petits et nains, en général déformés ; les globules moyens, également déformés, sont le plus souvent simplement ovalaires ; assez nombreux éléments de grande taille et globules géants peu abondants, mais parfois énormes ; quelques-uns des globules nains extrêmement petits, faiblement colorés, déformés en bâtonnets ou en huit de chiffre pourraient être pris dans le sang pur pour des microbes. Globules blancs, peu nombreux, quelques-uns de la variété 2 sont hypertrophiés. En colorant une préparation de sang sec par de l'eau iodo-iodurée on voit dans quelques globules blancs un peu d'hémoglobine et, en cherchant bien, on trouve des globules rouges à noyau bien caractérisés ; ces derniers sont si peu abondants qu'on n'en aperçoit que deux en parcourant avec soin toute une préparation.

Évidemment un pareil état du sang est bien celui qu'on rencontre habituellement dans l'anémie pernicieuse progressive. La présence de globules à noyau, même rares, avec un chiffre d'hématies voisin de un million et demi, la prédominance de globules de grande taille, l'élévation de la valeur globulaire G, l'abaissement très notable du chiffre des hématoblastes, forment un ensemble de caractères assez important pour qu'on puisse écarter l'idée d'une anémie symptomatique ordinaire.

La malade chez laquelle on soupçonnait l'existence d'une néoplasie a succombé peu de temps après cet examen sans avoir présenté à aucun moment de signes évidents de cancer. L'autopsie n'a pas été pratiquée.

Habituellement l'émaciation est beaucoup moins prononcée que dans le cancer, mais il peut y avoir des exceptions (obs. III).

L'examen ophtalmoscopique, en révélant des suffusions hémorragiques de la rétine, pourra servir au diagnostic, mais on se rappellera que ces lésions rétiniennes peuvent faire défaut.

Nous avons vu que divers auteurs ont cherché à établir une distinction entre les cas où l'on peut trouver des causes évidentes d'anémie et ceux où la maladie paraît réellement essentielle. Cette division fondée sur l'étiologie correspond-elle à quelques différences dans les symptômes ? En d'autres termes peut-on, en dehors des données étiologiques, établir un diagnostic différentiel entre les formes à proprement parler protopathiques et celles qui, sans être nettement secondaires ou franchement symptomatiques, peuvent être rattachées à divers états organopathiques capables de provoquer de l'anémie ? Nous ne le pensons pas, et la lecture d'un grand nombre de faits publiés par divers auteurs, aussi bien que l'examen minutieux de nos propres observations, nous permettent d'affirmer qu'on ne trouve, ni dans l'état du sang, ni dans l'évolution de la maladie, de différences importantes entre les diverses formes de l'anémie dite pernicieuse progressive.

Aussi avons-nous rangé parmi les observations rapportées précédemment un cas d'anémie qui aurait pu être considéré comme un exemple de chloro-anémie post-puerpérale (obs. II). C'est précisément chez cette malade que l'altération du sang a acquis son plus haut développement et que la maladie a suivi le plus nettement, malgré toutes les tentatives de traitement, la marche progressive qui la caractérise. Je vais rapporter ici un autre cas d'anémie post-puerpérale qui pourrait être également considéré comme secondaire et qui présente cependant la plus grande analogie, au point de vue des lésions du sang et des symptômes, avec la forme protopathique.

Obs. — La nommée A. F..., âgée de vingt-trois ans, sans profession, entrée salle Grisolle, le 3 mai 1882, lit n° 17.

Antécédents. — Scarlatine à l'âge de deux ans. Érysipèles répétés entre la dixième et la dix-huitième année. Tempérament nerveux : attaques de nerfs, névralgies intercostales. Teint habituellement coloré. Pas de chlorose confirmée pendant l'adolescence ; la malade dit cependant avoir pris un grand nombre de pilules ferrugineuses.

Réglée à l'âge de dix ans. Menstruation régulière.

A eu son premier enfant en 1878. Cet enfant, né à sept mois, est mort à l'âge de deux ans et trois mois. L'accouchement fut suivi de douleurs abdominales extrêmement vives et la malade dut garder le lit pendant trois mois.

Deuxième grossesse en 1879. Accouche à terme d'un enfant qui ne vit que cinq mois. Cette seconde couche est l'occasion d'un phlegmon du ligament large qui s'ouvre dans le vagin sept mois plus tard (novembre 1879).

En février 1880 (trois mois après l'ouverture du phlegmon) la malade devient encore enceinte. L'accouchement se fait cette fois sans accident. L'enfant âgé actuellement de dix-neuf mois est en bonne santé.

Au mois de juin 1881, quatrième grossesse. Au cinquième mois de cette grossesse, à la suite de chagrins domestiques violents, la malade est reprise de vomissements et ressent dans le côté droit de l'abdomen et dans la cuisse droite des douleurs intolérables qui l'obligent à garder le lit.

Le 26 février 1882, les vomissements et les douleurs persistant, elle entre à la clinique de M. Depaul. Elle y accouche le 24 mars.

L'accouchement se fait normalement, la délivrance a lieu sans hémorragie abondante. L'enfant est bien portant.

Trois semaines après la malade allait bien et commençait à se lever. Mais à la suite d'un examen au spéculum elle fut prise brusquement de douleur abdominale intense, de vomissements répétés et de ballonnement du ventre.

Son teint, toujours pâle depuis l'accouchement, se décolore encore, la faiblesse devient extrême. C'est alors qu'on l'a fait passer dans mon service à l'hôpital Saint-Antoine.

Le 3 mai au matin nous constatons l'état suivant : La malade a conservé son embonpoint; le tissu adipeux est même très développé à la partie supérieure des cuisses et aux bras. Les téguments présentent une teinte jaunâtre, les conjonctives oculaires et les muqueuses labiale et linguale sont totalement décolorées.

La faiblesse est poussée à un degré extrême. La position verticale est impossible : elle détermine la syncope. La malade est incapable de se retourner dans son lit; elle est prise de sueur profuse au moindre effort.

L'inappétence est absolue. Il y a de la diarrhée.

Le pouls est petit, peu fréquent, régulier.

Frémissement cataire à l'origine des jugulaires. Bruit de souffle très intense avec renforcement dans les vaisseaux du cou.

L'auscultation du cœur fait reconnaître l'existence d'un souffle doux au premier temps et à la base, au foyer d'auscultation de l'orifice pulmonaire.

Traitement. Lait. Bouillon. Vin de Bordeaux.

Du 4 au 6 mai, l'état de la malade reste stationnaire.

Inhalations d'oxygène.

7 *mai*. — L'appétit revient un peu, mais la faiblesse est toujours aussi grande. Sueurs très abondantes. Fièvre légère (fig. 118).

Protoxalate de fer 0,20 centigr. avant les repas.

9 *mai*. — Amélioration notable. La malade a pu s'asseoir sur son lit. L'appétit est toujours en progrès, mais la malade a une répulsion invincible pour la viande; elle se nourrit de pain et de légumes. Pertes blanches abondantes.

Injections phéniquées.

10 *mai*. — La pâleur est moins prononcée. Les lèvres commencent à se colorer. La malade a pu rester une demi-heure assise sur son lit. Le pouls est plus fort. Le frémissement cataire et le souffle ont diminué d'intensité dans les vaisseaux du cou.

N° 17. Grisolle. — Température rectale.

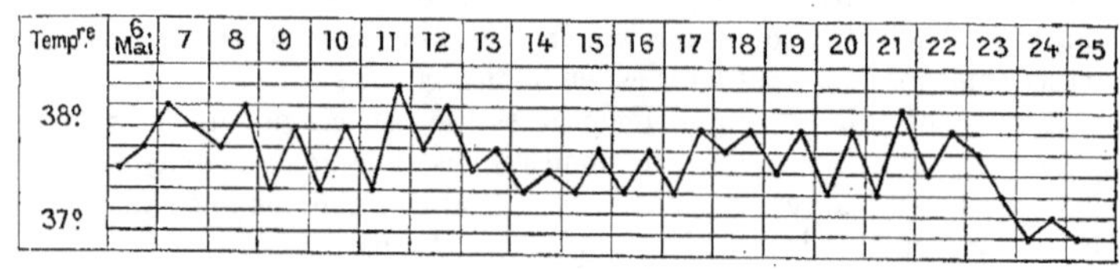

Fig. 118.

Viande crue.

13 *mai*. — La malade est moins bien depuis hier. Elle a appris la mort de son enfant et en a ressenti une vive émotion. Elle n'a pris que du bouillon et du lait.

10 *mai*. — La viande crue mal supportée est supprimée. On essaye de nourrir la malade avec la sonde et on introduit dans son estomac un litre et demi de lait. Ce lait est rejeté aussitôt dans un vomissement.

17 *mai*. — La malade se lève pour la première fois.

18 *mai*. — Apparition des règles. Sang pâle, peu abondant.

19 *mai*. Les battements du cœur sont plus fortement frappés.

Le souffle de la base est moins intense.

Suppression des inhalations d'oxygène qui depuis quelque temps déjà sont prises irrégulièrement.

22 *mai*. — Se trouve mal dans la matinée en traversant la salle pour se rendre au laboratoire. Poids = 148 livres. — A partir de ce moment son état s'améliore.

26 *mai*. — L'appétit est excellent bien que la répulsion pour la viande n'ait pas diminué. La malade peut descendre au jardin.

1er *juin*. — L'aspect chlorotique est moins marqué. La malade rougit à la moindre émotion. Le souffle des jugulaires existe toujours, mais avec moins d'intensité. Le souffle cardiaque persiste. Leucorrhée toujours abondante.

2 *juin*. — Poids 154 livres.

La malade quitte l'hôpital le 3 juin.

Elle passe un mois à la campagne et continue le traitement ferrugineux (protoxalate). A son retour les téguments sont suffisamment colorés. Le souffle a considérablement diminué dans les vaisseaux du cou, le frémissement cataire est à peine perceptible.

Le 28 juillet la guérison se confirme. Le frémissement cataire et le bruit de souffle ont complètement disparu dans les vaisseaux du cou. Les règles apparaissent régulièrement et sont normales comme durée et quantité. L'appétit est excellent; le dégoût pour la viande a disparu. Pèse 156 livres.

Nous avons revu cette malade plusieurs fois jusqu'en 1887. Malgré des règles trop abondantes entretenues par une métrite chronique, la malade n'est pas redevenue anémique. Elle a conservé, au contraire, comme avant sa maladie, un teint très coloré et un embonpoint exagéré au niveau de certaines parties. Cette femme paraît avoir un remarquable pouvoir de sanguification.

Résultats numériques des examens du sang.

DATES.	N.	H.	B.	G.	R.
29 avril............	1.047.800	80.600	1.550	0,90	943.000
6 mai............	1.209.000	236.800	4.680	0,85	1.027.650
11　—	1.860.000	330.150	4.650	0,81	1.523.950
20　—	1.993.000	253.400	5.500	0,79	1.583.000
3 juin............	2.232.000	213.900	4.400	0,94	2.089.280

Examens du sang sec.

29 avril. — Globules rouges très inégaux. Grande quantité de globules petits et de globules nains. Assez grand nombre de globules géants.

Pas de globules rouges à noyau.

5 mai. — Sur des préparations de sang sec colorées par l'hématoxyline après fixation par l'acide osmique, on constate une extrême irrégularité de diamètre des globules rouges, un grand nombre des globules nains et des globules géants.

Peu d'hématoblastes.

Pas de globules rouges à noyau.

Les globules rouges sont irrégulièrement colorés; quelques-uns ont une coloration à peu près uniforme, la plupart présentent une partie centrale moins colorée ou complètement incolore.

On voit dans la préparation deux ou trois globules blancs à un seul noyau contenant un peu d'hémoglobine, éléments qui pourraient être pris pour des globules rouges à noyau.

Cette observation est évidemment très intéressante. Au moment où la malade a été examinée pour la première fois, elle présentait tous les signes de l'anémie pernicieuse progressive post-puerpérale : anémie considérable, survenue sans perte de sang notable, altérations très particulières des globules rouges et, notamment, nombreux globules de grande dimension et globules géants, abaissement considérable du chiffre des hématoblastes, etc. Si le traitement ferrugineux qui a été institué était resté sans résultat, les altérations du sang en s'accentuant un peu seraient devenues exactement les mêmes que dans les cas mortels qui nous ont servi de types pour la description générale de la maladie. Il est vrai qu'au moment où le nombre des globules rouges a atteint environ 1 million, la valeur globulaire G était encore légèrement inférieure à l'unité ; mais le même fait est signalé dans des cas où la terminaison fatale n'a laissé aucun doute sur le diagnostic (obs. III).

— D'après Sörensen, lorsque le nombre des globules rouges tombe à un demi-million, la terminaison funeste est inévitable. Cette opinion paraît être un peu pessimiste. Cependant elle n'est pas contredite par nos propres observations. Pour la trouver en défaut, il faut faire appel à des auteurs qui ont cité des chiffres vraiment extraordinaires. Quincke a trouvé le nombre fabuleux de 143 000 globules rouges. Il y eut néanmoins guérison après une transfusion (1). Le chiffre le plus bas observé par Laache est de 360 000. La malade succomba après une amélioration temporaire.

D'après mes observations, il faut distinguer les cas d'anémie extrême protopathiques des cas secondaires. Pour ces derniers l'état des malades doit être considéré comme très grave lorsque le nombre des globules est inférieur à un million, quelle que soit la valeur globulaire. En général, il ne descend guère au-dessous de 700 000. Lorsqu'il y a en même temps diminution dans le nombre absolu des hématoblastes, non d'une manière passagère, mais d'une manière habituelle, le pronostic est immédiatement très grave. Enfin, l'apparition des globules rouges à noyau est un signe de mort prochaine.

Dans les cas d'anémie extrême, protopathique, la diminution dans le nombre des hématoblastes et la présence de quelques rares globules rouges à noyau sont des lésions plus précoces. On peut les observer bien avant que le chiffre des hématies soit inférieur à un million. L'affaiblissement du processus de sanguification par les hématoblastes a donc une grande valeur au point de vue du diagnostic sans comporter un pronostic aussi sombre que dans les anémies secondaires. Nous ne sommes pas encore suffisamment éclairés sur la valeur des moyens thérapeutiques capables de réveiller ce processus pour que nous puissions nous permettre de regarder comme incurables tous les cas dans lesquels il nous paraît suspendu ou même épuisé. On portera une grande attention sur l'état de ce processus et si l'on voit, sous l'influence du traitement, les globules rouges à noyau disparaître, et, en

____

(1) H. QUINCKE, Weitere Beobachtungen über pern. Anämie (*Deutsch. Arch. f. klin. Medic.*, XX, S. 1).

même temps, le nombre des hématoblastes se relever, on pourra porter un pronostic favorable quand bien même le chiffre des hématies paraîtrait extrêmement faible.

F. Traitement. — En m'appuyant sur les deux observations suivies de guérisons précédemment publiées (obs. IV et V), je crois pouvoir dire que le fer, tel que je le prescris dans la chlorose, peut également enrayer la marche de l'anémie dite pernicieuse progressive, lorsque cette maladie n'est pas encore très avancée dans son évolution. Cependant ce précieux médicament a échoué entre les mains de la plupart des médecins et j'ai moi-même remarqué qu'il n'a plus de prise sur la maladie lorsque celle-ci a atteint un haut degré d'intensité, soit, en général, au moment où le chiffre des hématies est inférieur à 1 million.

Ce fait remarquable vient à l'appui des idées que nous soutenons sur le mode d'action de ce précieux agent. Nous avons dit, en effet, qu'il fournit aux hématies l'aliment indispensable à leur nutrition et à leur développement complet. Il ne paraît pas pouvoir exciter d'une manière notable le processus de sanguification. Pour que son action devienne curative, il faut que de nouveaux éléments se forment et qu'il n'ait à intervenir que pour favoriser leur développement. Nous admettons cependant que le fer est capable, dans tous les cas, d'accroître la charge des globules en matière colorante ; mais quelle utilité peut avoir un pareil effet, lorsque l'anémie est due principalement à un arrêt dans la formation des globules rouges ?

Il paraît résulter des observations actuellement connues que l'arsenic est de tous les agents thérapeutiques celui qui donne les meilleurs résultats. Il a été particulièrement préconisé par Byrom Bramwell, Warfwinge, Willcocks (1), Padley (2). Ce dernier auteur a fait, en 1883, une statistique intéressante qui met bien en évidence la supériorité de l'arsenic. Sur 48 cas traités par le fer, l'hydrothérapie, la transfusion, etc., il y eut 42 décès, 2 malades restés en traitement empiraient, dans 3 cas le résultat n'est pas signalé ; enfin on ne compte qu'une guérison. Dans 32 cas où l'arsenic fut employé, il y eut 16 guérisons, 2 améliora-

----

(1) Fr. Willcocks, On some points in the pathology of anæmia and on the action of iron and arsenic (*The practitioner*, july, aug., 1883).

(2) George Padley, Idiopathic progressive pernicious anæmia and its succesful treatment (*The Lancet*, 10-15 nov. 1883).

tions, 4 décès. Parmi les 16 guérisons, l'arsenic a constitué dans 15 cas le fond du traitement et dans le 16e l'administration de l'arsenic a été suivie de l'emploi d'un carbonate de fer (1).

Les médecins qui veulent faire de l'anémie pernicieuse progressive une forme de leucémie ou de pseudo-leucémie comptent naturellement parmi les preuves à l'appui de leur doctrine les bons résultats fournis par l'arsenic, cet agent s'étant montré également utile dans ces deux dernières maladies.

Cette argumentation n'a qu'une valeur discutable et, pour le moment, il nous paraît impossible de chercher à expliquer le mode d'action de l'arsenic.

Les recherches expérimentales que j'ai poursuivies sur la transfusion ont fait voir que cette opération excite d'une manière remarquable la production des hématoblastes. Il était donc logique de fonder quelque espoir sur son intervention dans une maladie où la rénovation hématoblastique du sang est tout au moins fort ralentie. Cependant les tentatives faites dans cette voie ont été presque toujours infructueuses. Chez notre malade de l'obs. II, le sang étranger a été assez rapidement détruit et son passage à travers l'organisme n'a provoqué aucun effort sérieux de réparation sanguine.

Dans le fait précédemment cité de Quincke, la malade était une femme de trente-trois ans, se nourrissant de café et de pommes de terre ; elle était tombée dans un état d'anémie extrême après avoir allaité pendant trois ans et demi. Le nombre des globules rouges, réduit à 143 000, monta aussitôt à 341 000 après une transfusion de 85 centimètres cubes de sang humain défibriné et atteignit au bout de soixante-quatorze jours 1 234 000 (2).

Le même médecin cite encore deux autres cas de guérison dans lesquels on pratiqua la transfusion. Mais ces faits sont exceptionnels et, en général, cette opération s'est montrée tout à fait inutile.

Doit-on la rejeter définitivement ? Le plus souvent on l'a considérée comme une ressource ultime et on l'a fait intervenir, sans

(1) Il est probable que cette statistique comprend un certain nombre d'erreurs de diagnostic et que par suite elle donne une idée malheureusement trop optimiste de la curabilité de la maladie.

(2) Cette augmentation considérable de 143 000 à 341 000 après une injection de sang aussi faible est extraordinaire et de nature à jeter des doutes sur la valeur des chiffres donnés par l'auteur.

doute, trop tardivement, à un moment où le réveil du processus normal de sanguification était impossible. Il ne faudrait donc pas en conclure prématurément qu'elle ne peut rendre aucun service.

En résumé, on ne devra jamais perdre de vue que les anémies des adultes sont les plus graves et sans perdre de temps, comme on le fait souvent dès qu'on soupçonnera l'existence d'une anémie pernicieuse progressive, on instituera un traitement énergique, sans attendre la confirmation du diagnostic.

Si le malade, au moment où l'on examine son sang pour la première fois, a plus d'un million de globules, on prescrira du fer avant les repas et de l'acide chlorhydrique après, comme chez les chlorotiques dyspeptiques. Mais il sera de la plus haute importance de suivre avec soin les effets de ce traitement. S'ils sont nuls, on remplacera immédiatement le fer par l'arsenic. Dans les cas où le nombre des globules sera d'environ un million, on pourra également tenter la transfusion sanguine.

Si cette opération échoue, elle n'aggravera pas la situation ; mais il sera inutile de la renouveler. Lorsque l'arsenic sera mal toléré par le tube digestif, on emploiera les injections hypodermiques. La formule à laquelle je donne la préférence pour ces sortes d'injections est celle de la liqueur de Fowler, modifiée par la substitution d'eau de laurier-cerise à l'eau de mélisse. On commencera par la dose quotidienne de 10 gouttes pour atteindre rapidement celle de 20 gouttes. Lorsque les malades présenteront des troubles gastriques et notamment du dégoût pour la viande ou des vomissements, on leur fera respirer 15 litres d'oxygène, un quart d'heure avant les deux principaux repas, et on leur fera prendre une demi-heure après les mêmes repas, dans un peu d'eau, une cuillerée à bouche d'une solution d'acide chlorhydrique au 100°. Dès qu'on constatera sous l'influence de ce traitement une augmentation dans le nombre des hématoblastes et des hématies, il sera parfaitement indiqué de compléter la cure par l'administration du fer.

Inutile d'ajouter que le régime devra consister uniquement en aliments réparateurs et de facile digestion : lait, potages au lait, œufs à la coque, viande râpée ou poudre de viande de très bonne qualité.

CHAPITRE IV

DE L'ANÉMIE POST-HÉMORRAGIQUE.

J'ai étudié en détail les pertes de sang dans mon cours de thérapeutique expérimentale en 1881, et j'ai placé dans la partie précédente de ce volume (la 5ᵉ partie) la description de la rénovation du sang après les hémorragies. En laissant de côté ici ces questions déjà traitées, il me restera encore à exposer quelques points intéressants.

§ 1. — DE L'ÉTAT DU SANG DANS LES HÉMORRAGIES.

Les pertes de sang mettent les malades dans la nécessité de refaire une partie importante d'eux-mêmes. Elles permettent de suivre un des plus actifs processus de rénovation organique et constituent un procédé d'étude fort précieux qui a été largement utilisé chez les animaux. Les hémorragies chez l'homme sont à cet égard des expériences toutes faites et par suite pleines d'enseignement. Il est vrai que les conditions dans lesquelles elles se présentent, et les circonstances pathologiques qui les accompagnent ou leur succèdent en font des expériences beaucoup plus complexes que celles de nos laboratoires. Mais au fond, il s'agit toujours de la mise en œuvre du même processus de rénovation. On retrouve donc dans ces cas pathologiques les mêmes faits que dans les études expérimentales. Ces faits sont absolument confirmatifs de ceux que nous avons déjà décrits en 1881 (1). Aussi n'aurons-nous pas besoin d'y insister longuement.

A. Anémie aiguë et subaiguë. — A la suite d'une perte de sang unique ou de pertes multiples, mais survenant coup sur coup dans un court espace de temps, les modifications qui se produisent dans le sang dépendent de circonstances diverses, particulièrement de l'abondance de la perte et de l'état de l'organisme. Nous examinerons donc d'abord ce qui se passe chez les individus d'ailleurs bien portants ; puis les conséquences qui peuvent résulter des différents états pathologiques.

____

(1) LIV.

1° *Hémorragies survenant chez un individu sain et restant tel pendant la réparation.* — Une perte de sang unique et modérée altère peu la constitution anatomique du sang. La réparation sanguine se fait facilement à l'aide d'une excitation dans la production des hématoblastes. Cependant les nouveaux globules formés restant plus petits que les anciens pendant un certain temps, la valeur globulaire est toujours passagèrement diminuée d'une manière notable, à moins que la quantité de sang perdu ne soit pour ainsi dire insignifiante. Le type globulaire ne présente donc pas une grande fixité, et à cet égard l'homme paraît plus sensible que certains animaux, le chien par exemple, qui supporte des hémorragies relativement considérables avant que les globules soient notablement altérés.

Plus la perte sanguine est considérable, plus la valeur globulaire s'affaiblit pendant la période de réparation, et, dans tous les cas, c'est au moment des multiplications globulaires, après les poussées hématoblastiques, que le nombre des petits globules est le plus considérable (voir 5° partie).

Plus les pertes sont multiples et abondantes, plus elles altèrent le type globulaire, et il arrive bientôt un moment où les hématies présentent les caractères qui distinguent l'anémie chronique. En même temps les hématoblastes, qui tout d'abord restent nombreux, deviennent moins abondants, et quelques-uns d'entre eux grossissent sans se transformer en globules rouges. A ce moment, on peut en conclure que le processus de sanguification commence à fléchir, et ce fait a un grand intérêt au point de vue du pronostic.

Nous en verrons un exemple dans une des observations qui vont suivre.

2° *Hémorragies survenant chez des individus malades pendant le cours de la réparation.* — Dès qu'une maladie vient interrompre le cours de la réparation, la transformation des hématoblastes en globules rouges s'arrête, le sang s'appauvrit progressivement non par destruction d'hématies, mais par arrêt de formation. Le processus est très analogue à celui de l'anémie dite pernicieuse progressive. Nous en citerons bientôt des exemples.

B. Anémie chronique. — Lorsque les pertes se renouvellent pendant longtemps, parfois des années, de manière à ce que le sang ne puisse pas se réparer complètement dans l'intervalle des hémorragies, les globules rouges présentent des altérations analogues à celles que nous avons décrites dans la chlorose.

C'est en examinant, en 1876, le sang d'une femme atteinte de corps fibreux et sujette depuis plusieurs années à d'abondantes hémorragies (voir obs. IV), que je saisis pour la première fois les liens qui rattachent entre elles toutes les anémies chroniques, et que je crus devoir rapporter les altérations anatomiques des globules rouges à une perturbation dans l'évolution de ces éléments. Dans tous les cas de ce genre une partie des nouveaux globules formés restent incomplètement développés par suite de l'épuisement du système hématopoiétique en hémoglobine. Quelle que soit la cause de cet épuisement, destruction exagérée des globules ou issue des globules en nature, le résultat final est le même, et par suite les lésions anatomiques se ressemblent.

En comparant mes préparations de sang chlorotique à celles des malades atteints d'anémie chronique post-hémorragique, je trouve cependant quelques différences à signaler.

Les grands globules rouges et les globules géants que nous avons notés dans la chlorose très intense me paraissent être, en général, plus nombreux dans l'anémie post-hémorragique subaiguë et chronique. Ils sont parfois très abondants dans des cas où le nombre des hématies est encore assez élevé. De plus, les globules rouges de diverses tailles sont plus souvent aussi altérés dans leur nutrition, et sur les préparations sèches ils présentent des trous, des fentes ou des déformations en calotte (voir fig. 65), tandis que dans la chlorose ces particularités sont rares. Mais ce sont là des différences en somme peu importantes.

Du côté des hématoblastes, on ne trouve pas, non plus, d'altérations caractéristiques. Dans l'intervalle des hémorragies le nombre de ces éléments est parfois très élevé, sans qu'on puisse en conclure que le sang se répare activement, car ils paraissent se transformer plus lentement en globules rouges qu'à l'état normal. Aussi est-il fréquent d'en trouver un bon nombre de très volumineux.

Au moment des hémorragies, surtout quand elles sont très abondantes, le nombre de ces éléments diminue et tombe chez certains malades à un chiffre très inférieur à la normale, ce qui indique un affaiblissement dans le pouvoir de réparation du sang.

— La théorie de la formation des globules rouges à l'aide des hématoblastes nucléés de la moelle des os ou même de la rate devait attirer l'attention sur la recherche des globules rouges à noyau dans le sang des malades attteints d'anémie post-hémorragique.

Voici, sur ce point spécial, le résumé de mes observations. Dans la grande majorité des cas, les pertes sanguines se réparent par formation hématoblastique, sans qu'il soit possible d'apercevoir dans le sang un seul globule rouge à noyau.

Cependant on peut rencontrer exceptionnellement quelques rares éléments de ce genre dans les deux circonstances suivantes : 1° dans les cas où des hémorragies répétées coup sur coup font tomber les malades dans une anémie aiguë menaçant l'existence, le sang peut renfermer au moment de la réparation sanguine des globules rouges à noyau. Mais ces éléments sont extrêmement peu nombreux ; il faut, pour en apercevoir quelques-uns, les rechercher avec le plus grand soin sur des préparations faites par dessiccation et colorées ensuite par l'eau iodo-iodurée. Je n'ai encore recueilli qu'un cas de ce genre, bien que mes observations d'anémie aiguë soient maintenant assez nombreuses ; 2° lorsqu'à la suite d'hémorragies multiples ou même d'une seule hémorragie abondante, les malades restent dans un état d'anémie rendue grave et progressive par le fait de lésions organiques, au moment où la déglobulisation atteint un haut degré, on peut voir apparaître, comme dans toute anémie extrême du quatrième degré, quelques globules rouges à noyau. Dans cette dernière circonstance cette lésion ultime peut être considérée comme un signe du plus fâcheux augure.

— Chez quelques malades, j'ai constaté à plusieurs reprises dans le cours de l'anémie post-hémorragique une augmentation dans le nombre des globules blancs, bien qu'il n'y eût pas de lésions inflammatoires capables d'expliquer un tel résultat. Mais ce phénomène est loin d'être constant ; il n'offre pas non plus de rapports réguliers avec l'abondance ou avec la répétition des pertes sanguines.

D'autre part, dans les expériences de saignées multiples faites chez les animaux, l'accroissement dans le nombre des globules blancs paraît plutôt lié à l'inflammation des tissus sectionnés dans le cours de l'opération qu'à l'hémorragie. Il est donc difficile d'affirmer que les pertes de sang aient pour conséquence habituelle et pour ainsi dire inéluctable une multiplication des globules blancs. Cependant il est probable que, chez l'homme, le chiffre absolu de ces éléments est généralement augmenté, particulièrement dans les cas d'hémorragies répétées avec anémie du second et du troisième degré.

§ 2. — Symptômes et dangers de l'anémie post-hémorragique.

L'anémie post-hémorragique produit une décoloration de la peau et des muqueuses qui varie suivant l'âge de la lésion.

Dans l'anémie aiguë *ad vacuum* la peau et les muqueuses se décolorent sans prendre de teinte spéciale ; lorsque la pâleur est très prononcée, elle ressemble à celle de la mort. A la suite des hémorragies multipliées quand l'anémie est chronique, la peau prend une teinte jaunâtre rappelant celle de la cire jaunie et vieille, un peu différente de la teinte verdâtre et plus transparente de l'anémie chlorotique, assez facile aussi à distinguer, en général, de la teinte cachectique du cancer. Il est clair que dans le cas où la décoloration des malades est due à des causes multiples, comme dans le cancer utérin avec pertes sanguines, la coloration des téguments n'a plus aucun caractère précis. D'ailleurs dans les anémies chroniques, la coloration de la peau, assez variable suivant les malades, est rarement un signe d'une grande valeur.

Toutes les fois que l'anémie existe depuis un temps un peu long, on constate un œdème plus ou moins manifeste ; il est plus rare que dans la chlorose ou du moins exige pour se produire un degré plus marqué d'anémie. Il est également moins diffus et plus spécialement localisé aux extrémités inférieures, augmentant sous l'influence de la station pour disparaître par le repos au lit.

L'anémie post-hémorragique produit des troubles digestifs, mais la dyspepsie est loin d'y jouer un rôle aussi important que dans la chlorose. Elle se borne le plus souvent à entraîner une diminution de l'appétit, de la lourdeur après les repas, et parfois du dégoût pour les aliments azotés, surtout lorsque l'anémie est chronique et très accentuée.

Dans le cas où les phénomènes gastro-intestinaux sont plus accusés, il est rare qu'il n'existe pas une dyspepsie indépendante.

En dehors des lipothymies, des syncopes, fréquentes dans

l'anémie aiguë, des vertiges, des bourdonnements d'oreille, appartenant à toutes les formes, je ne vois guère de phénomènes nerveux à signaler d'une manière particulière. Les névralgies sont plus rares que dans la chlorose; il en est de même des accidents nerveux hystériformes ou bien encore des bizarreries dans le caractère, à moins que les hémorragies ne surviennent à l'âge de la ménopause.

Les souffles vasculaires et cardiaques sont les mêmes que dans l'anémie chlorotique; ils sont seulement plus inconstants parce qu'ils demandent probablement pour se produire des conditions qui ne sont pas toujours parfaitement réalisées. On sait qu'on n'en entend pas dans l'anémie aiguë : il faut que la masse du sang se soit suffisamment reformée et que les parois vasculaires soient convenablement tendues. C'est probablement pour ces raisons qu'ils sont plus fréquents chez les individus jeunes que chez les personnes âgées refaisant difficilement leur sang, et ayant un système vasculaire moins éréthique. L'abondance des hémorragies vient également en ligne de compte, car dans ce cas encore les altérations globulaires prennent une part importante dans la production des souffles.

On ne sait pas si les anémies post-hémorragiques très intenses peuvent provoquer un état fébrile analogue à celui de la chlorose grave. Je le croirais volontiers pour ce qui est de l'anémie aiguë. Ainsi, dans l'observation I, la fièvre paraît pouvoir être rapportée à l'anémie plutôt qu'aux accidents utérins. J'ai observé dans d'autres cas un mouvement fébrile dès que les globules sont tombés aux environs de 1 500 000. Mais les conditions dans lesquelles cette fièvre, d'ailleurs peu prononcée, survient, sont toujours favorables à la discussion ; de sorte que l'existence de la fièvre post-hémorragique ne s'affirme pas avec la même netteté que celle de certaines chloroses intenses.

L'anémie résultant d'un petit nombre d'hémorragies trouble peu la nutrition générale ; mais dès que les pertes se multiplient et se prolongent au point d'entretenir un état d'anémie chronique, les malades s'amaigrissent notablement. Les urines sont pâles, d'une faible densité, dépourvues d'urobiline ; elles peuvent parfois donner plus ou moins nettement la réaction de l'urohématine. Il serait intéressant de les étudier plus complètement.

— La dernière question qui se présente à nous est celle de la détermination du moment où une hémorragie menace l'existence.

On sait qu'il faut distinguer à cet égard les hémorragies foudroyantes, se faisant en un seul coup et mettant immédiatement en état de mort imminente, et les hémorragies multiples déterminant une anémie progressive.

La valeur de la perte sanguine capable de tuer un homme en une seule fois n'est pas connue. Elle n'a pu être déterminée que chez un certain nombre d'animaux. Le chien qui a fait l'objet de mes expériences est très résistant aux hémorragies, mais il peut se faire que l'homme le soit encore plus, car les chiens plusieurs fois saignés succombent avec un chiffre de globules rouges notablement supérieur à celui qu'on observe dans les hémorragies qui mettent l'homme en danger de mort.

Les faits d'hémorragies immédiatement mortelles sont rares. Ce que nous voyons le plus souvent, ce sont des hémorragies considérables, ne tuant pas sur le coup, mais produisant un état d'anémie profonde pouvant se terminer par la mort ou devenant mortel à la suite d'une nouvelle hémorragie.

Les observations que j'ai rassemblées sur ce point ne sont pas encore très nombreuses ; mais comme elles contiennent des examens de sang et que, d'autre part, les conditions dans lesquelles les pertes de sang se sont produites sont variables, l'étude des principales d'entre elles nous fournira des renseignements importants.

Il faut distinguer les hémorragies se faisant à l'extérieur et les hémorragies internes.

Parmi les premières, nous aurons à considérer à part celles qui compliquent un état pathologique pouvant être par lui-même cause d'anémie.

Commençons cette revue clinique par un exemple d'hémorragie post-puerpérale chez une jeune femme qui a présenté le plus fort degré d'anémie aiguë que j'aie rencontré jusqu'à présent.

Obs. I. — A..., âgée de vingt et un ans, journalière, entre le 25 août 1884, salle Grisolle, lit n° 15.

Le 19 août dernier la malade accouchait d'une petite fille au bout de huit mois de grossesse. La délivrance succéda régulièrement à l'accouchement, mais elle fut suivie d'une hémorragie considérable qui dura assez longtemps et nécessita l'intervention d'un médecin.

Cette hémorragie s'est renouvelée encore plus abondante le jour de l'entrée de la malade à l'hôpital et a motivé son admission.

25 août. — A la visite du soir l'interne constate que la perte de sang est

complètement arrêtée. La malade a expulsé un morceau de placenta grand comme la moitié de la paume de la main. Fièvre assez vive (fig. 119).

N° 15. — Grisolle. — Température rectale.

Août 1884.

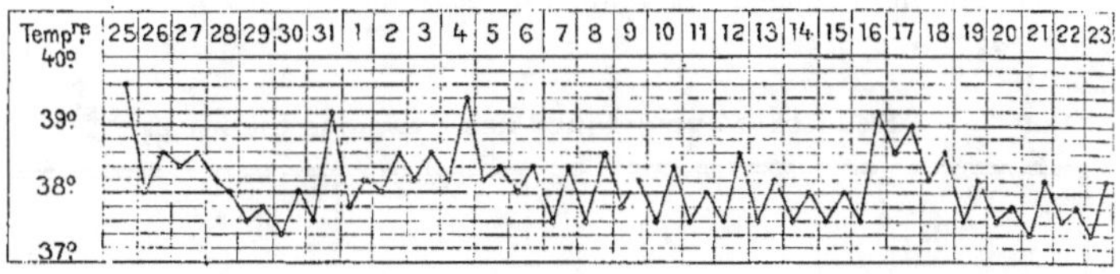

Fig. 119.

26 *août.* — Prostration très prononcée. La malade parle avec peine. Elle est incapable de se retourner seule dans son lit. La position assise n'est pas tolérée. Étourdissements, vertiges, tintements d'oreille, tendance à la lipothymie.

Décoloration générale des téguments. Teinte jaunâtre, blafarde, du visage. Muqueuse labiale et gingivale, conjonctives palpébrales complètement blanches.

La face est légèrement bouffie ; les yeux sont battus, cerclés de noir. Œdème assez prononcé des jambes et des malléoles.

Le pouls est petit, fréquent (120 pulsations par minute). Les battements du cœur sont assez bien frappés ; il n'y a pas de bruits de souffle.

Frémissement cataire et bruit de souffle continu avec renforcement dans les vaisseaux du cou.

Le ventre est indolore à la palpation. L'utérus est en partie revenu sur lui-même.

Pas de toux. Rien dans les poumons.

27 *août.* — Même état. Protoxalate de fer 0,25 cent. Une injection intra-utérine de liqueur de Van Swieten tous les jours.

28 *août.* — Les forces reviennent. L'état de somnolence n'est plus continu. L'appétit renaît. La malade boit du lait, du bouillon, prend de la viande crue.

30 *août.* — Malgré l'amélioration progressive, l'œdème des jambes et des malléoles persiste, moins considérable, il est vrai. Le pouls est moins fréquent (80 pulsations par minute). Légère accélération du rhythme respiratoire.

31 *août.* — A la suite du cathétérisme intra-utérin la malade est prise de frissons, elle se plaint de douleurs abdominales et la température monte à 39°,2. Bibromhydrate de quinine, 1 gramme.

5 *septembre.* — Le cathétérisme cause de nouveau des douleurs abdominales, des frissons et une élévation de température (39°,4).

7 *septembre.* — Le mouvement fébrile ne s'est pas renouvelé. L'appétit est bon, les forces reviennent progressivement, la face se colore lentement.

Le frémissement cataire et le bruit de souffle constatés dans les vaisseaux du cou tendent à disparaître. L'œdème est limité aux malléoles.

15 *septembre.* — La malade ne peut encore se lever. La station debout amène toujours des étourdissements et du vertige.

25 septembre. — Les conjonctives et la peau se colorent sensiblement. La malade reste levée la plus grande partie de la journée. Elle n'a plus d'étourdissements. L'œdème des malléoles a disparu depuis plusieurs jours. Le frémissement cataire n'existe plus. L'appétit est bon. Toutes les fonctions s'exécutent normalement. La température est devenue normale.

Exeat le 4 octobre.

Résultats numériques des examens du sang.

DATES.	N.	B.	G.	R.
26 août. 15 heures après la dernière hémorrhagie............	550.000	»	»	»
27 août. 39 heures après la dernière hémorrhagie............	806.000	4.123	0,85	684.000
28 août................	1.550.000	14.551	0,62	951.000
29 —	1.488.000	6.200	0,61	900.000
30 —	1.426.000	6.200	0,64	900.000
31 —	1.240.000	10.540	0.77	936.000
1er septembre........	1.426.000	11.470	0,73	1.027.000
15 —	2.130.000	9.300	0,79	1.682.700
1er octobre..........	2.973.000	7.650	0,87	2.586.510

En résumé, une jeune femme de vingt et un ans, bien portante, subit deux pertes considérables à six jours d'intervalle.

A la suite de la première elle est très anémiée; la seconde la jette dans un état d'anémie aiguë, avec menace de terminaison mortelle.

Cependant la malade a pu guérir et réparer son sang, sans qu'on ait fait intervenir la transfusion.

Une quinzaine d'heures après la seconde et dernière hémorragie le nombre des globules rouges était descendu à près de 500 000. Mais déjà le lendemain il était remonté à 806 000, et le surlendemain à 1 550 000. Ces chiffres sont très curieux.

Ils montrent d'abord que les sujets jeunes et bien portants peuvent résister à une perte globulaire énorme. Ce fait est particulier à l'homme. Chez le chien, qui est très résistant et supporte bien les grandes hémorragies, le sang contient plus de 2 millions de globules dans des conditions analogues, c'est-à-dire à la suite de pertes de sang multiples et suffisantes pour le mettre en danger de mort.

Ce n'est pas parce que les chiens fabriquent plus facilement et plus rapidement des globules rouges, puisqu'en vingt-quatre heures le nombre des hématies chez notre malade a augmenté de 200 000, et vingt-quatre heures après de 700 000, ce qui est considérable. Au contraire, on remarquera avec quelle facilité ces premiers éléments se sont formés. Il semble qu'il y ait eu dans l'économie une sorte de réserve d'hémoglobine qui a été employée d'emblée à la réparation sanguine. Et, en effet, après cette première poussée globulaire, le chiffre des hématies devient stationnaire et même diminue. Après ce premier effort de rénovation, le processus de sanguification est en quelque sorte fatigué et a besoin de repos. On pressent que si, dans ces conditions, une nouvelle hémorragie était survenue, la malade n'aurait pas pu reformer aussi facilement de nouveaux globules, et que son état serait devenu désespéré avant peut-être que le chiffre des hématies fût descendu aussi bas que la première fois. C'est précisément ce que nous allons constater dans les observations suivantes.

Ainsi, le retour à la vie et la réparation sanguine peuvent avoir lieu après une ou deux hémorragies considérables, assez fortes pour faire tomber le chiffre des hématies jusqu'à 500 000, ce qui constitue un degré d'aglobulie aiguë vraiment extraordinaire. Il ne faudra compter sur un résultat aussi favorable que dans les cas où de nouvelles hémorragies, même modérées, ne viendront pas entraver le cours de la réparation sanguine.

Chez quelques malades, la production brusque d'une hémorragie abondante peut entraîner le collapsus sans qu'il soit nécessaire pour cela que le nombre des hématies descende à un taux aussi faible que dans l'observation précédente. En voici un exemple récemment observé.

Obs. II (résumé).—Une femme atteinte de métrite consécutive à une fausse couche et sujette à des hémorragies répétées, perdit brusquement, en quelques secondes, 6 à 800 grammes de sang. Elle tomba en syncope, ses pupilles se dilatèrent, son pouls devint imperceptible. Un nouveau flot de sang s'échappant presque aussitôt, elle resta dans un état de collapsus tel que l'on prépara aussitôt tout ce qui était nécessaire pour pratiquer la transfusion. Cependant sous l'influence d'un tamponnement rapidement fait et d'une injection de 2 centimètres cubes d'éther, la malade reprit ses sens. Elle se rétablit rapidement.

Le jour de l'accident l'état du sang était le suivant :

$$N = 1\,505\,000$$
$$G = 0,65$$
$$R = 997\,337$$

Voici maintenant un exemple d'hémorragies moins abondantes, mais plus multipliées, ayant déterminé un état d'anémie subaiguë grave.

Obs. III (résumée). — C'est celle du malade dont il a été question à propos de l'hémostase (voir p. 442).

M. M..., âgé de cinquante ans, est sujet depuis trente années environ à des épistaxis répétées. Ces hémorragies se produisent par la narine gauche et reconnaissent pour cause des altérations de la muqueuse nasale, consécutives à un traumatisme ancien.

Elles ne se sont pas toujours montrées avec une fréquence et une abondance égales depuis leur apparition. Au début, elles se renouvelaient plus souvent, mais elles étaient moins considérables et duraient moins longtemps. Depuis deux ans, elles ne se reproduisent qu'à des intervalles souvent assez longs, mais elles persistent pendant plusieurs jours consécutifs. Elles sont annoncées presque constamment par une céphalée unilatérale, par des éblouissements, des vertiges et l'apparition de plaques congestives au niveau des régions frontale et mastoïdienne du côté gauche. L'écoulement sanguin se fait goutte à goutte, d'une façon continue et avec une ténacité telle que le malade, lorsqu'il est surpris hors de chez lui, est obligé de recourir à l'aide d'un pharmacien. Jusqu'au mois de janvier 1882 ces épistaxis avaient cédé assez facilement à l'usage des topiques astringents.

Le 14 janvier 1882, après huit jours d'une céphalalgie persistante, le malade est pris le matin au lever d'une épistaxis abondante.

L'hémorragie se renouvelle par deux fois le 15 janvier, le matin vers 7 heures et le soir à 10 heures.

Le 16 janvier, quatre épistaxis, à 6 heures et demie du matin, à 6 heures et demie, à 7 heures du soir et dans la nuit.

Sirop de ratanhia, eau de Rabel, amadou imbibé de perchlorure de fer et saupoudré d'alun.

Le 17. — Épistaxis persistante de 10 à 11 heures du matin. Syncope. Tamponnement des fosses nasales.

Le 18. — On enlève le tampon. L'hémorragie réapparaît trois heures après. Nouveau tamponnement.

Le 21. — On enlève le tampon. Un quart d'heure après l'hémorragie reprend avec violence. Troisième tamponnement. Sulfate de quinine 0,80 cent. en quatre paquets. Eau de Tisserand.

Le 22. — Bien qu'on ait maintenu le tamponnement, épistaxis à 5 heures du soir et à 1 heure du matin. Deux injections sous-cutanées d'ergotine d'Yvon.

Le 23. — Épistaxis abondante à 5 heures du soir. On supprime les injections d'ergotine.

Le 26. — Épistaxis à 5 heures du soir.

Le 27. — Nouvelle épistaxis. Le tamponnement est enlevé et refait immédiatement.

Le 28. — Légères épistaxis à 11 heures du matin et à minuit.

Le 29. — On enlève le tampon. Une heure après l'hémorragie se reproduit.

Le 30. — Épistaxis à 10 heures du soir.

Le 31. — Épistaxis à la même heure.

Le 1er février, épistaxis assez abondante à minuit.

Le 2, épistaxis prolongée à 3 heures de l'après-midi.

Le 3, hémorrhagie à 8 heures et demie du matin, suivie d'une lipothymie qui dure un quart d'heure. Nouvelle hémorrhagie à 6 heures du soir.

Le 4. — Épistaxis à 3 heures du matin et à 9 heures du soir.

Le 5. — Épistaxis à huit heures du soir.

Le 6 février, épistaxis à 2 heures du matin, arrêtée par le tamponnement.

A 4 heures de l'après-midi, transfusion.

A la suite de la transfusion les hémorragies s'arrêtent, et le malade se rétablit rapidement.

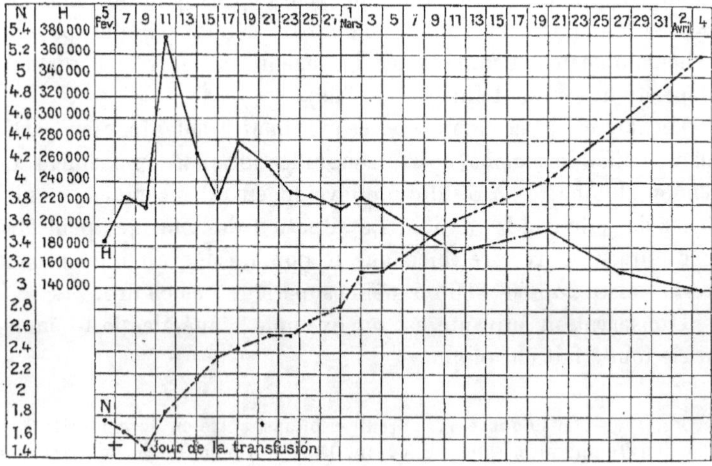

Fig. 120.

En vingt-quatre jours, il s'est produit vingt-huit hémorragies dont quelques-unes abondantes. Celles-ci n'ont pas pu être estimées exactement ; elles ne dépassaient pas 300 grammes environ ; les plus faibles étaient de 40 à 50 grammes. On remarquera en tout cas que, le quatrième jour, à la septième hémorragie il est survenu une syncope.

L'examen du sang n'a été pratiqué pour la première fois que le vingt-troisième jour. Le chiffre des globules rouges était encore de 1 750 000 ; mais les éléments étaient notablement altérés (fig. 120).

C'est à ce moment que, l'état du malade paraissant extrêmement grave, la transfusion fut décidée. Il n'y avait pas menace de mort immédiate, mais on pouvait craindre qu'une hémorragie un peu forte vînt rendre décidément la situation tout à fait désespérée.

L'opération a arrêté net l'hémorragie (voir p. 443).

Néanmoins, le nombre des globules a continué encore à descendre ; mais comme le sang n'a pas été examiné après la dernière hémorragie, le jour de l'opération, on peut supposer que la transfusion a produit un bénéfice immédiat, mais peu durable, qui échappe ici.

Le pouvoir de rénovation du sang était certainement affaibli, car le nombre des hématoblastes était descendu notablement au-dessous de la normale, et le nombre des globules rouges n'a commencé à augmenter que huit jours après la transfusion. La reprise dans la formation globulaire a débuté par une poussée d'hématoblastes, comme dans les exemples de crise hématique déjà étudiés précédemment (p. 569).

Le danger de ces hémorragies multiples réside donc en partie dans l'affaiblissement de la sanguification par épuisement de l'hémoglobine, d'où résulte un développemant incomplet des globules de nouvelle formation. La situation des malades peut être par suite très précaire, bien que le nombre des globules rouges reste voisin de 1 500 000 ou même supérieur à ce chiffre.

L'observation suivante est un exemple d'anémie post-hémorragie tout à fait chronique.

Obs. IV. — La nommée P..., trente-sept ans, entre en décembre 1875, à l'hôpital Temporaire, salle Saint-Jean, lit n° 18, pour un corps fibreux de l'utérus. La maladie aurait débuté trois ans auparavant par des métrorragies, des douleurs abdominales, de la gêne de la défécation et de la miction. Depuis cette époque les hémorragies se seraient succédé à intervalles irréguliers.

Le 28 décembre la malade présente une décoloration complète des muqueuses, une teinte jaune mate, cire vierge, des téguments. L'état général est assez satisfaisant, les fonctions digestives normales. Il existe un corps fibreux de l'utérus, volumineux et probablement adhérent sur le pourtour du bassin. Il n'y a pas eu de perte sanguine depuis huit jours.

Traitement : 4 dragées de protochlorure de fer par jour.

Le 3 janvier 1876, nouvelle métrorragie. Le 4 janvier, les globules rouges présentent des diamètres très inégaux. Il y a quelques gros globules, mais les petits globules sont en majorité.

Du 7 au 15 janvier pertes répétées, assez abondantes, combattues par le perchlorure de fer. Le 15 les pertes cessent, on remplace le perchlorure par quatre dragées de protochlorure.

Le 17 janvier on constate l'existence de souffles cardiaques dont l'un a son maximum à la pointe du cœur et l'autre à la base au niveau du troisième cartilage costal droit. Dans la jugulaire interne existe un souffle doux avec renforcement.

Le 22 janvier, la malade prend six dragées de protochlorure. Le sang offre à peu près les mêmes caractères. Les gros globules semblent un peu moins nombreux.

Du 15 au 25 février les dragées de protochlorure de fer sont supprimées. Le 25 février, l'amélioration est notable. Les pertes sont presque nulles. L'état général est beaucoup meilleur. Les muqueuses sont toujours décolorées, les téguments ont une teinte cireuse, les signes stéthoscopiques sont les mêmes. La malade reprend 6 dragées de protochlorure de fer.

Le 18 juin, péricardite sèche. Vésicatoire.

Juillet : État stationnaire.

Résultats numériques des examens du sang.

DATES.	N.	B.	G.	R.
28 décembre 1875.....	1.649.625	12.450	0,48	800.000
4 janvier 1876.......	1.245.000	»	0,64	800.000
18 —	1.680.750	»	0,53	900.500
22 —	1.898.625	»	0,47	900.500
1er février..........	2.739.000	»	0,91	2.500.000
26 —	3.081.375	11.205	0,77	2.400.000
7 mars..............	3.112.500	14.815	0,77	2.400.000
28 —	3.503.000	17.670	0,85	3.000.000
27 mai..............	2.700.000	14.260	0,77	2.000.000

Examens du sang sec.

18 janvier. — Sur les préparations de sang sec, les hématies offrent un volume très inégal. Les gros globules sont très nombreux, on en compte dix en moyenne sur cinquante éléments. Les très petits globules, nombreux aussi, e sont moitié moins. Enfin on voit tous les intermédiaires entre ces deux modes extrêmes. Les grosses hématies mesurent 9, 10 et 12µ dans leur plus grand diamètre. Quelques globules blancs renferment de l'hémoglobine.

1er février. — Il ne reste plus que quelques globules volumineux, mais dont les diamètres ne sont pas très sensiblement supérieurs à ceux des globules adultes normaux. Cependant les dimensions globulaires sont encore-très inégales, ce qui tient à la présence d'un nombre plus considérable de globules extrêmement petits.

Le nombre des globules blancs est très augmenté, bien que le sang n'ait pas les caractères qu'il présente dans les phlegmasies. Les hématoblastes sont abondants et forment des amas assez volumineux. Quelques globules blancs renferment encore de l'hémoglobine.

26 février. — Les globules ont en général un volume normal.

On trouve cependant un nombre assez considérable de petits globules.

Dans la suite l'état du sang se modifie peu.

Réflexions. — Ces hémorragies plus ou moins abondantes, survenant irrégulièrement depuis des années, mais n'étant jamais assez espacées pour permettre dans l'intervalle de deux d'entre elles une réparation complète du sang, ont déterminé une sorte d'anémie chronique relativement bien supportée.

Au moment d'une perte très abondante, le nombre des hématies descend à 1245000, ne valant que 800000 globules sains, et cependant il ne survient pas de symptômes alarmants pouvant faire redouter une terminaison fatale par le fait de l'anémie.

Les cas de ce genre se rapprochent des chloroses très intenses, et l'on peut en conclure que dans les anémies progressives de longue durée la diminution des globules rouges peut atteindre un très haut degré sans que la vie soit en danger. Il semble que l'organisme puisse, en quelque sorte, s'adapter à l'état anormal du sang.

Les deux exemples suivants donnent également une idée des altérations du sang dans l'anémie chronique post-hémorragique :

Obs. V. — V. B..., âgée de quarante-six ans, couturière, entrée le 9 février 1883, salle Grisolle, lit n° 3.

Antécédents. — Père et mère bien portants. Une sœur morte il y a six ans de péritonite puerpérale. Rougeole à l'âge de six ou sept ans.

Réglée à l'âge de quatorze ans. L'apparition des règles fut l'occasion d'une perte qui dura deux mois.

Depuis la menstruation s'est faite assez régulièrement, mais elle a toujours été douloureuse.

A vingt-deux ans la malade se marie. A vingt-quatre ans elle a un enfant qui meurt à dix-huit mois. Quinze jours après l'accouchement elle est prise d'une métrorragie très abondante qui dure trois jours. Il en résulte un état d'anémie qui persiste pendant trois années malgré un traitement ferrugineux (citrate de fer) régulièrement suivi.

En 1879 variole qui s'accompagne de nouvelles métrorragies.

En janvier 1880, au moment de son époque, la malade fait une chute sur l'abdomen. Elle est prise immédiatement d'une sensation indéfinissable et un écoulement sanglant s'établit par les voies génitales. Cet écoulement devient bientôt continu et produit un affaiblissement tel que la malade doit garder le lit du mois d'avril 1880 au mois de janvier 1881.

A cette époque elle est examinée par M. Perier, qui l'engage à entrer dans son service à l'hôpital Saint-Antoine. Elle reste trois mois à l'hôpital, où on lui fait l'ablation d'un polype qui offrait le volume d'une petite noix, puis elle est envoyée au Vésinet. Sa faiblesse était encore très grande et elle ne marchait qu'avec beaucoup de difficulté ; elle avait de l'œdème des malléoles.

Les pertes reparurent bientôt et elle dut entrer de nouveau en octobre 1882 dans le service de M. Perier. On prescrivit des injections au vinaigre, des bains très chauds, on badigeonna le col de l'utérus avec du sulfate de zinc, et l'on se rendit maître des hémorragies.

Le 9 février 1883 la malade passe en médecine.

Teint jaune pâle des téguments. Légère bouffissure de la face. Œdème des malléoles surtout marqué le soir.

A l'auscultation du cœur, souffle au premier temps, à la base, au foyer d'auscultation de l'orifice pulmonaire. Souffle avec renforcement dans les vaisseaux du cou, et frémissement cataire dans la jugulaire droite.

L'appétit est conservé. La langue est bonne. Il n'y a pas de fièvre. Diarrhée depuis le mois de décembre (cinq à six selles dans les vingt-quatre heures).

Le toucher vaginal ne dénote rien de particulier.

Traitement : Bains. Douches froides. Protoxalate de fer 0^{gr},25 à 0^{gr},40.

La malade reste deux mois dans le service. A sa sortie la guérison était en bonne voie.

Résultats numériques des examens du sang.

DATES.	N.	H.	B.	G.	R.
24 septembre 1882.	4.433.000	362.700	11.520	0,67	2.993.000
18 novembre	3.100.000	451.800	12.720	0,43	1.354.409
10 février	3.056.000	»	9.300	0,57	1.773.045
19 —	4.154.000	»	11.640	0,42	1.773.045
28 —	3.565.000	»	12.620	0,59	2.216.307
14 mars..........	4.185.000	»	11.440	0,70	3.047.421

Examens du sang sec et du sang pur.

10 *février* 1883. — *Sang sec.* — Nombreux hématoblastes dont quelques-uns sont volumineux (hématoblastes intermédiaires).

Les globules rouges sont inégaux. Nombreux globules nains. Beaucoup de globules de petites dimensions.

Ces éléments sont en général déformés.

Quelques-uns sont décolorés au centre, d'autres présentent des taches brillantes ou de petites fentes.

Pas de globules à noyau.

17 *février*. — Sang en voie de réparation, remarquable par le nombre des hématoblastes et l'abondance des globules nains et des formes intermédiaires. On trouve un assez grand nombre d'hématies présentant l'aspect cribriforme. Cette altération porte particulièrement sur des globules nains bien arrondis et peu excavés. Plusieurs de ces globules nains sont fendillés et ont une tendance à se fragmenter.

Quelques globules géants. Pas de globules rouges à noyau.

17 *février*. — *Sang pur*. — Les piles d'hématies sont irrégulières, ce qui tient à l'inégalité de volume de ces éléments. On voit peu de globules libres dans le champ de la préparation.

Les globules géants sont plus nombreux que lors des derniers examens; quelques-uns ont plus de 12 μ de diamètre. Nombreux hématoblastes s'altérant lentement.

Pas de réticulum fibrineux.

28 février. — *Sang sec.* — Traité par l'hématoxyline.

Toujours de grandes variations dans le diamètre des globules rouges.

Les globules géants sont assez nombreux.

Les hématoblastes sont très nombreux.

Pas de globules rouges à noyau.

Obs. VI (résumée). — M. X..., âgée de quarante-trois ans, atteinte depuis plusieurs années de métrorragies abondantes liées à une métrite chronique avec hypertrophie de l'utérus.

L'état numérique du sang est le suivant :

15 décembre 1883.	14 février 1883.
N = 3 131 000	N = 3 596 000
H = 311 550	H = 311 550
B = 7 530	B = 9 300
G = 0,50	G = 0,74
R = 1 592 970	R = 2 659 567

Le 15 décembre 1882 les préparations de sang sec sont remarquables par l'irrégularité des globules rouges et surtout par leur inégalité de volume. Les petits globules sont en majorité et la moyenne des dimensions globulaires est inférieure à la normale. Ces petits globules sont les plus déformés. Les hématoblastes sont nombreux, volumineux, quelques-uns même, atteignant des dimensions considérables, sont devenus granuleux, mais ne contiennent pas d'hémoglobine.

— Examinons maintenant les cas dans lesquels les hémorragies externes surviennent chez des malades atteints d'affections qui retentissent sur l'état général.

Obs. VII. — La nommée M. B..., âgée de trente-neuf ans, entrée le 14 avril 1881, salle Sainte-Thérèse, lit n° 21.

Antécédents. — Pas d'antécédents héréditaires.

Aucune maladie antérieure. Menstruation établie à l'âge de quinze ans; toujours régulière. La malade a eu sept enfants et a fait cinq fausses couches. Son dernier enfant est âgé d'un an; elle a dû le sevrer trois jours avant son entrée à l'hôpital à la suite d'une métrorragie.

Début. — La malade était nourrice et n'avait pas vu ses règles se rétablir, quand, il y a six mois, apparut un écoulement vaginal abondant constitué par un liquide blanc jaunâtre, épais, empesant le linge. Ces pertes prenaient par intervalles irréguliers une teinte rosée ou acquéraient parfois, mais moins fréquemment l'importance de véritables métrorragies. Elles ne s'accompagnaient pas de douleurs vives, mais seulement de quelques élancements dans le bas-ventre, de douleurs lombaires et de tiraillements au niveau des plis de l'aine et de la partie supérieure des cuisses.

Le 11 avril (trois jours avant l'entrée à l'hôpital) se déclara une métrorragie cette fois très abondante. Pendant trois heures le sang coula d'une façon continue et le lit sur lequel reposait la malade fut traversé. A la suite de cette hémorragie se produisit une syncope qui dura une heure.

État actuel. — Pâleur générale de la peau et des muqueuses. Faiblesse extrême. La station debout et la marche sont impossibles. Vertiges, bourdonnements d'oreilles, tendances à la lipothymie. Le sommeil est troublé par des rêves et des cauchemars.

Le pouls est fréquent, mais plein et assez bien frappé. Les bruits du cœur sont normaux. Il y a un léger murmure dans les vaisseaux du cou.

La perte a du reste diminué peu à peu, et elle a complètement cessé le lendemain de l'entrée de la malade à l'hôpital.

L'appétit est nul. Constipation opiniâtre qui résiste aux purgatifs doux. Miction régulière.

Le toucher vaginal permet de constater l'existence d'un cancer qui a rongé tout le col utérin. Pas de fièvre.

Traitement : Potion cordiale. Potion avec ergotine Bonjean, 4 grammes.

25 *avril.* — L'hémorragie n'a pas reparu. Écoulement séreux, blanchâtre, peu fétide, qui ne tache ni n'empèse le linge. État stationnaire. Insomnie.

On supprime la potion à l'ergotine.

Potion cordiale. Sirop d'iodure de fer. Vin de quinquina. Sirop de morphine 30 grammes.

29 *mai.* — La malade est faible et déprimée. Les chairs sont flasques, la peau a perdu toute élasticité. Le tégument externe présente une coloration blanche avec un léger reflet verdâtre. Les muqueuses labiale et gingivale, la conjonctive palpébrale sont entièrement décolorées. Œdème assez considérable des pieds et des mains.

Le pouls radial est petit, régulier, de fréquence normale (76 pulsations) : au cœur, souffle avec prolongement au premier temps et à la base. Dans les vaisseaux du cou bruit de souffle avec renforcement. Pas de frémissement cataire à la palpation.

Anorexie. Dégoût des aliments. Vomissements le soir. Diarrhée accompagnée d'épreintes et suivie de ténesme rectal douloureux. Les matières expulsées sont mélangées de sang.

Miction normale. Pas d'albumine dans les urines.

L'écoulement vaginal est toujours séreux, blanchâtre, peu épais. A deux reprises pendant le mois de mai il est devenu sanguinolent pour reprendre ses caractères ordinaires après quelques jours.

4 *juin.* — Vomissements répétés. Aliments et médicaments sont rejetés. Le pouls faiblit ; 80 pulsations à la minute. Frémissement cataire léger et bruit de souffle intense avec renforcement dans les vaisseaux du cou. Diarrhée incoercible. Augmentation de l'œdème. Refroidissement des extrémités.

On supprime le traitement et l'on prescrit une pot. { Sirop de sucre. 30 gr. / Rhum........ 50 gr.

8 *juin.* — Le pouls est très petit, insensible ; 104 pulsations à la minute. Vomissements verdâtres. L'œdème s'étend et gagne le tronc.

Peptone, 6 cuillerées.

9 *juin.* — Temp. 36°,4 dans le rectum. 35°,8 dans l'aisselle.

10 *juin.* — Le pouls est insensible. La respiration est rapide, suspirieuse. Elle empêche d'entendre les battements du cœur. Tout le corps est froid. Les yeux ont perdu leur éclat.

Mort à dix heures du matin.

Résultats numériques des examens du sang.

DATES (1881).	N.	B.	G.	R.	H.
13 mai.............	1.660.000	20.000	0,57	946.200	234.150
20 —	2.180.850	13.000	0,57	1.242.000	325.500
30 —	1.822.800	12.000	0,63	1.147.850	286.400
6 juin.............	878.850	16.500	0,72	632.160	511.000
8 —	965.500	27.900	0,88	849.600	325.000

Examens du sang.

Sang pur. — Piles de globules rouges formées d'un petit nombre d'éléments et isolées dans le champ de la préparation. Beaucoup de globules rouges sont solitaires. Amas d'hématoblastes assez volumineux, très nombreux, par places aussi nombreux que les piles d'hématies. Quelques hématoblastes intermédiaires restent isolés et à peine altérés.

Des amas d'hématoblastes partent quelques fibrilles épaisses de fibrine, mais le réticulum apparaît très incomplètement.

6 juin. — Sang pâle, grisâtre, d'aspect lymphatique.

Avec le liquide A pas de plaques phlegmaso-cachectiques.

Sang pur. — Les piles de globules rouges sont extrêmement maigres et espacées.

Les hématoblastes sont toujours nombreux.

Pas de réticulum fibrineux.

Sang sec. — Les hématoblastes ne paraissent pas très nombreux, ce qui tient sans doute à ce qu'ils sont facilement altérables et ils se montrent déjà crénelé dans la préparation faite par dessiccation.

Quelques globules rouges sont comme fendus ou troués.

Il se forme rapidement de gros cristaux autour des hématies et des hématoblastes.

Les globules blancs sont nombreux et contiennent de l'hémoglobine.

Pas de globules rouges à noyau.

Autopsie. — Corps amaigri. Tissu cellulaire sous-cutané infiltré au niveau des membres, d'une coloration jaune orangé.

La cage thoracique est ouverte. Le sternum est enlevé et fendu longitudinalement. Il contient une moelle graisseuse, jaunâtre. Les côtes sont minces et sur leur section on constate la présence d'une moelle également jaunâtre et graisseuse.

Les poumons sont sains ; un peu emphysémateux sur leurs bords.

Le péricarde est normal.

Le cœur est de volume moyen. Les cavités droites contiennent un peu de sang coagulé. Le muscle cardiaque a une teinte légèrement jaunâtre. Les colonnes charnues et les éminences papillaires portent à leur surface des taches de même couleur, indices de la dégénérescence graisseuse. Des taches semblables apparaissent sur leurs sections.

L'orifice mitral est rétréci. La valvule mitrale porte sur sa face interne des végétations bien développées. Ce sont les lésions d'une endocardite végétante méconnue pendant la vie.

L'aorte et ses valvules sont saines.

Pas de pus, ni d'ascite dans la cavité péritonéale.

Le foie a son volume normal. Il est pâle, jaunâtre, en même temps anémique et gras. Pas de dégénérescence amyloïde.

La rate est assez grosse. L'iode n'a aucune action sur ses tissus.

Le rein droit est petit, dur. Sa capsule s'enlève difficilement. Sur la coupe, les bassinets semblent un peu élargis, le tissu est pâle, dur, amyloïde.

Le rein gauche est plus volumineux que le droit. Son tissu est plus foncé, congestionné. La réaction avec la teinture d'iode reste douteuse.

Les uretères sont dilatés, élargis dans toute leur étendue au point de laisser passer un instrument de 7 à 8 millimètres de diamètre.

On trouve dans le petit bassin une masse volumineuse formée par la vessie, l'utérus et le rectum confondus.

La paroi antérieure de la vessie incisée, on trouve du côté du bas-fond, sur la face qui correspond à l'utérus, une tumeur ramollie et ulcérée à son centre, bourgeonnante à sa périphérie.

Une section médiane comprenant la paroi vésicale postérieure et l'utérus permet de constater que le col utérin est complètement détruit dans sa partie vaginale et que toute la cavité utérine est transformée en une surface bourgeonnante.

Le rectum n'est pas envahi. Dans le cul-de-sac recto-vaginal se trouvent quelques petits nodules de péritonite cancéreuse.

La moelle du canal médullaire du fémur a conservé son aspect normal.

Chez cette malade il s'était déjà produit d'assez nombreuses métrorragies lorsqu'il en est survenu une considérable le 11 avril. Le premier examen du sang pratiqué un mois après a montré que ce liquide était en bonne voie de réparation malgré l'existence d'une affection cancéreuse étendue. La réparation continue à se faire jusqu'au 20, puis, bien qu'il ne survienne pas de nouvelles hémorragies sérieuses, la déglobulisation fait des progrès considérables et la malade succombe dans un état d'anémie extrême.

La lecture de l'observation montre que la réparation sanguine a été entravée par le développement d'accidents urémiques qui ont été la véritable cause de la terminaison fatale.

Ce fait est extrêmement intéressant à rapprocher des observations d'anémie dite pernicieuse progressive. Il montre que, dans les anémies symptomatiques extrêmes, le nombre des hématoblastes reste considérable, que la valeur globulaire est peu élevée, même quand le chiffre des globules rouges est au-dessous de un million.

On remarquera également que le sang ne renfermait ni globules géants ni globules rouges à noyau. On peut cependant rencontrer ce dernier type d'éléments dans des cas analogues, ainsi que nous aurons l'occasion d'en citer des exemples à propos de l'anémie cancéreuse. Il en existait d'ailleurs quelques rares spécimens dans le cas suivant où l'anémie post-hémorragique est devenue extrême par le fait de complications viscérales.

Obs. VIII. — La nommée R..., âgée de quarante-deux ans, cuisinière, entre le 25 août 1881, à l'hôpital Saint-Antoine, pour y passer ses jours de couches. Elle a accouché à l'improviste au moment où elle rentrait chez elle. Elle a été visitée par une sage-femme et par un médecin qui ont cru qu'elle était délivrée.

Pendant les quatre jours qui suivirent son entrée à l'hôpital elle ne ressentit aucune douleur, n'eut pas de fièvre et mangea avec appétit.

Le cinquième jour elle fut prise de rétention d'urine. Elle se plaignit de pesanteur hypogastrique et de douleurs irradiées dans le ventre. On constata que la vessie était pleine et l'on pratiqua le cathétérisme. A la suite de ce cathétérisme se déclara par les voies génitales une hémorragie considérable. Dans les différentes manœuvres que l'on exécuta pour arrêter l'hémorragie, on s'aperçut que le cordon ombilical se présentait à travers l'orifice du col utérin.

On fit chercher un chirurgien qui dut aller à travers le col décoller le placenta.

L'extraction faite l'hémorragie s'arrêta. La malade reprit ses forces et sa santé s'affermissait progressivement quand, au commencement du mois d'octobre, elle commença à perdre l'appétit, à maigrir et à s'affaiblir de nouveau. Elle n'avait cependant aucun frisson, aucune douleur, ni vomissements, ni diarrhée.

11 *octobre*. — La malade a eu quelques frissonnements dans la journée. Elle se plaint de douleurs dans les jambes et ressent une lassitude générale.

La décoloration des téguments est complète. Les muqueuses sont absolument blanches. Bourdonnements d'oreilles et vertiges dans la station verticale.

Au niveau du cœur existent deux bruits de souffle systoliques intenses, l'un à la pointe, l'autre à la base.

Dans les vaisseaux du cou on entend un bruit de souffle continu avec renforcement.

Dans les poumons on trouve quelques râles sous-crépitants aux bases.

Phlegmatia alba dolens de la jambe gauche. Douleur vive au niveau du mollet et du creux poplité.

12 *octobre*. — Diarrhée abondante depuis hier soir. Pouls 120 à la minute. 54 respirations. Subdelirium. La malade se découvre et fait des efforts pour se lever.

Elle meurt le 13 octobre à dix heures du soir.

Autopsie. — Rigidité cadavérique peu prononcée.

A l'incision de la peau on constate une quantité considérable de tissu cellulo-graisseux. En certains endroits, au niveau de l'abdomen et des membres, ce tissu offre une épaisseur de deux travers de doigt.

A l'ouverture de la poitrine on trouve un léger épanchement séreux dans les plèvres.

Les poumons sont congestionnés à leur base.

Le cœur est hypertrophié. L'hypertrophie porte sur les deux ventricules. La surface de l'organe est surchargée de graisse. Les valvules auriculo-ventriculaires sont absolument saines. Les valvules aortiques portent des traces d'endocardite ancienne et aussi des végétations de production récente qui ont probablement été le point de départ d'un infarctus que nous signalerons plus loin dans la rate.

Les artères sont saines; il n'y a pas d'athérome.

La cavité péritonéale est libre. Le tube intestinal est sain. Le foie est augmenté de volume, il a l'aspect muscade.

La rate est de volume normal. Elle contient un infarctus assez considérable.

L'utérus est encore gros, sa muqueuse est ramollie, noirâtre. Sur une coupe ses parois sont décolorées et renfermant des veines remplies de caillots sanguins. Pas de pus ni dans les sinus, ni dans les lymphatiques.

Les centres nerveux sont sains.

Les téguments du membre inférieur gauche sont infiltrés de sérosité. Les veines superficielles et profondes du mollet et de la cuisse sont remplies de caillots qui leur donne l'aspect moniliforme. Ces caillots remontent jusqu'au fascia cribriformis dans la saphène interne et jusqu'à l'anneau du troisième adducteur dans la poplitée.

La moelle des os examinée dans toute la longueur du fémur ne présente pas l'aspect de la moelle fœtale. Elle est graisseuse au niveau de la diaphyse; aux extrémités de l'os, elle a une coloration rouge, marbrée de jaune. Pas d'altération appréciable au microscope.

Examens du sang.

11 octobre 1881.

$$N = 1\,046\,800$$
$$N = 142\,600$$
$$B = 11\,780$$
$$G = 0,79$$
$$R = 803\,272$$

Sang pur. — Les globules rouges sont isolés ou forment des piles très petites de deux, trois, quatre ou trente éléments au plus. Beaucoup d'entre eux sont déformés. Ils sont plus pâles qu'à l'état normal et s'altèrent plus rapidement.

Les espaces plasmatiques sont relativement énormes.

Les hématoblastes sont isolés, volumineux, légèrement colorés, ou plus petits et réunis en groupes de quatre ou cinq.

Au bout de quelque temps apparaît un réticulum qui n'est pas visible dans toute l'étendue de la préparation, mais qui cependant est plus marqué et constitué par des fibrilles plus nombreuses qu'à l'état normal.

Les globules blancs sont abondants.

Sang sec. — Beaucoup de globules petits et déformés.

Hématoblastes volumineux.

Dans une préparation de sang sec traitée par l'eau iodo-iodurée, on ne peut arriver à trouver qu'un seul globule rouge à noyau.

Il nous reste encore pour terminer à étudier deux observations d'hémorragie interne.

Obs. IX. — La nommée C. B..., âgée de trente ans, entrée le 9 octobre 1885, salle Grisolle, lit n° 8.

Antécédents. — Père et mère bien portants. Huit frères et sœurs également en bonne santé.

Rougeole à l'âge de six ans. Gourme à l'âge de treize ans. Jamais de maux d'yeux ni d'oreilles. Jamais de ganglions.

Réglée depuis l'âge de vingt ans. Menstruation irrégulière. A eu un seul enfant il y a neuf ans. Cet enfant n'a vécu que dix-huit jours. Jamais d'hémoptysie. Bronchites fréquentes.

Début. — Il y a trois semaines la malade ressentit une douleur assez vive localisée au flanc droit. En même temps elle perdait l'appétit, maigrissait rapidement et voyait ses forces décroître.

Il y a quinze jours, le matin, en se levant pour venir à l'hôpital, elle perdit subitement connaissance et resta évanouie quelques instants. A la suite de ces accidents les phénomènes douloureux qui existaient du côté du ventre s'exaspérèrent et la faiblesse devint extrême.

L'inappétence était absolue, la soif vive; une céphalalgie intense causait l'insomnie, la position assise amenait le vertige. Dans le même temps un point douloureux apparaissait au niveau de la base gauche de la poitrine.

Etat actuel (5 oct.). — La malade est comme anéantie. Elle a eu une lipothymie à son entrée dans le service. Elle répond avec peine aux questions qu'on lui pose.

Pâleur extrême des téguments. Les lèvres, les gencives, la conjonctive palpébrale sont décolorées.

L'amaigrissement du corps est peu marqué.

La température est de 38° le soir dans le rectum.

La langue n'est pas très chargée; l'estomac n'est ni dilaté, ni douloureux. Il n'y a pas de vomissements. Les gardes-robes ne sont pas diarrhéiques.

Rien dans la poitrine.

Frémissement cataire au niveau du golfe de la veine jugulaire.

Souffle au premier temps et à la base du cœur.

La palpation de l'abdomen est douloureuse au niveau de la fosse iliaque droite. Cette région est le siège d'un empâtement assez nettement circonscrit.

Le toucher vaginal conduit à un cul-de-sac latéral droit élargi, diminué de profondeur et à un cul-de-sac latéral gauche profond et étroit. Le col utérin est dévié vers la gauche. Pas de modification de volume ni de consistance de l'utérus.

6 *octobre.* — Temp. 37°,6 le matin, 38° le soir.

A huit heures et demie du soir la malade ressent brusquement une chaleur vive au visage, est prise d'éblouissement, de vertige et perd connaissance. Sa face est livide, couverte d'une sueur froide. Le pouls est fréquent, presque insensible. Cet état persiste pendant une demi-heure, puis la malade reprend ses sens.

Potion au perchlorure de fer. Glace sur le ventre. Injection sous-cutanée d'ergotine.

7 octobre. — Faiblesse extrême. La malade se fait comprendre par signes; elle n'a plus la force de parler. Le ventre est légèrement ballonné; il est douloureux sur une assez grande étendue. Temp. 37°,8 le matin, 38°,4 le soir.

Potion ergotine 6 grammes. Glace sur le ventre.

8 octobre. — Même état. Temp. 38° le matin, 39°,4 le soir.

9 octobre. — Tuméfaction considérable des ganglions du creux sus-claviculaire et de l'aisselle gauche. Douleur très vive au niveau de ces ganglions. Œdème diffus et dur du bras et de l'épaule correspondants; l'empreinte du doigt n'est obtenue que par une pression forte et prolongée. Circulation collatérale très développée sur le côté gauche du thorax et sur le moignon de l'épaule. Examen du sang.

Temp. 37°,8 le matin, 38° le soir.

10 octobre. — Temp. 37°,8 le matin, 38°,4 le soir. A la base du poumon gauche en arrière : Matité, diminution des vibrations thoraciques, souffle voilé, lointain. Pas d'égophonie.

11 oct. — Temp. 37°,8 le matin, 38° le soir. Mêmes signes du côté du poumon.

12 octobre. — Temp. 37°,5 le matin, 37°,8 le soir.

13 octobre. — Les ganglions sous-claviculaires gauches forment une saillie semi-hémisphérique, rénitente, douloureuse à la pression. La douleur est extrêmement vive dans toute la région sterno-mastoïdienne gauche.

15 octobre. — Les ganglions sus-claviculaires semblent un peu moins tuméfiés. La douleur est encore vive au niveau du cou. La déglutition est gênée. L'état général est cependant bien meilleur. La fièvre est tombée, l'appétit revient, la pâleur des téguments est beaucoup moindre.

Toujours les mêmes signes de pleurésie en arrière et à gauche de la poitrine. Badigeonnages à la teinture d'iode.

17 octobre. — Amélioration rapide. La respiration est facile.

20 octobre. — État général satisfaisant. Il n'y a plus d'empâtement ni de douleur dans la fosse iliaque gauche. L'épanchement pleural est presque totalement résorbé et ne s'accuse plus que par un léger affaiblissement du murmure vésiculaire. Les ganglions axillaires ont notablement diminué de volume, bien qu'ils soient toujours sensibles à la palpation. Les ganglions sus et sous-claviculaires sont revenus à leur volume normal.

L'œdème du membre supérieur gauche a disparu.

La malade commence à se lever.

La guérison est assurée le 30 octobre et la malade sort de l'hôpital.

Examens numériques du sang.

9 octobre.	13 octobre.
N = 1 209 000	N = 1 829 000
B = 5 896	B = 7 530
G = 0,73	G = 0,54
R = 886 522	R = 997 337

Le sérum sanguin est normal.

13 *octobre.* — *Sang pur.* — Transformation des mers plasmatiques en lacs. Légère augmentation des globules blancs. Réticulum fibrineux à fibrilles de grosseur moyenne, net et complètement développé au bout de vingt minutes. Quelques globules rouges de grande dimension.

Le diagnostic d'hémorragie interne ne peut être mis en doute et, comme ni les garde-robes ni les urines n'ont contenu du sang, il est probable que l'hémorragie s'est faite dans l'abdomen.

Il a été impossible d'arriver à un diagnostic plus précis. Toujours est-il que l'hémorragie a dû être extrêmement abondante, car non seulement elle a produit un état syncopal qui aurait pu être la conséquence du siège interne de l'épanchement, mais encore elle a déterminé un abaissement énorme du chiffre des globules :

$$N = 1\,209\,000 \qquad R = 886\,522.$$

Cependant, cette crise aiguë traversée, la réparation sanguine a marché remarquablement vite. Elle n'a pas été suivie à l'aide de la numération ; mais le retour rapide des forces et de la coloration des tissus ne peuvent laisser aucun doute sur ce point.

Il est probable, en raison de l'engorgement des ganglions susclaviculaires, des troubles circulatoires et de la concomitance d'un épanchement pleural, que cette malade, malgré son âge peu avancé, était atteinte de néoplasmes qui ont produit un épanchement de sang dans l'abdomen et dans la plèvre. Le sang extravasé dans ces grandes cavités séreuses a été résorbé rapidement, comme il l'est à la suite de la transfusion péritonéale, et la réparation sanguine s'est effectuée, dans ces conditions, plus rapidement qu'à l'ordinaire. Cette observation me paraît très curieuse malgré l'obscurité du diagnostic.

Voici, au contraire, un cas de mort par hémorragie interne, sans anémie profonde, parce que l'épanchement de sang, quoique abdominal, a été occasionné par une grossesse tubaire. Cet accident ne tue pas par anémie, mais par péritonisme.

Obs. X (résumée). — La nommée D..., Albertine, âgée de vingt-trois ans, doreuse, entre le 18 novembre 1880, à l'hôpital Saint-Antoine, salle Sainte-Thérèse, lit n° 9 (1).

Cette femme, de bonne santé habituelle, a eu une grossesse normale il y a

(1) Voir pour l'observation détaillée : Galliard, *Bulletins de la Société anatomique,* décembre 1880, p. 607.

cinq ans et n'a jamais éprouvé aucun trouble du côté des organes abdominaux. Le 10 novembre, au moment des règles, elle a perdu un peu de liquide sanguinolent et a été prise de violentes douleurs survenant par accès et s'accompagnant de vomissements. Le 17 novembre, étant à la selle, elle a éprouvé une douleur atroce dans la fosse iliaque gauche, et consécutivement a ressenti un malaise extrême et a eu plusieurs lipothymies.

Elle entre à l'hôpital le lendemain. Sa pâleur est très prononcée, son facies anxieux. Elle éprouve de vives douleurs dans l'abdomen qui est ballonné, tendu. L'utérus est difficile à atteindre par le toucher, il a conservé sa mobilité, les culs-de-sac sont libres. Le pouls est fréquent, la température dépasse 39°.

Le 19 novembre la pâleur est encore plus prononcée. Le facies est grippé, les pupilles sont dilatées. Le ventre est moins tendu que la veille et contient du liquide. Nous diagnostiquons une hémorragie interne et émettons l'hypothèse d'une grossesse extra-utérine.

Sous l'influence d'un traitement énergique, il semble se produire les jours suivants une amélioration considérable.

Le 26 novembre, à huit heures du soir, à l'occasion d'efforts de défécation, la malade ressent encore une vive douleur abdominale, pousse un cri, pâlit, en même temps que son nez s'effile et que ses extrémités se refroidissent. Mort à dix heures.

A l'autopsie : Grossesse tubaire. Rupture au milieu du troisième mois. Hémorragie considérable dans la cavité péritonéale.

Examen du sang.

19 *novembre.*　　　　　N = 2 449 000
　　　　　　　　　　　　B = 12 400
　　　　　　　　　　　　R = 2 071 428
　　　　　　　　　　　　G = 0,84

Résultats généraux. Conclusions de ces faits. — Dans l'anémie aiguë post-hémorragique le nombre des globules rouges peut descendre jusqu'à près de 500 000 sans que la mort soit fatale (obs. 1). Mais il faut que les malades ne fassent pour ainsi dire que toucher à ce degré d'anémie, que la réparation sanguine soit assez facile et rapide pour que le nombre des globules rouges s'élève en peu de temps à un million au moins, sans que les hématies soient notablement altérées.

On doit considérer comme périlleuses les hémorragies multiples, assez fortes pour maintenir pendant quelques jours le nombre des globules dans les environs de un million. Lorsqu'il en est ainsi une nouvelle hémorragie ou une complication fébrile peut rendre la situation désespérée.

Lorsque les pertes de sang sont moins abondantes, mais répétées à de courts intervalles, ce qui rend la marche de l'anémie subaiguë, les globules s'altèrent assez rapidement par épuisement de la réserve d'hémoglobine contenue dans l'organisme, le processus de sanguification se ralentit et la situation devient critique avec un nombre de globules d'environ 1 500 000, ne valant guère, comme pouvoir colorant, qu'un million de globules sains.

Dans les hémorragies tout à fait chroniques la déglobulisation peut atteindre un plus haut degré, devenir extrême ou au moins très intense, sans mettre immédiatement la vie en péril. L'organisme semble s'habituer, comme dans les anémies dites spontanées, à l'apauvrissement progressif du sang.

Quand aux hémorragies externes vient se joindre une maladie capable d'aggraver la situation générale, la mort est la conséquence de causes multiples, et il est difficile de faire la part de l'anémie dans le résultat final.

Dans les hémorragies internes, l'issue dépend essentiellement de la cause de l'hémorragie. L'observation IX prouve qu'une hémorragie intra-péritonéale avec anémie considérable peut se terminer favorablement lorsqu'elle est indépendante d'une grossesse extra-utérine et que la réparation sanguine paraît facilitée par la résorption du sang. Je rappellerai, à ce propos, les expériences à l'aide desquelles j'ai pu établir péremptoirement la résorption de sang en nature dans ces conditions (1).

§ 3. — TRAITEMENT.

La question la plus intéressante qui se pose dans les hémorragies menaçant l'existence est celle de la transfusion.

D'après mes recherches sur l'utilité de la transfusion dans l'anémie foudroyante, la transfusion faite avec du sang complet, vivant, assure seule la survie.

Mais nous n'avons à considérer ici que les hémorragies qui mettent la vie en péril, sans tuer immédiatement.

Presque toujours, dans ces cas, la réparation sanguine est possible. Le véritable danger que courent les malades c'est d'être repris d'hémorragie dans ces conditions ou d'être atteints d'une affection secondaire arrêtant la réparation sanguine. Lorsque

____

(1) LXXVI.

l'hémorragie cesse, la rénovation du sang est possible sans l'intervention d'une transfusion. Les obs. I et II le prouvent nettement, la première surtout.

Aussi est-ce comme moyen hémostatique que j'ai proposé la transfusion. L'obs. III est tout à fait remarquable à cet égard. La série des hémorragies qui paraissait interminable s'est arrêtée immédiatement et définitivement après l'opération. A propos de l'hémostase (p. 444) j'ai cité une observation du même genre, et depuis il en a été publié d'analogues par d'autres médecins. D'après ces observations, c'est à une action hémostatique et non à une modification de l'état du sang qu'on doit rapporter les résultats obtenus dans ces dernières années à la suite des injections d'eau salée proposées pour remplacer la transfusion du sang.

L'eau salée préparée dans la proportion de 0,60 à 0,70 p. 100 dissout un certain nombre de globules rouges et par suite appauvrit un peu le sang. Mais mes expériences sur les injections intravasculaires (p. 237) démontrent qu'elle exerce une action prononcée sur la coagulabilité du sang stagnant. Elle ne concourt donc pas à la rénovation sanguine ; elle ne peut qu'agir à titre d'hémostatique.

Doit-on transfuser quand l'hémorragie est définitivement et sûrement arrêtée, dans le but de faire sortir les malades de leur état d'anémie aiguë ? Je n'ai pas encore eu l'occasion de le faire et je suis persuadé que bien des fois on a prétendu sauver, à l'aide de la transfusion, des malades qui auraient pu parfaitement refaire leur sang sans l'intervention de cette opération. Cela n'a pas grand inconvénient, car la transfusion est certainement une opération simple, inoffensive et dont il est difficile de faire abus. Il est clair cependant que tout médecin consciencieux et renseigné sur l'état exact du sang ne la pratiquera qu'en cas d'indication nette.

Malgré son innocuité, on devra s'en abstenir lorsque l'anémie sera compliquée d'un état morbide pouvant être par lui-même cause de mort.

Dans les cas précédemment rapportés, on aurait pu transfuser les malades des obs. I et II s'il était survenu de nouvelles hémorragies.

La malade de l'obs. VIII n'aurait pu retirer qu'un bénéfice problématique et peu durable de la transfusion. Enfin, dans le cas de grossesse tubaire, elle aurait été parfaitement inutile.

Chez la malade qui fait l'objet de l'obs. IX, la persistance
de l'état syncopal aurait parfaitement commandé la transfusion. Je l'aurais tentée si les phénomènes graves ne s'étaient
pas amendés rapidement. Mais ici encore je l'aurais faite surtout
dans le but d'arrêter l'hémorragie, car un épanchement de sang
dans les grandes séreuses équivaut presque à une transfusion
directe.

Les malades qui ont subi une ou deux grandes pertes sanguines
réparent aisément leur sang. Il est rare que dans ces conditions
le tube digestif reste notablement souffrant. L'appétit est conservé,
les digestions sont bonnes et par suite l'alimentation fait bientôt
pénétrer dans le sang des matériaux réparateurs. On peut admettre, en outre, d'après la facilité avec laquelle les nouveaux globules deviennent adultes, que l'organisme contient une certaine
réserve d'hémoglobine ou du moins de principes capables d'en
former. Il n'en est plus de même dans l'anémie chronique succédant à des pertes réitérées. L'organisme est alors épuisé en pigment, et les digestions étant languissantes, la réparation du sang
est par suite traînante. Pour la faciliter, le fer est encore le médicament le plus utile.

Lorsqu'il est mal supporté par suite du mauvais état du tube
digestif, ce qui est plus rare que dans la chlorose, j'ai employé
avec succès les inhalations d'oxygène à la dose de 30 litres par
jour, en deux fois, quelques minutes avant les repas. Ces inhalations m'ont paru agir surtout en excitant l'appétit et en favorisant par un mécanisme encore obscur la digestion des matières
albuminoïdes. Elles peuvent à elles seules produire un bénéfice
plus grand que dans la chlorose, car on n'a pas à lutter ici contre
une désassimilation exagérée des globules rouges. Dans les cas
d'anémie profonde et ancienne, on activera cependant toujours
la réparation sanguine en faisant intervenir en même temps une
préparation de fer convenable.

Enfin, dans les mêmes circonstances, j'ai tiré également un grand
parti de l'acide chlorhydrique administré de la même façon que
dans la chlorose.

L'association du protoxalate de fer ou d'un autre protosel à
l'acide chlorhydrique m'a permis d'obtenir des succès extrêmement
rapides sur lesquels je ne saurais trop appeler l'attention. En
quelques semaines (4 à 6), des malades profondément anémiés

depuis plusieurs années ont gagné sous l'influence de ces deux médicaments de 2 500 000 à 3 millions de globules. Dans certains cas les pertes occasionnées par des corps fibreux utérins sont devenues moins abondantes, le sang ayant recouvré sa plasticité. En somme, l'anémie chronique post-hémorragique comporte le même traitement que la chlorose.

CHAPITRE V

MALADIES DE L'APPAREIL HÉMATOPOIÉTIQUE.

§ 1. — Adénie ou pseudo-leucémie.

Dans l'*adénie*, le sang reste absolument normal, au moins au début. C'est un fait, aujourd'hui, parfaitement acquis. L'observation suivante, choisie parmi plusieurs autres analogues, en fournit une nouvelle preuve. Elle offre un certain intérêt parce que tous les éléments du sang ont été comptés. On remarquera aussi que l'arsenic n'a produit aucune modification sensible du sang.

Obs. I. — Le nommé Vignes (Jean), âgé de trente-cinq ans, journalier, entre le 18 avril 1883, salle Magendie, lit n° 25.

Antécédents. — Père mort à l'âge de quatre-vingt-quatre ans.

Mère morte à l'âge de soixante-dix-huit ans.

Deux frères et une sœur bien portants. Un frère mort de variole. Un frère mort de blessure.

Gourme dans le jeune âge. Main droite prise dans un engrenage en 1867. Même main blessée en 1871. Le médius, l'annulaire et le petit doigt de cette main manquent, le poignet est ankylosé, le pouce et l'index qui subsistent figurent assez bien une pince de homard.

Début. — Il y a trois mois le malade a eu une douleur le long de la fesse et de la cuisse droite, probablement une douleur sciatique. Quelques jours après se déclarait une constipation opiniâtre qu'il dut combattre avec des lavements et des purgations.

Dans le même temps, à l'occasion d'un traumatisme peu violent du bras droit, il s'apercevait qu'il portait dans l'aisselle une grosseur des dimensions d'un œuf de poule. Peu après se serait formée au-dessous de la nuque, entre les deux épaules, une grosseur qui aurait disparu en huit jours.

État actuel. — Ganglions sous-occipitaux légèrement tuméfiés à droite.

Ganglions parotidiens, sous-maxillaires, sus-hyoïdiens, sterno-mastoïdiens, sus-claviculaires, engorgés et durs, présentant des dimensions qui varient de celles d'un pois à celles d'un œuf de pigeon.

Ganglions axillaires tuméfiés, à gauche où ils offrent le volume d'une noisette, à droite où il en existe un qui a le volume d'une belle orange.

Ganglions épitrochléens gros comme des pois.

Ganglions de l'aine et ganglions qui accompagnent les vaisseaux iliaques gros comme des noisettes.

Ganglions du creux poplité légèrement tuméfiés.

Constitution robuste. Diminution considérable des forces depuis trois mois. Teinte pâle, anémique des téguments. Décoloration des conjonctives.

Appétit diminué. Pas de vomissements. Ventre non douloureux. Constipation opiniâtre. Le malade reste quatre ou cinq jours sans aller à la selle. Les matières rendues sont aplaties et rubanées.

Foie, rate sains. Rien dans les urines.

Douleur sciatique à droite. La douleur est surtout vive aujourd'hui au niveau du mollet. Hypéresthésie de la peau à la région externe du pied.

Pas de toux. Pas d'expectoration. Rien dans la poitrine.

Au cœur, aucun bruit morbide. Souffle continu dans les vaisseaux du cou. Température normale.

Traitement. Bain sulfureux tous les deux jours.

21 *avril.* Sulfate de magnésie. } āā 15 grammes.
          Sulfate de soude .... }

24 *avril.* — Pas de selle depuis la purge du 21.

Tous les matins une cuillerée a soupe d'huile de ricin.

Liqueur de Fowler V gouttes.

25 *avril.* — Liqueur de Fowler dans laquelle on remplace l'eau de mélisse par de l'eau de laurier-cerise. Injections sous-cutanées de V gouttes de cette solution. On augmentera tous les jours la dose de I goutte jusqu'à XXV gouttes.

3 *mai.* — La douleur sciatique s'est ravivée.

On soumet le malade à l'électricité. Courants continus.

8 *mai.* — La constipation persiste malgré l'administration quotidienne d'huile de ricin.

Pilule de podophylle de 0,05 centig.

9 *mai.* — On est arrivé à injecter XXV gouttes de liqueur de Fowler.

10 *mai.* — On cesse les injections. On prescrit du beurre arsénié contenant 0,01 centig. d'acide arsénieux. On augmentera chaque jour la dose d'arsenic de 1 milligramme jusqu'à ce qu'on atteigne 0,02 centig.

17 *mai.* — Après huit séances d'électricité renouvelées tous les deux jours le malade se sent complètement guéri de sa sciatique.

21 *mai.* — Le malade prend 0,02 centig. d'acide arsénieux. Son état général est le même. Les tumeurs de l'aine sont moins grosses, mais la tumeur de l'aisselle est toujours aussi volumineuse et la peau qui la recouvre présente une turgescence considérable des veines.

Le malade sort de l'hôpital le 22 mai.

Résultats numériques des examens du sang.

19 avril 1883.	26 avril 1883.
N = 4 251 000	N = 4 309 000
H = 245 000	H = 223 000
B = 8 640	B = 7 750
G = 0,71	G = 0,71
R = 3 047 421	R = 3 047 421

Quand la maladie est plus avancée et que les malades sont devenus cachectiques, les caractères du sang restent les mêmes que dans toute autre affection chronique cachectisante.

Obs. II. — *Adénie avec envahissement du médiastin et compression trachéo-bronchique.*

État cachectique. Examen du sang quelques semaines avant la mort :

$$N = 3\,968\,000 \quad G = 0,87 \quad R = 3\,459\,600 \quad B = 10\,230.$$

On trouve dans un mélange fait avec le liquide A quelques plaques phleg-maso-cachectiques.

Pas d'altération sensible des éléments; les hématoblastes paraissent aussi abondants qu'à l'état normal.

Dans les cas de longue survie, il peut survenir une anémie très prononcée. Je n'ai pas encore eu l'occasion d'observer des faits de ce genre.

§ 2. — Leucocythémie.

Dans cette maladie, les éléments formés dans les organes hypertrophiés et dans les néoplasies du tissu lymphogène passent dans le sang. Ces éléments sont des globules blancs et des héma-toblastes nucléés provenant habituellement de la rate et probable-ment aussi, dans certains cas, de la moelle des os. On remarquera que ces hématoblastes nucléés, loin de perdre leur noyau, circulent intacts dans le sang général de l'adulte, absolument comme ils le font pendant la première phase du développement embryonnaire.

Il existe dans les organes hématopoïétiques, la rate, les gan-glions lymphatiques, la moelle des os, des corpuscules brillants, sans structure propre, de dimensions très variables et d'une nature encore indéterminée. Ces corpuscules se multiplient dans les or-ganes hypertrophiés des leucocythémiques et peuvent passer dans le sang avec les éléments anatomiques.

En même temps, l'évolution des globules rouges ordinaires est troublée ; peut-être sont-ils détruits en proportion trop grande par les organes malades dans lesquels il se fait une consommation exagérée de globules rouges. Toujours est-il que cette surabondance dans la production d'éléments blancs et de globules rouges embryonnaires, loin d'être favorable à la cons-titution du sang, entraîne une anémie chronique à marche pro-gressive.

Les documents que j'ai réunis sur la leucocythémie — maladie, en somme, assez rare — sont trop peu nombreux pour que je tente d'en tracer un nouveau tableau.

Je me bornerai à donner un court résumé des observations que j'ai eu l'occasion de faire sur les altérations du sang.

Classiquement on divise la leucocythémie en deux formes : *la splénique, la ganglionnaire.*

Cette division, critiquée par divers auteurs contemporains, me paraît devoir être maintenue quant à présent.

Sur six malades qui ont été soumis à mon examen, cinq étaient atteints de la forme splénique ; un seul, dont je rapporterai l'histoire (obs. III), présentait une leucocythémie ganglionnaire.

Occupons-nous d'abord des cinq premiers malades.

La leucocythémie étant essentiellement caractérisée par une augmentation dans le nombre des globules blancs, fixons notre attention sur les chiffres que nous ont révélés nos numérations.

Ces chiffres sont singulièrement élevés :

Dans un premier cas, la maladie étant encore peu avancée dans son évolution, on a compté 128 600 globules blancs.

Chez un autre malade dont l'affection était, au contraire, ancienne, on a trouvé 420 500 globules blancs.

Trois autres malades avaient : l'un, 207 000 globules blancs ; l'autre, 582 800 ; le troisième, 400 000 en moyenne.

Ce dernier malade, dont M. Giraudeau a publié l'observation, a été examiné à diverses reprises (1). Les résultats ont été variables, ainsi qu'en témoignent les chiffres suivants, notés successivement à divers moments de l'évolution morbide :

512 900   452 600   402 300   545 600   361 700   144 700   540 000.

Cette augmentation considérable des leucocytes se rapporte à la période d'état.

Il serait intéressant de connaître le chiffre minimum des globules blancs, permettant d'affirmer la leucémie. Il m'est d'autant plus difficile de répondre à cette question que dans un cas de leucocytose cancéreuse, qui sera publié plus loin, j'ai trouvé 70 000 globules blancs, chiffre énorme qui jusqu'alors n'avait été observé que dans la leucocythémie.

(1) C. Giraudeau, Sur un cas de leucocythémie splénique (*Arch. de phys.*, 3e série, t. IV, p. 535).

Les globules blancs ne sont pas simplement beaucoup trop abondants; ils subissent, en outre, quelques modifications anatomiques plus ou moins saillantes.

On admet généralement, depuis les travaux de Virchow, que la forme splénique est caractérisée par des globules blancs volumineux et que dans la forme ganglionnaire les leucocytes sont au contraire petits. Il ne faut pas prendre cette distinction dans un sens absolu. Mais, dans le seul cas de leucocythémie ganglionnaire que j'ai observé, les globules blancs petits étaient certainement beaucoup plus abondants que chez les autres malades.

Quelle que soit la forme de la maladie, il existe toujours des globules blancs de toutes les dimensions : les uns très petits, plus petits parfois que les leucocytes ordinaires de la variété 1 ; les autres, volumineux, appartenant aux autres variétés ; et enfin un certain nombre d'éléments hypertrophiés. Il en résulte que les diamètres des leucocytes sont presque toujours plus variables que ceux du sang normal. Dans un cas, la détermination exacte des éléments des diverses variétés a donné les chiffres suivants : sur 407 globules blancs, 374 de la variété 2; 18 de la variété 1 ; 15 de la variété 3.

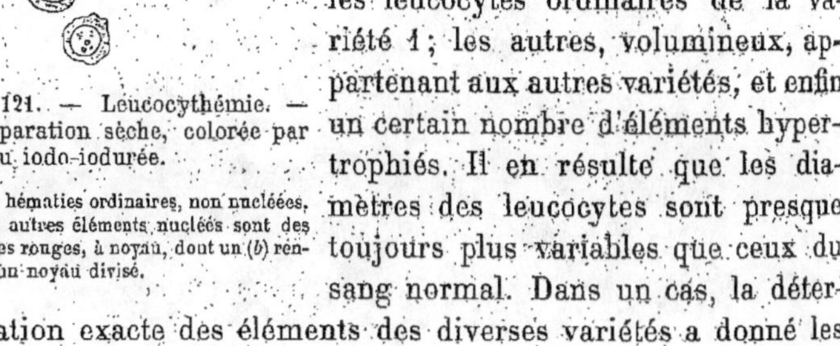

Fig. 121. — Leucocythémie. — Préparation sèche, colorée par l'eau iodo-iodurée.

a, a, hématies ordinaires, non nucléées. — Les autres éléments nucléés sont des globules rouges, à noyau, dont un (*b*) renferme un noyau divisé.

Chez un autre malade, les plus petits, rares, mesuraient de 8 μ, 5 à 9 μ,5 ; la plupart des autres variaient de 10 μ à 14 μ ; les plus gros atteignaient un peu plus de 16 μ.

Ces derniers, hypertrophiés, contenaient souvent d'énormes noyaux uniques ou multiples (voir fig. 70).

Divers auteurs ont remarqué que les globules blancs des leucocythémiques ne présentaient plus de mouvements amœboïdes.

Mon interne, M. Gilbert, a bien voulu examiner sous ce rapport le sang du malade que nous venons de citer. Il a trouvé que les globules blancs, dont le volume était normal, avaient une contractilité normale; seuls les globules gigantesques, manifestement hypertrophiés, restaient immobiles ainsi que ceux de la variété 1 qui, généralement, sont dépourvus de contractilité.

Enfin, j'ajouterai que les globules blancs contiennent, plus souvent que dans le sang normal, une certaine quantité d'hémoglobine.

Les globules rouges sont altérés comme dans toutes les anémies chroniques. Ils sont peu nombreux, déformés, inégaux et plus ou moins décolorés.

Lorsque l'anémie est de moyenne intensité, les petits éléments prédominent ; lorsqu'elle est plus accentuée, on trouve habituellement un certain nombre de grands éléments et même des globules géants. Il n'y a rien à cet égard de particulier. Les malades succombent d'ailleurs avant que l'anémie devienne extrême.

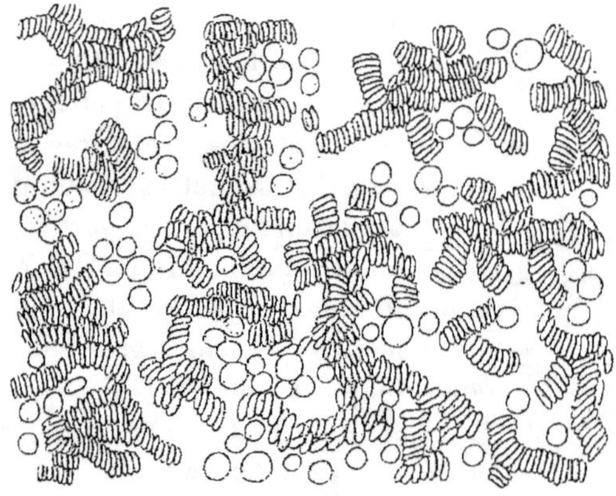

Fig. 122. — Leucocythémie. — Sang pur dans la cellule à rigole. — Faible grossissement.

On trouve habituellement dans le sang des leucocythémiques des globules rouges à noyau.

Sur cinq malades, j'en compte quatre chez lesquels il existait un certain nombre de ces éléments.

Comme le sang du cinquième n'a été examiné qu'une fois, et cela à une époque peu éloignée du début de l'affection, je suis disposé à admettre que la présence de globules rouges à noyau dans le sang est un des caractères constants de la leucocythémie splénique, parvenue à une certaine phase évolutive. En tout cas, c'est la seule maladie où l'on en trouve longtemps avant que l'anémie soit extrême, la seule aussi où l'on puisse en rencontrer d'une manière soutenue et en quantité un peu notable.

Les globules rouges à noyau des leucocythémiques n'offrent rien de particulier. Ils sont analogues à ceux de la moelle des os et de la rate et d'un diamètre très variable, tantôt et rarement à peine égal à celui d'un globule rouge ordinaire, tantôt, au contraire, très volumineux (fig. 121).

Comme ils se distinguent difficilement dans le sang dilué préparé pour la numération, il m'a été impossible de les compter. Bien qu'ils soient plus nombreux que dans les cas d'anémie extrême, ils sont toujours cependant beaucoup moins abondants que les autres éléments du sang. J'estime que dans le cas où il y en avait le plus, leur nombre n'atteignait pas 1 000 par millimètre cube de sang.

Les hématoblastes subissent, comme les globules rouges, les mêmes modifications que dans l'anémie chronique : ils ont des dimensions très variables et paraissent être en voie d'évolution.

Ils ont été comptés chez deux malades. Le premier n'en avait que 128 650. Voici quelle était la constitution de son sang :

$$N = 2\,821\,000$$
$$G = 0,91$$
$$B = 128\,650$$
$$H = 128\,650$$

L'autre malade avait un nombre assez élevé et à peu près normal d'hématoblastes. Pendant le cours de la maladie, huit mois avant la terminaison fatale, le sang était ainsi constitué :

$$N = 3\,416\,000$$
$$B = 452\,600$$
$$H = 271\,800$$
$$G = 0,61$$

J'ai remarqué dans ce cas un fait des plus intéressants. Le malade ayant eu plusieurs hémorragies, ces accidents furent suivis d'une crise hématique caractérisée, comme à l'ordinaire, par une poussée d'hématoblastes et par une augmentation dans la proportion des globules nains. Les globules rouges à noyau ne prirent aucune part à la régénération du sang, et cependant ils circulaient dans les vaisseaux en conservant leur noyau, comme ils le font chez l'embryon, et il eût été facile de constater leur multiplication. Évidemment, leur pénétration dans le sang a la même origine que le passage dans le torrent circulatoire d'une proportion anormale de globules blancs ; ces deux faits sont, l'un et l'autre, la conséquence de la production pathologique de tissu lymphogène embryonnaire dans les divers organes lésés de l'appareil hématopoïétique.

Je dois enfin signaler pour terminer la description des altérations du sang des leucémiques la présence des corpuscules incolores qui ont déjà été décrits (p. 113 et 389).

On se souvient que ces corpuscules réfringents ressemblent à ceux qui existent normalement dans les tissus des organes hématopoïétiques : rate, moelle des os, ganglions lymphatiques. Je les ai constatés en nombre variable chez deux malades. Ils étaient surtout abondants chez celui de M. Giraudeau et l'autopsie en a fait voir une quantité considérable dans la rate, dans le foie et dans la moelle osseuse. Ils sont évidemment entraînés dans le sang en même temps que les globules rouges à noyau, formés dans ces organes.

Chez le même malade, j'ai constaté encore une autre variété curieuse de corpuscules incolores, qui se sont montrés en assez grand nombre à un certain moment de la maladie. Ces éléments avaient l'apparence de petits globules rouges non déformés, plus grands que les hématoblastes ordinaires, et d'une manière générale ils ressemblaient, au point de vue de la forme et de la réfringence, à des globules rouges; mais ils ne contenaient pas d'hémoglobine. Ce n'étaient plus des hématoblastes, car ils ne participaient pas au processus de coagulation; ce n'étaient pas non plus des globules rouges parfaits puisqu'ils étaient incolores.

En un mot, ces éléments singuliers paraissaient être des globules rouges mais non teintés, ce qui semble montrer que l'hémoglobine doit être combinée dans le stroma avec une matière albuminoïde incolore, car ces éléments n'étaient certainement pas de simples stromas décolorés (voir p. 340).

Les altérations du sang dans la leucocythémie font prendre aux préparations, examinées dans la chambre humide, des caractères extrêmement particuliers.

Les globules rouges s'empilent comme dans le sang normal; mais ils sont peu nombreux, de sorte que les piles sont séparées par de vastes espaces plasmatiques.

Le fait le plus frappant consiste dans l'abondance énorme des globules blancs qui remplissent presque totalement ces espaces, en masquant, en général, les petits amas d'hématoblastes (fig. 122).

Malgré cette prodigieuse quantité de globules blancs, le processus de coagulation est normal et la proportion de fibrine n'est pas augmentée tant qu'il n'existe pas de complication inflammatoire.

— Dans la leucocythémie ganglionnaire dont je n'ai encore rencontré qu'un exemple (obs. III), on trouve des globules blancs de toutes les variétés, mais ceux de la petite variété I sont relativement très abondants. Chez cet unique malade, le sang ne renfermait pas de globules rouges à noyau et les hématies étaient presque normales.

Sur les six malades que je viens d'utiliser pour cette rapide description, deux seulement ont séjourné pendant quelques jours dans mon service d'hôpital.

Je ne puis donc publier ici que deux observations, la première est un exemple de leucocythémie splénique, la seconde est un cas de leucocythémie dite ganglionnaire.

Obs. II. — La nommée D..., Augustine, âgée de cinquante-deux ans, marchande ambulante, entrée le 27 mai 1887, à l'hôpital Saint-Antoine, salle Moiana, lit n° 10.

Antécédents. — Aucun antécédent héréditaire.

Fièvre typhoïde à l'âge de dix-huit ans. Bronchite et hémoptysie légère il y a quatre ans. Aucune autre maladie.

Début. — Vers le mois d'août de l'année 1886, la malade s'est aperçue qu'elle maigrissait, que ses forces diminuaient, que ses jambes étaient enflées autour des malléoles le soir quand elle se couchait.

Au mois de novembre de la même année, le ventre a commencé à grossir en même temps que se déclaraient des points de côté, une douleur abdominale persistante et de la dyspnée.

Au mois de janvier 1887 la malade remarquait pour la première fois qu'elle avait une grosseur dure et volumineuse dans l'hypochondre gauche. Depuis deux mois la tumeur s'est accrue considérablement. Le décubitus latéral droit détermine de la douleur et des accès de toux. Il y a eu quelques épistaxis légères. Enfin depuis six semaines une diarrhée persistante.

État actuel. — Les téguments présentent une légère teinte jaune, terreuse. Pas de bouffissure de la face ni des paupières. Œdème des membres inférieurs, plus prononcé à gauche. Dilatations variqueuses au niveau des jambes et des cuisses.

Appétit bon. Digestion régulière. Pas de vomissements. Seulement un peu de tension au creux épigastrique après les repas. Constipation depuis quelques jours.

Pouls régulier. Au cœur dédoublement du premier temps. Faible quantité d'albumine dans les urines. Pas d'urobiline.

L'abdomen est tendu, très développé. L'ombilic n'est pas très saillant. Il n'y a pas de réseau veineux bien marqué.

La région hépatique n'est pas douloureuse à la pression. La matité hépatique mesure 17 centimètres de hauteur sur la ligne mamelonnaire.

A gauche il existe une matité absolue qui s'étend du mamelon à l'épine iliaque antérieure et supérieure, sur une étendue de 25 centimètres. Dans le sens transversal cette matité s'étend jusqu'à deux travers de doigt à gauche de l'ombilic.

Par la palpation on constate l'existence d'une tumeur lisse, dure, indolore, libre de toute adhérence avec la paroi. On sent nettement le bord antérieur de cette tumeur qui est tranchant, arrondi, et qui à partir de l'ombilic se dirige en haut et à gauche.

10 *mai*. — Éruption d'urticaire. La malade aurait eu une éruption semblable l'année dernière à la même époque.

11 *mai*. — L'éruption persiste. Lotions vinaigrées.

Bibromhydrate de quinine, 1 gramme.

4 *juin*. — L'éruption est en voie de disparition.

Arséniate de soude en solution à 1 p. 1000. Une cuillerée à café pour commencer.

6 *juin*. — Bibromhydrate de quinine, 0,50 centig.

8 *juin*. — Suppression du bibromhydrate. Potion extrait de quinquina 4 gr. Arséniate de soude 1 centigr.

15 *juin*. — Injections intra-spléniques de liqueur de Fowler.

18 *juin*. — Diarrhée. Suppression de l'arsenic.

20 *juin*. — La malade quitte l'hôpital.

État du sang.

1er *juin*.

$$N = 2\,666\,000$$
$$B = 207\,000$$
$$G = 0,76$$
$$R = 2\,031\,614$$

Dans les préparations de sang pur et de sang sec on aperçoit un grand nombre de globules blancs de grandes dimensions. Les globules de la variété 4 sont assez nombreux. On voit également dans ces préparations des granulations colorées paraissant contenir de l'hémoglobine et des granulations brillantes, libres, analogues à celles des organes hématopoïétiques. Enfin on y remarque des hématoblastes de grande taille, atteignant le volume des globules nains et même des hématies moyennes mais conservant les caractères propres aux hématoblastes.

Sur les préparations de sang sec traitées par l'eau iodo-iodurée, on découvre quelques globules rouges à noyau dont le diamètre dépasse un peu celui des globules rouges moyens, mais qui ne sont pas très volumineux.

Obs. III. — Le nommé L..., Théodore, âgé de cinquante-cinq ans, horloger, entré le 10 décembre 1888, salle Bazin, lit n° 15.

Antécédents. — Père mort d'une attaque d'apoplexie. Mère morte de maladie inconnue. Trois frères bien portants.

Est marié à une femme bien portante. N'a pas d'enfants.

Fièvre typhoïde en 1856. Anthrax à la partie supérieure de la cuisse gauche il y a cinq ans. Pas d'impaludisme. Pas de syphilis.

Début. — Il y a deux ans le malade a remarqué qu'il avait à l'aine droite
un ganglion de la grosseur d'un haricot. Ce ganglion augmenta peu à peu de
volume et six mois plus tard un nouveau ganglion apparut dans le creux sus-
claviculaire gauche et insensiblement tout l'appareil ganglionnaire se développa.

C'est seulement à cette époque que le malade, dont la santé avait été parfaite jusqu'alors, vit ses forces décliner, son teint pâlir, et ressentit de
l'essoufflement et des palpitations pendant la marche. Il y a un mois son état
de faiblesse devint tel qu'il dut cesser son travail. L'abdomen se développa
rapidement et une ponction donna issue à 20 litres de liquide. Il survint de
l'œdème des membres inférieurs, de l'œdème des membres supérieurs et de
la face. Il se déclara une dyspnée violente.

État actuel. — Décubitus latéral droit. Faciès pâle. Œdème assez prononcé
de la paupière inférieure droite. Œdème des quatre membres et du tronc
surtout prononcé au niveau des extrémités inférieures et au niveau de la région
lombaire du côté du décubitus.

La région parotidienne du côté gauche est le siège d'une masse ganglionnaire qui occupe toute la hauteur de la branche montante du maxillaire inférieur et se continue en haut et en arrière avec la chaîne des ganglions caro-
tidiens. Les ganglions sous-maxillaires forment une deuxième masse, séparée
de la précédente par un sillon assez profond, et se confondent vers la ligne
médiane avec les ganglions sous-mentaux dont les plus gros atteignent les
dimensions d'une noisette.

Du côté droit l'hypertrophie des ganglions offre les mêmes caractères avec
un développement moindre.

Les ganglions pré-laryngés sont intacts.

Dans l'aisselle gauche existe une tumeur énorme, du volume d'une tête de
fœtus, lobulée, de consistance molle, indolore à la pression, qui soulève la
paroi antérieure de l'aisselle et fait saillie en haut jusque dans la région sous-
claviculaire où elle se continue avec les ganglions sus et sous-claviculaires.
Dans l'aisselle gauche, tumeur semblable, mais moins volumineuse, se prolongeant davantage en bas vers le mamelon.

Les ganglions épitrochléens sont indemnes.

Les ganglions inguinaux forment des chaînes transversales composées de
petites tumeurs grosses comme des noisettes.

Le corps thyroïde est légèrement hypertrophié.

Les amygdales sont rouges, volumineuses.

Le ventre est très volumineux, globuleux. Les parois abdominales sont
œdématiées, couvertes de quelques veinules dilatées. La distension paraît
plus considérable en haut et à droite au niveau de la rate où l'on trouve une
matité transversale de 12 centimètres environ, mais sans pouvoir sentir l'organe. L'ascite n'est pas très développée. La cicatrice ombilicale est effacée. Le
liquide épanché est libre dans la cavité péritonéale.

Le foie est difficile à délimiter à cause du météorisme et de l'œdème; sa
matité s'étend jusqu'à l'ombilic.

Le côté gauche de la poitrine est sonore dans toute son étendue. Il est le siège
de râles sibilants et ronflants disséminés. Au niveau de l'espace interscapulaire existe du souffle à timbre amphorique.

Du côté droit, en arrière, on trouve une matité absolue dans toute la hauteur, avec abolition complète des vibrations thoraciques et disparition du murmure vésiculaire à partir de l'angle de l'omoplate. Résonnance de la voix et souffle amphorique au niveau de l'espace interscapulaire.

Dyspnée intense qui empêche le malade de dormir. Vingt-cinq respirations à la minute. Expiration prolongée, sifflante. Peu de toux. Quelques crachats muqueux.

La pointe du cœur bat dans le cinquième espace intercostal sur la ligne mamelonnaire. Bruits sourds. Pas de souffle.

Pouls régulier, ample. 106 pulsations à la minute. Léger athérome des artères temporales et frontales.

La voix est rauque. La vue est bonne. Inégalité pupillaire, pupille rétrécie à droite. Appétit conservé et assez bon.

Urines peu abondantes, troubles. Ni sucre, ni albumine. Elles auraient antérieurement contenu un peu de sucre? Pas de fièvre.

11 *décembre*. — Même état.

Képhir. Liqueur de Fowler VIII gouttes.

13 *décembre*. — Thoracentèse du côté droit : 2 litres 500 d'un liquide trouble, légèrement teinté de rouge, d'aspect purulent. La plèvre n'est pas entièrement vidée, le malade ayant été pris d'une quinte de toux. Pendant la journée toux quinteuse, pénible, continuelle; expectoration albumineuse; 150 grammes environ d'un liquide contenant quelques globules rouges, un assez grand nombre de globules blancs, et un peu de fibrine qui forme un caillot au fond de l'éprouvette.

Le liquide pleural contient peu d'éléments figurés (95 globules rouges et blancs par millimètre cube). Il doit son aspect louche à une quantité assez considérable de graisse (aspect chyleux).

Traces d'urobiline dans les urines.

14 *décembre*. — Le malade est soulagé. La dyspnée est moins pénible. La nuit a été bonne.

15 *décembre*. — L'amélioration continue. L'œdème est moins considérable.

Urines : 1 litre 500. Densité : 1023. Réaction acide. Urée 16^{gr},84. Chlorure 7^{gr},80. Acide phosphorique 2^{gr},619. Ni albumine, ni sucre.

Injections sous-cutanées de liqueur de Fowler. X gouttes le premier jour. On augmentera d'une goutte tous les jours. L'arsenic à l'intérieur est continué. Julep morphiné. Suppression du képhir qui est mal supporté.

16 *décembre*. — Le liquide ne s'est pas reproduit dans la poitrine.

18 *décembre*. — Exeat sur sa demande.

Ce malade est mort chez lui quelques jours après sa sortie de l'hôpital.

Examens du sang.

11 *décembre*.

N = 3 720 000   B = 476 200

12 *décembre*. — *Sang pur*. — Pas de réticulum fibrineux. Augmentation considérable des globules blancs. Volume variable de ces éléments; les globules blancs de petites dimensions sont nombreux. Globules rouges normaux.

15 *décembre*. — La numération des globules blancs montre qu'il y a environ quarante globules blancs de petites dimensions (var. 1) et soixante de grandes dimensions pour cent (var. 2 et 3).

Sang sec. — Des préparations traitées par l'eau iodo-iodurée ne font découvrir aucun globule rouge à noyau. Quelques globules blancs renferment de l'hémoglobine. Les globules rouges sont normaux et les hématoblastes ne présentent rien de particulier.

Leucémie des nouveau-nés. — Le 4 mars dernier, mon collègue, M. Cadet de Gassicourt, m'adressait un petit malade âgé de dix mois, en me priant d'examiner son·sang. Cet enfant assez développé, mais très pâle, présentait une hypertrophie prononcée du foie et de la rate.

L'étude du sang de ce nouveau-né a fourni des renseignements très intéressants.

Sang pur dans la cellule à rigole. — Piles des globules rouges petites, séparées par de grandes mers plasmatiques. Les globules isolés sont un peu pâles, quelques-uns fortement excavés, non déformés sur les bords.

Les globules blancs paraissent abondants, mais pas plus que dans un cas de phlegmasie. Ils sont d'un volume très variable : les uns très petits (var. 1), les autres très volumineux (var. 2 et 3) et d'une manière générale hypertrophiés. Ces éléments possèdent une contractilité amœboïde normale.

Les hématoblastes peu abondants ne forment que de petits amas. Au bout d'environ un quart d'heure on voit apparaître un réticulum incomplet à fibrilles assez grosses (pas d'augmentation de la fibrine).

La *numération* des éléments du sang donne les résultats suivants :

$$N = 2\,712\,500$$
$$G = 0{,}50$$
$$R = 1\,356\,250$$
$$B = 33\,000.$$

Sang desséché. — Les globules rouges sont pâles, de diamètre irrégulier, peu déformés, inégalement colorés.

Parmi les globules blancs, les éléments à grosses granulations sont relativement abondants. Les hématoblastes de grande taille sont nombreux. La préparation contient quelques corpuscules arrondis à bord réfringent comme ceux qui ont été signalés dans la leucocythémie de l'adulte. Sans réactif, on aperçoit quelques globules rouges à noyau à disque pâle. Ces éléments deviennent nettement apparents dans les préparations traitées par l'eau iodo-iodurée forte. Ils sont relativement abondants, car on en compte assez régulièrement deux ou trois par champ microscopique dans les points de la préparation où la couche de sang est assez mince pour que tous les éléments soient bien isolés.

Les globules rouges à noyau du sang de ce petit malade présentaient des particularités intéressantes qu'on ne retrouve pas dans ces mêmes éléments étudiés chez l'adulte.

Dans les préparations traitées par l'iode, quelques noyaux avaient

une forme bi ou trilobée ; mais les apparences dues à la karyokinèse se voyaient beaucoup plus nettement sur les préparations diversement colorées faites par mon interne, M. Luzet.

Après fixation des éléments à l'aide des vapeurs d'acide osmique, quelques-unes des préparations ont été traitées par le procédé de Cole (p. 20) ; d'autres ont été colorées à l'aide de l'éosine
et de l'hématoxyline ; enfin quelques-unes ont été soumises à l'action du réactif de Löffler modifié (solution à 1 p. 100 de carbonate
d'ammoniaque à laquelle on ajoute assez de solution alcoolique
saturée de bleu de méthylène pour la rendre fortement opaque).
Toutes les préparations ont été montées dans le baume du Canada
après lavage et dessiccation.

Ce sont les préparations faites par le dernier procédé qui se sont
le mieux prêtées à l'étude du noyau. On a pu voir ainsi divers
types d'éléments distincts les uns des autres, tant par les caractères
du noyau que par les apparences variables du disque protoplasmique.

Je vais décrire sommairement les principaux d'entre eux, en
commençant par les éléments paraissant les moins avancés dans
leur évolution :

1° *Divers types observés dans les préparations faites avec le bleu
de méthylène.* — *a.* Éléments assez volumineux arrondis ou ova-

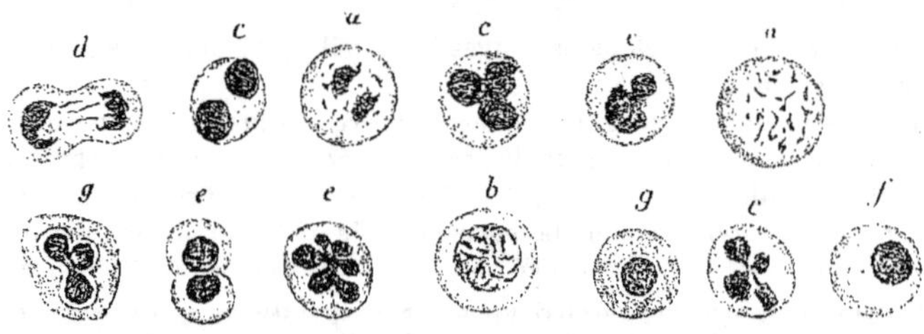

Fig. 123. — Leucocythémie chez un nouveau-né. Globules rouges à noyau.

a, b, c, d, e, f, éléments divers colorés par le bleu de méthylène ; *g, g,* éléments colorés par l'éosine
et le vert de méthyle.

laires, ne renfermant que des traces douteuses d'hémoglobine
(coloration violette). Noyau clair, très gros, à peine réticulé, à
contours peu précis (fig. 123, *a*). Dans quelques éléments la
masse nucléaire contient des amas condensés de substance chro-

matique fortement colorée en bleu. — *b*. Mêmes éléments avec noyau foncé, nettement réticulé, formant une masse unique, arrondie, remplissant parfois presque tout l'élément (*b*). — *c*. Éléments plus nettement hémoglobiques, à noyau plus condensé, mais lobulé ou divisé en deux masses distinctes reliées ou non par des tractus de matière chromatique (*c, c*). Quelques éléments sont eux-mêmes en voie de division indirecte comme le noyau et offrent une forme de sablier ou bien sont déjà presque complètement séparés en deux éléments distincts (*d, d*). Les lobes du noyau sont en nombre variable; on en compte jusqu'à sept reliés entre eux par des tractus. — *d*. Enfin les préparations renferment à côté de ces formes karyokinétiques des hématoblastes nucléés ordinaires, à noyau unique très condensé et à disque hémoglobique ayant pris une teinte verdâtre comme les globules rouges légitimes. On remarque d'ailleurs le même aspect du disque dans quelques éléments à noyau lobulé, mais très condensé (*f*) ;

2° Dans les préparations faites par double coloration, les noyaux sont rétractés et autour d'eux règne une rigole claire, qui paraît être une fente séparant le noyau de la partie protoplasmique (*g, g*).

— En raison de ces modifications du sang chez un enfant atteint d'hypertrophie de la rate et du foie, il est difficile de mettre en doute la leucocythémie. La mère devait ramener régulièrement son nourrisson à notre consultation; elle n'en a rien fait. Cette observation reste donc incomplète. Elle n'en est pas moins intéressante à divers titres.

Tout d'abord c'est un exemple de maladie très rare à cet âge, car on ne connaît guère jusqu'à présent que 4 à 5 cas de leucémie observée chez des enfants de moins d'une année.

D'autre part, ce fait clinique semble établir que la lésion leucémique du sang présente, ou tout au moins peut présenter, chez les nouveau-nés, des caractères particuliers. En effet, le chiffre des globules blancs (environ 30 000) est relativement faible; c'est celui qu'on observe communément dans les cas de leucocytose. Il a même moins de signification, dans l'espèce, que s'il s'agissait d'un malade adulte, le nombre des globules blancs étant assez élevé chez les enfants allaités. L'altération du sang est donc presque uniquement caractérisée par l'existence de nombreux globules rouges à noyau. On remarquera, de plus, que la plupart de ces éléments offrent les apparences de la karyokinèse, telle qu'on l'observe habituellement dans les hématoblastes nucléés de la moelle fœtale ou embryonnaire, tandis que chez l'adulte les globules rouges à noyau du sang sont presque toujours complètement développés et à noyau unique, condensé.

Ces formes karyokinétiques ne doivent pas être considérées comme la preuve d'une multiplication des globules rouges à noyau dans le sang lui-même. Il est très probable qu'elles ont pris naissance dans les organes hématopoiétiques et qu'elles ont pénétré dans le sang à divers stades de leur évolution, par suite des lésions leucémiques de ces organes.

CHAPITRE VI

TOXÉMIES.

On doit réserver le nom de toxémies (intoxications du sang) aux actions produites par les substances toxiques ou médicamenteuses qui, en pénétrant dans le sang par diverses voies, altèrent la constitution anatomique ou les propriétés physiologiques de ce liquide. Si l'on comprenait dans cette étude toutes les modifications du plasma sanguin dues à la présence de substances toxiques, on serait entraîné à y faire entrer tous les empoisonnements, puisque les substances toxiques ne peuvent déterminer des phénomènes généraux qu'à la condition de passer par le sang.

Cette question, même ainsi limitée, est néanmoins très vaste, car on connaît aujourd'hui un grand nombre de poisons du sang, et on commence à soupçonner l'existence de beaucoup d'autres.

Suivant la manière dont ces substances agissent on peut diviser les toxémies en quatre groupes principaux :

1° *Asphyxie simple.* — Suspension de l'hématose par privation d'air respirable, d'où diminution d'oxygène, surcharge en CO_2. C'est le type classique de l'asphyxie, qui à la rigueur pourrait être rejeté du cadre des intoxications. Il vaut mieux l'y conserver ici pour indiquer que la respiration de tous les gaz inertes, incapables de former de l'oxyhémoglobine, sont des poisons agissant de la même manière que la privation d'oxygène.

2° *Asphyxie toxique.* — Ce genre d'asphyxie est celui que provoquent tous les corps capables de faire naître un composé hémoglobique impropre à l'hématose. C'est le groupe le plus important par le nombre des agents qu'il renferme et en même temps le plus intéressant au point de vue pratique.

3° *Action toxique par destruction des globules rouges.* — Un certain nombre de toxiques ont la propriété d'altérer anatomiquement les globules rouges et d'en hâter la destruction sans modifier sensiblement la constitution et les propriétés de l'hémoglobine. Ce sont, en quelque sorte, des déglobulisants simples, tandis que certains corps du précédent groupe sont à la fois (chlorates, par ex.) des déglobulisants et des altérants de l'hémoglobine. Au plomb, qui est connu depuis longtemps comme le type principal des agents déglobulisants, on peut ajouter d'autres substances qui ont été tout récemment l'objet de recherches intéressantes (par ex. la toluylendiamine).

4° *Action toxique par formation de concrétions par précipitation et par suite d'embolies.* — J'indique ici la place que devront occuper les substances capables de déterminer dans le sang des lésions analogues à celles qui résultent de l'injection de certains sérums et sangs étrangers. Les expériences que j'ai entreprises avec ces liquides tendent, en effet, à démontrer que les concrétions par précipitation sont sous la dépendance d'une action chimique. Il est donc très probable qu'on découvrira des substances capables de provoquer des concrétions par précipitation. D'ailleurs, il est déjà permis de penser que les lésions hémorragiques consécutives aux morsures des serpents venimeux se rattachent à un processus analogue. Les hémorragies de l'empoisonnement par le phosphore sont peut-être de même ordre.

On doit faire entrer dans la même section les adultérations du plasma par des substances capables de retarder ou même d'entraver la coagulation du sang. Les expériences faites avec la peptone prouvent qu'il existe de telles substances et nous verrons bientôt que l'organisme lui-même semble en produire dans certaines conditions (voir plus loin la description de l'état du sang dans l'hémophilie).

Enfin, je dois rappeler que dans les expériences exécutées par les toxicologistes, pour étudier les effets des médicaments ou des toxiques par la voie des injections intra-veineuses, il n'est pas rare de voir survenir des altérations assez notables du sang et particulièrement de petites concrétions qui ont une tout autre origine que les précédentes. Elles sont dues, en effet, à la précipitation des matières albuminoïdes, soit par la substance injectée, soit par le véhicule dans lequel elle est dissoute (alcool par ex.). Malgré cette action chimique sur le sang, comme les doses employées sont minimes, relativement à la masse totale du sang, les altérations du sang suscitées par ces expériences sont rarement assez prononcées pour altérer sensiblement les résultats de l'observation.

§ 1. — ÉTUDE EXPÉRIMENTALE DE QUELQUES AGENTS PRODUCTEURS DE MÉTHÉMOGLOBINE.

Le moment ne me paraît pas encore venu de tracer d'une manière didactique l'histoire des toxémies. Je me bornerai à faire ici un exposé succinct de mes principales expériences sur ce sujet. Elles ont porté sur les agents du deuxième groupe et particulièrement, parmi ceux-ci, sur les corps producteurs de méthémoglobine. Ce sont, en quelque sorte, les pièces justificatives des conclusions que j'ai cru pouvoir formuler à propos de l'anatomie pathologique générale du sang (p. 368). J'y annexerai quelques courtes remarques sur l'anémie saturnine.

A. Expériences sur le nitrite d'amyle. — Richardson a reconnu, en 1865, que le nitrite d'amyle entrave l'oxydation du sang, et, en 1871, Horatio Wood a montré que le sang veineux, traité par le nitrite d'amyle, perd la propriété de rougir au contact de l'air.

Mais déjà, en 1869, Gamgee avait reconnu que cette action appartient à tous les nitrites et que le sang, dont la couleur est changée par ces agents, présente des caractères spectroscopiques particuliers. En 1875, Rabuteau attribua à ces nitrites la propriété de transformer l'hémoglobine en hématine acide, et il expliqua leurs effets toxiques par cette altération du sang.

Bientôt après, MM. Jolyet et Regnard (1876) constatèrent que les inhalations de nitrite d'amyle réduisent dans une forte proportion la capacité respiratoire du sang. Ils virent, de plus, que cette action est temporaire et bientôt suivie d'un retour du sang à l'état normal (1).

C'est à Giacosa (1879) que revient le mérite, croyons-nous, d'avoir reconnu que la matière formée par l'hémoglobine n'est pas de l'hématine, mais de la méthémoglobine (2). Mais aucun des auteurs qui se sont occupés de cette question n'a su distinguer les propriétés qui appartiennent en propre à l'hémoglobine globulaire, propriétés qui, seules, expliquent la marche des phénomènes et l'innocuité relative des inhalations de nitrite d'amyle.

1° *Action sur le sang issu du corps.* — Quand on ajoute directement au sang une petite quantité de nitrite d'amyle, il se produit immédiatement une action chimique des plus énergiques. Le sang s'altère, devient noirâtre, puis brunâtre et en même temps un peu trouble par suite de la précipitation partielle des matières albuminoïdes.

Dans ces conditions, on constate immédiatement au spectroscope les caractères de la méthémoglobine; mais il reste toujours une certaine proportion d'oxyhémoglobine quand on n'ajoute au sang qu'une petite quantité de l'agent toxique. Il se produit peut-être aussi dans ces conditions une petite proportion d'hématine.

A l'aide de l'analyse des gaz on constate à la fois une légère réduction du CO^2 et une diminution très notable de la capacité respiratoire.

Deux exemples suffiront.

Expérience I. — *27 septembre 1882.* — Sang de chien défibriné après agitation à l'air, l'analyse des gaz donne par 100 centimètres cubes (tous les chiffres seront rapportés comme d'habitude à ce même volume) :

$$CO^2 = 41 \qquad O = 18,5 \qquad Az = 3.$$

A 20 centimètres cubes de ce sang on ajoute 5 gouttes de nitrite d'amyle. On voit bientôt au spectroscope une bande nette dans le rouge.

Nouvelle analyse :

$$CO^2 = 27,5 \qquad O = 4 \qquad Az = 3.$$

A 40 centimètres cubes du même sang, on ajoute 5 gouttes de nitrite d'amyle. Même réaction spectrale à peu près. Nouvelle analyse :

$$CO^2 = 39 \qquad O = 9 \qquad Az = 2,5.$$

(1) JOLYET et REGNARD, Note sur les modifications apportées dans les produits de la respiration et sur le sang par les inhalations de nitrate d'amyle (*Comptes rendus de la Soc. de biologie*, 17 juin 1876).

(2) E. GIACOSA, *Arch. per la sc. mediche*, 1879.

Expérience II. — 28 décembre 1882. — Sang de chien défibriné. Analyse des gaz après agitation à l'air :

$$CO^2 = 42 \qquad O = 17 \qquad Az = 3.$$

À 20 centimètres cubes du même sang, on ajoute une goutte de nitrite d'amyle. Réaction spectrale nette. Analyse des gaz :

$$CO^2 = 34 \qquad O = 8 \qquad Az = 3.$$

On laisse un mélange semblable au repos pendant 1 h. 25, puis on y fait passer un courant d'oxygène. Analyse des gaz :

$$CO^2 = 35 \qquad O = 7 \qquad Az = 3.$$

L'action du nitrite s'est un peu accentuée et toute la portion de méthémoglobine formée est impropre à fixer l'oxygène.

Pour imiter les effets produits par les inhalations de nitrite d'amyle, on a fait, dans diverses expériences, passer un courant de vapeurs de nitrite d'amyle dans un récipient contenant du sang et agité à maintes reprises.

Expérience III. — 10 janvier 1883. — Sang de chien défibriné. Analyse des gaz après agitation à l'air :

$$CO^2 = 34 \qquad O = 16 \qquad Az = 2,5.$$

On introduit une certaine quantité de sang dans un ballon où viennent se rendre des vapeurs de nitrite d'amyle et on agite le ballon. Le sang noircit manifestement, mais au bout de cinq minutes il ne donne pas encore de réaction spectrale.

On l'agite à l'air, puis on analyse les gaz :

$$CO^2 = 33 \qquad O = 16 \qquad Az = 2,5.$$

Bien que le sang soit devenu foncé, il n'y a pas encore de modification dans la capacité respiratoire. Il paraît donc se produire tout d'abord une réduction partielle de l'oxyhémoglobine.

En maintenant pendant plus longtemps le sang en contact avec les vapeurs de nitrite d'amyle, on parvient à obtenir une transformation partielle de l'hémoglobine et l'on trouve alors une diminution plus ou moins notable de la capacité respiratoire, comme dans les expériences précédentes.

Le sang ainsi méthémoglobinisé ne présente aucune altération anatomique sensible. Si l'on en conserve dans un tube à essai, pendant plusieurs heures, on voit se former à la surface de la couche des globules rouges, un sérum parfaitement normal. On peut s'assurer également, à l'aide de la numération des hématies, que les vapeurs de nitrite d'amyle, même à hautes doses, ne détruisent aucun élément.

Lorsqu'on conserve dans un vase du sang défibriné, méthémoglobinisé par les vapeurs de nitrite d'amyle, ce sang présente le lendemain une coloration vineuse. Il ne contient plus de méthémoglobine, mais bien de l'hémoglobine qui, par agitation à l'air, se transforme immédiatement en oxyhémoglobine.

Cette expérience, maintes fois répétée, a toujours donné le même résultat.

Il n'en est plus de même lorsque le sang est dissous.

Qu'on dilue le sang après y avoir provoqué la formation de méthémoglobine, ou bien qu'on opère sur du sang préalablement dilué ou encore sur du sang dissous par congélation, dans tous ces cas, la méthémoglobine persiste jusqu'à ce que la putréfaction du sang reproduise de l'hémoglobine.

Expérience IV. — 17 janvier 1883. — On met du sang défibriné dans un matras que l'on fait traverser par un courant de vapeurs de nitrite d'amyle jusqu'à ce que le sang renferme une forte proportion de méthémoglobine. Pendant le cours de l'opération on prend des échantillons de sang pur et de sang dilué pour les examiner immédiatement et ultérieurement. On a ainsi une série de tubes que l'on conserve au frais. Ceux de sang pur servent les jours suivants à faire d'autres préparations de sang dilué.

Cette expérience conduit à examiner, outre un tube de sang témoin, 24 tubes de sang pur ou de sang dilué.

Relevons seulement les principaux résultats. Au bout de quelques minutes la couleur du sang étant à peine modifiée, le sang pur ne présente aucune réaction spectrale ; dans le sang dilué, même en couche épaisse, on n'aperçoit pas non plus la moindre trace de méthémoglobine.

Le lendemain ce sang dilué présente une trace de raie dans le rouge ; cette réaction va en s'accentuant pour devenir très forte au bout de deux jours.

Au moment où le sang du matras présente, à l'état pur, une réaction spectrale bien caractéristique, on en met une certaine quantité dans un tube à essai qui est bouché hermétiquement et dans un autre tube on en fait une dilution.

Le lendemain dans le sang pur l'hémoglobine est réduite, et par agitation à l'air on obtient de l'oxyhémoglobine. On fait une dilution de ce sang. Dans le sang dilué la veille, la méthémoglobine a augmenté encore et les bandes de l'oxyhémoglobine sont presque effacées. Vingt-quatre heures plus tard, la dilution faite la veille avec le sang qui était redevenu en apparence normal présente une légère bande de méthémoglobine qui va en s'accusant les jours suivants.

Les faits précédemment énoncés sont donc confirmés. On voit, en outre, qu'au moment où le sang pur ne présente pas encore la bande de la méthémoglobine, il contient assez de nitrite pour s'altérer, lorsqu'on le dilue, au bout d'un certain nombre d'heures ; que, de plus, la réduction de la méthémoglobine dans le sang pur, fortement altéré, se fait en présence d'une quantité suffisante de nitrite pour qu'une dilution de ce sang donne au bout de quelques heures une forte réaction spectrale.

Il existe donc des différences fondamentales entre les propriétés du sang pur et celles du sang dilué.

Les solutions d'hémoglobine obtenues par congélation du sang se comportent comme le sang étendu d'eau.

Expérience V. — 30 janvier 1883. — On fait congeler plusieurs fois jusqu'à dissolution de l'hémoglobine une certaine quantité de sang de chien défibriné. Cette solution d'hémoglobine donne à l'analyse des gaz :

$$CO^2 = 13 \qquad O = 10,5 \qquad Az = 2,5.$$

Ce sang dissous est mis dans un matras à travers lequel on fait passer un courant de vapeurs de nitrite d'amyle. Il noircit, puis présente la réaction de la méthémoglobine. Nouvelle analyse des gaz :

$$CO^2 = 13 \qquad O = 6,5 \qquad Az = 2,5.$$

Le lendemain, cette solution du sang est encore plus altérée que la veille ; Nouvelle analyse :

$$CO^2 = 16 \qquad O = 2 \qquad Az = 2,8.$$

Les jours suivants, sous l'influence de la putréfaction, la méthémoglobine disparait peu à peu pour redonner de l'hémoglobine réduite (disparition de la bande dans le rouge ; bande de Stokes).

Ces réactions obtenues *in vitro* sont très intéressantes, car elles correspondent exactement aux faits observés sur le sang vivant.

2° *Effets des inhalations de nitrite d'amyle.* — Pour étudier les effets produits sur le sang lorsqu'on emploie le nitrite d'amyle en inhalations chez l'homme, j'ai fait des expériences sur le chien en versant du nitrite d'amyle sur une compresse épaisse, disposée en cornet dans lequel était introduit le museau de l'animal. Il s'agissait d'imiter le procédé employé chez l'homme tout en sachant bien qu'il est impossible, dans ces conditions, de mesurer d'une manière rigoureuse la quantité de médicament pénétrant ainsi dans l'économie.

Voici d'abord quelques expériences faites avec des doses modérées.

Expérience VI. — 29 décembre 1882. — Chien de 6 k. 590 saigné par la fémorale (1). Analyse des gaz :

(1) Toutes les prises de sang ont été de 50 centimètres cubes ; elles ont servi à deux analyses par chaque échantillon.

$$CO^2 = 29 \qquad O = 18,5 \qquad Az = 2,5.$$

On fait inhaler à l'animal 3 gouttes de nitrite d'amyle.

Les muqueuses se congestionnent, deviennent sombres, mais le sang pris à l'oreille (examiné au spectroscope à l'état pur et dilué) ne présente aucune trace de méthémoglobine. Nouvelle saignée ; nouvelle analyse :

$$CO^2 = 29 \qquad O = 16 \qquad Az = 3.$$

Une heure après, troisième prise de sang :

$$CO^2 = 27 \qquad O = 16 \qquad Az = 2,5.$$

La diminution de l'oxygène est due à la légère anémie produite par les prises de sang.

Expérience VII. — *4 janvier 1883.* — Chien de 13 kilogrammes ayant déjà servi à d'autres expériences et un peu anémié.

Première prise de sang. Analyse :

$$CO^2 = 34 \qquad O = 16 \qquad Az = 2,5.$$

Inhalation de 3 gouttes et après quelques instants de 2 autres gouttes (au total 5). Muqueuses fortement congestionnées par un sang noirâtre.

Pas de méthémoglobine dans le sang.

Nouvelle prise ; nouvelle analyse :

$$CO^2 = 33,5 \qquad O = 16,5 \qquad Az = 2,5.$$

Les effets de l'inhalation se dissipent rapidement. Au bout d'une demi-heure, troisième prise de sang ; analyse :

$$CO^2 = 32,5 \qquad O = 13,5 \qquad Az = 2,5.$$

La valeur chromométrique s'est affaiblie de 2,7 p. 100.

D'autres expériences faites avec des doses modérées, jusqu'à 12 à 15 gouttes en une demi-heure, donnent des résultats semblables, bien qu'on suscite ainsi à un haut degré les effets habituels des inhalations : augmentation dans le nombre des respirations, congestion et cyanose des muqueuses, agitation, plaintes, puis sédation avec léger abaissement thermique.

Il faut arriver à des doses très fortes pour obtenir la réaction caractéristique de la méthémoglobine.

Pour être bref, je ne rapporterai qu'une expérience de ce genre.

Expérience VIII. — *13 janvier 1883.* Chienne affaiblie par des saignées antérieures. Poids 9 k. 500. Temp. rect. 39°,1.

Première prise de sang par fémorale. Analyse :

$$CO^2 = 37,6 \qquad O = 14,8 \qquad Az = 2,4.$$

Inhalation de 10 gouttes ; puis, quelques minutes après, de dix autres gouttes. Cyanose très marquée. Temp. 37°,4. On ajoute encore 5 gouttes et au bout de quelques minutes 6 gouttes, puis 10 gouttes pour terminer.

en tout 41 gouttes). L'animal se refroidit (il est attaché depuis près d'une heure). Temp. 37°.

Deuxième prise de sang. Ce sang est noir et présente manifestement la raie de la méthémoglobine ; il ne rougit pas par agitation à l'air. Analyse :

$$CO^2 = 28,8 \qquad O = 3,6 \qquad Az = 2,4.$$

Une demi-heure plus tard, troisième prise. L'animal est resté attaché, sa température est tombée à 36°,2.

Ce sang est encore méthémoglobinisé ; agité à l'air il ne rougit pas. On le conserve ; on a pris en outre un peu de sang pur au moment de la deuxième saignée et on fait des dilutions de ces divers sangs.

Le lendemain le sang défibriné ne contient plus de méthémoglobine et rougit par agitation à l'air.

Le sang pur, non défibriné, qui était méthémoglobinisé après inhalation, s'est coagulé normalement. Le caillot dense est surmonté d'un sérum absolument limpide sans trace de matière colorante. Le caillot résistant se dilacère difficilement dans l'eau, il donne une solution d'oxyhémoglobine, totalement dépourvue de méthémoglobine.

Les dilutions de sang des deuxième et troisième prises présentent, au contraire, une forte bande de méthémoglobine qui persiste les jours suivants jusqu'à putréfaction du sang.

La solution faite avec le caillot donne au bout d'un jour une légère bande dans le rouge ; mais on trouve la même réaction dans un tube témoin, conservé depuis le même temps, la putréfaction commençante donnant lieu à une formation de méthémoglobine. Le chien s'est promptement remis malgré sa faiblesse.

L'examen microscopique du sang des animaux soumis aux inhalations montre que, malgré la production de méthémoglobine dans les globules rouges eux-mêmes, ceux-ci ne sont pas modifiés.

Seules, les doses excessives et mortelles entraînent des déformations globulaires et peut-être la dissolution d'un petit nombre d'éléments. La numération des éléments du sang confirme le fait relatif à l'innocuité des doses médicamenteuses.

Expérience IX. — 12 janvier 1883. — Un chien de 8 kilogrammes a été soumis en quatorze jours à douze séances d'inhalation de vapeurs de nitrite, à la dose de 10 gouttes par séance, ce qui ferait pour un homme de 60 kilogrammes la dose énorme de 75 gouttes. Il a continué à se bien porter et la numération des éléments du sang, faite chaque jour, a fait voir qu'il ne s'est produit aucune anémie. Cependant avec cette dose de 10 gouttes le sang présente, en couche épaisse, une légére bande dans le rouge.

Lorsqu'on fait respirer très rapidement à un chien de poids moyen une dose d'environ 50 gouttes, on détermine la mort de l'animal. Je rapporterai pour terminer une de ces dernières expériences.

Expérience X. — 12 mars. — Chien de 13 k. 200. T. r. 40°,2. Inhalation de
5 gouttes versées sur une compresse placée au fond d'un cornet à respiration. Au bout de 10 minutes, une couche de sang très épaisse présente déjà
une légère bande dans le rouge. 5 nouvelles gouttes, la réaction du sang est
un peu plus manifeste. 10 nouvelles gouttes ; puis tous les dix minutes on
ajoute 10 gouttes. Vers la 30° goutte, agitation très prononcée, veines gonflées, peau violette ; il faut toujours une couche épaisse de sang pour apercevoir la réaction.

Pendant la respiration de 35 à 45 gouttes, convulsions, défécation, respiration irrégulière, le sang est devenu tout à fait jaune brunâtre, la bande de
méthémoglobine est visible dans une préparation faite en couche mince. A
55 gouttes, convulsions plus fortes, vomissements répétés. A 65 gouttes, convulsions encore plus fortes, urination, l'animal est agonisant et comme as-
phyxié.

A ce moment le sang étalé en couche mince ne donne qu'une raie faible,
ce qui prouve qu'il doit être toujours examiné en couche assez épaisse. Il
est tout à fait noirâtre.

Les variations de température notées pendant l'expérience sont les suivantes.

Au bout d'une demi-heure 39°,4, au bout de quarante-cinq minutes 39°,3 ;
au bout de soixante minutes, après période de convulsions et vomissements,
39°,7. Pendant l'agonie, au bout d'une heure et quart d'inhalation, 39°,5.
Immédiatement après la mort chute rapide à 38°,4 et 38°.

Autopsie immédiate. Masse intestinale pâle dans toutes ses parties. Estomac
encore rempli d'aliments malgré les vomissements. La muqueuse du tube
digestif est pâle comme la surface extérieure. Rate peu colorée et exsangue.
Foie, au contraire, gorgé de sang noir s'écoulant en abondance sur les coupes.
Même état des reins.

Poumons presque exsangues comme la rate. Le sang est noir, semble épais
et répand une forte odeur de nitrite d'amyle.

On a fait pendant le cours de l'expérience diverses prises de sang pur,
de sang défibriné et de sang dilué.

Dans les tubes de sang pur la méthémoglobine a disparu, le lendemain,
sauf dans les échantillons recueillis pendant l'agonie et après la mort où on
en voit seulement des traces.

Le sang pris sur le cadavre et coagulé est surmonté de sérum un peu
jaune sale, qui donne en couche épaisse la réaction spectrale de la méthémoglobine.

Dans toutes les solutions de sang dilué, la raie très manifeste va en s'accentuant les jours suivants jusqu'à putréfaction.

Pendant ce temps l'hémoglobine se régénère peu à peu dans tous les tubes de sang pur ; elle apparaît, au contraire, au bout de quelques heures dans
les solutions faites avec les caillots du sang coagulé des diverses prises.

La régénération de l'hémoglobine s'est faite plus rapidement dans les
échantillons de sang défibriné que dans le sang pur coagulé.

Les réactions spectrales du sang traité par le nitrite d'amyle
sont analogues à celles du sang méthémoglobinisé par le ferricyanure de potassium et représentées fig. 67, III, p. 361.

— En résumé, les vapeurs de nitrite d'amyle ont la propriété d'attaquer l'hémoglobine globulaire sans détruire les hématies. C'est à cause de cette particularité que leurs effets sont temporaires et relativement peu redoutables, l'hémoglobine globulaire se débarrassant aisément de la méthémoglobine formée sous l'influence du médicament.

Bien qu'à cet égard les globules rouges du sang mort, conservé hors de l'organisme, se comportent exactement comme ceux du sang vivant, il est certain que le mouvement du sang et le jeu de la respiration facilitent le retour des hématies à leur état normal et la disparition des effets médicamenteux.

— Le nitrite d'amyle est le type des agents de la première classe (voir p. 366). Parmi les corps de la seconde classe, il serait difficile de trouver une substance plus active que le permanganate de potasse.

Ce corps produit, en effet, à très petites doses et immédiatement de la méthémoglobine, qu'il soit mis en contact avec le sang complet ou avec le sang dilué ; il est en même temps destructeur des hématies.

Mais le permanganate de potasse étant très toxique sous d'autres rapports encore et d'ailleurs inusité à l'intérieur, il est plus intéressant d'étudier un type atténué, représenté par le nitrite de sodium.

B. Expériences sur le nitrite de sodium. — Lorsqu'on ajoute à du sang défibriné une quantité de nitrite de sodium, même très faible, un certain nombre de globules rouges sont détruits et, au bout de quelques heures de repos dans un vase, le sang est surmonté de sérum brunâtre renfermant de la méthémoglobine.

Les globules déposés sont moins fortement altérés ; ils peuvent se réoxygéner à l'air, mais imparfaitement. Examiné en couche suffisamment épaisse, ce dépôt globulaire laisse voir une bande caractéristique dans le rouge.

Le sang dilué, traité de même, présente bientôt de la méthémoglobine, puis peu à peu toute l'hémoglobine se transforme.

On obtient ainsi une réaction spectrale un peu différente de celle que nous connaissons (voir p. 361, fig. 67, III). Cette dernière est celle que donne une solution de sang traité par le ferricyanure de potassium, solution dont la réaction est légèrement acide. En traitant une solution de sang par le nitrite de soude, la réaction

est légèrement alcaline et l'on observe les différences suivantes.
La bande dans le rouge, située entre C et D, est presque la
même, peut-être un peu moins foncée ; les bandes de 100 à 105 et
de 115 à 120 sont sensiblement plus marquées, cette dernière surtout. Mais ce qui est plus particulier, c'est que la bande de 130 à
140, qui est commune avec celle de l'hématine, disparaît pour être
remplacée par une ombre faible qui va en s'accentuant progressivement jusqu'à l'extrémité droite du spectre. Ces différences
paraissent tenir à ce fait que la méthémoglobine en solution alcaline produit un spectre différent de la même substance en solution neutre ou légèrement acide.

Les expériences suivantes donneront des renseignements suffisants, relativement aux effets produits sur le sang circulant dans
l'organisme.

Expérience I. — 3 février 1883. — Chien de $8^{kil},500$.
Première prise de sang. Analyse :

$$CO^2 = 33 \qquad O = 16 \qquad Az = 2,5.$$

On injecte par la saphène $0^{gr},50$ de nitrite de sodium dissous dans 4 centimètres cubes d'eau distillée. Légères convulsions cloniques, agitation.

Cinq minutes après l'ingestion, deuxième prise de sang.

Ce sang est noir et présente en couche épaisse une bande caractéristique
dans la région du rouge. Analyse :

$$CO^2 = 34 \qquad O = 11 \qquad Az = 2,5.$$

Une heure après l'injection on prend un peu de sang ; il paraît encore plus
noir et présente toujours la réaction spectrale ; la saignée est insuffisante
pour qu'on puisse faire une analyse des gaz.

L'animal très abattu ne se tient plus debout.

Il s'est bien remis les jours suivants.

A chaque prise de sang on a conservé du sang pur et du sang dilué.

Dans le sang pur la réaction est allée en s'affaiblissant les jours suivants,
sans disparaître complètement. Mais les dilutions successives de ces échantillons ont donné au bout de quelques heures une réaction très manifeste, qui
s'est accentuée progressivement.

Au bout de deux jours le sang pur de la deuxième prise ne présentait plus
de réaction, même en couche épaisse de sang dilué ; mais dans la dilution la
réaction spectrale devenait évidente au bout de quelques heures.

Expérience II. — 6 février. — Même chien, aujourd'hui du poids de
$8^{kil},350$.

Première prise de sang. Analyse :

$$CO^2 = 39 \qquad O = 15 \qquad Az = 2,5.$$

On injecte dans l'estomac 2 grammes de nitrite de sodium en solution.

Au bout d'un quart d'heure vomissement. Second vomissement après trente-cinq minutes. Les matières vomies renferment du nitrite.

Une heure et demie après l'ingestion, deuxième prise de sang. Ce sang est très altéré, noir et à réaction spectrale caractéristique. Analyse :

$$CO^2 = 38 \qquad O = 4 \qquad Az = 2,5.$$

L'animal est très malade; inspirations irrégulières comme convulsives, nausées, prostration.

Le lendemain le sang de la deuxième prise ne présente plus qu'une réaction spectrale faible, il rougit par agitation à l'air.

On reprend du sang (24 heures après l'expérience). Ce sang n'est plus altéré. Analyse :

$$CO^2 = 36 \qquad O = 11 \qquad Az = 2,5.$$

La valeur chromométrique du sang est amoindrie dans la même proportion que la diminution de l'oxygène.

Les injections sous-cutanées ont donné les mêmes résultats.

En résumé, l'altération du sang est plus profonde et plus persistante qu'après l'emploi des vapeurs de nitrite d'amyle. Cependant, quand la dose de nitrite de sodium n'est pas toxique, le sang se débarrasse, au bout d'un temps, variable avec la dose, de la méthémoglobine formée, ainsi que l'a vu de son côté mon ami M. Hénocque, dans une intéressante communication sur ce sujet (1). Mais le nitrite de sodium diffère des vapeurs du nitrite d'amyle par l'action destructive qu'il exerce à un certain degré sur les hématies. En pratiquant la numération des globules rouges chez les chiens soumis à l'usage de petites doses de nitrite de sodium, introduit par la voie stomacale, on constate, au bout de quelques jours, une diminution très notable des hématies, ce qui confirme l'hypothèse de la destruction d'un certain nombre de ces éléments, observée d'ailleurs *in vitro*.

Le nitrite de sodium est donc un médicament plus dangereux que le nitrite d'amyle employé en inhalations.

C. Matières diverses. — La *kairine* (chlorhydrate) a une action analogue à celle du nitrite de sodium : elle produit de la méthémoglobine et attaque sensiblement les hématies. Dans mes expériences, j'ai constaté que même à haute dose (2 grammes en injections sous-cutanées) on n'obtient pas de méthémoglobine dans le sang du lapin, tandis que chez le chien des doses beaucoup

_____

(1) A. Hénocque. Étude spectroscopique de l'action du nitrite de sodium sur le sang (*Comptes rendus des séances de la Soc. de biologie*, déc. 1883).

plus faibles, 0,50 pour un animal de 14 kilos, font apparaître très
rapidement de la méthémoglobine.

Cependant, en traitant directement le sang du lapin par une
petite quantité de kairine, on obtient assez vite de la méthémoglobine. Il faut d'ailleurs être prévenu qu'avec les agents
producteurs de méthémoglobine, les résultats varient suivant les
espèces animales et parfois même suivant les individus d'une
même espèce.

On peut encore ranger ici l'*acétanilide,* la *thalline,* l'*hydroquinone* et la *pyrocatéchine.* La première est celle qui altère le plus
le sang ; elle provoque une forte cyanose avant de transformer
l'hémoglobine et ne paraît altérer les globules rouges qu'à dose
relativement élevée. Il faudrait faire des numérations des éléments
du sang chez l'homme pour savoir jusqu'à quel point ces médicaments peuvent déterminer de l'anémie par destruction globulaire.
En tout cas, on obtient souvent par leur emploi des effets thérapeutiques manifestes avec des doses incapables de produire la transformation de l'hémoglobine en méthémoglobine.

D. Expériences sur les ferricyanures. — Parmi les corps de la
deuxième classe (p. 367) les ferricyanures sont ceux qui mettent
le mieux en évidence les différences qu'on observe entre les propriétés de l'hémoglobine globulaire et celles de l'hémoglobine
dissoute.

Expérience I. — 18 janvier 1883. — On prend du sang de chien défibriné
et on y ajoute un cristal, gros comme une lentille, de ferricyanure de potassium qui s'y dissout après agitation d'environ cinq minutes. Le sang reste
vermeil.

Dans un tube à essai on met du sang et du ferricyanure finement pulvérisé ; la dissolution s'opère et le sang conserve sa couleur normale. Au spectroscope les deux échantillons de sang montrent exclusivement les bandes
d'oxyhémoglobine.

Une préparation microscopique fait voir que les globules rouges sont un
peu altérés.

En versant quelques gouttes de sang contenant du ferricyanure en dissolution dans un tube plein d'eau, la transformation de l'hémoglobine est
presque immédiate et totale. Il y a peu de corps capables d'agir aussi rapidement sur le sang dilué. La réaction est la même lorsqu'on ajoute à du sang
préalablement dilué une petite quantité de ferricyanure.

Il résulte de cette première étude que le ferricyanure de potassium se dissout dans le sang pur sans détruire activement les globules et sans modifier l'hémoglobine ; qu'il suffit, au contraire,

d'ajouter quelques traces de ferricyanure à une solution d'hémoglobine ou inversement de dissoudre le sang contenant le ferricyanure dans l'eau, pour que l'hémoglobine abandonnée par les globules rouges se transforme en méthémoglobine.

Suite de l'expérience I. — On conserve le sang dans lequel on a ajouté du ferricyanure. Le lendemain il présente deux couches. Une supérieure de sérum coloré fortement en jaune brunâtre et une couche de globules rouges de coloration normale. Le sérum renferme de la méthémoglobine sans trace d'oxyhémoglobine.

En prenant avec précaution à l'aide d'une pipette une portion de la couche profonde des globules rouges on ne constate au spectroscope que les bandes de l'oxyhémoglobine. En versant un peu d'eau distillée dans cette préparation, on voit se produire immédiatement de la méthémoglobine tandis que l'oxyhémoglobine disparaît progressivement.

Cette expérience plusieurs fois répétée a toujours donné un résultat des plus nets.

Expérience II. — *29 janvier 1883.* — Dans une solution fraîche d'hémoglobine préparée le jour même par congélation on ajoute une très petite quantité de ferricyanure de potassium pulvérisé.

Instantanément la raie de la méthémoglobine apparaît dans la région du rouge; les traces d'oxyhémoglobine s'effacent progressivement.

La réaction persiste les jours suivants jusqu'à putréfaction du sang dissous.

Le ferricyanure de sodium agit exactement de la même manière que celui de potassium.

Ces corps peuvent donc traverser l'organisme, même en assez forte proportion, sans produire la moindre altération du sang. J'ai essayé de provoquer cette altération en diluant le sang avec de l'eau, de manière à faire agir la substance active sur de l'hémoglobine dissoute. Mes expériences sont encore incomplètes et devront être poursuivies; mais les résultats que j'ai obtenus sont néanmoins intéressants.

Le ferricyanure de potassium injecté dans le sang étant très toxique, j'ai fait porter ces recherches sur le ferricyanure de sodium.

Expérience III. — *8 mars 1883.* — Chien de 7 kilos. On lui injecte par une veine des membres 3gr,50 de ferricyanure de sodium dissous dans 15 grammes d'eau distillée, ce qui représente 0,50 par kil. du poids de l'animal. L'injection produit de la douleur. Cinq minutes après, première prise de sang. Ce sang paraît normal; on en dilue une petite quantité il ne se modifie pas. Coliques, diarrhée, agitation. Une demi-heure plus tard, deuxième prise de sang. Même résultat.

Le lendemain les sérums des échantillons de sang coagulé ne renferment pas de méthémoglobine ; il en est de même des dilutions de sang.

L'urine recueillie depuis l'injection ne contient pas d'albumine, le perchlorure de fer y fait apparaître un abondant précipité de bleu de Prusse.

Le sérum du sang des deux prises donne la même réaction. En y ajoutant une dissolution d'hémoglobine provenant du caillot, il ne se produit pas immédiatement de méthémoglobine ; celle-ci ne devient très abondante que le lendemain.

A l'aide du caillot on fait une dissolution d'hémoglobine et on y ajoute une trace de ferricyanure de sodium, pas de réaction de bleu de Prusse, bien qu'il se forme un peu de méthémoglobine. En augmentant la proportion de ferricyanure la raie de méthémoglobine devient très manifeste et la réaction du bleu de Prusse apparaît.

Il résulte de cette expérience que le ferricyanure de sodium introduit dans l'économie se transforme très rapidement en ferrocyanure sans altérer le sang, même lorsqu'on l'injecte directement dans les vaisseaux, tandis que cette transformation en s'opérant *in vitro* dans le sang dilué donne naissance à une forte proportion de méthémoglobine.

Lorsqu'on procède par injections sous-cutanées les résultats sont analogues.

Expérience IV. — 13 février 1883. — Chien très vigoureux du poids de 13^{kil},200. Injection sous-cutanée de 2 grammes de ferricyanure de potassium dans 4 grammes d'eau distillée. Au bout d'une demi-heure prise de sang. Ce sang paraît normal.

Examiné pur ou dilué, il ne renferme pas trace de méthémoglobine. Cependant au bout d'une demi-heure on voit apparaître dans le sang dilué une légère bande dans le rouge.

La réaction se confirme et s'accentue les jours suivants. Il restait donc encore quelques traces de ferricyanure dans le sang.

Une heure après (soit une heure et demie après l'injection), nouvelle prise de sang. Même examen.

Résultat négatif. Le sang dilué de cette seconde prise n'a présenté qu'au bout de quarante-huit heures une légère bande dans le rouge, attribuable peut-être à un commencement de putréfaction.

Il ne restait donc plus dans le sang, au bout d'une heure et demie, que des traces douteuses de ferricyanure.

Expérience V. — 15 février. — Même chien. On lui injecte dans la saphène 554 centimètres cubes d'eau distillée (soit le vingt-quatrième du poids du corps) et en même temps sous la peau une solution de 2 grammes de ferricyanure de potassium. Au bout d'une demi-heure première prise de sang. Au bout d'une heure (une heure et demie après l'injection), deuxième prise. Ces deux sangs sont en apparence normaux (examen spectroscopique).

Le chien urine de l'hémoglobine dissoute, sans méthémoglobine. Cette urine renferme du ferrocyanure; elle ne paraît pas contenir de ferricyanure.

Le lendemain le sang de la première prise est surmonté d'un sérum très coloré renfermant une proportion notable de méthémoglobine. Le sang de la deuxième prise ne donne pas de sérum, le caillot ne se rétracte pas. Le sang pur des deux prises conservé entre deux tubes rentrants l'un dans l'autre ne contient pas de méthémoglobine.

La seconde urine rendue ne renferme ni hémoglobine ni albumine.

On voit que malgré l'activité énorme de la substance *in vitro*, il ne s'est formé qu'une petite proportion de méthémoglobine dans le sang aux dépens de l'hémoglobine préalablement dissoute dans le plasma. Et cependant l'injection d'eau dans les veines a été assez abondante pour déterminer une hémoglobinurie passagère. La rapidité avec laquelle le ferricyanure se transforme en ferrocyanure doit être très grande, car cette urine hémoglobique ne donnait pas la réaction spectrale de la méthémoglobine, tandis qu'il suffit de la plus petite quantité de ferricyanure dans une solution d'hémoglobine pour que cette matière se transforme immédiatement.

E. Expériences sur les chlorates. — L'étude des chlorates est des plus intéressantes à tous égards; elle mérite d'autant plus d'attirer notre attention que l'emploi très précieux du chlorate de potasse a malheureusement donné lieu à un assez grand nombre de cas d'empoisonnement.

Tout en laissant ici de côté la partie historique, je ne puis me dispenser d'indiquer que la recherche sur la pharmacologie de ces corps comprend deux périodes. Pendant la première, on a admis, avec lsambert et Rabuteau, que les chlorates sont éliminés en nature.

Depuis, d'importants travaux poursuivis à l'étranger ont démontré que les chlorates subissent dans l'économie une réduction partielle et qu'ils sont à la fois producteurs de méthémoglobine et destructeurs des hématies. Il faut citer particulièrement les travaux de **Binz** (1), de **Marchand** (2), de von **Mering** (3) et de **Riess** (4).

(1) Binz, Ueber Reduction der chlorsäuren Kali (*Arch. für experim. Pathologie u. Pharmacologie*, Bd. X, S. 153, 1878 et *Vorlesungen der Pharmacologie*, 1886).

(2) F. Marchand. Ueber die Intoxication durch Chlorsäure Salze u. über das Methæmoglobin (*Arch. f. path. Anat. u. Phys.*, t. LXXVII, S. 455).

(3) J. von Mering. *Die Chlorsäure Kali*, Berlin, 1885.

(4) L. Riess. Ueber Vergiftung mit chlorsäurem Kalium (*Berlin. klin. Wochenschr.*, S. 786, 1882).

1° *Action sur le sang issu du corps*. — Les effets produits sur le sang par les chlorates sont très particuliers. Comme ils diffèrent un peu suivant les espèces de sang, je vais les décrire brièvement chez divers animaux.

Expérience I. — *10 février 1883*. — On ajoute à du sang défibriné de chien du chlorate de potasse en poudre. Ce sang pur ou dilué ne donne à l'examen spectroscopique que les caractères de l'oxyhémoglobine. Peu à peu le sang pur, aussi bien que la dilution sanguine, noircissent et renferment des proportions croissantes de méthémoglobine, de sorte que le 12 février toute l'hémoglobine est transformée, aussi bien dans le sang pur que dans le sang dilué. Le lendemain le sang pur, qui avait d'abord paru dissous, se prend en une masse gélatiniforme (gélification) dont la coloration rappelle celle de la gutta-percha.

Pendant ces transformations le sang a subi des modifications anatomiques remarquables. Il a commencé par se dissoudre et au bout de deux jours il était constitué par un liquide noirâtre (solution de méthémoglobine) dans lequel nageaient les stromas globulaires totalement décolorés. En préparant ce sang par voie sèche on obtient des stromas absolument débarrassés de matière colorante et ressemblant par addition d'iode ou d'hématoxyline à une simple membrane d'enveloppe.

La masse gélatineuse formée plus tard prend la consistance du blanc d'œuf très cuit, elle s'écrase très difficilement en formant des gouttelettes visqueuses, mais ne peut être dilacérée. Elle est constituée par des corpuscules sphériques grisâtres, jaunâtres, fortement accolés les uns aux autres, finement granuleux, sans structure appréciable. Autour de ces amas, on voit des éléments qui ressemblent à des globules rouges altérés, devenus insolubles dans l'eau.

En répétant plusieurs fois cette expérience sur le sang du chien, il est facile de distinguer trois phases dans la marche des phénomènes :

1° Dissolution de l'hémoglobine et mise à nu des stromas; 2° gonflement des stromas, qui deviennent d'abord vésiculeux et grisâtres; 3° résorption par les stromas de la méthémoglobine.

Les éléments ainsi reproduits sont en général plus globuleux et plus irréguliers; ils sont devenus remarquablement fixes et résistants aux réactifs qui attaquent les hématies légitimes.

On peut d'ailleurs suivre facilement au microscope l'action destructive que le chlorate de potasse exerce sur les globules rouges. Cette action est rapide et très intense.

Après diverses altérations de forme, les hématies se décolorent et le sérum devient fortement teinté par de l'hémoglobine qui paraît pure et reste ainsi pendant un certain temps avant de se transformer en méthémoglobine.

D'ailleurs le chlorate de potasse n'attaque pas non plus immédiatement le sang dissous par dilution avec de l'eau ou par congélation.

L'action exercée sur le sang humain est sensiblement la même; cependant la dissolution de l'hémoglobine et la mise à nu des stromas m'ont paru moins complètes qu'avec le sang du chien. Ce dernier est celui qui permet le mieux de suivre les trois phases précédemment indiquées.

Lorsque le chlorate de potasse agit sur le sang complet au sortir du vaisseau, il retarde et rend irrégulière la coagulation. Plus tard, le sang épaissi plutôt que coagulé se transforme directement, sans avoir donné de sérum, en masse gélatineuse et dense.

Cette matière gélatiniforme en laquelle le sang complet ou défibriné se transforme peu à peu, sous l'influence du chlorate de potasse, est à peu près complètement insoluble dans l'eau et remarquablement résistante à la putréfaction. Elle paraît due à un changement d'état des matières albuminoïdes des hématies, car le sérum du sang ne se gélifie pas sous l'influence des chlorates. C'est une sorte de tannage exercée par le chlorate lui-même, car le chlorure de potassium et le chlorure de sodium sont incapables de produire le même effet.

Le chlorate de potasse n'exerce pas la même action sur le sang des oiseaux que sur le sang des mammifères. Au lieu de faire sourdre l'hémoglobine au dehors des hématies, il la transforme peu à peu sur place en faisant acquérir aux éléments une remarquable résistance et une élasticité particulière.

Expérience II. — Voici une observation faite en 1883 sur le sang du canard.

Après l'action du chlorate de potasse le sang s'est gélifié (deuxième jour) comme celui des mammifères. Il forme une masse pâteuse que l'on peut diviser en grumeaux visqueux. Les grumeaux examinés au microscope sont constitués par des amas de globules rouges méthémoglobinisés, fortement accolés par l'interposition d'une matière granuleuse.

On parvient à dissocier quelques amas de globules dans du sérum de canard. Les hématies sont nettes, à noyau bien visible, à disque brunâtre, elles sont remarquablement régulières et ont conservé leurs dimensions normales.

Cependant lorsqu'elles sont vues de profil, le noyau est gonflé et sphérique.

En traitant par une solution d'hématoxyline les hématies se rétractent un peu, mais ne se dissolvent pas, la matière granuleuse interposée se colore assez vivement.

En soumettant les préparations à des chocs répétés et même à des compressions, les globules s'étirent, se déforment légèrement, puis reprennent leur aspect normal; ils sont devenus élastiques et remarquablement peu fragiles.

2° *Action des chlorates sur l'organisme.* — On sait que les chlorates absorbés dans l'estomac passent dans le sang en nature. Pour faire l'étude de leur action sur le sang, il est donc logique de les employer chez les animaux en injection intra-veineuse. Le chlorate de potasse étant toxique comme sel de potasse, en même temps que comme chlorate, j'ai choisi, pour ces expériences, le chlorate de soude, après m'être assuré que, d'une manière générale, son action est la même que celle du chlorate de potasse.

Lorsqu'on recherche tout d'abord quelle est la dose toxique de ce corps par kilogramme d'animal, on rencontre de sérieuses difficultés.

Cette dose varie, en effet, suivant les individus, et une certaine dose administrée à un même animal, après s'être montrée d'abord inoffensive, peut quelques jours plus tard, lorsque l'élimination de la première dose est complète, déterminer des accidents graves ou mortels.

Examinons d'abord les cas dans lesquels la mort a été rapide.

Expérience III. — *10 mars 1886.* — Chien de 15^{kil},600, vigoureux. On fait trois prises de sang à la veine auriculaire pour avoir des échantillons de sang normal.

A 3 h. 1/2 injection de 30 grammes de chlorate de soude dissous dans 100 grammes d'eau distillée (ce qui fait la très forte dose de 1^{gr},92 par kil.).

Au moment où le tiers de l'injection vient de pénétrer, l'animal s'arrête brusquement de crier et de respirer; il est frappé de stupeur. Peu à peu le rythme respiratoire redevient normal. On continue l'injection très lentement; elle est achevée en dix minutes. A peine détaché, l'animal roule à terre, il ne peut se tenir sur ses pattes; la respiration est haletante.

A 3 h. 55 (vingt minutes après la fin de l'injection) prise de sang par une veine fraîche. Ce sang ne contient pas de méthémoglobine. Vomissements et diarrhée; les matières renferment du chlorate. Urination fréquente : urine limpide, sans albumine, grande quantité de chlorate. En trois quarts d'heure on recueille environ 500 grammes d'urine. L'animal se couche sur le flanc, n'a pas la force de relever la tête dont le museau repose sur le sol; plaintes fréquentes. Depuis la fin de l'injection il présente des contractions fibrillaires dans tous les muscles et surtout dans ceux de la face; de temps à autre les trémulations sont presque aussi fortes que des convulsions. La langue et les muqueuses prennent une teinte noirâtre, foncée. Mort à 4 heures et demie.

Autopsie immédiate. Le sang qui s'écoule a une coloration noirâtre marron.

Examiné immédiatement au spectroscope, il présente la réaction de la méthé-moglobine mélangée avec une faible proportion d'oxyhémoglobine.

Tous les tissus ont la teinte noirâtre due à la méthémoglobine. Le cœur est arrêté en diastole; il renferme, ainsi que les gros vaisseaux, de gros caillots cruoriques noirs. Cependant le cœur contient en outre du sang liquide et il en est de même de la plupart des grosses veines.

A 5 heures l'échantillon de la deuxième prise de sang qui ne renfermait d'abord pas de méthémoglobine présente actuellement une bande carac-téristique.

Le lendemain toute l'hémoglobine de ce sang est transformée.

Cette expérience est typique, mais nous allons voir qu'une dose plus faible peut déterminer des effets semblables.

Expérience IV. — *19 mars.* — Chien de 14^{kil},200.

Prises de sang normal. A 3 h. 45, injection lente de 20 grammes de chlorate de soude pur dissous dans 75 grammes d'eau, faite en cinq minutes (1^{gr},40 par kilogr.).

Trois minutes après : prise de sang. Il est déjà un peu foncé, mais ne ren-ferme pas de méthémoglobine.

L'animal ne paraît pas incommodé tout d'abord; au bout de quinze à vingt minutes il est pris de vomissements et de diarrhée, de fréquentes mictions (300 grammes en quelques minutes); puis il se couche après avoir titubé. Au bout de vingt minutes : nouvelles prises de sang; il n'y a pas encore de mé-thémoglobine.

Une heure après l'injection l'animal est très malade : trémulation, puis rai-deur dans les muscles extenseurs; respiration irrégulière. Nouvelle prise de sang.

Cette fois il est fortement méthémoglobinisé, noir sale.

La respiration devient difficile, le chien pousse des plaintes et paraît souf-frir. Les muqueuses sont lie de vin. Défécation, convulsions, raideur des membres avec rejet de la tête en arrière. Mort une heure vingt minutes après l'injection.

Autopsie immédiate. Sang presque partout encore liquide, mais se coagule rapidement en masse.

Il est fortement méthémoglobinisé. Tous les organes sont noirâtres et gorgés de sang.

Au moment de la mort de l'animal, le sang de la première prise (au bout de trois minutes) ne renferme pas de méthémoglobine; celui de la seconde prise (vingt-cinq minutes après l'injection), qui ne renfermait pas tout d'abord de méthémoglobine, en contient actuellement.

On a fait plusieurs préparations de sang pur dans la cellule à rigole pour l'examen microscopique avec les deux sangs recueillis après l'injection et avec le sang frais du cadavre. Les globules rouges paraissent dans toutes être inaltérés.

Dans l'expérience suivante les mêmes faits se sont produits sous l'influence d'une dose beaucoup plus faible, habituellement mieux supportée.

Expérience V. — 9 avril 1888. — Chien de 9 kilos bien portant. Urine normale. Temp. rect. 40°. A 2 heures 1/2, injection de 5 grammes de chlorate de soude dissous dans 20 grammes d'eau distillée (soit 0,53 par kil.).

A 3 heures, prise de sang; rien d'anormal encore. L'animal detaché fait des efforts de défécation; trois mictions assez abondantes. Urine de couleur ordinaire. Tremblements, frissonnements, affaiblissement.

A 5 heures les muqueuses sont devenues noirâtres; le sang qui s'écoule de la plaie est tout à fait sombre.

A 6 heures et 1/2 l'animal est presque agonisant. Le sang présente une forte proportion de méthémoglobine, et au microscope il contient des globules rouges déjà altérés, mais non dissous.

Nouvelle prise de sang.

Mort dans la soirée.

Autopsie. — Elle ne peut être faite que le lendemain. Muqueuses noirâtres; veines sous-cutanées gorgées de sang noir, coagulé. A l'ouverture du corps, turgescence de tous les vaisseaux. Vessie pleine d'urine de couleur normale. Reins noirâtres, gorgés de sang. Il en est de même de tous les autres viscères.

La prise de sang faite hier ne donne pas de sérum.

Il résulte de ces expériences que les fortes doses de chlorate de soude injectées dans les veines entraînent la mort en très peu de temps, et qu'avant cette terminaison l'hémoglobine peut subir, sans qu'il y ait de destruction apparente des globules rouges, une transformation en méthémoglobine.

Le sang vivant réagit donc en présence du chlorate beaucoup plus rapidement que le sang mort issu de l'organisme. La transformation de l'hémoglobine en méthémoglobine exige, d'après les expériences de Gæthgens, de Binz et de von Mering, la réduction au moins partielle du chlorate. Il est logique d'admettre que cette transformation s'accomplit avec une rapidité beaucoup plus grande dans l'organisme qu'*in vitro*.

Ces expériences sont tout à fait typiques. Mais nous allons montrer maintenant que les doses mortelles ne déterminent pas toujours les mêmes altérations du sang.

Expérience VI. — 17 avril 1888. — Chien de 6 kilos rendu anémique par des expériences antérieures. Temp. rect. 39°,5. Prise de sang donnant beaucoup de sérum, comme dans toute anémie.

Injection par la saphène, de 1gr,50 de chlorate de soude, dissous dans 10 grammes d'eau (soit 0,25 par kil.).

Dix minutes après l'animal meurt après avoir présenté quelques mouvements convulsifs.

Autopsie presque immédiate. Le sang ne contient pas de méthémoglobine, il paraît normal. L'urine prise dans la vessie ne renferme pas de chlorate.

Le sang est déjà coagulé partout, mais incomplètement. Cœur gauche en systole, vide ; cœur droit en diastole, gorgé de sang.

Le lendemain, les échantillons de sang pris sur le cadavre ne contiennent pas encore de méthémoglobine.

Cette matière ne se forme que le surlendemain.

La mort paraît avoir eu lieu par action sur les centres nerveux et peut-être aussi sur les centres cardiaques. La résistance du chien a sans doute été diminuée par l'état anémique. Cependant nous rapporterons bientôt l'observation d'un animal également affaibli et anémique qui s'est montré, au contraire, remarquablement résistant.

Expérience VII. — 25 juin 1888. — Chien de 12 kilos ayant subi une saignée et une transfusion il y a un mois ; bien remis, paraît vigoureux.

Injection lente par la saphène de 9 grammes de chlorate de soude dissous dans 30 centimètres cubes d'eau distillée (soit 0,75 kilogr.). A peine détaché, l'animal est pris de titubation ; il semble avoir des hallucinations et cherche à mordre des objets imaginaires. Puis il s'affaiblit promptement, tombe et est pris de convulsions tétaniques. Il succombe un quart d'heure après l'injection.

Autopsie faite une heure après la mort.

Pas de méthémoglobine dans le sang. Celui-ci présente cependant une couleur noirâtre. Cœur rempli de caillots. Vessie vide. Poumons sains. Tube digestif fortement congestionné.

Dans ce cas encore, la résistance de l'animal a pu être diminuée par la saignée antérieure.

— Les effets produits par les doses fortes, non immédiatement mortelles, sont également assez variables et sans rapport étroit avec les quantités de chlorate injectées.

Comme premier exemple des expériences faites dans ces conditions, je choisirai l'observation d'un chien chez lequel les phénomènes toxiques ont ressemblé à ceux qui sont relevés dans les empoisonnements chez l'homme.

Ce fait étant très intéressant, je le transcrirai en détail.

*Expérience VIII. — 30 mars 1886. —*Chienne de 18 kilos. Très vigoureuse, grasse. Temp. rect. 39°. Prises de sang normal.

A 10 h. 1/2 injection lente de 9 grammes de chlorate, dissous dans 20 centimètres cubes d'eau distillée (0,50 par kilogr.).

A 10 h. 45, 11 h. 1/2, 2 h. 1/2, prises de sang. Les deux premiers échantillons de sang n'offrent rien de particulier ; le troisième est noir, chocolat. Il présente une assez forte proportion de méthémoglobine, visible dans le sang dilué aussi bien que dans le sang pur.

Dans une préparation microscopique du sang les globules rouges paraissent parfaitement normaux au point de vue structural, bien qu'ils aient la teinte des globules méthémoglobinisés. Le sérum n'est pas coloré ; il ne paraît pas y avoir encore de dissolution globulaire.

L'animal est abattu ; muqueuses couleur noir sale, comme le sang ; temp. rect. 39°,6.

Il rend 300 grammes d'urine acide, forte en couleur, renfermant des traces d'hémoglobine, riche en chlorate.

A 5 heures (six heures et demie après l'injection), sang encore plus méthémoglobinisé. Muqueuses encore plus sombres ; températ. 40°,6. Le chien, très abattu, tremble continuellement, il est somnolent. Au microscope on constate que les globules rouges sont un peu altérés ; quelques-uns semblent en voie de perdre leur hémoglobine.

A 6 h. 1/2, nouvelle prise de sang : mêmes constatations.

On examine tous les tubes de sang pur ou dilué.

Dans ceux des deux premières prises après l'injection (un quart d'heure et une heure) il n'y a pas encore de méthémoglobine ; les sérums déjà exprimés du sang coagulé contiennent de l'oxyhémoglobine en forte proportion.

31 *mars*, 9 heures. — 100 grammes d'urine depuis hier soir : alcaline, trouble, couleur jus de pruneaux. Au microscope : globules rouges très altérés, granulations colorées paraissant provenir du pigment sanguin, grand nombre de microbes. Au spectroscope, bandes de l'oxyhémoglobine, pas de bande dans la région du rouge. Il ne paraît pas y avoir de méthémoglobine ; mais hémoglobinurie et hématurie. Cette urine est encore riche en chlorate.

Trois nouvelles prises de sang. Celui-ci est moins noir, il ne présente de la méthémoglobine qu'en couche épaisse.

Au microscope : déformations globulaires considérables, nombreux globules décolorés, sérum teinté légèrement. Le chien est toujours abattu ; temp. rect. 39°,4.

A 5 heures, examen des prises de sang de la veille.

Les tubes témoins (avant l'injection) ne renferment que de l'oxyhémoglobine. Les tubes des prises faites après (quinze minutes et une heure) renferment actuellement de la méthémoglobine à l'exception de ceux dans lesquels le sang a été dilué. De sorte que la méthémoglobine s'est produite plus rapidement dans le sang pur. La même observation a été faite dans plusieurs autres expériences. Les sérums sont fortement colorés et contiennent une assez grande proportion de méthémoglobine.

Les urines recueillies depuis 9 heures du matin ont toujours les mêmes caractères ; cependant, dans un des échantillons sur cinq, il y a un dépôt glaireux et des traces de méthémoglobine. Il y a toujours du chlorate. La température reste à 39°,4. L'animal toujours abattu, somnolent, a mangé un peu.

A 6 heures, nouvelle prise de sang. La proportion de méthémoglobine diminue ; les altérations microscopiques des globules sont, au contraire, un peu plus prononcées.

1er *avril*, 9 heures du matin. Trois nouvelles prises de sang. Il n'y a plus que des traces de méthémoglobine. Urine moins noire, plus hématurique ; renferme cependant des traces de méthémoglobine. Elle est toujours alcaline. Même état du chien, temp. 37°,8.

A 2 heures, préparation microscopique. Sang très pâle, piles très irrégulières, petites, en îlots, composés de globules inégaux, déformés; augmentation du nombre des globules blancs, grand nombre de globules rouges libres, altérés; fibrine peu abondante.

Les altérations globulaires sont exactement les mêmes que dans les préparations faites *in vitro*. Quelques éléments sont agrandis et pâles; les plus nombreux sont rétractés, plutôt plissés, chiffonnés qu'épineux; les plus altérés sont presque réduits à un stroma rétracté. Dans le sérum, boules d'hémoglobine et granulations jaunâtres. La proportion des globules restés normaux est à peine d'un quart.

Animal toujours abattu, indifférent, mange à peine; temp. 37°,2.

Les matières fécales, les premières depuis l'opération, sont dures; elles renferment des globules rouges. Délayées et filtrées, elles présentent au spectroscope des traces nettes d'oxyhémoglobine et une très forte bande d'urobiline.

Les urines sont rares, présentent toujours les mêmes caractères; elles contiennent du chlorate.

Le chien est devenu ictérique; les muqueuses, les conjonctives surtout ont une couleur jaune safran toute particulière.

2 *avril*. — L'animal est toujours dans le même état, très faible, refroidi. Temp. 32°,8 le matin; 33°,2 à 1 heure.

Matières fécales presque nulles, ressemblant à du raisiné. Les caractères des urines sont les mêmes. Dans quelques échantillons on trouve de la méthémoglobine; dans la plupart de l'hémoglobine seulement.

L'état du chien s'aggrave; pouls 120; accès de dyspnée avec 48 respirations par minute; dans l'intervalle respiration ralentie.

Dans une préparation microscopique du sang pur, mêmes altérations qu'hier; quelques globules géants; le sérum n'est plus coloré.

Sur les préparations de sang sec, nombreux hématoblastes et globules nains; il y en avait déjà la veille; quelques rares globules rouges à noyau deviennent visibles par addition d'eau iodo-iodurée.

Le nombre des globules rouges est tombé à 2 030 500, ce qui représente pour le chien une anémie extrême.

L'animal meurt dans un accès de dyspnée.

Les urines, examinées chimiquement, contiennent des pigments biliaires et une petite quantité d'urobiline.

Autopsie faite immédiatement. Tous les tissus normalement blancs sont jaune safran; la peau est ictérique. *Rate* rigide, dure, pèse 375 grammes, elle est exsangue. *Vessie* distendue par des caillots fermes du poids de 150 grammes, de couleur olivâtre. Délayés dans l'eau ou dans l'alcool, ils donnent un liquide coloré par de l'hémoglobine et de l'urobiline; pas de réaction de Gmelin.

Au microscope ils sont constitués par des débris globulaires; ils devaient gêner beaucoup l'écoulement de l'urine. La muqueuse vésicale est le siège de nombreuses taches hémorragiques.

Estomac rempli d'une abondante matière glaireuse, très acide. La muqueuse paraît irritée, mais elle ne contient pas d'extravasations sanguines.

L'intestin renferme une matière noirâtre peu abondante, formée par du sang altéré; quelques rares taches purpurines disséminées.

Vagin sain. *Reins* noirâtres; ils pèsent chacun 50 grammes, capsule légèrement adhérente ; quelques caillots dans le bassinet. *Foie* un peu moins exsangue que les autres organes, poids 700 grammes. A la surface de la vésicule, suffusion hémorragique peu étendue. La bile est transformée en une matière analogue à du raisiné. Elle renferme de l'hémoglobine, des pigments et de l'urobiline. *Poumons* paraissant sains. *Cœur* arrêté en diastole. Toutes les cavités renferment des caillots cruoriques.

Il semble résulter de cette expérience qu'une dose de chlorate de soude de $0^{gr},50$ par kil. est insuffisante pour provoquer la mort immédiate ; mais qu'elle est capable, tout au moins, de déterminer un empoisonnement mortel avec formation de méthémoglobine et destruction globulaire. Il est loin d'en être toujours ainsi, et les différences individuelles qu'on peut observer sont vraiment très prononcées.

Le 20 juillet 1883, un petit chien bien portant résiste à une injection de $0^{gr},56$ par kil. d'animal.

Dans d'autres expériences, des chiens ont survécu après l'injection de doses s'élevant jusqu'à $0^{gr},75$ par kil., tandis qu'un de nos chiens dont l'observation vient d'être rapportée a succombé rapidement après une injection de $0^{gr},25$ par kil. Mais le fait le plus remarquable sous ce rapport concerne un chien ayant résisté à des doses supérieures à 1 gramme. Ce cas exceptionnel mérite d'être rapporté. Il nous permettra de nous rendre compte de la variabilité des effets produits par les fortes doses de chlorate.

Expérience IX. — 4 mars 1886. — Chien du poids de 7 kilogrammes, très amaigri parce qu'il a subi déjà plusieurs expériences. Cependant il mange bien et paraît actuellement vigoureux. Temp. rect. 39°.

A 4 heures, injection lente de 9 grammes de chlorate de soude dans 25 grammes d'eau (soit $1^{gr},28$ par kilogramme).

A 5 heures, prise de sang : pas de méthémoglobine.

L'urine renferme des pigments biliaires ; mais ceux-ci existaient déjà avant l'expérience ; grande quantité de chlorate.

A 6 heures, nouvelle prise de sang ; pas de méthémoglobine. Temp. 40°.

5 mars. — L'animal va bien ; il ne paraît pas avoir été rendu malade par l'injection ; il a bien mangé hier soir ; temp. 39°,8.

Pas de méthémoglobine dans le sang ; l'urine renferme encore un peu de chlorate.

L'animal, qui avait de la diarrhée avant l'expérience, a maintenant des selles dures.

6 mars. — Il ne s'est pas formé de méthémoglobine dans le sang recueilli précédemment. Le chien va bien et mange avec appétit.

Le *7 mars* il s'est formé un peu de méthémoglobine dans les prises de sang faites après l'injection.

25 mars. — Le chien pèse aujourd'hui $10^{kil},500$. Temp. 39° à 2 heures 40.

Injection nouvelle, lente, de 9 grammes dans 15 grammes d'eau distillée (soit 0^{gr},85 par kilogramme).

Prise de sang; pas de méthémoglobine.

A 4 h. 1/4, prise de sang; rien de particulier.

L'animal n'a pas été incommodé; temp. 39°,6.

A 6 heures, nouvelle prise de sang; pas de méthémoglobine. Il ne s'en est pas encore formé dans les précédentes. Élimination de chlorate par les urines.

26 mars. — L'animal va bien; a bu et mangé. A 9 heures, prise de sang, pas de méthémoglobine.

Dans les prises de sang de la veille, très légère bande de méthémoglobine dans le sang pur. Il n'y en a pas dans le sang dilué.

27 mars. — Méthémoglobine dans les tubes de sang préparés après l'injection le 25. Il n'y en a pas dans ceux d'hier 26.

7 avril. — Le chien pèse aujourd'hui 10^{kil},800; temp. 39°. La numération des globules rouge donne le chiffre de 4,960,000.

A 11 h. 45, troisième injection de 10 grammes de chlorate dans 20 centigrammes d'eau distillée (0^{gr},93 par kilogramme).

A midi 5 m. prises de sang; pas de méthémoglobine. Urine neutre fortement chloratée.

L'animal a encore parfaitement supporté cette troisième épreuve.

A 11 h. 1/2 temp. 39°,6; à 2 h. 1/2 nouvelle prise de sang, pas de méthémoglobine. Les globules rouges ne sont pas altérés.

A 5 h. 1/2, nouvelle prise de sang, pas de méthémoglobine. Temp. 40°,4. A 6 heures et à 7 heures, nouvelles prises de sang, pas de méthémoglobine.

8 avril. — L'animal n'a pas mangé; mais il a bu. A uriné 500 grammes depuis la veille au soir. L'urine est alcaline, assez colorée et riche en oxyhémoglobine; pas de méthémoglobine; elle renferme d'assez nombreux globules rouges, altérés, et une certaine quantité de chlorate.

A 2 heures, l'urine prise dans la vessie a les mêmes caractères; mais elle ne contient plus de chlorate.

L'élimination du toxique a donc été très rapide. Temp. du matin 40°; à 2 heures 38°,8.

Nouvelles prises de sang, pas de méthémoglobine; au microscope, pas d'altérations sensibles des globules. Cependant la numération indique une diminution de 1 800 000 (soit 3 221 000), très supérieure à celle qui pourrait être due à l'hématurie. Les muqueuses ont conservé une coloration normale.

Dans la journée vomissements assez abondants. Les échantillons de sang pur recueillis après l'injection renferment aujourd'hui de la méthémoglobine; ceux du sang dilué n'en contiennent pas.

9 avril. — 30 grammes d'urine seulement depuis la veille; liquide acide, jaune verdâtre, sale; renferme des débris globulaires et des granulations jaunâtres; au spectroscope, oxyhémoglobine et urobiline; réaction de Gmelin faible; albumine en quantité supérieure peut-être à celle du sang.

L'animal est affaibli; quelques selles sanguinolentes. Le nombre des globules rouges a augmenté, il est de 3 584 000. Les urines du jour sont moins colorées que celles de la nuit précédente.

10 avril. — Urines encore plus claires, elles ne renferment plus de sang; mais on y voit encore des granulations jaunâtres.

13 avril. — Le chien va bien. Il a perdu 100 grammes (10^{kil},700); on trouve de nombreux hématoblastes dans les préparations de sang sec.

Les urines ont repris leurs caractères antérieurs. Ce chien a servi plus tard à une autre expérience.

Pour compléter ces renseignements sur les effets des doses non immédiatement mortelles, je transcrirai encore ici quelques expériences. Voici d'abord l'observation d'un animal chez lequel la mort a eu lieu sans qu'il se soit produit de méthémoglobine dans le sang pendant la vie.

Expérience X. — *3 juillet 1888.* — Chien vigoureux de 11^{kil},500 n'ayant jamais subi d'expériences. Temp. 39°,3.

A 3 heures, injection de 8 grammes de chlorate de soude dans 30 centigrammes d'eau distillée (0^{gr},74 par kilogramme); faite lentement comme toujours par la saphène. Selles multiples, une miction abondante; puis un vomissement alimentaire. Efforts constants de défécation et de miction.

Les muqueuses deviennent lie de vin; la plaie prend une teinte noirâtre. L'animal très abattu, reste couché. A 6 heures la coloration des muqueuses est encore plus foncée. Cependant le sang ne présente pas trace de méthémoglobine. Au microscope, globules rouges altérés et en voie de dissolution.

4 juillet. — Faiblesse plus grande; vomissements; efforts toujours constants de défécation et de miction. 200 grammes d'urine noirâtre, nettement méthémoglobinurique; elle renferme des globules rouges plus ou moins altérés.

L'urine prise dans la vessie présente les mêmes caractères que celle de la nuit; elle est alcaline.

Dans le sang pris hier à 5 heures on voit aujourd'hui de la méthémoglobine en forte proportion. Nouvelle prise de sang : pas de méthémoglobine; globules rouges très altérés. La temp. rect. est tombée à 38°,1. Le chien cherche à boire, mais à peine a-t-il bu qu'il vomit. Cependant les évacuations sont moins fréquentes qu'hier.

5 juillet. — Même état. Urines méthémoglobinuriques. Pas de méthémoglobine dans le sang.

Le sang pris la veille est fortement méthémoglobinisé. Temp. rect. 39°,1.

Dans le jour, urine acide, ne renferme que de l'hémoglobine et une assez forte proportion d'urobiline.

6 juillet. — L'animal est trouvé mort ce matin.

Autopsie quelques heures après la mort. Muscles rouges ; ils n'ont pas la couleur marron trouvée dans les cas où l'on a constaté pendant la vie de la méthémoglobine dans le sang.

Vessie littéralement remplie par un caillot qui la distend beaucoup et qui doit avoir gêné la miction. Taches hémorragiques dans l'épaisseur de la muqueuse. Intestins remplis par une matière molle, jaunâtre; taches ecchymotiques surtout nombreuses dans le gros intestin. Rien de spécial dans l'estomac. La bile est épaisse, comme du raisiné, caillebottée, noirâtre. Elle ne contient pas d'urobiline. Reins volumineux, gorgés de sang noir qui ne pré-

sente pas trace de méthémoglobine. Rate noirâtre ; le sang qui s'écoule renferme de l'hémoglobine réduite, pas de méthémoglobine. Cœur : cavités
droites distendues, les gauches presque vides.

Chez cet animal, les altérations globulaires ont été très prononcées sans qu'il se soit formé de méthémoglobine. La coloration
noirâtre du sang était due à une réduction de l'hémoglobine, particularité qui s'observe habituellement avec les autres agents de cet
ordre avant la transformation en méthémoglobine. La mort paraît
avoir été due surtout à l'urémie.

Enfin, je relaterai comme dernier exemple de mes expériences
l'observation d'un chien qui n'est mort qu'après des injections
multiples. Dans ce cas encore on a obtenu de profondes altérations
du sang sans transformation nettement accusée de l'hémoglobine
en méthémoglobine.

Expérience XI. — *19 avril 1888.* — Chien de 12 kilogrammes, robuste.
Temp. rect. 39°.

A 3 heures injection de 9 grammes de chlorate de soude dissous dans
10 grammes d'eau distillée (0^{gr},16 par kilogramme). L'animal détaché reste
couché ; muqueuses non modifiées.

A 6 heures, rien de spécial. Sang paraît normal. Le 20, nouvelle prise de
sang ; pas de méthémoglobine ; le sang de la veille n'en renferme pas non plus.

26 avril. — L'animal est bien remis de cette première épreuve. Temp. 39°,2.

A 2 h. 1/2, injection de 5 grammes de chlorate de soude dissous dans
10 grammes d'eau distillée (0^{gr},41 par kilogramme du poids du corps). Rien
de particulier. Temp. 39°,1. Le sang reste normal. Urine chloratée sans
changement de couleur.

Le 27 *avril*, pas de méthémoglobine dans les prises de sang faites la veille.
L'urine ne renferme plus de chlorate. Les jours suivants rien à noter.

2 mai. — Le chien est toujours en bon état ; temp. rect. 39°,2. A 2 heures
injection de 9 grammes de chlorate de soude dissous dans 25 grammes d'eau
(0^{gr},75 par kilogramme). Presque immédiatement après, nausées, abattement.

A 5 heures temp. 39°,2, pas d'urine, pas de selle ; prise de sang ; l'urine
rendue plus tard renferme du chlorate.

3 mai. — Abattement comme hier ; mange à peine. Temp. 39°,1. Constipation. Muqueuses légèrement noirâtres ; urines rares (200 grammes) renfermant encore beaucoup de chlorate, mais moins qu'hier. Elles ont une coloration acajou et contiennent de la méthémoglobine et de l'oxyhémoglobine.
Au microscope, sang très altéré ; il ne contient pas de méthémoglobine. Mictions très fréquentes, 15 en une heure ; mêmes caractères de l'urine.

Une selle noirâtre, la première depuis l'expérience, entourée d'un peu de
sang.

Nouvelle prise de sang pour l'examen spectroscopique ; le sang pur, en couche un peu épaisse, présente une très légère bande dans le rouge, cependant
le sang dilué paraît normal.

4 mai. — Même état à peu près, temp. 39°, mictions moins fréquentes. Le sérum de la prise de sang d'hier contient de la méthémoglobine. Mêmes caractères de l'urine. Le sang ne renferme pas trace de méthémoglobine.

5 mai. — Le sérum de la prise d'hier est dépourvu de méthémoglobine.

6, 7, 8, 9 mai. — L'animal devient de plus en plus faible par suite de l'impossibilité de s'alimenter. Sa température se maintient entre 39°,2 et 39°,6. Les urines renferment toujours du sang et montrent au spectroscope des traces de méthémoglobine ; elles sont riches en urée et en pigment biliaire. Cependant le chien ne présente pas de teinte ictérique.

Les altérations du sang persistent à un haut degré, globules déformés, fragmentés, décolorés. Mais dans ces derniers jours il s'est produit beaucoup d'hématoblastes.

10, 11, 12, 13, 14 mai. — L'animal continue à vomir tout ce qu'il prend, même l'eau. Aussi est-il devenu extrêmement maigre et d'une grande faiblesse ; il est tourmenté par la soif. Le sang se répare cependant, et on ne compte pas moins de 4 650 000 globules rouges.

Les hématies sont moins altérées. L'urine renferme toujours un peu de sang et une quantité d'albumine qui semble hors de proportion avec l'intensité de l'hématurie ; au spectroscope pas de méthémoglobine ; pigments biliaires peu abondants ; pas d'urobiline.

La température a oscillé entre 39°,4 et 39°8. Constipation ; mictions fréquentes de quelques gouttes seulement chaque fois.

Le chien boit du lait sans le vomir, et les jours suivants il se remet peu à peu. Le 16, les urines sont redevenues normales et plus abondantes.

11 juin. — Le chien pèse aujourd'hui 12^{kil},500 : il a dépassé de 500 grammes son poids initial. Il mange bien et paraît tout à fait remis. Temp. 38°,7.

A 3 heures, injection lente de 9 grammes de chlorate de soude dans 30 grammes d'eau distillée (0^{gr},72 par kilogramme), ce qui fait 0^{gr},03 de moins que dans la dernière expérience).

Vomissements presque immédiatement. Les matières vomies renferment des traces de chlorate. 5 vomissements en une heure, 2 défécations. Accélération de la respiration, affaiblissement, titubation, hallucinations ; puis brusquement convulsions tétaniques qui durent dix minutes avec intervalles de repos. Les muqueuses se cyanosent, et cependant il n'y a pas de méthémoglobine dans le sang.

Mort une heure et demie après l'injection.

Autopsie immédiate. Vessie rétractée, vide. Tous les organes sont couleur feuille morte, foncée. Le sang renferme nettement de la méthémoglobine. Il est coagulé en partie dans le cœur, qui en est distendu. Bile normale, sans urobiline. Les reins sont très congestionnés. Rate normale. Les autres organes ne présentent rien de particulier.

On voit qu'une première injection forte a déterminé surtout une destruction globulaire et une réduction partielle de l'hémoglobine. Il ne s'est produit dans ce cas qu'une très minime quantité de méthémoglobine à une époque où les éléments du sang étaient déjà profondément altérés. A la suite de cette expérience le chien a failli succomber à l'impossibilité de s'alimenter.

Il est probable, en raison de la diminution de la sécrétion urinaire, que son état gastrique était surtout d'origine urémique, car plus tard, à l'autopsie, on n'a pas trouvé de signes évidents de gastrite toxique. On a dû remarquer, cependant, que le chlorate s'élimine en partie par la muqueuse stomacale, en provoquant des vomissements.

Une dernière injection, un peu moins forte que la précédente, a déterminé la mort avec réduction de l'oxyhémoglobine et production d'une certaine proportion de méthémoglobine, bien que la survie n'ait été que d'une heure et demie. Dans ce cas encore, la résistance de l'animal devait être amoindrie par les expérieuces qu'il a subies avant de servir à l'étude de l'intoxication par le chlorate sodique.

—En résumé, les chlorates paraissent agir sur le sang, de deux manières. En tant que chlorates ils altèrent et détruisent les globules rouges dans l'organisme, exactement de la même manière qu'*in vitro*.

D'autre part, en se réduisant partiellement, ils donnent naissance à de l'oxygène naissant qui attaque l'hémoglobine pour la transformer en méthémoglobine. Cette dernière action doit être subordonnée à la rapidité plus ou moins grande avec laquelle s'opère cette réduction dans le sang circulant. Lorsqu'elle est très rapide, il se forme de la méthémoglobine avant même que les globules rouges soient sensiblement altérés (exp. VIII); lorsqu'elle s'opère lentement ou est à peu près nulle, les globules rouges peuvent être fortement altérés sans qu'il se produise de méthémoglobine (exp. X). De là la variabilité des résultats obtenus suivant les animaux et les circonstances dans lesquelles ils se trouvent au moment de l'expérience. Mais quelles sont les conditions intra-organiques qui favorisent la réduction du chlorate et celles, au contraire, qui entraînent l'élimination du chlorate au dehors, avant sa réduction ?

Tous nos animaux avaient les reins sains au moment des expériences; toutes nos injections ont été pratiquées de la même manière. Cependant il est possible que le chlorate ait été éliminé plus vite par certains animaux que par d'autres. C'est peut-être à cause de cette élimination rapide que le chien de l'exp. IX s'est montré si remarquablement résistant. Mais on peut encore invoquer deux autres facteurs: l'activité des combustions intra-organiques et la vulnérabilité des globules rouges, qui peuvent, l'une et l'autre, être différentes suivant les individus.

Malheureusement nous n'avons aucun moyen précis d'apprécier l'état de ces deux facteurs, et nous ne pouvons d'ailleurs admettre leur intervention qu'à titre d'hypothèse.

On remarquera qu'en se réduisant, le chlorate attaque tout aussi bien l'hémoglobine globulaire que l'hémoglobine dissoute, tandis que les ferricyanures, en se transformant en ferrocyanures, ne peuvent agir que sur l'hémoglobine libérée du stroma. Aussi avons-nous rangé les chlorates dans un groupe spécial (p. 367).

D'autre part, il faut *in vitro* un contact très prolongé du chlorate avec le sang pour que la méthémoglobine apparaisse et ce contact est sensiblement plus long pour le sang dilué que pour le sang pur, défibriné ou non. Dans l'organisme, en présence du sang vivant, la méthémoglobine peut apparaître, au contraire, relativement vite, soit au bout d'environ une heure. On doit en conclure, conformément aux résultats des expériences de Gæthgens, de Binz et de von Mering, que la réduction du chlorate se fait beaucoup plus promptement dans le sang vivant et circulant que dans le sang mort, et dans ce dernier plus vite en présence de l'hémoglobine globulaire que de l'hémoglobine dissoute. Les ferricyanures se comportent de même au point de vue de l'activité de leur réduction dans l'organisme, puisque dans nos expériences nous les avons retrouvés très rapidement dans l'urine et parfois au bout de peu de temps aussi dans le sérum du sang recueilli après les injections, déjà réduits en ferrocyanures. Et cependant, malgré cette transformation rapide il ne se produit pas de méthémoglobine globulaire. Cela est d'autant plus curieux que la formation de la méthémoglobine, lorsqu'on met de l'hémoglobine dissoute en présence du ferricyanure, est instantanée.

Tous ces faits sont évidemment très intéressants, mais ils rendent assez complexe l'histoire des agents producteurs de méthémoglobine.

Chaque corps agit en quelque sorte à sa manière, suivant ses propriétés chimiques et doit être étudié à part, surtout lorsqu'il est employé comme agent médicamenteux.

Pour en revenir aux chlorates, les faits que nous avons rapportés doivent rendre très circonspect dans l'emploi des hautes doses chez l'homme puisque, même avec des reins sains, certains individus peuvent être particulièrement sensibles à l'action de ces médicaments. C'est précisément ce qu'on a observé dans certains cas d'empoisonnement : des doses facilement supportées ordinairement ont tout à coup été suivies d'accidents graves ou mortels.

La variabilié des résultats expérimentaux explique encore les assertions contradictoires énoncées récemment par divers pharmacologistes. Ainsi Stokvis (1), L. Riess (2) et Bokai (3) ont nié la formation de méthémoglobine pendant la vie et même les altérations globulaires.

D'après Stokvis, une injection sous-cutanée ou intra-veineuse d'un gramme de chlorate de sodium par kilogr. du poids corporel serait très bien supportée. Le sel serait éliminé en nature et en totalité par les urines dans l'espace de quarante-huit heures.

Des injections de doses plus fortes ne sont jamais suivies d'hémoglobinurie ou de méthémoglobinurie, même quand l'animal succombe à l'intoxication. La toxicité des chlorates relèverait de l'action délétère commune à toutes les solutions salines concentrées.

L. Riess est arrivé, dans des expériences faites sur le lapin, à des résultats analogues.

L'empoisonnement par le chlorate de potassium ne diminuerait nullement la proportion d'hémoglobine et ne provoquerait l'apparition de méthémoglobine que plusieurs heures après la mort. Les chlorates agiraient sur le système nerveux central en produisant les phénomènes indiqués dans nos expériences : tremblement, contractions fibrillaires, convulsions de courte durée, accélération du rhytme respiratoire.

Enfin Bokai n'a jamais vu de méthémoglobine, pendant la vie, chez les animaux intoxiqués par le chlorate de potasse. Les caractères spectroscopiques de cette substance se montreraient seulement au bout d'une heure et demie après la mort.

Ces résultats n'ont pas lieu de nous étonner, puisque dans certains cas nous en avons observé de semblables; mais il est bien probable que si les expérimentateurs que nous venons de citer

(1) J. Stockvis. Die Ursachen der giftigen Wirkung der chlorsäuren Salze (*Arch. f. experim. Path. u. Pharmac.*, Bd. XXI, Heft I, S. 169).

(2) L. Riess. Beitrag zur Lehre von der Wirkung der chlorsäuren Salze (*Centralbl. f. Physiol.*, S. 214, 1887).

(3) Bokai. Bildet sich Methämoglobin im Blute lebender Thiere bei tödlicher Intoxication mit chlorsäurem Kali? (*Deutsche med. Wochenschr.*, S. 906, 1887.)

avaient suffisamment multiplié leurs recherches, ils auraient obtenu des effets analogues à ceux que nous venons de décrire. Il est possible, d'ailleurs, que les lapins qui ont servi principalement à ces études soient plus résistants que les chiens à l'action des chlorates sur le sang.

Mais ce qui paraît surtout établi, c'est que la toxicité des chlorates résulte de divers facteurs.

La mort peut être la conséquence de l'action produite par ces substances sur les centres nerveux avant qu'il survienne une altération sensible du sang. Lorsque les animaux ont résisté à ces effets sur le système nerveux et à ceux qui s'exercent peut-être en même temps sur le système musculaire, ils peuvent succomber aux conséquences de l'altération du sang, soit par anhématose, soit par intoxication urémique résultant des altérations rénales (1).

Enfin, on doit également noter que les chlorates, même lorsqu'ils sont introduits dans les vaisseaux excitent des troubles gastro-intestinaux et particulièrement des vomissements qui ne peuvent pas être uniquement rattachés à l'urémie, car ils surviennent presque immédiatement après l'injection intra-veineuse.

Bien qu'il nous paraisse difficile de préciser les conditions qui font varier la résistance des animaux à l'action toxique des chlorates, il nous semble résulter de plusieurs de nos expériences, que l'anémie rend les effets de ces corps beaucoup plus redoutables.

Von Mering, dans des expériences faites *in vitro*, a trouvé dans la matière dure et noire résultant de l'action du chlorate de potasse sur le sang une certaine proportion d'hématine qui serait due au dégagement d'acide chlorique. Cette constatation me paraît assez difficile à faire. En tout cas il est probable que, dans le sang vivant, il n'y a pas de mise en liberté d'acide chlorique et que l'hémoglobine se transforme uniquement en méthémoglobine. Divers expérimentateurs ont cependant signalé la diminution de l'alcalinité du sang dans l'empoisonnement par les chlorates, et j'ai plusieurs fois trouvé le sérum provenant du sang méthémoglobinisé complètement neutre au papier.

Quand l'empoisonnement ne suit pas une marche très aiguë,

___

(1) L'examen histologique des reins montre, en effet, chez les animaux qui survivent au moins vingt-quatre heures des lésions assez prononcées qui ont été bien décrites par LEBEDEFF (*Virchow's Archiv*, Bd. I, S. 267, 1883).

l'apparition de la méthémoglobine dans le sang est précédée, comme dans les autres intoxications du même genre, par une période de cyanose pendant laquelle l'examen spectroscopique ne laisse pas voir encore de méthémoglobine. Cette cyanose est due à une réduction partielle de l'hémoglobine. Mais lorsqu'on se sert du spectroscope de laboratoire et non du spectrophotomètre, on peut, ainsi que nous l'avons déjà fait remarquer, laisser échapper une certaine proportion de méthémoglobine, masquée par l'oxyhémoglobine. En conservant le sang et en voyant plus tard apparaître de la méthémoglobine dans le sérum qui s'en sépare, on en conclut que la méthémoglobine s'est formée ultérieurement, *in vitro*. Cette conclusion n'est pas rigoureuse. A l'aide d'expériences diverses j'ai pu m'assurer que le sang normal peut contenir une proportion assez forte de méthémoglobine sans que cette matière soit appréciable au spectroscope. Il en résulte que dans les expériences où le sang subit de graves altérations sans que l'on puisse y déceler de méthémoglobine, il peut y avoir cependant des traces très sensibles de cette matière. Et s'il en est réellement ainsi, les effets des chlorates sont, en somme, moins inconstants qu'ils ne le paraissent au premier abord.

Il est néanmoins parfaitement établi que, dans certains cas, la formation de méthémoglobine est beaucoup plus abondante que dans d'autres. Chez le chien, l'ictère, qui paraît d'ailleurs rare, appartient seulement à ces premiers faits. Il est le résultat de la coloration des muqueuses et de la peau par la méthémoglobine dissoute dans le plasma sanguin (exp. VIII). C'est un ictère particulier qu'on pourrait appeler méthémoglobique.

F. **Injections de méthémoglobine dans le sang.** — Voici pour terminer une des expériences d'injections de méthémoglobine dans le sang.

Expérience XII. — *19 janvier 1886.* — Chien de 3 k. 800, bien portant; temp. 39°,4. Urine renfermant des pigments biliaires (réaction de Gmelin assez nette), pas d'albumine.

A 3 heures, injection lente de 20 gouttes de sang traité il y a trois jours par le chlorate de soude et complètement méthémoglobinisé. Il a été conservé au frais. Cinq prises de sang à 3 h. 1/4; 3 h. 1/2; 4 heures; 5 heures; 6 heures. Aucun de ces échantillons de sang pur ou dilué ne présente de bande dans le rouge.

L'urine examinée trois fois pendant le même temps renferme une proportion croissante de pigments biliaires.

20 janvier. — Dans le sérum des prises de sang de la veille, on trouve une assez forte quantité de méthémoglobine. Ce sérum est d'autant plus laqué qu'il a été pris à un moment plus éloigné de l'injection, probablement à cause de l'action dissolvante exercée par le liquide injecté sur les globules rouges.

L'urine renferme encore plus de pigments biliaires qu'avant l'expérience.

A 4 heures, on refait une injection avec 60 centimètres cubes du même sang méthémoglobinisé. Ce sang est épaissi, tout à fait noirâtre. A 4 h. 1/2, 5 heures, 5 h. 1/2, 6 heures, 6 h. 1/2 et 7 heures, prises de sang. Aucun de ces échantillons de sang pur ou dilué ne présente de bande dans le rouge. Cependant on trouve le lendemain de la méthémoglobine dans tous les sérums qui se séparent.

L'urine recueillie une heure après l'injection est très colorée, ictérique; elle donne la réaction de Gmelin et renferme des traces d'hémoglobine et de méthémoglobine ainsi qu'une proportion forte d'albumine. Au microscope on y voit quelques globules rouges altérés.

Le 21 janvier. — L'urine est redevenue à peu près normale, on recueille un nouvel échantillon de sang dont le sérum est encore un peu coloré et méthémoglobinisé.

Enfin, le 22 *janvier*, le sang et l'urine sont tout à fait normaux. On n'a constaté d'urobiline dans aucun des échantillons d'urine.

Des expériences analogues, faites avec du sang dissous méthémoglobinisé par les vapeurs de nitrite d'amyle, puis soumis au vide pour faire disparaître toute trace de nitrite, ont donné les mêmes résultats.

§ 2. — ANÉMIE SATURNINE.

Parmi les anémies toxiques, nous ne nous occuperons que de l'anémie saturnine, la seule qui ait une certaine importance pratique.

Cette variété d'anémie s'établit, en général, d'une manière lente et marche progressivement pour atteindre souvent un assez haut développement, correspondant à notre troisième degré d'aglobulie ou aglobulie intense. Cependant, au moment des accidents relativement aigus de la colique saturnine, la déglobulisation fait à chaque nouvelle colique des progrès rapides et accélère momentanément sa marche. C'est pendant ces crises que surviennent, on le sait, les manifestations hépatiques (congestion du foie et ictère dit hémaphéique), qui doivent prendre une certaine part à l'aggravation de l'anémie.

Le type anatomique de l'anémie saturnine est remarquablement semblable à celui de l'anémie chlorotique. Il est donc inutile de le décrire en détail. Comme ce dernier, il se distingue des autres

variétés d'anémie par la rapidité avec laquelle la valeur globulaire fléchit. A peine le nombre des globules est-il diminué que
ceux-ci sont inégaux, irréguliers, partiellement et inégalement
décolorés. M. Malassez a cru, à une certaine époque, que les globules rouges étaient hypertrophiés. J'ai fait voir depuis que
l'augmentation, dans la proportion des éléments de grande taille,
est un fait commun à toutes les anémies chroniques. Il ne se rencontre pas plus fréquemment dans l'intoxication saturnine que
dans les autres variétés d'aglobulie, et il ne devient un peu
notable que dans les cas où le nombre des globules est très diminué, ce qui est conforme à la règle générale déduite de l'ensemble
de nos observations.

Si l'hypertrophie globulaire était particulièrement prononcée
dans l'anémie saturnine, on devrait trouver communément dans
ce cas, comme expression de la valeur globulaire (G), un chiffre
supérieur à l'unité. Or, jusqu'à présent, je n'ai pas rencontré un
seul cas de ce genre, tandis que j'en ai cité plusieurs dans les
anémies spontanées et même dans plusieurs variétés d'anémie
symptomatique. Cela tient à ce que l'anémie saturnine est la
conséquence d'un état morbide grave qui devient le plus souvent
mortel avant que la déglobulisation soit extrême. Or nous devons
nous rappeler que l'accumulation des globules géants dans le
sang, au point de rendre la valeur globulaire supérieure à l'unité,
est l'apanage de l'anémie parvenue au quatrième degré. Les faits
relatifs à l'anémie saturnine prouvent une fois de plus l'exactitude de cette loi générale.

Nous savons que fréquemment, dans les anémies chroniques,
on voit apparaître, lorsqu'on examine le sang desséché sur des
lames de verre, des formations cristallines qui se groupent autour
des globules rouges et des hématoblastes. Cette particularité
s'observe très fréquemment dans l'anémie saturnine. Elle nous
paraît plaider en faveur de l'hypothèse d'une modification dans la
constitution globulaire.

L'anémie saturnine paraît être, en effet, comme la chlorose,
une anémie par désintégration exagérée des hématies. D'après
cette hypothèse, le plomb altérerait d'une manière encore mal définie
la constitution du globule rouge dont l'existence deviendrait éphémère. Les décharges d'urobiline fréquentes dans l'intoxication
saturnine sont un nouveau trait de ressemblance entre l'anémie

de la chlorose et celle du saturnisme. Mais elles n'indiquent pas, à coup sûr, une destruction globulaire exagérée. On sait, en effet, que le foie est altéré par le plomb. L'urobilinurie ainsi que l'ictère dit hémaphéique saturnins sont donc suffisamment expliqués par l'état anatomique de l'organe hépatique.

Le nombre élevé des hématoblastes dans l'anémie saturnine, la présence presque constante d'une grande quantité de globules nains permettent d'admettre que le plomb ne ralentit pas sensiblement le processus de rénovation du sang par les hématoblastes. Quand les malades sont devenus cachectiques, que la nutrition de tout l'organisme est en souffrance, il est clair que la reconstitution du sang est forcément ralentie. Mais ce n'est pas là évidemment le point de départ de l'aglobulie.

Pour achever ce tableau, il me suffira d'ajouter que dans le saturnisme chronique, dégagé de toute complication phlegmasique, le nombre des globules blancs reste normal ainsi que le processus de coagulation.

Tant que les malades ne sont pas amaigris et véritablement cachectiques, les signes stéthoscopiques de l'anémie font rarement défaut. Ils sont parfois aussi prononcés que dans la chlorose.

En raison de son origine particulière, l'anémie saturnine n'est pas justiciable de la médication ferrugineuse. Le fer ne peut utilement intervenir qu'après le traitement de l'intoxication, pour faciliter la réparation sanguine au moment où l'organisme est à peu près débarrassé du plomb qui l'imprègne. Dans les cas de ce genre, je donne la préférence au protoiodure de fer.

CHAPITRE VII

ALTÉRATIONS DE L'HÉMATOPOIÈSE DANS LES MALADIES AIGUES ET CHRONIQUES.
(ANÉMIES SYMPTOMATIQUES).

§ 1. — GÉNÉRALITÉS SUR L'ÉTAT DU SANG DANS LES MALADIES AIGUËS.

Toute maladie aiguë est suivie d'une période de convalescence pendant laquelle existe un certain degré d'anémie. On connaît le fait depuis longtemps; mais d'une manière en quelque sorte sommaire. D'ailleurs, à l'époque des premières recherches précises sur l'hématologie pathologique on soumettait presque tous les malades à la médication par les saignées, et il était bien difficile, sinon impossible, dans ces conditions, d'apprécier les effets de la maladie elle-même.

Aujourd'hui, le problème est simplifié sous ce rapport, mais il n'aurait cependant pas pu être abordé sans le concours des procédés d'examen clinique, ne réclamant qu'une quantité insignifiante de sang. Dès que je fus en possession de ces procédés, il y a aujourd'hui plus de treize ans, cette question attira mon attention et je n'ai pas cessé depuis cette époque de recueillir des matériaux destinés à l'éclaircir. Quoique assez nombreux, ils laissent encore plusieurs points dans l'ombre à cause de la complexité des circonstances dans lesquelles nous en faisons l'étude dans les hôpitaux. Les malades entrent dans nos services presque toujours pendant le cours d'une maladie déjà déclarée; nous ne savons pas par conséquent quel était l'état de leur sang en santé. D'autre part, ils nous quittent avant d'être complètement rétablis et leurs observations devraient être poursuivies au point de vue de la réparation sanguine dans les asiles de convalescence.

Nous avons déjà étudié d'une manière générale l'état du sang dans divers états morbides (chap. II, p. 445) et, de plus, la description de la crise hématique (p. 509) nous a fait connaître les lois de la réparation sanguine.

Ici, nous devons nous occuper des différentes maladies en particulier.

Rappelons d'abord les faits généraux déjà établis en insistant sur certains détails que nous n'avons pas encore eu l'occasion de faire ressortir.

— Les maladies aiguës pyrétiques déterminent un abaissement dans le nombre des globules rouges. Ce fait est la conséquence d'un double processus : excès dans la destruction des hématies et en même temps arrêt ou tout au moins ralentissement dans leur formation.

La destruction exagérée des globules rouges est démontrée indirectement par l'examen des urines, et directement par celle du sang.

On sait, effectivement, que dans l'état de fièvre l'urine contient

une quantité anormale de pigments urinaires provenant de l'hémoglobine et notamment une proportion plus ou moins grande
d'urobiline. Mais ce phénomène varie beaucoup suivant chaque
maladie et même, pour chacune d'elles, suivant les cas particuliers.

La preuve directe, fournie par l'examen du sang, consiste dans
l'abaissement progressif du chiffre des hématies. Les malades restant à la diète ou tout au moins mangeant beaucoup moins qu'à
l'état normal, il est logique de penser que la masse sanguine doit
diminuer pendant la fièvre. S'il en est réellement ainsi l'abaissement du chiffre des globules a une signification d'autant plus
grande que le sang est plus épais. Mais nous ne savons pas encore
si le processus fébrile réduit sensiblement la masse totale du sang.
Nous sommes certains qu'il pénètre dans ce liquide moins de
matériaux de rénovation; mais il peut se faire que, par suite de la
diminution des sécrétions, il y ait rétention d'eau dans le sang.
Les malades continuent d'ailleurs à boire assez abondamment.

Il n'y a guère que dans les cas de diarrhée prononcée ou de
sueurs plus ou moins profuses qu'il soit impossible de mettre en
doute l'épaississement du sang.

L'arrêt dans le processus de formation du sang ou tout au moins
le ralentissement dans cette formation est rendu évident par la
diminution dans le nombre des hématoblastes. C'est là encore un
fait variant beaucoup suivant les différents cas. Quoi qu'il en soit,
les anciens globules détruits ne sont pas remplacés par des nouveaux ou ne sont remplacés que très partiellement jusqu'au
moment où se fait la remarquable poussée d'hématoblastes que
nous avons précédemment décrite sous le nom de crise hématique.
Cet effort de réparation se produisant au moment de la chute thermique, nous devons en conclure que l'arrêt de la formation des
hématies est une des conséquences directes de l'état fébrile. Cela
est si vrai, que la poussée hématoblastique se produit quel que
soit l'état général des malades, même dans les cas qui doivent se
terminer fatalement. Il suffit pour qu'elle se montre que la température se rapproche de la normale. Aussi, lorsque la fièvre reprend,
les éléments nouveaux ne se transforment-ils plus en globules
rouges, la crise sanguine avorte et il en résulte une accumulation
persistante des hématoblastes. Il y a donc des crises avortées, des
crises multiples, des crises traînantes, en un mot des évolutions va-

riables du sang, correspondant à toutes les modalités qu'on peut observer dans la marche des maladies aiguës.

C'est là un fait des plus curieux et des plus intéressants qui m'a souvent servi à trancher certaines questions difficiles, relatives au diagnostic et au pronostic de diverses maladies.

§ 2. — DESCRIPTION DE L'ÉTAT DU SANG DANS QUELQUES MALADIES AIGUËS ET CHRONIQUES.

A. Pneumonie. — Nous savons déjà que la pneumonie lobaire ou fibrineuse est remarquable par la netteté des caractères phlegmasiques du sang. (Voir p. 474.)

Ces modifications se produisent dès le début de la maladie et se poursuivent, en s'atténuant progressivement, jusqu'à un moment relativement éloigné de la défervescence, ce qui prouve bien qu'elles sont en rapport avec les lésions et non avec l'état fébrile.

Pour bien faire connaissance avec la marche des altérations phlegmasiques, je vais rapporter quelques exemples d'examen du sang pur dans divers cas de pneumonie.

1° *Pneumonie franche*, peu intense, unilatérale, terminée par guérison. N° 5, Saint-Louis.

Le sang est examiné pour la première fois le 22 février 1881, la veille de la défervescence. Il s'agit d'examens du sang pur dans la cellule à rigole.

22 *février.* — Piles d'hématies compactes, circonscrivant des lacs dans lesquels les globules blancs sont sensiblement plus abondants qu'à l'état normal. Les amas d'hématoblastes sont petits et peu nombreux.

La coagulation n'apparaît qu'au bout d'un temps relativement considérable. Elle commence par l'apparition de treillis de fibrilles dans les lacs les plus petits; puis de gros filaments isolés traversent les grands lacs. Bientôt apparaît un réticulum fibrineux visible partout, composé de fibrilles très sensiblement épaissies. Quelques-unes ont une forme rappelant celle d'un sabre de cavalerie.

23 *février* (premier jour de la défervescence). — Le sang présente les mêmes caractères qu'hier. Les amas hématoblastiques sont un peu plus volumineux.

24 *février* (défervescence complète). — Mêmes caractères à peu près.

25 *février.* — Le réticulum fibrineux paraît moins dense; les amas hématoblastiques sont plus volumineux.

26 *février.* — Augmentation très sensible des hématoblastes; réticulum moins épais; les globules blancs sont moins abondants.

27 *février.* — Même état qu'hier à peu près.

28 *février.* — Hématoblastes moins nombreux; ils forment encore des

amas plus volumineux qu'à l'ordinaire, se transformant après la coagulation en boules épineuses. Le réticulum s'atténue ; les globules blancs sont moins abondants ; mais encore plus nombreux que dans le sang sain.

1ᵉʳ *mars*. — Même état.

5 *mars*. — Depuis le dernier examen il s'est fait chaque jour une légère modification dans le sens d'un retour à l'état normal. Aujourd'hui on voit encore quelques fibrilles plus épaisses que celles du sang physiologique.

6 *mars*. — On peut considérer le sang comme normal. Il a mis dix jours, à compter de la défervescence complète, pour perdre toute trace de caractère phlegmasique.

2° *Pneumonie aiguë franche*. — N° 19, Saint-Louis.

7 *janvier* 1881. — Période d'état. Piles d'hématies compactes. Lacs plasmatiques renfermant d'assez nombreux globules blancs et des amas d'hématoblastes volumineux. Coagulation assez rapide. Réticulum à fibrilles nombreuses et épaisses ; mais moins volumineuses qu'elles ne le sont habituellement dans la pneumonie. Comme il y a une forte congestion pulmonaire, on pratique une saignée de 360 grammes.

8 *janvier*. — Température plus élevée que la veille. Les amas d'hématies présentent les mêmes caractères qu'hier. Les globules blancs sont plus abondants.

Les amas d'hématoblastes sont sensiblement plus petits ; les plus gros ne dépassent pas le volume d'un globule blanc. Retard notable de la coagulation. Réticulum à fibrilles épaisses, mais peu dense (n° 2).

Chez ce malade la bronchite domine (pneumonie dite catarrhale).

10 *janvier*. — Fin de la défervescence. Augmentation très notable du nombre des hématoblastes.

Pour le reste, mêmes caractères que le 8.

14 *janvier*. — Le malade présente encore de la bronchite. Caractères du sang phlegmasique atténués, mais encore nets ; nombre toujours élevé des globules blancs ; les hématoblastes forment des amas assez volumineux, mais ils sont moins abondants que le 10.

3° *Pneumonie fibrineuse* grave, avec symptômes d'adynamie typhoïdique, terminée cependant par la guérison, n° 1, Saint-Louis.

29 *novembre* 1881. — Période d'état.

Amas d'hématies très compacts. Lacs plasmatiques très étendus. Augmentation des globules blancs.

Amas hématoblastiques assez volumineux. Retard dans la coagulation. Formation d'un réticulum à fibrilles très épaissies, moyennement dense ; ayant cependant nettement les caractères du réticulum n° 1.

Les jours suivants 30 novembre, 1ᵉʳ décembre, 2 décembre, les caractères du sang restent sensiblement les mêmes.

3 *décembre*. — Il existe depuis la veille un troisième foyer pneumonique (septième jour de la maladie). Les caractères du sang sont les mêmes, avec cette seule différence que certains amas d'hématoblastes sont considérables et formés par plusieurs centaines d'éléments qui s'altèrent très lentement et restent encore corpusculaires après l'apparition complète du réticulum fibrineux. Ces amas ne se transforment en masses hyalines et épineuses qu'au bout de plusieurs heures.

4 *décembre*. — Mêmes caractères à peu près.

5 *décembre*. — Commencement de la défervescence (elle s'est faite dans ce cas par lysis). Diminution du nombre des globules blancs, réticulum moins épaissi (n° 2).

6 *et* 7 *décembre*. — Mêmes caractères, les globules blancs deviennent de moins en moins abondants, les amas d'hématoblastes sont moins volumineux, mais très nombreux.

9, 10, 11 *décembre*. — Le réticulum devient plus fin, bien que les hématoblastes soient toujours abondants.

A partir du 12, le réticulum fibrineux redevient normal, mais on trouve encore une augmentation des hématoblastes et même des globules blancs. D'ailleurs, dans ce cas remarquablement traînant, la défervescence n'est complète que le 20 décembre (vingt-quatrième jour de la maladie). Le sang ne redevient tout à fait normal qu'à partir du 29 décembre.

Dans cette dernière observation, malgré l'état typhoïde, le sang a présenté des caractères absolument semblables à ceux de la pneumonie fibrineuse ordinaire.

Mais il existe une forme de pneumonie typhoïde dans laquelle les caractères phlegmasiques du sang font complètement défaut, forme grave se terminant presque invariablement par la mort. C'est là un fait extrêmement important, car on ne saurait mettre en doute la valeur des caractères tirés de l'état du sang. Dans le travail que nous avons publié sur ce sujet, mon interne M. Gilbert et moi, les lésions pulmonaires étaient d'ailleurs un peu différentes de celles de la pneumonie fibrineuse (1). Elles étaient moins exsudatives et j'ai eu soin de faire remarquer que les altérations phlegmasiques du sang se montrent surtout dans les formes exsudatives des lésions inflammatoires.

— Pour estimer le degré de déglobulisation produit par la pneumonie, nous avons tenu compte de l'écart trouvé entre le chiffre le plus bas, observé au cours de la maladie et le chiffre le plus élevé, constaté pendant la convalescence. Il aurait mieux valu, évidemment, connaître le nombre des globules rouges pendant l'état de santé. Mais comme la convalescence de la pneumonie est courte, que la réparation sanguine se fait rapidement, les données recueillies en suivant cette méthode nous paraissent assez exactes. Cependant, en prenant la moyenne de nos chiffres les plus élevés, nous obtenons seulement 4 400 000 et, comme il n'est pas probable que tous nos pneumoniques ayant guéri aient été atteints d'un certain degré d'anémie au moment de l'invasion de leur maladie, nous en

(1) G. Hayem et A. Gilbert. Note sur deux cas de pneumonie typhoïde (*Arch. gén. de méd.*, mars 1884).

concluons que très probablement les estimations que nous allons donner sont un peu inférieures à la réalité (1).

En comparant la moyenne précédente à celle des chiffres les plus bas, nous trouvons une différence de 800 000 qui exprime à peu près l'abaissement du chiffre des globules dans les cas de pneumonie franche se terminant par la guérison. J'ai eu soin d'éliminer les faits complexes et ceux dans lesquels les malades ont été saignés.

Dans presque tous les cas, le chiffre le plus bas a été observé quelques heures avant la défervescence ou le même jour que celle-ci.

En tenant compte des considérations précédentes, on peut, je crois, considérer la pneumonie régulière comme destructive d'environ 1 million de globules rouges en chiffre rond.

Pendant le cours de la maladie, la valeur globulaire est peu modifiée ; mais au moment de la réparation rapide et active de la convalescence, elle diminue passagèrement de 10 à 15 p. 100. C'est là un fait commun à toutes les crises aiguës.

Il ne faudrait pas conclure de ces données que tout malade atteint de pneumonie perdra environ 1 million de globules par le fait de sa maladie.

Dans les cas légers, la destruction globulaire peut être moins sensible. Elle n'a jamais été moindre d'un demi-million. Dans les cas graves, au contraire, dans ceux qui se terminent d'une manière fatale, la destruction des hématies peut dépasser beaucoup cette moyenne.

Ainsi, chez un de mes malades mort de pneumonie double, au bout de douze jours de maladie, la déglobulisation n'a pas atteint moins de 2 millions et demi.

La crise pneumonique est nette, courte, suivie d'une prompte réparation dans les cas où la maladie est franche, non compliquée. Cependant, il est probable que le sang ne redevient tout à fait normal, dans les cas où la maladie est sévère, qu'au bout d'environ un mois.

Lorsque la pneumonie est traînante ou devient chronique ; lorsque le malade est tuberculeux, la crise avorte et le sang reste rempli d'hématoblastes et de globules rouges jeunes, arrêtés dans leur développement.

(1) Dans toutes les maladies aiguës à défervescence rapide nous avons suivi le même procédé que dans la pneumonie.

Le nombre des globules blancs présente des variations en rapport avec l'étendue et avec les diverses phases de la maladie; en général, il atteint son maximum à la période d'état, la veille ou le premier jour de la défervescence. Quand la lésion est très limitée, le nombre des globules blancs ne dépasse pas 8 à 12 000 au maximum. Dans les cas de moyenne intensité, il arrive à 18 ou 20 000.

Chez le n° 1 Saint-Louis (pn. à forme typhoïde), le nombre des globules blancs s'est élevé à 28 000, trois jours avant la défervescence. Je citerai encore l'observation d'un malade chez lequel, au moment d'une reprise mortelle (pneumonie double), le nombre des globules blancs s'est élevé brusquement à 36 000.

B. **Pleurésie.** — Dans la pleurésie aiguë franchement inflammatoire, l'état du sang est à peu près le même que dans la pneumonie. Le retard dans la coagulation est moins grand, le réticulum fibrineux est moins dense, ce sont là les seules différences à noter. Le nombre des globules blancs est de 7 500 à 12 000 comme dans les pneumonies légères ou de moyenne intensité.

Quant à l'anémie produite par la pleurésie non symptomatique, je n'ai pas assez d'observations pour l'estimer exactement.

Dans la *pleuro-pneumonie*, les caractères phlegmasiques du sang dépendent de l'étendue respective des lésions. Ils sont franchement phlegmasiques au moment où la pneumonie domine et s'atténuent plus ou moins notablement lorsqu'au contraire la pleurésie est la principale lésion.

Parmi les faits révélés par l'examen du sang pur, les plus intéressants sont ceux qui concernent les hématoblastes. Quant à la suite de la pneumonie, il se produit un épanchement allant en augmentant, le nombre des hématoblastes reste élevé et pendant un temps, souvent assez long, on aperçoit dans les mers plasmatiques des amas corpusculaires assez volumineux se transformant plus ou moins complètement en boule épineuse. C'est là le résultat d'une crise hématique avortée et d'une tendance du sang à prendre les caractères distinctifs de l'état cachectique. Aussi ces particularités s'observent-elles principalement chez les malades tuberculeux.

C. **Érysipèle.** — L'érysipèle de la face fait prendre au sang, lorsqu'il est étendu et franchement inflammatoire, des caractères nettement phlegmasiques. Mais, fort heureusement, il se présente souvent sous une forme atténuée et, par suite, dans ces cas légers, le sang est d'autant moins modifié que la lésion est moins intense et moins étendue.

C'est ainsi qu'on observe des érysipèles de la face, chez les scrofuleux, par exemple, influençant à peine le sang (érysipèle blafard, œdémateux, presque apyrétique). Cependant, il y a presque toujours, dans ces cas, au moment où l'éruption atteint son apogée, une légère augmentation de la fibrine (réticulum du 3e type) et une certaine élévation dans le nombre des globules blancs (de 7 à 8 000).

Lorsqu'au contraire l'érysipèle est étendu et fortement fébrile, on voit survenir le type phlegmasique franc à fibrilles épaisses, mais le plus souvent moins nombreuses que dans la pneumonie, ainsi qu'une forte élévation des globules blancs qui peut se chiffrer par 12 à 20 000 éléments.

L'état phlegmasique du sang donne donc la mesure de l'intensité et de l'étendue de l'inflammation érysipélateuse.

— L'érysipèle de la face produit sur la richesse globulaire du sang des effets très analogues à ceux de la pneumonie. Pendant le cours de la maladie, les hématies diminuent et atteignent, quelques heures avant la défervescence, un minimum correspondant à une déglobulisation variant, suivant l'intensité des cas, d'un demi-million à 1 million. Dans les cas graves, mais se terminant par la guérison, elle peut atteindre 1 million et demi ou même un peu plus. La valeur globulaire est peu modifiée ; elle ne s'abaisse que de 10 à 20 p. 100 au moment de la plus forte formation d'éléments nouveaux.

D. Embarras gastrique. — On observe assez souvent une maladie pyrétique, durant une quinzaine de jours, bien voisine de la fièvre typhoïde, surtout au point de vue de l'état général. Le début en est brusque, mais les symptômes sont absolument les mêmes que ceux de la fièvre typhoïde n'ayant pas encore dépassé le premier septénaire.

Si l'on examine le sang des malades, on observe tantôt une légère augmentation de la fibrine et des globules blancs, tantôt des caractères absolument normaux : les globules blancs ne sont pas augmentés, le réticulum reste invisible. J'admets que dans le premier cas on se trouve en présence de ce que les médecins appelaient autrefois la fièvre inflammatoire ou la synoque imputris ; et que dans le second il s'agit du typhus levissimus ou abortif.

La première affection est notre embarras gastrique fébrile, sorte de fièvre gastrique catarrhale dans laquelle les symptômes généraux sont parfois assez sérieux pour faire songer à la fièvre typhoïde. Diffère-t-elle d'ailleurs essentiellement de cette dernière? Souvent, les symptômes abdominaux y prennent un certain développement et la ressemblance est alors bien grande, car dans le typhus abortif les taches font communément défaut, tout aussi bien que dans l'embarras gastrique. L'état du sang semble seul établir une distinction entre l'embarras gastrique fébrile proprement dit et la fièvre typhoïde légère ou abortive.

D'après mes observations, les caractères du sang sont sensiblement les mêmes dans les deux formes d'embarras gastrique, la non fébrile et la fébrile : augmentation légère de la fibrine, sans retard marqué dans la coagulation; augmentation des globules blancs de 7 500 à 12 000.

E. **Fièvres éruptives.** — 1° *Caractères généraux du sang.* — Dans les fièvres éruptives, l'état anatomique du sang dépend encore de l'intensité et de la nature des lésions inflammatoires. L'élément fièvre ne détermine ni augmentation de la fibrine ni accumulation de globules blancs; mais au moment où les fièvres éruptives comptent au nombre de leurs manifestations une lésion inflammatoire, le sang prend immédiatement des caractères phlegmasiques en rapport avec cette lésion.

Ainsi, dans la scarlatine, la grande élévation fébrile du début ne modifie pas, en général, les caractères anatomiques du sang. Il en est de même de l'éruption. Cependant celle-ci produit, en général, une légère élévation dans le nombre des globules blancs.

C'est au moment de la desquamation qu'on observe habituellement la plus forte proportion de fibrine, elle se traduit par un fin réticulum à peine plus visible que le réticulum du sang normal.

Mais quand l'angine scarlatineuse est prononcée, la proportion de fibrine devient plus grande et le nombre des globules blancs peut atteindre 10 à 12 000.

Dans une de mes observations, il s'est formé, pendant les premiers jours de la convalescence, un abcès ganglionnaire cervical; c'est à ce moment que les caractères phlegmasiques du sang sont devenus le plus nets.

La rougeole se comporte de la même manière. Lorsqu'elle est peu intense, elle modifie à peine le sang. Il faut qu'elle s'accom-

pagne d'un catarrhe prononcé des muqueuses et particulièrement
de bronchite pour que le sang acquière, au moment où l'éruption
est à son apogée, des caractères phlegmasiques notables : réticulum fin, visible partout, à fibrilles nombreuses, augmentation des
globules blancs.

Dans mes observations, le nombre de ces derniers éléments a
été assez irrégulier ; il s'est élevé dans un cas jusqu'à 10 000 à la
fin de l'éruption ; dans les cas de bronchite et d'angine intenses, il
est monté jusqu'à 14 000.

Les manifestations inflammatoires de la variole étant de beaucoup les plus importantes de celles qu'on trouve dans les fièvres
éruptives, c'est dans cette maladie que les caractères phlegmasiques du sang atteignent leur plus grand développement. Ici,
encore, ils sont intimement liés à l'évolution des lésions. Ainsi, le
sang reste normal à cet égard pendant les prodromes et les premiers jours de l'éruption. Il ne commence à s'altérer qu'au début
de la suppuration, pour présenter les altérations les plus manifestes au moment où cette période touche à son dernier terme.

Au début de la maladie, le sang paraît normal ; puis, vers le
deuxième ou troisième jour de l'éruption, le nombre des globules
blancs s'élève : on compte 7 à 8 000 de ces éléments.

A ce moment, la fibrine ne paraît pas encore augmentée. Si
l'éruption est discrète, dès le troisième ou le quatrième jour, on
voit apparaître un réticulum léger, mais complet, et les globules
blancs atteignent le chiffre de 10 à 16 000.

Dans la variole confluente, le réticulum phlegmasique apparaît,
en général, plus tard ; mais il devient très prononcé vers la fin de
la suppuration, tandis que le nombre des globules blancs s'élève
à 28 ou 30 000. La variole hémorragique paraît avoir une action
plus prononcée sur ces derniers éléments que sur la fibrine. Ils ont
atteint le chiffre considérable de 32 000 dans un cas où le sixième
jour de l'éruption (la veille de la mort), les pustules étant mal
développées, le réticulum fibrineux était à peine plus riche que
dans le sang normal. L'augmentation des globules blancs dans la
variole semble indiquer, lorsqu'elle n'est pas le fait de la suppuration, un haut degré d'infection.

2° *Modifications numériques.* — *Scarlatine.* Dans les cas légers,
le chiffre minimum des globules rouges s'observe le premier jour
de la défervescence ; dans les cas intenses à défervescence un

peu traînante, les globules rouges n'atteignent ce minimum que vingt-quatre heures environ après la chute thermique. La crise hématoblastique est nette, et bientôt le nombre des globules rouges augmente pour atteindre son maximum au bout d'un temps qui varie de deux à dix jours après la défervescence, suivant l'intensité de la maladie. La déglobulisation peut être estimée comme dans la pneumonie à environ 1 million. Enfin, la valeur globulaire diminue passagèrement de 10 à 12 p. 100 pendant la réparation sanguine.

Dans la *rougeole*, l'état du sang est, en général, moins influencé. Les phénomènes sont les mêmes que dans les maladies précédentes ; mais atténués à tel point que la déglobulisation atteint rarement 4 à 500 000.

Je manque de renseignements sur les scarlatines et les rougeoles compliquées. Les médecins s'occupant des maladies graves des enfants pourront combler cette lacune.

La *variole* est de beaucoup la fièvre éruptive la plus destructive des globules rouges. Mais les faits que j'ai recueillis sont trop peu nombreux et trop incomplets pour me permettre de décrire les faits complexes qu'on peut observer dans les différentes formes de cette maladie.

Je ne puis guère donner que des indications générales. La variole confluente ou concrète produit une déglobulisation qui se chiffre par environ 2 millions de globules. Pendant le cours de l'éruption, le nombre des globules rouges reste assez élevé ; il augmente même sensiblement pendant la période de suppuration, peut-être par épaississement du sang ; puis, au moment de la chute thermique définitive, il diminue assez brusquement, soit parce que le sang se dilue, soit parce que les globules altérés pendant le cours de la maladie sont alors désassimilés et rapidement détruits.

A partir de ce moment, les globules se reforment, mais lentement et au quinzième jour de la convalescence, le nombre des hématies est encore notablement inférieur à la normale.

Dans les cas de variole hémorragique, la déglobulisation est immédiatement très notable ; mais le nombre des hématies paraît être surtout en rapport avec l'abondance plus ou moins grande des hémorragies.

Ainsi, je prends dans mes observations deux malades morts tous deux le septième jour de l'éruption.

Chez le premier, le sang contient, la veille de la mort, 4 600 000 globules rouges; chez le second, les pertes de sang ayant été très abondantes, on ne trouve dans les mêmes conditions que 2 millions d'hématies.

Je n'ai observé, dans ces cas, aucune altération particulière de ces éléments.

F. Rhumatisme articulaire aigu. — Le rhumatisme articulaire aigu est, avec la pneumonie lobaire, la maladie qui rend le sang le plus phlegmasique.

C'est là un fait depuis longtemps connu. Mais il ressort de mes observations que les altérations du sang accompagnent toutes les manifestations du rhumatisme aussi bien que les inflammations des synoviales articulaires; de sorte que l'état du sang donne la mesure exacte de l'intensité de la maladie, quel que soit son siège.

On ne saurait méconnaître, au point de vue pratique, l'intérêt de cette loi générale qui permet d'affirmer l'existence de lésions rhumatismales en l'absence de toute localisation articulaire.

L'importance du réticulum phlegmasique et l'élévation du nombre des globules blancs sont nécessairement variables. Ils ne sont pas seulement en rapport avec le nombre des manifestations rhumatismales, c'est-à-dire avec l'étendue des lésions; ils le sont également avec l'intensité de ces lésions.

Il y a lieu, en effet, de tenir compte dans les manifestations du rhumatisme de la nature plus ou moins franchement aiguë ou phlegmasique des lésions, plus encore peut-être que de leur multiplicité.

Il résulte de mes observations que la fièvre, l'intensité des lésions et l'état du sang marchent d'une manière parallèle et se correspondent exactement. Il n'y a d'exception que dans certaines formes de rhumatisme hyperpyrétique où l'intensité de la fièvre paraît due surtout à la localisation de la maladie sur les centres encéphaliques. Encore ces faits-là sont-ils toujours très nettement phlegmasiques.

Dans les cas de moyenne intensité, la coagulation du sang est retardée, le réticulum est moyennement riche et composé de fibrilles épaissies. Le nombre des globules blancs peut s'élever jusqu'à 17 à 18 000.

Lorsque le rhumatisme est aigu et intense, la coagulation est encore plus tardive, le réticulum plus riche et aussi caractéristique

que dans la pneumonie fibrineuse; les globules blancs peuvent atteindre le chiffre de 25 000.

Dans les formes subaiguës, les caractères phlegmasiques du sang sont très atténués et le nombre des leucocytes ne s'élève guère au-dessus de 7 à 8 000.

— Le rhumatisme articulaire aigu est une des maladies les plus déglobulisantes. Depuis qu'on emploie pour le traiter efficacement l'acide salicylique, j'ai eu l'occasion de comparer entre eux des faits d'intensité à peu près égale, traités les uns par ce médicament, les autres par le sulfate de quinine, et je crois pouvoir en conclure que le degré d'anémie déterminée par le rhumatisme est surtout en rapport avec la durée de l'attaque. Plus l'attaque est courte et rapidement enrayée par l'acide salicylique, moins l'anémie est prononcée.

Cependant dans les cas franchement aigus, à manifestations articulaires généralisées, la diminution des globules rouges atteint rarement moins de 1 million. Elle est de 1 500 000 à 2 millions dans les formes traînantes ou à reprises multiples.

La crise hématique et par suite la réparation sanguine suivent très exactement la marche des accidents ou mieux de la température, les localisations partielles persistant après la chute de la fièvre retardant cette réparation sans l'empêcher complètement.

On peut donc voir dans le rhumatisme articulaire aigu une crise hématique franche, à évolution rapide comme dans les cas les plus simples de pneumonie, ou bien plusieurs crises successives et subintrantes, ou encore une crise traînante, par faibles poussées, analogue à celle qui succède aux fièvres continues.

Les variations de la valeur globulaire dépendent, en général, de la forme de la crise. Ici encore, comme toujours, c'est au moment de l'apparition de nombreux éléments jeunes, incomplètement développés, que cette valeur diminue le plus. Mais il n'est pas rare, surtout chez les jeunes sujets, ayant peut-être un certain fond chlorotique, de voir pendant la convalescence la valeur globulaire diminuer progressivement au cours d'une réparation pénible qui crée ainsi un véritable état d'anémie chronique plus ou moins persistant.

G. Fièvre typhoïde. — En général, le sang conserve dans la fièvre typhoïde des caractères absolument normaux, tant sous le rapport du processus de coagulation que des caractères anatomiques des éléments.

Les seules modifications qu'on puisse noter pendant le cours de la maladie sont quantitatives et ne peuvent être mises en évidence qu'à l'aide du dénombrement des divers éléments.

Ainsi donc, quand on examine le sang des typhoïdiques dans la cellule à rigole, on voit les globules se disposer de manière à circonscrire des mers plutôt que des lacs, dans lesquels les amas d'hématoblastes sont plutôt petits que gros; les globules blancs paraissent peu abondants et la coagulation, effectuée sans retard, se caractérise par un réticulum incomplet, presque invisible, analogue à celui du sang normal.

Mais il n'en est pas toujours ainsi. Le sang peut exceptionnellement et passagèrement présenter un type phlegmasique atténué. Il n'est pas nécessaire pour cela qu'il survienne une véritable complication.

Il suffit que certaines lésions inflammatoires faisant partie intégrante de la maladie soient plus prononcées qu'à l'ordinaire. Ces manifestations inflammatoires à retentissement sur le sang sont l'entérite, la bronchite et l'angine.

Dans d'autres cas, le sang deviendra franchement phlegmasique par suite de l'apparition d'une maladie surajoutée, telle par exemple que la pneumonie.

Lorsque cette complication est précoce et franchement fibrineuse, les caractères phlegmasiques du sang sont très accusés et parfois tout aussi marqués que dans la pneumonie lobaire primitive. Mais lorsque l'inflammation du poumon survient vers la fin de la maladie, l'augmentation de la fibrine est relativement faible et le réticulum prend le type n° 2. Les accidents inflammatoires du début de la convalescence, les abcès multiples, les escarres, etc., déterminent également à la fois une augmentation de la fibrine et du nombre des globules blancs.

— La fièvre typhoïde retentit nécessairement d'une manière très sensible sur le nombre des globules rouges. Mais, ainsi qu'on va le voir, elle paraît être une des maladies aiguës les moins déglobulisantes. Si elle est suivie souvent d'une aglobulie prononcée et surtout d'une convalescence pénible, cela tient essentiellement à la diminution de la formation globulaire pendant son cours et à la grande lenteur avec laquelle cette importante fonction reprend toute son activité (voir *Crise hémat.*, p. 579).

Pendant les premières semaines de la maladie, le nombre des

hématies paraît peu modifié; il oscille de 4 500 000 à 5 millions et même plus, ce qui ne peut guère s'expliquer que par une faible déglobulisation ou par un épaississement du sang.

Ce dernier fait ne saurait être mis en doute dans certains cas. J'ai vu, en effet, à la suite de sueurs profuses ou de diarrhée très abondante, le nombre des hématies s'élever tout à coup bien au-dessus de 5 millions. Chez une malade par exemple, qui est tombée dans le collapsus à la suite d'une diarrhée abondante, le chiffre des globules rouges, qui était descendu quelques jours auparavant à 4 millions, s'est élevé rapidement à 5 700 000. C'est là un phénomène comparable à celui qui se produit pendant la période de collapsus algide du choléra.

Ainsi donc, les globules rouges ne paraissent pas se détruire rapidement pendant les premiers septénaires de la fièvre typhoïde, et cela est d'autant plus remarquable qu'à ce moment la chute progressive des hématoblastes indique un arrêt dans la formation globulaire.

Mais habituellement, sans cause apparente, le nombre des hématies diminue tout à coup d'une manière très sensible dans le cours ou vers la fin du troisième septénaire. Quelle est la cause de ce fait intéressant? Il est probable qu'il correspond à la destruction rapide de globules anciens, ayant jusque-là résisté au processus de la maladie.

Le sort des globules rouges va dépendre maintenant de la marche ultérieure de la température et va être nécessairement très variable suivant les cas.

A propos de la description de la crise hématique par lysis (p. 579), nous avons déjà suivi les fluctuations des globules rouges dans le cours d'une fièvre typhoïde bénigne à forme commune Dans ce fait simple la déglobulisation n'a guère dépassé le chiffre d'un million. Elle est beaucoup plus accentuée lorsque la maladie présente des rechutes ou des complications.

Examinons, sous ce rapport, une de nos observations. Les globules rouges subissent jusqu'au vingt-unième jour des fluctuations assez grandes, sous l'influence probable des sueurs et de la diarrhée; puis à partir du vingt et unième jour ils se mettent à décroître progressivement d'une manière très sensible pour descendre à un minimum de 3 400 000 représentant un déficit probable de près de 2 millions de globules. Nous approchons de la défervescence complète et le nombre des globules rouges commence à remonter un peu. Malheureusement la défervescence n'est pas encore achevée qu'une rechute se produit et à la fin de cette rechute, c'est-à-dire après quarante-deux jours de maladie, les globules rouges tombent assez brusquement à un nouveau minimum de 2 600 000. Le sang a donc perdu, dans le cours de cette longue maladie fébrile, environ 2 millions et demi d'hématies sans qu'il soit survenu d'hémorragie.

La prolongation de la fièvre paraît donc être la principale cause de la destruction globulaire. Aussi, dans les formes abortives, celle-ci ne se traduit-elle guère que par la disparition de 3 à 500 000 hématies au plus, tandis que dans les formes très prolongées la déglobulisation peut être encore plus marquée que dans les deux cas précédemment analysés. Dans une de mes observations où la mort a eu lieu le cinquante-troisième jour de la maladie, le sang ne renfermait la veille de la mort que 2 500 000 globules, ne valant que 1 950 000 globules sains. Il va sans dire que dans une maladie de ce genre on trouve naturellement entre ces deux types extrêmes tous les intermédiaires.

Lorsqu'il survient des hémorragies intestinales, celles-ci ajoutent leurs effets à ceux de la fièvre et produisent brusquement une anémie en rapport avec leur importance. Je n'ai recueilli que trois faits de ce genre avec examens du sang.

Dans le premier, l'hémorragie a déterminé en trois jours une perte de 1 million et demi de globules. Cette perte a été dans le second de 1 200 000 et dans le troisième de 1 150 000 seulement. On voit combien ces accidents peuvent être graves lorsqu'ils se produisent dans le cours d'une fièvre typhoïde prolongée, déjà fortement déglobulisante par le fait de sa longue persistance.

La durée de la fièvre n'est pas la seule cause de la destruction globulaire. Il semble résulter, en effet, de la comparaison de mes diverses observations qu'il y a lieu de tenir également compte de l'élévation thermique. Dans les cas où grâce au traitement (antipyrétiques, bains froids ou progressivement refroidis) les malades ont été maintenus à une température relativement peu élevée, la déglobulisation a été, toutes choses égales d'ailleurs, sensiblement moins prononcée que dans ceux où le traitement a été moins actif ou moins énergique. Il y aurait sur ce point de pharmaco-thérapie d'intéressantes recherches à poursuivre.

Contrairement à ce qu'admettent la plupart des auteurs, les globules blancs, loin d'être abondants, diminuent de nombre d'une manière notable. Assez souvent ils tombent au-dessous de 2 000 vers la fin de la maladie et descendent parfois même à 1 000.

Après la défervescence le nombre des globules blancs augmente et présente d'assez grandes fluctuations pendant lesquelles il dépasse souvent d'une manière notable les moyennes physiologiques.

La diminution dans le nombre des hématoblastes est un des faits les plus significatifs de ceux qu'on observe dans le cours de la maladie, car il se produit à une époque où il est impossible de le rapporter à une active formation de globules rouges. Il exprime, au contraire, ainsi que la diminution des globules blancs, un arrêt dans le processus de régénération du sang.

C'est pendant le cours de la maladie que le nombre des hématoblastes atteint son minimum à une époque variable avec la marche de la fièvre typhoïde. En général ce minimum est atteint vers la fin de la période des grandes élévations thermiques ou au début du stade des grandes oscillations.

A ce moment on ne compte plus en moyenne qu'une centaine de mille hématoblastes, assez souvent moins encore. Le nombre de ces éléments peut tomber à 60 000. Plus tard, il se relève sensiblement, mais toujours avec lenteur ou par poussées passagères multiples, au moment desquelles, contrairement à ce qu'on observe dans les crises aiguës, il dépasse rarement la moyenne physiologique.

Comme nous l'avons dit à propos de la crise hématique, la réparation sanguine débute avant la fin de la défervescence et se trouve, comme on le voit, préparée par l'élévation dans le nombre des hématoblastes. Mais la rénovation du sang marche lentement et cela d'autant plus que la maladie a été plus longue.

Le processus de sanguification suspendu ou ralenti pendant la période d'état de la maladie ne reprend donc une certaine activité qu'avec lenteur ; il semble être épuisé pendant les premiers temps de la convalescence. Cet état est surtout marqué et durable quand la fièvre est restée très élevée pendant longtemps. Au contraire, lorsque le traitement a été heureux dans ses effets et énergiquement antithermique, la crise hématique évolue plus rapidement, de sorte qu'on peut se demander si l'atténuation de la déglobulisation notée précédemment dans ces cas n'est pas la conséquence d'une reprise dans la sanguification au moment des chutes thermiques aussi bien que celle d'une atténuation dans la destruction globulaire.

Quoi qu'il en soit, ces notions sur l'évolution du sang montrent clairement combien il importe de modérer le mouvement fébrile.

Malgré l'affaiblissement du processus de la sanguification, lorsqu'il survient dans le cours de la maladie des hémorragies intestinales, ces hémorragies sont suivies d'une poussée d'hématoblastes presque aussi intense que chez les individus sains.

H. Fièvre intermittente. — Je n'ai rien à ajouter aux indications précédemment données relativement aux altérations des globules rouges dans la fièvre intermittente (voir p. 347), que les globules rouges soient envahis ou non par des êtres inférieurs, chaque accès de fièvre amène la destruction d'une proportion notable de ces éléments et l'on peut retrouver dans les urines les déchets de l'hémoglobine sous forme d'urobiline.

Aussi la fièvre intermittente est-elle la plus déglobulisante des pyrexies.

Nous sommes mal placés à **Paris** pour nous rendre compte des effets de la malaria. Pour ma part, je n'ai pu recueillir qu'une dizaine de cas bénins depuis que je m'occupe de cette question.

Même dans ces formes simples, la déglobulisation est assez notable pour permettre de faire des observations très démonstratives. Nous en avons donné la preuve à propos de la crise dans la fièvre intermittente (p. 582).

Les faits de ce genre nous permettent de comprendre la fréquence de l'anémie chronique dans les pays à fièvre d'accès et le rôle énorme que doit jouer l'altération du sang dans l'état désigné sous le nom de cachexie paludéenne. Il serait certainement intéressant de recueillir des observations analogues à celle que j'ai rapportée et de chercher à estimer ce qu'on pourrait appeler le coefficient de déglobulisation des diverses formes de fièvre intermittente. Il doit être variable suivant les origines de la fièvre et les divers types fébriles.

J'ai eu l'occasion, il y a quelques années, d'observer deux cas de cachexie paludéenne. L'état du sang ressemblait à celui de la chlorose intense. Globules de dimensions inégales, quelques-uns déformés, diminution de la valeur globulaire, moins prononcée que dans la chlorose, pas d'augmentation des globules blancs.

I. Syphilis. — La syphilis est-elle une cause notable d'anémie ? La question n'est pas facile à résoudre. Cette maladie atteint souvent, en effet, des individus jeunes déjà chlorotiques et j'ai recueilli un certain nombre d'observations dans lesquelles chlorose et syphilis ont évolué simultanément.

Dans ces circonstances, le traitement de la chlorose n'a en rien modifié la syphilis et inversement celui de la syphilis n'a exercé qu'une action fort douteuse sur la chlorose. J'ai dû traiter à la fois ou successivement les deux maladies par les moyens ordinaires. En laissant ces cas de côté; en considérant exclusivement ceux dans lesquels la syphilis s'est développée chez des individus d'ailleurs bien portants, il est difficile de dire que cette maladie provoque un degré notable d'anémie. Quelques-uns de mes malades avaient, en pleine évolution syphilitique secondaire, un sang parfaitement normal. Cependant, ces faits ont été l'exception et chez les autres, particulièrement chez les malades du sexe féminin, j'ai presque toujours noté un léger degré d'anémie. La lésion du sang s'est montrée naturellement plus prononcée encore lorsqu'il existait en même temps que la syphilis soit des phénomènes hystériques, soit des troubles dyspeptiques, circonstances fréquentes qui viennent souvent obscurcir les effets de la syphilis sur l'état du sang.

Dans les cas simples, le nombre des globules rouges n'est jamais descendu au-dessous de 3 500 000.

La valeur globulaire a oscillé de 0,90 à 0,75.

Le nombre des globules blancs, même en pleine période d'éruption, a été plutôt faible qu'exagéré, et la coagulation du sang n'a pas été modifiée. L'augmentation de la fibrine, avec élévation du chiffre des leucocytes notées dans quelques cas, se rapporte, non pas à la syphilis, mais à la vaginite ou à la blennorragie souvent concomitantes.

Ces renseignements concernent des malades atteints de syphilis vulgaire, sans grande gravité. Il est probable que les formes rapides et profondes de la maladie sont plus déglobulisantes.

Chez les nouveau-nés (syphilis infantile), on trouve communément, pendant la période d'état de la maladie, un certain degré de leucocytose (de 12 000 à 25 000 globules blancs). Mais la signification de ce fait n'est pas précise, le nombre des globules blancs étant toujours assez élevé pendant la période d'allaitement.

— En recueillant mes observations sur ce sujet, je me suis préoccupé de l'action du traitement mercuriel sur l'état du sang et j'ai même engagé un de mes anciens internes, M. le Dr Galliard, à étudier cette intéressante question (1).

Depuis que M. Galliard a fait ce travail, j'ai poursuivi mes recherches et je vais en donner un résumé succinct.

Le traitement mercuriel a été suivi, à l'égard de l'état du sang, d'un résultat variable.

Dans une première catégorie de faits, la lésion du sang a été améliorée ; dans une autre, elle est restée sensiblement stationnaire ; enfin, dans une troisième, elle s'est légèrement aggravée.

Lorsque l'altération du sang a diminué ou disparu, le traitement mercuriel a été bien supporté, l'anémie était légère et sous la dépendance directe de la syphilis. En guérissant les manifestations syphilitiques, le mercure a fait en même temps disparaître la légère anémie symptomatique de la maladie principale, par un procédé, pour ainsi dire, indirect. Les cas dans lesquels l'altération du sang est restée stationnaire malgré le bon effet du traitement mercuriel sont des cas plus complexes où la syphilis n'était pas seule en cause ; ceux où il existait un certain fond de chlorose ou un état dyspeptique pouvant expliquer l'anémie aussi bien et peut-être mieux encore que la syphilis elle-même.

Enfin, quelques malades se sont légèrement déglobulisés pendant le cours du traitement, malgré la disparition des manifestations de la syphilis, parce qu'il est survenu quelques complications, telles que stomatite plus ou moins intense, troubles dyspeptiques gastro-intestinaux.

En conséquence, le mercure à dose thérapeutique, antisyphilitique, si l'on veut, ne paraît pas exercer une action sensible sur le sang. En tout cas, loin d'être un reconstituant globulaire, il paraît, au contraire, détruire une certaine proportion d'éléments dès que son passage dans l'organisme provoque certains phénomènes accessoires de légère intoxication.

K. Tuberculose. — Voici une maladie tellement protéiforme que rien de ce qui la concerne ne peut être simple. D'autre part,

____

(1) GALLIARD, De l'action du mercure sur le sang chez les syphilitiques et les anémiques (*Arch. génér. de médecine*, p. 527, 1885).

toutes les questions qui s'y rattachent sont tellement intéressantes, au point de vue pratique, qu'il importe de les résoudre
aussi exactement que possible malgré leur complexité. Celle de
l'état du sang est loin d'être, à cet égard, dépourvue d'importance.

Pour mettre un certain ordre dans les observations que j'ai
recueillies à ce sujet, je les rapporterai aux catégories suivantes :

1° Formes aiguës des séreuses et granulie sans lésions inflammatoires étendues des parenchymes ; 2° inflammations parenchymateuses aiguës et notamment pneumonie tuberculeuse ; 3° inflammations dites franches chez les tuberculeux ; 4° tuberculose
vulgaire à marche rapide ; 5° tuberculose vulgaire à évolution
plus lente, conduisant à la cachexie.

1° Lorsque la *tuberculose aiguë* est constituée par des altérations
limitées aux séreuses (méninges, plèvre, péritoine, péricarde),
qu'il y ait ou non en même temps des granulations miliaires dans
les parenchymes, le sang présente toujours à peu près les mêmes
caractères.

Ce sont ceux d'une phlegmasie atténuée du second ou du troisième type, avec légère augmentation des globules blancs.

Mais pour bien faire comprendre tout ce que nous allons avoir
à dire sur les conséquences des lésions tuberculeuses, il importe
de faire remarquer, dès à présent, que les modifications phlegmasiques du sang sont la conséquence, non de l'évolution des tubercules eux-mêmes, mais bien des lésions irritatives qui les accompagnent. Aussi ne sont-elles pas en rapport avec l'abondance et
la généralisation des granulations, mais avec l'étendue et la nature
des exsudats inflammatoires.

Aussi la méningite tuberculeuse sans lésion pleuro-pulmonaire
peut-elle, lorsque l'exsudation des méninges n'est ni abondante,
ni franchement purulente, ne déterminer que des modifications à
peine sensibles du sang.

J'ai observé un fait du même genre dans un cas de péricardite
tuberculeuse aiguë, assez rapidement mortel. L'augmentation de
la fibrine était très faible, presque douteuse, et le nombre des
globules blancs pouvait être considéré comme normal.

Ces faits sont exceptionnels. En général, la granulie provoque
une réaction inflammatoire assez manifeste pour que le sang
devienne plus ou moins nettement phlegmasique.

Dans la plupart de ces cas la déglobulisation n'est pas sensible ;

quelques malades restant dans un état voisin de l'inanition ont même un nombre élevé de globules rouges et ce fait peut persister jusqu'à la mort lorsque la maladie est de très courte durée.

2° A côté de la granulie des séreuses vient se placer la *tuberculose aiguë des parenchymes*, *compliquée de lésions inflammatoires*, notamment la pneumonie tuberculeuse ou caséeuse, pseudo-lobaire ou à foyers disséminés.

Malgré l'étendue de cette pneumonie qui porte assez souvent sur la presque totalité d'un poumon et l'apparence nettement inflammatoire des lésions, ici encore, le sang ne présente pendant la vie que des caractères phlegmasiques atténués. On sait d'ailleurs aujourd'hui que la pneumonie caséeuse transforme le poumon en une sorte de bloc tuberculeux n'ayant qu'un rapport très éloigné avec l'hépatisation proprement dite. Les caractères du sang sont absolument confirmatifs de ces distinctions anatomiques. Ainsi, tandis que dans la pneumonie fibrineuse le sang est aussi nettement phlegmasique qu'il est possible, c'est à peine si dans la pneumonie caséeuse il présente une légère augmentation de la fibrine et du nombre des globules blancs. C'est là un fait évidemment intéressant, dont nous aurons à faire ressortir plus tard l'importance au point de vue des signes diagnostics et pronostics tirés de l'état du sang.

Dans une de mes observations de pneumonie caséeuse à foyers disséminés, le sang paraissait même absolument normal. Le fait est plus rare dans la pneumonie pseudo-lobulaire. Cette dernière maladie, qui n'est d'ailleurs pas toujours identique à elle-même, détermine une légère augmentation de la fibrine se traduisant par un réticulum à fibrilles nombreuses, mais petites (3ᵉ type) ainsi que par une élévation du chiffre des globules blancs, qui a atteint jusqu'à 18 000 dans mes observations.

— En général, les malades, au moment où se déclare la pneumonie caséeuse, sont déjà dans un mauvais état général. Dès le premier examen du sang on constate tout au plus 4 millions d'hématies ; parfois sensiblement moins.

Le nombre des hématoblastes est très variable, tantôt diminué, tantôt augmenté suivant des circonstances d'une appréciation presque toujours difficile.

La déglobulisation fait des progrès pendant le cours de la maladie et peut atteindre, dans les formes traînantes, un assez haut degré.

3° *Inflammations dites franches survenant chez les tuberculeux.*
— Il est démontré que les tuberculeux peuvent être atteints,
comme les individus sains, de phlegmasies non tuberculeuses.
Laissons de côté la question de la pleurésie, plus obscure que celle
de la pneumonie, pour n'envisager que cette dernière.

Le fait sur lequel je désire attirer l'attention est celui-ci.

Lorsqu'il survient dans le cours de la tuberculose des inflammations pulmonaires qui présentent tous les caractères de la pneumonie franche ou même de la pleuro-pneumonie franche, lésions
qui se terminent habituellement par la guérison, le sang présente
des caractères phlegmasiques parfaitement évidents et aussi nets
que dans les phlegmasies des individus non tuberculeux.

L'examen du sang est donc ici d'un secours bien précieux pour
établir une différence qui au premier abord paraît subtile, et qu'il
importe singulièrement de faire au point de vue du pronostic.

4° *Tuberculose vulgaire à marche rapide.* — Nous rangeons ici
les cas de tuberculose évoluant rapidement, dans l'espace de
quelques mois.

Lorsque les lésions tuberculeuses parenchymateuses n'entraînent pas la mort presque immédiate; c'est-à-dire lorsqu'elles ont
le temps de se ramollir pour former des cavernes, on peut dire
qu'elles deviennent le siège d'une sorte de phlegmasie secondaire
éliminatrice. Ces phlegmasies sont suppuratives. Il faut donc
comprendre ici, à côté des formations rapides des cavernes, les
inflammations suppuratives et tuberculeuses des séreuses, isolées
ou marchant de pair avec les altérations parenchymateuses.

Aussi dans cette catégorie de faits le sang prend-il la même
apparence que dans les phlegmasies suppurées. Il est plus ou
moins nettement fibrineux et renferme une proportion excessive
de globules blancs.

Plus les phénomènes inflammatoires sont intenses, plus l'augmentation de la fibrine est considérable. Je l'ai trouvée parfois
aussi forte que dans la pneumonie lorsqu'il existait des cavernes
en pleine suppuration.

Dans les mêmes conditions, le nombre des globules blancs
atteint de très hauts chiffres, tels que ceux de 25 à 30 000 et
même plus.

Mais en même temps que le sang est analogue à celui des
inflammations suppuratives, il subit déjà beaucoup plus profon-

dément que dans les faits déjà connus, les atteintes de la déchéance générale de l'organisme, et dans les cas d'une certaine survie (4 à 6 mois), il prend les caractères du sang phlegmaso-cachectique.

La déglobulisation relativement peu marquée dans les formes précédentes est presque toujours ici très prononcée; elle s'accompagne également d'altérations globulaires plus notables, mais ayant cependant bien rarement autant d'importance que dans la chlorose.

Voilà encore un point sur lequel j'attire l'attention.

Bien que la tuberculose soit profondément déglobulisante, elle n'altère pas le type des hématies comme la chlorose. Très évidemment, le processus de déglobulisation ne doit pas être le même dans les deux maladies.

Nous savons maintenant que dans la dernière la désassimilation des globules est exagérée ; il est très probable que dans la tuberculose il s'agit surtout d'un ralentissement dans la formation des éléments. De là la persistance du type anatomique pendant longtemps et par suite la part prépondérante prise par la question de nombre sur celle de qualité, ce qui est précisément le contraire de ce qu'on observe dans la chlorose.

Parfois, chez des malades pâles, profondément cachectiques, paraissant presque exsangues, on est étonné de trouver encore un nombre de globules rouges dépassant 3 millions. N'est-il pas très vraisemblable que, dans ces cas, la masse totale du sang est diminuée?

Voici quelques-uns des chiffres trouvés dans l'anémie tuberculeuse très accentuée.

a. *Pleurésie purulente*, puis *tuberculose intestinale*. — Quelques jours avant la mort :

$$N = 2\,331\,200 \qquad G = 0,77 \qquad R = 1\,794\,000.$$

b. *Alcoolisme chronique. Pneumonie tuberculeuse*. — Déglobulisation très prononcée. 16 mai 1879.

Le 19 *mai*. — N = 2 480 000   H = 120 900   B = 18 400   G = 1,08.
Le 21 *mai*. — N = 2 207 000   H = 227 800   B = 8 560   G = 1,10.
Le 24 *mai*. — N = 1 891 000   H = 310 000   B = 8 700   G = 1.
Le 26 *mai*. — N = 1 674 000   H = 251 900   B = 6 200   G = 1.

Le 31 *mai* (douze jours avant la mort) :

$$N = 1\,736\,000 \qquad H = 517\,700 \qquad B = 8\,550 \qquad G = 0,90.$$

On remarquera que la valeur globulaire est très élevée; elle dépasse même l'unité au moment des premiers examens. Cette particularité n'appartient donc pas uniquement, ainsi que nous l'avons fait remarquer, à l'anémie pernicieuse progressive. Elle peut se rencontrer également dans les anémies symptomatiques.

Dans d'autres cas, le nombre des petits globules est prédominant et les caractères du sang ressemblent beaucoup à ceux de la chlorose. Exemple :

c. *Pleurésie séro-purulente tuberculeuse.* — Au moment de la période d'état :

$$N = 3\,069\,000 \qquad H = 248\,000 \qquad B = 9\,500 \qquad G = 0{,}79.$$

Quelques jours plus tard :

$$N = 3\,952\,000 \qquad H = 258\,000 \qquad B = 18\,690 \qquad G = 0{,}58.$$

5° *Tuberculose vulgaire chronique.* — Dans la forme lente de la tuberculose pulmonaire, l'état du sang est nécessairement très variable, surtout si l'on considère la maladie, depuis le début jusqu'à la terminaison, à travers les mille incidents qu'elle traverse. Mais nous savons déjà quelles sont les principales lois de son retentissement sur le sang. Ce liquide nous donnera en quelque sorte la mesure de deux éléments morbides importants : l'inflammation et l'anémie.

Les caractères inflammatoires du sang seront en rapport avec les lésions du poumon et de la plèvre et particulièrement, dans cette forme de tuberculose, avec la bronchite et la suppuration des cavernes. Aussi ces caractères pourront-ils se modifier bien souvent dans le cours de la maladie. En général, au début, on ne trouvera guère qu'un réticulum du troisième type sans retard notable dans la coagulation, accompagné d'une augmentation modérée des globules blancs.

Les caractères phlegmasiques deviendront plus nets au moment des poussées inflammatoires : bronchite, foyers pneumoniques ou pleuro-pneumoniques, etc. Mais ils seront très rarement aussi développés que dans les phlegmasies non tuberculeuses.

Quand, dans la phtisie avancée, il s'est formé de grandes cavernes donnant lieu à une expectoration franchement purulente, le sang est habituellement nettement phlegmasique, c'est-à-dire riche en grosses fibrilles et en globules blancs. Mais ces caractères du sang inflammatoire sont souvent atténués par l'état d'affaiblissement de l'organisme et par l'anémie. Le sang prend une apparence complexe que nous connaissons sous le nom de phleg-maso-cachectique.

L'anémie tuberculeuse peut atteindre un très haut degré et réduire le nombre des globules rouges à environ 1 million ou même moins ; mais il n'est pas rare de voir succomber des malades ayant encore un nombre assez élevé d'hématies.

Dans certains cas, les hémoptysies seront la principale cause de l'anémie et les altérations du sang seront absolument les mêmes que dans l'anémie post-hémorragique; le plus souvent, l'anémie sera une des conséquences directes de la cachexie tuberculeuse.

Nous allons donner ici également quelques exemples de ces divers états du sang dans la forme commune chronique de la maladie.

a. *Phtisie chronique, avancée;* teint pâle, état cachectique, amaigrissement considérable :

$$N = 2\,697\,000 \quad H = 437\,000 \quad B = 13\,950 \quad G = 0,78.$$

b. *Phtisie chronique avancée.* — Pâleur de la face et des muqueuses, teinte terreuse de la peau; diarrhée chronique :

$$N = 4\,758\,500 \quad H = 275\,900 \quad B = 5\,000 \ R = 3\,087\,000 \quad G = 0,67.$$

C'est là un exemple du nombre élevé de globules rouges malgré un état cachectique très prononcé.

c. *Phtisie pulmonaire très avancée* avec décoloration de la peau et des muqueuses.
Examen fait trois mois avant la mort :

$$N = 3\,007\,000 \quad R = 1\,982\,000 \quad G = 0,65.$$

d. *Phtisie pulmonaire très avancée.* — Décoloration extrême de la peau et des muqueuses; œdème cachectique et phlegmatia alba dolens.
Examen du sang quatre jours avant la mort :

$$N = 2\,697\,000 \quad H = 142\,000 \quad B = 17\,000 \quad R = 1\,483\,000 \quad G = 0,55.$$

e. *Phtisie pulmonaire. Anémie profonde.*
Examen fait six semaines avant la mort :

$$N = 2\,511\,000 \quad H = 465\,000 \quad B = 9\,300 \quad G = 0,61.$$

Plus tard on trouve, six jours seulement avant la mort :

$$N = 2\,387\,000 \quad H = 159\,000 \quad B = 4\,850 \quad G = 0,69.$$

La diminution dans le nombre des hématoblastes, lorsque les malades sont sur le point de succomber par le fait des progrès de

la cachexie, est un fait habituel, qui n'a rien d'ailleurs de spécial à
la cachexie tuberculeuse.

Ces exemples ont été choisis parmi les cas où l'anémie tuberculeuse a atteint le plus haut degré.

L. Maladies du foie. — Il est impossible qu'un organe de l'importance du foie puisse être altéré sans qu'il en résulte des modifications diverses du sang. Mais dans un certain nombre de cas
ces modifications sont, comme dans le diabète, exclusivement
d'ordre chimique. Néanmoins, dans le domaine des faits purement anatomiques, on peut constater dans le cours des maladies
du foie des lésions du sang présentant un réel intérêt. D'après les
observations encore trop peu nombreuses que j'ai recueillies sur
ce sujet, indépendamment des caractères phlegmasiques que le
sang peut prendre dans les maladies inflammatoires du foie, il y
a lieu également de se préoccuper des altérations des hématies et
de l'anémie d'origine hépatique.

Dans nos climats, on n'observe guère que des inflammations à
marche lente, d'emblée chroniques, débutant par des poussées
congestives plus ou moins intenses et aboutissant aux diverses
formes de la cirrhose. Ces hépatites scléreuses déterminent rarement une augmentation dans le nombre des globules blancs et
un excès de fibrine. Les caractères phlegmasiques du sang se
montrent donc plutôt dans les maladies des voies biliaires que
les maladies proprement dites du foie. Et encore, la forme dite
catarrhale de l'inflammation de ces voies d'excrétion est-elle très
rarement assez intense pour provoquer d'une manière nette les
modifications qui caractérisent le sang phlegmasique. D'autre
part, la présence de la bile dans le sang n'ayant par elle-même
aucune influence sensible sur les éléments anatomiques, l'ictère
simple ou catarrhal, l'ictère émotif, l'ictère par lithiase ne sont
accompagnés, en général, d'aucune altération soit des éléments
du sang, soit du processus de coagulation.

Il n'en est plus de même dès qu'il existe un certain degré d'angio-
cholite. Naturellement, ce sont les cas franchement inflammatoires
et fébriles de cette affection qui donnent lieu le plus nettement à
l'augmentation dans la proportion de fibrine et dans le nombre
des globules blancs.

Parmi les affections du foie capables également de produire un
sang phlegmasique, je citerai l'inflammation des kystes hyda-

tiques et, à un moindre degré, la périhépatite à sa période
d'acuité.

Dans le cours des diverses variétés de cirrhose, il existe assez souvent, même en l'absence de toute trace d'ictère, des altérations assez profondes des hématies. Les plus fréquemment
notées sont la viscosité anormale des globules rouges et l'aspect cribriforme des hématies desséchées. Il est probable, ainsi
que nous l'avons fait remarquer à propos de l'anatomie pathologique, que ces modifications des éléments rouges du sang sont la
conséquence de la constitution anormale du plasma. C'est donc là
une preuve indirecte du retentissement que doivent avoir les maladies du foie sur la composition chimique du sang.

— On sait que ces maladies conduisent, avec une rapidité plus
ou moins grande, à la cachexie et que ce dernier état est en partie
caractérisé par une anémie progressive.

Cette anémie est constante dans le cours des cirrhoses hépatiques ; mais elle acquiert une intensité très variable suivant
les cas.

Quel est le mode de production de l'anémie dans le cours de ces
affections? Quelles sont les variétés de cirrhose qui occasionnent
la plus rapide destruction des hématies?

Ce sont là des questions auxquelles il ne m'est pas encore
permis de répondre ; il y aura certainement sur ce sujet d'intéressantes recherches à poursuivre.

Dans la cirrhose vulgaire, à sa période d'état, les malades
n'ont pas moins de 4 millions d'hématies dont le pouvoir colorant est à peu près normal. Vers la fin de la maladie, malgré les
progrès de la cachexie, la déglobulisation s'accentue faiblement,
de sorte qu'au moment où les malades sont sur le point de succomber le nombre des globules rouges est encore d'environ 3 millions
et demi. Mais, en général, les hématoblastes et les globules blancs
sont alors peu abondants. L'état cachectique paraît résulter dans
cette maladie d'une élaboration insuffisante des matériaux nutritifs et par suite d'un ralentissement plus ou moins notable dans la
formation du sang.

La cirrhose hypertrophique sans ictère n'a pas d'influence plus
manifeste sur la constitution anatomique du sang. Il n'en est pas
de même de la cirrhose hypertrophique avec ictère.

Cette maladie peut déterminer, en effet, une aglobulie intense

qui résulte peut-être, au moins dans certains cas, d'une destruction exagérée des globules dans le foie.

On sait que cet organe est le point de l'économie où se fait la
plus grande consommation de globules rouges et par suite on
comprend qu'un certain genre d'excitation fonctionnelle du foie
puisse entraîner une usure globulaire anormale. D'après les expériences que nous avons eu l'occasion de citer à propos de l'étude de
l'ictère, les destructions exagérées de globules rouges provoquent
la formation d'une bile épaisse et riche en pigments. Or, dans la
majorité des cas de cirrhose, il y a ralentissement dans la formation de la bile et souvent aussi un degré plus ou moins notable
de décoloration de ce liquide. Aussi la cirrhose, nous venons de
le voir, est-elle ordinairement faiblement déglobulisante. Mais il
n'en est peut-être pas toujours ainsi et dans la cirrhose biliaire,
notamment, il est possible qu'à certains moments de la maladie,
sinon dans tout son cours, il y ait une grande consommation de
globules rouges dans le foie.

Toujours est-il que nous avons recueilli un cas de cette forme
morbide dans lequel l'état du sang est devenu fort analogue à
celui de l'anémie pernicieuse progressive.

Nous allons bientôt rapporter cette observation intéressante.
Mais auparavant faisons remarquer que dans d'autres cas, en
apparence analogues, l'aglobulie n'a pas été plus prononcée que
dans la cirrhose vulgaire.

Ainsi chez une malade de soixante-sept ans, atteinte de cirrhose
hypertrophique avec ictère foncé et périhépatite, l'état du sang,
examiné deux jours avant la mort, était le suivant :

$$N = 3\,757\,200 \qquad R = 3\,532\,800 \qquad G = 0,94.$$

Les globules blancs n'ont pas été comptés ; mais ils ne paraissaient pas plus nombreux qu'à l'état normal.

Dans quelques cas, il se produit dans le cours de la maladie des hémorragies abondantes qui font baisser la valeur globulaire habituellement élevée dans l'anémie d'origine hépatique. En voici un exemple :

Cirrhose alcoolique avec gros foie, péri-hépatite, ictère léger, maladie datant
de deux ans. Trois hématémèses abondantes ont déterminé un état anémique
persistant, bien que la dernière hémorragie date d'environ huit mois au
moment où l'on examine le sang :

$$N = 3\,751\,000 \qquad G = 0,48 \qquad R = 1\,800\,400 \qquad H = 192\,200 \qquad B = 3\,560.$$

Enfin, on sait que les maladies du foie, notamment la cirrhose, prédisposent aux hémorrhagies. Ces flux sanguins paraissent liés à une sorte d'état hémophilique, caractérisé par une diminution parfois très notable de la coagulabilité du sang. Nous pensons que ce fait doit être considéré comme la preuve d'une altération chimique du plasma.

Voici, pour terminer, la relation du cas précédemment cité d'anémie symptomatique de la cirrhose, remarquable par les altérations des hématies et par l'élévation de la valeur globulaire.

Obs. I. — Le nommé F..., âgé de quarante-deux ans, journalier, entre à l'hôpital Saint-Antoine, salle Magendie, lit n° 31, le 29 décembre 1884.

Pas de maladie antérieure. Habitudes alcooliques anciennes (1 litre et demi de vin par jour, liqueurs le matin à jeun et plusieurs fois dans la journée). Tremblement des mains. Cauchemars la nuit. Pituites au réveil.

A été amputé il y a quinze ou dix-sept ans de la jambe gauche, du médius et de l'annulaire du même côté.

Depuis six à huit mois les selles contiennent des matières noires semblables à de la suie et quelquefois même du sang pur.

Il y a trois mois, se sont déclarées des douleurs sourdes dans l'hypocondre droit et depuis cette époque les téguments ont pris une teinte ictérique, les selles se sont décolorées, et le ventre a augmenté progressivement de volume en même temps que les autres parties du corps s'amaigrissaient.

30 *décembre.* — Teinte ictérique des téguments et des muqueuses. Facies tiré; yeux enfoncés dans les orbites et cerclés de noir.

Un peu de fièvre (38°,8 le soir, 38° le matin). Langue rouge et humide. Appétit depuis longtemps languissant; digestions paresseuses. Constipation habituelle; selles incomplètement décolorées.

Le ventre est très développé. Il contraste avec les membres extrêmement amaigris. Il est bridé transversalement au niveau de l'ombilic et présente la forme d'un sablier.

Sa portion sous-ombilicale renferme un épanchement liquide abondant, libre dans la cavité péritonéale. Sa portion sus-ombilicale est occupée par l'intestin que distendent des gaz et par le foie. Cet organe déborde les fausses côtes de deux travers de doigt à droite et envahit l'hypochondre gauche. Il est lisse et non douloureux à la pression. La rate paraît grosse, mais elle est difficile à délimiter à cause de l'hypertrophie du lobe gauche du foie. La paroi abdominale est sillonnée d'un réseau veineux très développé.

Toux habituelle. Gêne de la respiration due à l'ascite. Rien dans les plèvres ni dans les poumons.

Frottement extrêmement limité et intermittent à la base du cœur probablement extra-cardiaque.

Traitement : Potion de Todd. Iodure de potassium, 0,50 centig.

Lait. Bouillon.

13 *janvier* 1885. — Œdème des membres inférieurs. Augmentation de l'ascite. Exagération de la circulation veineuse collatérale.

L'ictère devient plus foncé. Amaigrissement progressif. Affaiblissement.

15 *janvier*. — L'œdème des jambes est très considérable. Deux plaques érysipélateuses des dimensions de la paume de la main, de couleur violacée, limitées par un bourrelet saillant, se sont développées au niveau du creux poplité et de la région lombaire à droite.

Les urines depuis l'entrée du malade à l'hôpital ont oscillé entre 250 et 750 grammes. Leur coloration est rouge foncé, leur réaction légèrement acide. Elles contiennent très peu d'urée (4^{gr},29), mais une grande quantité de pigment rouge brun et d'urobiline.

La réaction de Gmelin fait défaut (ictère hémaphéique).

16 *janvier*. — Les deux plaques érysipélateuses se sont réunies et n'en forment plus qu'une seule d'une grande étendue. Eschares au niveau des régions sacrée et trochantériennes.

15 *janvier*. — L'œdème augmente. Diarrhée abondante.

Mort dans la nuit du 18 au 19.

Autopsie. — *Organes thoraciques*. — Les deux cavités pleurales sont libres.

Les poumons sont sains. Les deux lobes inférieurs présentent une coloration violacée, le tissu pulmonaire qui les constitue est privé d'air, ne crépite plus sous le doigt et plonge au fond de l'eau.

Le péricarde a son aspect normal.

Le cœur est hypertrophié. Il pèse 300 grammes. L'hypertrophie porte presque exclusivement sur le ventricule gauche.

Les orifices auriculo-ventriculaire et artériels paraissent sains. Pas d'endocardite. Les parois musculaires du ventricule droit sont un peu épaissies. Celles du ventricule gauche ont une épaisseur double de la normale, les piliers sont très volumineux.

Un peu d'athérome de la portion ascendante de l'aorte.

Organes abdominaux. — La cavité péritonéale contient 11 litres de liquide env.

Le foie est volumineux ; il pèse 2 700 grammes. Sa surface présente une coloration jaune claire uniforme. Elle est inégale, criblée de petites saillies de la grosseur d'une tête d'épingle et sillonnée d'arrière en avant par deux bandes fibreuses d'aspect cicatriciel. Sur une coupe le tissu hépatique présente la même coloration jaunâtre, il est dur, ligneux, crie sous le scalpel.

La vésicule biliaire est remplie d'un liquide visqueux et citrin.

La rate est molle, congestionnée ; elle pèse 290 grammes.

Les reins sont congestionnés. Le rein droit pèse 180 grammes, le rein gauche pèse 210 grammes. Pas d'altération appréciable.

Rien dans les méninges ni dans le cerveau.

A l'examen microscopique du foie, lésions de la cirrhose hypertrophique.

Résultats numériques des examens du sang.

DATES.	N.	B.	G.	R.
9 janvier............	1.599.600	»	1,27	2.031.492
11 —	1.884.800	21.803	1,39	2.619.872
12 —	1.798.000	18.082	1,46	2.625.080
15 —	1.971.600	15.500	1,40	2.760.240

Examens du sang pur, du sang sec et du sérum.

3 *janvier*. — *Sang pur*. — Les piles d'hématies sont peu volumineuses. Les mers plasmatiques sont très étendues et contiennent beaucoup de globules blancs.

Les hématoblastes sont nombreux, réunis par petits amas ou disséminés. Pas de réticulum fibrineux visible.

La viscosité des globules rouges semble augmentée.

9 *janvier*. — *Sang pur*. — Mêmes caractères.

La coagulation de la fibrine se fait lentement au bout de dix-huit minutes par une température de 16°. On aperçoit autour des amas d'hématoblastes de nombreuses et très fines fibrilles. — La viscosité des globules est douteuse.

11 *janvier*. — *Sang sec*. — Globules géants. Pas de globules à noyau.

15 *janvier*. — *Examen du sérum*. — On reçoit le sang qui s'écoule d'une piqûre faite à la pulpe du doigt dans une éprouvette bien séchée.

Le lendemain on sépare le sérum qui présente une coloration citrine beaucoup plus prononcée qu'à l'état normal.

Les jours suivants le sérum prend l'aspect laqué, puis une coloration très rosée.

M. Maladies des reins. Néphrites. — Nous avons déjà examiné la question des rapports entre l'albuminurie et les altérations du sang. Dans le présent chapitre, je dois consigner simplement quelques renseignements sur l'état anatomique du sang dans les néphrites.

En général, dans ces maladies inflammatoires, le sang offre des caractères phlegmasiques ; mais en raison de la nature particulière de la lésion inflammatoire, il est rare que les altérations du sang soient très prononcées, parfois même elles sont tout à fait douteuses.

Nos observations peuvent être rangées sous trois titres : néphrites aiguës et subaiguës ; néphrite parenchymateuse chronique ; néphrite interstitielle.

Voici le tableau de l'état du sang, au point de vue des caractères phlegmasiques :

Néphrites aiguë et subaiguë.	Fibrine.	Globules blancs.
Néphrite aiguë à frigore.	Augmentation douteuse.	Légère augmentation, max. 15 000.
Néphrite passagère dans un cas d'éclampsie puerpérale.	Augmentation nette.	Légère augmentation, 10 à 13 000.
Néphrite scarlatineuse.	D'abord légère, puis plus nette.	Légère augmentation.
Néphrite subaiguë chez un alcoolique.	Augmentation.	Id.
Néphrite à frigore.	Non examinée.	Augmentation très notable, 20 000.
Néphrite passagère chez un syphilitique.	Augmentation douteuse.	Légère augmentation.
Néphrite parenchymateuse.		
Cas chronique typique.	Réticulum fin.	Augmentation assez nette
Id.	Id.	Id. 13 000.
Id.	Pas d'augmentation.	6 à 7 000.
Id.	Légère augmentation.	Augmentation nette jusqu'à 25 000.
Id.	Id.	Augmentation assez nette jusqu'à 19 000.
Cas subaigu avec hématurie.	Id.	Légère augmentation.
Cas subaigu chez un syphilitique.	Réticulum fin.	Augmentation douteuse.
Néphrite cardiaque.	Réticulum type moyen.	Légère.
Id.	Pas d'augmentation.	Légère (10 000).
Néphrite interstitielle.		
Chez un saturnin.	Réticulum net, moyen.	Augmentation.
Cas avancé avec cachexie.	Id.	Id.

C'est dans la néphrite interstitielle que le réticulum fibrineux est le plus prononcé. Le nombre des globules blancs est très variable non seulement d'un cas à l'autre, mais d'un moment à l'autre dans la même observation. Il s'est élevé jusqu'à 25 000 dans un cas de néphrite parenchymateuse.

— La déglobulisation n'est pas très accentuée au début des néphrites, à moins qu'il n'existe une hématurie assez abondante et prolongée. Elle s'affirme dans la forme parenchymateuse dès que se montre l'anasarque.

En même temps que le nombre des hématies diminue, celui des hématoblastes s'accroît et reste élevé. Le sang prend donc rapidement les caractères que nous avons rattachés à l'état cachectique.

Cette accumulation habituelle d'hématoblastes, considérable dans certains cas, ne peut s'expliquer, en effet, que par un ralentissement dans la transformation de ces corpuscules en hématies.

Malgré la précocité de l'anémie et de l'état cachectique dans la néphrite parenchymateuse, la déglobulisation n'y atteint pas habituellement l'extrême développement qu'on lui voit prendre dans d'autres états cachectiques.

Ainsi mes malades les plus anémiques avaient encore environ 2 millions de globules à une époque voisine de la terminaison fatale.

Dans la néphrite interstitielle l'anémie paraît moins accentuée ; mais je ne puis encore me prononcer sur ce point qu'avec une certaine réserve.

Voici quelques exemples de dénombrements des éléments du sang dans les différentes espèces de néphrite.

    a. *Néphrite aiguë.* — Terminée par la guérison.

17 *mars* 1882. — N = 3 069 000   H = 309 200   B = 14 973   G = 0,96.
31 *mars* 1882. — N = 2 759 000   H = 582 800   B = 5 420   G = 0,90.
 7 *avril* 1882. — N = 2 821 000   H = 434 000   B = 11 408   G = 0,89.

17 *mai* 1882. — L'albumine a disparu depuis fin avril.

        N = 3 038 000   H = 206 600   B = 10 230   G = 0,91.
31 *mai* 1882. — N = 3 689 000   H = 347 200   B = 9 610   G = 0,96.

    b. *Éclampsie puerpérale. Albuminurie.* — Cas terminé par guérison.

6 *avril* 1881. — N = 2 945 000   H = 641 700   B = 12 400   G = 0,91.
9 *avril* 1881. — N = 297 600   H = 554 900   B = 10 850   G = 0,90.

12 *avril* 1881. — Il ne reste plus que des traces d'albumine.

        N = 3 137 500   H = 480 500   B = 13 175   G = 0,86.
20 *avril* 1881. — N = 3 310 000   H = 368 900   B = 11 625   G = 0,83.

    c. *Néphrite cardiaque.*

31 *mars* 1881. — N = 3 868 800   H = 403 000   B = 6 975   G = 0,96.
 4 *avril* 1881. — N = 3 806 000   H = 421 600   B = 7 750   G = 0,98.
15 *avril* 1881. — N = 5 154 000   H = 430 000   B = 8 525   G = 0,02.
26 *avril* 1881. — N = 4 457 800   H = 592 100   B = 11 625   G = 0,87.

    d. *Néphrite parenchymateuse.*

20 *juin* 1879. — N = 4 309 000   B = 8 060   G = 0,50.
 4 *juillet* 1879. — N = 4 216 000   B = 4 960   G = 0,52.
18 *octobre* 1879. — N = 2 945 000   B = 6 060   G = 0,62.

    e. *Néphrite parenchymateuse.*

6 *mars* 1880. — N = 2 619 500   H = 586 600   B = 10 320   G = 0,68.
8 *mars* 1880. — N = 2 836 500   H = 530 100   B = 15 500   G = 0,65.
23 *mars* 1880. — N = 2 464 500   H = 294 500   B = 27 590   G = 0,58.

f. *Néphrite parenchymateuse*. — Hydatides du foie et de la rate.

15 *février* 1880. — N = 3 038 000   H = 798 700   B = 14 190   G = 1.
10 *mars* 1880. — N = 3 534 000   H = 277 450   B = 19 370   G = 0,68.

g. *Néphrite avec hématurie*.

N = 2 821 000   B = 13 930   G = 0,85.

N. Maladies du cœur. — Sous le nom de maladies du cœur on range des faits très différents les uns des autres. D'abord les diverses formes d'endocardite et de péricardite; puis la myocardite, et enfin les lésions chroniques conduisant plus ou moins rapidement à la cachexie.

Les endocardites et les péricardites franchement aiguës se comportent comme les autres maladies inflammatoires. Cela veut dire qu'elles s'accompagnent d'une augmentation plus ou moins sensible dans la proportion de fibrine et d'une accumulation de globules blancs.

En général, le réticulum fibrineux du sang est composé de fibrilles ténues, assez nombreuses, mais le plus souvent non visibles partout ; il est donc en somme très atténué. De même l'élévation du chiffre des leucocytes est très modérée.

A cet égard les péricardites exsudatives impressionnent plus l'état du sang que les endocardites. Il n'est même pas rare de voir le sang rester normal, tout au moins sous le rapport de la proportion de fibrine. D'après mes observations, la cause pathogénique de ces phlegmasies paraît avoir une influence sur l'état du sang. C'est, en effet, dans les endo-péricardites d'origine rhumatismale que les modifications phlegmasiques du sang acquièrent leur plus haut développement, et lorsqu'en l'absence de manifestations articulaires on constate dans le sang un réticulum assez dense et à grosses fibrilles, on peut admettre le rhumatisme. Souvent le diagnostic se trouve bientôt confirmé par l'apparition d'autres manifestations rhumatismales. Au contraire, dans les endo-péricardites infectieuses, il est rare de trouver une proportion surabondante de fibrine, bien que le nombre des globules blancs soit habituellement assez élevé.

Dans ces dernières années, on a attiré l'attention sur la présence de micro-organismes dans le sang des malades atteints d'endocardite infectieuse.

J'ai eu l'occasion de recueillir une observation de ce genre, il

y a quelques années, et bien qu'elle soit incomplète, je vais la
rapporter ici à titre de document à consulter. Elle est d'ailleurs
curieuse à divers titres.

Obs. I. — C. D., âgée de vingt-deux ans, domestique, entrée le 13 octobre 1881, à l'hôpital Saint-Antoine, salle Grisolle, n° 5 *bis*.

Santé généralement bonne; pas d'autre maladie qu'une variole à l'âge de
vingt et un ans.

Elle a été prise, il y a huit jours, de mal de gorge et de douleurs dans les
jambes et dans l'avant-bras droit. Trois jours après, ces douleurs étaient si
intenses qu'elle devait quitter son travail et prendre le lit. En même temps
l'inappétence devenait absolue et la fièvre se déclarait.

14 *octobre*. — Rougeur et gonflement œdémateux de la main et de l'articulation radio-carpienne droites. Œdème remontant jusqu'à la partie moyenne
de l'avant-bras. Douleurs vives spontanées et provoquées par la pression et les
mouvements communiqués à l'articulation.

Douleur moins vive, ne s'accompagnant pas de gonflement au niveau de
l'articulation tibio-tarsienne gauche.

Écoulement blennorrhagique abondant.

Fièvre. Température : 38°,4 le matin, 38°,8 le soir (fig. 122).

Rien au cœur. Rien dans les poumons. Les urines ne renferment ni sucre
ni albumine.

Du 14 au 24, il ne se produit aucune amélioration malgré l'administration
du salicylate de soude.

La fièvre persiste et présente des exacerbations qui se produisent irrégulièrement le soir ou le matin et pendant lesquelles la température s'élève
à 40°,6.

Le 24, on immobilise la main droite sur une planchette et on fait des
applications de teinture d'iode.

Le 26, on prescrit un opiat au copahu et au cubèbe. La malade le vomit. La
température est toujours élevée. Le 26 au matin il y a une poussée fébrile, et
le thermomètre monte à 40°,4.

Le 2 *novembre*, la malade, qui n'avait pas vomi depuis le 26 octobre, est
prise dans la nuit de vomissements bilieux répétés. La langue est très sale.
L'épigastre est douloureux.

Malgré l'administration de 1 gramme de sulfate de quinine, la fièvre est
toujours vive.

Le 21, l'état n'a pas changé. Toujours des vomissements et de la fièvre. Le
sulfate de quinine est remplacé par le bromhydrate.

Le 22, l'auscultation du cœur permet de constater l'existence d'un souffle
systolique qui s'entend le long du bord gauche du sternum et dont le maximum est au niveau du quatrième espace intercostal. Peut-être y a-t-il un
léger frottement péricardique. On applique un vésicatoire sur la région précordiale, et l'on fait une injection sous-cutanée avec 1 centimètre cube de la
solution suivante :

> Bromhydrate de quinine................. 5 grammes.
> Eau de laurier-cerise..................... 50   —
> Alcool.................................... q. s.

Le 26, on cesse ces injections que la malade appréhende beaucoup. La fièvre persiste. Depuis deux jours elle a pris un type particulier, la tempéra-

N° 5 *bis*. Grisolle. — Courbe de la température rectale.

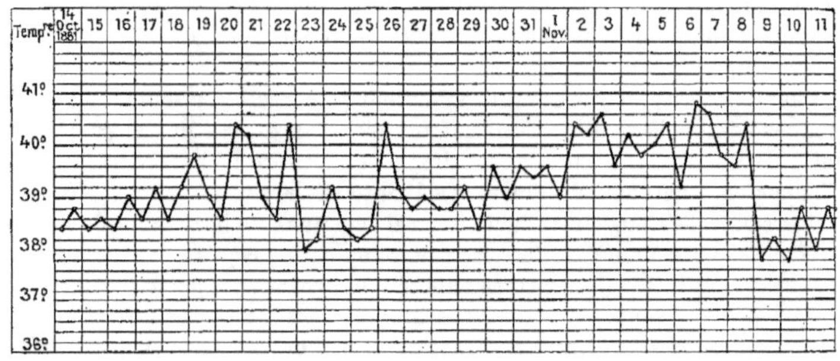

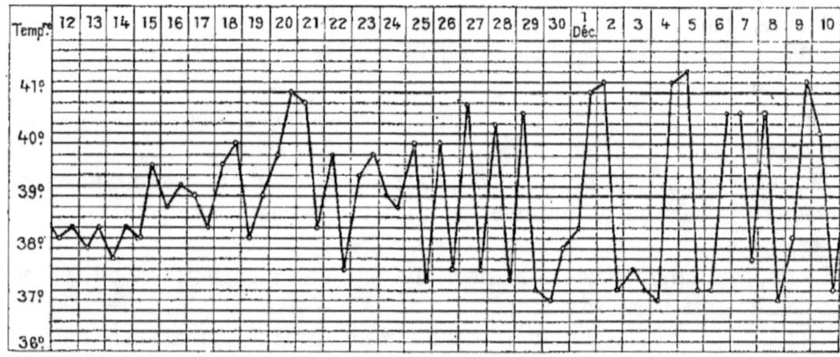

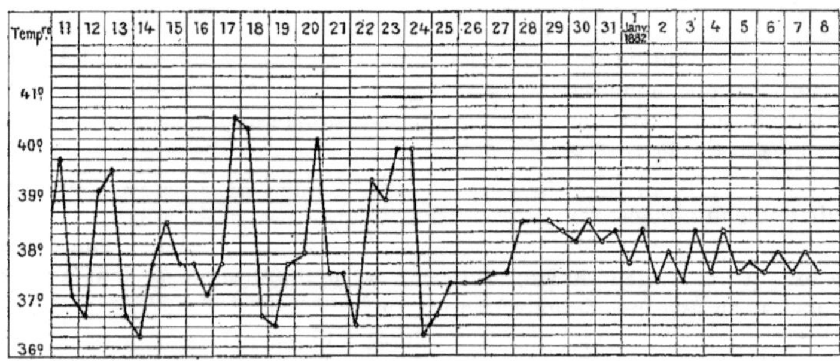

Fig. 122.

ture s'élevant à 40° le matin, et s'abaissant à 37°,4 le soir. Les vomissements persistent.

Le souffle cardiaque est plus intense. Il est systolique et s'entend le long du bord gauche du sternum. L'articulation radio-carpienne est moins gonflée et moins douloureuse.

Dans la nuit du 1er au 2 décembre, la malade est prise d'un frisson violent. La température, qui était à 38o,4 le 1er au matin, s'élève le soir du même jour à 41o. Le 2 au matin, elle est à 41o,2 et retombe le soir à 37o,2. On pense à la septicémie.

Le même phénomène se reproduit dans les nuits du 4 au 5, du 6 au 7, du 9 au 10, du 12 au 13, du 15 au 16.

Le 12, on constate que les urines contiennent une grande quantité d'albumine.

Le 18, on ordonne des lavements phéniqués qui semblent abaisser la température pendant deux jours.

Le 24, on essaye d'alimenter la malade avec le tube Faucher.

Un premier gavage est fait, mais la malade épouvantée refuse d'avaler une seconde fois le tube.

Le 29, se forme un abcès au-dessus de la mamelle gauche.

Le 31, on constate que le biceps brachial droit est contracturé. Ce muscle et aussi ceux de l'avant-bras sont très atrophiés.

La malade meurt le 8 janvier 1882 à 2 heures et demie de l'après-midi.

Examens du sang.

15 *novembre* 1881. — *Sang pur.* — Les piles de globules rouges sont très petites. Les mers plasmatiques occupent presque tout le champ du microscope. Les hématoblastes sont assez nombreux et forment de petits amas. Il n'apparaît pas de réticulum phlegmasique.

3 *janvier* 1882. — Le sang est très fluide et très pâle.

Sur une préparation de sang pur, les piles d'hématies sont petites et disséminées au milieu des mers qui contiennent quelques rares hématoblastes, quelques globules nains et un nombre extrèmement considérable de petits organismes sphériques, grisâtres ou brillants, et de très petits bâtonnets. Tous ces organismes sont immobiles. Ils sont trop nombreux pour qu'on puisse admettre qu'ils proviennent de l'extérieur. Les uns sont placés côte à côte et forment de petits chapelets, les autres sont unis deux à deux et offrent l'aspect d'un huit de chiffre.

L'urine fraîche contient les mêmes micrococcus.

Les globules blancs sont assez nombreux. Ils contiennent des granulations brillantes, isolées ou en point double, semblables à celles qui sont visibles dans les espaces plasmatiques.

Pas de réticulum fibrineux.

8 *janvier*. — *Sang pur.* — Les globules rouges sont disséminés sous forme de petits amas ou isolés. Ils ont perdu leur biconcavité, présentent des contours irréguliers et deviennent très rapidement mûriformes. Quelques-uns d'entre eux sont extrèmement petits.

Les hématoblastes sont très rares.

Les globules blancs sont relativement nombreux.

Il n'y a pas de réticulum.

On ne voit pas un seul micro-organisme.

Sang sec. — Les globules rouges et les hématoblastes s'entourent d'une matière qui prend une forme cristalline.

Quelques éléments se décomposent en une masse centrale, grisâtre ou jaunâtre et en une zone phériphérique d'apparence plissée.

Autopsie faite le 10 janvier.

Le péricarde contient une assez grande quantité de sérosité citrine dans laquelle nagent de petits flocons fibrineux.

Le volume du cœur n'est pas notablement augmenté. Les veines superficielles sont gorgées de sang.

Le cœur droit est élargi, ses parois sont un peu épaissies, surtout au niveau de l'infundibulum. Ses orifices sont sains.

La cavité ventriculaire gauche est petite, ses parois sont flasques. L'orifice mitral est en partie obstrué par les végétations qui couvrent la valvule. Ces végétations sont peu volumineuses, à peine adhérentes. Elles ont une coloration jaunâtre. Les valvules sigmoïdes sont couvertes de végétations semblables. La valve interne de la valvule mitrale est la plus malade. Elle est complètement recouverte par une masse irrégulière, de coloration jaunâtre, de la grosseur d'une noisette.

Un peu de liquide dans les plèvres.

Le poumon gauche est libre d'adhérence. Il présente de la congestion hypostatique à la base, de l'emphysème dans le reste de son étendue.

Le poumon droit est aussi libre dans la cavité pleurale. Son tissu est dur et lourd au niveau du lobe supérieur. Il offre sur la coupe un aspect marbré dû à l'existence de lobules congestionnés. Pas trace d'infarctus.

Rien dans le péritoine.

La rate est volumineuse. Elle est le siège de deux infarctus.

Les reins sont volumineux. Ils se décortiquent facilement. La substance corticale est très développée. Les pyramides de Bertin sont très larges.

Les muscles du membre supérieur droit sont atrophiés, de couleur feuille-morte.

Les trois nerfs médian, cubital et radial semblent plus petits que ceux du côté opposé.

L'articulation radio-carpienne contient une petite quantité de sérosité louche contenant en suspension un grand nombre de globules blancs. Les surfaces articulaires sont saines.

Examen microscopique. — Les concrétions valvulaires sont formées de granulations graisseuses et de granulations grisâtres qui se présentent sous forme de petits chapelets de deux ou trois granulations. Quelques-unes de ces granulations isolées ou agminées sont mobiles.

Les muscles du membre malade étudiés sur des préparations faites par dissociation après séjour dans l'alcool ou le liquide de Müller étendu et traitées par le picro-carmin montrent les altérations suivantes. Le tissu cellulaire insterstitiel est le siège d'une prolifération cellulaire. Les fibres musculaires sont d'une façon générale beaucoup moins larges que celles du côté sain. Elles ont conservé leur striation. Quelques-unes sont le siège d'une multiplication nucléaire. Les fibres les plus atrophiées offrent, çà et là, un aspect légèrement granuleux. Pas de dégénérescence graisseuse. Dans quelques points il existe à côté des fibres musculaires des corps myoplastiques isolés par la dissociation.

— Dans les maladies dites organiques du cœur, le sang reste d'abord normal, il ne présente des caractères phlegmasiques qu'au moment où surviennent quelques complications inflammatoires, telles que bronchite, pleurésie, néphrite.

Quand la maladie est ancienne, le sang s'appauvrit progressivement et prend peu à peu, comme dans les maladies des reins, les caractères dits cachectiques.

D'une manière générale, ce sont les affections valvulaires avec rétrécissement qui produisent la déglobulisation la plus précoce et la plus intense. Le rétrécissement aortique l'emporte à cet égard notablement sur le rétrécissement mitral. Ce fait m'avait frappé pour la première fois en 1875 à l'occasion d'un malade dont le sang ressemblait complètement à celui d'une chlorotique par suite de l'inégalité des globules, de leurs déformations et de leur faible pouvoir colorant. Depuis, j'ai recueilli trois observations analogues, concernant des hommes encore jeunes.

A un âge avancé, quand le rétrécissement aortique est la conséquence d'une lésion chronique athéromateuse, le sang reste normal.

O. **Maladies chroniques diverses.** — J'ai examiné le sang d'un assez grand nombre de malades atteints de maladies chroniques sans y rencontrer d'altérations particulières. Quand ces maladies sont anciennes et ont déterminé un affaiblissement général de l'organisme, elles s'accompagnent toujours d'un certain degré d'anémie ; mais c'est là tout, à moins qu'elles ne soient traversées, comme le rhumatisme et la goutte chroniques, par des accidents inflammatoires pouvant accroître passagèrement le nombre des leucocytes et la proportion de fibrine.

Dans le diabète, malgré son altération chimique, le sang reste anatomiquement normal ; il ne s'appauvrit en globules rouges que dans la période ultime de la maladie.

Parmi les affections chroniques, celles qui m'ont paru exercer le plus rapidement une action déglobulisante sont la maladie d'Addison et le goitre exophtalmique.

P. **Cancer et tumeurs.** — Les néoplasies connues sous le nom générique de cancers constituent les causes les plus importantes d'anémie symptomatique.

A côté des cancers proprement dits il convient de placer, à

notre point de vue, certaines tumeurs, telles que les épithéliomas et quelques formes de sarcome qui conduisent également à la cachexie.

D'ailleurs quand les épithéliomas se développent dans les viscères (estomac, utérus), ils ne peuvent guère se différencier des cancers proprement dits qu'à l'autopsie. Nous allons donc nous occuper d'une manière générale des altérations du sang produites par les néoplasmes. Chemin faisant, nous examinerons s'il existe dans l'état du sang des particularités en rapport avec la nature et le siège de ces produits morbides.

Les néoplasmes ne modifient pas le processus de coagulation. Chez un individu atteint de tumeur viscérale, lorsqu'on voit apparaître dans le sang un réticulum anormal, on peut en conclure qu'il existe soit une complication inflammatoire, soit un travail irritatif au voisinage de la production morbide.

Au début des maladies cancéreuses les globules rouges restent parfaitement normaux. Mais au bout d'un temps, variable avec la nature de la tumeur et son siège, commence une déglobulisation progressive, qui dans certains cas atteint un degré extrême avant la terminaison fatale.

L'anémie du cancer est anatomiquement caractérisée, comme toutes les anémies chroniques, par des altérations quantitatives et qualitatives des globules rouges. C'est dans le cancer de l'estomac qu'elle atteint habituellement le plus haut degré.

Au début les altérations des hématies sont peu marquées ; plus tard quand le nombre des éléments est inférieur à 3 millions, elles deviennent aussi prononcées que dans la chlorose intense. Enfin dans les cas d'anémie extrême on voit survenir toutes les modifications de forme, de consistance, de coloration qui ont été décrites dans le chapitre de l'anatomie pathologique. Le nombre des globules rouges peut descendre alors à 1 million et même au-dessous.

Au moment où l'anémie cancéreuse devient extrême, les déformations globulaires sont souvent plus prononcées que dans les autres variétés d'anémie profonde. Il semble que dans cet état cachectique le disque des globules rouges soit particulièrement diffluent. C'est du moins ce qui a lieu dans le cancer de l'estomac lorsque l'anémie est très accentuée.

Dans ces circonstances il est commun de trouver à côté de

globules petits ou nains un certain nombre de globules géants. Parfois même, lorsque l'anémie atteint son plus haut degré, on voit apparaître quelques globules rouges à noyau.

On observe encore dans l'anémie cancéreuse des altérations des globules rouges, qui simulent la présence de parasites dans le sang et pourraient être désignées sous le nom de *pseudo-parasitaires*.

Dans toutes les anémies intenses on peut rencontrer dans les préparations du sang pur des globules nains, déformés, très petits et très minces qui, agités de mouvements browniens, se placent tantôt de champ, tantôt à plat et subissent même parfois un certain déplacement.

Ce ne sont pas là les seuls éléments mobiles qu'on puisse voir dans le sang.

Chez deux malades atteints de cancer de l'estomac, j'ai aperçu dans les mers plasmatiques des corpuscules très petits, déformés, le plus souvent allongés sous forme de bâtonnets noueux ou divisés en une partie renflée et une autre allongée en flagellum. En les fixant pendant un certain temps, on voyait ces corpuscules se déplacer assez rapidement dans les préparations. Ils étaient agités d'une sorte de mouvement vermiculaire qui paraissait dû à une faible contractilité protoplasmique déterminant des oscillations à la fois autour d'un axe vertical et d'un axe horizontal. Et ce qui prouve qu'il s'agissait d'une certaine activité du protoplasma, c'est qu'au bout de quelques heures, lorsque les hématies commençaient à s'altérer, ces corpuscules devenaient rigides et immobiles.

Ils étaient légèrement colorés par de l'hémoglobine et paraissaient étroits et réfringents quand ils étaient placés de champ, minces et pâles lorsqu'ils étaient à plat. C'étaient très évidemment des globules nains très petits et on pouvait les reconnaître comme tels dans les préparations faites par dessiccation (voir les plus petits éléments de la figure 61, p. 338).

Tout récemment je viens d'en observer de semblables dans le sang d'une malade atteinte de chlorose avec anémie du quatrième degré, et par conséquent, il est probable que ces éléments singuliers appartiennent à l'histoire anatomique des anémies intenses, quelle qu'en soit la cause.

Chez le malade cancéreux dont le sang était le plus riche en corpuscules mobiles (obs. n° 5, p. 957) on voyait, en outre, des globules rouges petits ou de taille moyenne, portant un ou deux prolongements tentaculaires, analogues à ceux que nous avons déjà décrits dans les hématies des vertébrés inférieurs, traités par le sérum iodé (p. 122). Ces prolongements légèrement colorés, hémoglobiques, avaient, comme chez ces animaux, la propriété de présenter des mouvements d'oscillation et de légère torsion.

N'est-il pas évident que ces faits curieux permettent de mettre en doute, comme nous l'avons fait, les prétendus parasites du sang, décrits par Frankenhäuser dans l'anémie pernicieuse progressive (p. 809).

— Les globules blancs ont attiré particulièrement mon attention (1).

Ils présentent des modifications numériques et des altérations qualitatives. Les premières sont précoces et paraissent dépendre de la nature des tumeurs et probablement aussi de la rapidité plus ou moins grande de leur évolution. Les altérations qualitatives sont, au contraire, ultimes et un des caractères de la cachexie avancée.

Relativement aux variations dans le nombre des globules blancs, deux cas peuvent se présenter : 1° le nombre de ces éléments reste sensiblement normal ou s'élève seulement dans une très faible proportion ; 2° dès le premier examen du sang, les globules blancs sont sensiblement plus abondants qu'à l'état physiologique.

Pour qu'on puisse se rendre compte de ces particularités, je donne ici le tableau qui résume les observations que nous avons recueillies M. Alexandre et moi (2) :

1o *Squirrhe du sein.*

Nombre des malades : 14. Moyenne des globules blancs 11 400.

Le chiffre le plus élevé est 21 700 ; le plus bas 2 360.

Ce dernier chiffre est tout à fait exceptionnel. Il a été relevé chez une malade âgée, non opérée, chez laquelle le diagnostic de cancer ne paraissait pas douteux, mais il ne s'agissait pas d'un squirrhe.

Après ce chiffre exceptionnel, le plus bas était 7 400. Dix fois le nombre des globules blancs était supérieur à 10 000.

D'après ces observations, le squirrhe du sein s'accompagne presque toujours (13 fois sur 14) d'une leucocytose légère, mais manifeste.

(1) LXXXVI.

(2) G. ALEXANDRE, De la leucocytose dans les cancers (*Thèse de Paris*, 1887).

2o *Encéphaloïde du sein.*

Trois observations. Moyenne des globules blancs : 11 300. Dans les trois cas le chiffre trouvé était supérieur à 10 000.

3o *Squirrhe du pancréas.*

Deux observations. Chiffres trouvés : 1o, 9 400 ; 2o, 9 900 ; en moyenne, 9 500.

4o *Encéphaloïde du testicule.*

Une observation. Chiffres trouvés : 12 200 et 12 500.

5o *Cancer du corps thyroïde.*

Une observation. Moyenne des globules blancs : 70 000.
Cette tumeur a évolué très rapidement.

6o *Tumeurs sarcomateuses.*

Dix observations. Moyenne des globules blancs : 16 866.
Le chiffre le plus élevé (cas de sarcomes multiples à marche rapide) est de 52 700. Comme il est exceptionnel, en n'en tenant pas compte dans le calcul de la moyenne, on trouve 14 000. Le chiffre le moins élevé est 10 950.

7o *Epithélioma.*

I. Six observations d'épithélioma de l'utérus. — Moyenne : 7 800. — Chiffre le plus élevé : 9 500 ; le plus bas : 4 575.
II. Épithélioma du larynx, 7 200.
III. Épithélioma du scrotum, 6 200.
IV. Épithélioma de l'ombilic, 7 100.
V. Épithélioma de la langue, 7 000.
VI. Épithélioma de la lèvre inférieure, 7 000.
VII. Épithélioma de la verge, 7 000.
VIII. Épithélioma du rectum, 9 500.

8o *Cancer de l'estomac.*

L'examen des tumeurs n'ayant pas été fait d'une manière systématique, nous diviserons nos douze observations en deux catégories :
I. Tumeurs n'ayant pas donné lieu pendant la vie à une leucocytose prononcée : sept observations. — Moyenne des globules blancs : 7 600. Chiffre le plus bas, 2 600 ; le plus élevé, 10 000.
II. Tumeurs ayant donné lieu pendant la vie à une augmentation sensible des globules blancs : cinq observations. Moyenne : 17 600.

Influence de l'intervention chirurgicale.

Sept malades ont été opérés et on a pu, en pratiquant l'examen du sang après la cicatrisation de la plaie opératoire, se rendre compte de l'influence de la production morbide sur l'état du sang.

1° *Squirrhe du sein.*

Avant l'opération...............................	21 700
Cinq semaines après l'opération (plaie non complètement cicatrisée)........................	10 000
Plaie complètement cicatrisée....................	6 200
Sept mois après l'opération.....................	8 990
Quelque temps après récidive.	

2° *Squirrhe du sein.*

Avant l'opération...............................	11 500 11 450
Après l'opération...............................	8 500 6 200

3° *Squirrhe du sein.*

Avant l'opération...............................	11 000 12 400
Après cicatrisation.............................	8 400

4° *Encéphaloïde du sein.*

Avant l'opération...............................	10 000
Cicatrisation presque absolument complète.......	9 000

5° *Lymphosarcome de l'aisselle.*

Avant l'opération...............................	11 700
Après. Cicatrisation presque complète...........	9 000

6° *Ostéosarcome du bras.*

Avant l'opération...............................	11 250
Après. Cicatrisation presque complète...........	5 270

De ces données il semble nettement ressortir qu'un certain nombre de tumeurs, telles que les cancers (squirrhe, encéphaloïde) et les sarcomes (ostéosarcome, lympho-sarcome) s'accompagnent d'une véritable leucocytose, qui par son apparition précoce constitue le premier signe de la cachexie néoplasique. Cette leucocytose est d'une intensité variable, elle paraît plus accusée dans certaines variétés de sarcomes que dans les cancers, mais elle n'atteint pas habituellement un degré très prononcé. Dans certains faits cependant, remarquables par l'évolution rapide de la maladie, elle prend des proportions considérables. Nous donnons ici deux exemples de cette particularité ; l'un a trait à un cancer du corps thyroïde, l'autre à un cas de sarcomes multiples des os.

Obs. I, résumée. — E. M..., âgée de quarante-deux ans, journalière, entrée le 19 décembre 1887, à l'hôpital Saint-Antoine, salle Moïana, n° 3 (1).

(1) La relation complète de ce cas est publiée dans les *Bulletins et Mémoires de la Société médicale des hôpitaux de Paris*, 8 août 1888, p. 343.

Ne présente ni antécédents héréditaires, ni antécédents personnels. A la suite d'une troisième et dernière grossesse, il y a quatorze ans et demi, la malade s'est aperçue qu'elle avait à la partie antérieure du cou une tumeur de la grosseur du poing. Cette tumeur, restée stationnaire jusqu'au mois d'octobre 1887, a subi alors un développement rapide et à entraîné une gêne croissante de la déglutition.

Le jour de l'entrée à l'hôpital, la malade présente une tumeur de la région antéro-latérale du cou, étendue du bord supérieur de la clavicule au bord inférieur de la mâchoire, et gagnant en arrière le bord antérieur du trapèze. Cette tumeur porte principalement sur l'isthme et sur le lobe droit du corps thyroïde. Elle est de consistance fibreuse et présente, sur sa face antérieure, un seul noyau dur donnant la sensation du cartilage. Elle se déplace pendant les mouvements de déglutition. Elle soulève à droite les vaisseaux du cou qui passent en courroie sur son tiers postérieur.

Le larynx et la trachée sont déjetés à gauche. Aucun ganglion.

Le voile du palais est projeté en avant, la pointe de la luette est déviée à gauche. La tumeur fait saillie sur la partie latérale droite du pharynx.

La déglutition même des liquides est impossible et entraîne des accès de toux avec expectoration abondante et menace de suffocation. Les différents viscères sont sains. Température rect. (voir la courbe). L'urine est chargée d'urates. Elle contient une légère quantité de pigments biliaires. Pas trace d'urobiline.

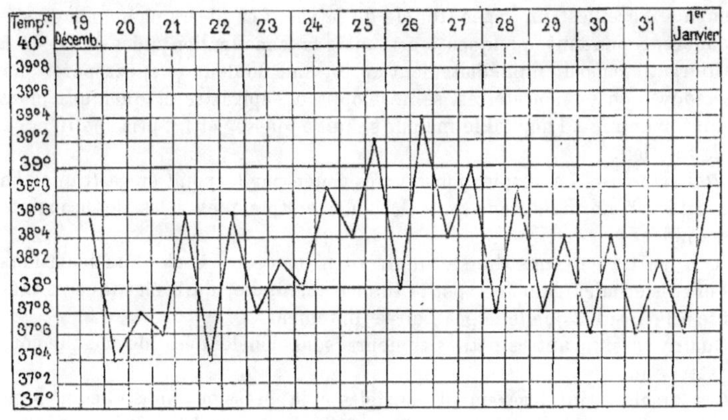

Fig. 125.

24 *décembre.* — On ponctionne la tumeur avec la seringue de Pravaz. On obtient un peu de matière renfermant des granulations graisseuses et des sortes de corps granuleux. Les urines ne contiennent plus de pigments biliaires, mais donnent au spectroscope la bande de l'urobiline.

Du 24 décembre au 3 janvier, la tumeur semble augmenter progressivement, la difficulté de la respiration s'exagère chaque jour et la malade présente des accès de suffocation de plus en plus fréquents qui entraînent la mort le 3 janvier à 2 heures du matin.

L'examen histologique de la tumeur, pratiqué par M. Parmentier, démontre l'existence d'un cancer du corps thyroïde. L'épithélium des vésicules thyroïdiennes, proliféré, remplit ces vésicules, rompt leurs parois, s'infiltre entre les faisceaux du tissu conjonctif, puis s'écarte du type épithélioïde, devient cancéreux, atypique, et est contenu dans une trame alvéolaire.

Examens du sang.

21 décembre.

$$N = 4\,061\,000$$
$$B = 70\,000$$
$$R = 2\,770\,380$$
$$G = 0,67$$

Sang pur. — Accumulation de nombreux leucocytes dans les espaces plasmatiques; la préparation ressemble à celle du sang leucémique. Réticulum fibrineux ; amas d'hématoblastes assez volumineux ; les globules blancs sont doués de mouvements amœboïdes actifs. Les globules rouges sont peu altérés.

29 décembre. — *Sang pur.* — Mêmes caractères. Réticulum fibrineux fin.

Obs. II. — A. L...., âgé de trente-huit ans, maçon, entré le 9 juin 1879, salle Saint-Louis, lit n° 25.

Pas d'antécédents héréditaires ni personnels.

Il y a un mois le malade devint constipé, éprouva une douleur vive de chaque côté des fausses côtes, ressentit de la lourdeur de tête, des bourdonnements d'oreilles, un léger trouble de la vue. Ces divers phénomènes s'amendèrent pendant quelques jours, mais la constipation qui avait cédé à un purgatif reparut immédiatement après, une douleur vive, exaspérée par les mouvements respiratoires, se développa à l'épigastre et quelques jours avant son entrée à l'hôpital le malade se mit à tousser et fut pris de difficulté de la miction.

Etat actuel. — La respiration est très gênée par le point épigastrique. La sonorité est normale dans toute la poitrine. Quelques râles de bronchite disséminés.

A la partie moyenne du sternum, au niveau des 4e et 5e articulations chondro-sternales gauches, petite tumeur arrondie, dure, élastique, adhérente à l'os, sur laquelle la peau glisse librement.

Quatre ou cinq autres petites tumeurs sont échelonnées de chaque côté du sternum.

Ces tumeurs sont légèrement sensibles à la pression, mais elles ne sont pas douloureuses spontanément. Elles seraient, au dire du malade, apparues il y a quinze jours environ et auraient été précédées de douleurs vives occupant les points où elles se sont développées. Aucun autre point du squelette n'est le siège de tumeur semblable.

L'auscultation du cœur fait constater l'existence d'un souffle assez intense au premier temps, à la pointe, et celle d'un souffle plus intense au deuxième temps à la base. Pouls bondissant, 104 pulsations par minute. L'abdomen est dur, tendu, sensible à la pression. La vessie est distendue, remonte dans la région hypogastrique. La miction est difficile, incomplète. Le cathétérisme est facile ; au moment de pénétrer dans la vessie la sonde éprouve un sursaut brusque.

Les doigts de la main droite ont pris depuis huit ou dix jours la position demi-fléchie. On étend facilement les phalanges les unes sur les autres, mais dès qu'on les abandonne à elles-mêmes, elles reprennent leur position vicieuse. Il existe un affaiblissement assez prononcé des membres inférieurs sans prédominance marquée pour l'un ou l'autre côté. Aucun trouble de la sensibilité.

11 *juin*. — Un purgatif administré le jour de l'entrée a occasionné de nombreuses selles, puis la constipation a reparu. La miction est devenue complètement impossible. Amaigrissement rapide. Aspect cachectique. Pâleur très prononcée des téguments.

15 *juin*. — Dyspnée intense. La douleur thoracique est toujours vive. Les urines renferment des globules rouges et de l'albumine en quantité notable.

16 *juin*. — Température 38°,2 le matin, 38°,4 le soir. Pouls 104. Inappétence presque absolue. Dyspnée persistante. Souffle au niveau de l'origine des bronches en arrière des deux côtés de la poitrine. Submatité au sommet droit. Crachats visqueux, adhérents, striés de sang.

Les 2°, 3°, 4°, 5° et 6° cartilages costaux droits sont douloureux à la pression. Au niveau des 3°, 4° et 5° côtes gauches existent des tumeurs grosses comme des noix. Autre tumeur du volume d'une noisette à la base de l'appendice xyphoïde. Souffle diastolique dans la fémorale.

Affaiblissement progressif des extrémités supérieures : au dynamomètre la main droite donne 7, la main gauche 14.

17 *juin*. — Température 38°,2 le matin, 38° le soir. Submatité au sommet droit. Matité, broncho-égophonie à la base gauche.

Epistaxis ce matin. Quelques petites taches purpuriques, lenticulaires sur les quatre membres.

18 *juin*. — Température 38°,8 le matin, 37°,8 le soir. Transpiration abondante. Augmentation de volume des cartilages costaux du côté droit.

19 *juin*. — Température 37°,4 le matin, 38°,2 le soir. La dyspnée est toujours aussi grande, 44 respirations par minute.

Matité dans toute la hauteur de la poitrine en arrière et à droite. Souffle pleurétique à droite. Égophonie. Matité et quelques râles fins à la base gauche.

Au cœur mêmes signes stéthoscopiques qu'à l'entrée. Quelques taches pétéchiales à la base du cou.

Incontinence d'urine. Urines ammoniacales, fétides.

20 *juin*. — Température 38° le matin, 38°,4 le soir. Pouls 108. Même état. Douleurs très vives dans le rachis quand on fait asseoir le malade. Douleur dans l'épaule gauche. Fourmillements dans la main droite, sensation d'engourdissement.

21 *juin*. — Température 38°,8 le matin. Délire la nuit. Ce matin affaissement. Respiration anxieuse. Langue sèche, fuliginosité des dents et des lèvres. Impossible d'ausculter le malade qui pousse des cris dès qu'on le soulève. Dans la journée délire bruyant. Mort à 9 heures du soir.

Autopsie. — Sur la face antérieure du sternum on trouve des tumeurs dures, d'aspect cancéreux, qui font corps avec le périoste et semblent adhérer à l'os par quelques points. Ces tumeurs se sont développées vers les bords du sternum qu'elles ont contournés pour pénétrer à travers les espaces intercostaux. Les extrémités osseuses des côtes sont entourées de petites masses analogues. A la face profonde du sternum, mêmes néoplasies qui, à gauche, ont envahi le feuillet pariétal du péricarde.

Tout le long de la colonne vertébrale, à l'intérieur des muscles des gout-
tières vertébrales, masses d'aspect semi-fibrineux, ayant la forme de mame-
lons aplatis, et sur la coupe offrant les caractères de fibro-sarcomes. A l'intérieur du canal rachidien font saillie sous le périoste, en plusieurs points, de
petites masses grisâtres qui n'adhèrent pas à la moelle et ne la compriment
en aucun point. Au contraire les racines nerveuses sont comprimées dans
les trous de conjugaison. Le tissu osseux ne semble pas envahi par les productions morbides; il est d'une consistance normale et contient une moelle
liquide d'un gris rougeâtre.

Les ganglions prévertébraux sont sains.

Les deux poumons sont adhérents au niveau de leurs bords antérieurs et
postérieurs qui correspondent aux lésions osseuses. Il y a un peu de liquide
dans les deux cavités pleurales. Les deux plèvres viscérales sont recouvertes
de néo-membranes épaisses.

Les poumons sont gris noirâtre. Sur la coupe ils présentent une coloration brunâtre. Ils sont partout crépitants. Pas trace de tumeur. Les ganglions
du hile sont normaux.

Le tissu du cœur est mou et flasque. La surface des ventricules est ponctuée
de nombreuses taches ecchymotiques. Sur la coupe le muscle cardiaque a
une teinte jaune feuille morte. Le ventricule gauche renferme un petit caillot gelée de groseille. La valvule mitrale est saine. L'aorte contient un caillot
fibrino-cruorique; pas de lésion des valvules sigmoïdes. Le ventricule droit
renferme de la boue cruorique; pas d'altération des valvules tricuspide ou
pulmonaire.

Le foie est de volume normal, de consistance molle, sur la coupe il présente une coloration jaune rougeâtre.

La rate est ramollie.

Les reins sont de volume normal. La substance médullaire est pâle, la
substance corticale congestionnée, d'un rouge jaunâtre.

L'estomac n'est pas dilaté. La muqueuse a une teinte ardoisée.

La pie-mère cérébrale est congestionnée. La substance cérébrale est saine.

L'examen histologique des tumeurs a montré qu'elles étaient constituées
par des cellules embryonnaires rondes, et par de très rares éléments
allongés.

Examens du sang.

20 juin 1879.

$$N = 663\ 400$$
$$H = 41\ 550$$
$$B = 52\ 700$$
$$G = 0,97$$
$$R = 648\ 666$$

Dans les préparations faites dans le liquide 16 on constate la présence de
nombreuses plaques cachectiques.

24 *juin*. — Préparation de sang sec, traitée par l'eau iodo-iodurée. Assez
grand nombre de leucocytes contenant de l'hémoglobine. Quelques globules
blancs de petites dimensions contenant de l'hémoglobine ressemblent à des

globules rouges à noyau, mais présentent un disque protoplasmique moins épais et moins coloré que les globules rouges à noyau légitimes.

En opposition à ces espèces néoplasiques qui s'accompagnent de leucocytose, il faut mettre les épithéliomes qui peuvent être considérés comme ne retentissant pas d'une manière sensible sur l'état du sang, bien qu'en général, chez tous les malades ayant une néoplasie de ce genre, le nombre des globules blancs soit un peu plus élevé qu'à l'état normal.

Enfin les cancers de l'estomac se divisent en deux groupes à peu près égaux suivant qu'ils s'accompagnent ou non d'une augmentation du nombre des globules blancs. Nous ne saurions donner dès à présent une explication de ces différences. Il serait nécessaire de poursuivre ces recherches et de déterminer quelles sont les variétés de cancer de l'estomac qui provoquent la leucocytose. Il est probable, d'après les faits concernant les tumeurs des autres organes, que, dans les cas où le nombre des globules blancs reste sensiblement normal, la maladie appelée « cancer de l'estomac » est due au développement d'un épithélioma.

— Ces faits paraissent assez constants pour que l'examen du sang chez les malades atteints de tumeurs puisse être utile pour le diagnostic. Toute tumeur qui, indépendamment de complication inflammatoire ou suppurative, s'accompagne d'une augmentation du nombre des globules blancs est une tumeur cancéreuse. Cependant le nombre des globules blancs ayant été trouvé exceptionnellement normal dans un cas de tumeur non ulcérée du sein, l'absence de leucocytose ne permettra pas de repousser le diagnostic de cancer du sein (1).

L'importance de l'examen du sang au point de vue du diagnostic a été très évident dans un cas où il existait un épithélioma du pied. M. Alexandre trouva 14 000 globules blancs, et, en l'absence de complications inflammatoires, il admit la possibilité d'une diathèse cancéreuse. Le malade fut opéré et succomba : à l'autopsie on trouva plusieurs néoplasmes viscéraux de nature encéphaloïde.

L'examen du sang ne présente pas moins d'intérêt à la suite de

(1) Il est utile de faire remarquer que la malade qui a été l'objet de cette observation présentait, après extirpation de sa tumeur et guérison, un nombre de globules blancs bien inférieur à la normale (1 300).

l'intervention chirurgicale. Il peut permettre dans certains cas de pronostiquer la récidive.

A la suite de l'opération, quand la cicatrisation est complète, le nombre des leucocytes diminue assez rapidement et descend régulièrement au-dessous de 10 000. Mais si, au bout d'un temps plus ou moins long, ce nombre a tendance à se relever, on peut prédire que la tumeur ou récidive ou se reproduit à distance. Le premier cas de squirrhe du sein opéré, signalé dans notre tableau, en est un exemple. La malade qui en fait l'objet présentait avant l'extirpation 21 7000 globules blancs. Après l'extirpation le nombre de ces éléments tomba à 10 000, puis à 6 200, mais se releva et atteint le chiffre de 8 990 sept mois plus tard. La récidive ne tarda pas à se faire.

Si l'on examine avec soin les globules blancs au moment où l'anémie a atteint un haut degré, on voit qu'ils subissent quelques altérations qualitatives. Ils deviennent plus translucides, moins compacts et se creusent souvent d'espaces vacuolaires. Leur réfringence est parfois diminuée à un tel point qu'on les perd presque complètement de vue lorsque, sous l'influence de la contractilité amœboïde du protoplasma, ils s'étalent et prennent la forme d'une membrane irrégulièrement découpée. En même temps quelques-uns renferment une certaine quantité d'hémoglobine, ainsi que cela se voit dans toutes les anémies considérables.

Les hématoblastes subissent dans la cachexie cancéreuse des modifications que nous avons déjà eu l'occasion de décrire à propos d'autres états cachectiques.

L'anémie cancéreuse est évidemment la conséquence d'un ralentissement dans la formation du sang, et si, en général, elle acquiert son plus haut degré d'intensité dans le cancer de l'estomac, cela tient évidemment à ce que, bien souvent, cette maladie conduit à la cachexie par une sorte d'inanition prolongée. Il serait intéressant d'examiner s'il n'existe pas un rapport entre le degré auquel peut atteindre l'anémie et la nature de la néoplasie.

Il semble résulter de mes observations que les tumeurs relativement bénignes, se généralisant lentement, ayant peu de retentissement sur les ganglions et les organes voisins, permettent une plus longue survie et par suite un plus grand développement de l'anémie. Cet état morbide semble prendre alors une part importante dans le dénouement fatal.

Malgré la présence dans quelques cas de globules rouges à noyau visibles dans le sang général peu de temps avant la mort, la moelle osseuse est loin d'être en état de prolifération. Elle ne reste rouge que dans des points très limités des épiphyses et subit presque partout, par atrophie générale de tous les tissus adipeux, la transformation gélatineuse.

Voici quelques exemples de l'état du sang dans le cancer.

1° *G...,* *quarante-quatre ans, n° 7, Lelong, novembre* 1878. *Cancer de l'estomac.*

22 *novembre.* — Anémie moyennement accentuée :

$$N = 3\,627\,000 \qquad G = 1 \qquad B = 10\,000$$

4 *décembre.* — Au moment où l'anémie et devenue considérable.

Sang pur. — Sang violet, séreux, ressemblant à celui des leucocythémiques. Grande inégalité des globules rouges. Quelques globules géants. Éléments très petits, dont la taille est voisine de celle des hématoblastes. Globules blancs assez nombreux ; quelques-uns, plus volumineux que les globules rouges géants, contiennent de l'hémoglobine. Pas de réticulum fibrineux.

Sang sec. — Peu d'hématoblastes. Nombreux éléments intermédiaires. Petits amas d'apparence cristalline, de forme étoilée, en tout semblables aux cristaux que l'on voit dans la lymphe desséchée.

5 *décembre.* — *Dans le liquide* A. — Assez grand nombre de petits globules qui sont presque tous déformés, épineux, et plus foncés qu'à l'état normal.

Sang sec. — Un élément un peu plus grand que les globules rouges moyens dont le centre est occupé par un noyau arrondi et granuleux et la périphérie par une zone de protoplasma chargé d'hémoglobine. C'est un globule rouge à noyau. La préparation est remplie de masses cristallines, irrégulières, quelques-unes étoilées. On voit se former des grains cristallins de même genre autour des globules rouges et des hématoblastes.

6 *décembre.* — *Dans le liquide* A. — L'inégalité de volume des éléments rouges est de plus en plus marquée. Il y a beaucoup de globules géants et presque toutes les hématies sont déformées. Assez nombreux globules blancs contenant de l'hémoglobine.

2° *Ch..., âgé de cinquante-cinq ans, 8 bis, Saint-Louis, oct.* 1879. *Mélanose hépatique.*

Résultats numériques des examens du sang.

DATES.	N.	H.	B.	G.	R.
22 octobre.........	5.487.000	235.600	8.432	0,54	2.973.000
26 —	4.216.000	237.150	9 645	0,63	2.656.000
30 —	5.208.000	186.000	7.196	0,54	2.812.000
3 novembre.......	5.301.000	248.000	16.670	0,60	3.180.000
11 —	3.348.000	108.500	17.278	1,10	3.683.000

24 octobre. — *Sang pur.* — Grande inégalité des globules rouges. Beaucoup
de petits globules pâles, déformés. Quelques-uns sont vésiculeux, d'autres
sont crénelés, d'autres enfin sont à la fois vésiculeux et crénelés; globules
blancs assez nombreux. Amas d'hématoblastes assez volumineux. Pas de réticulum fibrineux.

27 octobre. — *Dans le liquide* A. — Plaques granuleuses, petites, constituées,
par une matière filamenteuse englobant deux ou trois globules blancs et
quelques hématoblastes.

Beaucoup de globules rouges déformés, mûriformes, comme formés de
grains arrondis retenus sur les bords d'un disque irrégulier, ou très rétractés, comme plissés, chiffonnés, ou bien encore allongés, piriformes.

9 novembre. — *Sang pur.* — Globules rouges inégaux, quelques globules
géants. Très petits globules vésiculeux ou mûriformes. Gros amas d'hématoblastes qui ont 20 fois la longueur d'un globule rouge. Globules blancs nombreux doués de mouvements amœboïdes. Quelques fibrilles de fibrine partent des amas d'hématoblastes, mais il n'y a pas de réticulum complet.

3° W..., *âgé de cinquante-cinq ans, salle Magendie, n° 29, 3 mars 1885. Cancer de l'estomac.*

27 mars.
$$N = 2\ 450\ 000$$
$$B = 12\ 400$$
$$G = 0,39$$
$$R = 972\ 002$$

Sang pur. — Pas de réticulum fibrineux. Leucocytes nombreux.

4° T..., *âgé de quarante-quatre ans, n° 35, salle Béhier, 22 août 1887, Cancer de
l'estomac.* Anémie progressive devenant extrême.

8 décembre 1887.
$$N = 2\ 635\ 000$$
$$B = 8\ 500$$
$$G = 0,56$$
$$R = 1\ 475\ 000$$

1er janvier 1888.
$$N = 1\ 178\ 000$$
$$B = 2\ 214$$
$$G = 0,80$$
$$R = 886\ 500$$

23 décembre 1887.
$$N = 2\ 077\ 000$$
$$B = 4\ 030$$
$$G = 0,42$$
$$R = 1\ 287\ 000$$

21 janvier 1888.
$$N = 1\ 271\ 000$$
$$B = 4\ 030$$
$$G = 0,52$$
$$R = 665\ 000$$

Sang sec. — Beaucoup de globules volumineux, déformés, beaucoup d'hématoblaste. Pas de globules à noyau.

5° G..., *âgé de quarante et un ans, n° 35, salle Béhier, janvier 1889. Cancer du
pylore.* — Ce malade au moment de son entrée dans le service est dans un état
d'anémie extrême. Il a l'estomac très dilaté par suite de la coarctation du pylore, et ses selles sont noires.

Les examens du sang pratiqués en janvier donnent les résultats suivants :

6 janvier.
$$N = 1\ 333\ 000$$
$$B = 11\ 535$$
$$G = 0,53$$
$$R = 712\ 384$$

22 janvier.
$$N = 1\ 023\ 000$$
$$B = 12\ 654$$
$$G = 0,54$$
$$R = 554\ 076$$

29 janvier.

$N = 888\,000$.

$G = 0,45$

$R = 398\,935$

En février, par suite de la possibilité de s'alimenter plus convenablement, le malade s'améliore très sensiblement.

5 février.

$N = 1\,147\,000$

$H = 233\,000$

$G = 0,40$

$R = 458\,800$

2 mars.

$N = 2\,805\,500$

$B = 8\,265$

$G = 0,71$

$R = 2\,151\,900$

15 février.

$N = 1\,414\,000$

$H = 580\,000$

$G = 0,50$

$R = 707\,000$

6 mars.

$N = 2\,123\,500$

$B = 6\,510$

$G = 0,54$

$R = 1\,358\,000$

20 février.

$N = 210\,0\,000$

$H = 226\,000$

$B = 6\,324$

$G = 0,35$

$R = 725\,593$

28 mars.

$N = 2\,405\,600$

$B = 18\,800$

$G = 0,65$

$R = 1\,563\,640$

Le jour du dernier examen le malade ressentait une vive douleur au creux de l'estomac et depuis quelques jours déjà il ne prenait presque plus d'aliments. Il a succombé le 31 mars à une perforation de l'estomac. Le sang a été examiné à diverses reprises, soit à l'état pur, soit à l'état sec et a présenté des particularités intéressantes.

Tout d'abord les hématoblastes ont toujours été nombreux, même au moment où l'anémie était extrême. Pendant la plus forte période de rénovation sanguine on a pu en compter plus de 500 000.

D'autre part les globules rouges étaient très altérés et l'on remarquait dans toutes les préparations de sang pur des globules nains extrêmement petits, déformés et agités de mouvements browniens qui leur permettaient de se déplacer d'une manière parfois assez rapide dans le champ de la préparation. Quelques-uns de ces éléments mobiles, grâce à leur forme de bâtonnet ou de têtard, auraient pu être pris pour de gros parasites ; d'autant plus que parfois quelques-uns des éléments déformés en forme de longs bâtonnets étaient agités de mouvements vermiculaires ou oscillatoires qui paraissaient dus à une sorte de contractilité du protoplasma plutôt qu'à des mouvements browniens, car ces mouvements cessaient au bout de quelques heures. D'ailleurs dans plusieurs préparations de rares globules rouges (nains ou de diamètre moyen) présentaient un ou deux prolongements tentaculaires agités d'un mouvement vermiculaire. Ces prolongements étaient absolument analogues à ceux que nous avons observés dans le sang des têtards de grenouille et d'une tortue anémique (p. 122).

On remarquera que le sang a pu se réparer après une chute de la richesse globulaire se chiffrant par moins de 400 000. On n'a pu constater à aucun moment de globules rouges à noyau.

— Il est très rare d'observer dans l'anémie cancéreuse, alors même qu'elle atteint un haut degré de développement, les signes physiques qui acquièrent une grande netteté dans la chlorose et parfois dans les anémies post-hémorragiques. J'ai déjà eu, à propos de la physiologie pathologique de la chlorose, l'occasion d'indiquer les principales hypothèses capables d'expliquer ces différences dans la symptomatologie des anémies. On doit se rappeler que dans la chlorose la masse totale du sang paraît peu modifiée, tandis que certainement elle diminue considérablement dans la cachexie cancéreuse. Telle est probablement la principale raison pour laquelle les souffles cardiaques et vasculaires font habituellement défaut dans l'anémie symptomatique du cancer. On sait cependant qu'on peut exceptionnellement les constater et leur trouver même une certaine intensité. J'ai rencontré surtout cette éventualité chez des malades encore jeunes, atteints de pertes sanguines occasionnées par le néoplasme (hémorragies utérines, hématémèses).

Plus tard, lorsque la cachexie est nettement établie, il est bien rare de percevoir des souffles soit au cœur, soit dans les vaisseaux. Il faut donc, comme on l'a dit avec raison, se méfier des anémiques chez lesquels l'appareil cardio-vasculaire est silencieux. Le processus de l'anémie chez les cancéreux n'est pas le même que celui de la chlorose.

Cependant, on trouve habituellement dans l'anémie symptomatique du cancer une grande quantité d'hématoblastes. Le chiffre de ces éléments ne descend au-dessous de la normale que dans les derniers jours de la vie. A cet égard il y a une différence sensible entre l'anémie cancéreuse et celle de la maladie décrite sous le nom d'anémie pernicieuse progressive, différence sur laquelle nous avons déjà suffisamment insisté à propos de cette dernière affection. Le ralentissement dans la formation du sang, dans le cancer comme dans les autres anémies symptomatiques, ne paraît donc pas être le résultat d'un arrêt dans la formation hématoblastique du sang. Il est plutôt la conséquence de l'insuffisance des matériaux nécessaires à la nutrition des hématoblastes. Aussi voit-on souvent dans le sang cancéreux une accumulation d'hématoblastes de toutes tailles et une forte proportion de globules nains.

Dans certains cas, à cette première cause d'aglobulie, dont les effets se font sentir lentement, progressivement, s'ajoute une cause plus active, telle que les déperditions sanguines occasionnées par les ulcérations du néoplasme.

—Parmi les indications thérapeutiques qui découlent de ce mode de production de l'anémie, on doit placer au premier rang celle d'agir d'une manière soutenue à l'aide des moyens de la médication reconstituante.

La plupart des cancéreux mangent peu ; ils ont un dégoût insurmontable pour les aliments azotés. De là vient la grande difficulté de remplir cette indication. On sait aujourd'hui que ces signes cliniques se rapportent à une grave altération du chimisme stomacal. Van der Velden, Riegel et, depuis, divers autres observateurs ont vu que dans le suc gastrique des cancéreux l'acide chlorhydrique fait totalement défaut.

Cette modification du chimisme stomacal n'est ni constante, ni caractéristique. Cependant je l'ai plusieurs fois constatée et d'ailleurs j'ai souvent trouvé, à l'autopsie de cancéreux morts en partie d'inanition, une atrophie des glandes à pepsine avec transformation granulo-graisseuse des épithéliums, lésion semblable à celle qui a été décrite précédemment dans un cas d'anémie pernicieuse progressive (obs. II, p. 781).

Voici deux exemples de l'examen du liquide stomacal exécuté par les procédés indiqués à propos de la chlorose dyspeptique.

1° *Cancer de l'estomac moyennement avancé dans son évolution.* — Acidité totale 0,064 p. 100 ; réactions de Günzburg et du violet de méthyle, nulles ; peptones assez abondantes ; le dosage direct de l'acide chlorhydrique donne un résultat nul ; digestion artificielle sans acide chlorhydrique, à peu près nulle ; après addition d'acide chlorhydrique, très incomplète ; il en est de même après addition d'acide chlorhydrique et de pepsine.

2° *Cancer du pylore avec anémie très intense.* — Acidité totale 0,112 p. 100 ; réactions nulles par le violet de méthyle et par le procédé de Günzburg ; le réactif d'Uffelmann indique une proportion sensible d'acide lactique ; peptones peu abondantes ; pas de propeptones, traces douteuses de syntonine ; le dosage direct de l'acide chlorhydrique donne un résultat négatif ; la digestion artificielle faite sans addition d'acide chlorhydrique est à peu près nulle ; avec addition d'acide chlorhydrique on obtient une liquéfaction, mais le produit liquéfié contient de la syntonine ; avec addition d'acide chlorhydrique et de pepsine, elle reste encore incomplète.

D'après ces faits, la pepsine et l'acide chlorhydrique paraissent être les deux médicaments les plus propres à faciliter la digestion des matières albuminoïdes chez les cancéreux. Ils ne m'ont cependant pas paru donner de résultats très satisfaisants. De même l'administration des peptones n'offre qu'une bien faible ressource. Presque toujours les malades éprouvent pour les diverses préparations de peptones commerciales une répugnance invincible. J'ai retiré, au contraire, un très grand avantage de l'emploi de l'acide lactique à la dose de 1 à 2 grammes en solution suffisamment étendue et administré immédiatement après les repas.

Depuis deux ans j'ai substitué à la solution lactique l'usage du képhir n° 2 (1 à 2 bouteilles par jour) et j'ai obtenu à l'aide de cet aliment lactique des résultats très supérieurs à toutes les autres méthodes eupeptiques utilisées jusqu'à présent. Cette boisson est d'ailleurs parfaitement tolérée par les cancéreux et même prise avec plaisir. Il est probable que l'acide lactique facilite la peptonisation, comme il le fait *in vitro* et qu'il provoque la sécrétion d'un suc gastrique plus normal.

Il résulte, de plus, des recherches de M. Winter, que le képhir renferme des matières albuminoïdes modifiées, c'est-à-dire ayant déjà subi les effets de la digestion acide, ce qui en fait un aliment d'une remarquable digestibilité.

Doit-on lutter contre les progrès de l'anémie à l'aide des médicaments proprement dits ? J'ai essayé dans ces circonstances l'arsenic et le fer. Le premier de ces agents est souvent mal toléré par l'estomac ; mais employé en injections hypodermiques sous forme de solution de Fowler modifiée (voir p. 822), il m'a paru incontestablement utile dans certains cas d'anémie intense.

Le fer, administré concurremment avec l'acide chlorhydrique, comme dans le traitement de la chlorose dyspeptique, peut rendre également des services. Il est particulièrement indiqué dans les cas où l'anémie cancéreuse provient en partie de pertes sanguines, à un moment où l'état cachectique n'est pas encore très accentué. On peut aussi le prescrire avantageusement après la cure arsenicale pour en compléter les effets, c'est-à-dire pour améliorer la valeur globulaire des hématies dont le nombre s'est accru sous l'influence de l'arsenic.

§ 3. — De l'état du sang dans les maladies hémorragipares.

Sous ce titre, je vais réunir les matériaux que j'ai recueillis sur les maladies obscures dont les principales manifestations consistent en hémorragies plus ou moins abondantes.

A. Purpura. — D'après les vues que j'ai développées sur le mécanisme des hémorragies, les extravasations sanguines, désignées sous le nom générique de purpura, sont le plus souvent des infarctus hémorragiques, c'est-à-dire des lésions consécutives à des oblitérations vasculaires. Que le purpura soit simplex ou hémorragique, il s'accompagne d'une légère augmentation de la fibrine et parfois d'une élévation du nombre des globules blancs. Ce fait est surtout prononcé dans le purpura dit rhumatismal.

Jusqu'à présent je n'ai eu l'occasion d'étudier anatomiquement que trois cas de purpura hemorragica.

Dans deux de ces cas les oblitérations artérielles étaient le résultat d'une endartérite oblitérante. Dans le troisième, les lésions hémorragiques étaient probablement dues à des embolies. En transcrivant ici ces faits déjà publiés, j'insisterai sur l'interprétation qu'il convient de leur donner.

1° *Communication faite en 1870 à la Société de biologie* (p. 24). — Sur deux cas de purpura hemorragica avec lésions des artères correspondant aux foyers hémorragiques.

Le premier cas est relatif à une femme phtisique morte d'hémorragies multiples. Les pièces nous ont été remises par M. Labadie-Lagrave.

Sur un fragment de peau, on observe une ecchymose qui porte sur toute l'épaisseur du derme et du tissu adipeux sous-cutané. La teinte ecchymotique, violacée, est plus étendue dans le derme que dans ce dernier tissu. Au microscope, sur des sections faites perpendiculairement à la surface et comprenant toute l'épaisseur de la pièce, on trouve les particularités suivantes : 1° une infiltration de globules rouges pressés les uns contre les autres entre les éléments de toutes les couches de la peau et du tissu cellulo-adipeux ; 2° un grand nombre de petits vaisseaux, veinules surtout, remplis par des globules rouges ; 3° des vaisseaux vides, aplatis, probablement comprimés par l'épanchement du sang avoisinant ; 4° un certain nombre d'artérioles oblitérées offrant un épaississement plus ou moins marqué de l'endartère qui efface presque complètement leur calibre et contenant, soit des globules rouges, soit des masses fibrineuses, finement granuleuses. Ces vaisseaux irrités et oblitérés sont assez nombreux ; ils siègent presque exclusivement dans les cloisons les plus volumineuses du tissu cellulo-adipeux au pourtour de la tache ecchymotique.

Dans l'intestin on voit une infiltration sanguine diffuse et assez étendue de la muqueuse. Sous la séreuse on aperçoit des traînées rouges dues à la présence des vaisseaux remplis de sang coagulé. Ces vaisseaux se poursuivent assez loin dans le fragment de mésentère enlevé avec l'intestin. Au microscope, la muqueuse et le tissu sous-muqueux ne sont pas altérés. On y voit seulement quelques globules rouges plus ou moins déformés. Sur les coupes qui comprennent le tissu sous-péritonéal, on voit que les vaisseaux visibles à l'œil nu sont des branches artérielles remplies plus ou moins complètement par des caillots sanguins. La paroi de ces vaisseaux est saine. Dans le mésentère, en pratiquant des coupes perpendiculaires à la surface et au niveau des troncs vasculaires, on trouve un grand nombre de vaisseaux artériels remplis de sang coagulé, les uns aplatis, les autres distendus par des caillots sanguins. Dans quelques troncs oblitérés, il existe, comme dans la peau, une endartérite hyperplastique plus ou moins marquée qui rétrécit ou efface presque le calibre de l'artère. Ces lésions consistent en une sorte d'hypertrophie des éléments de l'endartère dans laquelle on voit un tissu fibrillaire irrégulier et une grande quantité de petits éléments ronds ou un peu anguleux. Dans quelques points on trouve également un épaississement notable de la tunique externe qui renferme aussi des amas d'éléments analogues à ceux de la tunique interne. Les parties les plus altérées sont éloignées du bord de l'intestin d'une distance de 4 à 8 centimètres.

— La pièce relative au second cas de purpura hémorragica est également due à M. Labadie-Lagrave. Elle a été recueillie chez un adulte et consiste en un lambeau de peau enlevé dans la région deltoïdienne au niveau d'une large ecchymose.

Sur une coupe perpendiculaire à la surface, on voit que la teinte hémorragique s'enfonce dans l'épaisseur du derme et du tissu cellulo-adipeux en présentant une forme conique bien manifeste à base très large tournée du côté de l'épiderme. Vers la pointe du cône on trouve, à l'œil nu, au milieu du tissu adipeux sain, une artère assez volumineuse de 2 à 3 millimètres de diamètre. Sa paroi est très épaissie, blanchâtre, et sa lumière à peine visible est représentée par une tache rouge centrale.

Au microscope on constate que l'épaississement de ce vaisseau est dû à une endartérite hyperplastique très prononcée et que la lumière vasculaire est complètement oblitérée à ce niveau par un caillot formé de fibrine et de globules rouges. En suivant les branches de cette artère qui pénètrent dans le foyer hémorrhagique, on voit que l'endartérite et les coagulations sanguines s'étendent sur une assez grande étendue.

D'après les faits constatés, tant à l'œil nu qu'au microscope, dans les deux cas précédents, il est probable que les hémorragies de la peau et de l'intestin sont la conséquence d'une artérite diffuse des troncs sous-cutanés et des artères du mésentère. Les foyers hémorragiques doivent être regardés comme des infarctus de la peau et de l'intestin.

Les observations cliniques n'ayant pas été publiées, il est bien difficile d'indiquer la pathogénie de ces deux exemples de purpura.

Remarquons cependant que, sur le premier, nous avons des renseignements précieux. « La malade est morte, dans le cours d'une tuberculose pulmonaire, d'hémorragies multiples. » N'est-il pas évident qu'il s'agit d'un purpura hemorragica d'origine cachectique. Ces états cachectiques peuvent donner naissance à des endartérites aussi bien qu'à des phlébites, et, quoique rares, les faits de ce genre ne doivent pas être considérés comme obscurs.

Dans le second cas, nous savons seulement qu'il s'agissait d'un purpura hemorragica, chez un malade qui, d'après mon collègue M. Labadie-Lagrave, était rhumatisant. Les foyers d'hémorragie, si ce renseignement est exact, auraient donc été l'expression d'une endartérite rhumatismale disséminée.

Quoi qu'il en soit, j'ai depuis observé, dans le service de mon collègue M. Gérin-Roze, une malade rhumatisante atteinte de purpura, chez laquelle le sphacèle d'une des plaques cutanées vint démontrer l'origine thrombosique de l'infarctus hémorragique.

La relation de ce cas intéressant, terminé par guérison, est publiée dans la thèse d'un de mes élèves, M. Oriou (Lésions des artères dans le purpura hemorragica rhumatismal, 1877).

2° *Communication faite, en 1876, à la Société de biologie, p. 232.* — L'observation qui fait l'objet de ce second travail ayant été publiée en abrégé, je la transcris ici en détail. J'y attache une importance d'autant plus grande que, depuis cette époque, je n'ai pas eu l'occasion d'observer un seul cas analogue, et de combler les lacunes qu'elle présente, relativement à l'étude du sang. Elle offre d'ailleurs, malgré ces lacunes, un intérêt évident.

Obs. I. — G. P..., âgé de trente-deux ans, garçon de cuisine, entré le 6 juin 1876, à l'hôpital Temporaire, salle Sainte-Hélène, lit n° 21.

Est originaire de la Creuse. Ses parents sont en bonne santé. Il est marié et a deux enfants bien portants.

A l'âge de quatorze ans, adénites cervicales dont quelques-unes suppurèrent. En 1873, pneumonie. Pas d'alcoolisme. Pas de syphilis.

Constitution robuste et santé en général bonne, malgré une pâleur habituelle du teint. A fait son service militaire en France, n'a jamais été aux colonies et n'a pas eu de fièvres intermittentes.

Depuis douze ans, il est garçon de cuisine, travaille près des fourneaux dans une salle assez vaste, sans humidité.

Il a toujours eu une alimentation saine et abondante. Il habite une chambre assez grande et bien aérée. Dans ces derniers temps, il a eu à faire un travail plus fatigant qu'à l'ordinaire.

Il y avait un mois déjà qu'il souffrait de maux de tête, de courbatures dans les jambes et qu'il se sentait très abattu le soir en revenant de son travail, quand il y a treize jours, sans cause appréciable, il fut pris le matin d'épistaxis

répétées. Le soir même, il perdait 50 grammes de sang environ par l'oreille
droite et le lendemain une hémorragie plus abondante encore se faisait au
niveau des gencives et de la muqueuse buccale.

En même temps apparaissaient sur les jambes un grand nombre de taches
rouges de petites dimensions qui se généralisaient rapidement jusqu'à couvrir les bras et le tronc.

Cette éruption s'accompagna de violents frissons, de céphalalgie frontale
vive, de douleurs dans les membres inférieurs, de palpitations et de vomissements. L'inappétence était absolue.

Les hémorragies buccales devenant plus abondantes, le malade se décida a
entrer à l'hôpital.

7 juin. — Cicatrices, traces d'adénites anciennes au niveau de la région
cervicale. Cicatrices dues à des blessures légères reçues en 1870, au-dessus
de la clavicule gauche.

Teinte pâle, cireuse, très prononcée des téguments. Muqueuses décolorées.

Sur les jambes, la poitrine, les bras, le cou, semis de petites taches rouges
ou violacées, ne s'effaçant pas sous le doigt. Un grand nombre de ces taches
sont rosées à la périphérie et décolorées au centre. Elles sont pour la
plupart traversées par un poil. Les unes ont 3 ou 4 millimètres de diamètre,
les autres sont plus petites ou, au contraire, plus grandes et atteignent les
dimensions d'un grain de millet. L'éruption est particulièrement confluente
aux jambes. Elle ressemble tout à fait à ce qu'on a décrit sous le nom de
piqueté scorbutique. On ne trouve qu'une petite tache ecchymotique au
coude gauche et deux autres sur la face dorsale de la main correspondante.

Les gencives ne sont ni tuméfiées
ni fongueuses ; elles sont molles et
saignantes. Les dents sont couvertes
de tartre à leur base ; elles ne sont
pas déchaussées, elles ne sont pas
branlantes.

La langue est large, couverte de
sang. L'inappétence est absolue.

La peau est sèche, assez chaude.
Le pouls est large, rapide, bat 130
fois à la minute. Température (voir
la courbe, fig. 126).

L'examen du poumon est négatif.

Au cœur, bruit de souffle doux à
la base. Bruit de souffle plus mar-

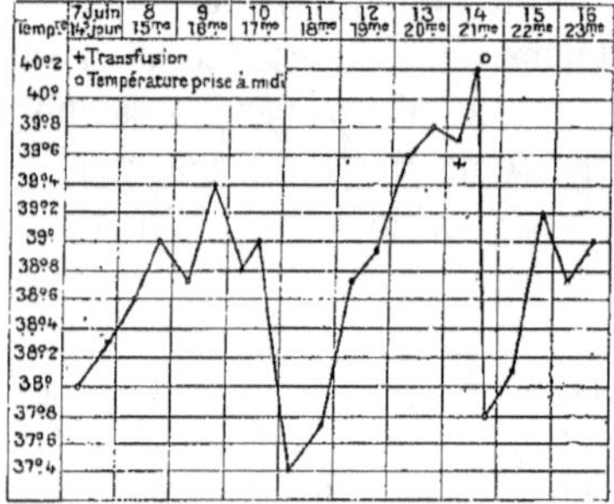

Fig. 126.

qué au premier temps et à la pointe. Murmure continu et intense dans les
vaisseaux du cou.

Foie paraît normal.

Rate notablement hypertrophiée.

Surdité assez prononcée de l'oreille droite.

Le malade a craché depuis son entrée 200 grammes d'un sang rouge, spu-
meux, mélangé avec de la salive. Ce liquide s'écoule goutte à goutte de la
muqueuse gingivale.

Faiblesse très prononcée. État de prostration assez marqué. Tendance aux
lipothymies et à la syncope.

Les urines sont peu abondantes (900 grammes), acides. Elles laissent déposer un précipité jaune rougeâtre formé d'urates et de phosphates alcalins. Pas d'albumine.

Diminution du taux de l'urée. Peut-être un peu de sang. L'examen microscopique n'a pas été fait.

Traitement :

> Limonade sulfurique.
> Potion avec perchlorure de fer............. 1 gramme.

8 juin. — Le malade a craché environ 400 grammes de liquide sanglant.

9 juin. — Un certain nombre de taches ont pâli, mais d'autres se sont montrées sur la poitrine et les bras. Le malade se nourrit de potages et de lait.

10 juin. — Les taches des jambes s'effacent. L'état d'affaissement reste le même. Expuition toujours très abondante.

> Potion avec perchlorure de fer............. 3 grammes.

11 juin. — Amélioration notable. Nuit bonne. Appétit meilleur. Expuition nulle depuis hier 5 heures du soir. Peau fraîche, en moiteur.

Au niveau des jambes un grand nombre de taches ont pâli ou disparu. Sur le reste du corps l'éruption n'a pas changé. Trois litres d'une urine claire.

12 juin. — L'amélioration ne s'est pas soutenue. Prostration. Fétidité extrême de l'haleine. Ecchymose sous-conjonctivale à gauche.

> Potion avec perchlorure de fer............. 5 grammes.
> Potion de Todd.

13 juin. — Syncope hier dans la journée. L'ecchymose sous-conjonctivale s'est étendue. Le malade se plaint de voir les objets colorés en rouge.

La langue est sèche, couverte d'un enduit noirâtre, les dents sont recouvertes de caillots de sang. Le pouls est dicrote. L'éruption a pâli presque partout. Injections buccales avec de l'eau contenant 4 grammes de tannin par litre.

14 juin. — La prostration est complète. Le malade est incapable de s'asseoir sur son lit; il répond avec peine aux questions qu'on lui pose. Il reste presque continuellement dans un état de somnolence voisin du coma.

La nuit, il présente un peu de délire et d'agitation.

L'écoulement du sang par les gencives, qui a déjà beaucoup diminué la veille, est réduit à un simple suintement.

Le pouls est fort, dicrote, bat 140 fois à la minute.

Le bruit de souffle cardiaque et le murmure dans les jugulaires ont augmenté d'intensité.

On se décide à faire une transfusion de sang. MM. Gillette et Berger pratiquent l'opération à 9 heures et demie du matin.

Ils injectent, à l'aide de l'appareil Collin, 80 grammes de sang dans la veine médiane basilique du côté droit.

Au moment où le trocart a pénétré dans la veine, il s'est écoulé une petite quantité d'un sang de couleur acajou sale, ressemblant un peu au sang des leucocythémiques.

Immédiatement après la transfusion, le malade a accusé une sensation de bien-être et est sorti un peu de sa torpeur. Il a demandé à boire, a pris du vin et peu après du lait. Le pouls est devenu moins dicrote. A 1 heure et demie la température était de 40°,1. Pendant l'après-midi, il est resté assoupi. A 5 heures du soir, il était en pleine transpiration, se sentait mieux, parlait facilement. Le pouls était plein, battait 120 fois à la minute, la température était de 37°,8. Les gencives n'avaient pas saigné.

15 *juin*. — La nuit a été bonne. Le malade a dormi paisiblement. Pas d'expectoration sanglante; quelques caillots adhérents aux gencives. La langue est plus humide. Le pouls bat 130 fois à la minute. L'appétit est nul; le malade prend bien le vin et le lait.

16 grammes d'urine ont été émis depuis l'opération. Ces urines contiennent moins d'urates et de phosphates alcalins que celles des jours précédents. Il n'y a pas d'albumine. La quantité d'urée n'a pas changé.

16 *juin*. — Nuit très agitée. Délire, efforts pour sortir de son lit, bavardage. L'expuition est nulle, mais l'haleine est extrêmement fétide. État comateux, respiration stertoreuse. Pouls petit, faible, battant 126 fois à la minute. Langue sèche. A l'auscultation du cœur le premier bruit est légèrement affaibli et le souffle noté plus haut est moins net.

Dans la journée le délire, l'agitation augmentent, la respiration s'accélère (32 resp. par minute), le coma devient complet. A 5 heures du soir, le pouls est petit, dépressible (140 puls. par minute). Mort à huit heures et demie.

Autopsie pratiquée trente-six heures après la mort.

Cadavre en voie de décomposition.

Cavité crânienne. — Pas de lésion appréciable des os du crâne ni de la dure-mère.

A la surface de la pie-mère, on aperçoit de petites taches hémorragiques semblables à des piqûres de puces, surtout nombreuses au niveau du cervelet. En d'autres points, spécialement sur la première circonvolution frontale, dans le sillon du nerf olfactif, sur le lobule du pneumo-gastrique, se trouvent des taches ecchymotiques plus larges ou de petits dépôts sanguins qui offrent l'aspect de la gelée de groseille et paraissent de formation récente.

La pie-mère détachée entraîne avec elle ces taches et ces dépôts sanguins.

La plupart des circonvolutions paraissent saines. Quelques-unes montrent un léger piqueté congestif. La circonvolution frontale ascendante au niveau du pied de la deuxième circonvolution frontale, et la circonvolution pariétale ascendante au même niveau sont le siège de taches ecchymotiques de la dimension d'un gros pois.

Une tache ecchymotique semblable se rencontre dans le sillon du nerf olfactif, là où l'on a déjà signalé un épanchement sanguin intra-pie-mérien.

Une section de la substance cérébrale au niveau de ces plaques montre que l'épanchement de sang est superficiel. Il affecte la forme d'un coin à base dirigée vers la surface externe de l'organe.

A la face supérieure du corps calleux et vers sa partie postérieure se voit une tache brunâtre, d'aspect hémorragique.

La substance cérébrale est molle, comme œdémateuse, très pâle, et parsemée de petites taches analogues à celle qu'on a trouvée à la partie postérieure du corps calleux.

Les centres gris sont sains.

Au niveau du cervelet les extravasations sanguines sont pour la plupart limitées aux méninges. Quelques taches hémorragiques seulement pénètrent superficiellement dans la substance nerveuse.

Le quatrième ventricule est normal.

L'examen microscopique de la pulpe nerveuse au niveau des petits foyers hémorragiques fait découvrir des globules rouges, des grains pigmentaires et des cellules de la névroglie, gonflées ou graisseuses. Les cellules nerveuses semblent intactes.

Autour des capillaires existent en certains points des masses d'aspect fibrineux.

Quelques vaisseaux sont entourés d'un manchon de gouttelettes et de granulations graisseuses, quelques autres sont entourées par le sang qui s'est épanché dans leurs gaines.

A la face interne des capillaires on voit assez nettement un gonflement endothélial. Les cellules sont granuleuses, souvent granulo-graisseuses, leurs noyaux sont saillants à l'intérieur du vaisseau.

La lumière même du capillaire se trouve obstruée par des amas irréguliers de globules blancs plus ou moins modifiés et quelquefois par des amas de globules rouges.

Il semble que les petits foyers hémorragiques soient dus à l'arrêt, par thrombose, de la circulation dans quelques vaisseaux capillaires.

Des fragments de méninges examinés au microscope offrent des altérations vasculaires au moins aussi prononcées que celle des vaisseaux de la pulpe cérébrale.

Muscles. — Coloration rouge intense ou violacée. — Viscosité, adhérence aux doigts. — Au microscope, pas d'altération appréciable.

Cavité thoracique. — La plèvre droite présente des adhérences anciennes au niveau du sommet. Elle est saine dans le reste de son étendue. Le poumon droit est congestionné à la base. Son bord antérieur est emphysémateux.

La plèvre gauche présente également des adhérences vers sa partie moyenne, en arrière. La cavité pleurale contient un peu de liquide sanglant. La plèvre pariétale est le siège de quelques ecchymoses à sa partie inférieure. Mêmes lésions pulmonaires qu'à droite.

Sur le péricarde viscéral, au niveau du cœur et des vaisseaux, taches purpuriques nombreuses. Ces taches pénètrent dans les couches superficielles du muscle cardiaque. L'examen microscopique montre que presque toutes les fibres musculaires sont en voie de dégénérescence graisseuse à leur niveau.

Le cœur est mou, élargi. Le muscle offre une coloration jaune, feuille morte. L'endocarde est sain dans presque toute son étendue ; il n'y a d'ecchymoses sous-endocardiques qu'au niveau de la cloison interventriculaire.

Les orifices sont normaux. Le ventricule gauche contient un caillot très petit et d'un gris sale.

L'aorte contient aussi un petit caillot allongé d'un gris sale, terminé inférieurement par une petite masse rouge insignifiante. Sa face interne est imbibée par la matière colorante du sang. Elle présente des plaques jaunâtres et saillantes.

Cavité abdominale. — Rate volumineuse, mesurant 17 centimètres de long sur 8 de large. Déjà en putréfaction.

Pas d'ecchymoses à la surface du mésentère. Les ganglions mésentériques semblent sains.

L'intestin grêle a son aspect normal. Ni psorentérie, ni tuméfaction des glandes de Peyer.

Le pancréas est normal.

Le diaphragme est ramolli, en voie de décomposition.

Le canal cholédoque laisse échapper une bile jaunâtre peu abondante. Le foie est de volume normal. Dans les rares points qui ne sont pas putréfiés, le tissu en est pâle, jaunâtre et paraît stéatosé.

Les reins sont pâles, anémiés, de volume normal. Ils se décortiquent facilement. Ils sont en état de putréfaction assez avancée.

Bras. — Petites infiltrations sanguines au niveau du point où l'on a pratiqué la transfusion. L'ouverture par laquelle a pénétré le trocart est obturée et difficile à retrouver.

Résultats numériques des examens du sang.

DATES.	N.	B.	G.	R.
8 juin 1876	2.209.875	7.127	0,90	2.000.000
10 —	1.898.625	14.750	0,49	1.000.000
12 —	1.400.625	11.671	0,57	800.000
13 —	1.057.250	8.341	0,65	700.000
14 — Avant la transfusion	1.151.625	22.347	0,52	600.000
Après la transfusion	1.213.875	»	0,52	»
15 —	1.027.125	17.274	0,57	600.000
16 —	1.089.375	26.767	0,54	600.000

Éléments du sang. — Les globules rouges ont pour la plupart un volume inférieur à la normale. Ils ne sont pas déformés.

Les globules blancs sont nombreux, de diamètre très inégal. Les uns sont volumineux, les autres très petits. Entre ces types extrêmes on trouve tous les intermédiaires.

Plaques phlegmasiques assez nombreuses dans les préparations faites pour les numérations.

Dans les préparations de sang pur, on trouve un certain nombre d'éléments qui se présentent sous l'apparence d'une masse protoplasmique pâle et de forme variable, contenant un ou deux noyaux ovoïdes ou arrondis, granuleux, nucléolés. C'est la seule fois où nous ayons rencontré de pareils éléments dans le sang. Nous n'avons pas pu en déterminer la nature.

Il est probable que le sang de ce malade présentait une altération particulière qu'il m'a été impossible de préciser. En tout cas, il renfermait des leucocytes hypertrophiés et des plaques phlegmasiques. On doit conclure de cette dernière particularité, qu'il existait des hématoblastes, et que ces éléments avaient subi une

modification analogue à celle qui caractérise l'état phlegmasique.
Cependant, dans un travail récent, Denys n'a pu parvenir à retrouver nettement des hématoblastes, et il a cru pouvoir considérer la diminution notable du nombre de ces corpuscules comme
une lésion du purpura hémorragique (1).

D'après les résultats que j'ai obtenus dans mes expériences de
transfusion, faites avec des sérums et des sangs étrangers, je
pense qu'il doit y avoir plutôt une précipitation des hématoblastes
qu'un arrêt dans leur production.

On se souvient, en effet, que certaines de ces transfusions produisent des coagulations par précipitation grumeleuse, et que le
noyau des embolies ainsi déterminées est formé par un amas d'hématoblastes. Il n'est pas illogique, d'après ces faits expérimentaux, d'admettre que certains cas de purpura hemorragica sont
dus à une altération du sang, analogue à celle que nous pouvons
provoquer par l'injection d'un sérum ou d'un sang étrangers (2).
Les lésions hémorragiques seraient, dans ces conditions, d'origine embolique, et s'il en est réellement ainsi, on comprend que
Denys ait observé une diminution dans le nombre des hématoblastes, puisque l'altération du sang a pour conséquence de produire des conglomérats formés par ces éléments.

La variété de purpura dont je viens de donner un exemple m'a
paru être de nature infectieuse. Lorsque j'émis cette opinion, en
1876, à la Société de biologie, les esprits n'étaient pas préparés à
l'accepter, et divers journaux, en rendant compte de mon travail,
critiquèrent vivement mon interprétation. Aujourd'hui encore, au
bout de treize ans, l'hypothèse d'une maladie infectieuse est
celle qui me paraît la plus acceptable. Loin d'avoir vieilli, elle
est, au contraire, plus conforme que toute autre aux idées courantes.

L'infection seule peut expliquer cette grave évolution morbide,
que la transfusion du sang a été impuissante à modifier. La
maladie s'est comportée, d'ailleurs, complètement comme une
maladie infectieuse, au point de vue des lésions et des symptômes.

De même qu'il existe des endocardites et des endartérites infectieuses, il semble y avoir des altérations infectieuses du sang lui-
même, capables de provoquer des concrétions par précipitation.

(1) J. Denys, Études sur la coagulation du sang dans un cas de purpura, *La cellule*,
t. III, 3ᵉ fasc.).
(2) LXIX, LXX, XCI.

Il est probable que cette sorte d'altération du sang est due à la pénétration, dans le plasma, de matières solubles, et que l'organisme est capable de former des substances de ce genre, tout aussi bien que les microbes pathogènes.

B. Scorbut. — En 1871, après les tristes événements de la guerre, j'eus l'occasion d'observer, à l'hôpital de la Charité, une petite épidémie de scorbut et d'hémorragies scorbutiques secondaires, dont la relation a été publiée (1).

A cette époque, le sang m'a paru anatomiquement normal. Comme, d'autre part, les vaisseaux n'étaient ni altérés dans leurs parois, ni oblitérés par des coagulations, je crus devoir rapporter les hémorragies scorbutiques à une dyscrasie chimique du sang.

En m'appuyant sur diverses considérations, entre autres sur l'analyse des urines et les profondes altérations des muscles, j'ai rapporté les modifications chimiques du sang à deux faits principaux :

1° La diminution de certains principes fournis par l'alimentation.

2° Le passage, dans le torrent circulatoire, d'une proportion excessive de principes de désassimilation des tissus.

Les quelques faits de scorbut sporadique que j'ai observés depuis m'ont confirmé dans cette opinion.

Les scorbutiques détruisent activement leurs masses musculaires, et à un certain moment ils sont intoxiqués par divers produits de désintégration organique.

C'est une sorte d'auto-infection.

Mais il reste à trouver quelle est la substance toxique, et comment elle agit pour produire des hémorragies.

En 1871, les vaisseaux m'ont paru sains et non oblitérés. Mais je ne connaissais pas, à cette époque, les coagulations par précipitation, et il est possible que le scorbut soit dû à des concrétions provoquées par l'adultération du sang.

Quoi qu'il en soit, j'avais déjà reconnu aux hémorragies scorbutiques, en 1871, un certain caractère d'activité. J'ai montré qu'elles s'accompagnaient d'un mouvement fébrile, proportionné à l'abondance et à la multiplicité des hémorragies. Mes observations nouvelles ont fait voir, depuis, que l'examen du sang pur révélait presque toujours un épaississement plus ou moins notable

(1) XVIII.

du réticulum fibrineux. On sait, d'ailleurs, que les analyses chimiques du sang avaient accusé, dans cette maladie, une augmentation de la fibrine plutôt qu'une diminution.

Aux matériaux que j'ai déjà publiés sur cette maladie, j'ajouterai, à titre de renseignements complémentaires, les deux observations suivantes. Elles contiennent des examens de sang pratiqués à l'aide des méthodes nouvelles, non encore en usage en 1871.

Obs. II. — L. R..., âgé de vingt-cinq ans, journalier, entré le 30 septembre 1880 à l'hôpital Saint-Antoine, salle Saint-Louis, lit n° 31.

Antécédents. — Mère aliénée, internée à Ville-Évrard. Père mort de maladie inconnue. Une sœur bien portante.

Difformités congénitales de la main et de la jambe gauches. La main est atrophiée et fixée à angle droit sur l'avant-bras. La jambe est également atrophiée.

Aucune maladie antérieure.

A Paris depuis 1870. Est porteur de journaux, gagne suffisamment et se nourrit bien. Habite une chambre d'hôtel garni peu aérée et malpropre.

Début. — Il y a quatre mois le malade a ressenti aux membres inférieurs des démangeaisons causées probablement par de la vermine.

A la suite du grattage que déterminèrent ces démangeaisons, survinrent des boutons qui s'écorchèrent, devinrent douloureux et rendirent la marche presque impossible.

Refusé dans plusieurs hôpitaux, le malade fut dès lors en butte à la plus profonde misère, mangeant à peine, ne buvant que de l'eau. Il s'amaigrit progressivement, ses téguments prirent une teinte brunâtre, et dans les derniers temps sa faiblesse était devenue telle qu'il était pris d'éblouissements et de vertiges dans la station debout. Depuis quelques jours ses gencives sont douloureuses, gonflées et il a des épistaxis.

État actuel. — Aspect misérable. Constitution chétive. Maigreur assez prononcée.

Les téguments de la face présentent sur un fond pâle, anémique, une légère pigmentation brune. Les muqueuses labiale et conjonctivale sont décolorées. La muqueuse gingivale est gonflée, elle ne saigne pas. Les dents se sont pas ébranlées.

L'appétit est assez bon. Tous les viscères semblent sains.

Il n'y a pas de fièvre.

La faiblesse est extrême. La station verticale provoque des éblouissements, des vertiges. La marche est presque impossible. Le malade traîne les pieds, et n'a pas la force de les détacher du sol. Il est incapable de monter seul dans son lit.

Les membres inférieurs sont le siège de douleurs très vives que réveillent la marche et la pression et qui disparaissent dans le décubitus horizontal. La flexion et l'extension successives de la jambe gauche sur la cuisse provoquent également de vives douleurs dans les articulations des genoux.

A la face externe des cuisses, nombreuses croûtes d'ecthyma ; quelques croûtes semblables à leur face interne.

La jambe gauche est plus courte et moins musclée que la jambe droite. Elle porte des taches brunâtres disséminées sur toute sa surface. A la partie externe du creux poplité existe une traînée ecchymotique, de teinte jaune verdâtre.

Traînée semblable, mais moins étendue, à la partie interne de la même région.

La jambe droite est également le siège de taches brunâtres et de taches ecchymotiques le long de la face supéro-interne et au niveau du bord externe du creux poplité.

Sur les deux membres inférieurs on rencontre des taches violacées, reposant sur un derme induré et consécutives à des pustules d'ecthyma.

Des macules de même origine se rencontrent sur le tronc. Les téguments des bras seuls sont indemnes.

4 octobre. — Fétidité de l'haleine. Gencives saignantes et douloureuses. Badigeonner les gencives avec :

> Acide chlorhydrique...................... 5 grammes.
> Miel..................................... 30   —

Lait et viande râpée.

8 octobre. — Les gencives vont mieux. La faiblesse est moindre. Le malade a pu se lever et faire quelques pas. Il peut manger des aliments plus solides.

13 octobre. — La marche est possible avec une canne. Elle est traînante et pénible. L'appétit est bon. Il y a un peu de diarrhée.

Bains sulfureux tous les deux jours.

20 ctobre. — Poids, 45 kilos.

25 octobre. — Amélioration considérable. Appétit excellent. Depuis huit jours le malade mange quatre portions.

31 octobre. — Hydarthrose du genou gauche. Repos au lit. Badigeonnages de teinture d'iode.

5 novembre. — Vésicatoire sur le genou.

6 novembre. — Angine. Bronchite. Julep diacode.

1er décembre. — Le malade est presque complètement rétabli. Il pèse 50 kilos.

16 décembre. — Il sort de l'hôpital.

Résultats numériques des examens du sang.

DATES.	N.	B.	G.	R.
4 octobre.............	2.387.000	4.650	0,84	2.000.000
13 —	3.503.000	5.425	0,86	3.047.421
27 —	3.441.000	»	0,88	3.047.371
16 novembre.........	3.751.000	5.580	0,88	3.324.459
15 décembre.........	3.999.000	»	0,93	3.750.000

Examen microscopique du sang.

2 octobre 1880. — *Sang pur.* — Les piles d'hématies sont compactes, formées d'hématies réunies en amas et limitant quelques lacs.

Les globules rouges isolés sont très peu nombreux ; ils ne semblent pas alté-rés, ils présentent seulement un volume inégal.

Les globules blancs sont plus nombreux qu'à l'état normal.

Les hématoblastes sont très abondants.

Réticulum presque aussi riche que dans le sang phlegmasique et visible par-tout.

8 *octobre*. — *Sang pur*. — Les globules rouges sont pressés les uns sur les autres en piles compactes et assez volumineuses. Il y a très peu de globules isolés. Les piles sont entourées de mers plasmatiques.

En quelques endroits, les amas globulaires enserrent des lacs très petits.

Les hématoblastes sont très nombreux.

Les globules blancs semblent plus abondants qu'à l'état normal, et sont doués de mouvements amœboïdes.

Un réticulum fibrineux à petites mailles et à fibrilles fines se forme peu à peu.

2 *novembre*. — *Sang pur*. — Depuis l'apparition d'une hydarthrose, le sang a repris les caractères du sang phlegmasique.

Piles de globules rouges compactes. Transformation des mers plasmatiques en lacs.

Réticulum fibrineux à fibrilles très fines mais beaucoup moins nombreuses qu'au moment du dernier examen.

Augmentation du nombre des globules blancs.

Peu d'hématoblastes.

Tableau des examens d'urine faits par M. Féry.

DATES.	QUANTITÉ.	RÉACTION.	AZOTE.	URÉE.	ACIDE URIQUE.	ACIDE PHOSPHO-RIQUE.	CHLORE
			gr.	gr.	gr.	gr.	gr.
1er octobre.....	1700cc	Acide.	19,64	42,23	0,97	1,37	6,95
3 —	2300	—	10,55	22,61	1,05	1,00	7,52
4 —	2600	Alcaline.	»	»	0,59	»	»
5 —	1500	—	11,07	23,91	0,48	1,10	5,00
6 —	3000	—	11,46	24,60	0,61	1,20	5,32
7 —	3400	—	10,26	22,05	0,59	1,23	10,75
8 —	2200	Acide.	9,60	21,60	0,45	1,35	9,28
10 —	1750	Alcaline.	10,78	23,10	0,67	1,55	7,31
12 —	1525	Acide.	10,30	22,80	0,45	1,17	6,81
14 —	1500	Alcaline.	5,80	12,43	0,37	0,97	5,91
15 —	1500	—	5,60	12,36	0,41	0,68	4,93
17 —	1400	—	6,17	13,31	0,40	0,91	6,17
18 —	2000	—	6,96	14,60	0,45	1,17	6,51
19 —	1500	Acide.	4,25	9,10	0,51	0,61	6,20
20 —	2000	Alcaline.	4,54	9,72	0,67	0,78	5,94
21 —	1500	Acide.	4,55	9,73	0,60	0,77	4,74
22 —	1750	Alcaline.	4,41	9,46	0,47	0,82	8,08
24 —	1750	Acide.	4,74	10,20	0,51	0,91	7,09
26 —	1500	Alcaline.	8,51	18,24	0,67	0,78	5,92
28 —	1250	—	6,06	13,00	0,51	0,41	4,81
29 —	2000	Acide.	8,40	18,00	0,70	0,61	6,02

Obs. III. — P. D..., âgé de vingt-cinq ans, journalier, entre le 9 avril 1880 à l'hôpital Saint-Antoine, salle Saint-Louis, n° 21.

C'est un grand garçon assez robuste. Né en Italie, à Bologne, il a travaillé à la terre, aux environs de sa ville natale.

A l'âge de treize ans, il a été atteint de fièvres intermittentes qui ont duré trois mois. Depuis ce moment, il ne se souvient pas d'avoir éprouvé aucun malaise. Il y a neuf mois, ce jeune homme vint à Paris pour trouver une occupation plus lucrative ; il fut admis à travailler dans une raffinerie où il ne gagna qu'un modeste salaire, tout juste suffisant pour son logement et sa nourriture. Aussi devait-il se contenter de manger de la viande une seule fois par semaine, et le reste du temps des légumes secs, du fromage, des pâtes, de la soupe ; il buvait peu de vin. Il habitait une petite chambre mal aérée dans une petite rue du quartier Saint-Antoine.

Malgré ce régime insuffisant, il n'a pas payé son tribut aux froids rigoureux de l'hiver, et a pu continuer son travail. C'est seulement depuis quelques jours qu'il a dû cesser de se rendre à l'atelier.

Il a éprouvé d'abord quelque gêne dans la marche et a remarqué du gonflement des pieds ; la station debout provoquait de légères douleurs. Dans le courant de la semaine dernière, il a saigné deux fois du nez ; l'appétit n'a pas diminué ; il n'y a eu ni frisson, ni fièvre, ni céphalalgie.

Au moment de son entrée, outre la teinte pâle de la face, des téguments en général et des muqueuses oculaires, nous constatons deux choses : des symptômes buccaux et des phénomènes d'infiltration sanguine à peu près localisés aux membres inférieurs.

Les gencives sont gonflées sur toute leur étendue et forment un bourrelet vineux, violacé, qui couvre en partie les dents et qui, au fond de la bouche, tend à dépasser le bord des molaires ; cependant les dents sont saines, bien plantées et ne se laissent pas ébranler. Cet état des gencives s'accompagne de fétidité de l'haleine. La langue est un peu blanche ; léger embarras gastrique. Pouls, 96 pulsations. Pas de fièvre.

La jambe gauche est le siège d'une teinte ecchymotique générale; toute la partie antérieure est marbrée de violet jusqu'au genou. Il existe de plus deux plaques plus foncées, l'une à la partie supéro-externe, l'autre au niveau de l'articulation tibio-tarsienne. Au-dessous de ces plaques et au dos du pied la peau est indurée, on y remarque une sorte de sclérème, un œdème dur qui nécessite une pression du doigt assez énergique quand on veut y laisser une empreinte.

A droite nous constatons un œdème analogue, peut-être un peu moins dur du dos du pied et de la partie inférieure de la jambe avec une ecchymose recouvrant ces parties. De plus nous trouvons à la face interne du tibia droit, non loin de la tubérosité antérieure, une bosse qui adhère intimement au squelette et qui paraît constituée par une infiltration sanguine du périoste tibial. Le malade attribue cette bosse à un coup qu'il aurait reçu en cet endroit (?). Sur le trajet de la saphène interne à la moitié supérieure de la jambe, existe un cordon arrondi, dur et résistant, constitué par la veine oblitérée, et remontant jusqu'au-dessus du genou.

La face inféro-externe du bras gauche présente une ecchymose analogue à celle des membres inférieurs avec un piqueté lie de vin.

L'anémie de la peau et des muqueuses s'accompagne de signes vasculaires.

M. Hayem trouve à la base du cœur, au niveau du deuxième espace inter-costal gauche, un souffle doux; rien à la pointe; dans la jugulaire interne un bruit de rouet avec renforcement; un souffle diastolique dans la sous-clavière.

Le diagnostic n'est pas douteux : il s'agit évidemment d'un cas de scorbut bénin.

Traitement :

> Limonade tartrique.
> Vin de quinquina.
> 3 portions.

11 *avril*. — Les gencives ne sont le siège d'aucune douleur et la mastica-tion n'est pas entravée; en les pressant avec le doigt le malade provoque une légère hémorragie.

Collutoire avec { Acide chlorhydrique...... 5 grammes.
{ Miel.................... 60   —

Le malade garde le lit, il se plaint de douleurs dans les membres infé-rieurs. Même état de ces parties.

12 *avril*. — Légère traînée rougeâtre le long de la veine oblitérée, mais sans engorgement des ganglions inguinaux. P. 68. Pas de frissons.

L'appétit est satisfaisant, les digestions faciles. Pas d'insomnie.

13 *avril*. — Même état des membres inférieurs. Le patient y accuse des pico-tements et ne descend pas du lit. P. 92.

15 *avril*. — Il demande un traitement pour ses jambes : compresses d'eau blanche.

18 *avril*. — L'œdème des pieds est moins dur, les ecchymoses pâlissent, sauf au bras. Les gencives sont également améliorées. Pas d'hémorragie nouvelle.

24 *avril*. — L'ecchymose du bras gauche a seule laissé à sa place une tache jaune persistante; les autres ecchymoses n'ont pas laissé de traces. Le malade com-mence à se lever pour aller aux cabinets, mais se plaint encore de quelques douleurs au niveau des tendons péroniers à droite.

Les gencives sont moins gonflées, elles ont une coloration rosée presque normale. L'état général est toujours satisfaisant; un peu de constipation. P. 68.

25 *avril*. — Le malade est pris le soir de frissons, de céphalalgie, de ma-laise. Langue blanche. P. 96. Léger mouvement de fièvre.

26 *avril*. — Température du matin 38°,8. Nous constatons au niveau des ecchymoses primitives des phénomènes inflammatoires; la peau y est rouge, tendue, douloureuse au toucher, plus chaude à la main que les parties envi-ronnantes. Il y a une tendance évidente à la suppuration dans les foyers san-guins. La plaque du bras gauche a les dimensions d'une pièce de 5 francs, elle est le siège d'un gonflement assez net. Celle de la région supéro-externe de la jambe gauche est ovale et d'une longueur de 8 centimètres; elle présente les mêmes caractères. Au tiers inférieur et externe de la jambe droite la plaque est rouge sans gonflement. Frictions avec onguent mercuriel belladoné. Cata-plasmes.

Soir. — Température 38°,4. Des plaques analogues ont apparu depuis la visite du matin au dos du pied gauche, à la partie antéro-inférieure de la jambe du même côté, au dos du pied droit et au-dessus de la malléole interne.

Encore un peu de malaise, inappétence. P. 108. Le malade reste au lit. La température est redevenue normale.

27 avril. — La plaque supérieure gauche s'est un peu élargie, mais s'est affaissée et a pâli. La jambe droite est encore rouge et douloureuse aux points mentionnés.

Au bras la rougeur a disparu, mais le bord externe du biceps présente un peu d'induration.

28 avril. — La tendance à la suppuration a déjà cédé sur tous les points. L'appétit est revenu. Cependant le dos des pieds est encore un peu tuméfié, il existe encore quelques douleurs.

30 avril. — Le malade ne marche pas sans difficulté.

2 mai. — Il accuse des douleurs au niveau de la malléole externe droite, et nous trouvons là un peu de rougeur. Léger gonflement du dos des pieds, mais la rougeur et l'endolorissement n'existent qu'à gauche. Le malade continue quelques frictions. Il descend au jardin pour la première fois.

6 mai. — La guérison paraissait définitive, quand nous avons vu à droite l'érythème se reproduire à la jambe et au dos du pied avec gonflement et œdème de cette dernière région et de la malléole externe.

Le cordon veineux a disparu maintenant, il en est de même de la bosse périostique notée au début de l'observation.

7 mai. — La plaque érythémateuse s'est un peu élargie. Cependant le malade se lève, marche sans peine. Il parle de reprendre son travail.

10 mai. — L'œdème persiste sur le dos du pied droit.

14 mai. — Cette même région se recouvre d'une tache érythémateuse.

16 mai. — Les symptômes inflammatoires ont disparu pour ne plus revenir.

20 mai. — Le malade est guéri. Ses gencives ont repris leur aspect normal.

Son poids est de 143 livres, 300 gr., il a gagné 8 livres 300 gr. depuis le moment de son entrée.

Il quitte l'hôpital.

Résultats numériques des examens du sang.

DATES.	N.	H.	B.	G.	R.
11 avril 1880	4.727.500	282.100	7.470	0,59	2.832.000
13 —	4.882.500	716.800	4.580	0,57	2.582.740
16 —	4.541.500	390.600	6.630	0,61	2.769.400
19 —	4.820.500	330.150	5.890	0,64	3.084.800
22 —	4.720.500	252.650	14.260	0,68	3.209.600
25 —	4.975.500	306.900	16.430	0,65	3.230.500
28 —	4.495.000	348.000	4.820	0,72	3.236.400
2 mai 1880	4.929.000	260.400	6.200	0,65	3.203.850

10 avril 1880. — *Sang pur.* — Les globules rouges forment de grands amas compacts qui circonscrivent des lacs. Augmentation apparente des globules blancs. Rares amas hématoblastiques. Réticulum fibrineux nº 2.

Examens des urines faits par M. Féry.

DATES.	QUANTITÉ.	RÉACTION.	URÉE.	ACIDE URIQUE.	ACIDE PHOSPHO-RIQUE.	CHLORE.	AZOTE.
			gr.	gr.	gr.	gr.	gr.
10 avril.........	1220cc	Acide.	44,01	0,73	1,90	4,43	20,51
11 —	1650	—	37,51	0,56	1,94	10,16	17,50
12 —	2030	—	36,19	0,69	1,27	14,03	16,88
13 —	1950	—	36,95	0,27	1,01	14,22	17,24
14 —	1750	—	28,01	0,31	0,69	6,40	13,07
15 —	1920	—	27,99	0,83	0,52	14,37	13,06
16 —	1150	—	20,00	0,56	0,99	7,00	9,00
17 —	»	»	»	»	»	»	»
18 —	1400	—	23,61	0,60	1,06	10,42	11,01
19 —	1800	—	29,05	1,90	0,80	10,29	13,77
20 —	1380	—	30,09	1,15	0,97	11,17	14,04
21 —	1900	—	23,41	0,70	0,91	12,60	10,92
22 —	2125	—	27,90	0,91	1,10	12,72	13,02
23 —	1850	—	33,14	0,85	1,76	9,29	15,45
24 —	»	»	»	»	»	»	»
25 —	1220	—	22,18	0,85	1,05	7,21	10,35
26 —	1180	—	25,31	0,93	0,90	4,40	12,47
27 —	500	—	24,79	0,44	1,29	2,97	11,56
28 —	950	—	26,81	0,58	1,15	4,91	14,17
29 —	950	—	27,10	0,74	1,32	6,93	14,31
30 —	1100	—	19,93	0,89	1,05	7,38	9,30

C. Hémoglobinurie. — On donne ce nom à l'excrétion par les urines d'une certaine quantité d'hémoglobine dissoute. C'est un genre tout particulier d'hémorragie rénale, parfaitement distinct de l'hématurie.

Ce phénomène a été observé chez l'homme dans diverses circonstances, et particulièrement sous forme d'accès survenant à l'occasion d'un refroidissement plus ou moins intense de la surface cutanée. Il a donné lieu, dans ces dernières années, à des travaux assez nombreux, qui ont fait connaître les principales circonstances dans lesquelles il peut survenir. En réunissant et en commentant ces diverses publications, il serait possible, dès aujourd'hui, de tracer un tableau clinique de l'hémoglobinurie. Mais je me bornerai à rapporter ici brièvement, comme dans les autres parties de ce chapitre, les documents personnels que j'ai pu rassembler.

Occupons-nous tout d'abord des faits expérimentaux; ils pourront nous servir à interpréter ceux qui ressortissent à la pathologie humaine.

1° *Hémoglobinurie expérimentale.* — Il est assez facile de déterminer, chez les animaux, le phénomène hémoglobinurie. Il a été, d'ailleurs, signalé plusieurs fois dans divers chapitres antérieurs.

Tous les procédés expérimentaux qui peuvent être mis en usage pour produire cette excrétion du pigment sanguin par les urines, quelque nombreux et variés qu'ils soient en apparence, se rattachent tous à un même processus. Ils consistent, en effet, à provoquer une dissolution des hématies dans le sang circulant, et par suite l'excrétion, par les reins, d'une certaine proportion de l'hémoglobine devenue libre dans le plasma. C'est donc l'hémoglobinhémie qui constitue la condition commune et préalable de l'hémoglobinurie. Pour que cette dernière prenne naissance, il ne suffit pas que le plasma sanguin renferme des traces sensibles d'hémoglobine ; il est nécessaire que la proportion de matière colorante issue des hématies soit relativement considérable. On n'a pas mesuré exactement cette proportion, mais on a pu voir, dans nombre de cas, une assez grande quantité d'hémoglobine dans le sérum, sans qu'il y eut d'hémoglobinurie.

Lorsqu'on retire à un animal, qui a été soumis à une cause destructive des globules rouges, une petite quantité de sang, le sérum qui se sépare du caillot présente une coloration rouge-cerise plus ou moins foncée. Il est parfaitement clair et transparent, c'est-à-dire, d'après l'expression de Landois, *rouge laqué*. Or, il est indispensable que cet état du sérum soit relativement très prononcé, pour que l'hémoglobine soit éliminée en nature par les reins.

Si la cause qui a donné naissance à la dissolution globulaire est momentanée, l'hémoglobinurie est temporaire ; elle dure un temps variable avec l'intensité de l'altération du sang, mais cesse à une époque où le sérum conserve encore une teinte laquée très manifeste.

— Les divers moyens expérimentaux capables de provoquer l'hémoglobinurie peuvent se subdiviser en deux groupes.

Le premier comprend les procédés qui consistent à déterminer la dissolution globulaire par injection intra-vasculaire de liquides non toxiques, mais dissolvant les hématies ou contenant de l'hémoglobine dissoute.

Le second groupe comprend l'emploi des agents toxiques qui, introduits par diverses voies, dissolvent les globules rouges et entraînent, par suite, une hémoglobinurie qui peut être appelée *toxique*.

Nous n'entreprendrons pas l'étude détaillée de l'hémoglobinurie expérimentale ; il nous suffira d'énumérer rapidement les principales conditions qui lui donnent naissance.

a. *Hémoglobinurie par injections intra-vasculaires de substances non toxiques.* — Le procédé le plus simple pour provoquer une sorte d'accès d'hémoglobinurie consiste à injecter dans les vaisseaux une certaine proportion d'eau distillée, stérilisée, préalablement portée à la température du corps. L'eau est impropre à conserver les hématies ; elle les rend sphériques, puis leur fait perdre peu à peu leur hémoglobine, tout en respectant le stroma. Mais l'action dissolvante de l'eau n'est pas aussi puissante qu'on pourrait le croire ; elle est d'ailleurs atténuée par la suractivité des phénomènes d'exosmose et par l'augmentation des sécrétions. D'autre part, comme il est nécessaire, ainsi que nous venons de le dire, qu'une assez forte proportion d'hémoglobine soit dissoute dans le sang circulant, pour qu'une décharge de cette matière ait lieu par les reins, il en résulte qu'une faible injection d'eau produit de l'hémoglobinhémie sans hémoglobinurie. Il faut que la quantité d'eau injectée soit relativement considérable, pour que l'hémoglobinurie apparaisse à coup sûr. Chez le chien, il est nécessaire d'employer environ une proportion d'eau égale à la moitié de la masse totale du sang (soit 500 centim. cubes pour un chien de 12 kilogr.), pour voir apparaître un petit accès d'hémoglobinurie très passagère. Cette dose peut même parfois être insuffisante, et il convient de la dépasser largement si l'on veut être assuré du succès. Le phénomène n'acquiert une certaine importance et une certaine durée, que lorsque la quantité d'eau injectée est égale à 2 fois la masse du sang, c'est-à-dire à 2 litres pour un chien de 12 kilogrammes.

Les autres injections intra-vasculaires pouvant être suivies d'hémoglobinurie sont les injections de sang dissous ou de solutions d'hémoglobine et les transfusions de certains sérums et sangs étrangers (1).

____

(1) Nous rangeons ici les transfusions de sang et de sérum parmi les injections intra-veineuses de substances non toxiques, bien que leurs remarquables propriétés soient évidemment dues à des substances chimiques dissoutes qui peuvent être regardées comme douées de toxicité. Mais il nous a paru indispensable de séparer ces faits de ceux qui concernent les véritables empoisonnements du sang.

Nous connaissons déjà les effets produits chez le lapin par l'introduction de sang dissous dans les vaisseaux (voir p. 249). Quand les animaux ne meurent pas rapidement par suite de la coagulation du sang dans les veines et dans le cœur, il est fréquent de voir survenir une élimination d'hémoglobine par les urines. Comme les chiens sont moins favorables que les lapins à la production des thromboses, les injections de sang dissous, faites chez cet animal avec du sang de la même espèce, sont simplement suivies d'hémoglobinurie.

Les transfusions opérées avec des sérums et des sangs étrangers déterminent des effets complexes qui nous sont également en partie connus (voir pp. 240 et 246). Ces sortes d'injections produisent chez l'animal transfusé des altérations du sang qui varient suivant les espèces animales utilisées et les doses de sang ou de sérum injectées.

Ces altérations sont constituées par deux faits principaux : formation de concrétions par précipitation ; altération des hématies avec dissolution de l'hémoglobine.

Les concrétions par précipitation affectent le plus généralement la forme dite grumeleuse. C'est ce qu'on observe notamment après l'injection de sang ou de sérum de bœuf chez le chien ou à la suite de la transfusion de sang de chien au chevreau.

On peut voir alors survenir du sang dans les urines ; mais, comme il y a des lésions emboliques des reins en même temps que de l'hémoglobinhémie, les urines renferment à la fois des globules rouges et de l'hémoglobine dissoute.

Dans un travail tout récent, j'ai fait voir que ces sortes de transfusions peuvent aussi provoquer la formation de thromboses massives siégeant surtout dans les cavités droites du cœur (1). Ce genre de précipitation du sang se réalise à la suite des transfusions faites chez le lapin avec du sang ou du sérum de chien. Il est dû à la puissante action dissolvante qu'exerce le sang de chien sur les hématies du lapin et il suffit pour l'obtenir d'introduire dans les vaisseaux de cet animal 5 à 7 centimètres cubes de sang de chien par kilog. du poids du corps. Cette sorte de transfusion équivaut donc à une injection de sang dissous. Lorsqu'elle est pratiquée à trop faible dose pour entraîner la mort immédiate

____

(1) XCII.

par arrêt du cours du sang dans le cœur droit, les animaux éliminent parfois une partie de l'hémoglobine dissoute dans le
plasma par les urines. Voilà donc encore une cause intéressante
d'hémoglobinurie. Mais ce phénomène s'observe particulièrement
dans toute sa simplicité (c'est-à-dire dégagé de toute formation de
thromboses ou d'embolies) lorsque les espèces animales sont
choisies de telle sorte que, malgré la dissolution globulaire,
l'action réciproque des deux sangs l'un sur l'autre est incapable
de produire des concrétions par précipitation. J'ai observé surtout
cette variété d'effet en injectant du sang de chevreau au chien.

Les globules rouges du chevreau ont, comme ceux du lapin, la
propriété de se dissoudre avec une remarquable rapidité dans le
sang du chien. Ces sortes de transfusion sont donc suivies d'une
intense hémoglobinhémie ; mais comme il ne se forme ni thromboses ni concrétions grumeleuses, cette hémoglobinhémie ne produit que des lésions rénales avec hémoglobinurie. Quand la dose
de sang injecté est un peu forte, les lésions rénales deviennent
tellement graves qu'elles entraînent la mort par urémie ou du
moins par une sorte d'annihilation des reins.

Pour les mêmes raisons, les injections de sang de lapin au
chien sont suivies d'effets analogues. Le chien est même d'une
extrême sensibilité à l'action nocive du sang de lapin, car il suffit
pour entraîner la mort d'injecter 4 centimètres cubes environ de
sang de lapin par kilog. Les accidents mortels sont dus principalement aux lésions rénales. Mais ici les conditions expérimentales
sont un peu plus complexes que dans les cas précédents, la transfusion de sang de lapin chez le chien pouvant donner lieu, non
seulement à de l'hémoglobinhémie, mais aussi à quelques concrétions par précipitation.

b. *Hémoglobinurie d'origine toxique.* — On connaît aujour-
d'hui un grand nombre de poisons hématiques qui, après leur
pénétration directe ou indirecte dans le sang, produisent de l'hémoglobinhémie et par suite une hémoglobinurie plus ou moins
intense. Les uns dissolvent les globules rouges sans modifier la
constitution chimique de l'hémoglobine ; d'autres, plus intéressants
encore, ajoutent à leurs effets dissolvants une action chimique
qui transforme plus ou moins complètement l'hémoglobine en
méthémoglobine.

Au nombre des effets toxiques de ces divers agents on compte donc l'hémoglobinurie ou la méthémoglobinurie qui n'en est qu'une variété.

A l'occasion de notre étude de l'empoisonnement par les chlorates (voir p. 883) nous avons suffisamment appelé l'attention sur ces faits intéressants pour qu'il soit inutile d'y revenir ici.

Les animaux qui sont pris d'hémoglobinurie à la suite de ces diverses sortes d'expériences rendent une urine plus ou moins riche en hémoglobine dissoute. Mais souvent cette urine contient, en outre, une certaine proportion de globules rouges.

Il n'y a guère que les injections d'eau distillée qui soient suivies d'une hémoglobinurie parfaitement pure, sans trace d'hématurie. Cependant, d'ordinaire, les injections de sang de chevreau ou de lapin chez le chien produisent également une hémoglobinurie pure. L'hématurie est surtout prononcée dans les cas où la dissolution globulaire s'accompagne, soit de concrétions par précipitation avec lésions emboliques des reins (certaines transfusions de sang ou de sérum étrangers), soit d'altérations profondes des hématies sans dissolution complète (poisons hématiques, en particulier les chlorates). Il est possible aussi que, dans certaines intoxications, l'hématurie soit en partie la conséquence de l'irritation rénale causée par l'élimination de la substance toxique.

A l'examen spectroscopique l'urine fraîche montre uniquement les deux bandes de l'oxyhémoglobine; elle ne renferme de la méthémoglobine que dans l'hémoglobinurie toxique produite par des agents capables de transformer l'hémoglobine en méthémoglobine.

Le passage de l'hémoglobine à travers les reins ne s'accompagne donc pas chez les animaux de transformation partielle de cette matière en un autre composé oxygéné. Nous verrons qu'il n'en est pas de même chez l'homme.

— Les reins des animaux qui succombent par suite des effets de la dissolution globulaire présentent de graves altérations. Ce sont les reins des chiens auxquels on a injecté du sang de chevreau ou de lapin qui me paraissent donner l'idée la plus exacte des conséquences de l'hémoglobinhémie dégagée de toute complication.

Un de mes anciens internes, M. Parmentier, a bien voulu étudier avec soin les organes recueillis sur des chiens ayant subi des transfusions de sang de chevreau ou de sang de lapin. Voici la note dans laquelle il a consigné ses observations.

1° Reins d'un chien mort à la suite d'une transfusion de sang de chevreau après avoir présenté de l'hémoglobinurie, puis des phénomènes d'urémie.

La plupart des glomérules n'occupent pas toute l'étendue de la capsule ; ils en sont séparés par un exsudat finement granuleux présentant en certains points des boules brillantes et quelques cellules altérées. L'abondance de cet exsudat est des plus variables.

La capsule de Bowmann n'est ni épaissie ni entourée de cellules embryonnaires. Les cellules endothéliales qui tapissent sa paroi sont gonflées, montrent des boules brillantes à leur surface ou même, après desquamation, sont mêlées à l'exsudat qui est d'ordinaire plus directement attenant à la capsule qu'au glomérule lui-même.

Les glomérules ainsi refoulés ont leurs noyaux très vivement colorés par le carmin et laissent voir en de rares endroits, plutôt vers la périphérie que vers leur centre, des boules brillantes identiques à celles qui ont été décrites plus haut. Les capillaires ne sont pas dilatés.

Les tubuli contorti permettent de distinguer deux parties bien distinctes : une partie profonde, sombre, grenue, où se trouvent les noyaux bien colorés ; une partie superficielle, claire, à fines granulations ; souvent cette dernière est remplacée par une série de boules hyalines, claires, transparentes, se superposant les unes aux autres, assez volumineuses parfois pour remplir la cavité du tube ; ailleurs, on trouve à leur place une masse irrégulière, allongée, de pigment brun jaunâtre.

Ces mêmes granulations pigmentaires réunies sous forme de cylindre se rencontrent également dans la partie grêle des anses de Henle ; ici l'épithélium semble respecté.

La partie large des anses de Henle et les tubes droits présentent les mêmes altérations que les tubes contournés : certain degré de distension, cellules à limites peu nettes, à base sombre, à sommet clair ou remplacé par des vésicules brillantes ; bon nombre de ces tubes contiennent des cylindres pigmentaires brunâtres à reflet verdâtre, de longueur fort diverse.

A côté de tubes où l'épithélium est remarquable par son aspect clair, il en est d'autres où les cellules sont brunâtres, chargées de pigment ; ces modifications cellulaires existent parfois en des points différents d'un même tube.

Il en est ainsi jusqu'au niveau des tubes collecteurs de la pyramide.

L'appareil vasculaire est moins vivement intéressé. Quelques capillaires renferment des globules rouges, mais la plupart d'entre eux, comprimés sans doute par les canaux urinifères dilatés, sont à peine visibles. C'est à la compression réalisée par l'exsudat qu'il faut attribuer le défaut de congestion apparente des glomérules.

Il est rare de rencontrer des globules rouges ou des cylindres hyalins dans l'intérieur des tubes.

Le tissu conjonctif ne prend aucune part au processus d'irritation.

Les pièces ont été fixées soit par l'acide osmique, soit par le liquide de Müller et conservées dans l'alcool au tiers.

2° Reins de chiens transfusés avec du sang de lapin et sacrifiés pendant la période d'hémoglobinurie.

Les altérations des reins sont les mêmes que dans le cas précédent, avec cette différence que les lésions congestives des glomérules et des vaisseaux des substances corticales et médullaires sont ici très prononcées.

2° *Hémoglobinurie chez l'homme*. — Outre l'hémoglobinurie toxique qui se produit dans les mêmes conditions que chez les animaux, on peut encore observer dans l'espèce humaine deux autres variétés au moins d'hémoglobinurie : l'hémoglobinurie symptomatique survenant dans le cours d'une maladie générale ; l'hémoglobinurie par accès, semblant constituer à elle seule toute la maladie (hém. paroxystique ou *a frigore*).

D'autres espèces signalées par divers auteurs ne me paraissent pas encore nettement établies.

a. *Hémoglobinurie symptomatique*. — J'en ai observé un cas typique dans le cours d'une attaque de rhumatisme articulaire aigu (1).

Obs. I résumée. — La nommée X..., âgée de trente-sept ans, a eu six grossesses ; la dernière remonte au mois de juillet 1886 et s'est terminée par un accouchement à terme en mai 1887. La malade nourrit son enfant. Elle a eu, au mois de janvier 1886, une première attaque de rhumatisme polyarticulaire aigu ; toutes les grandes articulations ont été prises et depuis lors, à diverses époques, la malade a éprouvé quelques légères atteintes rhumatismales.

Une seconde attaque aiguë et franche se montre le 20 décembre 1887 ; dès le lendemain, vomissements, *urines rouges*, douleurs articulaires vives, sueurs abondantes. Au sixième jour de l'accès de rhumatisme, elle est transportée par un temps froid de Bicêtre à l'hôpital Saint-Antoine où elle entre le 26 décembre.

Lors de son arrivée à l'hôpital, la malade accuse des douleurs articulaires intenses, et des douleurs de reins ; elle présente un état d'adynamie manifeste.

Les premières urines recueillies ce même jour ont une couleur rouge vineux, analogue à celle du vin de Malaga.

Le lendemain 27 décembre, les urines sont recueillies à chaque émission et soumises à un examen minutieux sur lequel nous aurons à revenir.

La malade est soumise au traitement par l'antipyrine à la dose de 3 grammes par jour : les douleurs articulaires diminuent chaque jour d'intensité.

Le 30 et le 31 décembre apparaît un œdème rhumatismal très considérable, marqué surtout au niveau des avant-bras et des mains. On constate en même temps un peu d'œdème des membres inférieurs, mais seulement autour des articulations malades. Les sueurs ont diminué.

Le 2 et le 3 janvier 1887, on voit apparaître et évoluer une pneumonie rhumatismale du côté gauche, à forme congestive, sans crachats rouillés.

Les douleurs articulaires disparaissent complètement, l'œdème diminue ; mais en même temps se montrent des signes évidents de péricardite avec grande irrégularité du rythme cardiaque. Un léger frottement péricardique déjà perceptible à la base, dès la veille, s'accentue ; intermittences du pouls (vésicatoire à la région précordiale).

Le 9, la pneumonie est en résolution ; l'œdème a presque disparu ; le

(1) *Société médicale des hôpitaux*, séance du 10 février, p. 73, 1888.

rythme du cœur est plus régulier, le frottement péricardique évidemment moins fort.

Le 16, se produit une diurèse abondante (3 lit,500), accompagnée de la résolution de toutes les manifestations. On constate cependant encore un léger mouvement fébrile les jours suivants, sans doute à cause d'une irritation assez vive de la surface cutanée au niveau du vésicatoire.

Le 19, la malade paraît être en pleine convalescence ; néanmoins elle est encore reprise de fièvre irrégulière, le 21, 22 et 23 janvier, sans cause appréciable.

Le 24 la convalescence s'affirme et persiste depuis. Il est intéressant de noter que la malade n'a pas perdu son lait et qu'elle recommence à allaiter son enfant.

Examen des urines. — L'échantillon recueilli le 26 décembre au soir offre une coloration rouge vineux ; l'urine est transparente avec un dépôt un peu bourbeux au fond du verre ; elle présente nettement l'aspect d'une urine hémoglobinurique. Sa réaction est acide.

Au spectroscope, on constate quatre bandes ; celles de l'oxyhémoglobine et de la méthémoglobine, et une bande forte d'urobiline.

L'urine ne fournit pas la réaction de Gmelin ; il n'y a pas trace d'ictère. Elle renferme une grande quantité d'albumine.

Le dépôt bourbeux est examiné soigneusement au microscope ; il ne contient pas de globules rouges et ne renferme même aucun stroma de globules rouges que l'on puisse colorer par l'iode. On constate par contre des globules blancs abondants.

Le 27 décembre, les urines sont recueillies à chaque émission, et l'on fait une prise de sang pour pratiquer l'examen du sérum. Le lendemain, 28, on constate que les urines sont devenues, à chaque miction, de moins en moins foncées et colorées ; on observe ainsi la gamme des teintes descendantes qui se montre constamment à la fin des accès d'hémoglobinurie. Les premières recueillies (celles de midi) ont les mêmes caractères que celles de la veille ; elles présentent quatre bandes à l'examen spectroscopique et ne contiennent ni globules rouges, ni stromas ; l'hémoglobine s'y trouve à l'état de dissolution parfaite.

Les cinq échantillons suivants sont de moins en moins colorés ; le quatrième (celui de quatre heures et demie du matin) ne présente plus que des traces d'hémoglobine ; la bande d'urobiline y est encore forte. Le cinquième (huit heures du matin) ne présente plus de coloration sanguine appréciable ; on y retrouve, au microscope, des traces d'hémoglobine lorsqu'on l'examine en couche épaisse ; la bande d'urobiline est encore nette, mais moins prononcée.

Dans tous ces échantillons il y a une grande quantité d'albumine ; il semble même que les échantillons les plus faiblement colorés en renferment autant que les plus foncés.

Le microscope révèle dans le dépôt la présence de cylindres rénaux granuleux et épithéliaux et de nombreux globules blancs.

Le *sérum du sang*, recueilli le 27 décembre, est examiné également le 28 ; il offre une coloration normale. A l'examen spectroscopique on y constate les deux bandes de l'oxyhémoglobine par suite de l'abondance des globules rouges restés en suspension dans le liquide. Mais au bout de vingt-quatre heures les globules rouges se sont déposés, et les bandes d'hémoglobine ne sont alors pas plus marquées que dans du sérum normal. Pas de bande d'urobiline, peut-être à cause de la faible quantité de liquide employé, et dès lors examiné en couche trop mince.

L'urine, les jours suivants, continue à être albumineuse et à renfermer des cylindres et globules blancs ; mais cette poussée d'albuminurie d'origine rénale va en s'atténuant, et le 28 décembre au matin on ne retrouve plus d'albumine dans l'urine. On trouve encore quelques rares cylindres jusqu'au 4 janvier et des quantités variables d'urobiline.

Enfin on mélange avec l'urine du 30 décembre, fraîche et filtrée, une petite quantité du sang de la malade et l'on peut constater que les hématies s'y altèrent mais ne se détruisent pas.

Le lendemain les globules rouges sont déposés et l'urine ne présente pas d'hémoglobine à l'examen spectroscopique. Les globules rouges ne commencent à se dissoudre dans l'urine que le 3 janvier, c'est-à-dire au bout de quatre jours. On constate alors en examinant le liquide au spectroscope les bandes de l'hémoglobine ; il n'y a pas de méthémoglobine.

En résumé, il s'est agi dans ce cas d'un rhumatisme articulaire aigu à manifestations multiples et variées (arthrites, œdème, pneumonie, péricardite) au cours duquel il s'est produit un accès d'hémoglobinurie.

D'après les renseignements fournis par la malade, cet accès durait depuis cinq jours déjà quand elle est entrée à l'hôpital. En tout cas, il était à son apogée le 26 décembre et nous avons assisté à son déclin progressif le 27. Il semble donc avoir duré certainement plusieurs jours et, par suite, il diffère totalement sous ce rapport des crises passagères de l'hémoglobinurie dite paroxystique.

Ce genre d'hémoglobinurie se distingue encore de cette dernière forme par ce fait que l'albuminurie n'était pas due exclusivement à la présence du sang dans l'urine. En effet, cette albuminurie a persisté pendant quelque temps après la disparition de toute trace d'hémoglobine et s'est, de plus, accompagnée de l'émission de cylindres rénaux et de l'excrétion de globules blancs assez nombreux.

b. *Hémoglobinurie paroxystique.* — Mon expérience personnelle repose seulement sur l'étude de deux cas : celui du malade de M. Mesnet (1) que cet excellent collègue a bien voulu soumettre à maintes reprises à mon observation et celui d'une malade que mon maître M. Millard a eu l'obligeance de m'adresser

____

(1) Mesnet, De l'hémoglobinurie paroxystique (*Bull. de l'Académie de méd.*, 15 mars 1881, p. 372 et broch.).

après en avoir lu l'observation à la Société médicale des hôpitaux.

Voici l'observation résumée de cette malade d'après la relation qui en a été donnée par mon ancien interne, M. Tissier (1).

Obs. II résumée. — La nommée C... (Odette) s'est toujours bien portée. Réglée à l'âge de quinze ans, toujours régulièrement jusque dans ces derniers temps. Elle n'a jamais eu d'enfants.

En septembre 1887, à la suite d'un refroidissement elle a éprouvé une vive douleur dans l'hypochondre gauche et dans la région lombaire et a eu une miction sanglante. Ces accidents s'accompagnaient d'œdème des paupières et des jambes.

Le 11 novembre, au moment de ses règles, refroidissement, malaise, frissonnements, douleurs vagues à gauche. Le 12, les règles sont très abondantes; le 13, elle a une miction sanglante. Elle entre le 21 novembre à l'hôpital Beaujon, service de M. Millard, et en sort le 26. Elle se refroidit le jour de sa sortie, est reprise de frissons, de malaise, de mictions sanglantes et entre de nouveau à Beaujon. L'hémoglobinurie persiste jusqu'au 2 janvier. L'urine est abondante, rouge brun, vin de Malaga, albumineuse et assez riche en urates. Elle contient quelques cylindres. Aucun globule rouge ou blanc.

Le 4 février, nouvel accès, à la suite d'un refroidissement.

Elle va au Vésinet le 7 février, et revient le 22 mars, se plaignant toujours de douleurs lombaires et prétendant avoir rendu plusieurs fois des urines sanglantes depuis son départ.

Le 4, le 9 et le 10 avril, on tente de provoquer, mais sans succès, des accès d'hémoglobinurie (bain de pieds froid).

Le 16, la malade quitte Beaujon et entre le 17 dans le service de M. Hayem, à l'hôpital Saint-Antoine.

Constitution assez forte, téguments et conjonctive un peu pâles. Douleurs vives, légèrement exagérées par la pression dans l'hypochondre gauche et à la région lombaire. Appétit satisfaisant. Digestions bonnes. Selles normales. Léger souffle systolique à la base du cœur, frémissement cataire dans les vaisseaux du cou. Râles de bronchite dans les deux poumons. Rate et foie normaux. Croûtes dans les cheveux et ganglions engorgés des deux côtés du cou.

Urines foncées, rougeâtres, présentant l'aspect non des urines hémoglobinuriques, mais des urines sanguinolentes. Cette coloration des urines date du matin. Elle est probablement imputable à l'action du froid et de la marche. La malade est venue à pied à l'hôpital. Au spectroscope double bande d'oxyhémoglobine ; au microscope assez nombreux globules rouges. Léger nuage d'albumine.

18 avril. — Le sérum pris la veille est rouge cerise, laqué, peu foncé. À l'examen spectroscopique, assez grande quantité d'oxyhémoglobine. La coloration semble se produire en dehors de l'organisme, car le sérum est notablement plus foncé au voisinage immédiat du caillot qu'à distance. — L'urine est encore foncée, mais ne contient plus d'hémoglobine. Au microscope on y trouve encore quelques globules rouges. Albumine en petite quantité.

____

(1) *Société médicale des hôpitaux*, séances du 13 juillet 1888, p. 300 et du 8 mars 1889, p. 129.

Les urines redeviennent normales le 19 avril.

Le 25 et le 26 avril on fait descendre la malade pendant deux heures par un temps froid et humide et on l'envoie ensuite prendre une douche; frissons, douleurs lombaires intenses. Les urines gardent leur teinte normale. Elles renferment toujours de l'albumine en petite quantité et des traces d'urobiline.

Le 1er mai l'examen du sérum montre toujours un sérum laqué hémoglobinhémique. Le nombre des globules rouges est de 4 402 000, celui des globules blancs est normal. La valeur globulaire est de 0,69.

3 mai. — Analyse des urines : 1500 grammes. Réaction acide. Urée 11gr,45; chlorures 9,8; phosphates 1,37; acide urique 0,45. Ni albumine, ni sucre.

15 mai. — Albumine dans les urines.

29 mai. — État du sang : globules rouges 3 875 000. Valeur globulaire 0,81.

5 juin. — Sensation de froid assez prolongée à la suite d'une descente au jardin. Douleur vive dans la région rénale gauche, irradiée vers la fosse iliaque. Urines foncées, urobiliques, légèrement albumineuses ; pas de globules sanguins, pas de cylindres.

Le sérum est encore hémoglobinhémique, rouge rubis.

15 juin. — État du sang. Globules rouges : 4 650 000. Globules blancs : 5 830. Valeur globulaire : 0,80.

26 juin. — Sirop de Gibert, une cuillerée à soupe par jour.

28 juin. — Iodure de potassium 1gr,50 ; on augmente de 50 centigrammes jusqu'à 4 grammes. On continue le sirop de Gibert.

2 juillet. — Globules rouges : 4 061 000. Valeur globulaire : 0,95. L'examen du sérum le montre nettement hémoglobinhémique, rouge rubis, laqué.

En septembre, la malade, sortie de l'hôpital Saint-Antoine, perd bientôt l'appétit et maigrit. En octobre elle se place comme infirmière à l'hôpital Tenon. Elle se fatigue beaucoup, ressent des palpitations, a de l'œdème des malléoles. A la fin d'octobre, à la suite d'un refroidissement, elle rend des urines rouges pendant deux jours.

Le 17 décembre, étant sortie par un temps de neige, elle est prise d'un frisson violent, de douleurs lombaires surtout à gauche, de point de côté à gauche, d'engourdissement des extrémités. Elle est incapable de marcher, reste deux heures immobile, en proie à des frissons continuels, et quand elle peut regagner Tenon, elle constate que ses urines sont rouges noirâtres.

Le 18 décembre elle vient nous consulter. Les urines sont noires, transparentes après filtration et donnent au spectroscope les quatre bandes de la méthémoglobine, de l'oxyhémoglobine et de l'urobiline. Albuminurie en notable proportion. Pas d'éléments figurés du sang.

Le 19 décembre elle entre à l'hôpital Saint-Antoine. L'urine, qui était revenue à sa coloration normale depuis hier matin, a, sous l'influence du froid, repris une teinte rouge foncée. A quatre heures du soir elle est rouge noirâtre, contient quelques globules blancs, beaucoup d'albumine et donne au spectroscope quatre bandes de méthémoglobine, d'oxyhémoglobine et d'urobiline.

Les urines émises du 19 décembre à quatre heures du soir au 20 décembre à 9 heures du matin offrent une gamme descendante de coloration; l'albumine diminue, puis disparaît parallèlement. Le sérum recueilli pendant l'accès est rouge cerise. Traitement : régime lacté. Iodure de potassium, 1 gramme. Frictions mercurielles.

8 janvier. — L'urine examinée quotidiennement depuis l'entrée n'a pas montré une seule fois de l'albumine. Elle a toujours contenu un peu d'urobiline. Le sérum reste rouge cerise.

L'état du sang le 20 décembre était le suivant. Globules rouges : 3 625 000. Valeur globulaire : 0,84.

Le 9 janvier on fait descendre la malade au jardin pendant deux heures par un froid vif. Accès d'hémoglobinurie analogue au précédent. L'urine d'abord trouble contient quelques rares globules rouges, puis les globules disparaissent complètement et la décoloration se fait progressivement. Le sérum sanguin offre une coloration rouge cerise, légèrement plus foncée que le sérum pris en dehors de la crise. Il se coagule en quelques minutes, mais se redissout rapidement et reste dans cet état pendant les dix jours qui suivent. Le sang et les urines ont été ensemencés suivant les précautions voulues pour la recherche des micro-organismes. Aucun développement.

19 janvier. — Le sérum sanguin présente toujours une teinte rouge cerise.

26 janvier. — La malade descend au jardin par un froid peu intense. Elle est prise de frissons violents, de douleur lombaire. L'urine examinée au microscope contient quelques globules rouges ; au spectroscope elle donne la raie de l'urobiline, mais pas celles de la méthémoglobine et de l'oxyhémoglobine. Albuminurie abondante.

Tout rentre dans l'ordre le 28 et l'albumine disparaît.

29 janvier. — La malade, qui s'est refroidie en allant à la bibliothèque, est prise de frissonnements et a une miction d'urine rouge noirâtre contenant de l'albumine et présentant au spectroscope les quatre bandes de méthémoglobine, d'oxyhémoglobine et d'urobiline.

30 janvier. — La malade est descendue ce matin au jardin. Elle a présenté, comme à l'ordinaire, un frisson violent, a ressenti des douleurs lombaire et hypochondriaque surtout à gauche, a éprouvé une sensation d'étouffement. L'urine émise est rouge noirâtre, albumineuse, montre quatre bandes au spectroscope.

Le sang recueilli pour l'examen du sérum se coagule au bout de dix-sept minutes ; le sérum est coloré.

Examens du sang. Sang pur : réticulum très délicat. Globules rouges : 4 150 000. Valeur globulaire : 0,73.

1er février. — Injection de liqueur de Fowler, dix gouttes. Douches.

4 février. — Injections de liqueur de Fowler, quinze gouttes. On renonce à l'hydrothérapie qui est mal supportée à cause du froid extérieur ; la douche ne produit pas d'accès par elle-même, mais elle est suivie d'une réaction difficile.

En résumé, cette malade est sujette à deux sortes d'accès dont les caractères varient suivant l'intensité et la durée du refroidissement de la surface cutanée. En tout temps elle est d'une excessive sensibilité au froid. Mais lorsque la température extérieure est d'environ 10 degrés au-dessus de zéro elle n'éprouve, en restant exposée à l'air un certain temps, que des crises pour ainsi dire avortées ou ébauchées, ne se traduisant que par une légère cyanose et un faible frissonnement. Cette variété d'accès détermine du côté des urines une albuminurie passagère, accompagnée ou non d'une très légère hématurie.

Lorsqu'au contraire la température extérieure est plus basse, voisine de 0 degré, les grands accès se déclarent au bout d'une heure à une heure et demie d'exposition à l'air.

Ces grandes crises, dans lesquelles les urines deviennent aussi foncées que du jus de pruneaux, ressemblent à un violent accès de fièvre intermittente. Elles sont fort pénibles et se caractérisent particulièrement par une cyanose avec état grippé de la face, une teinte livide des extrémités, un pouls petit presque insensible, un refroidissement très appréciable de toute la surface du corps, un frissonnement général allant jusqu'au claquement des dents et au resserrement des mâchoires.

Pendant que ces phénomènes se développent la malade éprouve un sentiment de défaillance, de malaise indéfinissable ; elle se plaint de cardialgie et d'une douleur profonde dans le flanc gauche, dans la région rénale et splénique.

La température rectale s'élève alors momentanément jusqu'à 39°,6, tandis que toute la surface du corps est complètement froide ; mais la rate n'est pas tuméfiée.

Remise dans un lit chaud, elle se rétablit progressivement et ressent pendant environ quarante-huit heures un peu de fatigue et de courbature.

Il importe de faire remarquer que pendant le premier séjour que fit la malade dans mon service on constata dans les urines de petites décharges passagères d'albumine qui sont survenues sans cause nettement appréciable, notamment à l'époque des règles.

Les caractères du sang et des urines ont été relevés avec beaucoup de soin.

Le sang laisse sourdre après sa coagulation un sérum rouge cerise laqué, assez foncé. Ce phénomène, qui existait déjà pendant le premier séjour que fit la malade à l'hôpital Saint-Antoine, est en ce moment plus prononcé. Mais il se produit d'une manière constante, aussi bien en dehors des crises que pendant leur cours. En général la coloration du sérum est plus prononcée dans cette dernière circonstance ; cependant une des prises de sang faites en dehors des accès a laissé se former un sérum tout aussi teinté, sinon plus, qu'au moment de l'accès précédent. Cette constatation a été effectuée par juxtaposition de deux tubes de sérum de même calibre et d'une manière très précise.

Lors de mes premiers examens, en été, j'avais vu que la première goutte de sérum exsudé par le caillot avait une coloration normale, que l'hémoglobine se dissolvait un peu plus tard pendant l'achèvement de la rétraction du coagulum.

Depuis, je me suis assuré plusieurs fois que le sérum est actuellement teinté dès le début de sa séparation.

En même temps j'ai été témoin d'un fait nouveau qui me paraît avoir une grande importance.

Lorsqu'on pratique la petite prise de sang qui sert à l'examen du sérum au moment où l'accès est à son apogée, le sang se coagule rapidement, peut-être plus rapidement qu'à l'état normal, puis déjà au bout de trois quarts d'heure (dans une chambre dont la température est de 16 à 17°) le caillot laisse transsuder du sérum. Mais au bout de peu de temps (le sang a été revu quatre heures plus tard), on trouve le caillot complètement redissous. Le sang contenu dans la petite éprouvette est nettement séparé en deux couches, d'épaisseur à peu près égale, l'inférieure formée par les globules rouges précipités et tassés, la supérieure constituée par le sérum rouge cerise.

Dès qu'on agite l'éprouvette les deux couches se mélangent et l'on constate que le sang est absolument liquide sans trace de grumeaux. Il reste définitivement dans cet état jusqu'à putréfaction. Cet essai a été fait deux fois, mais comme on ne s'attendait pas la première fois à un tel résultat, le sang n'avait été revu que le lendemain et on avait cru qu'il était resté liquide. On s'est assuré la seconde fois qu'il se coagule, mais pour se redissoudre ensuite avec une extrême rapidité (au plus en quatre heures).

Quand la prise du sang est faite un peu plus tard, alors que la malade commence à se réchauffer, le sang se coagule plus lentement et il paraît d'abord se comporter normalement. Le lendemain, on retrouve comme d'ordinaire un caillot cruorique rétracté baignant dans du sérum; mais à peine agite-t-on l'éprouvette que ce caillot tombe en déliquium, en présentant quelques grumeaux qui ne tardent pas au bout de quelques heures à se désagréger entièrement.

Cependant, en dehors des crises d'hémoglobinurie, le caillot ne présente rien d'anormal; il est persistant et se comporte comme celui de toute saignée.

Cette redissolution du caillot sanguin est un fait évidemment très intéressant. Je ne crois pas qu'il ait été signalé chez l'homme en dehors de l'hémoglobinurie; mais il semble bien que M. le Dr Salle l'ait déjà noté dans cette maladie. Je lis, en effet, dans son intéressante communication à la Société des hôpitaux du 13 avril 1888 : « La coagulation du sang est très rapide, mais reste incomplète; le caillot est mou, friable, se liquéfie facilement. » Chez ma malade le caillot paraît d'abord avoir une consistance normale ; ce n'est que pendant la séparation du sérum qu'il se désagrège et se liquéfie.

Pour compléter l'étude du sang, j'ai pratiqué à diverses reprises l'examen de ce liquide dans la cellule à rigole.

Au moment où la préparation vient d'être exécutée, le sang paraît tout à fait normal. Mais au bout de quelques minutes, on voit se former des globules sphériques, qui perdent peu à peu leur hémoglobine et se transforment d'abord en *chlorocytes*, puis en *achromacytes*. Ce processus de dissolution globulaire ne porte que sur une faible partie des éléments colorés et l'on peut conserver pendant plusieurs heures les préparations sans qu'il se généralise. On observe à cet égard les mêmes particularités dans le sang recueilli au moment même des crises.

Relativement aux urines, j'ai peu de chose à ajouter aux détails contenus dans l'observation.

Lorsqu'au moment des accès on examine les premières gouttes d'urine excrétée, en ayant soin de les retirer à l'aide d'une sonde, on y trouve un petit nombre de globules rouges, tandis que dans les urines rendues ultérieurement on ne constate que de l'hémoglobine parfaitement dissoute, sans trace de stromas globulaires. Ces premières urines renferment, aussi bien que les suivantes, une proportion sensible de méthémoglobine. La transformation de l'hémoglobine en méthémoglobine a donc lieu avant l'arrivée de l'urine dans la vessie.

La présence de cette matière dans l'urine fraîche, que j'ai déjà constatée chez le malade de M. Mesnet, ainsi que dans le cas d'hémoglobinurie rhumatismale dont on vient de lire l'observation, paraît donc être un des caractères constants de l'hémoglobinurie observée chez l'homme. Ce caractère appartient à la fois à la forme dite paroxystique et à la forme symptomatique.

D. Considérations générales. — L'hémoglobinurie est essentiellement caractérisée par l'émission d'une urine contenant uniquement de l'hémoglobine dissoute.

Il importe de bien connaître les caractères de cette urine pour éviter de confondre le phénomène en question avec l'hématurie.

Dans la forme paroxystique, lorsqu'on recueille les urines à chaque émission, on voit qu'elles présentent une véritable gamme chromatique, ainsi que l'a très bien montré M. Mesnet. Les premières urines sont d'abord d'un rouge vineux plus ou moins intense ; les suivantes deviennent rapidement plus foncées, vin de Malaga ou couleur rappelant celle du jus de pruneaux ; puis les urines s'éclaircissent progressivement en formant une gamme descendante plus traînante que l'ascendante. Pendant tout le cours de l'accès, même au moment où elles offrent la plus forte coloration, elles restent translucides et, vues par transparence, elles ont une teinte moins noirâtre et plus vineuse. Lorsqu'on les examine au spectroscope, elles laissent apercevoir, même lorsqu'elles sont parfaitement fraîches, outre les deux bandes de l'oxyhémoglobine, une bande dans la région du rouge, due à la transformation partielle de l'hémoglobine en méthémoglobine (voir spectre n° V, p. 304). Il n'est pas rare d'apercevoir en outre plus ou moins nettement la bande de l'urobiline.

Les urines hématuriques sont plus rouges et toujours troubles. Au spectroscope elles laissent voir uniquement les deux bandes de l'oxyhémoglobine, et il est presque toujours facile d'y constater la présence de nombreux globules rouges. Mais il est important pour éviter toute erreur de faire ces constatations spectroscopiques sur des urines fraîchement émises. Lorsque des urines hématuriques sont acides et altérables, elles deviennent à l'air plus foncées et parfois plus transparentes et dans ces conditions elles peuvent également présenter une bande dans le rouge.

D'autre part, les globules rouges peuvent y perdre leur hémoglobine et donner naissance à des stromas qui, entraînés avec le dépôt, deviennent difficiles à reconnaître.

Pour rechercher ces stromas on décantera doucement l'urine reposée et on traitera une gouttelette du dépôt, recueilli sur la lame porte-objet, par de l'eau iodo-iodurée ou une solution d'hématoxyline. Je suis porté à croire que dans un certain nombre

de cas on a pris pour des accès d'hémoglobinurie de simples décharges de sang par les urines.

— Quand les malades ont le soin dès le début de l'accès de rentrer dans un endroit chaud et de s'y maintenir, celui-ci dure peu ;
il est constitué par un petit nombre d'émissions d'urine colorée,
parfois par une seule. Mais si les malades continuent, au contraire, à s'exposer à la cause provocatrice de la crise, c'est-à-dire
dans les cas que nous avons observés, au froid, les accès deviennent subintrants et l'accès paraît durer plusieurs jours ; il est en
réalité constitué par une série de crises.

Il n'en est plus de même dans la forme symptomatique où la
crise d'hémoglobinurie paraît pouvoir durer plusieurs jours sans
interruption (obs. I).

Dans cette forme les urines présentent cependant les mêmes
caractères physiques. On y reconnaît, tout comme dans l'hémoglobinurie paroxystique, une certaine quantité de méthémoglobine. Un fait important différencie seul la forme symptomatique :
l'albuminurie persiste après la disparition de toute trace d'hémoglobine, tandis que dans la forme paroxystique *a frigore* l'albumine disparaît en même temps que les dernières traces d'hémoglobine.

L'état du sang n'est pas le même dans les deux formes. Chez
la rhumatisante (obs. I) le sérum était de coloration normale et
le caillot n'a rien présenté de particulier. La malade de l'observation II avait constamment un sérum rouge cerise laqué assez
foncé, et le caillot se liquéfiait peu de temps après sa formation.
Dans le cas de M. Mesnet, le sérum était également un peu coloré
aussi bien en dehors des crises que pendant leur cours et, d'après
les observations qui ont été publiées dans ces dernières années,
cette particularité paraît être la règle dans la forme paroxystique.

— Peut-on à l'aide de ces renseignements se former une idée de
la pathogénie de l'hémoglobinurie?

Chez notre malade atteinte de rhumatisme (obs. I), il n'est
guère permis de mettre en doute l'origine rénale du phénomène.
Nous trouvons en effet, dans ce cas, des preuves évidentes de
néphrite aiguë à forme congestive, néphrite que l'on doit considérer comme une manifestation du rhumatisme. Mais la cause de
la dissolution de l'hémoglobine dans le rein, alors que la néphrite
aiguë produit habituellement de l'hématurie, nous échappe.

On peut supposer que l'irritation des reins s'est produite à l'occasion de l'élimination de substances toxiques accumulées dans le sang sous l'influence du rhumatisme et que ces substances ont facilité la dissolution des globules dans les reins. Mais ce n'est là qu'une hypothèse.

Toujours est-il que la théorie de l'hémoglobinhémie ne doit pas même être discutée en pareil cas puisque le sérum du sang ne contenait pas d'hémoglobine dissoute.

Cette théorie mérite, au contraire, d'être examinée à propos de la forme paroxystique.

D'après la plupart des auteurs qui se sont occupés de cette question, il y aurait une analogie complète entre l'hémoglobinurie expérimentale et l'excrétion d'hémoglobine survenant chez l'homme sous forme d'accès. Dans l'une et l'autre circonstance, la matière colorante des hématies préalablement dissoute dans le plasma serait éliminée par les reins.

Pour expliquer l'allure paroxystique de la maladie, quelques médecins ont admis et ont même cherché à démontrer que les globules rouges, atteints d'une vulnérabilité anormale, étaient dissous dans les capillaires de la peau, par suite de l'abaissement de la température périphérique.

Je crois avoir établi, à propos des recherches que j'ai poursuivies chez la malade de l'observation II, que l'hémoglobinhémie n'est qu'apparente.

Voici les principaux motifs qui m'ont porté à repousser l'hypothèse de la dissolution globulaire dans le sang circulant.

Chez les animaux rendus hémoglobinhémiques, nous avons vu que l'hémoglobine libérée des hématies est rapidement éliminée du plasma, soit parce qu'elle est reprise par la sécrétion biliaire, soit parce qu'elle est détruite dans l'organisme. On doit en conclure que si les globules rouges se dissolvaient dans le plasma chez les hémoglobinuriques, ce processus serait permanent puisque chez notre malade — et il en était de même chez le malade de M. Mesnet, ainsi que dans plusieurs autres cas publiés par divers auteurs — le sérum était coloré dans l'intervalle des accès de même que pendant leur cours.

Évidemment il en résulterait une usure très exagérée des hématies, état qui se traduirait au bout de peu de temps par une anémie à marche progressive. Or, qu'observe-t-on sous ce rapport chez les malades ? C'est une question que j'ai pu étudier avec soin en pratiquant plusieurs fois la numération des éléments du sang du malade de M. Mesnet, avant, pendant et après les accès.

J'ai constaté aussi que l'anémie est simplement proportionnelle aux décharges d'hémoglobine par les urines, décharges qui équivalent à une certaine perte de sang.

Il suffit que les malades évitent les crises en restant dans une atmosphère chaude, pour qu'il n'y ait pas de déglobulisation appréciable ou même pour que le sang se répare facilement lorsque des accès antérieurs ont déterminé un certain degré d'anémie.

En vérité, la vie serait-elle longtemps possible si le plasma avait la propriété de dissoudre une certaine proportion de globules rouges par un processus toujours en éveil et renouvelant la provision de matière colorante solubilisée au fur et à mesure de sa disparition?

J'arrive à un autre genre d'argumentation.

Pour qu'on pût expliquer l'hémoglobinurie par l'hémoglobinhémie, il faudrait qu'il y eût une différence nettement accusée entre la coloration du sérum obtenu pendant les accès et celle du même liquide recueilli pendant leur intervalle.

Cette différence est faible et même inconstante, puisque, dans un de nos examens, le sérum s'est montré plus coloré en dehors de la crise que pendant son cours.

A ces divers raisonnements vient s'ajouter — ce qui vaut mieux — une preuve directe. Elle nous est fournie par le fait nettement constaté de la dissolution d'un certain nombre de globules rouges dans le sang pur, examiné au microscope. Cet examen permet en quelque sorte de surprendre le procédé qui conduit à la production du sérum coloré.

Mais si le sang n'est pas hémoglobinhémique, il est à coup sûr altéré.

Cette altération ne portant pas sur les éléments anatomiques, il est logique d'admettre qu'elle atteint le plasma et doit être de nature chimique. Elle s'est d'ailleurs traduite à nous, dans les recherches précédemment exposées, par un phénomène bien particulier, c'est-à-dire par la redissolution rapide du caillot sanguin. Ce dernier fait semble indiquer que la modification du sang se fait surtout sentir sur les matières albuminoïdes qui concourent à la formation de la fibrine. Elle augmente certainement au moment des accès puisque c'est alors seulement que le caillot présente cette propriété singulière de se désagréger, mais elle doit exister à un certain degré dans leur intervalle et ce degré d'altération doit suffire pour que le sérum acquière des propriétés dissolvantes. C'est la seule manière de comprendre la fausse hémoglobinhémie qui s'est produite invariablement à la suite de toutes nos prises de sang (obs. II).

Voici, en effet, ce qui doit se passer.

Le plasma du sang circulant, tout en étant altéré, ne dissout pas les globules rouges. Mais dès que le sang est sorti des vaisseaux. ce plasma fournit pendant la coagulation un sérum qui est anomal et qui attaque un certain nombre d'hématies pour en faire transsuder l'hémoglobine. Dès que ce sérum a acquis de nouvelles qualités physiques par suite de cette dissolution, il devient de nouveau propre à conserver les hématies, le processus s'arrête. Et, en effet, j'ai pu garder au laboratoire pendant plusieurs jours le sérum laqué au contact de la masse globulaire, sans lui voir prendre une coloration plus intense. Les globules rouges qui ont échappé dès l'abord à son action dissolvante sont définitivement respectés.

On pouvait se demander si l'altération du sang des malades hémoglobinuriques n'était pas le résultat d'un processus microbique. J'ai prié mon ancien interne, M. Lesage, qui possède sur ce point une compétence spéciale, de faire au moment d'un accès des cultures du sang et des urines de la malade. Ces essais sont restés infructueux. Ce résultat négatif ne tranche évidemment pas la question d'une manière certaine, car les germes de bien des maladies microbiennes nous échappent encore par suite, sans doute, de l'insuffisance de la technique actuellement employée en bactériologie.

Nos connaissances sur les modifications chimiques du sang étant actuellement fort limitées, il serait impossible de se prononcer sur la nature de l'altération de ce liquide dans l'hémoglobinurie paroxystique. Il faut se contenter pour le moment d'indiquer la voie dans laquelle les recherches ultérieures devront être poursuivies.

Mais on peut affirmer dès à présent que cette altération ne produit l'accès d'hémoglobinurie que d'une manière pour ainsi dire indirecte et que la participation des reins est nécessaire à la réalisation du phénomène.

L'altération constante du sang est peut-être la cause de la sensibilité excessive des malades à l'égard du refroidissement de la surface cutanée. Elle entretient peut-être, par l'intermédiaire du système nerveux, un état particulier de réaction au froid (1). En tout cas, au moment où éclatent sous l'influence du froid les violentes perturbations vaso-motrices qui se traduisent par le rétrécissement des artères périphériques, le sang se porte en abondance dans les organes internes et notamment dans le parenchyme rénal.

La fluxion des reins se juge en quelque sorte, tantôt par une simple poussée d'albuminurie (faibles crises de l'obs. II), tantôt par une décharge d'hémoglobine dissoute, et il est vraisemblable que cette variabilité dans la solution de la crise dépend non seulement de l'intensité de la congestion, mais aussi du degré plus ou moins marqué de l'altération du sang. On peut penser, en effet, que cette altération est de nature à augmenter sous l'influence du refroidissement de la surface du corps et que, par suite, elle est d'autant plus prononcée que ce refroidissement est plus vif et plus durable. Peut-être aussi cette modification chimique du sang provoque-t-elle la dissolution d'un certain nombre de globules rouges lorsque le sang est en stagnation dans le réseau où siège la congestion? Mais j'ai hâte de m'arrêter dans l'énoncé des hypothèses qui pourraient être proposées pour expliquer la transsudation de l'hémoglobine au niveau des reins, aucune de ces hypothèses ne pouvant être actuellement démontrée.

Qu'il me suffise d'avoir établi que l'hémoglobinurie non toxique observée chez l'homme n'est pas semblable à l'hémoglobinurie expérimentale; qu'elle n'est pas simplement, comme cette dernière, la conséquence d'une hémoglobinhémie. Lorsque le processus n'est pas celui d'une néphrite de forme particulière, comme chez la malade de l'obs. I, il paraît être le résultat d'une altération chimique du plasma sanguin dont la nature reste pour le moment indéterminée.

E. Hémophilie. — Cette maladie singulière est extrêmement rare en France, et pour ma part, je n'ai pas encore eu l'occasion d'en observer un seul exemple parfaitement authentique, c'est-à-

_____

(1) M. le Dr Salle (*Bull. Soc. des hôpitaux*, p. 169, 1888) a émis une opinion analogue. Je serais assez d'accord avec ce distingué confrère s'il n'admettait pas une hémoglobinhémie permanente.

dire se rattachant à la forme constitutionnelle, héréditaire.

Il faut, en effet, distinguer l'hémophilie accidentelle ou pour mieux dire l'état hémophilique, relevant de lésions viscérales ou d'altérations passagères de la nutrition, de l'hémophilie en quelque sorte protopathique, dans laquelle il est impossible de reconnaître la moindre lésion organique.

Les auteurs qui ont publié des observations ressortissant à la véritable hémophilie ont reconnu diverses altérations du sang ; mais ils n'ont pas réussi à déterminer la nature de ces altérations. On manque surtout à cet égard de renseignements sur l'état anatomique du sang. Mais on a généralement remarqué une profonde modification de la coagulabilité de ce liquide.

Ainsi, dans le cas bien connu, rapporté par Tardieu (1) et concernant un hémophilique de trente-trois ans, le sang fourni par la saignée avait un aspect séreux ; sa densité était abaissée ; sa richesse en matière colorante paraissait amoindrie. Six heures après la saignée le sang ne s'était pas coagulé.

« Il était constitué, dit Tardieu, par un liquide formé d'une sérosité trouble de matière colorante dans laquelle nageaient des dépôts floconneux couleur lie de vin, quelques-uns décolorés et adhérents au vase. »

On ne dit pas, dans ce travail, si la coagulation s'est complétée plus tard.

Parmi mes observations, je n'en trouve qu'une qui puisse se rapporter à l'hémophilie. Il s'agit d'une malade qui était sujette à de grandes pertes de sang, particulièrement à des pertes utérines, sans qu'on pût rattacher ces hémorrhagies à une maladie définie. Il n'y avait pas d'antécédents héréditaires bien accusés.

Cette malade avait, au point de vue anatomique, un sang normal ; mais à l'époque où j'en ai fait l'examen je n'avais pas encore imaginé mon procédé d'étude de la coagulabilité par une petite saignée du bout du doigt et je n'ai recueilli aucun renseignement sur la manière dont se comportait la coagulation du sang.

Depuis j'ai eu plusieurs fois l'occasion d'observer des états hémophiliques secondaires, soit à la suite d'hémorrhagies abondantes et multipliées, soit dans le cours d'affections hépatiques diverses.

(1) Tardieu, Observation de diathèse hémorrhagique avec douleurs articulaires (*Arch. gén. de médecine*, 1841).

Dans tous ces cas, la seule modification appréciable du sang a consisté en un retard plus ou moins accusé de la coagulation. Le sang mettait pour se prendre en masse dans la petite éprouvette, à la température de la chambre, un temps qui variait d'une demi-heure à une heure et demie.

Je viens tout récemment de compléter ces quelques observations par l'étude de deux autres malades que mes collègues MM. Kirmisson et Jalaguier ont bien voulu soumettre à mon examen.

Le jeune malade de M. Jalaguier (obs. I) paraît être atteint d'une sorte d'hémophilie symptomatique. Cependant on n'a pu rattacher son état hémophilique à aucune maladie nettement caractérisée. Chez le malade de M. Kirmisson (obs. II) l'influence héréditaire n'est pas, non plus, nettement en cause ; mais les accidents qui caractérisent la maladie sont plus typiques.

On va voir que, dans l'un et l'autre cas, l'altération du sang consiste en un retard remarquable de la coagulation et que cette singulière modification du sang paraît être indépendante de toute altération des éléments anatomiques.

Elle est, sans doute, la conséquence d'une altération chimique du plasma. Si l'on veut bien se reporter aux expériences qui ont été faites avec la peptone injectée dans le sang (p. 254), on verra que certaines matières albuminoïdes d'origine animale jouissent de la remarquable propriété d'entraver la coagulation du sang, et l'on comprendra comment une modification dans l'élaboration des matières albuminoïdes peut avoir une influence considérable sur la coagulabilité du sang. Les hémophiliques auraient un sang analogue à celui des animaux peptonisés. Il y a certainement dans cette voie d'intéressantes recherches à poursuivre.

Obs. I. (Note clinique remise par M. Jalaguier). — A. J..., âgé de quatorze ans, cordonnier, entré le 24 janvier 1889, salle Denonvilliers, lit n° 46, à l'hôpital Trousseau.

Mère morte de la poitrine.

Gourme dans le jeune âge. A toujours été chétif.

Habitudes invétérées de masturbation.

Il y a cinq ans, épistaxis répétées et abondantes.

En novembre 1887, est pris d'hématuries qui se renouvellent quotidiennement pendant quatre à cinq mois.

Depuis cette époque a eu à diverses reprises des hémarthroses spontanées du coude, de l'épaule, du genou.

Le 18 janvier 1889 se produit un nouvel épanchement de sang dans un des genoux.

L'enfant entre à l'hôpital le 24 janvier. On ponctionne l'articulation malade avec l'aspirateur Dieulafoy, on retire 60 grammes de sang noir et visqueux.

On immobilise le genou à l'aide d'un appareil plâtré.

Le 11 février on constate l'existence d'une hémorragie sous-cutanée qui s'est faite spontanément au niveau du creux poplité. Bosse sanguine énorme recouverte d'une phlyctène. On soulève la phlyctène, on enlève les caillots et on applique un pansement antiseptique.

La plaie se cicatrise assez rapidement, l'hémarthrose se résorbe.

Pas d'hémorragie depuis cette époque.

Résultats numériques de l'examen du sang.

27 février 1889.

$$N = 2\,604\,000$$
$$B = 3\,100$$
$$G = 0,76$$
$$R = 2\,000\,000$$

Examens du sang pur, du sang sec et du sérum.

Sang pur (27 *février*). — Piles bien formées, assez volumineuses.

Très peu de globules blancs. Amas d'hématoblastes peu nombreux et très petits, formés d'éléments qui ne s'altèrent pas rapidement. Au bout de vingt minutes on voit partir de ces amas quelques fibrilles de fibrine. Pas de réticulum fibrineux vrai.

Sang sec (27 *février*). — Les globules rouges sont inégaux. Assez grand nombre de très petits globules déformés.

Pas de globules rouges à noyau.

Ces préparations fraîches traitées par l'eau iodo-iodurée étendue permettent de constater l'existence d'un grand nombre de corpuscules d'exsudation des globules rouges.

Examen du caillot (23 *février*). — Le sang recueilli à 2 heures 15 minutes du soir à la température de la chambre reste fluide jusqu'à 5 heures 15 minutes environ. Une fois le caillot formé, il se compose de deux parties, l'une inférieure colorée en rouge par les hématies qui se sont déposées au fond de l'éprouvette, l'autre supérieure d'un blanc jaunâtre qui s'est rétractée et présente un diamètre très inférieur à celui de la couche sous-jacente.

Obs. II. — Note clinique remise par M. Isch-Wall, interne de M. Kirmisson. Le nommé Delahaye (Léon), agé de dix-neuf ans, jardinier. Entre le 4 décembre 1888, salle Saint-Landry, lit n° 19, à l'Hôtel-Dieu.

Antécédents héréditaires : Grand'mère maternelle morte d'un cancer de l'estomac.

Grand'mère paternelle morte d'un anévrysme.

Autres grands-parents bien portants.

Père mort accidentellement; était sujet aux épistaxis.

Mère, crampes et douleurs d'estomac depuis plusieurs années.

Une sœur bien portante. Deux tantes, une morte de tuberculose, une morte de maladie du cœur.

Antécédents personnels : Sujet depuis l'âge de trois ans à des attaques de rhumatisme généralisé.

Rougeole et fièvre typhoïde dans l'enfance. A toujours été très sujet aux épistaxis. Un furoncle du nez fut, une fois, la cause d'une hémorragie très abondante dont on ne put se rendre maître que par la cautérisation.

A dix ans, hémorragie abondante à la suite d'une avulsion dentaire. A uriné du sang vers cette époque.

Assez souvent hémorragies gingivales sans cause occasionnelle connue.

Trois ou quatre fois hématurie ayant duré de huit à dix jours.

A presque toujours été traité pour son hémophilie.

Il prenait vingt gouttes par jour de perchlorure de fer pendant huit jours, se reposait huit jours et recommençait.

En 1885, sans cause, épanchement sanguin considérable dans le mollet, pour lequel il garda deux mois le lit. Lorsqu'il se leva, la marche était très difficile. Peu à peu, une rétraction du triceps crural se produisit entraînant la formation d'un pied bot équin.

C'est cette affection qui amena le malade dans notre service.

M. Kirmisson lui fit une ténotomie du tendon d'Achille suivie de l'immobilisation dans une gouttière plâtrée. Celle-ci produisit près de la petite plaie opératoire une légère compression. Comme le malade s'en plaignait, on enleva de suite le plâtre ; cependant une phlyctène apparut au point comprimé et bientôt une eschare lui succéda.

La chute de celle-ci fut la cause d'une abondante hémorragie. Une eschare analogue entraînant aussi des hémorragies se montra sur le cou-de-pied (décembre 1888).

Ces eschares du pied entraînèrent, malgré des pansements antiseptiques, la production d'un phlegmon diffus du mollet. De larges plaques de sphacèle se montrent en divers points du mollet et leur élimination est toujours accompagnée d'assez sérieuses hémorragies.

En février 1889 ces hémorragies ont énormément anémié le malade, son teint est absolument décoloré, son pouls très petit, on entend au cœur des souffles anémiques. On lui fait alors des injections sous-cutanées de chlorure de sodium sous l'influence desquelles l'état général se remonte ; les hémorragies diminuent et le phlegmon entre en voie de réparation.

Actuellement la jambe de notre malade est en voie de guérison et son état général est assez bon.

Résultats numériques des examens du sang.

13 février 1889.	25 février 1889.	27 mars 1889.
N = 1 767 000	N = 2 883 000	N = 4 588 000
B = 15 500	B = 15 500	B = 14 260
G = 0,85	G = 0,67	G = 0,71
R = 1 523 700	R = 1 939 267	R = 3 300 000

Examens du sang sec, du sang pur et du caillot.

13 *février* 1889. — *Sang pur.* — Les globules sont isolés, vus à plat ou accolés deux par deux ou trois. Il n'y a qu'un petit nombre de piles formées de cinq à six éléments. La plupart des globules rouges ont leur volume nor-

mal. Quelques globules petits et nains. Les globules blancs sont visiblement plus nombreux qu'à l'état normal. Les hématoblastes, très nombreux, forment des amas dont quelques-uns sont très volumineux (poussée hématoblastique posthémorragique).

Pas de réticulum fibrineux visible.

Sang sec. — Majorité des éléments rouges normaux. Assez grand nombre d'éléments petits et déformés. La moyenne des dimensions globulaires est faible. Très grande quantité d'hématoblastes répandus dans toute la prépa-ration.

Sur plusieurs préparations sèches fixées par les vapeurs d'acide osmique et traitées par l'eau iodo-iodurée, on n'aperçoit que un ou deux globules géants et deux globules à noyau de grande taille. Ces éléments sont donc excessive-ment rares.

Examen du caillot et du sérum.

21 *février*. — Le sang est recueilli à 3 h. 30 minutes du soir à une tempéra-ture de 11°. Deux heures après, il n'est pas encore coagulé. Il s'est divisé en deux couches : l'une occupe le tiers inférieur de l'éprouvette et est colorée en rouge par les globules rouges ; l'autre en occupe les deux tiers supérieurs et a un aspect blanc laiteux.

On place le sang à la fenêtre pendant la nuit. Le lendemain, il s'est formé un caillot énorme, peu dense, rétracté et complètement blanc. Le sérum est très pâle comme chez les anémiques.

25 *février* 1889. — *Sang pur.* — Un certain nombre d'éléments isolés et vus à plat. Le plus grand nombre des hématies sont disposées en piles assez vo-lumineuses. Globules blancs toujours nombreux.

Amas nombreux, quelquefois très volumineux d'hématoblastes. Ces derniers, d'abord bien distincts, se résolvent en masses d'aspect granuleux au bout de cinq minutes et demie. On ne voit partir de fibrilles de fibrine, de la péri-phérie des amas hématoblastiques, que quarante-deux minutes après que la préparation a été faite. Ces fibrilles sont extrêmement fines et peu nombreuses ; il n'y a pas de réticulum complet apparent.

Sang sec. — Les globules rouges sont de dimensions très variables. Les pe-tits globules et les globules nains sont nombreux. Ces derniers sont pour la plupart déformés.

Sur une préparation fraîche traitée par l'eau iodo-iodurée diluée, on voit un grand nombre de corpuscules d'exsudation des globules rouges.

Examen de la coagulabilité.

1er *mars*. — Séparation en deux parties : l'une supérieure, laiteuse, l'autre inférieure, rouge, moitié moins haute que la première.

La coagulation s'effectue en onze heures et demie par une température de + 2°.

6 *mars*. — La coagulation s'effectue en onze heures par une température de + 5°.

20 *mars*. — Le sang met dix heures à se coaguler par une température de + 12°.

Le sang recueilli dans une éprouvette chauffée au bain-marie à 50° met seulement une demi-heure à se coaguler.

On peut tirer de ces dernières observations une conséquence pratique. L'élévation de la température jusqu'à 50° rendant au sang une coagulabilité presque normale, l'emploi du calorique pourrait être utilisé comme moyen hémostatique. En maintenant un hémophilique dans une étuve sèche à 50-55° on pourrait, sans doute, obtenir l'arrêt de toute hémorragie.

CHAPITRE VIII

APPLICATION DE L'EXAMEN CLINIQUE DU SANG AU DIAGNOSTIC ET AU PRONOSTIC DES MALADIES.

L'ensemble des études précédentes a une portée pratique que je désire faire ressortir en résumant et en condensant pour ainsi dire les applications à la clinique des principales notions que nous venons d'acquérir. Ce sera faire une sorte de séméiologie générale du sang.

Les renseignements fournis par l'état du sang sont remarquables par leur multiplicité, leur netteté, leur haute signification. Ils peuvent rendre aux cliniciens des services de plusieurs ordres, soit en facilitant par la mise en lumière de certaines lésions le diagnostic et le pronostic des maladies, soit en permettant d'apprécier dans certains cas la valeur d'un traitement.

Ils méritent de venir prendre rang à côté de ceux qui nous sont révélés par l'étude de la température, des urines, des crachats, j'oserais presque dire à côté de l'auscultation et de la percussion, si ces derniers modes d'exploration ne l'emportaient sur tous les autres par cette circonstance que le médecin a toujours à sa disposition son oreille et ses mains.

Nous n'en sommes plus aujourd'hui à nous laisser effrayer par quelques manipulations, et j'ose dire que ceux qui s'appliqueront à l'étude clinique du sang seront largement récompensés de la peine relativement minime qu'ils s'imposeront. C'est affaire d'éducation.

Les jeunes générations s'habitueront vite à l'usage de procédés d'exploration scientifique qui étaient inconnus à l'époque de nos premières études et ils en tireront, sans grands efforts, des appréciations cliniques remarquables par leur rigueur et par leur précision.

Tout en poursuivant des recherches scientifiques, frappé de l'intérêt de la question pratique, j'ai fait tous mes efforts pour rendre aussi simple et aussi rapide que possible l'examen du sang des malades.

Il ne comprend pas moins, lorsqu'il est complet, de six opérations qui nous sont maintenant connues. Je me borne à en donner la récapitulation.

1° Examen du sang pur dans la cellule à rigole; 2° examen du sang desséché ; 3° numération des éléments du sang; 4° examen chromométrique du pouvoir colorant; 5° examen de la coagulation et du sérum, *in vitro* ; 6° recherche des microbes.

Les deux premières sont les plus simples et les plus expéditives; elles constituent les méthodes courantes d'examen du sang et devraient être mises en usage régulièrement, systématiquement, tout comme on prend la température ou le tracé du pouls.

A l'hôpital j'ai obtenu assez facilement de mes élèves l'examen du sang pur. Ils ne tardent pas à apprécier les renseignements qu'on en obtient et la curiosité les pousse à mettre en œuvre un procédé qui, tout en n'exigeant que quelques minutes, leur livre souvent le secret d'un diagnostic difficile. On fait la préparation au début de l'interrogatoire et on y jette un coup d'œil quand il est terminé.

En ville, tout devient plus difficile. Mais quand on considère que le thermomètre n'a été accepté qu'au bout d'un certain temps, on peut espérer que le microscope réduit à de justes proportions s'imposera à son tour. Le modèle dit de voyage de M. Nachet, extrêmement portatif, est largement suffisant pour les recherches ordinaires et j'espère que, grâce à lui, mes confrères ne se priveront plus de renseignements ayant quelquefois autant de valeur qu'un râle crépitant ou des crachats rouillés.

Les opérations 3 et 4 exigent déjà plus de temps et un outillage un peu plus compliqué. Cependant l'hématimètre et ses petits accessoires peuvent parfaitement être annexés au microscope de voyage, et M. Nachet a construit, sur mes indications, un modèle de ce genre éminemment pratique.

L'examen de la coagulation *in vitro* et celui du sérum sont également d'une exécution facile. Seule la recherche des microbes entre plutôt dans les manipulations du laboratoire que dans l'examen à proprement parler clinique. Mais on se souviendra qu'il suffit souvent au laboratoire, pour constater des altérations intéressantes, d'avoir à sa disposition des préparations sèches convenablement faites au lit des malades.

§ 1. — VALEUR DES PRINCIPAUX CARACTÈRES TIRÉS DE L'ÉTAT DU SANG.

Les caractères tirés de l'état du sang, à l'aide de ces procédés, sont nombreux. Ils se rapportent principalement aux modifications du processus de coagulation et aux altérations qualitatives et quantitatives des trois espèces d'éléments du sang. L'énumération complète de ces caractères me paraît inutile après les descriptions contenues dans les chapitres précédents. Nous allons, en les supposant maintenant parfaitement connus, indiquer les circonstances dans lesquelles on rencontre les principaux d'entre eux et de là déduire leur valeur diagnostique et pronostique.

Nous nous efforcerons d'envisager ces caractères dans un certain ordre en allant des plus généraux aux plus particuliers.

A. Caractères tirés principalement du processus de coagulation (examen du sang pur). — 1° *Type phlegmasique franc :* Retard de la coagulation ; augmentation de la fibrine avec formation d'un réticulum à fibrilles nettement épaissies ; augmentation plus ou moins notable dans le nombre des globules blancs (Voir fig. 77, p. 476).

Cet état du sang est caractéristique d'une phlegmasie aiguë à exsudat fibrineux ou purulent.

On le rencontre dans la pneumonie fibrineuse, dans le rhumatisme articulaire aigu, dans la goutte aiguë franche, dans les phlegmons, dans les pleurésies franchement aiguës ou les pleuro-pneumonies. On peut aussi, mais plus rarement, voir ce même type dans des inflammations secondaires, comme par exemple dans la suppuration des cavernes pulmonaires.

La valeur diagnostique de cette modification du sang est considérable. Lorsque le réticulum est très riche et à grosses fibrilles type n° 1, on ne peut guère songer qu'à la pneumonie fibrineuse ou au rhumatisme aigu, ces deux maladies étant celles dans lesquelles la fibrine est le plus augmentée.

On comprend que par elle-même cette altération du sang ne

puisse avoir une signification pronostique absolue, mais dans certains cas elle emprunte aux circonstances dans lesquelles on la constate une valeur pronostique relative. Ainsi dans la pneumonie, la forme clinique rendant le sang franchement phlegmasique est habituellement beaucoup plus bénigne que la forme dans laquelle la fibrine n'augmente pas.

2° *Type phlegmasique atténué à grosses fibrilles :* retard moins marqué dans la coagulation ; fibrilles moins grosses et surtout moins nombreuses que dans le cas précédent ; nombre des globules blancs augmentés, mais variable (fig. 78, p. 476).

Il est important avec un tel sang de compléter l'examen du sang pur par une numération des éléments et surtout des globules blancs.

Ce type se rencontre dans les inflammations aiguës, exsudatives des organes membraneux : muqueuses, séreuses, peau. On l'observera donc dans les principaux cas suivants : bronchites ; pleurésies ; péritonites ; méningites ; péricardites exsudatives ; érysipèle ; période de suppuration de l'éruption variolique ; grippe ; gastrites ; entérites ; cystites ; angines ; diphtérie ; vaginite et blennorrhagie intenses, etc.

On peut encore le rencontrer dans d'autres circonstances parmi lesquelles je citerai la néphrite interstitielle ; certaines formes de cirrhose hépatique ; les complications phlegmasiques secondaires survenant chez les individus affaiblis et notamment dans le cours des pyrexies ; les phlegmasies peu étendues ou circonscrites à un petit organe, par exemple, l'angine phlegmoneuse ; le purpura rhumatismal et le scorbut.

La valeur diagnostique de ce type de sang est tout aussi nette que celle du type précédent. Lorsque, pour ne citer qu'un cas, dans le cours d'une maladie n'augmentant pas la fibrine, telle que la fièvre typhoïde, on voit survenir dans le sang un réticulum ayant les caractères précédemment indiqués, en même temps qu'une augmentation des globules blancs, on devra en rechercher la cause dans une complication inflammatoire.

Le pronostic est nécessairement très variable ; il ne se prête à aucune considération générale.

3° *Type phlegmasique atténué à fibrilles fines et nombreuses.* — En général, pas de retard notable dans la coagulation ; faible augmentation dans le nombre des globules blancs (fig. 80).

Ce troisième type de sang phlegmasique s'observe dans les inflammations dites parenchymateuses, et dans les inflammations symptomatiques produites par les néoplasies tuberculeuses, cancéreuses ou syphilitiques. On peut également le rencontrer dans certaines manifestations symptomatiques des pyrexies exanthématiques et dans les suppurations chroniques.

Voici la liste des principaux cas cliniques :

Néphrite parenchymateuse ; différentes formes d'hépatite, et particulièrement cirrhose ; pleuro-pneumonie tuberculeuse ou pneumonie tuberculeuse ; méningite tuberculeuse ; péricardite tuberculeuse ; tumeurs de diverses natures avec irritation des tissus voisins ; rougeole à la période d'éruption, avec bronchite ou angine ; scarlatine avec angine ou avec une forte excitation de la peau, particulièrement au moment de la desquamation ; fièvre typhoïde avec entérite plus intense qu'à l'ordinaire ; abcès ossifluents.

En raison de la gravité de la plupart des maladies précédentes, le pronostic de ce type phlegmasique est en général sévère.

4° *Type phlegmasique avec gros amas d'hématoblastes.* — Cet état du sang (fig. 79) se rencontre dans deux conditions différentes :

a) D'abord à la période de défervescence des maladies phlegmasiques, au moment de la crise hématique. Par exemple : défervescence de la pneumonie ; fin d'une attaque de rhumatisme aigu.

Dans ce cas, on constate coïncidemment une chute dans le nombre des globules blancs. Les amas d'hématoblastes transformés en boules épineuses par la fibrine ne persistent qu'un petit nombre d'heures. Cet état si particulier du sang est peu durable, passager. On peut encore l'observer au moment de la crise post-hémorragique, chez des malades ayant en même temps une lésion inflammatoire.

b) Dans d'autres circonstances, il s'agit du passage d'une maladie aiguë à l'état chronique, d'une sorte d'avortement de la défervescence. Assez souvent, la phlegmasie est symptomatique et laisse après elle une lésion grave, en général tuberculeuse.

On voit alors les amas d'hématoblastes, presque toujours moins volumineux que dans les défervescences typiques, persister un temps assez long, tandis que le nombre des globules blancs, au lieu de diminuer brusquement, reste élevé.

En cas de crise hématique, le pronostic est favorable. La maladie touche à son terme ; mais on peut encore redouter des recrudescences : pneumonie à reprises, pneumonie double par exemple.

Dans les circonstances signalées en *b*, le pronostic est, au contraire, toujours grave. En devenant durable, le type phlegmasique prendra peu à peu les caractères du sang cachectique, pour constituer le type suivant.

5° *Type phlegmasique atténué, avec amas d'hématoblastes moins volumineux que dans le type précédent.* — Réticulum en général fin, le plus souvent incomplet, visible seulement dans le voisinage des amas.

Ce type est nettement caractérisé : les piles sont petites et irrégulières, les espaces plasmatiques, larges, contiennent souvent des hématoblastes et des globules blancs plus abondants qu'à l'état normal (fig. 72, p. 416).

On rencontre cet ensemble de caractères dans les maladies chroniques anciennes dites organiques, et dans les périodes déjà avancées de la tuberculose et du cancer. Il y a à la fois anémie marquée et phlegmasie plus ou moins accusée.

Le pronostic est toujours grave.

6° *Même type, avec très petits amas d'hématoblastes, ou même hématoblastes rares.* — Les piles sont petites, les globules rouges, en général, inégaux, et dans les espaces plasmatiques relativement considérables, on ne voit qu'un très petit nombre d'éléments.

Cette variété de type s'observe dans les anémies intenses ou extrêmes avec cachexie avancée, compliquée d'une manifestation inflammatoire. Il est nécessaire d'en prendre une connaissance plus détaillée, à l'aide de la numération des éléments du sang.

7° *Type sans augmentation de la fibrine*, c'est-à-dire avec réticulum normal, à petites fibrilles non visibles dans toute l'étendue des espaces plasmatiques. Ce type peut exister dans des maladies fébriles et dans des maladies apyrétiques.

a) Lorsqu'il y a de la fièvre, il peut se rapporter à une pyrexie (fièvre typhoïde, fièvre intermittente, fièvres éruptives), à une granulie, c'est-à-dire à une tuberculose aiguë sans lésions inflammatoires exsudatives, à la pneumonie typhoïde, à certaines formes de pneumonie tuberculeuse, enfin à la fièvre des anémies profondes (chlorose, anémie dite pernicieuse progressive).

Dans ces divers cas, cet état du sang a une grande valeur diagnostique.

Le pronostic est toujours grave dans les cas où il existe des signes de phlegmasie, les inflammations viscérales ne s'accompagnant pas d'une augmentation de la fibrine étant presque toujours mortelles.

b) Dans les cas d'apyrexie, l'absence d'un réticulum exagéré est normal et n'a pas de signification diagnostique précise. Ce sont alors les autres caractères du sang qui servent à résoudre les divers problèmes cliniques.

B. Caractères tirés des modifications quantitatives et qualitatives des globules rouges. — Pour constater ces caractères, il faut faire le dénombrement des éléments, la détermination du pouvoir colorant, et l'examen du sang desséché avec ou sans réactifs.

1° *Augmentation de nombre.* — Cet état est toujours le résultat d'un épaississement du sang par suite d'hypercrinie. Il peut résulter de déperditions sudorales abondantes; mais, le plus souvent, il est déterminé par une hypersécrétion intestinale. Il se rencontre donc tout particulièrement et est réalisé au plus haut degré, pendant le cours du collapsus algide du choléra. On remarquera qu'à ce moment le nombre des globules rouges ne dépasse pas 6 500 000.

Le même type de sang s'observe dans le choléra nostras et dans le collapsus typhoïde provoqué par d'abondantes évacuations. Dans le choléra, il sert à différencier le collapsus proprement dit de la réaction asphyxique, pendant laquelle le sang se dilue.

2° *Diminution de nombre sans altérations notables.* — La seule condition qui puisse donner naissance à cet état du sang est l'anémie aiguë récente, non encore parvenue à la période de réparation.

Il est particulièrement net à la suite d'une ou deux grandes pertes de sang. Pendant quelques jours, le nombre des globules rouges est très abaissé, sans que les hématies aient subi de sensibles modifications de forme ou de coloration.

Dans ces conditions, lorsque le chiffre des globules rouges est au-dessous de 1 million et demi, la vie peut être en danger.

On observe également une notable diminution dans le chiffre des globules rouges, à la fin de toutes les maladies aiguës : pneumonie, fièvres éruptives, etc. L'anémie est en général d'autant plus prononcée que la maladie a été plus longue.

Enfin, le nombre des globules rouges diminue, sans que les éléments soient notablement altérés au début de toutes les anémies chroniques, et particulièrement des anémies symptomatiques : tuberculose, cancer, maladies chroniques du tube digestif, maladies du cœur, du foie, des reins, etc.

C'est dans ces dernières circonstances que cet état du sang peut servir au diagnostic, la chlorose déterminant des altérations globulaires plus prononcées.

D'une manière générale, le pronostic de cette altération du sang est grave.

3° *Altérations globulaires sans diminution notable du nombre des hématies.* — Ce type n'appartient guère qu'à la chlorose de moyenne intensité, ou à une chlorose en cours de traitement, déjà améliorée, mais non guérie.

Sa valeur diagnostique est considérable, puisqu'il ne peut guère s'observer que dans cette maladie.

Le pronostic de cet état est peu sévère.

4° *Diminution de nombre et altérations prononcées.* — J'ai démontré que ce type est celui de toutes les anémies chroniques, spontanées ou symptomatiques. Cependant, on peut dire d'une manière générale que l'état des globules, d'où résulte un fort abaissement dans la valeur globulaire G, est plus fréqnent dans la chlorose que dans les autres anémies. Il se rencontre également dans l'anémie post-hémorrhagique, dans la cachexie cancéreuse, dans des conditions qui ne peuvent être embarrassantes pour le diagnostic.

Dans les anémies intenses et extrêmes, la valeur globulaire se rapproche souvent de l'unité et même la dépasse, sans que les altérations des hématies soient pour cela moins prononcées. C'est pour cette raison que celles-ci doivent être constatées directement. Cette élévation de la valeur globulaire résulte de l'augmentation dans la proportion des grands éléments ; elle peut s'observer dans toutes les anémies, mais je ne l'ai vue dépasser nettement l'unité que dans des conditions peu nombreuses : anémie dite pernicieuse progressive, quelques cas d'anémie symptomatique du quatrième degré.

La valeur pronostique de ce type de sang dépend de l'intensité de l'anémie. Pour bien l'apprécier, il faut tenir compte, non seulement de la richesse globulaire R, c'est-à-dire du produit $N \times G$, mais du chiffre N et de l'état des éléments. Ainsi, pour une même richesse globulaire R, le pronostic est d'autant plus sérieux, que le nombre N des globules est moins élevé.

Par exemple, une anémie avec $N = 1$ million, $G = 1$, est beaucoup plus grave qu'une anémie dans laquelle le nombre des globules est de deux millions, $G = 0,50$. Et cependant, dans les deux cas, la richesse globulaire R est la même et égale à un million. Aussi les cas les plus graves sont-ils ceux où la valeur G dépasse sensiblement l'unité. Mais s'il n'y a pas de maladie organique, ces cas ne sont pas désespérés. Dans ces circonstances, le pronostic est favorable, lorsque l'état précédent est passager et suivi d'une prompte élévation du chiffre des globules rouges, avec abaissement de la valeur globulaire G. Ce sont là on s'en souvient, de remarquables preuves de l'importance de la rénovation du sang par les hématoblastes et les petits globules.

Quand le nombre des hématies descend au-dessous de un million, le cas est toujours grave quelle que soit la valeur globulaire. Mais lorsqu'il n'existe pas de maladie organique, le chiffre des hématies peut tomber au-dessous de un million, peut-être même jusqu'à un demi-million, sans que le pronostic soit nécessairement désespéré.

5° *Même type avec globules rouges à noyau.* — Les globules rouges à noyau doivent être recherchés sur des préparations sèches traitées par un réactif colorant, tel que l'eau iodo-iodurée ou l'hématoxyline. Ils échappent dans les préparations de sang pur ou dans les mélanges étendus, destinés au dénombrement des corpuscules du sang.

Ces éléments n'apparaissent dans le sang général que dans des conditions particulières : la leucocythémie et les anémies extrêmes ou au moins intenses. Dans le premier cas, ils sont parfois assez nombreux et peuvent se montrer à un moment où le chiffre des hématies est encore assez élevé (de 2 à 3 millions et même plus). Dans les autres variétés d'anémie, ils n'apparaissent, au contraire, que lorsque la déglobulisation est très avancée.

J'ai constaté la présence de globules rouges à noyau dans la leucémie, dans l'anémie post-hémorrhagique, dans l'anémie dite pernicieuse progressive, et dans les anémies symptomatiques extrêmes (cancer de l'estomac notamment). Jusqu'à présent, un seul malade, parmi ceux dont le sang a montré cette altération, a guéri; il avait éprouvé des hémorrhagies très abondantes.

On peut donc dire que l'existence de globules rouges à noyau dans le sang général comporte un pronostic grave, à moins qu'il ne s'agisse d'un cas d'anémie post-hémorragique.

C. Caractères tirés des modifications quantitatives des hématoblastes. — 1° *Diminution de nombre.* — Les caractères tirés des variations numériques des hématoblastes ne sont précis que lorsqu'on prend soin de faire le dénombrement de ces éléments. En s'en tenant à l'examen du sang pur, on peut porter un jugement erroné, l'augmentation dans la viscosité de ces corpuscules déterminant parfois la formation de grands amas, qui peuvent faire croire à tort que les hématoblastes sont très multipliés, tandis que leur nombre est normal ou à peu près. L'agrandissement des espaces plasmatiques par aglobulie peut également rendre plus visibles les amas hématoblastiques, et faire croire à l'augmentation du nombre de ces petits éléments.

On observe l'abaissement de leur chiffre dans les fièvres de longue durée, comme la fièvre typhoïde, dans les anémies intenses, telles que la chlorose avec anémie du quatrième degré, l'anémie pernicieuse progressive, certains états cachectiques très avancés.

Dans ces divers cas d'anémie, le pronostic à tirer de cet état du sang est, en général, grave, puisqu'il indique un arrêt, ou tout au moins un ralentissement considérable dans la formation des hématies.

2° *Augmentation de nombre.* — Cette particularité se rencontre, on s'en souvient, dans deux conditions tout à fait différentes, déjà signalées précédemment à propos d'un des types du sang phlegmasique.

J'en reparle ici parce que les fluctuations numériques des hématoblastes sont indépendántes des variations de la fibrine et que d'ailleurs pour en prendre une connaissance exacte il est nécessaire de faire la numération des éléments du sang. Mais les caractères de la crise hématique et de ses principales formes sont maintenant assez connus pour qu'il soit inutile d'y insister.

On sait que cette crise a lieu après les hémorrhagies et après toutes les maladies aiguës, inflammatoires ou pyrétiques simples. L'accumulation des hématoblastes est alors passagère et de bon augure.

Quand le nombre de ces corpuscules reste, au contraire, élevé d'une manière durable, et plus ou moins régulière, on entre dans les états chroniques conduisant à la cachexie.

Le pronostic de cet état est grave, à moins qu'il ne s'agisse d'une aglobulie chronique de cause non organique et facilement curable, telle que la chlorose.

Les circonstances cliniques dans lesquelles on observe l'augmentation dans le nombre des hématoblastes permettent, en général, d'apprécier facilement la valeur diagnostique et pronostique de ce phénomène important.

D. Caractères tirés des modifications numériques des globules blancs. — Bien qu'avec une certaine habitude on puisse assez bien se rendre compte de la rareté ou de l'abondance des globules blancs dans une préparation de sang pur, il est nécessaire de pratiquer la numération des éléments lorsqu'on veut tenir compte des variations relativement faibles dont la valeur n'est pas à dédaigner.

1° *Diminution de nombre.* —Cet état est assez rare. On l'observe dans les fièvres de longue durée en même temps que la diminution des hématoblastes et, d'autre part, dans certaines anémies graves, très avancées dans leur évolution, à un moment où le processus de sanguification paraît épuisé.

2° *Augmentation de nombre.* — C'est là un fait beaucoup plus commun ; il peut se produire avec ou sans augmentation concomitante de la fibrine.

Dans le premier cas le nombre des globules blancs est assez variable suivant la forme du processus, l'étendue et l'intensité des lésions ; mais il ne dépasse pas cependant un certain chiffre.

C'est dans les formes suppuratives ou à exsudat fibrino-purulent que ce chiffre est le plus élevé. Rarement il dépasse 35000.

Il est assez fréquent de ne compter, dans des cas de lésion inflammatoire subaiguë peu étendue, que de 7500 à 9500 globules blancs, chiffres qui par eux-mêmes n'ont pas grande signification. On devra toujours, dans ces circonstances, rapprocher les résultats de la numération de ceux que fournit l'examen du sang pur.

Lorsque l'augmentation du nombre des globules blancs est indépendante de toute phlegmasie, elle peut être modérée ou considérable.

Une élévation modérée de 10 à 20 000 doit faire penser à un

cancer. Lorsque le chiffre n'atteint pas 10 000 tout en étant notablement supérieur à la moyenne physiologique, il faut multiplier les examens du sang avant de conclure à un état pathologique. Des circonstances assez diverses peuvent, en effet, faire varier dans d'assez fortes proportions le nombre des globules blancs. Mais lorsqu'il est constamment au-dessus de la moyenne, on peut lui accorder une valeur diagnostique réelle.

Je rappellerai que dans un cas de sarcome des os à petites cellules, j'ai trouvé le nombre des globules blancs un peu au-dessus de 50 000, et que dans un cas remarquable de cancer du corps thyroïde à évolution rapide il s'est élevé jusqu'à 70 000.

En général un pareil chiffre de globules blancs ne peut se rapporter qu'à la leucocythémie. Tous ceux qui lui sont supérieurs sont absolument pathognomoniques.

Au point de vue du diagnostic de cette dernière maladie la numération n'est pas nécessaire, l'examen du sang pur est suffisant. Mais il sera toujours très intéressant de connaître exactement le nombre des globules blancs.

E. Caractères tirés des modifications présentées par la coagulation *in vitro*. — On s'inquiétera d'abord de la rapidité plus ou moins grande de la coagulation en tenant compte de la température extérieure.

1° *Retard dans la coagulation*. — La coagulabilité du sang est diminuée dans un certain nombre d'états pathologiques. Mais sur ce point on compte encore peu de recherches précises. On sait depuis longtemps que dans les phlegmasies le sang se coagule avec une certaine lenteur ; mais cette modification du sang n'est jamais très accusée en pareil cas, puisqu'au lieu de se solidifier en dix à quinze minutes, ce liquide n'exige guère qu'un temps à peu près double pour se prendre en masse. D'après les faits signalés dans le précédent chapitre, la diminution dans la coagulabilité du sang s'observerait surtout dans l'hémophilie. Elle a acquis, en effet, dans nos observations un degré remarquable.

Le défaut inverse, c'est-à-dire l'exagération de la coagulabilité du sang, n'a encore donné lieu à aucune recherche méritant d'être signalée.

2° *Désagrégation ou dissolution du caillot*. — Je rappellerai simplement la redissolution du caillot sanguin constatée dans le cours des accès d'hémoglobinurie paroxystique.

On peut noter également le défaut de rétraction du caillot dont la signification n'est pas encore bien précise. J'ai observé cette particularité dans des cas où le sang était pauvre en hématoblastes, mais on peut la rencontrer également dans d'autres conditions.

3° *Modifications dans les propriétés physiques et chimiques du sérum.* — Il suffira également de faire une simple énumération. Les modifications qui peuvent être constatées sur la petite quantité de sérum obtenue par le procédé dont nous faisons usage sont les suivantes : *a, altérations de la réaction alcaline normale* (en particulier dans le choléra) ; *b, présence de matières colorantes anormales :* hémoglobine, méthémoglobine, pigments biliaires (donnant ou ne donnant pas la réaction de Gmelin) ; urobiline ; *c. diminution des matières colorantes normales :* pâleur insolite dans les anémies intenses et extrêmes.

§ 2. — Maladies dont le diagnostic peut être fait a l'aide de l'examen du sang.

A. Maladies aiguës. — L'examen du sang intervient chaque jour utilement au début des maladies aiguës encore mal caractérisées, en permettant de différencier immédiatement les phlegmasies des pyrexies.

Lorsqu'il existe un réticulum, la maladie est une phlegmasie ou une maladie à manifestation inflammatoire. Lorsqu'il n'y en a pas, c'est une pyrexie, c'est-à-dire une fièvre éruptive, une fièvre intermittente ou une fièvre typhoïde. On peut aussi songer à une granulie.

1° *Fièvre typhoïde.* — Cette maladie peut être confondue avec la grippe, l'embarras gastrique fébrile, la méningite, la granulie, la septicémie.

Dans la grippe le sang présente un réticulum assez franchement phlegmasique accompagné d'une augmentation des globules blancs.

Toute erreur est impossible.

Les autres diagnostics sont plus délicats.

Ainsi dans l'embarras gastrique fébrile il y a, en général, comme dans la grippe, un réticulum phlegmasique plus ou moins prononcé avec augmentation des globules blancs.

Or, nous avons vu précédemment que dans la fièvre typhoïde on observe parfois aussi à un certain moment une augmentation de la fibrine et même des globules blancs sans qu'il y ait aucune complication, par le fait même des lésions intestinales. Mais cet état du sang n'existe pas au début, et jusqu'à présent nous ne l'avons pas observé dans les formes abortives ou légères qui seules peuvent être d'un diagnostic difficile.

Dans la granulie, lorsqu'il n'existe que des granulations miliaires sans phlegmasies viscérales, le sang ressemble absolument à celui de la fièvre typhoïde : absence de réticulum fibrineux, pas d'augmentation des globules blancs, ou augmentation trop faible pour avoir une signification précise.

Ces cas dans lesquels le diagnostic est alors véritablement en suspens sont rares. Presque toujours il ne tarde pas à survenir quelque lésion inflammatoire qui change l'état du sang, et cette circonstance, rapprochée de la marche générale de la maladie, permet d'émettre une opinion précise.

Dans la méningite on trouvera toujours, sinon une augmentation bien nette de la fibrine, du moins une élévation dans le chiffre des globules blancs.

J'ai cité la septicémie et j'aurais dû ajouter la septicémie puerpérale. Un de mes élèves fut prié un jour d'examiner, dans un des services de notre hôpital, le sang d'une femme récemment accouchée et qui paraissait atteinte de fièvre typhoïde.

Il trouva des plaques phlegmasiques et une forte augmentation du nombre des globules blancs, et put affirmer l'existence d'une maladie inflammatoire. L'autopsie démontra qu'il s'agissait non d'une fièvre typhoïde, mais d'une septicémie produite par une suppuration des sinus utérins.

2° *Rhumatisme.* — Quand la maladie intéresse les jointures, elle est d'un diagnostic facile et indiscutable. Il n'en est pas de même en cas de manifestations viscérales. D'ailleurs on est toujours en droit d'émettre des doutes sur la nature des accidents fébriles, tant que des localisations sur les jointures ne sont pas venues, pour ainsi dire, signer le diagnostic. L'état du sang permet d'être affirmatif avant l'apparition de ces manifestations extérieures et, en dévoilant immédiatement le rhumatisme, dans des cas d'une haute gravité, il permet d'instituer immédiatement le traitement actif réclamé par l'état des malades.

Le rhumatisme suraigu portant sur les centres nerveux ou sur les autres séreuses viscérales altère le sang aussi profondément que le rhumatisme articulaire et, par suite, l'examen du sang pur suffit pour assurer le diagnostic. C'est un des points sur lesquels je ne saurais trop attirer l'attention. Dans de pareilles circonstances, l'examen du sang, tout au moins du sang pur, s'élève à la hauteur d'un devoir à remplir.

3° *Pneumonie.* — L'examen du sang rend de grands services dans cette maladie, non pour en faciliter le diagnostic qui n'offre pas, en général, de grandes difficultés, mais pour permettre d'en préciser la forme.

Nous avons vu, en effet, qu'à côté de la pneumonie fibrineuse avec grande augmentation de la fibrine, il existe une pneumonie sans fibrine, grave entre toutes, dite typhoïde. Le diagnostic en sera facilement fait à l'aide de l'examen du sang pur. Dans la pneumonie tuberculeuse à foyers disséminés ou mieux dans la broncho-pneumonie tuberculeuse, le réticulum phlegmasique peut également faire complètement défaut. Enfin dans la pneumonie tuberculeuse pseudo-lobaire le réticulum phlegmasique est atténué et le nombre des globules blancs, en général, moins élevé que dans la pneumonie lobaire non tuberculeuse. Ce sont là des caractères précieux sur l'importance desquels il est inutile d'insister.

4° *Pleurésie.* — Comme pour la pneumonie, l'examen du sang est surtout important au point de vue de la nature de la manifestation morbide.

En général dans la pleurésie tuberculeuse ou cancéreuse le réticulum phlegmasique est moins épais que dans la pleurésie *à frigore* ou dans la pleurésie rhumatismale. Cependant la pleurésie tuberculeuse est parfois franchement phlegmasique, de sorte que son diagnostic peut être difficile malgré l'intervention des caractères tirés de l'état du sang.

Quand il existe une grande augmentation des globules blancs, soit un chiffre de 15 à 30 000 d'un manière soutenue, on peut en conclure que la pleurésie est purulente.

5° *Phlegmasies ou suppurations méconnues.* — L'année même où j'ai commencé à m'occuper d'une manière suivie de l'examen du sang, un de mes amis me pria de déterminer le degré d'anémie chez une femme atteinte de manie puerpérale. Le sang de la malade était franchement phlegmasique ; il formait des grumeaux avec le liquide A (sérum artificiel employé pour la dilution du sang) et le nombre des globules blancs était très élevé. J'annonçai donc l'existence d'une phlegmasie intense et, en effet, la malade était atteinte d'une pelvi-péritonite suppurée.

Depuis cette époque les faits de ce genre se sont multipliés, et l'on peut affirmer que l'examen du sang attire souvent l'attention sur des affections ou des complications pouvant passer inaperçues dans certains cas cliniques complexes.

C'est principalement dans les maladies abdominales, d'un diagnostic parfois obscur, que l'examen du sang peut être très utile. Il peut servir, par exemple, à distinguer l'hématocèle de la pelvi-péritonite et révéler l'état du péritoine dans les maladies de l'intestin ou des viscères abdominaux : étranglements et pseudo-étranglements, typhlite et pérityphlite, périhépatite, périnéphrite, etc.

6° *Diagnostic des diverses causes de collapsus cérébral.* — Bien que dans la méningite les caractères phlegmasiques du sang soient, en général, peu accusés, l'examen du sang peut faciliter le diagnostic des états cérébraux dans lesquels les malades, atteints de stupeur ou de coma, sont incapables de donner des renseignements. C'est ainsi que les accidents pseudo-méningitiques ou hystériformes pourront être différenciés de la méningite vraie. L'encéphalopathie saturnine et le coma urémique se reconnaîtront plus difficilement, l'existence d'une néphrite interstitielle pouvant donner lieu à la même modification du sang que la méningite.

— En résumé l'examen du sang, même lorsqu'on se borne à la simple constatation des modifications de la coagulation du sang pur, peut faciliter en maintes circonstances le diagnostic des maladies aiguës. Les services qu'il rend sont encore plus nombreux lorsqu'on pratique la numération des éléments.

B. Maladies chroniques. — Les renseignements tirés de l'état du sang ne sont pas moins importants dans les maladies chroniques. L'une d'entre elles ne peut guère se diagnostiquer, au moins au début, que par l'examen de ce liquide.

1° *Leucocythémie.* — La leucocythémie se distingue, en effet, des hypertrophies ganglionnaires auxquelles on a donné le nom d'adénie par l'augmentation dans le nombre des globules blancs.

Quel est, dans les cas où il peut y avoir doute, le chiffre des globules blancs permettant d'affirmer l'existence de la leucocythémie? Dans les suppurations le nombre de ces éléments dépasse rarement 35 000.

Mais nous l'avons vu s'élever jusqu'à 70 000 dans un cas de cancer. Ce fait exceptionnel ne sera jamais constaté que chez des malades présentant une tumeur à développement relativement rapide, et comme jusqu'à présent il n'a pas été signalé dans les tumeurs de la rate, on peut dire que dans l'immense majorité des cas une pareille élévation dans le chiffre des globules blancs permettra d'affirmer l'existence d'une leucémie. La présence des globules rouges à noyau facilitera le diagnostic, et à ce propos nous rappellerons le cas de cet enfant leucémique, âgé de dix mois, dont le sang contenait un grand nombre de ces éléments, bien que le chiffre des globules blancs fût à peine supérieur à 30 000.

2° *Anémies diverses.* — Après la description précédemment tracée des altérations du sang dans les diverses anémies, il nous paraît inutile d'insister ici sur l'intérêt pratique de l'examen du sang en semblables cas. On se souvient que la chlorose se distingue particulièrement par la prédominance des lésions globulaires.

Ce fait est capital au point de vue du diagnostic. Il peut servir bien souvent à distinguer la chlorose des anémies symptomatiques, soit d'une dyspepsie chronique, soit d'une tuberculose au début. De plus, dans les cas cliniques complexes auxquels convient la dénomination de chloro-anémie, il donne la mesure de la part prise par la chlorose dans le complexus morbide.

L'examen du sang n'intervient pas seulement dans le diagnostic de la maladie, il permet de prendre une connaissance exacte du degré d'anémie, de suivre l'évolution de la maladie et d'apprécier la valeur du traitement qu'on lui oppose. C'est un des cas où l'on doit le considérer comme à peu près indispensable.

Il l'est encore plus dans l'anémie grave, dite pernicieuse progressive, où les malades meurent véritablement par défaut de sang.

On se souvient que pour certains médecins le diagnostic de cette singulière maladie pourrait se faire à une époque relativement précoce par suite de la présence dans le sang de certaines formes de globules rouges. Mais tandis que pour les uns les petits globules seraient caractéristiques, pour les autres les globules géants permettraient seuls, au contraire, de différencier l'anémie pernicieuse des autres anémies. J'ai fait voir que ces prétentions ne sont pas fondées, que le plus souvent il existe à la fois de petits globules et des globules géants, et que ces modifications des hématies se retrouvent dans toutes les aglobulies intenses. On devra se préoccuper avant tout, au point de vue du diagnostic et du pronostic, du nombre des globules rouges et des hématoblastes.

Cependant, la prédominance des grands éléments, en proportion telle que la valeur globulaire soit sensiblement supérieure à l'unité, est un fait qui m'a paru fréquent dans l'anémie dite pernicieuse progressive, tandis qu'il est tout à fait rare dans les autres formes d'anémie. Il a donc une réelle valeur, particulièrement dans les cas où il se présente avant que la déglobulisation soit devenue extrême, c'est-à-dire dans ceux où le chiffre des hématies est supérieur à un million.

En tout cas, lorsque dans une forte anémie protopathique on observera une valeur globulaire dépassant l'unité, on devra porter un pronostic grave, et redouter la marche progressive de la maladie.

3° *Cancer.* — L'examen du sang dans le cancer fournira toujours des renseignements importants et l'on ne saurait trop attirer l'attention des médecins et surtout des chirurgiens sur ce point qu'on a généralement le tort de négliger totalement dans la pratique. La leucocytose dont j'ai démontré l'existence dans un certain nombre de maladies néoplasiques n'est pas un fait constant. Mais lorsqu'il existe, indépendamment de toute plaie ou complication inflammatoire pouvant provoquer une augmentation des globules blancs, il est impossible de ne pas lui accorder une grande importance. Je crois pouvoir affirmer qu'en multipliant les observations et en ayant soin de tenir compte de la nature et de l'évolution des néoplasies, il se dégagera de l'étude du sang dans ces maladies un certain nombre de lois générales d'une grande portée pratique (voir p. 947 et suiv.).

4° *Tuberculose.* — Nous avons déjà parlé des manifestations fébriles de la tuberculose dans lesquelles les signes tirés de l'examen du sang peuvent avoir une réelle valeur. Quand la maladie est apyrétique, quand elle est encore peu avancée, il est rare qu'on puisse tirer parti de l'état du sang, qui bien souvent est à peu près normal. Cependant dans les cas où les malades paraissent très anémiques au début de la tuberculose, l'absence d'altération notable des hématies est une présomption en faveur de la tuberculose. Dans certains faits de cachexie sans cause évidente, particulièrement chez des individus d'un âge un peu avancé, on hésite parfois entre une anémie de misère ou une cachexie soit tuberculeuse, soit cancéreuse. Le diagnostic n'est pas toujours impossible. L'élévation constante du nombre des globules blancs sans augmentation de la fibrine plaide en faveur du cancer ; au contraire, l'existence d'un réticulum phlegmasique assez net permet de soupçonner la tuberculose.

5° *Maladies des reins*. — Je rappellerai simplement que dans la néphrite interstitielle les caractères phlegmasiques du sang sont, en général, plus accentués que dans la forme parenchymateuse.

6° *Maladies du foie*. — La proportion de fibrine indique nettement dans ces maladies la part qu'on doit attribuer au processus inflammatoire.

Chez quelques malades on trouve des altérations des globules rouges et une anémie parfois très grande.

Ces particularités sont surtout intéressantes au point de vue du pronostic, et d'une manière générale on a tort de négliger l'examen du sang dans les maladies hépatiques.

FIN.

TABLE DES MATIÈRES

PREMIÈRE PARTIE

TECHNIQUE.

DEUXIÈME PARTIE
ANATOMIE DU SANG.

TROISIÈME PARTIE

PHYSIOLOGIE.

QUATRIÈME PARTIE

ANATOMIE ET PHYSIOLOGIE PATHOLOGIQUES.

G. Hayem. — *Du Sang.* 66

CINQUIÈME PARTIE

DÉVELOPPEMENT ET RÉNOVATION DU SANG.

SIXIÈME PARTIE

PATHOLOGIE.

FIN DE LA TABLE DES MATIÈRES.

9992-87. — Corbeil. Imprimerie Crété.

www.ingramcontent.com/pod-product-compliance
Lightning Source LLC
Chambersburg PA
CBHW051223050726
47594CB00001B/2